内科疾病诊断流程与治疗策略

（上）

高建荣等◎主编

吉林科学技术出版社

图书在版编目（ＣＩＰ）数据

内科疾病诊断流程与治疗策略 / 高建荣等主编. —
长春:吉林科学技术出版社，2017. 4
　　ISBN 978-7-5578-2102-9

　　Ⅰ. ①内… Ⅱ. ①高… Ⅲ. ①内科－疾病－诊疗Ⅳ.
①R5

中国版本图书馆 CIP 数据核字(2017)第 077456 号

内科疾病诊断流程与治疗策略
NEIKE JIBING ZHENDUAN LIUCHENG YU ZHILIAO CELUE

主　　编　高建荣等
出 版 人　李　梁
责任编辑　孟　波　万田继
封面设计　长春创意广告图文制作有限责任公司
制　　版　长春创意广告图文制作有限责任公司
开　　本　889mm×1194mm　1/16
字　　数　779千字
印　　张　36.25
印　　数　1—1000册
版　　次　2017年4月第1版
印　　次　2018年3月第1版第2次印刷

出　　版　吉林科学技术出版社
发　　行　吉林科学技术出版社
地　　址　长春市人民大街4646号
邮　　编　130021
发行部电话/传真　0431-85635177　85651759　85651628
　　　　　　　　　　85652585　85635176
储运部电话　0431-86059116
编辑部电话　0431-86037565
网　　址　www.jlstp.net
印　　刷　永清县晔盛亚胶印有限公司

书　　号　ISBN 978-7-5578-2102-9
定　　价　105.00元（全二册）
如有印装质量问题　可寄出版社调换
因本书作者较多，联系未果，如作者看到此声明，请尽快来电或来函与编辑
部联系，以便商洽相应稿酬支付事宜。

内科疾病诊断流程与治疗策略
编委会

前　言

内科学在临床医学中占有极其重要的位置，它是临床医学各科的基础学科，所阐述的内容在临床医学的理论和实践中有其普遍意义，是学习和掌握其他临床学科的重要基础。它涉及面广，包括呼吸、循环、消化、泌尿、造血系统、内分泌及代谢、风湿等常见疾病以及理化因素所致的疾病。与外科学一起并称为临床医学的两大支柱学科，为临床各科从医者必须精读的专业。

本书包括中医内科及西医内科两部分内容，详细介绍了中医、西医中关于消化系统疾病、呼吸系统疾病、内分泌系统疾病、心脑血管系统疾病、神经系统疾病等的诊断与治疗，较为细致地论述了众多疾病的发病原因、临床表现、检查方法以及诊断。本书内容深入浅出，科学实用，通俗易懂，适合基层临床医务工作者及医学院校相关专业学生阅读及学习。

由于本书编写时间紧迫，编写过程中难免有些不足之处，请广大读者见谅，同时感谢各位读者批评指正。

内容具体由以下作者编写：

高建荣：第一主编，编写第 3 章第一至十节、第十八至十九节、第 4 章第一节、第 5 章第八节内容，共 10 万字；

阎燕：第二主编，编写第 4 章第四至八节、第 5 章第一节、第 6 章内容，共 11 万字；

宋贵峰：第三主编，编写第 1 章第六、七、九节内容，共 6 万字；

单海燕：其他主编，编写第 1 章第二至五节、第 2 章第十三、十四、十五节内容，共 12 万字；

古力·喀德尔：副主编，编写第 3 章第十四、十五节、第 2 章第一至十二节内容，共 10 万字；

杜鸿昱：副主编，编写第 5 章第五至七节内容，共 5 万字；

曹晓凤：副主编，编写第 7 章内容，共 6 万字；

樊贞玉：副主编，编写第 5 章第二至四节、第 1 章第八节内容，共 5 万字；

万松涛：编委，编写第 3 章第十一、十二、十三节内容，共 2 万字；

刘燕：编委，编写第 3 章第十六、十七节内容，共 2 万字；

牡妮娜·依明：编委，编写第 4 章第二、三节，共 2 万字。

目　　录

第一章　心血管系统疾病 ……………………………………………………（ 1 ）

　第一节　心力衰竭 …………………………………………………………（ 1 ）

　第二节　心律失常 …………………………………………………………（ 12 ）

　第三节　高血压 ……………………………………………………………（ 54 ）

　第四节　高脂血症和高脂蛋白血症 ………………………………………（ 64 ）

　第五节　冠心病 ……………………………………………………………（ 76 ）

　第六节　感染性心内膜炎 …………………………………………………（104）

　第七节　心肌疾病 …………………………………………………………（120）

　第八节　心包炎 ……………………………………………………………（130）

第二章　呼吸系统疾病 ………………………………………………………（136）

　第一节　呼吸系统结构功能与疾病的关系 ………………………………（136）

　第二节　急性上呼吸道感染 ………………………………………………（138）

　第三节　支气管炎 …………………………………………………………（141）

　第四节　肺　炎 ……………………………………………………………（146）

　第五节　支气管哮喘 ………………………………………………………（155）

　第六节　支气管扩张症 ……………………………………………………（164）

　第七节　阻塞性肺气肿 ……………………………………………………（167）

　第八节　肺脓肿 ……………………………………………………………（170）

　第九节　肺栓塞 ……………………………………………………………（172）

　第十节　肺源性心脏病 ……………………………………………………（175）

　第十一节　肺结核 …………………………………………………………（183）

　第十二节　原发性支气管癌 ………………………………………………（191）

　第十三节　气胸 ……………………………………………………………（196）

　第十四节　呼吸衰竭 ………………………………………………………（199）

　第十五节　传染性非典型肺炎 ……………………………………………（207）

第三章　消化系统疾病 ………………………………………………………（211）

　第一节　胃食管返流病 ……………………………………………………（211）

　第二节　慢性胃炎 …………………………………………………………（217）

　第三节　消化性溃疡 ………………………………………………………（221）

　　第四节　胰腺炎 ……………………………………………………（229）

　　第五节　胆石症 ……………………………………………………（235）

　　第六节　功能性消化不良 …………………………………………（240）

　　第七节　吸收不良综合征 …………………………………………（245）

　　第八节　肠易激综合征 ……………………………………………（249）

　　第九节　炎症性肠病 ………………………………………………（255）

　　第十节　肠结核 ……………………………………………………（262）

　　第十一节　结核性腹膜炎 …………………………………………（264）

　　第十二节　肝脓肿 …………………………………………………（266）

　　第十三节　肝硬化 …………………………………………………（270）

　　第十四节　原发性肝癌 ……………………………………………（282）

　　第十五节　肝性脑病 ………………………………………………（289）

　　第十六节　胆囊炎和胆管炎 ………………………………………（298）

　　第十七节　胆道肿瘤 ………………………………………………（309）

　　第十八节　大肠癌 …………………………………………………（313）

　　第十九节　胃癌 ……………………………………………………（318）

第四章　神经系统疾病 …………………………………………………（327）

　　第一节　周围神经疾病 ……………………………………………（327）

　　第二节　中枢神经系统感染性疾病 ………………………………（335）

　　第三节　自主神经系统疾病 ………………………………………（352）

　　第四节　脊髓疾病 …………………………………………………（355）

　　第五节　脑血管疾病 ………………………………………………（362）

　　第六节　锥体外系疾病 ……………………………………………（377）

　　第七节　脱髓鞘疾病 ………………………………………………（383）

　　第八节　神经系统变性疾病 ………………………………………（386）

第五章　血液及造血系统疾病 …………………………………………（389）

　　第一节　贫血 ………………………………………………………（389）

　　第二节　类白血病反应 ……………………………………………（412）

　　第三节　急性白血病 ………………………………………………（416）

　　第四节　慢性白血病 ………………………………………………（432）

　　第五节　淋巴瘤 ……………………………………………………（444）

　　第六节　骨髓增生异常综合征 ……………………………………（454）

　　第七节　出血性疾病 ………………………………………………（461）

　　第八节　脾功能亢进 ………………………………………………（486）

第六章　内分泌疾病 ……………………………………………………（490）

第一节　甲状腺疾病···（490）

第二节　甲状旁腺疾病与代谢性骨疾病···························（504）

第三节　肾上腺病···（510）

第七章　传染性疾病··（522）

第一节　病毒性肝炎···（522）

第二节　细菌性痢疾···（539）

第三节　流行性出血热··（545）

第四节　流行性乙型脑炎···（550）

第五节　流行性脑脊髓膜炎··（553）

第六节　伤寒··（555）

第七节　肾综合征出血热···（557）

第八节　传染病的预防与控制···（561）

第一章　心血管系统疾病

第一节　心力衰竭

心力衰竭是一种复杂的临床综合征，是由于各种心脏结构异常或功能障碍，导致心室充盈或射血能力受损，出现心脏排血量下降，并伴有肺淤血和外周水肿症状。其主要表现是呼吸困难和疲乏，最终影响患者的功能状态和生活质量，但临床表现并非同时出现，有些患者运动受限，但是无明显液体潴留，而另一些患者主要表现为水肿，为呼吸困难和疲乏症状较轻，由于并非所有患者在疾病初期和发展过程中都有容量负荷过重，因此"心力衰竭"这一术语比"充血性心力衰竭"更恰当。

【病因】

从病理生理角度看，心肌舒缩功能障碍可分为原发性心肌损害和心脏长期负荷过重，心肌由代偿最终发展为失代偿两大类：

1. 原发性心肌收缩、舒张功能障碍　冠心病、高血压性心脏病、心肌病、肺心病、瓣膜病等均可致心衰。各种致病因素导致的心肌损害，如风湿性或病毒性心肌炎；冠状动脉疾病导致的严重而持久的心肌缺血使心肌细胞变性或死亡；原发性心肌损害，如原发性扩张型、肥厚型或限制型心肌病；药物中毒，如阿霉素中毒；心肌代谢异常，如心肌淀粉样变、酒精性心肌病等。另外，如某些微量元素的缺乏，如与硒缺乏有关的克山病等。

2. 心脏负荷过重

（1）压力负荷（后负荷）过重：压力负荷（后负荷）过重见于高血压、主动脉瓣狭窄、肺动脉高压、肺动脉瓣狭窄等左右心室收缩期阻力增加的疾病。

（2）容量负荷（前负荷）过重：容量负荷（前负荷）过重见于以下三种情况：

①心脏瓣膜关闭不全致血液反流，如主动脉瓣关闭不全、二尖瓣关闭不全等；

②左、右心或动静脉分流性先天性心血管病，如动脉导管关闭；

③伴有全身血容量增多或循环血量增多的疾病，如慢性贫血、甲状腺功能亢进症等，心脏的容量负荷也必然增加。

【诱因】

基于上述病因，诱发心力衰竭因素包括：

①急性感染，常见为呼吸道感染；

②血容量增加：过多地输入钠盐和水，静脉输液过多、过快等；

③过度体力劳动或情绪激动；

④心律失常：如房颤是诱发心力衰竭最常见的诱因，其他的快速性心律失常以及严重的缓慢性心律失常均可诱发心力衰竭；

⑤其他因素如药物使用不当，如强心剂不足或过量，某些抑制心肌收缩的药物应用不当等。

【分类】

心力衰竭有多种分类方法：

1. 按心力衰竭起病及其病程发展速度分类

（1）急性心力衰竭：急性心力衰竭起病急，发展迅速，心输出量在短时间内大幅度下降，此时机体代偿机制来不及代偿，该类型死亡率很高。常见于急性心肌梗死、严重的心肌炎等。

（2）慢性心力衰竭：慢性心力衰竭起病缓慢，机体有充分时间动员代偿机制，只有到疾病的后期机体代偿能力丧失，心输出量不能满足代谢需要时，心力衰竭的临床表现才出现。常见于冠心病陈旧性心肌梗死、原发性心肌疾病、高血压、肺动脉高压、心脏瓣膜疾病等。

2. 按心力衰竭的发病部位分类

（1）左心衰竭：常见于冠心病、心肌病、高血压、二尖瓣关闭不全等。急性肾小球肾炎和风湿性心脏病是儿童和少年左心室衰竭的常见病因。

（2）右心衰竭：多由左心衰引起，常见于慢性阻塞性肺部疾病、肺动脉高压、肺栓塞、二尖瓣狭窄等所致的后负荷过重而引发。

（3）全心衰竭：使左右心同时受累的疾病，如风湿性心脏病，或由一侧心衰波及另一侧而演变为全心衰。

3. 按心肌收缩与舒张功能的障碍分类

（1）收缩性心力衰竭：因心肌收缩功能障碍而引起的心力衰竭，如心肌炎、心肌病、冠心病等，主要因心肌细胞的变性、坏死所致。

（2）舒张性心力衰竭：主要因心脏的主动舒张和心脏的顺应性下降所致，如高血压性心脏病、肥厚性心肌病等。

一、慢性心力衰竭

【临床表现】

（一）左心衰竭

1. 症状

（1）以肺淤血及心排血量降低为主要表现，临床表现为不同程度的呼吸困难。

①劳力性呼吸困难：是左心衰竭最早出现的症状，因患者活动而发生的呼吸困难，休息后可减轻或消失。主要是由于体力活动时，回心血量增多，肺淤血加重，肺的顺应性降低，通气做功增大，患者感到呼吸困难

②端坐呼吸：即心衰患者平卧时呼吸困难加重而被迫采取端坐位或半卧位以减轻呼吸困难的状态。其机制为：一是端坐时部分血液因重力作用转移到躯体的下半部位，使肺淤血减轻；二是端坐时膈肌下降，胸腔容量增加，肺活量增加；三是坐位可减少水肿液的吸收，使肺淤血减轻；

③夜间阵发性呼吸困难：患者夜间入睡后因突感气闷被惊醒，在端坐咳喘后缓解，这是左心衰竭的典型表现。其发生机制为：一是患者平卧后，膈肌抬高，胸腔容积减少，不利于通气；二是入睡后迷走神经相对兴奋，使支气管收缩，气道阻力增大；三是入睡后由于中枢神经系统处于相对抑制状态，反射的敏感性降低，只有当肺淤血使 PaO_2 下降到一定程度，才刺激呼吸中枢，使通气增加，患者被惊醒而感到呼吸困难；

④心源性哮喘：夜间阵发性呼吸困难严重时伴有哮鸣音，称之为"心源性哮喘"；

⑤急性肺水肿：是心源性哮喘的进一步发展，是左心衰竭呼吸困难最严重的形式。

（2）咳嗽、咳痰、咯血：咳嗽、咳痰是肺泡和支气管黏膜淤血所致，开始常于夜间发作，坐位或立位减轻，白色浆液性泡沫痰为其特点，可出现痰中带血，有时也会出现大咯血。

（3）疲倦、乏力、头晕、少尿：疲倦、乏力、头晕、少尿是由于心输出量减低，组织、器官血液灌注不足所致。

2. 体征

（1）肺部湿性啰音：由于心衰时肺毛细血管压增高，液体渗出到肺泡所致。

（2）心脏体征：一般均有心脏扩大、肺动脉瓣区第二心音亢进、舒张期奔马律等。

（二）右心衰竭

1. 症状

（1）消化道症状：胃肠道及肝脏淤血引起腹胀、食欲不振、恶心、呕吐等症状，是右心衰竭最常见的表现。

（2）劳力性心慌、呼吸困难：表现为患者随活动而发生心慌及呼吸困难，休息后可减轻。其劳力性呼吸困难的程度视左心功能受损的程度而定。

2. 体征

（1）水肿：常出现于身体最低垂的部位，常为对称性、可压陷性，当出现水肿时可同时表现双侧的胸腔积液，如为单侧的胸腔积液，则以右侧多见，可能与右膈下肝淤血有关。

（2）体静脉压增高：表现为颈静脉搏动增强、怒张、充盈及肝颈静脉反流征阳性。

（3）肝脏淤血肿大：肝脏肿大伴压痛，持续性右心衰竭可导致心源性肝硬化，晚期可出现黄疸及腹水。

（4）心脏体征：除原有的心脏病体征外，右心衰时可闻及因右心室扩大而出现三尖瓣关闭不全的反流性杂音。

（三）全心衰竭

右心衰竭继发于左心衰导致全心衰竭，这时因左心衰竭出现的呼吸困难等症状可有所减轻。全心衰竭时可同时出现左、右心衰竭的临床表现。

【诊断】

心力衰竭的诊断应综合病因、病史、症状、体征及客观检查而确定。首先应有明确的器质性心脏病诊断，其次心力衰竭的症状，即左心衰竭的肺淤血引起的不同程度的呼吸困难，右心衰竭的体循环淤血引起的颈静脉怒张、肝大、水肿等是诊断心力衰竭的重要依据。

【鉴别诊断】

1. 支气管哮喘　心源性哮喘和支气管哮喘的鉴别，前者多见于有高血压或慢性心瓣膜病史的老年人，后者多见于有过敏史的青少年。前者发作时必须坐起，重症者肺部有干湿啰音，甚至咳粉红色泡沫痰，后者不一定坐起，咳白色黏痰后呼吸困难可减轻，肺部听诊以哮鸣音为主。

2. 心包积液、缩窄性心包炎　心包积液、缩窄性心包炎是由于腔静脉回流受阻所致，同样可引起肝肿大、下肢浮肿等表现，应根据病史、心脏及周围血管征进行鉴别，超声心动图检查可确诊。

3. 肝硬化腹水伴下肢浮肿　肝硬化腹水伴下肢浮肿应与慢性右心衰竭鉴别，除基础心脏病体征有助于鉴别外，非心源性肝硬化不会出现颈静脉怒张等上腔静脉回流受阻的体征。

【治疗】

心力衰竭治疗的原则和目的不仅在于缓解症状，还必须采取综合治疗措施以达到减轻心脏负荷、增强心肌收缩力和减轻水、钠潴留的目的。以防止心肌损害的进一步加重，提高运动耐量，延长生存期，最终降低死亡率。

（一）心力衰竭的一般治疗

1. 去除或缓解基本病因　如控制高血压，药物、介入及手术治疗改善心肌缺血，慢性心脏瓣膜患者的换瓣手术及先心病的手术治疗等。

2. 去除诱发因素　如控制感染，纠正贫血和电解质紊乱，控制快速性心律失常等。

3. 改善生活方式，降低心脏损害的危险性　戒烟、戒酒，肥胖者控制体重，控制高血压、高血脂、糖尿病。饮食宜低脂、低盐，重度心力衰竭患者应限制液体入量，根据心力衰竭的程度采取适当的动态运动。

（二）心力衰竭的药物治疗

1. 利尿剂　利尿剂通过抑制肾小管特定部位钠或氯的重吸收遏制心力衰竭的钠潴留，减少静脉回流而减轻肺淤血，降低前负荷而改善心脏功能。常用的利尿剂有襻利尿剂，如速尿；作用于远曲肾小管的噻嗪类，如氯噻嗪和氯噻酮；以及保钾利尿剂，如螺旋内酯、氨苯喋啶等。所有利尿剂均能增加尿量和钠排量，但其药理学特性各异。襻利尿剂增加钠排泄可达钠滤过负荷的 20%～25%，且能增加游离水的清除。除肾功能严重受损（肌酐清除率 <5ml/min）者外，一般均能保持其利尿效果。相反，噻嗪类增加尿钠排泄的分数

仅为钠滤过负荷的5%～10%，使游离水的排泄趋于减少，而且，肾功能中度损害（肌酐清除率＜30ml/min）时就会失效。因此，襻利尿剂是多数心力衰竭患者的首选药物。

（1）心力衰竭时利尿剂的应用要点：所有心力衰竭患者，有液体潴留的证据或原先有过液体潴留者，均应给予利尿剂。NYHA心功能Ⅰ级患者一般不需要应用利尿剂。

①利尿剂缓解症状较其他药物迅速。利尿剂可以在数小时或数天缓解肺部和周围水肿，而其他药物的临床作用可能需要数周或数月才能起效。

②在治疗心力衰竭的药物中，利尿剂是唯一一种可以减少液体潴留的药物。

③利尿剂不能单独用于心力衰竭的治疗，单独使用利尿剂不可能保持心力衰竭患者长期稳定，利尿剂可以和地高辛、血管紧张素转换酶抑制剂和β受体阻滞剂联合使用，可减少临床失代偿的危险性。

④利尿剂通常从小剂量开始逐渐加量，速尿疗效与剂量呈正相关，一旦病情控制，即可以最小有效剂量长期维持，但仍应根据液体潴留情况随时调整剂量。

每日体重的变化是最可靠的监测利尿剂效果和调整利尿剂剂量的指标，通常每日体重减少0.5～1.0kg为宜。

⑤适当使用利尿剂是应用其他药物治疗心力衰竭的基础。利尿剂剂量太小可能引起液体潴留，将削弱血管紧张素转换酶抑制剂的治疗反应，并增加β受体阻滞剂作用的危险；相反，利尿剂过量，可导致血容量不足，增加血管紧张素转换酶抑制剂和血管扩张剂发生低血压的危险性，并增加血管紧张素转换酶抑制剂或血管紧张素受体拮抗剂发生肾功能不全的危险性。合理使用利尿剂是治疗心力衰竭的很重要步骤。出现利尿剂抵抗时（常伴有心力衰竭的恶化），可用治疗方法包括：

①静脉给予利尿剂，如速尿持续静脉滴注（1～5mg/min）；

②2种或2种以上的利尿剂合用；

③应用增加肾血流的药物（如短期应用小剂量的多巴胺或多巴酚丁胺）。

（2）利尿剂的不良反应：

①电解质的丢失，出现低血钾、低血钠及代谢性碱中毒等；

②神经内分泌的激活。大量用药可出现耳聋，多数可逆，少数不可能恢复；

③低血压和氮质血症。长期用利尿剂，可出现高尿酸血症，可诱发痛风症状。

2. 血管紧张素转换酶抑制剂（ACEI）　目前治疗心力衰竭的理念已发生根本性的转变，从短期的血流动力学/药理学措施转变为拮抗神经内分泌激素，以逆转发生心力衰竭的病理基础心室重构，因此拮抗神经内分泌激素药物开始广泛的应用于心力衰竭的治疗，成为治疗心力衰竭的新里程碑。许多大规模的临床试验，如MERIT-HF、COPERNICUS、CAPRICORN、GISSI-3、TRACE（Update）、ISIS-4等，均已证实了其在治疗心力衰竭中的益处。血管紧张素治疗心力衰竭的主要机制如下：

①抑制肾素血管紧张素转换酶；

②作用于激肽酶Ⅱ，抑制缓激肽的降解，提高缓激肽水平；

③逆转心肌肥厚和心血管重塑；

④增加运动耐量，提高生活质量。

（1）血管紧张素转换酶抑制剂在心力衰竭中的应用要点：全部收缩性心力衰竭患者必须应用血管紧张素转换酶抑制剂，包括无症状性心力衰竭、左心室射血分数小于45%的患者，除非有禁忌症或不能耐受者。

告知患者事项：

①疗效在数周或数月后才出现，即使症状未改善，仍可降低疾病进展的危险性；

②不良反应可能早期发生，但不妨碍长期治疗。血管紧张素转换酶抑制剂可无限期使用，一般与利尿剂合用，如无液体潴留时也可单独使用，一般不用补充钾盐。服用血管紧张素转换酶抑制剂前，应注意以下情况：血压、肾功能是否正常；血清钾及钠水平是否正常；是否在服用利尿剂；有无循环血容量不足的表现等。

（2）血管紧张素转换酶抑制剂禁忌症或须慎用的情况：对血管紧张素转换酶抑制剂有致命性不良反应的患者，如血管神经性水肿、无尿性肾衰或妊娠妇女，应绝对禁用。以下情况须慎用：

①双侧肾动脉狭窄；

②血肌酐水平显著增高 [<225.2μmol/L （3mg/dl）]；

③高钾血症；

④低血压（收缩压<90mmHg）；低血压患者须经其他处理，待血流动力学稳定后再决定是否应用血管紧张素转换酶抑制剂。

血管紧张素转换酶抑制剂的剂量必须从小剂量开始，如能耐受则每隔3~7天剂量加倍。滴定剂量及过程需个体化，用药前须注意利尿剂的最合适剂量，必要时先停用利尿剂1~2天。起始治疗1~2周后应监测肾功能和血钾，以后定期复查。血管紧张素转换酶抑制剂的目标剂量或最大耐受量不存在根据患者治疗来决定，只要患者能耐受，可一直增加到最大耐受量，即可长期维持应用。

（3）血管紧张素转换酶抑制剂不良反应：具有两方面的不良反应：

①与血管紧张素Ⅱ抑制剂有关的不良反应包括低血压、肾功能恶化、血清肌酐浓度上升、钾潴留；

②与激肽积聚有关的不良反应，如咳嗽和血管性水肿。

3. β受体阻滞剂　β肾上腺素受体阻滞剂，像血管紧张素转换酶抑制剂一样，是通过影响神经内分泌系统起作用的，β肾上腺素受体阻滞剂通过抑制交感神经可防止心衰病情的发展。其治疗心力衰竭的可能机制为：

①拮抗升高的交感神经系统，阻断内分泌激活；

②使β受体上调，介导传导信息传至心肌细胞；

③通过减慢心率增加心肌收缩力；

④改善心肌松弛，增加心室充盈；

⑤提高心室的电稳定性；

⑥抑制心室不良重构。目前用于心力衰竭的 β 受体阻滞剂有选择性 $β_1$-受体阻滞剂，如美托洛尔、比索洛尔，兼有 $β_1$、$β_2$ 和 $α_1$ 受体阻滞剂，如卡维地洛、布新罗尔。

（1）β 受体阻滞剂在心力衰竭中的应用要点：

①β 受体阻滞剂治疗应常规用于临床病情稳定的左室收缩功能不全的患者（射血分数小于40%）和正在接受血管紧张素转换酶抑制剂的患者，有水钠潴留的心衰患者须应用利尿剂和地高辛等标准治疗，病情稳定后始可应用。

②对左室收缩功能障碍，且没有症状的患者，在进行包括血管紧张素转换酶抑制剂标准治疗的同时，可考虑应用 β 受体阻滞剂治疗。

③为了保证患者的安全，在应用 β 受体阻滞剂治疗前，可先给予标准治疗稳定一段时间，开始应用 β 受体阻滞剂时，需要对患者进行详细的基本临床评估（临床状态稳定，患者没有出现急性失代偿或容量负荷过重的情况，4 天内未静脉用药，无液体潴留且体重稳定）。

④β 受体阻滞剂应用时，应从小剂量开始，每增加剂量或有症状恶化时均需重新临床评估，患者在起始应用 β 受体阻滞剂或逐渐加药过程中，若出现心衰的恶化或其他副作用，可联合应用药物，或减少 β 受体阻滞剂的用量，或暂时退出治疗。

应告知患者：

①症状改善常在治疗 2～3 个月后才出现，即使症状不缓解，也能防止疾病的进展；

②不良反应常发生在治疗的早期，一般不妨碍长期用药。

β 受体阻滞剂不能应用于"抢救"急性心力衰竭，包括难治性心力衰竭需静脉给药者。NYHA 心功能Ⅳ级心力衰竭患者，需待病情稳定（4 天内未静脉用药，已无液体潴留且体重稳定）后，在严密监护下由专科医师指导应用。应在血管紧张素转换酶抑制剂和利尿剂基础上加用 β 受体阻滞剂，必要时应用地高辛。

（2）β 受体阻滞剂的禁忌症：支气管痉挛性疾病；心动过缓（心率 <60 次/min）；Ⅱ度及以上房室传导阻滞（除非已安装起搏器）；有明显液体潴留，需大量利尿者，暂时不能应用。

（3）β 受体阻滞剂的起始和维持治疗：起始治疗前患者须无明显液体潴留，体重恒定，利尿剂以维持在最合适剂量。应用时从小剂量开始，每 2～4 周剂量加倍，达最大耐受量或目标剂量后长期维持，不按照患者的治疗反应来确定剂量。

4. 洋地黄制剂　洋地黄制剂通过抑制心肌细胞膜 Na^+/K^+-ATP 酶，使细胞内 Na^+ 水平升高，促进 Na^+-Ca^+ 交换，细胞内 Ca^{2+} 水平提高，而发挥正性肌力作用。长期以来，洋地黄对心力衰竭的治疗主要归因于对正性肌力的作用。最近研究表明，洋地黄可通过降低神经内分泌系统的活性起到治疗作用。地高辛是唯一被美国 FDA 确认能有效地治疗慢性心力衰竭的洋地黄制剂，目前应用最为广泛。

（1）洋地黄在心力衰竭治疗中的应用要点

①地高辛应用的目的在于改善收缩性心力衰竭患者的临床症状，应与利尿剂、某种血

管紧张素转换酶抑制剂和β受体阻滞剂联合应用。地高辛也可用于伴有快速心室率的心房颤动的患者。对心力衰竭合并房颤伴快速心室率患者，不建议使用大剂量（大于0.25mg/d）地高辛控制心室率，如果控制心室率，可加用β受体阻滞剂。不用于心脏功能I级患者。

②地高辛常用量0.125～0.25mg/d。70岁以上、肾功能减退者宜用0.125mg/d。每日一次或者隔日一次。在治疗心力衰竭时很少需用较大剂量（0.375～0.5mg/d），开始治疗时也不需要传统的快速洋地黄化。

虽然有学者主张应用地高辛血清浓度测定指导选择地高辛的合适剂量，但尚无证据支持这一观点。

（2）洋地黄的不良反应

心律失常：室性早搏发生率为45.4%，房室性发生心动过速为22.3%，房性心动过速伴阻滞为12.7%等；胃肠道症状，表现畏食、恶心、呕吐、腹泻甚至腹痛；神经精神症状，常见头痛、头晕、疲倦和嗜睡，有时可出现神经痛、失语、幻觉、谵妄等。

5. 可供选择的其他药物

（1）醛固酮拮抗剂的应用：已证实人体心肌细胞有醛固酮受体。醛固酮除引起低钾、低镁外，可导致自主神经功能失调，交感神经激活而副交感神经活性降低。而且，醛固酮可促进I型、III型胶原纤维的增生，促进心肌重塑，特别是心肌纤维化，从而促进心力衰竭的发展。醛固酮逃逸现象的存在，决定了是否在血管紧张素转换酶抑制剂的基础上加用醛固酮受体拮抗剂，从而进一步抑制醛固酮的副作用，可望有更大益处。

临床应用建议：对于左室收缩功能障碍接受标准治疗的严重心力衰竭患者，应考虑服用小剂量的醛固酮拮抗剂，如螺内酯，但应注意高钾血症或疼痛性乳腺增生症的发生。一旦发生应停药。轻度至中度心力衰竭患者使用螺内酯的疗效尚不清楚。

（2）血管紧张素受体拮抗剂：与血管紧张素转换酶抑制剂不同，血管紧张素受体拮抗剂［Angiotensin（Ang）-II］可阻断经血管紧张素转换酶和非血管紧张素转换酶途径产生的AngII和AngII$_1$与受体的结合。因此，理论上此类药物对AngII不良作用的阻断比血管紧张素转换酶抑制剂更直接、更完整。应用血管紧张素受体拮抗剂后血清AngII水平上升，与AngII$_2$受体结合加强，可发挥有力的效应。血管紧张素受体拮抗剂对缓激肽的代谢无影响，因此，通过提高血清缓激肽浓度不能发挥对心力衰竭有利的作用，但也不会产生可能与之有关的不良反应。

临床应用建议：血管紧张素受体拮抗剂治疗心力衰竭有效，但其疗效是否相当或优于血管紧张素转换酶抑制剂，尚未定论，当前仍不宜以血管紧张素转换酶抑制剂取代血管紧张素受体拮抗剂广泛用于心力衰竭治疗。应用过血管紧张素转换酶抑制剂和能耐受血管紧张素转换酶抑制剂的心力衰竭患者，仍以血管紧张素转换酶抑制剂为治疗首选。不能耐受血管紧张素转换酶抑制剂患者可用血管紧张素受体拮抗剂代替之。

（3）环磷酸腺苷依赖性正性肌力药物的静脉应用：主要包括：

①β肾上腺素激动剂，如多巴酚丁胺；

②磷酸二酯酶抑制剂，如米力农。这两种药物均能通过提高细胞内 cAMP 水平而增加心肌收缩力，而且兼有外周血管扩张作用，短期应用均有良好的血流动力学效应，但不主张长期应用。

临床应用建议：

①对心衰患者不主张长期使用非洋地黄类正性肌力药物，因会增加死亡率，只有在难治性心衰、病情非常严重并危及生命时才应用；

②各种原因引起急性心衰，如心脏手术后心肌抑制所致急性心衰；

③慢性心力衰竭患者病情急剧恶化，对利尿剂、地高辛和血管扩张剂联合治疗无效时可短期应用，有助于病情稳定以争取下一步治疗机会；

④为终末期心力衰竭患者争取下一步治疗机会，等待心脏移植供体是一种有效治疗方法；

⑤推荐剂量：多巴酚丁胺 $2 \sim 5\mu g/$（kg·min）；米力农 $50\mu g/$（kg·min）负荷量，继以 $0.375 \sim 0.75\mu g/$（kg·min）。

（三）舒张性心力衰竭的治疗

舒张性心功能不全由于心室舒张不良使左室舒张末压升高，而致肺淤血，多见于高血压、冠心病，但可同时合并收缩功能不全，如果客观检查显示左室舒张末压增高、心室射血分数正常则表明以舒张功能不全为主。最常见的舒张功能不全见于肥厚性心肌病。

治疗方法：

①控制收缩期和舒张期高血压；

②应用 β 受体阻滞剂减慢心率，延长心脏舒张期，改善左室充盈和增加舒张末容量，负性肌力作用可降低耗氧量，改善心肌缺血，抑制交感神经的血管收缩，降低后负荷；

③血管紧张素转换酶抑制剂减少血管紧张素 Ⅱ 的形成，降低交感神经活动，减少醛固酮分泌，改善心肌顺应性，降低室壁应力和硬度，故可改善舒张功能；

④钙拮抗剂使钙离子进入细胞内减少，维拉帕米可减慢心率，延长心脏舒张期，因此可改善舒张性心力衰竭患者的临床症状；

⑤对肺淤血症状明显者，可适量应用静脉扩张剂或利尿剂降低前负荷，但不宜过度，若过分的减少前负荷可使心排血量下降；

⑥存在混合性舒张功能不全时，适当选用洋地黄类药物与改善舒张功能药物合用是有益的。

（四）难治性心力衰竭

难治性心力衰竭是指经适当的应用洋地黄制剂、利尿剂和血管紧张素转换酶抑制剂、其他血管扩张剂、β 受体阻滞剂治疗，消除合并症和诱因后，心力衰竭症状和体征未能得到改善，甚至恶化。

对每位难治性心力衰竭患者，都应进行全面的重新评估，包括：所有的心脏病诊断是否正确；引起心力衰竭的主要病理生理异常原因；有无使心力衰竭持续的并发症或心外因素，如风湿活动、感染性心内膜炎、贫血、甲状腺功能亢进、电解质紊乱、洋地黄过量、反复发生的小面积肺栓塞等；既往治疗中有无使心力衰竭加重或恶化的因素存在。在治疗上除强化标准治疗外，应着重于液体潴留的治疗，神经体液拮抗剂的使用，血管扩张剂和正性肌力药物的合理应用，以及机械和外科的治疗方法等。

二、急性心力衰竭

急性心力衰竭是指由于急性心脏病变引起心排血量、急剧降低，导致组织器官灌注不足和急性淤血综合征。临床上急性左心衰较为常见，是严重的急危重症，抢救是否及时、合理与预后密切相关。

【病因和发病机制】

心脏解剖或功能的突发异常，心排血量急剧降低和肺静脉压突然升高均可发生急性左心衰竭。常见的病因包括：

①与冠心病有关的急性广泛前壁心肌梗死、乳头肌梗死断裂、室间隔破裂穿孔等；

②感染性心内膜炎引起的瓣膜穿孔、腱索断裂所致瓣膜性急性反流；

③其他，如高血压心脏病发生血压急剧升高，原有心脏病的基础上发生快速性心律失常或严重缓慢性心律失常，输液过多、过快等。

主要的病理生理基础是心脏收缩力突然严重减弱，心排血量急剧减少，或左室瓣膜急性反流，左室舒张末压迅速升高，肺静脉回流不畅。由于肺静脉压迅速升高，肺毛细血管压随之升高使血管内液体渗入到肺间质和肺泡内，形成急性肺水肿。

【临床表现】

突发严重的呼吸困难，呼吸频率长达 30～40 次/min，强迫坐位，面色苍白、发绀、大汗、烦躁，同时频繁咳嗽，咳粉红色泡沫样痰。随病情持续，血管反应减弱，血压下降。

【诊断】

根据典型的症状和体征，一般可做出诊断。

【鉴别诊断】

急性呼吸困难应与支气管哮喘相鉴别，心源性休克与其他原因所致的休克相鉴别。

【治疗】

心力衰竭是内科急症之一，及时发现并采取积极有效的治疗措施，常可挽救患者的生命。治疗措施应在对症治疗的同时给予积极预防病因以及诱发因素。

1. 体位　患者取坐位或半坐位，双下肢下垂，以减少静脉回心血量，减轻心脏前负荷。必要时可四肢轮流结扎止血带，使动脉血流保持通畅，静脉回流受阻，使肺循环血流减少，肺水肿迅速得到改善。

2. 给氧　可经鼻导管输氧，开始氧流量 2～3L/min，也可达 6～8L/min，有条件时可行面罩给氧或正压呼吸，薄膜氧和器给氧治疗效果更好。

3. 抗泡沫治疗　使用酒精吸氧（即氧气流经含量50%～70%酒精的湿化瓶）或使用有机硅消泡剂。

4. 止痛镇静剂　对急性心力衰竭，尤其肺水肿患者，有必要及时应用镇静剂，可缓解呼吸困难，常用的有吗啡和哌替啶。

（1）吗啡：10mg 吗啡用 10ml 25% 葡萄糖稀释，以 3～5ml 静脉注射，必要时 3～5min 可重复一次，直至总量为 10mg。下列情况禁用吗啡：低血压或休克；晚期危重患者；出现呼吸抑制者；有严重缺氧和二氧化碳潴留；昏迷患者；支气管哮喘等。

（2）哌替啶：疗效较吗啡差，仅适用于对吗啡有禁忌症、不能耐受吗啡者。哌替啶 100mg 相当于吗啡 10mg 疗效。

5. 快速利尿　速尿 20～40mg 或利尿酸钠 25～50mg 静脉注射，可减少血容量，降低心脏前负荷，缓解肺淤血。

6. 血管扩张剂　对任何病因引起的急性左心衰竭（二尖瓣狭窄伴有明显肺动脉高压除外）均有良好效果。常用血管扩张剂有以下 2 种：

（1）硝普钠：是一种作用强、起效快、持续时间短暂的均衡血管扩张剂，既能扩张小动脉，又能松弛小静脉平滑肌，同时减轻心脏前后负荷，为急性左心衰肺水肿治疗首选，是目前临床常用药。血压偏高或正常者，应用硝普钠 50mg，加入 5% 250ml 葡萄糖注射液，静脉滴注，开始时 15～30μg/min，在严密观察下逐渐增加至 50～100μg/min，用药过程中密切观察血压，使血压维持在 100/60mmHg 左右为宜，如肺水肿合并低血压或休克，可用硝普钠与多巴胺联合疗法。硝普钠的主要副作用是低血压，而多巴胺可调节动脉血管张力，增加心肌收缩力，升高血压，扩张肾动脉，具有改善肾血流的作用。两者联合用药可降低心室前后负荷，避免血压过度下降。

（2）硝酸盐制剂：硝酸甘油主要通过减少回心血量，降低左室容量和室壁张力，减轻心脏前负荷和心肌耗氧量而增强心肌收缩力，提高心排血量发挥治疗作用。给药方法：硝酸甘油 2～5mg 加入 5% 250ml 葡萄糖注射液中缓慢静滴，开始时 5～10μg/min，以后可根据治疗反应调整药物剂量。最大剂量不超过 200μg/min，一般需 50～100μg/min，以收缩压监测，维持收缩压不低于 100mmHg 或心率不增至 110 次/min。硝酸甘油 0.5mg 舌下含服，也可迅速降低静脉回流，降低肺毛细血管压力。

7. 强心苷　西地兰 0.4mg 或毒毛旋花子苷 K0.25mg 稀释于 25% 10ml 葡萄糖，缓慢静脉注射，若病情无好转，1.5h 后可重复给药。若发病后用过洋地黄类药物，宜从小剂量开始，并密切观察其疗效反应，再予以调整。

8. 静脉注射地塞米松　静脉注射地塞米松 10～20mg，可降低周围血管阻力，减少回心血量和解除支气管痉挛。

9. 静脉放血　尤其适用于大量快速输液、输血所致的急性肺水肿，对严重的二尖瓣狭窄或主动脉病变引起的肺水肿，用静脉穿刺或切开放血（300～500ml）可减少过多的血容量。若有酸中毒，可同时给予纠正酸中毒的治疗。

10. 气管插管加压给氧　气管插管加压给氧及人工正压呼吸是对抗急性肺水肿抢救时行之有效的方法。

11. 机械辅助循环　主动脉内气囊反搏术（IABP）对各种药物治疗无效的患者或伴有休克患者可考虑应急使用。

（单海燕）

第二节　心律失常

一、心律失常电生理学

（一）心肌细胞的膜电位与离子转运

心肌细胞的膜电位包括静息时的静止电位与兴奋时的动作电位。心肌细胞静止时处于膜内带负电位、膜外带正电位的极化状态。在神经冲动的兴奋下，心肌细胞先除极，以后再复极，这两个过程构成动作电位，心肌细胞膜电位可分为 5 个相，即 0～4 相。

1. 0 相（除极期）　当心肌细胞受冲动刺激时，膜对钠离子的通透性提高，膜内电压负值降低。当膜电位达到阈电位时，激发膜的 m 闸门开放，形成了钠通道（又称"快通道"）。细胞膜对 Na^+ 的通透性突然升高，对 K^+ 的通透性降低，此时由于细胞外 Na^+ 较细胞内高 36 倍，易向细胞内流，又因细胞内负电的吸引，大量的 Na^+ 快速流入细胞内，使细胞内负电位消失，很快反转为正电位，称为"极性逆转"。在心房肌表现为心电图的 P 波，在心室肌相当于 R 波的上升支。近年分子生物学研究表明，钠通道可能是嵌入双脂层细胞膜上的一种蛋白质，由 3 个带电荷的 m 基团和 1 个带电荷的 h 基团组成，分别称为 m 闸门和 h 闸门，m 和 h 基团在不同条件下可发生构型变化，控制闸门开放与关闭。在静止电位时 h 闸门开放，m 闸门关闭，在除极时，m 及 h 闸门均开放，在复极时 h 及 m 闸门均关闭。奎尼丁能与 h 基团结合，使 h 闸门狭窄，以致在除极时，Na^+ 不能快速流入细胞内，使自律性降低。

2. 1 相（快速复极初期）　0 相结束时，细胞内有过多的阳电荷，导致 m 闸门关闭，使快通道迅速失活，Na^+ 内流停止；同时对 Cl^- 通透性增加，Cl^- 内流使膜内电位迅速下降，相当于心电图的 R 波下降支。最近发现，细胞内注射四乙胺阻断 K^+ 通道后，1 相不明显，近年来 ^{42}K 示踪证明，溶液中除去 Cl^- 后，可使 K^+ 外流减少，因此，有人认为 1 相是因 K^+ 外流引起。

3. 2 相（缓慢复极期）　当膜的除极达到一定程度时，激活膜上另一种蛋白质产生的构型变化，形成"钙通道"，又称"慢通道"。由于 Ca^{2+} 流入较慢。这时膜的"慢通道"被激活而开放，Ca^{2+} 的缓慢内流，使膜内电位保持较高水平，膜电位始终接近零电位，形成"平台"。相当于心电图的 S－T 段。在低血钙时，细胞外 Ca^{2+} 浓度低，流入时间延长，表现为 S－T 间期延长。因维拉帕米能阻止 Ca^{2+} 内流，使 2 相被阻滞。

4.3 相（快速复极末期）　膜的离子通道失活，通透性下降，Ca^{2+} 停止内流，细胞膜对 K^+ 通透性增加，促使 K^+ 外流，导致膜内电位迅速下降为负值，直到恢复到静止水平。复极过程主要在 3 相完成，相当于心电图的 T 波。奎尼丁等 I A 类药物阻止 K^+ 外流而延长 3 相复极，使动作电位时程延长。利多卡因等 I B 类药物促进 K^+ 外流，缩短了 3 相复极期，使动作电位时程缩短。

5.4 相（静止期或电舒张期）　这时通过钠泵活动，将进入细胞的 Na^+、Ca^{2+} 主动地转运到细胞外，3 相流出细胞的 K^+，主动转运到细胞内，回复到静止时的电位水平和极化状态，这种主动性离子转运所消耗的能量，是由细胞代谢过程中的三磷酸腺苷（ATP）系统供应。

以上 5 个相为各种心肌细胞所共有，但在自律细胞（窦房结、房结区、结希区、希氏束－浦肯野系统）与非自律细胞（心房肌、心室肌）的 4 相有所不同。自律细胞的 4 相并不保持稳定，静止电位呈缓慢的自动除极而逐步上升，形成一个坡度，称为"舒张期自动除极"或"舒张期电位"。这是由于自发性 Na^+ 或 Ca^{2+} 内流和 K^+ 外流所致。由于 K^+ 外流逐渐减少，因而 Na^+ 或 Ca^{2+} 内流多于 K^+ 外流，形成膜电位逐步升高（负值减少）的舒张期自动除极过程。一旦达到阈电位，立即触发一个新的动作电位，这是由于自律细胞的离子转运泵功能不全致使 Na^+ 或 Ca^{2+} 不断顺着浓度差从细胞外进入细胞内所致。在自律细胞中，心房传导组织和希氏束－浦顷野系统（希浦系统）属于快反应细胞，其 4 相自动除极是由于 Na^+ 内流超过 K^+ 外流所致。窦房结和房室结属慢反应细胞，其 4 相自动除极可能是 Ca^{2+} 内流所致，可被慢通道阻滞剂维拉帕米所阻抑。

以上 0、1、2、3 相为动作电位时间，即收缩期，4 相为静止电位，即舒张期。

（二）心律失常的电生理改变机制

心律失常的发生与心肌的自律性、兴奋性（应激性）或传导性的失常有密切关系。现将电生理改变机制概述如下：

1. 自律性　心肌自行产生有节律的冲动和收缩能力称为自律性，为心肌内特殊传导系统的自律细胞所具有。自律性是自律细胞从最大舒张电位通过自动除极到达阈电位时触发的节律性动作电位，它决定于下列 3 种因素。

（1）舒张期自动除极速度：舒张期自动除极速度加快，表现为 4 相坡度愈大，到达阈电位的时间愈早，发生冲动的时间缩短，自律性增高。反之，4 相坡度愈平坦，则自律性降低。对于快反应自律细胞 4 相除极速度（如心房传导组织，希浦系统等）决定于钠内流速度超过钾外流的速度，对于慢反应细胞（如窦房结和结区）决定钙内流的速度。因此，凡使钾外流减慢、钠内流加快或钙内流加快的因素均可使自律性升高；反之，则自律性降低。交感神经兴奋或给予肾上腺素能促使钙内流，提高窦房结的自律性，加快心率，又能提高膜对钠离子的通透性，使希浦系统的 4 相坡度增大，引起室性心律失常。低血钾时，膜对钾离子通透性降低，4 相坡度增大，易导致心律失常。

（2）舒张电位水平：最大舒张电位（以膜内负值计）减小，则自动除极到达阈电位发生兴奋的差距和时间缩短，自律性提高；反之，舒张电位增大，则自律性降低。例如，心肌缺血、缺氧、代谢障碍或洋地黄中毒时，由于 ATP 产生减少，心肌细胞膜离子转运泵缺乏能源，钾泵内流转运困难、细胞内钾离子减少，膜内外的钾离子浓度差距降低，舒张电位变小，自律性增高。迷走神经或拟胆碱药作用于心肌细胞膜的胆碱受体，使膜对钾离子通透性提高，钾外流加速，舒张电位增大，自律性降低。

（3）阈电位水平：阈电位是指心肌细胞受刺激或通过自动除极，使膜电位的负值降低到临界水平时所产生的激动，阈电位水平降低（负值增大），则舒张电位到达阈电位的差距和时间缩短，自律性增高；阈电位水平升高（负值减小），则自律性降低，如奎尼丁使膜对钠离子通透性降低、阈电位升高，自律性降低。

2. 应激性 应激性是指心肌对刺激发生反应的性能，表现为电生理和机械收缩的变化。心肌不应期可反映膜的除极能力，对于快反应细胞取决于膜对钠离子的通透性。心肌不应期可分为下列几期。

（1）绝对不应期：相当于动作电位 0 相、1 相、2 相及 3 相前半段。由于钠通道处于失活状态，钠离子不能内流，即使非常强的刺激也不能再激发除极，相当于心电图的 Q 波开始到 T 波顶峰前。

（2）有效不应期：从动作电位的除极开始后虽能发生部分除极（局限性兴奋），但尚不能发生动作电位（扩散性兴奋）的期间。

（3）相对不应期：相当于 T 波顶峰到 U 波之间，或动作电位 3 相后半部，在这期间，特别强的刺激可产生动作电位。它又分为 3 个亚期：

①易激期：为相对不应期的超常期，在此期内，微小刺激可引起强烈反应，心房易激期在 R 波的下降支，心室的易激期在 T 波顶峰前 30ms；

②呆滞期：相当于 T 波的下降支，在这期内，即使以强大的刺激也不会引起兴奋；

③超常期：相当于动作电位复极后短时间内的过度极化阶段，即 3 相末部和 4 相开始处，相当于心电图 T 波结束和 U 波开始。在这期内，微弱的刺激可产生强烈的反应。易于引起复杂的心律失常。

上述有效不应期（ERP）缩短时，易于发生早搏或折返，在相对不应期（RRP）内产生的兴奋，易引起早搏及差异传导。

影响应激性的因素主要决定于静止电位或阈电位水平：

①静止电位水平：静止电位水平减小，则和阈电位的差距减小，引起兴奋所需的阈刺激也减小，应激性增高，静止电位水平增大，则和阈电位的差距增大，引起兴奋所需的阈刺激也增大，应激性降低；

②阈电位水平：阈电位水平降低，则静止电位到达阈电位的差距缩短，引起兴奋所需的阈刺激减小，应激性增高；反之，阈电位水平升高，则应激性降低，如奎尼丁抑制心肌细胞膜快通道的 Na^+ 内流，使阈电位升高，应激性降低。

3. 传导性 冲动传导的过程即细胞膜除极扩播过程，传导速度决定于除极速度（即 0

相上升速度 V_{max}）膜舒张电位和阈电位水平。0 相除极越快，兴奋传导速度越快。膜舒张电位是除极时促使 Na^+ 内流因素之一，舒张电位负值大，则 Na^+ 内流和除极速度加快，传导速度也快。阈电位水平降低，则从静止电位到达阈电位发生兴奋的差距和时间缩短，传导性升高；相反，阈电位水平升高，可使传导性降低。苯妥英钠提高心肌细胞膜的 Na^+ 通透性，使 V_{max} 提高，传导速度加快。奎尼丁等抑制 Na^+ 内流，V_{max} 降低，传导速度减慢。

二、快速型心律失常

在成人，快速心律失常的定义为心率超过 100 次/min。

（一）窦性心动过速

【临床表现】

1. 心电图表现　正常窦性 P 波，频率介于 100～180 次/min 之间，在极量运动时可能更快。剧烈体力活动时的最快心率随着年龄增长从 200 次/min 降至 140 次/min。窦性心动过速（以下简称窦速）的发作与终止都是渐进性的，PP 间期可轻度不等，PR 间期较恒定，>0.12s。

窦速的机制一般为窦房结细胞第 4 期舒张期自发去极加速。频率的变化可由于起搏细胞在窦房结内不同部位的转移。颈动脉窦按摩、Valsalva 动作或其他迷走兴奋方法可逐渐减慢窦速的频率，而在停止这些迷走兴奋的措施后，窦速的频率又逐渐加快至先前的水平。

2. 临床特征　窦速常见于婴幼儿，可能是对多种生理或病理性状况的正常反应，包括发热、低血压、甲状腺功能亢进、贫血、焦虑、用力、低血容量、肺栓塞、心肌缺血、充血性心力衰竭、休克等。药物诸如阿托品、麻黄素、儿茶酚胺类、甲状腺素、酒精、烟碱、咖啡因等或炎症，可致窦速。持续性窦速可为心力衰竭的表现。在二尖瓣狭窄或严重缺血性心脏病患者，窦速可导致心排血量下降，或诱发心绞痛，或促发其它心律失常，部分是由于心室充盈时间缩短和冠脉血流减少。慢性非阵发性窦速可见于正常成人，可能由于窦房结的自律性增高或在窦房结附近存在自律性心房起搏点。自主神经调控失衡可能对窦速的发生起有重要作用。

【治疗】

重要的是去除病因，如戒烟酒、不饮咖啡、茶或其他刺激物。对于非继发于充血性心力衰竭的窦速，洋地黄治疗无效。β 阻断剂、维拉帕米和地尔硫卓可用于控制原因不明的窦速。

（二）窦房结折返性心动过速

【临床表现】

1. 心电图表现　其频率范围为 80～200 次/min，但一般慢于其他形式的室上性心动过速（以下简称室上速），平均心率 130～140 次/min。P 波形态与正常窦性 P 波相同或极相似。PR 间期随心动过速的频率不同而异，但通常 RP＞PR。可有房室阻滞而不影响窦性 P

波频率。动态心电图可能显示心动过速，由房性早搏，偶可由室性早搏诱发。窦房结折返的起动不依赖于临界程度的心房内或房室结的传导延迟，心房激动顺序与窦性心律时相同。发作时常伴房室结的文氏阻滞。心动过速时发生的束支阻滞不影响周期长度（RR 间期）和 PR 间期。终止前可发生房室结传导时间（AH 间期）延长或房室结阻滞，但不影响窦房结折返。

2. 临床特征　其发生率约占室上速的 5% ~ 10%。可发生于所有年龄组，无性别偏心分布。与其它室上速的患者相比，窦房结折返性心动过速患者的年龄稍大，器质性心脏病也较多见。由于心率相对较慢，症状不严重，许多患者可能不去就医，加之我国以往心内电生理开展不普遍，临床诊断的病例数远低于其实际发病率。窦房结折返可能是某些患者的所谓"焦虑相关的窦速"的原因。

【治疗】

β 阻断剂、维拉帕米和洋地黄对终止和预防发作有效。近年来，已有射频消融成功的报道，但其对窦房结功能远期作用仍有待随访，很少采用手术切除窦房结。

（三）房室结折返性心动过速（AVNRT）

【临床表现】

1. 心电图表现　AVNRT 的 QRS 波正常，发作与终止均突然，频率范围 150 ~ 250 次/min，成年人大多在 180 ~ 200 次/min，偶尔可慢至 110 次/min，儿童可快至 250 次/min 以上。当伴有功能性室内差异传导时，需与室性心动过速鉴别。P 波可埋藏于 QRS 波之内，或紧随于其后，V_1 导联产生类似于不完全右束支阻滞的"R"波，在 Ⅱ、Ⅲ、aVF 可见假的"S"波，偶尔可位于 QRS 波之前。动态心电图可能记录到其突然发作的瞬间，AVNRT 系由一个 PR 间期延长（经慢径路下传）的适时出现的房性早搏所诱发。发作突然终止，有时继以短暂的心脏停搏或心动过缓。发作起始的最初几个心动周期可缩短，而终止前的几个 RR 间期延长。RR 间期的变异通常由房室结前向传导的时间变异引起。颈动脉窦按摩可终止发作，终止前心动过速的心率稍减慢，如按摩不能终止其发作，亦可使其心率轻度减慢。

2. 电生理检查　适时出现的心房激动，下传心室时导致房室结传导的临界水平延长，常可诱发房室结折返。室性期前刺激诱发者约 1/3 患者。心房不是折返的必需部分。在大多数患者，逆传的 P 波出现在 QRS 波的起始处，明确排除旁路的可能性。在 AVNRT 的最常见类型，VA 间期小于 50% 的 RR 间期，AV/VA > 1.0。心动过速期间，大多数患者记录到的最早心房活动的最小 VA 间期 ≤61ms，而距高位右房的心房波最小 VA 间期 ≤95ms。在与旁路相关的心动过速或非典型性（快—慢型）AVNRT 时，VA 间期要长于上述值。

对于大多数患者，AVNRT 的折返方式是经慢（α）径路向前传导至心室，而经快（β）径路逆传心房。其环形运动的近端和远端的最终通路似乎位于房室结之内，因此，折返运动可能完全局限于房室结。折返方式为：房室结慢径路→最终的远端共同通路（可能为远端房室结）→逆向房室结快径路→最终的近端共同通路（可能为近端房室结或心房下部的一部分）。对于某些患者，希氏束也可能为折返环的组成部分。心动过速的周期长度一般取决于慢径路前传的情况，因为快径路逆传极快，且逆传向上的不应期较短。

双径路的概念：支持存在房室结双径路的证据为，以 A_1A_2 为横坐标，A_2H_2 为纵坐标，或以 A_1A_2 为横坐标，H_1H_2 为纵坐标时，A_2H_2 或 H_1H_2 的曲线中断。这是因一个临界的 A_1A_2 间期时遇到快径路不应期，兴奋突然在快径路受阻而经慢径路延迟下传，表现为 A_2H_2（或 H_1H_2）间期的突然延长。双径路的诊断标准为当 A_1A_2 递减 10~20ms 时，AH 间期增加 ≥50ms。偶尔，双径路可表现为窦性心律或等率心房起搏时不同的 PR 或 AH 间期，或在恒定的周期长度起搏心房时，AH 间期突然跳跃式延长。一个 P 波分别通过快慢径路下传产生两个与之相关的 QRS 波，是双径路存在的另一佐证。有些患者有 AVNRT 发作，但却无不应期曲线中断；相反，一些正常人有房室结不应期曲线中断，却从无 AVNRT 发作。许多患者同时有房室结逆向的不应期曲线中断，少数患者可有多径路存在于房室交界区。

约 5%~10% 的 AVNRT，折返前传经快径路，逆传经慢径路，释为非常见或非典型性房室结折返，此时逆传的心房活动出现在 QRS 波之后，产生长的 VA 间期和相对较短的 AV 间期（AV/VA＜0.75）。此外，前传亦可能经房室结的两条径路之一，而逆传则经旁路。

心室或可能包括心房不是维持房室结折返的必需组成部分，尤其在 AVNRT 开始时，偶可见到自发的房室阻滞，这种阻滞可发生在折返环远端的房室结、房室结和希氏束之间、希氏束内或希氏束的远端。偶尔可位于房室结的折返环与心房之间。AVNRT 的终止，大多由于慢径路前传被阻断（"弱支"），在心腔内心电图记录时，表现为逆传的 A 波后无 H 波和 V 波。

逆传的心房激动 AVNRT 时，逆传心房激动顺序正常，即希氏束电图处的 A 波最早发生，其后为冠状窦口处的 A 波，然后再去极其余的右房和左房组织。在非典型性 AVNRT，经慢径路逆传心房时，冠状窦口附近记录到的 A 波可早于低位右房的 A 波，表明慢与快径路进入心房的插入点略有不同。手术治疗 AVNRT 和射频消融时的检测都证实了这一点。AVNRT 合并室内差异传导时，不影响心动过速的周期长度。

3. 临床特征　AVNRT 多见于无器质性心脏病的患者。心动过速时症状轻者表现为心悸、紧张和焦虑，重者表现为心绞痛、心力衰竭和休克，这取决于心动过速的频率、持续的时间和有无器质性心脏病。晕厥的原因有 2 种：

①心室率过快，心排血量减少，脑灌注不良；

②心动过速对窦房结自律性产生超速抑制，心动过速突然终止时，出现心脏停搏。无器质性心脏病的 AVNRT 一般预后良好。

【治疗】

1. 急性发作的终止　这取决于不同患者心脏的基础情况及对心动过速耐受程度和以往发作史。有些患者，休息、解除焦虑和镇静可能是终止 AVNRT 发作唯一需要的措施。兴奋迷走神经的方法，例如颈动脉窦按摩，Valsalva 动作、引吐或面部接触冰水为一线治疗。这些方法可能终止 AVNRT 或使心率略减慢，而停止这些措施心率又复加速至先前水平，如未能有效终止 AVNRT，在每用一次药物后，应重复这些方法。抑制慢径路前传的药物包括洋地黄、钙拮抗剂（维拉帕米和地尔硫卓）、腺苷或 ATP 和 β 阻断剂。抑制快径路逆传的药物为 I A 和 I B 类药物。I C 和 III 类药物对慢、快径路传导均可抑制。一般首选作用于慢径路前传的药物或快、慢径路均可抑制的药物，如洋地黄、维拉帕米、ATP 和普罗帕酮（心律平）。

腺苷 6～12mg 或 ATP10～20mg 于 1.0s 内静脉快速注射。维拉帕米 5mg 或地尔硫卓 0.25mg/kg，以 3～5min 速度静脉注射，大约可在 2.0min 内使 90% 的 AVNRT 终止。西地兰 0.4mg 缓慢静脉注射，30～60min 可重复 0.2～0.4mg。普鲁帕酮 1～1.5mg/kg，5～7min，静脉注射。普萘洛尔（心得安）应从小剂量（0.25～0.5mg）开始缓慢静脉注射，必要时增加至 1.0mg，可每隔 5.0min 给药，直至获得满意疗效，一旦出现毒副作用或总量达到 0.15mg/kg 停用。应用普萘洛尔时应十分小心，原则上禁用于心力衰竭、慢性肺疾患或哮喘史患者。Esmolol 作用持续时间短，起效快，应为首选，剂量 50～200μg/(kg·min)。

对于心脏扩大或有心力衰竭者应首选西地兰。对疑有或确诊为心动过缓 – 心动过速综合征者，应在起搏的保护下使用上述抗心律失常药物，如无起搏保护，宜使用小量（0.1～0.2mg）西地兰，如无上述情况，应首先选用 ATP 或腺苷，维拉帕米或普鲁帕酮。静脉 β 阻断剂的疗效不如以上三类药物。禁止联合静脉使用维拉帕米和 β 阻断剂。

加压药物可通过颈动脉窦和主动脉内的压力感受器引起反射性迷走兴奋而终止 AVNRT，收缩压需上升至 24kPa（180mmHg）水平；但禁用于高血压或冠心病患者。加压药的剂量为苯肾上腺素（新福林）5～10mg，甲氧酮（美克速新命）10～20mg，或间羟胺（阿拉明）10mg，在 5% 葡萄糖液 250～500mL 中稀释，缓慢静脉滴注。

I A 和 I B 类药物一般不用于终止 AVNRT 的急性发作。

药物治疗不能终止的 AVNRT 应采用食管调搏，超速起搏治疗。

直流电心脏转复：10～15J 的同步直流电转复可使大部分 AVNRT 终止，少数患者可能需要更高的能量。AVNRT 患者一旦出现心功能不全，应及早进行直流电转复。在大量使用洋地黄之后，进行直流电心脏转复可能导致电击后严重的室性心律失常。

2. 预防复发　常比终止发作更为困难。首先必须确定患者 AVNRT 发作的频率和严重程度是否需要长期预防性使用药物，如果心动过速的发作不频繁，持续时间短暂，可为患者良好耐受，容易自发终止或被患者用简便的兴奋迷走神经方法终止，可不必预防性用药，如心动过速发作频繁或持续时间长或发作时伴有明显血液动力学障碍，需长期口服抗心律失常药物，预防复发。药物的选择可根据临床经验或系列电生理筛选。对大部分 AVNRT 可根据临床经验治疗，仅对发作伴有严重血液动力学障碍的患者，需用电生理检查评价药物的疗效。

预防用药首选洋地黄、β 阻断剂或缓释维拉帕米。洋地黄使用时根据病情可采用不同的速度给地高辛，快于 24~36h 内洋地黄化，或 2~3d 洋地黄化后，每日给地高辛 0.125~0.25 维持，开始则每日仅给维持量 0.125~0.25mg。缓释维拉帕米 240mg，qd。倍他乐克（美多心安）25~50mg，bid；或氨酰心安 12.5~25mg，bid；或心得安 10~20mg，tid。也可用普鲁帕酮 150~200mg，tid。

使用以上单一药物治疗不能控制心动过速发作患者，可联合使用地高辛 0.125~0.25mg 与 β 阻断剂。对极难控制的患者可用胺碘酮 200mg tid×1 周，200mg bid×1 周，继以 200mg eod 或 qd 维持。

3. 根治射频导管消融（RFCA） 为安全有效的根治方法。应首选消融慢径路，进行房室结改良。我院对 347 例患者治疗的成功率达 98%，仅 1 例合并完全性房室阻滞。一般对发作频繁，症状明显者应首选 RFCA，对药物治疗无效或不能耐受药物毒副作用者更应积极考虑 RFCA。目前，RFCA 已可代替直流电消融和手术治疗。抗心动过速起搏器已不再为临床上治疗 AVNRT 所必需。

（四）隐匿性旁路参与的房室折返性心动过速（AVRT）

【临床表现】

1. 心电图表现 隐匿性房室旁路仅有室房单向传导功能而无房室前传功能，因而在窦性心律时心电图正常，无法识别旁路的存在。在隐匿旁路参与 AVRT 时，旁路为室房逆传的途径，P 波出现在 QRS 波后 ST 段上或 T 波的前部。80% 以上的隐匿旁路位于左游离壁，P 波在 Ⅰ 与 aVL 导联倒置，如不伴有室内差异传导，QRS 波正常。与 AVNRT 相对而言，AVRT 时更多见 QRS 波的电压交替。AVRT 终止时，大多兴奋被阻断在经房室结的前传支，因而表现为 P 波后无 QRS 波，如发生室内差异传导，则 QRS 波常表现为左束支阻滞图形，可能由于在心动周期极短时，右束支的不应期短于左束支。

2. 电生理检查 诱发 AVRT 需一定程度的房室传导延迟，这种延迟可发生于房室结，也可位于希氏－浦肯野系统，故亦可无一定程度的 AH 间期延长。房室结不应期曲线光滑，无 AVNRT 时较常见的曲线中断。偶尔可存在房室结双径路，但仅有少数患者的 AVRT 可经慢径前传和旁路逆传形成折返。

电生理检查有助于论证隐匿性旁路的存在。心动过速期间或心室起搏时，如果希氏束以外的其他部位记录到的心房激动（A 波）早于希氏束 A 波，即表明存在希氏束以外的附加旁路的室房传导。在 AVRT 发作期间，在希氏束处于不应期时发放的室性期前刺激，如仍可经室房逆传兴奋心房，说明存在希氏束以外的室房旁路。进行心室连续递增刺激时，VA 间期固定，无递减传导，当以 AVRT 同样的频率起搏心室时，起搏的 VA 间期与 AVRT 时的 VA 间期相等，VA 间期 <50% RR 间期。由于心室和心房都是折返环的组成部分，如果在有房室或室房阻滞时，心动过速依然继续，可以除外 AVRT。

3. 临床特征 AVRT 的频率常 ≥200 次/min，较 AVNRT 为快，但二者的频率重叠范围颇大，故对二者鉴别意义不大。由于心动过速时，心房被牵张，心钠素分泌增多，终止后有多尿。可有晕厥，其原因可能为过快的心室率不能保证充分脑灌注，或在心动过速突然终止时，被抑制的窦房结不能及时起搏，产生长间歇。体检时，心率极规整，S₁强度一致。颈静脉压可升高，但波形保持恒定。

【治疗】

1. 急性发作的终止　方法类似于前述的 AVNRT 的治疗。主要措施仍应针对阻断房室结传导，应首选兴奋迷走神经方法，静脉腺苷（或 ATP）、维拉帕米、西地兰或 β 阻断剂。也可用主要阻断旁路逆传的普鲁帕酮。即使出现心房颤动，也可使用洋地黄或维拉帕米，因为旁路无房室前传功能；但极少数患者，因儿茶酚胺过度分泌的情况下，隐匿性的旁路亦可出现房室前传。

2. 预防　复发同 AVNRT。

3. 根治　选用 RFCA，适应症同 AVNRT，针对旁路进行消融。

（五）预激综合征

【临床表现】

1. 心电图表现　预激（WPW）综合征时，心房兴奋激动全部或部分心室的时间早于兴奋仅经正常房室传导系统传导的预期时间。在 WPW 综合征，由工作心肌纤维构成的肌性联结存在于心脏特殊传导系统之外，联结心房和心室，它们被命名为附加房室旁路，通常称为 Kent 束，是产生最常见的预激类型的原因。除人类外，也偶见于猴、狗、猫等动物。典型 WPW 综合征的心电图表现有三个特征：

①窦性心律时 PR 间期 < 120ms；

②QRS 波时间 > 120ms，QRS 起始部分粗钝、上升缓慢（delta 波），而终末部分正常；

③继发性 ST－T 波改变，即与主要 delta 波及 QRS 波向量的方向相反。

WPW 综合征这一术语用于有症状（一般由快速心律失常引起）的患者。最常见的快速心律失常类型为顺向折返的房室折返性心动过速，即经房室结下传心室、经旁路逆传心房，因而心动过速时的 QRS 波正常，无预激的图形，心室率 150～250 次/min，大多快于 AVNRT。突然发作或终止，类似于 AVRT。

预激综合征的特殊类型：房希氏束通道，指绕掉房室结生理性延迟的从心房至希氏束的纤维，表现为短 PR 和正常 QRS。虽然在解剖学上得以证实，但这些传导通道对于产生心动过速的电生理意义仍不明确，没有充分证据说明有短 PR，正常 QRS 波和与房希氏束旁路相关的心动过速的 Lown-Ganong-Levine（LGL）综合征。RFCA 的实践表明，大部分伴有窦性心律时短 PR 的阵发性室上速大多为 AVNRT，仅少数为 AVRT。RFCA 的实践也更新了对 Mahaim 纤维的认识。虽有关于结室纤维的描述，但表现为 Mahaim 类型生理学特征的大多数纤维位于右游离壁。小部分这些纤维插入至接近三尖瓣环的右心室，它们通常位于侧或后的三类瓣环，可被视为右房室旁路。而表现 Mahaim 型生理学的最常见的纤维在解剖学上的长度超过 4cm，其心房侧接近侧壁部位的三类瓣环，心室侧插入点在靠近右束支远端的右室游离壁心尖部或在右室心尖部游离壁处直接与右束支远端相连接。因此应将这些纤维称为房分支旁路。其充分预激的 QRS 波图形极类似于左束支阻滞。患者具有预激的心动过速，但窦性心律时 QRS 波正常。电生理检查时，可显示旁路存在，旁路仅有房室的前传而无室房逆传，且前传时间长，表现为递减传导特征。预激的心动过速为逆向折返性心动过速，即经 Mahaim 纤维前传，经房室结逆传，QRS 宽，呈左束支型，AV 长；VA 间期短。大多数患者无正常 QRS 波的心动过速，因为 Mahaim 纤维无室房逆传，因此不能形成顺向折返。

2. 电生理检查　如 kent 束可以前传，房室传导可能有两条并行的通路，一条为有生理性传导延迟的房室结，另一条直接从心房至心室，且无延迟，因两条下传的兴奋可分别去极部分心室，而形成 QRS 溶合波。当心房快速起搏或心房期前刺激时，房室结传导延迟，心室更多的部分由经旁路下传的兴奋所去极，预激的程度更明显，如果房室结传导延迟足够长，全部心室可能经旁路下传兴奋去极，相反，如果旁路远离窦房结，例如左侧壁旁路或房室结传导时间相对短，可能较多的心室被经房室结下传的兴奋所去极。窦性心律时的溶合波表现为短 HV 间期或希氏束电位，实际上出现在心室去极开始之后，这是由于部分心房兴奋绕过房室结，经旁路较早激动心室。

3. 临床特征　据文献报道，预激综合征的发生率在很大程度上取决于所调查的人群，在正常健康人群中为 0.1～3.0‰，平均为 1.5‰。最近资料表明，发生率可能高达 3.7‰。左游离壁旁路最常见，以下依次为后间隔、右游离壁、右前间隔和中间隔。WPW 见于所有的年龄组，从胎儿婴儿期至老年，也见于同卵双胎。男性发生率高于女性，并随年龄的增长而降低，可能由于随年龄增长，预激可减少或消失。有预激综合征的大部分成年人心脏正常，但可出现在一些先天性或获得性心脏病，例如 Ebstein 畸型、二尖瓣脱垂、心肌病等。Ebstein 畸型患者常有多条旁路，位于右侧，在后间隔或后侧壁部位。预激位于心房化的右室，心动过速时有长的 VA 间期，QRS 波为右束支阻滞图形。

阵发性心动过速的频发程度似随年龄增多，在 20～39 岁年龄组为 10%，而在 60 岁以上为 36%。有心动过速的患者，大约 80% 有 AVRT，15%～30% 有心房颤动，5% 有心房扑动。室性心动过速不常见。异常的 QRS 波可能掩盖或类似心肌梗死，束支阻滞或心室肥厚，并且预激综合征的存在可提醒注意合并存在的心脏缺陷。WPW 如无心动过速或合并的心脏异常，预后良好。有心动过速反复发作的患者中虽大多数预后良好，但偶可发生猝死。有研究表明，对 151 例患者随访 1～11 年，1 人猝死。

房室旁路很可能是先天性的，但在一定年龄才能表现出来，似乎为"获得性"的。预激尤其是多旁路患者的亲属中的发生率高，预测可能与遗传有关。有些预激综合征的儿童或成人随着年龄增长，不再发生快速性心律失常，可能由于在旁路的插入部位发生纤维化或其它改变。婴儿期间可不出现心动过速，但常不在以后又复发，如果 5 岁以后还有心动过速，无论旁路部位如何，75% 的患者将持续存在心动过速。静脉注射 ajma-line 或普鲁卡因酰胺或运动中出现窦性心律时的间歇性预激和经旁路的传导消失，说明旁路的不应期长，则在发生心房颤动或心房扑动时，发生快速心室率的危险性小。这些方法的特异性相对较好，但敏感性很低，阳性预测的精确度低，可有意外情况。异丙肾静脉滴注无异于识别猝死的高危患者。

【治疗】

有心室预激者，可能无或偶有无明显症状的快速心律失常。这些患者既不需电生理检查，也不需治疗，但如果患者有频发的快速心律失常或心律失常症状，则应开始治疗。心律失常导致明显血流动力学后果的患者应接受电生理检查。

1. 终止急性发作　AVRT 的终止方法基本类似于 AVNRT。鉴于许多 AVRT 患者可发生心房颤动，因此最好不用洋地黄类药物。心房颤动时，如伴有晕厥，或恶化为心室颤动，或心室率 >200 次/min，应首选同步直流电转复；如无明显血流动力学障碍，且心率 <200 次/min，可静脉使用延长旁路不应期的药物，如普鲁卡因酰胺 100mg，3min 注入，如无低血压，每隔 5～10min 重复 100mg；或普鲁帕酮 70～105mg 3～5min 注入。禁用洋地黄和维拉帕米。

2. 预防复发　普鲁帕酮 150～200mg，tid；经电生理检查，旁路前传不应期 >270ms 的 AVRT，也可用 β 阻断剂，例如倍他乐克 25～75mg，bid，或氨酰心安 12.5～50mg，bid，可联合应用地高辛 0.125～0.25mg，qd；难治性 AVRT 或心房颤动，可用胺碘酮 0.2g，tid×1 周，0.2g，bid×1 周，之后 0.2g，qd，部分患者的维持量可减至每周 3～6 次，每次 0.2g。

3. 根治　射频消融安全、有效，已取代直流电消融和手术治疗，适用于症状明显，发作频繁，有猝死危险，药物治疗无效，或不能耐受药物毒副作用的患者。

（六）房性心律失常

房性早搏

【临床表现】

1. 心电图表现　提前发生的 P 波，PR 间期 >120ms，P 波形态不同于窦性 P 波，QRS 波大多正常，但如 P 波出现过早，可伴有室内差异传导，多表现为右束支阻滞图形，甚至不能下传心室。不下传的 P 波常与 T 波重叠，该 "T" 波如不仔细分辨，易被误认为窦性停搏。一般 RP 间期与 PR 间期成 "反比"，即联律间期（RP 间期）越短，其后的 PR 越长。

2. 临床特征　房性早搏可见于不同的临床情况，如感染、炎症或心肌缺血时，它们也可由不同的药物、紧张、吸烟、饮酒或浓茶、咖啡所诱发。房性早搏可能为快速室上性心律失常，甚至偶尔为室性快速心律失常的触发因素。临床上无明显器质性心脏病的房性早搏并不少见。

【治疗】

房性早搏一般不需治疗。对于有明显症状或可触发其它快速心律失常者，可用普鲁帕酮 150～200mg，tid，或莫雷西嗪 150～200mg，tid，或沛心达 100～200mg，tid。

心房扑动

【临床表现】

1. 心电图表现　典型性或Ⅰ型心房扑动的心房率为 250～350 次/min，但某些抗心律失常药物，诸如奎尼丁、胺碘酮等可将心房率减慢至 200 次/min。此时，虽心房率减慢，但房室传导可由 2∶1 转为 1∶1，心室率反而更快。心房扑动的常见心房率为 300 次/min，未经治疗的房室传导为 2∶1，心室率为 150 次/min。因 F 波常不易辨认，可能被误认为阵发性室上速。因此，凡是 150 次/min 的窄 QRS 波心动过速，应想到心房扑动的可能性。压迫眼球或颈动脉窦按摩，可能使 2∶1 的房室传导变为 4∶1，而能清楚显示 F 波。未用药物即有心室率明显减慢，提示房室传导障碍。在儿童、预激综合征或甲状腺机能亢进，以及房室结快速传导的患者，可出现 1∶1 房室传导，心室率快达 300 次/min。Ⅱ型心房扑动的心房率为 350～450 次/min。大多数心房扑动的机制为折返。

心电图特征为 P 波消失，代之以 F 波，呈锯齿状，其间无等电位线，在Ⅱ、Ⅲ、aVF 和 V₁ 导联最清楚。在这些导联，F 波通常倒置，较少见直立者。房室传导比率恒定者心室律规整；房室传导比率多变（由于房室结的文氏阻滞）者心室律则不规整。交替出现 2∶1 和 4∶1 的房室传导常见，可能有两个水平的阻滞，即高位的房室结 2∶1 和较低位水平的 3∶2 阻滞。房室传导的比率大多为偶数，即 2∶1，4∶1 等。不纯扑动（扑动—颤动）的心房率快于单纯扑动，"扑动波"的形状与间距多变。某些患者产生不纯扑动的原因可能是，一个心房为心房颤动，而另一心房为心房扑动。心房传导时间延长是产生心房扑动的促发因素。

2. 临床特征　心房扑动不如心房颤动常见。阵发性心房扑动可见于无器质性心脏病的正常人，而慢性（持续性）心房扑动通常见于器质性心脏病，如风湿性心瓣膜病、缺血性心脏病或心肌病。间隔缺损、肺栓塞、二尖瓣或三尖瓣狭窄或关闭不全或慢性心室衰竭均可导致心房扩张而引起心房扑动，可影响心脏的一些毒性或代谢性情况，例如甲状腺功能亢进，酗酒和心包炎。可为先天性，甚至可发生在子宫内的胎儿身上，也可发生在先天性心脏病手术矫正之后。心房扑动具有"不稳定性"，容易转为窦性心律或发展为心房颤动。在较少见的情况，心房扑动确可持续存在数月甚至数年。与心房颤动不同，心房扑动时，有心房收缩，这可能部分解释其体循环栓塞比心房颤动少见。在儿童当中，心房扑动的持续发作伴有猝死的危险性增高。

颈动脉窦按摩可使心房扑动的心室率成倍数下降，停止按摩后，心室率又恢复至原来水平。颈动脉窦按摩后偶可使窦性心律恢复。运动时由于交感活性增高或迷走活性减低，可使心房扑动的心室率加倍。

体检时，颈静脉搏动波快速，且与下传的 QRS 波之间的关系恒定。听诊第一心音的强度一致，偶可有心房收缩音。

【治疗】

同步直流电心脏转复为首选治疗，因为它可立即有效地恢复窦性心律，并且电击所需能量相对较小（<50J），如果电击使心房扑动转为心房颤动，可以用更高能量再次电击，以转复窦性心律，或根据临床情况不再转复。心房颤动可自动转为窦性心律或转为心房扑动，如果患者不能被电转复或者电转复为禁忌症，例如用较大量洋地黄之后，在食管或右心房用导管快速起搏心房，可能终止Ⅰ型心房扑动（但非Ⅱ型），大多数患者可恢复窦性心律或变为心房颤动。一旦发生心房颤动，心室率比心房扑动时明显减慢，临床症状改善。经心房起搏终止心房扑动可伴有拖带，即在一定临界水平快速起搏心房时，扑动波的形状发生变化，但扑动不终止。

药物治疗可减慢心室率，转复窦性心律和预防复发。减慢心室率的药物可选用洋地黄类、维拉帕米、硫氮卓酮或β阻断剂。腺苷或ATP可产生房室阻滞。ⅠA类药物（尤其奎尼丁）和胺碘酮可转复心房扑动，恢复窦性心律和预防复发。近来亦用ⅠC类药物。

在使用奎尼丁前，一定要先用洋地黄，钙拮抗剂或β争阻断剂减慢心房扑动的心室率。否则直接用奎尼丁，在减慢心房率的同时，可通过抗迷走加快房室传导，产生1：1的传导，明显加快心室率。

由于心房扑动时，心房率慢于心房颤动，房室结的隐匿传导程度不如后者明显，药物控制心室率比后者疗效差。

药物的剂量与用法参见心房颤动的治疗。

射频导管消融也可用于根治药物无效的难治性Ⅰ型心房扑动，但复发率较高（10%～30%）。

心房颤动

【临床表现】

1. 心电图表现　各导联P波消失，代之以极快（350～600次/min）的颤动波（f波），RR间隔完全不规整，但有时f波极纤小，常规心电图上难以识别，采用右房或食管电极才可显示。体表心电图上，f波多在Ⅱ、Ⅲ、aVF与V_1导联最清楚。在正常的房室传导，心房颤动的心室率很少超过180次/min，大多介于100～160次/min，但在交感神经高度兴奋，诸如心源性休克，严重泵衰竭或心外科术后患者的心室率可超过200次/min。在WPW合并的心房颤动，心室率可超过300次/min而导致心室颤动。在临床上看到P波消失，RR间期绝对不整的窄QRS波的快速心律失常，首先应考虑心房颤动。

有证据表明，心房颤动时，心房兴奋可能以电张力方式跨越房室结，使房室结远端作为起搏点，产生心房颤动时的心室律。

2. 临床特征　心房颤动为临床上仅次于室性早搏的常见心律失常，约见于1%的60岁以上人群。其发生与左心房大小、基础心脏病和异常的心房电生理有关。心房颤动的发生率随年龄增长而增多，大多发生于有器质性心脏病患者，包括冠心病、风湿性心脏病、心肌病、高血压性心脏病和心力衰竭。新近发生的心房颤动的病因寻找不可忽略隐匿性或明显的甲状腺功能亢进。临床上，无明显器质性心脏病或其它病因的心房颤动称孤立性心房颤动。

心房颤动可为阵发性，也可为慢性持续性。慢性心房颤动比阵发性心房颤动的危险性大，前者的心血管死亡危险 2 倍于后者。

心房颤动导致的症状取决于多种因素，其中最重要的是心脏状况，快速的心室率和丧失心房收缩降，低心排血量也是重要因素。

体检所见，包括第一心音强弱不一，颈静脉搏动图无 a 波，和绝对不规整的心室律。在心室率快时，有明显的脉短绌。当心房颤动患者的心室率变规整时，可能系转为窦性心律、房性心动过速、有固定房室传导比率的心房扑动或发生交界性或室性心动过速，如果心室率慢而规整，应考虑完全性房室阻滞。

栓塞的危险：心房颤动是体循环栓塞的最重要危险因素。仅以美国为例，45% 的心源性栓塞发生于非瓣膜病心房颤动患者；其余的心源性栓塞见于急性心肌梗死（15%），慢性左室功能不全（10%），风湿性心脏病（10%），人工心脏瓣膜（10%）等情况。我国风湿性瓣膜病仍较常见，是构成慢性心房颤动的重要病因，因此心源性栓塞病因分布于不同于欧美国家，但尚无系统的资料统计。非心瓣膜病的心房颤动患者发生脑卒中的危险性 5～7 倍于无心房颤动的对照组。某些患者的心房颤动发生栓塞的风险更大，例如二尖瓣狭窄伴心房颤动，每年栓塞发生率 4%～6%，3～7 倍于窦性心律的二尖瓣狭窄。最常见的栓塞病例为脑栓塞。30%～75% 的脑栓塞患者有脑栓塞复发危险，大约每年 10% 的复发率，在初发后第一年内最常见。二尖瓣脱垂时，脑卒中的危险性增高，若合并心房颤动，风险更大。

心脏转复为窦性心律后，栓塞的危险取决于存在的危险因素，约在 0～7% 的范围之内。高危患者包括有过栓塞史、二尖瓣狭窄或人工机械瓣的患者。低危患者为 60 岁以下无器质性心脏病的心房颤动患者。

【治疗】

1. 去除病因和诱因　对于因心房颤动的首次发作就诊的患者，应认真查询病因和诱因，例如甲状腺功能亢进、二尖瓣狭窄、肺栓塞、心包炎等，并针对可能纠正或控制的病因加以治疗，例如未积极有效治疗甲状腺功能亢进，很难满意的控制心房颤动。

2. 减慢心室率　这是所有心房颤动患者均应尽快达到的治疗目标。理想的心室率应在静息状态 60～70 次/min，一般的日常活动如散步，不超过 90～100 次/min。少数心房颤动患者如果未经治疗，心室率即不快，甚至偏慢，控制心室率应选用作用于房室结的药物，主要有三类，即洋地黄类、钙拮抗剂（维拉帕米和地尔硫卓）和 β 阻断剂。洋地黄类药物长期以来作为心房颤动时减慢心室率的首选药物，近年来，它的这一地位面临挑战。它减慢心房颤动心室率的原理是通过兴奋迷走神经，增强房室结的隐匿性传导，因而有利于患者静息状态下，迷走兴奋占优势时的心室率控制，而当患者活动，运动或处于交感神经高度兴奋（如心脏的外科术后，心力衰竭，心源无效）。对于后一些情况，钙拮抗剂通过直接作用于房室结区的慢反应细胞，β 阻断剂直接对抗交感兴奋可能更为有效。地尔硫卓的负性变力性作用明显弱于异搏定和 β 阻断剂，近来引起人们的兴趣与关注。我们用静脉地尔硫卓治疗 15 例心室率快的心房颤动，以心室率下降 25% 为有效，有效率 100%，其中有 12 例的剂量为 0.30mg/kg，另外 3 例需用 0.35mg/kg。而 40 例使用静脉西地兰 0.4mg 的患者，仅 33 例（82.5%）有效。并且地尔硫卓组患者心室率最大下降的时间距给药中位数为 4.3min，西地兰组为 45min。15 例接受地尔硫卓治疗的患者中，12 例血压轻度下降，无明显症状，不需停用药物，12 例有颜面潮红症状，3 例有注射部位的瘙痒症状。排出半衰期仅 9min 的快速 β 阻断剂 esmolol 也在临床上受到重视。

对于有明显心力衰竭和心房颤动应首选洋地黄类药物，如西地兰 0.2 ~ 0.4mg 缓慢静脉注射，慢性心衰时可用 0.125 ~ 0.25mg，qd，并且联合使用利尿剂和血管紧张素转换酶抑制剂等血管扩张药物控制心力衰竭，如经充分的上述治疗并注意了解病因与诱因纠正，心室率居高不下，可联合使用小剂量地尔硫卓（15 ~ 30mg，tid）或小剂量 β 阻断剂（倍他乐克 12.5mg，bid 或氨酰心安 6.25mg，bid）。对于无明显器质性心脏病的心房颤动，应更多首选地尔硫卓 0.25mg/kg，iv 或 30 ~ 60mg，tid；维拉帕米 5mg，iv 或 40 ~ 80mg，tid 口服；Esmolol 150 ~ 200μg/kg·min。应禁忌联合使用静脉 β 阻断剂和钙拮抗剂。

3. 转复窦性心律和预防复发　慢性心房颤动持续时间 <12 个月，无明显左心房扩大，无可纠正病因或明确的病因已控制，而心房颤动依然存在，可考虑直流电同步心脏转复（200 ~ 300J），如为突然发作的心房颤动，心室率快，导致急性心血管功能不全，心脏电转复应为首选治疗，如经胸外电击失败，通过右心房电极的高能量电击可能成功。在电收缩恢复之后，心房有效的机械收缩可能不立即恢复，临床的改善可能延迟。直流电心脏转复的成功率在 90% 以上，但仅 30% ~ 50% 的患者可保持窦性心律 1 2 个月。心房颤动持续时间 <1 年的患者保持窦性心律的可能性较大。

对于电复律成功或发作频繁的阵发性心房颤动，为预防复发，可选用奎尼丁，最好用缓释剂如赛利科 300mg，bid；胺碘酮，200mg，tid ×1 周；200mg，bid ×1 周，200mg，qd ×2 ~ 3 周，维持量可每周服药 5 天，每日 200mg；也可试用 I C 类药物，国内仅有普鲁帕酮供应，可用 150 ~ 200mg，tid。有些阵发性心房颤动发作由房性早搏触发，平时存在频发的房性早搏，可以试用莫雷西嗪（乙吗噻嗪）150 ~ 200mg，tid，可获满意疗效，而远期的药物毒副作用小于奎尼丁或胺碘酮。

4. 手术和射频导管消融　Cox 等设计的迷宫手术方案，在心房的多个部位切割离断，使被电传导分隔开的各个部分均不足以使兴奋的折返持续，从而根治心房颤动，但手术的创伤大，其在心房颤动治疗中的地位尚有待研究。

导管射频消融可阻断房室交界区传导，形成完全性房室阻滞，植入 VVI 或 VVIR 起搏器。近来也有研究尝试用射频消融改良房室交界区，消融慢径路，因为慢径路的不应期短，它被消融后，保留不应期长的快径路，可能有利于心室率的控制，又免于植入起搏器。

手术与导管消融仅用于药物治疗无效，症状明显，心力衰竭难以控制，并且进行性恶化的患者。

有些阵发性心房颤动症状，尤其伴有窦性心动过缓时，可用 AAI 或 DDD 等生理性起搏方式，可能减少或控制心房颤动的发作。

有的心房颤动明确继发于 AVNRT 或 AVRT 之后，射频消融成功根治 AVNRT 与 AVRT 后，心房颤动也被消除，但有些患者，尤其是老年患者，既有 AVNRT 或 AVRT，也有与其无关而独立存在的心房颤动，即使成功消融根治了前者，后者依然存在。

有些老年心房颤动患者，即使未用药物，因同时存在房室传导障碍，心室率不快，患者无明显症状和血流动力学障碍。他们常有病窦综合征，持续性心房颤动的出现在一定意义上是对病窦综合征的一种"根治"，不需植入起搏器，也不需其他治疗。这种患者不宜电转复，因电击后可能发生心脏长时间间歇，心脏停搏或严重的室性快速心律失常。

5. 抗凝治疗　长期抗凝治疗如何掌握仍是未解决的问题。越来越多的临床试验表明有器质性心脏病，包括非瓣膜性心脏病的慢性心房颤动应接受华法林，预防栓塞，尤其是脑栓塞的发生，单用阿司匹林无效，但也有研究表明，对非心瓣膜性心脏病的心房颤动，华法林和较大剂量阿司匹林（325mg/d）对于预防缺血性卒中和体循环栓塞的效果相同，均优于安慰剂，但在 75 岁以上的患者，未见阿司匹林的有益作用。

基于以上事实，宜推荐如下对策：对于所有的器质性心脏病合并慢性心房颤动的患者都应长期服用华法林或阿司匹林 325mg/d，且应进一步评价栓塞的危险性，对高危患者，应选华法林，对低危患者选阿司匹林，对孤立性心房颤动可服阿司匹林，或不用药而随访观察。在直流电击心脏转复前，应做常规食管超声检查，如有心房内附壁血栓，应用华法林抗凝（凝血酶元时间延长至对照的 1.3～1.5 倍）3 周后转复，复律后抗凝 2～4 周。急诊转复时，可用肝素抗凝。

房性心动过速

电生理学将房性心动过速（以下简称房速）分为自律性和折返性两类。二者均可能伴有房室阻滞。

自律性房性心动过速

【临床表现】

1. 心电图表现　起始后，频率逐渐加快，心率＜200 次/min。P 波形态不同于窦性 P 波，PR 间期直受到房速的频率影响，可出现房室阻滞，但不影响心动过速的存在与持续。兴奋迷走方法一般不能终止心动过速，但可能产生或加重房室阻滞。

自律性房速不能被心房的电程序刺激诱发或终止，其发生不依赖于心房内或房室结传导的延迟。心房的去极顺序不同于窦性 P 波，AH 间期与心动过速的频率有关。心动过速的第一个 P 波与其后的 P 波形态一致，此不同于折返性房性心动过速。自律性房速极难与以主导环概念解释的微折返性房速相区别。

2. 临床特征　许多伴有房室阻滞的室上速可能为自律性房速，包括洋地黄中毒引起的伴房室阻滞的房速。自律性房速见于各年龄组，可发生在各种使心房自律性增高的情况，如心肌梗死，慢性肺部疾患（尤其合并急性感染时），急性酒精摄入和各种代谢紊乱。洋地黄中毒似为特别重要的促发原因。实验研究发现，触发活动可发生在各种心房纤维，包括人体二尖瓣组织，因此触发活动也可能为人体控制房速的机制之一，但许多"自律性"房速，不能被维拉帕米终止。目前，在临床上尚难明确触发活动在房速机制中的地位。

【治疗】

与折返性房速的治疗一并讨论。

折返性房性心动过速

【临床表现】

1. 心电图表现　P波形态不同于窦性P波，PR间期直接受心动过速的频率影响，可出现房室阻滞而不干扰心动过速的存在和持续。电生理检查显示心房的激动顺序不同于窦性心律，AH间期与心动过速的频率相关。兴奋迷走神经方法可产生或加重房室阻滞，但不能终止发作。折返性房速可被心房期前刺激或快速起搏诱发或终止，诱发的房性早搏应落在心房的相对不应期，产生临界水平的心房内传导延迟。房速的第一个P波形态常不同于其后的P波。

2. 临床特征　折返性房速的报道不多，可能在临床上不常见。心动过速频率大约130～150次/min，也可快至180次/min。可被房性早搏诱发或终止。自发终止可为突然出现或先有逐渐减慢或交替性长短周期。

【治疗】

未用洋地黄类药物的伴有房室阻滞的房速的治疗方法类似于其他房性快速心律失常。根据临床情况，可用洋地黄类药物减慢心室率，也可在此基础上加用ⅠA，ⅠC或Ⅲ类抗心律失常药物。药物治疗无效，症状明显，血流动力学障碍日益恶化的患者可作射频消融心房病灶以根治之，也可阻断房室交界区，产生完全性房室阻滞，植入VVI或VVIR起搏器。

如伴有房室阻滞的房速发生于正服用洋地黄类药物的患者，应怀疑可能为洋地黄中毒，应停用洋地黄类药物，补充氯化钾，在密切监测心脏的情况下，可静脉使用苯妥英钠、利多卡因或β阻断剂。对于心室率不十分快，而血流动力学稳定的患者，可能停用洋地黄和补钾为唯一的治疗方法。这里应强调，此时虽有房室阻滞，但不是补钾的禁忌症，并且只要血钾不升高，即使血钾在正常范围，仍应补钾。

紊乱性房性心动过速（多源性房性心动过速）

【临床表现】

1. 心电图表现　心房率100～130次/min，P波形态至少有三种以上，PP间期完全不等。大多数P波可下传心室。

2. 临床特征　这种心动过速大多见有患有慢性阻塞性肺部疾患和充血性心力衰竭的老年患者，可能最终发展为心房颤动。洋地黄似乎不是常见的起因，儿茶碱可能涉嫌为其诱因。紊乱性房速也可见于儿童之中。

【治疗】

主要为病因治疗。抗心律失常药物对于减慢心房率或心室率大多无效。慢性阻塞性肺部疾患患者应避免使用 β 阻断剂。可试用维拉帕米或胺碘酮。补充钾和镁可能有益于心动过速的控制。

（七）非阵发性房室交界性心动过速

【临床表现】

1. 心电图表现　发作与终止通常都为渐进性，但有时由于主导的窦性心律减慢，使房室交界区的起搏点突然夺获和控制心律，而出现非阵发性交界性心动过速，它为室上性窄 QRS 的心动过速，相对较规整，频率 70～130 次/min。迷走神经张力增高可使其频率减慢，而拮抗迷走的药物可使频率增快。虽可有逆向的心房激动，但心房通常由独立的窦房结、心房或偶尔由第二个房室交界区起搏点控制，而导致房室分离。由于存在房室交界组织水平的传入和传出阻滞，以及不完全的房室分离，可使心电图诊断复杂化。

该心律失常的机制可能为希氏束内或其附近组织的自律性加快。其发生可能起源于心房纤维，但如不仔细分析，不易从体表心电图或心腔内心电图识别出心房的作用。可发生文氏周期，但在人体中尚未经希氏束记录证实传出阻滞存在，阻滞部位可在房室结，而心动过速起源于希氏束记录的近端部位。

2. 临床特征　常见于器质性心脏病，如下壁心肌梗塞、心肌炎（常为急性风湿热的结果）或心脏外科手术后。最重要的原因为洋地黄过量，心电图表现为不同程度的传出阻滞，通常为文氏型阻滞。此类心动过速可见于无器质性心脏病的正常人群，并且无临床症状，但也可成为严重的、难以控制的心动过速，偶可为慢性持续性的快速心律失常。它在婴儿的发生可为先天性，死亡率相对较高。

临床预后因心律失常的频率，病因和心脏病的严重程度不同而不同。与大多数心律失常一样，体征取决于 P 波与 QRS 波的关系，以及心房和心室兴奋的频率。因此第一心音的强度可恒定也可变化；颈静脉搏动的"炮波"可有可无。心室律可规则，也可不规则。心房颤动的患者快而完全不规整的心室律如在服用洋地黄的过程中转为 70～130 次/min 的规整心律，此类大多为心动过速，为洋地黄中毒的早期表现。

【治疗】

主要针对病因治疗和对心血管系统的功能支持，如果心律规整，心血管功能未受损害，并且患者未用洋地黄，可不用药物治疗而观察患者的心律变化。在理论上，如病情需要，又可除外洋地黄中毒，可试用电转复，但由于其发生机制为自律性增高，直流电击转复可能无效。这种心动过速通常可以自动消失，如果洋地黄中毒为其原因，应停用洋地黄，补充钾盐，必要时可用苯妥英钠或利多卡因。药物治疗包括 I A、I C 或Ⅲ类（胺碘酮），射频导管消融房室交界区可能有效。

（八）室性心律失常

室性早搏

【临床表现】

1. 心电图表现 其特征为提前发生的 QRS 波宽大畸型，间期大多超过 120ms。T 波巨大，方向与 QRS 的主波方向相反。QRS 波前方无 P 波。室性早搏逆传去极心房相当常见，但逆传 P 波常被变形的 QRS 波和 T 波所掩盖，如逆传的兴奋提前去极并重建窦房结，则在早搏后产生不完全性代偿间歇。更多见的情况是兴奋在房室交界区发生干扰，窦房结和心房未被逆传的兴奋去极，因而窦房结产生的前传兴奋和室性早搏产生的逆传兴奋相"碰撞"，使室性早搏后出现完全性代偿间歇。室性早搏可出现在两个正常窦性 QRS 波之间，其后无代偿间歇，称"插入性"室性早搏。室性早搏后也可出现"延迟的"代偿间歇，插入性室性早搏向房室交界区的逆向隐匿性传导可使其后的窦性搏动 PR 延长，如 PR 长到足够程度，使室性早搏后的第二个窦性激动 P 波因其前的 RP 过短，而不能下传心室，产生一个长间歇。

室性异位起搏点部分去极心室和窦性心律下传心室去极另一部分心室，形成心室内干扰，产生室性融合波。融合波的 QRS 波图形比室性早搏的 QRS 波窄，比正常窦性 QRS 宽，形态介于二者之间。

二联律指每一个正常窦性 QRS 后方出现一个室早搏。三联律指每两个正常 QRS 后出现一个室性早搏。四联律指每三个正常 QRS 之后出现一个室性早搏。一个正常 QRS 后连续出现两个室性早搏称成对出现的室性早搏。连续发生的三个室性早搏称三个一组的室性早搏。根据公认的人为规定，连发的三个或以上的室性早搏称为室性心动过速。同一患者的室性早搏表现出不同的 QRS 图形，称多形性室性早搏。带有切迹极宽大（＞160ms）的 QRS 波常见于扩张的全心肥厚的左心室，而较窄的带有切迹的 QRS 常见于正常大小的心脏。

从正常 QRS 至室性早搏 QRS 之间的时距称联律间期，它可固定也可多变。折返或触发活动机制的室性早搏具有固定的联律间期。多变的联律间期见于室性并行心律，或折返环内传导速度改变，或触发活动发放的频率变化，但在临床上不能简单的根据联律间期固定与否判定室性早搏。

2. 临床特征 室性早搏可见于无临床器质性心脏病的正常人群，其常见程度随年龄递增。它可由直接的机械、电和化学刺激诱发，常见于左室假腱索、感染期间、心肌缺血或炎症、缺氧、麻醉或手术。电解质紊乱，尤其低血钾和低血镁、多种药物（包括抗心律失常药物）、精神紧张、过度饮酒或吸烟和饮用浓茶或咖啡均可促使室性早搏的发生。中枢或外周植物神经刺激对心率有明显影响，可对室性早搏产生促发或抑制的作用。不能简单地用年龄加上室性早搏作病因盲目臆测的诊断，多年来我国有些医生在实践中，将老年人群不明原因心脏正常的室性早搏诊为冠心病，把青年人群原因未明室性早搏诊为心肌炎或"心肌炎后遗症"的偏见是有害无益的。

室性早搏可完全无症状，可在体检时偶然发现。患者有无症状，症状的轻重并不都与室性早搏的频发程度相关，一些患者早搏频发，甚至二联律，但毫无症状；另一些患者不频发的早搏可伴有明显症状；同一患者的 Holter 监测中，大多症状的发生并不与室性早搏的频发程度成比例。不少患者的部分甚至全部症状可归因于精神紧张。医护人员不正确解释常常使患者症状加重。室性早搏的常见症状有，心悸或颈胸部不适。产生原因是早搏后长代偿间歇，舒张期长，回心血量增多，早搏后的正常窦性心搏增强，患者可感到早搏后心脏"停跳"，即长间歇。有器质性心脏病患者长时间的频发室性早搏可诱发或加重心绞痛或低血压。频发的插入性室性早搏实际上加快了心率，因而可能使患者的血流动力学恶化。增加心率的活动可能减少早搏数或使患者对其感觉减轻，但在另一些患者，运动可能增加早搏的频度。在主动脉瓣关闭不全的患者，由于每搏输出量较大，早搏可有明显症状。睡眠时室性早搏通常减少，但在某些患者身上反而增多。

体检可见早搏后有长于正常心动周期的间歇。其第一心音增强，或常仅能闻及第一心音，周围桡动脉可触不到脉搏。

其临床意义取决于临床情况。无器质性心脏病的室性早搏不影响寿命，不限制患者的活动，预后良好，为良性室性早搏。有器质性心脏病的频发复杂室性早搏可能具有预后意义，例如心肌梗死后持续存在频发复杂室性早搏是猝死危险性增高的独立危险因素。

对这些有预后意义的室性早搏常规使用的 I 类抗心律失常药物并未证明降低猝死率。

CAST 的结果表明，在心肌梗死后有频发复杂室性早搏者使用 I 类抗心律失常药物控制心律失常不但不改善预后，而且使猝死率与总死亡率显著增高。大量临床研究表明，β阻断剂虽不一定可有效减少室性早搏，但可显著降低这些心肌梗死患者的猝死率和总死亡率。近来欧美国家的一些临床试验表明，小剂量胺碘酮既可有效控制室性早搏，也可改善梗死后有室性早搏者的预后。

以往有人认为急性心肌梗塞患者出现 Pon T、每分 >5 ~6 次、二联律、多形性、2 个或 2 个以上的室性早搏是心室颤动的先兆，但实际上有这些情况者约半数不发生心室颤动，而发生心室颤动的患者中约半数事先并无此类早搏。因此，这些室性早搏在预后意义的判断上实用价值并不大。

【治疗】

良性室性早搏，无症状者不需治疗；有症状者应作具体分析，弄清产生症状的原因，如果是精神心理症状所致，应对患者甚至家属作认真解释，如果确因早搏所致，可选用 β阻断剂（倍他乐克25 ~50mg，bid 或氨酰心安 12.5 ~25mg，bid），慢心律（150 ~200mg，tid），莫雷西嗪（150 ~200mg，tid）普鲁帕酮（150 ~200mg，tid）等副作用不大的药物。判断治疗效果应主要以症状改善为主，而不以室性早搏的减少为主，因而不必反复用 Holter 监测判断疗效，Holter 监测主要目的在于监测抗心律失常药物的致心律失常作用。梗死后患者的频发复杂室性早搏应首选 β阻断剂。有器质性心脏病的室性早搏应注意病因和诱因的寻找和纠正，特别是心力衰竭、心肌缺血、电解质紊乱的纠正以及洋地黄中毒和抗心律失常药物的致心律失常作用。导致心绞痛和低血压的频发室性早搏应静脉使用利多卡因，如充分剂量的利多卡因无效，应换用静脉普鲁卡因酰胺或普鲁帕酮。

室性心动过速

【临床表现】

1. 心电图表现 室性心动过速（以下简称室速）起源于希氏分叉以下的特殊传导系统、心室肌或二者结合处。心电图特征为连发 3 个或更多的宽大畸形 QRS 波，间期 > 120ms，T 波向量与 QRS 主波方向相反。RR 间隔可十分规整，也可不规整。许多患者有不同形态的 QRS 室速，其起源点在同一部位或十分接近的同一部位，而折返的出口不同，在其中少数患者可能有不同的起源点。半数左右的室速有房室分离，另一半有室房的逆向传导。根据不同的类型，室速的频率为 70～250 次/min，起始可突然（阵发性），也可为非阵发性。室速的 QRS 波，图形可不变（单形性）、随机变化（多形性），或多或少重复性变换（尖端扭转型）、图形交替改变（双向性）或以稳定的转换方式（即从一般右束支阻滞图形转为左束支阻滞图形）。根据持续发作时间，室速可分为持续性，（即持续时间 > 30 秒或虽未达 30 秒，患者已有晕厥等严重血流动力学障碍，需紧急直流电击转复）和非持续性（30 秒内自行终止）。

室速与室上速伴差异传导或部分或全部经房室旁路的房室传导（预激合并快速房性心律失常）的鉴别在临床上至关重要，但有时极为困难。应十分强调，宽 QRS 心动过速中最常见的是室速，如有心肌梗死病史，则室速的可能性更大。

心动过速时出现室性融合波或心室夺获支持室速诊断，但这种机率并不多见。出现心室夺获或室性融合波常需如下条件：

①室速的频率≤140 次/min；

②无室房逆传；

③房室前传功能良好。预激伴有心房颤动等快速房性心律失常时，也可出现心室夺获或融合波。

房室分离长期以来被认为是室速的标志，但约半数室速无房室分离。即使存在房室分离，从体表心电图往往不易分辨 P 波，需加用食管导联心电图。房室分离偶见于室上速，P 波似乎与每一个 QRS 相关，但有时难以确定 P 波是前传至下一个 QRS，还是为其前一个 QRS 的逆传结果，如为前者，应为室上速伴差异传导和长 PR 间期，如为后者，则为室速，但一般而言，伴有房室分离的宽 QRS 心动过速最可能是室速。

某些心电图特征提示室上速伴室内差异传导：

①由提前出现的 P 波诱发心动过速；

②非常短的 RP 间期（≤0.1s），常需食管导联记录方可显示出 P 波；

③以类似心动过速的频率起搏心房可产生与心动过速相同 QRS 形态的宽 QRS；

④P 波与 QRS 波的频率与节律相关，提示心室激动依赖于心房去极（如房室文氏阻滞）；

⑤迷走刺激可减慢或终止心动过速。

分析特殊的 QRS 波形态也有助于诊断室速和对其起源部位定位，例如，支持室速诊断的 QRS 形状包括额面电轴左偏和窦性正常 QRS 时心动过速的 QRS 间期宽于 140ms。宽 QRS 心动过速之 QRS 为右束支阻滞图形时，以下情况提示为室速：

①V_1 导联 QRS 为单向或双向，起始部分不同于窦性 QRS 波；

②V_1 导联 R 波振幅升高；

③V_6 导联的 QRS 可能为 rs 或 Qs 形。

左束支阻滞图形的宽 QRS 心动过速具备以下条件，支持室速诊断：

①额面电轴右偏，V_1 导联之负向波比 V_6 导联深；

②V_1 导联的 R 波宽（>40ms）；

③V_6 导联可能表现为 qR 或 QS 形。V_1 至 V_6 导联所有 QRS 图形类似，都为主波向上或都为主波向下，提示为室速，但 V_1 至 V_6 导联的 QRS 均向上也可见于经左侧房室旁路的房室传导。2∶1 室房阻滞提示室速诊断。

伴差异传导的室上速在 V_1 导联之 QRS 多为三向波，并且其起始向量与正常窦性房室传导的起始向量相同，宽 QRS 发生于一个长间歇后的短间期之后，即长 - 短周期现象。

在心房颤动期间，固定的联律间期、短联律间期、异常宽 QRS 后的长间歇和一段二联律出现而非连续出现宽 QRS 异常波形都更支持心室起源的早搏，而不是室上性起源伴差异传导。明显不规律的极快心室率（>200 次/min）致使宽 QRS 心动过速，可能是经房室旁路下传心室的心房颤动，如预先存在束支阻滞，宽 QRS 的图形又不同于窦性心律时的 QRS 图形，最可能为室速。上述所有标准都存在例外，尤其预先存在传导阻滞或预激综合征患者；当存在疑问时，必须依靠明确的临床判断，心电图仅是若干辅助性检查手段之一。

虽可用迷走反射终止心动过速作为室上速伴差异传导的一个诊断要点，但少数室速可用迷走反射终止。

2. 电生理特征　希氏束电图记录有助于室速的诊断及其与室上速伴差异传导鉴别。室速时，HV 短于窦性心律时的 HV 间期，或看不到 H 波（H 波埋于 V 波内），或 HV 为负值（即 H 波出现于 V 波之后），但有时未记录到 H 波，是由于电极导管的位置不对或移动，要确认这一原因，应注意终止心动过速后即刻记录的窦性激动可否显示 H 波。希氏束电图与心室活动分离对室速具有诊断意义，很少有例外。室速偶可有窄 QRS，其起源部位可能在靠避希氏束的分支部，此时确诊室性起源的关键是 HV 短。

心室的电程序刺激可否诱发室速取决于室速的机制和解剖学基础。冠心病（主要指心肌梗死后）为病因的持续性室速诱发率高（>90%），而非冠心病原因的非持续性室速的诱发率很低。一般而论，早期的期前刺激比晚期的期前刺激更易诱发室速，以心室起搏为基础周期比以 8 ~ 12 个窦性周期为基础周期更容易诱发室速；用 2 ~ 3 个期前刺激比单用 1 个期前刺激更容易诱发室速。使用 2 个以上期前刺激虽可提高室速的诱发率，但特异性较低，并且非持续性室速或心室颤动可在无室速发作史的患者诱发。有时，室速仅能从左心室或从右心室的特殊部位诱发。多个期前刺激和二个不同右室部位起搏可减少对左心室刺激的需要。异丙肾上腺素、酒精，甚至某些减慢传导的抗心律失常药物（如普鲁卡因酰胺）可用以促使室速的诱发，导致低血压的室速发作期间，咳嗽有助于维持血压。

起搏可否终止室速明显取决于室速的频率和起搏部位。频率较慢的室速容易被起搏终止，且所需的期前刺激数较少。终止频率较快的室速需增加期前刺激数，因而可能增加起搏诱发室速加速的危险。阈下刺激或经胸壁刺激可能终止室速。有些室速（如触发机制的室速）可能使心房起搏诱发或终止。

3. 临床特征　室速期间出现的症状取决于心室率、心动过速持续时间、是否存在器质性心脏病及其程度和心功能情况及周围血管疾病。物理诊断所见部分取决于 P 波与 QRS 波的关系，如心房活动与心室收缩分离，则出现房室分离之表现，如果存在室房逆传夺获心房，当房室收缩同时发生时，出现规律的 P 波，并且无房室分离的体征。

症状反复发作的室速需要治疗的患者最常见于冠心病，其次为心肌病（扩张型或肥厚型）。较少见的情况包括原发性电疾病、二尖瓣脱垂、心脏瓣膜病和其他原因。少数室速见于正常心脏，如左室特发性室速（或称维拉帕米反应性室速或分支性室速）、右室流出道室速等。在某些患者，冠状动脉痉挛可导致暂时性心肌缺血，在缺血时或可能再灌注时，出现严重室性心律失常。复杂性室性心律失常可见于冠状动脉旁路移植术后。心脏性猝死复苏的患者大多有冠心病，电程序刺激诱发快速室性心律失常的阳性率约为 75%。与心室颤动相比，有持续性室速的患者更多见有左室射血分数减低、缓慢心室传导（晚电位阳性）、先前心肌梗死史和左室壁瘤，表明二者的电生理机制与解剖学基础不同，心肌梗死后的犬模型结果与此类似。年轻患者也可因心室颤动或室速导致心脏骤停，持续可用电程序刺激诱发室性心律失常预示预后不良。

多种手段可用以评价室性快速心律失常患者的预后。降低的压力感受器敏感性和心率变异（HRV）表明迷走活性降低，可能预示室速或心脏性猝死的危险性增高。冠心病伴有心脏迷走功能降低，心肌梗死后早期心率的压力感受器控制受损。在许多动物模型中可见到刺激迷走神经可预防心室颤动发生。降低的左室功能、自发的室性心律失常、信号平均心电图晚电位阳性和电生理检查可诱发持续性室速，均使室速和心脏性猝死的危险性增加，如果同一患者存在上述因素的两个或更多，危险性更大，如果第一次自发的室性心律失常在临床上表现为心脏骤停，也表明患者处于高危状态。电生理检查对于心脏性猝死的存活者、心肌梗死后或心肌病患者合并持续性或非持续性室速或不明原因的晕厥时危险分级和指导治疗有一定意义。

【治疗】

最重要的问题为是否应当或需要治疗。由于对照研究中尚未能证明除了 β 阻断剂外的抗心律失常药物治疗能够降低猝死率，因而对于无症状者不提倡治疗。治疗针对预防或减轻持续性或非持续性室速引起的症状。治疗可分为用于终止持续性心动过速和预防其复发两类措施。

1. 终止持续性室速 血流动力学稳定的室速可静脉用药终止，首选利多卡因，其次选普鲁卡因酰胺；第三线可选用普鲁帕酮或胺碘酮，有效后可持续静脉滴注。药物治疗无效，使用直流电击转复。

对导致低血压、休克、心绞痛或充血性心力衰竭或脑灌注不良的症状，应立即进行直流电击转复。终止室速所需能量很低，可自 10～50J 起始进行同步电击。洋地黄中毒者尽量采用药物治疗，转复为正常窦性心律后，应采取措施，预防复发。

有时捶击患者胸部可获终止，机制可能是机械作用产生室性早搏打断折返环，但在心律失常的易损期给予胸壁刺激可能加快室速，甚至诱发心室颤动。

对反复发作的患者，可用竞争性心室起搏控制，但起搏可能加速室速，使之恶化为心室扑动或心室颤动。通过心室内的导管电极可进行同步心脏电转复，中间插有数个窦性或室上性激动的间断性室速，最好用药物治疗。

应努力寻找诱发和持续室速的可逆性原因或诱因，如有可能应予以纠正。例如与缺血、低血压或低血钾有关的室速可经抗心绞痛、升压药或补充钾终止。控制心力衰竭可减少室性心律失常的发生。由窦性心动过缓或房室阻滞产生的心室率减慢可能促使室性早搏和室性快速心律失常发生，此时可用阿托品、异丙肾上腺素或起搏治疗。室上速诱发的室速，应采用射频导管消融或药物控制室上速。

2. 预防复发 这比终止急性发作更困难，没有一个理想药物可供选择，不同药物的有效率近似。选择药物的依据主要考虑可能发生的毒副作用，例如应避免长期使用普鲁卡因酰胺，以防产生药物引起的狼疮；在有左心功能不全的患者应避免使用负性变力性作用大的抗心律失常药物如氟卡尼、双异丙吡胺等；对于有前列腺肥大的患者不宜使用双异丙吡胺；心肌梗死后的患者不用氟卡尼或英卡尼。

对 QT 延长的患者应选用 IB 类药物。莫雷西嗪和普鲁帕酮副作用不大，可被大多数患者良好耐受。一些特殊类型的室速由运动诱发和由儿茶酚胺和 cAMP 触发，可被腺苷、兴奋迷走神经、β 阻断剂和维拉帕米所抑制。维拉帕米敏感性室速常具有右束支阻滞和电轴左偏的 QRS 图形，见于正常心脏，当窦性心律加快至临界水平时被诱发，但应强调维拉帕米对绝大多数室速无效，并且可能使之恶化。虽然胺碘酮非常有效，但鉴于它的严重毒副作用，应限于恶性室性心律失常的治疗，剂量应尽量减少。虽然 β 阻断剂可减少心肌梗死后心脏猝死，但它对减少复杂性室性心律失常作用不大。β 阻断剂的作用可能是抗缺血和抗儿茶酚胺。

如果单一药物无效，联合使用不同作用机制的药物可能有效，并可减少每一种药物的剂量，减少毒副作用。大部分的联合用药为经验性的，但应尽可能选用对患者心律失常部分有效的药物。评价药物的疗效常常是困难的。创伤性电生理系列药物筛选是否优于动态心电图的监测仍存在争议。抑制自发室性心动过速所需的普鲁卡因酰胺血清浓度可能低于有效抑制室性早搏所需的浓度。

在必要时，可联合应用起搏和抗心律失常药物，主要针对由显著的心动过缓引致的室速，如发生于完全性房室阻滞，心室率慢于 40 次/min 时发生的室速。超速起搏的远期效果不好。对于药物治疗无效者可酌情选用可植入性起搏、心脏转复和除颤装置、导管消融或手术治疗。在选择性的冠心病患者，PTCA 或冠状动脉旁路移植术可能有益。

特殊类型的室性心动过速

1. 致心律失常性右室发育不良（ARVD）

室速的 QRS 波为左束支阻滞、电轴右偏和右胸前导联 T 波倒置。室上性心律失常也可发生，某些患者运动可诱发室速。ARVD 为一种心肌病，某些患者可能有家族史，有累及右室壁的运动减弱区，它在某些方面与 UH1 综合征类似，可为儿童室性心律失常的重要原因，也可见于成人。由于一些患者的右心累及局限，可误认为心脏正常。可有右心衰竭或无症状的右室扩大，肺血管正常。超声心动图或右心室造影几乎在所有患者可见异常的右心室。窦性心律的心电图有完全或不完全性右束支阻滞。信号平均心电图大多为电位阳性。该心律失常以男性患者居多。主要用药物治疗，但已有手术治疗成功的报道，也可用可植入性起搏、心脏转复和除颤装置，射频导管消融的成功率低，复发率高。

2. 法洛四联症法

法洛四联症手术修补后数年内可发生严重的慢性室性心律失常，如持续性室速，其机制是在右室流出道先前手术的部位的折返，切除此区域可获根治。药物治疗可降低这些患者猝死的危险。

3. 心肌病

扩张型和肥厚型心肌病伴有室速和猝死的危险性增加。约 1/3 的肥厚型心肌病在诊断后 10 年内猝死。有报道表明，胺碘酮可预防猝死，有趣的是也有报道认为维拉帕米有效。在肥厚型心肌病，电生理检查既可诱发室上速，也可诱发室速，诱发的室速大多为多形性。晕厥为重要的危险因素，可能更常见于信号平均心电图有异常所见的患者。

4. 二尖瓣脱垂

患者常有室性心律失常，但二者的因果关系尚不明确。大多数患者的预后良好，但可发生猝死。

5. 心脏正常的室性心动过速

临床上，无器质性心脏病患者发生严重的室性心律失常，甚至心室颤动，这种情况被称为原发性电疾病。其中的右室流出道室速，其 QRS 图形为左束支阻滞和电轴正常，而左室特发性室速为右束支阻滞和电轴左偏。前者对腺苷敏感，而后者对维拉帕米敏感。有些心脏正常室速患者的心内膜心肌活检异常，至少说明一定比例的原发性电疾病患者具有心肌的组织学异常。大多数患者预后良好，但确偶有猝死发生。这两类室速为射频导管消融的良好适应症，成功率在 90% 以上。有些患者的室速对儿茶酚胺的刺激敏感，紧张或运动可加重这些室性心律失常，β 阻断剂治疗有效。

6. 加速性室性自主心律

【临床表现】

（1）心电图表现　心室率一般介于 60～110 次/min 之间，在窦性心率的附近范围，相差 10 次/min 左右，因此两个竞争性起搏点交替出现。由于两个起搏点竞争控制心室，在心律失常起始或终止时，常有融合波出现，心室夺获也时有发生。该心律失常的起始多为渐进性（非阵发性），发生于窦性心率减慢、窦房或房室阻滞，室速的频率超过窦性心律时。异位心律也可由一个室性早搏起始，或一个异位心室起搏点加速至足以抑制窦性心律时。心室率不快，非阵发性发作，避免了在心室易损期的兴奋激动产生的风险，因此促使更快的室性心律失常的情况罕见。加速性室性自主心律的终止也为渐进性，终止方式为主导的窦性心律加速或异位心室律减慢。心室律可规则，也可不规则，偶可见心室率突然加倍，表明存在传出阻滞。许多特征显示其机制为增高的自律性。迷走刺激可直接或间接通过抗交感作用减慢心率。

（2）临床特征　加速性室性自主心律均见于器质性心脏病，如急性心肌梗死或洋地黄中毒，为暂时的或间歇性发作，持续数秒至 1min，对患者的临床病程和预后无严重不良影响。常见于先前闭塞的冠状动脉再灌注的瞬间。

【治疗】

由于大多数患者的心室率 <100 次/min，很少需要抑制性药物治疗。当以下情况存在时，可考虑给予治疗：

①房室分离导致房室顺序收缩丧失，产生血流动力学不利影响；

②心室率较快；

⑧加速性室性自主心律的发作以一个联律间期短，发生于心室易损期的室性早搏开始；

④心室率过快，产生症状；

⑤加速性室性自主心律导致心室颤动，这种情况极罕见。抑制性药物治疗同室速治疗，但常可用阿托品加快窦性心率或心房起搏抑制加速性室性自主心律。

7. 尖端扭转性室性心动过速（TDP）

【临床表现】

（1）心电图表现　TDP 的 QRS 波的主波方向围绕等电位线上下转换（扭转），频率 200～250 次/min。它最初报道于由于完全性房室阻滞所致心动过缓的背景下，TDP 一词通常用以指一个综合征，而非仅仅一种 QRS 波的特征描述。综合征的表现之一是 QT 间期延长，通常 >500ms。U 波也可巨大，但大 U 波在综合征中的作用尚不完全明确。TDP 常由一个发生相对较晚，落在 T 或 U 波的结束附近。TDP 的终止方式可为周期长度逐渐延长，QRS 波越来越大，和相邻 QRS 分得越来越清楚，而最后终止，继而出现基础心律恢复，或一段心室静止，或新的 TDP 发作。TDP 可恶化为心室颤动。TDP 发生之前常有长－短 RR 间期的交替出现，表现为长间歇依赖现象，即早搏的代偿间歇之后，容易发生 TDP。

（2）电生理特征 在 QRS 形态特征上类似 TDP，但无 QT 延长的室速称为多形性室速，而不称 TDP。这两种室速的治疗不同。TDP 的电生理机制尚未完全清楚，曾认为是分离离散的心室去极导致的心室内折返，但期前刺激难以诱发，不支持折返。近来的研究表明，早期后去极化可能为长 QT 和 TDP 的机制。

（3）临床特征 虽有多种促发因素，但最常见的有先天性、严重心动过缓、低血镁和低血钾和使用ⅠA 类抗心律失常药物。临床特征取决于 TDP 是由于先天性还是获得性长 QT 综合征。

【治疗】

应避免使用进一步延长 QT 间期的药物，如ⅠA，Ⅲ类或某些ⅠC 类药物。可试用ⅠB 类药物。静脉补充镁盐有效。临时心房或心室起搏抑制 TDP，即使停止起搏后，TDP 可不复发。在有效起搏建立之前，可试用异丙肾上腺素。应努力寻找长 QT 的原因，予以纠正。

如 QRS 特征类似 TDP 而 QT 正常者，可使用标准的抗心律失常药物。存在疑问的患者，如 QT 间期在正常上限，应考虑起搏治疗。

由极短联律间期（R onT）的室性早搏起始的多形性室速，多见于正常心脏，部分患者可有家族史，也偶见于急性心肌梗死早期，心室率极快，容易恶化为心室颤动，静脉注射异搏定可有效终止。

8. 长 QT 综合征

【临床表现】

1. 心电图表现 经心率矫正后的正常 QT 间期上限为 0.44s，但正常的矫正 QT 间期实际上可能长于此值，男性为 0.46，女性为 0.47，正常范围为平均值 ±15% 左右。U 波异常的性质及其与长 QT 综合征的关系未明，可能 U 波与 T 波相融合，测定 QTU 间期提高了 QT 综合征诊断的敏感性和特异性，可有 T 波交替。

2. 临床特征 长 QT 综合征可分为先天性（特发性）和获得性两类。先天性长 QT 综合征为家族性疾病，可伴有感觉神经性耳聋或正常听力。伴有正常听力的非家族性特发性长 QT 综合征被称为散发型。先前关于特发性长 QT 综合征由于在交感张力优势的假说现受到质疑与挑战，资料提示，早期后去极化可能起有重要作用。获得性长 QT 综合征的原因包括各种药物，例如奎尼丁、普鲁卡因酰胺、N-乙酰普鲁卡因酰胺、Sotalol、双异丙吡胺、胺碘酮、酚噻嗪或三环类抗抑郁药物；电解质紊乱，如低血钾及/或低血镁；液态蛋白饮食或饥饿；中枢神经系统疾病；显著的缓慢性心律失常；心神经节炎；二尖瓣脱垂；也可能与新生儿猝死综合征有关。

临床上可出现室速，常为 TDP 导致的晕厥，可误诊为癫痫。有些患者猝死，可能由于 TDP 为持续性或恶化为心室颤动。有家庭成员年轻猝死和有晕厥发作史的先天性长 QT 综合征患者为猝死高危人群。TDP 常发生于肾上腺素刺激时，例如惊吓或用力时。运动试验，可致 QT 延长和 T 波交替。对患者的所有家庭成员都应记录心电图。应对患者进行长时间心电图记录或监测，并使用各种诱发室性心律失常的负荷试验，例如听觉刺激、精神负荷、冷加压刺激和运动。长 QT 综合征患者，Valsalva 动作可延长 QT 间期、T 波交替和室速，可滴注儿茶酚胺，但必须小心谨慎，将复苏设备以及 α 和 β 阻断剂准备就绪。刺激或阻断星状神经节已用于诱发或消除心律失常。在该综合征，电程序期前刺激一般不能诱发心律失常。获得性长 QT 综合征的 TDP 多发于心动过缓时或长间歇后。

【治疗】

对于无晕厥史，无复杂性室性心律失常，无年轻猝死的家族成员的先天性长 QT 综合征患者，无需特殊治疗。有上述表现的无症状患者，推荐使用可耐受的最大剂量 β 阻断剂治疗，预防猝死。对于有症状的患者，可能需联合使用ⅠB 类药物。对于虽用最大剂量药物治疗，仍有晕厥的患者，可行左侧颈胸交感神经节切除，阻断星状神经节和头三或四个胸神经节，并使用永久性起搏。交感阻断后，仍有晕厥，应植入自动心脏起搏、转复除颤器。

对于获得性长 QT 综合征，首选静脉补充镁盐和临时性心房或心室起搏。ⅠB 类抗心律失常药物或中心静脉滴注异丙肾上腺素以加快心律，减少长间歇可以使用。应避免使用前述的加重 QT 延长的药物。钾通道激活剂在未来可能有用。应当积极寻找并及时纠正病因或诱因。

9. 双向性室速

为不常见的室速类型。胸前导联 QRS 为右束支阻滞图形，额面电轴交替改变，自负 60° ~ 90 至正 120° ~ +130°，节律规整。心室率 140 ~ 200 次/min。尽管其机制和起源部位仍有争议，但大多数证据支持其起源于心室。

双向性室速虽不是唯一，但大多见于洋地黄过量时，多见于老年患者和心肌严重病变的患者，如果心动过速是由洋地黄引起，中毒程度大多严重，预后不良。

如怀疑洋地黄过量，应考虑使用治疗洋地黄中毒有效的药物，如钾盐、镁盐、利多卡因，苯妥英钠和 β 阻断剂。

10. 反复性单形性室性心动过速

该类室速的特点为三个或更多连续发生的单形性室性早搏，其间仅有短阵的窦性心律插入。室速通常以连发的 3 ~ 15 个室性早搏为一组，反复出现，偶尔室速可几乎为持续性。在无器质性心脏病时，心动过速的各阵间隔期间，经窦性心律下传的 QRS 图形正常，无室内传导延迟或病理性 Q 波。室速的周期长度相当规整，心率范围 100 ~ 150 次/min，偶可快至 250 次/min。每一例患者，其发作可能集中发生于一定的时间范围。常见有发生较晚，联律间期多变的室性早搏。电程序期前刺激难以诱发这类室速。某些患者异丙肾上腺素可能有助于室速的诱发。在心脏正常的患者，电生理参数正常，但某些电生理特征提示其机制可能包括触发活动，异常自律性或折返。

这类心律失常大多见于无器质性心脏病的年轻人群。发生于无器质性心脏病，且窦性心律下传的 QRS 正常的患者，室速可能起源于右室流出道，似为良性，预后良好。发生于心肌梗死后的室速，似起源于先前梗死的边缘区附近。心律失常相关的死亡不多见。心动过速可随时间推移自动消失，这可能是它在老年人少见的原因之一。其发病率难以估计，因为它常不产生症状，可能仅在常规体检时发现。

对于有心悸症状或心室率极快的患者应给予治疗。射频导管消融治疗该类室速效果好，成功率高。对于无器质性心脏病，无症状的患者，无需特殊治疗。

11. 束支折返性心动过速

QRS 图形特征取决于围绕束支折返的方式，如经左束支逆传，经右束支前传，则产生左束支阻滞 QRS 图形，额面电轴可能在 +30°左右。与之相反的折返方式将产生右束支阻滞的 QRS 图形。

束支折返已明确证实发生于动物与人类，表现为持续性室速，多见于扩张型心肌病的患者。

射频导管消融右束支可根治束支折返性心动过速，操作相对容易，成功率很高（>95%）。

心室扑动和颤动

【临床表现】

1. 心电图表现　心室扑动的心电图表现为频率150～300（通常200）次/min 的大的规则正弦波。在临床上常难与快速的室速区别，实际上这种区分可能仅有学术意义，并无临床价值，二者的血流动力学严重后果是一样的。心室颤动的心电图表现为极快极不规律，振幅不等的完全紊乱性心室活动。不存在可分辨的 QRS 波、ST 段和 T 波，如未能及时终止，室颤波会变为振幅细小的细颤（<0.2mV），预示预后不良，存活希望很小，有时可被误认为心搏停止。

2. 机制　心室颤动发生于多种临床背景，最常见的情况为冠心病，并作为终末事件。溶栓治疗降低缺血性心室颤动发生率和心肌梗死后室速的诱发率。心血管事件，包括心脏猝死最常发生于早晨，可能与增加的血小板聚集有关，阿司匹林能降低这一死亡率。在缺血期间，心肌内折返常促发心室颤动。心室颤动可发生于使用抗心律失常药物期间，低氧血症、缺血、预激综合征合并心室率极快的心房颤动、心脏转复时或意外由于器械不适当接地的电击之后和为了终止室速使用竞争性起搏时。

3. 临床特征　心室扑动和颤动导致晕厥、意识丧失、抽搐和呼吸停止，如不及时治疗，最终导致死亡，测不到血压，心音消失。心房可以独立的节律持续活动一段时间，或对来自颤动的心室兴奋作出反应。最终心脏的电活动停止。

在院外心脏骤停复苏的患者中，75% 有心室颤动。心动过缓或心搏停止见于15% ～25% 的这些患者，其预后比心室颤动差。心室颤动前常有室速，但常无恒定的预兆。

虽然75% 的复苏患者有明显的冠状动脉病变，但仅20% ～30% 的患者发生急性透壁性心肌梗死。未发生心肌梗死患者中，30 个月内有大约15% ～30% 有心脏猝死或非致命性心室颤动复发。存在充血性心力衰竭是预后不良的独立预测指标。有心室颤动和急性心肌梗死的患者1 年的复发率为2%。研究显示，心脏猝死高危患者有缺血、左室功能减退、

≥10个室性早搏/h，自发或诱发的室速、高血压和左心室肥厚、肥胖和胆固醇水平升高；吸烟、男性、高龄以及过度饮酒也可能为心脏猝死的促发因素。对复苏存活的患者死亡的预测指标包括射血分数降低、异常室壁运动、充血性心力衰竭史、心肌梗死史但无急性心肌梗死以及存在室性心律失常。合并心室颤动的前壁心肌梗死出院后的患者似乎代表猝死的亚组患者。心室颤动可发生于婴儿、年轻人、运动员、无已知器质心脏病者和未解释的综合征。

【治疗】

立即使用200~400J非同步直流电除颤是对心室颤动和导致意识丧失的心室扑动的必需治疗。在除颤未能开始前，应进行心肺复苏；如除颤准备就绪，应立即除颤，而不必作心肺复苏浪费时间，早期除颤所需焦耳较低，如已恢复窦性心律而循环仍明显不充分，应进行闭式心脏按摩和人工通气。电击除颤一般不需要麻醉。窦性心律恢复后，应持续监测患者的心律，并采取预防复发的措施。

如在30~60s内终止心室颤动，则不会发生严重的代谢性酸中毒，但如不及时复苏，则迅速出现代谢性酸中毒。使用碳酸氢钠纠正代谢性酸中毒是必要的，但其效果目前在进行重新评价。静脉注射钙盐不宜滥用，仅用于低血钙、高血钾、钙拮抗剂过量和电机械分离。

在短时间内，人工通气可用接触紧密的橡皮面罩，呼叫有经验的麻醉科医生插管可能延误时间，如果没有面罩，可行口对口或口对鼻呼吸。应再次强调，不可延误电击除颤，如患者心跳骤停时没有心电监护，不能明确其原因是心脏停搏还是心室颤动，应按心室颤动处理，立即非同步直流电除颤，切不可因寻找心电图机，企图明确诊断而丢失挽救患者生命的最宝贵时间。直流电电击可使停搏的心脏开始去极，如患者为心室颤动，直流电电击可终止心律失常，恢复正常心律，如不除颤，给利多卡因，否则可能出现心搏停止。

寻找导致心室扑动或颤动的原因或诱因，尽可能加以纠正，预防心室颤动复发的主要措施包括静脉使用利多卡因、溴苄胺、普鲁卡因酰胺和胺碘酮。β阻断剂可减少急性心肌梗死后心室颤动的发生率，如不及时治疗，心室颤动极少可能自动终止。

三、缓慢型心律失常

缓慢性心律失常在临床上有两大类，一类为窦房结功能低下或窦房阻滞所致的窦性缓慢性心律失常，另一类为房室传导障碍。

（一）窦性缓慢型心律失常

窦性心动过缓

【临床表现】

1. 心电图表现　正常窦性P波，发生在QRS波前方，如不同时存在房室阻滞，PR间期恒定，>120ms，在成人窦房结发放的脉冲频率<60次/min。常同时存在窦性心律不齐。

2. 临床特征 窦性心动过缓（以下简称窦缓）的原因可为迷走神经过度兴奋或交感神经张力减弱或窦房结本身的病理改变。常见于健康年轻成人，尤其是训练有素的运动员。随年龄的增长，其发生率相应下降。睡眠期间，尤其在青少年，心率可慢至 35～40 次/min，伴显著的窦性心律不齐，有时出现≥2s 的长间歇。动眼运动睡眠时可有窦性停搏。眼手术、冠状动脉造影、脑膜炎、颅内肿瘤、增高的颅内压、颈部和纵隔肿瘤以及严重的低氧血症、粘液性水肿、低温、窦房结和心房的纤维化退行性变、伤寒等传染病的恢复期、革兰氏阴性杆菌败血症和精神抑郁均可导致窦缓。阻塞性黄疸也可能引起窦缓，但证据尚不充分。窦缓还见于呕吐或血管迷走晕厥时，可由颈动脉窦刺激诱发。可引起窦缓的药物包括抑制副交感神经药物、β 阻断剂、钙拮抗剂中的维拉帕米和地尔硫卓、胺碘酮、普罗帕酮、利血平、可乐宁等。用于青光眼治疗的 β 阻断剂眼结膜滴剂可能引致窦缓或房室阻滞。窦缓大多为良性，实际上由于它延长了心脏舒张期，增加了心室充盈时间，而有益于心脏功能。窦缓见于 10%～15% 的急性心肌梗死患者，主要在下壁心肌梗死的早期。只要不合并血流动力学障碍，不并发更严重的心律失常，如室性心律失常，其预后较合并窦速者为佳。溶栓治疗实现再灌注时，也可出现窦缓。急性心肌梗死合并的窦缓绝大多数为暂时性。

【治疗】

无症状，无血流动力学障碍的窦缓不需治疗。例如，急性心肌梗死患者伴窦缓，如无症状最好不要加快窦性心率，而仅在心排血量降低或发生与心率过慢相关的室性心律失常时，方需静脉注射阿托品 0.5mg，必要时可重复同样剂量。因小于此剂量，尤其皮下或肌肉注射时，可能表现出拟副交感的早期作用，反而加重窦缓。这种"矛盾作用"的机制可能为中枢作用。有充血性心力衰竭或心排血量降低产生明显症状的慢性窦缓患者，可能需要起搏治疗，心房起搏优于心室起搏。目前尚无可长期应用于窦缓治疗安全有效而无明显副作用的药物。

窦性心律不齐

【临床表现】

1. 心电图表现 正常窦性 PP 间期发生周期性变化，最长与最短的间期差别超过 120ms。窦性心律不齐（以下简称窦不齐）通常为正常现象。PR 间期 >120ms，比较恒定。偶尔起搏点可在窦房结内移动或向心房的传出发生改变，产生 P 波形态的微小变化和 PR 间期的轻微变化。

2. 临床特征 窦不齐多见于健康的年轻人，尤其在窦缓时或迷走神经张力增高时（例如给予洋地黄或吗啡之后）。随着年龄增长或自主神经功能障碍（如糖尿病性神经病变）的发生，窦不齐少见。窦不齐有两种基本形式，第一种为呼吸型，PP 间期在吸气时周期性缩短，而在呼气时延长，屏气时恒定不变。主要原因是吸气时迷走张力反射性受到抑制。即单一的迷走传出作用为呼吸型窦不齐的机制；第二种为非呼吸型窦不齐，其特征为与呼吸无关的 PP 间期的周期性变化，可能由洋地黄中毒引起。近年来有关 HRV 的研究表明，窦性心律变异丧失是心脏猝死的危险因素。

窦不齐大多无症状，但如果间歇过长，可出现心悸或头晕等症状。显著的窦不齐，如导致过长间歇，又无逸搏出现，甚至可致晕厥。

【治疗】

窦不齐通常不需治疗，通过运动或阿托品等药物加快心率可减轻或消除窦不齐，对于有症状的患者可用安定或阿托品。

窦性停搏或窦性静止

【临床表现】

1. 心电图表现　窦性心律时出现间歇，含有间歇的长 PP 间期不等于基础 PP 间期的倍数。

2. 临床特征　病因包括急性心肌梗死、退行性纤维化改变、洋地黄中毒作用、脑卒中或迷走神经张力过高，如果潜在起搏点及时逸搏，阻止心室停搏或由缓慢心率促发的其它心律失常的发生，短暂的窦性停搏本身无临床意义。

【治疗】

同上述窦缓的治疗。

窦房传导阻滞

【临床表现】

1. 心电图表现　窦性心律时，预期的正常 P 波未出现，产生长间歇。间歇的长度正好为基础 PP 间期之倍数。其原因是窦房结发出的兴奋不能外传心房或外传延迟。Ⅱ度Ⅱ型窦房阻滞的特征为没有 P 波的长间歇，是正常基础 PP 间期的 2、3 或 4 倍；而在Ⅱ度Ⅰ型（文氏型）阻滞时，在间歇出现之前，PP 间期逐渐缩短，间歇的长度短于其前的两个 PP 间期。心电图不能识别Ⅰ度窦房传导阻滞，因为其不能直接记录到窦房结的去极。Ⅲ度窦房传导阻滞可表现为 P 波完全消失，难以与持续的窦性静止相鉴别，如没有窦房结电图记录也不能肯定诊断。

2. 临床特征　迷走神经过度兴奋、急性心肌梗死或心肌炎或累及心房的纤维化以及药物诸如奎尼丁、普鲁卡因酰胺、洋地黄等可产生窦房传导阻滞。窦房传导阻滞大多为暂时性，可能无临床意义，但如间歇过长，没有潜在起搏点的逸搏及时发生，偶可出现晕厥。

【治疗】

有症状的窦房传导阻滞的治疗同上述的窦性心动过缓的治疗。

病窦综合征

该综合征包括以下窦房结的异常：

①非药物引起的自发性持续存在的窦缓，窦性心率的快慢与患者代谢水平不相匹配，例如窦性心率不能随运动量增加而相应程度增快；

②窦性停搏或窦房传导阻滞；

③同时存在窦房结功能不全和房室传导障碍；

④心动过缓-心动过速综合征。同一患者在不同情况可表现上述的一种以上的窦房结功能障碍。

病窦综合征可单纯由迷走神经张力过高或窦房结本身病变所致。儿童的病窦综合征最常见于先天性或获得性心脏病，尤其是心脏手术之后。文献已有关于家族性病窦综合征的报道，但病窦综合征可见于无其它心脏异常的患者。病程多为间歇性，难以预测，受其基础心脏病严重程度的影响。过度的体育训练可增强迷走神经张力，在其它方面正常者，产生严重的窦缓或房室阻滞而导致晕厥。

病窦综合征的病理基础包括：窦房结全部或部分破坏、窦房结-心房不连续区、窦房结周围神经和神经节炎症或退行性变以及心房壁的病理变化。可有纤维化和脂肪浸润发生，退行性改变常广泛累及窦房结和房室结或希氏束及束支。

【临床症状】

病窦综合征无明显临床症状，但可有晕厥或接近晕厥，也有患者表现为因心率不能跟随运动而加快所导致的乏力，活动能力受限。有症状的患者大多在电生理检查时有窦房结恢复时间及/或窦房结传导时间的延长，有致命危险的心律失常的危险相对较高，也有栓塞并发症增多的报道。

【治疗】

病窦综合征的治疗是对症治疗，主要问题是如何掌握起搏器植入的适应症。无症状，而仅仅在食管调搏或电生理检查时显示窦房结恢复时间或传导时间延长的患者，不需起搏治疗。有与长间歇或严重窦缓相关的晕厥或接近晕厥，是起搏治疗的明确适应症。有因窦性心率不能良好随运动而加快而产生乏力和活动受限的患者，为起搏治疗的相对适应症。心动过缓-心动过速综合征大多需植入心脏起搏器，在起搏保护下，方可安全使用抗心律失常药物治疗快速心律失常。部分心动过缓-心动过速综合征患者平时的窦性心率并无明显减慢，只是在快速室上性心律失常突然终止时，有长间歇，导致晕厥或接近晕厥症状。此时，如用射频电流导管消融根治室上性心动过速可能不再需起搏治疗，如阵发性快速心律失常为心房颤动，也可消融房室交界区，导致完全性房室阻滞，再植入 VVI 起搏器，这样与单纯植入起搏器相比，具有不必再用抗心律失常药物的优点，如无房室传导阻滞，房室结传导的文氏点≥130 次/min，应首选 AAI 起搏，如伴有明显或潜在的房室传导障碍应选用 DDD 起搏，对于心动过缓-心动过速综合征而平时窦率不慢患者也可考虑使用低频率（50~55 次/min）VVI 起搏，但已有经验表明，在这些患者，如无房室传导障碍，用 AAI 起搏后，心房颤动发作可能明显减少。

（二）房室阻滞

房室阻滞的定义为在房室交界区不处于生理不应期时，心房兴奋不能下传心室或下传心室延迟。

Ⅰ度房室阻滞

【临床表现】

1. 心电图表现　每一个心房兴奋均可下传心室，但在成人 PR 间期 >0.20s。PR 间期可能长达 1.0s，有时可长于 PP 间期。PR 间期延长时，房室传导延迟发生的部位可为房室结（AH 间期延长）、希氏-浦肯野系统（HV 间期延长）或在以上两个水平。偶可见到两侧束支均等性传导延迟，表现为 PR 延长，而无 QRS 波群的明显改变。偶尔心房内传导延迟也可导致 PR 延长，如果体表心电图 QRS 波图形与时限均正常，Ⅰ度房室阻滞几乎都发生于房室结，偶见于希氏束以内，即希氏束的房侧与室侧之间，如果 QRS 波呈束支阻滞图形，传导延迟可能发生在房室结及/或希氏-浦肯野系统，此时对传导延迟的正确定位有赖于心腔内希氏束电图的记录。食管或心内心房快速起搏或经颈动脉窦按摩兴奋迷走神经可能使Ⅰ度房室阻滞进展为Ⅱ度Ⅰ型阻滞。相反，随着窦性心律减慢，Ⅱ度Ⅰ型阻滞可转变为Ⅰ度房室阻滞。

2. 临床特征　Ⅰ度房室阻滞可见于正常人，尤其在迷走神经兴奋时，也可见于急性风湿热、风湿性心肌炎、急性心肌梗死等情况。它一般不产生明显血流动力学障碍，无明确临床症状。

【治疗】

无症状的Ⅰ度房室阻滞不需治疗，如伴有晕厥或接近晕厥，应作进一步检查包括 Holter 监测和心电生理检查，以明确有无导致上述症状更严重的房室传导障碍。

Ⅱ度房室阻滞

当房室交界区不处于生理性不应状态，而部分心房兴奋不能下传心室，称为Ⅱ度房室阻滞。

【临床表现】

1. 心电图表现　Wenckebaeh 和 Hay 分析颈静脉搏动图的 a－c 波和 v 波，描述了Ⅱ度房室阻滞的两种类型。心电图应用于临床之后，Mobitz 将Ⅱ度房室阻滞划分为Ⅰ型和Ⅱ型。Ⅱ度Ⅰ型阻滞的心电图特征为 PR 间期逐渐延长，直至 P 波后的 QRS 波群脱落；在 P 波不下传心室之前，RR 间期逐渐缩短；脱落后的长间歇短于其前的两个 RR 间期；脱落之后出现的窦性心搏之 PR 最短。Ⅱ度Ⅱ型阻滞下传心室的 PR 间期恒定，而突然出现 P 波后的 QRS 波脱落。一些初学者错误的将 2∶1 的房室传导阻滞一律归入Ⅱ度Ⅱ型，实际上 2∶1 阻滞既可为Ⅱ度Ⅰ型，也可为Ⅱ度Ⅱ型阻滞。临床上也容易将不典型Ⅱ度Ⅰ型阻滞误认为Ⅱ度Ⅰ型阻滞。不典型的Ⅱ度Ⅰ型阻滞并不少见，其心电图特征为虽无显著的 PR 间期逐渐延长的特点，但 QRS 波群脱落之后的第一个 PR 间期明显缩短。其次，不典型性Ⅱ度Ⅰ型阻滞在下传心室的 PR 间期大多延长，而Ⅱ度Ⅱ型下传的 PR 间期大多在正常范围内。Ⅰ型和Ⅱ型两种Ⅱ度阻滞时，房室阻滞均可间歇和反复出现，并且可能有连续数个 P 波不下传心室。

Mobitz Ⅰ型和 Mobitz Ⅱ型常分别用于这两型Ⅱ度房室阻滞，而 Wenckeback（文氏）阻滞仅用于Ⅱ度Ⅰ型阻滞。束支阻滞患者发生的希氏-浦肯野系统的文氏阻滞可能极类似于房室结的文氏阻滞。

2. 临床特征　大多数情况下，常规心电图为区分Ⅱ度Ⅰ型与Ⅱ型房室阻滞的简便和可靠手段。Ⅱ度Ⅱ型阻滞容易恶化为完全性房室阻滞，发生 Adams-Stokes 晕厥，而伴有正常 QRS 波群的Ⅱ度Ⅰ型房室阻滞大多较良性，很少进展为更严重的房室阻滞，但在老年患者，无论有无束支阻滞，Ⅱ度Ⅰ型阻滞的临床特征类似于Ⅱ度Ⅱ型阻滞。

急性心肌梗死患者，Ⅱ度Ⅰ型房室阻滞通常伴发于下壁心肌梗塞，尤其常见于有右室梗死时，几乎均为暂时性，一般不需临时起搏。而Ⅱ度Ⅱ型阻滞见于急性前壁梗死，可能需要临时和永久性心脏起搏，此时多为大面积心肌梗死，死亡率高，死因多为难治性泵衰竭。高度房室阻滞可见于急性下壁梗塞的患者，常伴有较广泛的心肌损伤，与无房室阻滞的患者相比，死亡率增高。

Ⅱ度房室阻滞的部位一般可从心电图判定而不需要创伤性电生理检查。正常 QRS 波群的Ⅱ度Ⅰ型阻滞几乎都发生在希氏束近端的房室结。Ⅰ型希氏束内阻滞在临床上不常见。Ⅱ度Ⅱ型房室阻滞，尤其当合并束支阻滞时，多位于希氏-浦肯野系统。伴有束支阻滞的Ⅱ度Ⅰ型阻滞患者可能为房室结或者希氏-浦肯野系统的阻滞。Ⅱ度Ⅱ型阻滞而 QRS 波正常时，阻滞可在希氏束以内，但也可能为 PR 间期递增不明显的Ⅱ度Ⅰ型阻滞。

【治疗】

Ⅱ度Ⅰ型房室阻滞可见于健康的正常儿童，训练有素的运动员也可见，均为正常现象，可能与静息状态的迷走神经张力增高有关。偶尔运动员的文氏阻滞可进行性恶化，而变得有症状。无器质性心脏病的慢性Ⅱ度房室结阻滞的预后相对良性，但老年组例外。而有器质性心脏病的Ⅱ度Ⅰ型阻滞预后不良，与基础心脏病的严重程度有关。高度房室阻滞指两个或更多的连续 P 波不能下传心室。

完全性房室阻滞

【临床表现】

1. 心电图特征　完全性房室阻滞时，所有的心房兴奋都不能下传心室，因而房和室各有不同的起搏点控制，出现完全性房室分离。P 波与 QRS 波完全无关，各有自己的频率，但 P 波频率快于 QRS 波的频率。心房起搏点可为窦房结或异位心房（房性心动过速、心房扑动或心房颤动）。心室起搏点通常紧邻阻滞部位之下，如果心室起搏点位于或靠近希氏束，则逸搏心律比较稳定，逸搏频率也较快，而位于心室传导系统远端的起搏点的逸搏心律慢且不稳定。获得性完全性房室阻滞的心室逸搏慢（<40 次/min），先天性完全性房室阻滞的逸搏频率较快，可达 40～60 次/min。逸搏的心室律大多规律，但可因室性期前收缩、起搏点位置移动、去极不规律的起搏点或自主神经影响而导致逸搏心律不齐。

2. 临床特征　大多数的先天性完全性房室阻滞发生在房室结水平，而获得性完全性房室阻滞通常位于希氏束内或希氏束以下的束支和浦肯野系统。希氏束近端的阻滞，QRS 波正常，频率 40～60 次/min。由于阻滞部位在房室结，在心腔内记录中，A 波后方无 H 波，而 V 波前方有 H 波。希氏束图有助于鉴别房室结阻滞和希氏束内阻滞。希氏束内阻滞时，A 波后有 H 波，V 波前有 H 波。希氏束内阻滞的预后要比房室结阻滞差。无创性电生理检查，仅靠体表心电图难以诊断希氏束内阻滞。阿托品对房室结阻滞患者的心房率和心室率都加快，运动可能减轻阻滞的程度。获得性完全性房室阻滞大多由于希氏束以远的束支分支阻滞，A 波后方有 H 波，而 V 波前方无 H 波，QRS 宽大，频率 <40 次/min。

房室阻滞的少见类型有阵发性房室阻滞或在一段快速心室率之后发生的房室阻滞。某些患者的阵发性房室阻滞可能是房室结对迷走反射的过度反应。手术、电解质紊乱、心内膜炎、肿瘤、Chagas 病、类风湿小结、钙化性主动脉狭窄、粘液性水肿、多发性肌炎、侵润性疾病（如淀粉样变、结节病等）以及多种不同的常见和不常见情况均可导致房室阻滞。在成人中，药物毒性作用、冠心病和退行性病变可能为房室阻滞的最常见原因。退行性变的过程可导致房室结区、房室束或两侧束支的部分或完全性解剖学或电的损害。房室阻滞可在快速心率后发生，即为对传导的超速抑制。这种形式的房室阻滞可能为心动过速后阵发性房室阻滞的一个重要原因。

儿童的房室阻滞：儿童的房室阻滞最常见的病因是先天性。房室阻滞可单独出现或合并存在其它病变。先天性完全性房室阻滞患者母亲血清中存在抗 Rho 阴性抗体，在某些患者中提示为结缔组织病，胎盘转移抗体可能起有作用。两类常见的组织学发现为心房肌结构和传导系统外周部分之间的解剖学破坏和结室的不连续。大多数患儿无症状，但有些患者症状明显，需起搏治疗。先天性房室阻滞的死亡率在婴儿期最高，在青少年期要低得多，在以后的生命期又缓慢升高。先天性完全性房室阻滞的患者可在任何年龄发生 Adams-Stokes 晕厥。在个别患者难以预测预后。静息时的心率持续 ≤50 次/min 时晕厥常见，极度心动过缓是先天性完全性房室阻滞儿童患者 Adams-Stokes 晕厥频发的原因。阻滞的部位大概不能区分开先天性或手术导致的完全性房室阻滞有症状的儿童患者和无症状的患者。在24h 动态心电图上显示缓慢心律、阵发性心动过速发生和快速起搏后逸搏点的恢复时间延长是促使症状出现的因素。

【治疗】

获得性完全性房室阻滞应起搏治疗。静息状态心室率持续在 50 次/min 或更慢的先天性房室阻滞应起搏治疗。有病因可纠正的急性发作的完全性房室阻滞应先行临时起搏治疗，观察 10~14d，如房室传导不恢复，植入永久性心脏起搏器。对慢性完全性房室阻滞，应作永久性起搏。药物治疗对于加快心室率的作用不可靠，并且有明显副作用，如果房室阻滞可能是暂时的可逆的或者虽需起搏，但所在的医院无条件进行起搏治疗，可暂时使用药物，对于房室结水平的阻滞选用阿托品，而异丙肾上腺素可用于任何部位的阻滞。在急性心肌梗死患者最好不用异丙肾上腺素，如确需使用应十分谨慎，剂量应尽量小。在紧急情况下，应选用经皮起搏。

高敏颈动脉窦综合征

【临床表现】

1. 心电图表现　最常见的情况为由于窦性停搏或窦房阻滞，在心电图上无心房活动，即无 P 波，因而心室停搏。房室阻滞较少见，可能部分由于窦性静止时无 P 波出现，无法表现出房室传导的障碍，但如果有心房起搏器可维持心房活动，房室阻滞可能在发作时常见。有症状的患者大多无房室交界性或室性逸搏或逸搏的频率极慢，表明增高的迷走张力和减弱的交感活性可能抑制了位于心室或室上性结构的潜在起搏点。

2. 临床特征 临床上有两种类型高敏颈动脉窦综合征：心脏抑制型和血管抑制型。心脏抑制型的诊断标准为在颈动脉刺激时，心室停搏超过 3s，但正常的限度并未明确的确定。事实上，在无症状的患者，在颈动脉按摩时，3s 以上的心室停搏虽不常见，但可能发生。血管抑制型的诊断标准为收缩压下降≥50mmHg 而无伴随的心率减慢，或收缩压下降超过 4kPa（30mmHg），并可反复产生患者的临床症状。

即使在主诉晕厥或接近晕厥的患者，尤其在老年患者引发出颈动脉窦的高敏反射，而用颈动脉窦按摩引出的高敏反射未必是这些症状的原因。由于头部转动、颈部伸展和硬紧领子对颈动脉窦的直接压迫或牵拉，也可能通过减少椎动脉供血，成为晕厥的原因。

高敏颈动脉窦反射最常见合并于冠心病。产生高敏颈动脉窦反射的机制不明，但可能与静息状态迷走张力增高、对乙酰胆碱反应过强、乙酰胆碱释放过多，压力反射过于敏感、代谢释放的乙酰胆碱的胆碱脂酶活性不足，以及同时存在的交感异常等有关。颈动脉窦受体、脑干的自主神经中心和反射的传入支可能都参与其机制。

【治疗】

阿托品可消除心脏抑制型颈动脉窦高敏反应，但大多数有症状的患者需要植入心脏起搏器。应当强调，由于在颈动脉窦高敏反应时，可出现房室阻滞，起搏方式必须包括心室起搏，无论有无心房起搏存在。阿托品不能预防血压抑制型颈动脉窦高敏反射时收缩压的下降。血管抑制型的发生可能是由于交感血管收缩神经被抑制和胆碱能交感血管扩张纤维被激活。可有同时兼有血管抑制和心脏抑制的混合型，有些患者在植入起搏器后，仍有晕厥发作，其原因可能为血管抑制。虽有颈动脉窦反射过敏，但无临床症状的患者不需要治疗。地高辛、α 甲基多巴、可乐宁和 β 阻断剂可增强患者对颈动脉窦按摩的反应，可能为促使某些患者发生症状的原因。严重的血管抑制型或混合型患者可能需要对颈动脉窦的放射或手术去神经治疗。血管抑制型患者可用弹力袜和潴留钠盐的药物。

四、心律失常的治疗

（一）药物治疗

1. 抗心律失常药物的分类

（1）按照药物的细胞电生理效应，抗心律失常药物分为四大类（见表 1-1）。其中Ⅰ类又分为 A、B、C 三个亚类。亚类的主要区别有两方面：

①对 O 期最大去极速度的抑制作用强度不一，ⅠC 类最强，其次为ⅠA，ⅠB 类；

表 1-1 抗心律失常药物的 VAUGHAN - WILLIAMS 分类

Ⅰ类：	膜抑制剂	A	B	C
	抑制 Vmas	↓↓	↓	↓↓↓
	复极	↑↑	↓	↑↓

		奎尼丁、 普鲁卡因酰胺 双异丙吡胺	利多卡因 慢心律	氟卡尼 英卡尼 心律平
II类:	β阻断剂	心得安、 美多心安 氨酰心安	–	–
III类:	延长复极	胺碘酮 Sotalol 溴苄胺	–	–
IV类:	钙通道阻 断剂	异搏定 硫氮卓酮	–	–

②对复极的影响不同，ⅠA类中等程度延长复极，ⅠB类缩短复极，ⅠC类对复极无明显影响。

Vaughan-Williams分类有诸多局限性，例如同一类抗心律失常药物的不同药物之间差别很大；同一种药物可有多种细胞电生理效应；并且这种分类的依据是动物正常心脏组织的离体实验结果，不能推广至临床上整体的有病变心脏的心律失常治疗实践。因此这种分类对于指导临床合理用药的意义有限。

有学者主张把抗心律失常药物分成四类，不如将抗心律失常药物的细胞电生理作用分为四类。

（2）按药物在心脏作用部位分类

1）作用于窦房结的药物　β阻断剂、硫氮卓酮、异搏定和洋地黄。这些药物主要用于窦性心动过速的治疗，但应强调，窦性心动过速最重要是病因的治疗，洋地黄类药物仅适用于继发于充血性心力衰竭的窦性心动过速，而对与心力衰竭无关的窦性心动过速治疗无效。

2）作用于心房，延长心房不应期的药物　奎尼丁、普鲁卡因酰胺、双异丙吡胺、胺碘酮。这些药物用于心房颤动（房颤）和心房扑动（房扑）的复律或预防阵发性房颤或房扑的复发。近来多项研究表明，奎尼丁虽可能对房颤或房扑之转复或预防复发有效，但死亡率增高。小剂量胺碘酮是否能既有效治疗房颤或房扑，而不增高死亡率，是引人注目的临床研究课题。

3）作用于房室结的药物　ATP、洋地黄、异搏定、β阻断剂。这类药物在临床上主要用于：

①终止房室结参与的折返，即作为折返环组成部分的阵发性室上速，包括房室结双径路为基础的房室结折返性心动过速（AVNRT）和房室旁路参与的房室折返性心动过速（AVRT）；

②控制和减慢快速房性心律失常（房颤、房扑和房速）的心室率。对于反复发作的

AVNRT 或 AVRT，需长期口服药物预防或减少复发，此时宜选用作用于房室结的药物，尤其是 β 阻断剂和洋地黄，对难治性病例可联合使用二者可延长房室结或慢径路的不应期，使之与旁路或快径路之间的不应期差别缩小，使心动过速难以诱发。这些药物禁用于预激房颤。

4）作用于心室的药物　利多卡因、美西律、奎尼丁、普鲁卡因酰胺、双异丙吡胺、普罗帕酮、氟卡尼、英卡尼、胺碘酮、Sotalol。主要用于室性心律失常，即室性早搏或室速的治疗。

5）作用于房室旁路，延长其不应期的药物　如普鲁卡因酰胺、普罗帕酮、氟卡尼、英卡尼、胺碘酮、Sotalol、奎尼丁及双异丙吡胺均适用于预激房颤。

2. 四类药物的抗心律失常谱（见表 1-2）

表 1-2　抗心律失常药物的抗心律失常谱

分类	药物	室上性心律失常	室性心律失常	WPW合并房颤
ⅠA	奎尼丁	＋＋	＋＋＋	＋＋
	普鲁卡因酰胺	＋＋	＋＋＋	＋＋
	双异丙吡胺	＋＋	＋＋＋	＋＋
ⅠB	利多卡因	O	＋＋＋	＋／－
	美西律	O	＋＋＋	＋／－
ⅠC	普罗帕酮	＋＋＋	＋＋＋	＋＋
	氟卡尼	＋＋＋	＋＋＋	＋＋
	英卡尼	＋＋＋	＋＋＋	＋＋
Ⅱ	心得安等	＋＋	＋	－
Ⅲ	胺碘酮	＋＋＋	＋＋＋	＋＋
	Sotalol	＋＋＋	＋＋＋	＋＋
	溴苄胺	O	＋＋＋	
Ⅳ	异搏定	＋＋＋	＋	－
	硫氮卓酮	＋＋＋	＋	－

＋、＋＋、＋＋＋分别代表作用的弱、中、强；O 代表无作用；

＋／－代表作用不肯定；－代表可能使心律失常恶化。

从上表可见，ⅠA、ⅠC 和Ⅲ类中的胺碘酮和 Sotalol 为广谱的抗心律失常药物；ⅠB 和Ⅲ类中的溴苄胺抗心律失常谱很窄，用于治疗室性心律失常的药物；Ⅱ类和Ⅳ类药物主要用于室上性心律失常，对预激房颤禁用。异搏定对绝大多数室性心律失常无效，并可能使室速恶化加重，但对于特发性左室室速和 QT 间期不长，由极短联律间期早搏起始的多形性室速为首选治疗药物，β 阻断剂适用于心肌梗塞后的室性早搏、二尖瓣脱垂合并的室性心律失常等情况。

3. 抗心律失常药物的促心律失常作用　抗心律失常药物的促心律失常作用是指应用抗

心律失常药物后发生用药前未出现的新的更严重的心律失常发生或使原有的心律失常恶化加重。所有的抗心律侠常药物都有促心律失常作用。抗心律失常药物促心律失常作用的临床表现既包括缓慢性心律失常，也包括快速心律失常，以快速室性心律失常最引入注目。

ⅠA类如奎尼丁的致心律失常作用表现为QT间期延长伴有尖端扭转型室速，在合并使用洋地黄或同时存在低血钾时尤其容易发生，多发生于治疗而非中毒剂量，2/3的患者出现在用药的头3天内。其机制可能为早期后去极化所致的触发活动。这种情况一旦发生，应停药，补充钾、镁和快速起搏，抑制心律失常。

ⅠC类药物的促心律失常作用主要表现为连续性宽大QRS室性心动过速，治疗十分因难，可能需多次电击复律。在有器质性心脏病、心功能受损、较严重的室性心律失常、药物剂量递增过快的患者使用ⅠC类药物时发生促心律失常作用的危险性明显增加。其机制可能为药物明显延长了传导时间，而对不应期延长不显著。

4. 抗心律失常药物临床应用的适应症　以上所述可见，抗心律失常药物就对心律失常而言有"抗"与"促"两面性。并且绝大多数药物都有程度不一的负性变力性作用，如双异丙吡胺的负性变力性作用远大于β阻断剂，可能诱发或恶化心力衰竭；有些抗心律常药物，如胺碘酮，有严重脏器毒性作用；不少抗心律失常药物具有不良副友应，如奎尼丁，可致腹泻，双异丙吡胺，可致尿潴留，使患者不能耐受。

CAST试验表明，单纯减少心肌梗塞后患者的室性早搏，非但不平行降低死亡率，反而明显增加猝死和其它心脏原因的死亡率。因此，当今治疗心律失常不像以往简单针对心律失常本身，而必须同时强调治疗介入对患者预后的影响。我们使用抗心律失常药物的临床实践发生了革命性的变化。

临床使用抗心律失常药物的适应症如下：

①心律失常直接导致明显症状，影响患者的生活质量与工作能力；

②心律失常具有直接或潜在的致死，尤其心脏性猝死的危险；

③兼有1与2两项。1指的是症状，2指的是预后，因此只有具有明确症状及/或具有预后意义的心律失常，方可考虑用药，二者皆无的心律失常无需使用抗心律失常药物。对一个心律失常的患者用不用抗心律失常药物，选何种药物，一定要结合患者之实际情况，评判其用药得益与风险的比率，因人而异。

5. 临床常见心律失常药物治疗对策

（1）室性心律失常

1）良性室性心律失常：无临床器质性心脏病的室性早搏或短阵非持续性室速，如无症状，不需治疗；如有症状，应对症状作具体分析，首先解除焦虑、紧张和恐惧心理，甚至是"医源"性症状，如果症状确系心律失常引起，应选用毒副作用小的药物，诸如β阻断剂、心律平、莫雷西嗪等，而不宜使用脏器毒副作用大的胺碘酮。疗效评价应以观察临床症状的变化为主，不必反复作Holter监测，如使用Holter监测，应主要用于监测抗心律失常药物的促心律失常作用。良性室性心律失常的药物疗效为创伤性心电生理筛选的非适应症。

2）潜在恶性或称有预后意义的室性心律失常：这些患者都有明确的器质性心脏病。心律失常包括室性早搏和短阵非持续性室速。

①应重视病因治疗和诱因的纠正，如心肌缺血、电解质紊乱、心力衰竭等。这些方面的处理可能是心律失常唯一需要的治疗。

②心肌梗塞后无症状的患者首选β阻断剂，β阻断剂未必可有效减少室性早搏，但它可降低猝死与再梗塞危险。小剂量胺碘酮可能既减少早搏，也改善预后。不宜使用ⅠA、ⅠB或ⅠC类药物。

③肥厚型心肌病：可用小剂量胺碘酮。

对药物疗效的评价主要采用Holter监测和临床观察，创伤性电生理的作用尚不肯定。

3）恶性或致命性室性心律失常：心肌梗塞后或其他器质性心脏病合并的持续性室速，和无心肌梗塞基础的猝死，复苏成功存活者。对之凭经验治疗较危险，应采用创伤性心电生理系列筛选药物，筛选的顺序依次为ⅠA类，ⅠA+ⅠB，Ⅲ类（胺碘酮或Sotalol或ⅠC，如不能找到有效药物，使用可植入的心脏自动转复除颤装置（AICD）。Holter无创伤性手段对恶性室性心律失常药物治疗疗效评价的作用尚有争议。

4）特殊类型的室性心律失常

①长QT综合征和尖端扭转型室速先天性长QT综合征的室速多为肾上腺素能依赖性，主要治疗为足够剂量的β阻断剂，可联合使用苯妥英钠或鲁米那。获得性长QT综合征的室速大多为长间歇依赖性，主要治疗为去除病因，使用镁盐和快速起搏。

②异搏定有效的室速：异搏定对大多数室速无效，并可使室速的血流动力学和心电不稳定性恶化加重，但对以下两类室速，异搏定为首选药物：a.左室特发性室速（也称分支性室速或异搏定反应性室速）；b.QT间期正常，由极短联律间期的室性早搏起始的多形性室速。

（2）房室折返和房室结折返性心动过速

1）终止发作，应静脉内用药，可选异搏定、心律平、ATP和西地兰。年轻无器质性心脏病者可首选前3种药物。有器质性心脏病，尤其有心功能不全者，首选西地兰。显性预激伴房颤或旁路前传不应期<270ms者不用西地兰。快–慢综合征患者应在起搏保护下用药，如无条件起搏，可在认真观察下用0.1~0.2mg西地兰。

2）预防复发，口服给药。可选用β阻断剂、地高辛、异搏定、心律平等。β阻断剂和地高辛联合使用对部分单药治疗无效的病例有效。

（3）房扑和房颤

1）有转复适应症者，用药目的为转复心律和预防复发，可选用奎尼丁、胺碘酮，部分患者可试用心律平。

2）无转复适应症时，治疗目标在于控制减慢心室率，选用地高辛、β阻断剂、异搏定或硫氮卓酮。

3）预防血栓栓塞并发症，孤立性房颤，用阿司匹林，有器质性心脏病者应使用华法林。

4）WPW 合并的房扑、房颤选用普鲁卡因酰胺、心律平、氟卡尼、胺碘酮，禁用洋地黄和异搏定。

（二）特殊治疗

抗心动过缓的特殊治疗主要是起搏治疗，另有专门章节详述，本节主要简述快速心律失常的非药物疗法。

临床电生理的广泛深入开展，推动了快速心律失常的非药物治疗的研究和临床应用。非药物疗法主要包括手术、导管消融技术和抗心动过速起搏及可植入性自动心脏转复除颤器。

手术治疗预激综合征已经十分成熟，有经验的心脏外科医师采用改进的手术方法切断旁道，手术成功率可达 100%。经标测定位指导的心内膜切除手术经过十多年实践和手术方法的进一步改进，有了较大进展。Pennsylvania 组的 233 例陈旧心肌梗塞并发药物治疗无效的室速，手术后无室速复发和诱发 156 例（67%），如加上抗心律失常药物后，使术前难治性室速得到满意控制的有 56 例，总有效率为 91%（212/233）。手术死亡率文献报道为 5%～17%，术后室速电生理检查仍可诱发 19%～33%。近年来，心律失常手术治疗的开拓者 James L Cox 等对于 AVNRT、慢性异位房速和心房颤动的手术治疗进行了探索，可能有光明前景。

经导管消融治疗心律失常在 80 年代取得巨大进展。首先试用的能量是直流电。直流电能量曾用于预激综合征的房室附加旁道、希氏束和心室的消融，虽有较高成功率，但直流电对心脏组织产生气压伤，损伤面积大，可发生严重并发症，如严重室性心律失常、心脏破裂、心包填塞、后期猝死等。80 年代后期，射频电流被日益广泛应用，取代了直流电，成为安全有效的导管消融能量。它在预激房室附加旁道的消融中成功率达 90%～99%，在房室结改良，选择性消融房室结快径路或慢径路根治 AVNRT 的成功率达 90% 以上。未见严重并发症。射频导管消融治疗将使大多数阵发性室上速患者面临根治，将不再需服用抗心律失常药物，这一新疗法将在很大程度上取代心律失常的外科治疗和抗心动过速起搏治疗。

经导管用直流电、射频、激光、微波等进行心动过速的消融治疗仍处于临床研究阶段，已有用于预激综合征房室旁道，房室结以及心室的消融，对于后间隔部位旁道消融有一定疗效。该项技术可能出现的严重并发症如冠状窦破裂、急性心包填塞，右冠状动脉痉挛，房室结消融后的严重房室阻滞等问题，其远期疗效，有无致心律失常作用等均有待进一步研究。也可能作为药物治疗无效又不宜或不愿手术治疗患者的一种补充治疗手段。

抗心动过速起搏器可感知患者的心动过速发作而自动在体内发放短阵快速脉冲或程序期前刺激，以终止心动过速。其可能使室速加快、恶化，甚至发生心室纤颤，因此目前临床上主要用于治疗室上速。可植入性 AICD 经体外植入前程控，可自动感知室速或室颤的发生而自动充电、放电（20～30J），恢复窦性心律。1980年它首次用于临床以来，至1990年，全世界已植入2万块，如单计算猝死，植入AICD一年后存活率为90%，5年存活率仍接近90%。而AICD用于临床前这组猝死高危人群一年存活率为60%，5年几无幸存者。AICD植入的并发症不高于普通起搏器植入，手术死亡率为1%左右。AICD目前主要存在问题是体积重量过大、价格昂贵、电池寿命短，需开胸植入。不开胸经静脉植入的AICD已在临床试用。将抗心动过速起搏，心脏电击转复/除颤和抗缓慢心律失常的back-up起搏功能结合一体的装置也将会应用于临床。

（单海燕）

第三节　高 血 压

现代医学研究表明，高血压患者不仅表现为血压升高等血流动力学异常，而且还伴有多种物质代谢障碍。因此，高血压的定义与以往的认识有所不同。目前认为高血压系指原因不明的以动脉压升高为主要临床表现的全身性疾病。不仅伴有心、血管、脑及肾脏的器质性和功能性损害，而且还有多种物质代谢异常。

我国采用1979年WHO高血压专家委员会确定的高血压标准，即收缩压≥140mmHg（21.3kPa），或舒张压≥90mmHg（12.7kPa）。1979～1980年全国高血压普查资料表明，我国成人高血压总患病率为7.73%，1991年我国高血压抽样普查其患病率上升为11.8%，较1979年～1980年增加了50%，发病率随年龄增长而升高。因此，高血压也是中老年人最常见的心血管病。本病发病还存在着明显的地区差异，我国北方发病率高于南方，城市高于农村。

但近些年来，农村发病人数有所增加。

【发病因素及机制】

（一）发病因素

1. 体重　超重是血压升高的重要独立危险因素。我国中年男子体重指数为19.6～24.3kg/m²。

2. 膳食营养

（1）电解质：摄入钠盐过多或钾钙摄入不足均，可致血压升高。成人每日钠盐摄入量应控制在5g以下，钙摄入量至少为800mg。

（2）脂肪酸：降低膳食总脂肪，减少饱和脂肪酸，增加多不饱和脂肪酸，可使人群血压下降。

（3）蛋白质氨基酸：鱼类蛋白有降压及预防脑卒中的作用，酪氨酸不足，可致血压升高。

（4）微量元素：镉可使血压升高，而锌可防止镉的升压作用。

（5）酒精：每日饮酒32～34g以上者，血压可升高。

3. 心理社会因素　包括职业、经济、劳动种类、文化程度及人际关系等。创造良好的心理环境对预防高血压具有重要意义。

（二）发病机制

大量研究资料表明，多种因素参与高血压的发病，包括遗传、环境、解剖、适应性、神经系统、内分泌、体液因子及血液动力学等。由于血压水平取决于心排出量、血容量及外周血管阻力，故其中任一因素都可成为致血压升高的原因。大量的资料证明外周血管阻力升高是高血压发生的主要原因，愈来愈多的数据支持外周血管敏感性和反应性异常以及血管壁的结构改变是高血压的主要发病机理。心排出量和血容量的增加是高血压发生的次要条件。

【临床表现】

高血压早期可无特异性临床表现，常在偶测血压时发现血压升高，或表现为非特异性大脑皮层功能失调，如头痛、头昏、记忆力减退、心慌失眠等，当出现靶器官损害时，才有特殊的临床表现。

（一）心脏损害

心脏在高血压中是直接受累的重要器官。据 Framinghanl 研究资料表明，高血压、左室肥大及心功能不全三者间呈明显关系。在心功能不全的老年患者中，75% 有高血压。超声心动图检查发现，50% 以上的轻中度高血压患者都有左室肥厚，最终发展为心功能不全。另一方面冠脉微循环阻力升高引起冠脉阻力血管中层肥厚。由此产生的心肌肥厚（冠脉因素）约占 30%。当冠脉阻力升高时，冠脉循环的贮备能力降低就会加重并存的心肌缺血。

心律失常的发生率随左室肥厚程度而有增加的趋势。左室肥大的高血压患者易出现室性心律失常，因此，也有发生心跳骤停的危险，应常规进行动态心电图监测。

（二）肾脏损害

高血压对肾脏的损害作用可分为以下三方面。

在早期一个相当长的时间内只表现为肾脏自身调节功能有减弱。

一般经 5~10 年后，可出现轻中度肾小动脉硬化，继而累及肾单位为良性肾小动脉硬化，其病理改变有不可逆性。表现为夜尿增多，伴尿电解质排泄增加，随病情进展则可出现蛋白尿、血尿、管型尿等改变，严重时可出现氮质血症及尿毒症。

约 7% 的患者在病程中突然转化为恶性高血压而伴有进行性肾损害，称之为恶性肾动脉硬化，是一种以血压显著升高和广泛性急性小动脉损害为特点的临床综合征。其中 89%~100% 的患者可伴有肾功能异常。肾脏发生缺血性萎缩，肾功能进行性恶化，出现严重的氮质血症和尿毒症，致血压进行性升高，形成恶性循环。大量动物试验及临床研究证明这些血管的损害是可逆性的，通过降压治疗可使病变得到缓解甚至痊愈。

（三）脑损害

高血压是脑卒中的首要危险因素。据北京医院统计，76.5% 的脑卒中患者有高血压史。

高血压引起脑卒中的常见类型有以下三种。

1. 脑出血　根据出血部位可分为大脑、脑干、小脑及脑室出血。其中以大脑出血最常见。患者多呈昏迷、面色潮红、鼾声呼吸或潮式呼吸。病侧瞳孔偏大伴面部及肢体偏瘫、高热、视乳头水肿，预后不良。

脑干出血可表现为意识丧失、呕吐、潮式呼吸、针尖样小瞳孔、高热、去大脑强直、多在数小时内死亡。小脑出血少见，其中暴发型占20%，患者突然昏迷伴高热，在短期内迅速死亡，来不及作出诊断。普通型患者常突然高热，然后逐渐出现意识障碍且迅速恶化，有脑膜刺激征及脑干颅神经受损体征。脑室出血多为继发性，是脑出血的终末期表现。

2. 腔隙性梗塞　腔隙性梗塞是大脑前、中、后动脉，基底动脉的穿通动脉分支阻塞出现脑组织软化灶即腔隙灶，多呈圆形，直径约1.5～2.0mm。多个腔隙灶则称为"腔隙状态"。临床可分为以下几种类型：

①单纯运动性卒中；

②单纯感觉性卒中；

③感觉－运动性卒中；

④共济失调不全偏瘫综合征；

⑤构音不全－手笨拙综合征；

⑥腔隙状态。

3. 高血压脑病　高血压脑病是一种短暂性脑功能障碍，主要表现为头痛、惊厥及意识障碍，即称为高血压脑病三联征。

（四）高血压眼底改变

高血压视网膜病变一旦形成则永不消退，因此，视网膜及血管病变在高血压的诊断、鉴别诊断、治疗及预后的判断方面均有一定的意义。目前多采用Wagener与Keith的4级分类法，Ⅰ级：视网膜小动脉普遍变细，反光增强；Ⅱ级：动静脉交叉压迫；Ⅲ级：眼底出血渗出；Ⅳ级：视乳头水肿。

视网膜病变的程度与血压水平成正相关。当舒张压>17.5kPa（131mmHg），收缩压为20～28kPa（180～210mmHg）则眼底改变的发生率分别为100%和85.4%。此外，眼底病变还能反映靶器官损害的程度。高血压眼底改变患者中，62.5%有左室肥大，87.5%有肾功能受损。

【诊断】

至少2次以上不同时间所测血压达高血压标准且排除继发性高血压即可诊断为高血压。然后根据病情进展速度及靶器官受损程度进行分型和分期，最后作出完整诊断。

绝大多数高血压患者病情进展缓慢，经若干年后才逐渐出现靶器官损害，称缓进型。缓进型高血压可根据靶器官损害程度分三期，第一期：仅有血压升高而无靶器官损害；第二期：除血压升高外，并有下列一项者：

①左室肥大（体检、X 线、心电图或超声心动图）；

②眼底动脉普遍或局部狭窄；

③蛋白尿或血肌酐浓度轻度增高（106～177mmol/L）；

④超声或 X 线示动脉粥样斑块（颈、主、额、股动脉）。第三期：血压升高并有下列一项者，脑卒中或高血压脑病或暂时脑缺血发作，心力衰竭，心绞痛，心肌梗塞，肾功能衰竭，血肌酐＞177mmol/L；眼底出血或渗出，可有视乳头水肿。血管病变包括动脉夹层和动脉闭塞性疾病。

约有7%的高血压患者可表现为急进型，当同时符合以下三个条件者则可诊断为急进型高血压：

①病情进展快，常在0.5～2年时间内出现严重的心肾脑等重要器官损害及其功能障碍；

②舒张压持续≥17.5kPa（130mmHg）；

③Ⅲ级或Ⅳ级眼底改变。

【鉴别诊断】

高血压需与以下几种常见的继发性高血压相鉴别。

1. 肾实质疾病　其占高血压的5%～10%，最常见的病因为肾小球肾炎、肾盂肾炎及多囊肾。此外也可见于阻塞性泌尿道病变，糖尿病性肾小球硬化、痛风、高钙及某些止痛药所引起的间质性肾炎、结缔组织病、肾肿瘤、肾淀粉样变及放射性肾炎等。近年来，肾移植术后的高血压引起了人们的重视，其发生率为60%～70%，原因是多方面的。

肾性高血压一般出现在肾功能显著损害时，肾实质性高血压与高血压的鉴别见表1-3。

表1-3　肾性高血压与高血压的鉴别

	肾性高血压	高血压
年龄	青少年	中老年
病史	多有肾病史	多有高血压史
贫血浮肿貌	明显	无
尿液改变	大量蛋白尿管型红细胞	微量蛋白尿或正常
肾功能	明显氮质血症尿毒症	轻度氮质血症或正常
血浆蛋白	低蛋白血症	正常
眼底改变	不明显	明显高血压眼底改变
左室肥大	不明显	常有左室肥厚扩大

2. 肾血管性高血压　占高血压的0.2%～10%，在我国引起肾动脉狭窄的主要原因为大动脉炎（64%），其次为先天性肾动脉纤维肌性结构不良（32%）和肾动脉硬化

（5%）。其临床特点为：

①病程短；

②血压明显升高，收缩压＞26.2kPa（200mmHg）占75%以上，舒张压＞16kPa（120mmHg）占90%；

③对一般降压药不敏感，对转化酶抑制剂（ACEI）反应良好；

④腹部常可闻及血管杂音；

⑤肾素活性及血管紧张素Ⅱ水平明显升高；

⑥静脉肾盂造影，两肾全长之差≥1.5cm，或患侧显影迟缓，密度降低或不显影均有助于诊断。数字减影（DSA）、肾动脉造影可明确显示肾动脉狭窄部位范围程度，远端分支侧支循环及胸腹动脉等情况，对手术适应症及手术方法的选择有重要意义。

3. 原发性醛固酮增多症　由于肾上腺皮质增生或肿瘤，分泌过多醛固酮引起水钠潴留血压升高。临床可表现为中度血压升高，肌无力、肌麻痹呈周期性发作，口渴多尿（24h尿量＞3 000ml）。

实验检查：

①血清钾＜3mmol/L同时24h尿钾＞30mmol；

②唾液钠/钾离子比值＜0.4（正常＞1）；

③血浆醛固酮/肾素活性之比值＞400（正常＜200）；

④24h尿醛固酮增加。

定位诊断：放射性碘化胆固醇肾上腺扫描，肾上腺B超及CT扫描的诊断准确性分别为90%、70%～80%和85%～93%。

4. 其他　可引起继发性高血压的疾病还有库欣综合征、嗜铬细胞瘤、先天性主动脉缩窄及妊娠高血压等。

【预防及治疗】

（一）治疗目标及原则

据许多国家及地区统计，心血管病的死亡人数在人口总死亡数中占首位，而促进心血管病的重要危险因素是高血压。积极治疗高血压可使脑卒中及冠心病的死亡率分别下降48.4%和34.6%。

1. 治疗目标　降压治疗的主要目的是预防或减少心脑血管病的发生及死亡。并纠正合并存在的多种物质代谢异常。因此，目前认为高血压治疗的目标是多方面的。

（1）确定血压控制的目标值：一般情况下，血压应降至正常范围以血压控制在16/10.67kPa（120/80mmHg）为理想水平。老年人或有靶器官损害的高血压患者，以收缩压降至18～20kPa（140～150mmHg）为宜。应长期有效控制24h血压在正常水平。

（2）使肥厚心肌逆转。

（3）降低血粘度。

（4）抑制血小板聚集。

（5）维持适应脑血流。

（6）纠正多种物质代谢的异常。

2. 治疗原则

（1）轻型高血压无靶器官损害者，可先行非药物治疗 3~6 个月，无效则应药物治疗。

（2）非药物治疗无效或中重度高血压有靶器官损害者，或合并糖尿病、冠心病者均应采用药物治疗。

（3）除非某些高血压急症，否则应使血压在数日内逐渐下降，避免血压下降过猛过快所导致的心脑缺血。

（4）血压控制后，可停药观察 3~6 个月，若血压稳定，可不必服药，否则终身服药。

（二）非药物治疗

1. 控制体重 当体重指数 >25kg/m² 为超重，>30kg/m² 为肥胖，常需减轻体重，其措施为控制过量的饮食，增加运动量。

2. 限盐 WHO 建议高血压患者每日摄盐量应控制在 5g 以下。当患者不易耐受时，可采用以下方法：

①将盐集中放入一个菜中；

②充分利用酸味佐料；

③肉食用烧烤方法烹制加上芳香类蔬菜；

④调制成糖醋味。

3. 限制饮酒 饮酒可致血儿茶酚胺、肾素系统活性及细胞内钙离子浓度增加引起外周血管阻力升高，故高血压患者每日饮白酒量应限制在 1 两以下。

4. 体力活动 运动可降低血压，减轻体重，提高胰岛素敏感性，降低血清总胆固醇及低密度脂蛋白胆固醇，提高高密度脂蛋白胆固醇。以快步行走、慢跑、骑自行车、游泳为宜。一般认为 1~8 个月，每周 3 次，每次 30~120min。当运动中出现呼吸困难或胸痛等症状时，应予以高度重视，以免发生意外。太极拳及气功适合于老年及有心血管并发症的高血压患者。

（三）药物治疗

1. 常用降压药的特点及作用机制

（1）利尿剂：利尿剂使用的初期由于排钠利尿使血容量降低而降压，继之可使小动脉平滑肌细胞 Na^+ 减少，使血管扩张致血压下降。70 年代就已确定以利尿剂为基础的梯形治疗方案降压效果好，使脑卒中发生率明显降低，长期使用，可致血糖血脂及血尿酸升高，血钾降低。因此，糖尿病、脂质代谢异常及痛风患者慎用。对肥胖患者及容量依赖性高血压患者的疗效较好，仍可作为首选的降压药。此外，它还是一种较好的辅助降压药，与其他降压药合用可成倍增加疗效，其副作用小且价格低廉。

（2）β 受体阻滞剂：其作用于肾上腺素能神经支配的效应器 β 阻滞剂受体部位，竞争性地抑制儿茶酚胺释放，从而使血压下降。此外，还可通过抑制肾素释放，降低心排出量而降压，为安全有效易于耐受的降压药，故广泛用于临床，长期使用可使血糖血脂升高。

β 阻滞剂适于下列高血压患者，即高动力循环状态的年轻患者，合并冠心病心绞痛或心律失常的患者。支气管哮喘、阻塞性肺部疾病、糖尿病、周围血管病、心动过缓、传导阻滞及严重心功能不全禁用。

β 阻滞剂应用注意事项：

①当有心功能不全时，在必要情况下可与洋地黄类药物联合应用；

②用药过程中，虽在安静时心率减慢达 50 次/min，但无明显心排出量减低的症状或在运动后心率增快者，可不必减量。相反，则应减量或停药；

③当 β 阻滞剂过量时，可用阿托品对抗。

（3）α 受体阻滞剂：选择性 α_1 阻滞剂通过降低周围血管阻力而降压。其最大优点是能改善血糖和血脂的代谢。适于有糖尿病、周围血管病、哮喘及高血脂血症的高血压患者。其和利尿剂或 β 阻滞剂联用时有协同作用，故可作为第一线降压药。

（4）钙拮抗剂：钙拮抗剂通过抑制心肌及血管平滑肌细胞 Ca^{2+} 内流，抑制兴奋－收缩偶联，降低血管平滑肌张力及外周血管阻力而使血压下降。

各种不同的钙拮抗剂在不同程度上有以下特点：

①抑制心肌细胞内 Ca^{2+} 内流、抗心绞痛；

②防止心肌细胞钙超负荷，保护心肌；

③抑制窦房结自律性及房室传导；

④抑制平滑肌细胞兴奋收缩偶联，降低平滑肌张力，扩张冠脉、脑、肾及肺的外周血管；

⑤抑制血小板聚集，改善血流变学变化；

⑥抑制兴奋－分泌偶联，影响多种腺体分泌；

⑦在细胞水平对心脏及血管的保护作用。

其中二氢吡啶类降压效果更明显、起效快、降压效果稳定，尤其对合并有冠心病心绞痛、心律失常、外周血管病变、呼吸道疾病及脑血管病的高血压患者均可首选。尼莫地平及尼卡地平可通过血脑屏障选择性扩张脑动脉。适合于合并脑血管病的高血压患者。氨氯地平（络活喜）、非洛地平（波依定）拉西地平（乐息平）等长效制剂及心痛定的控释片（如释心通等），每日只需服药 1 次就能有效地控制血压及心绞痛达 24h 之久。

（5）血管紧张素转换酶抑制剂（ACEI）：ACEI 通过抑制血管紧张素 Ⅱ（AT Ⅱ）生成及增加血管壁缓激肽释放而具有显著的血管扩张作用。在降压同时，其具有以下特点：

①增加心、脑及肾脏的血流；

②降低儿茶酚胺水平；

③逆转高血压性血管病变。最近重要的临床试验结果表明，培哚普利、西拉普利能使高血压患者特征性的阻力动脉在结构上的重构完全恢复正常，在结构异常得到纠正同时，动脉对血管收缩因子的反应也可恢复正常，内皮功能改善。目前许多降压药并不能使血管

的结构和功能病变发生逆转；

④使左室肥大（LVH）逆转。ACEI能改善大动脉顺应性及冠脉血流储备，减少心肌间质纤维化，逆转内皮功能不全能明显降低心衰及心梗后病残率与死亡率；

⑤减缓肾小球滤过率的下降。抑制出球小动脉的收缩。近年来，长效的ACEI不断问世，其中包括依那普利、培哚普利、苯那普利、赖诺普利-福森普利及西拉普利等。

（6）其他降压药：

①交感神经中枢抑制剂，包括可乐定及甲基多巴，其通过交感神经传出冲动的减弱使外周交感张力降低而使血压下降；

②外周交感神经元阻滞剂，包括利血平、降压灵、胍乙啶、苄甲胍及异喹胍等。前两者是通过交感神经末梢递质的排空和耗竭使血压下降，后三者主要通过选择性地阻滞交感神经末梢，使去甲肾上腺素释放减少而降压。上述两类药物的共同特点为：有停药反应、嗜睡、精神抑郁、口干、便秘、水钠潴留、消化道症状及性功能减退等副作用，故目前较少应用；

③直接血管扩张剂，可直接扩张小动脉平滑肌而降压。在降压同时，常伴有3种继发性不良反应，即反射性交感神经活性升高而致外周血管阻力增加，心排出量增加及心率增加；肾素活性升高；水钠潴留。常需与利尿剂、β阻滞剂联合应用以提高疗效减少副作用；

④五羟色胺受体拮抗剂，高血压患者血管壁对5-羟色胺的缩血管反应增强，血小板聚集力增强且与年龄呈正相关。5-羟色胺拮抗剂适合老年高血压患者，凯他赛林（氟哌喹酮katar serin）是第一个用于临床的5-羟色胺拮抗剂，口服剂量20~40mg，每日2次。作用温和，无耐药性及体位性低血压，可使QT间期延长，与洋地黄类药合用易发生猝死；

⑤钾通道开放剂，其通过激活平滑肌细胞膜的钾通道，使细胞膜超极化，引起电压依赖性的钙通道关闭，并能抑制激动剂诱发的血管收缩。目前用于临床的有以下两种：a. Pinaeidil，其为有效而安全的降压药，口服100~200mg，每日2次，有头痛及水肿等副作用；b. Chromakalin，其在降压同时，可增加肾血流，解除支气管痉挛，故适于有肾功能不全及支气管哮喘的老年高血压患者，口服0.5~1.5mg，每日只需服药一次即能有效控制血压达24h。

2. 理想降压药应具备的条件　理想的降压药应具备以下条件：

①有良好的血流动力学效应；

②延缓或逆转靶器官损害；

③不增加冠心病的危险性；

④对合并症无不良影响；

⑤对血脂、血糖、血尿酸代谢及胰岛素分泌无不良影响；

⑥半衰期长，每日服药一次能有效地控制血压达24h，不仅可大大增加患者服药的顺从性，而且还可减少血压高峰期心脑血管意外事件的发生。因为在血压高峰期易出现冠脉

痉挛、动脉粥样硬化斑块破裂、血小板聚集率增加及血栓形成等病理变化，故易发生脑卒中及急性肌梗塞；

⑦改善患者生活质量，副作用小；

⑧价格合理。

根据以上评定标准，多数人认为 ACEI 及钙拮抗剂是目前较理想的降压药。各种降压药对脂代谢的作用见表1-4，各种降压药对糖代谢的作用见表1-5。

表1-4　各种降压药对脂代谢的影响

药物	TC	LDL-C	HDL-C	TG
利尿剂	↑	↑	- ↓	↑
β阻滞剂	-	- ↑	↓	↑
α阻滞剂	↓	↓	↑	↓
钙拮抗剂	-	-	-	-
ACEI	↓	↓	↑	↓

表1-5　各种降压药对糖代谢的作用

药物	糖耐量	胰岛素抵抗	血糖
利尿剂	恶化	↑	↑
β阻滞剂	恶化	抑制胰岛素分泌	↓
α阻滞剂	改善	改善	↓
钙拮抗剂	无影响	无影响	-
ACEI	改善	改善	↓

3. 降压药物的合理使用　主张个体化用药，小剂量多种药物联合应用的原则。近年来新的降压药不断问世，总的说来，利尿剂、β阻滞剂、钙拮抗剂、α阻滞剂及血管紧张素转换酶抑制剂等均可作为第一线的降压药。新的阶梯治疗方案也体现了个体化用药的原则。

（1）个体化用药：根据患者年龄、血生化改变、靶器官损害、血压值及其并发症等因素选择用药。高血压无靶器官损害及合并病者，可根据年龄选择降压药，年轻患者多伴有心排出量增加、脉压大、血压波动大及心动过速等交感神经兴奋状态；应首选β阻滞剂。老年患者主要由于外周血管阻力升高，故应首选钙拮抗剂及 ACEI。有并发症或合并症的降压药物的选择见表1-6。

表1-6　有并发症或合并症的降压治疗

并发症或合并症	压降药物的选择
脑梗塞	CAT、ACEI
TAI	CAT

并发症或合并症	压降药物的选择
心力衰竭	ACEI、利尿剂
心肌缺血	CAT、、ACEI、β 阻滞剂
肾功能损害	CAT、ACEI、利尿剂
脂代谢异常	CAT、ACEI、α 阻滞剂
高尿酸血症痛风	CAT、ACET，α 阻滞剂
妊娠	CAT、α 阻滞剂、拉贝洛尔
支气管病变	CAT、ACEI、利尿剂
外周血管病	CAT、ACEI
糖尿病	CAT、ACEI、α 阻滞剂

注：CAT 为钙拮抗剂

（2）小剂量多种药物联合应用：其可提高疗效，减少副作用，改善生活质量，如固定小量的利尿剂及 β 阻滞剂和逐渐加量的 ACEI 的联合应用，对多数难治性高血压患者均能收到满意效果而且副作用小。

（3）新的阶梯疗法：其体现了个体化用药及小剂量多种药物联合应用的原则。新的阶梯疗法也可称为个体化的自由阶梯治疗。第一阶梯的关键在于针对患者具体情况选择第一线的降压药，即利尿剂、β 阻滞剂、α 阻滞剂、钙拮抗剂或 ACEI 中的任何一种。经 4 周的治疗后约有 50% ~60% 的高血压患者的血压可获得满意的控制。约 40% ~50% 患者需 2 种或 2 种以上的降压药联合应用才能使血压降至理想水平。

（四）高血压急症治疗

高血压急症主要包括：

①急进型高血压；

②高血压脑病；

③高血压并颅内出血；

④合并急性冠状动脉供血不足；

⑤合并急性夹层动脉血肿；

⑥合并急性左心衰肺水肿；

⑦并脑外伤；

⑧并大面积烧伤；

⑨嗜铬细胞瘤危象发作；

⑩术后高血压；

⑪妊娠高血压子痫；

⑫并大量鼻出血。

处理原则：高血压急症可根据其有无急性靶器官损害而分为两类：第一类常需在症状出现后 1h 内紧急降压；第二类是没有急性靶器官损害的高血压急症，包括急进型高血压及严重围手术期高血压，允许在 24h 内使血压降至适当水平，若不能明确区分哪一类时，则应按第一类处理。

高血压急症处理的注意事项：

①高血压并脑卒中，应使血压维持在适当水平，即140～150/90～100mmHg。血压过低，可致脑灌注不足，不宜使用神经系统抑制剂，如利血平、胍乙啶，以免影响对神志的观察。当不能确定是脑出血或脑梗塞时，应尽可能采用利尿剂降压，避免使用扩管药；

②并急性左心功能不全时，宜选用硝普钠、酚妥拉明、压宁定或硝酸甘油静滴，加用速尿静注，避免使用负性肌力药和增加心率的扩管药；

③并急性冠状动脉供血不足时，降压速度宜在10～15min内降至适当水平。慎用增快心率和心肌耗氧的降压药，可选用硝普钠或硝酸甘油静滴，或柳胺苄心定静注；

④动脉夹层急性期，此时应选择减慢心率，降低心肌收缩力的降压药，以防止夹层动脉瘤破裂，争取手术机会。可选用利血平1～2mg肌注，每6～12h可重复，胍乙啶10～25mg，每日一次，心得安10～40mg，每日4次联合治疗。

【疗效评定标准】

1979年制定的全国高血压药物疗效评定标准如下：

显效 舒张压下降≥1.33kPa（10mmHg）且降至正常，或下降≥2.67kPa（20mmHg）。

有效 舒张压下降≥1.33kPa（10mmHg）而＜2.87kPa（20mmFlg）或下降＜1.33kPa（10mmHg）但已至正常水平，或收缩压下降≥4kPa（30mmhg）。

无效 血压下降未达上述标准。

（单海燕）

第四节　高脂血症和高脂蛋白血症

当血浆脂质浓度超过正常高限时，称为高脂血症。血浆脂蛋白超过正常高限时，称为高脂蛋白血症。由于大部分脂质与血浆蛋白结合而运转全身，因此，高脂血症常反映了高脂蛋白血症。高脂血症是冠心病的主要危险因子。长期以来，血胆固醇水平是临床上对冠心病进行观察和诊断的主要指标之一，随着对血脂的深入研究，甘油三酯和动脉粥样硬化的关系也受到重视，但是胆固醇、甘油三酯与动脉粥样硬化之间的关系并非如此简单，已经发现，单用胆固醇水平预测65岁以上老年人的冠心病并不可靠，经统计学分析发现甘油三酯也不是冠心病的独立危险因素。近20余年来，由于研究手段和分析方法的发展，对各种脂蛋白成分、功能、血脂与血小板、前列腺素、血栓素等关系的深入了解，尤其是脂蛋白概念的引入，对血栓与动脉粥样硬化的关系，也有新的认识。近年来，以脂蛋白（a）作为预测冠心病的独立危险因素，对动脉粥样硬化（AS）发生机制的研究有了重大进展。

一、血浆脂质和脂蛋白组成

（一）血脂的组成

血浆中主要血脂成分为胆固醇（TC）、甘油三酯（TG）、磷脂和游离脂肪酸、微量类固醇激素和脂溶性维生素等。

（二）脂蛋白的组成

血浆中脂质与蛋白质结合称为脂蛋白。应用高速离心法技术，按其颗粒密度不同，可分为乳糜微粒（CM）、极低密度脂蛋白（VLDL）、中间密度脂蛋白（IDL）、低密度脂蛋白（LDL）及高密度脂蛋白（HDL）。HDL又可进一步分出亚组，如HDL_2、HDL_3等。应用电泳技术，因不同的脂蛋白含有不同的蛋白质，其表面电荷也各不相等，因此在同一电场内游动的速率也不一样，电泳流动最快的脂蛋白为α脂蛋白（与α球蛋白相当），其次为前β脂蛋白（在β球蛋白之前），再次为β脂蛋白（与β球蛋白相当），而乳糜微粒则留在原位不动，按密度不同分离与电泳分离的脂蛋白对应关系见表1-7。

表1-7 两种不同分类法分离的四种脂蛋白对应表

密度分类	电泳分类	密度（d）	δf	电泳位置
CM	乳糜微粒	<0.95	>400	原位
VLDL	前β脂蛋白	0.95~1.006	20~400	β带之前
LDL	β脂蛋白	1.006~1.063	0~20	β带
HDL	α脂蛋白	1.006~1.21	沉降	α带

注：δf为飘浮系数，表示每克脂蛋白加$10^{-5}N$（1dyn）的离心力时每秒钟飘浮的速度为$1 \times 10^{-13}cm$

各种脂蛋白颗粒的组成和直径大小均不同，其组成可概括成表1-8。

表1-8 各种脂蛋白颗粒的组成

名称	直径大小（nm）	组成（%）			
		蛋白质	胆固醇	磷脂	甘油三酯
CM	75~600	0.5~2.5	2~12	3~18	79~94
VLDL	30~90	2~13	9~23	9~23	46~74
IDL	25~35	-	20~40	15~25	20~50
LDL	17~26	20~25	43	22	10
HDL	7.5~9.5	45~55	18	30	2

（三）脂蛋白的结构

1. 血浆脂蛋白　颗粒多呈球形，其核心区由非极性脂质-甘油三酯和酯化胆固醇构成，在核心区周围由极性成分-游离胆固醇、磷脂和蛋白质包围，也称为脂蛋白的表面部分或壳层。由于各种脂蛋白所含脂质和蛋白质的不同，其结构也略有区别，CM和VLDL含有一个较大的TG核心区，这两种脂蛋白称为富含TG的脂蛋白，而HDL含蛋白质较多，因其表面主要被蛋白质占据，胆固醇和磷脂则分布于 TG 核心区和蛋白质表层之间。

2. 载脂蛋白　血浆脂蛋白中的蛋白质部分称为载脂蛋白，主要有下列几种：

（1）apoA 又分 apoA-Ⅰ、apoA-Ⅱ和 apoA-Ⅲ。apoA-Ⅰ由肠道分泌，在肝脏合成，是卵磷脂胆固醇酰基转移酶（LCAT）的激活剂，可促进 LDL、HDL 及 VLDL 中胆固醇代谢和酯化，也是促进细胞中游离胆固醇流出的主要因素。apoA-Ⅱ主要在肝脏和肠道合成。它是脂蛋白脂酶的激活剂。apoA-Ⅲ在小肠合成。

（2）apoB 在载脂蛋白中最易导致动脉粥样硬化，主要形式是 $apoB_{100}$，在肝内合成，较少见的是 $apoB_{48}$，在肠内合成。$apoB_{100}$ 是 VLDL 和 LDL 中主要的 B 族蛋白，是 LDL 受体的配体之一，其主要作用可能是调节受体介导的 VLDL 及 LDL 的摄取。

（3）apoC 在肝内合成，作为 VLDL 组成部分释放入血循环中。apoC-Ⅰ存在 HDL、VLDL 中，是 LCAT 的激活剂。apoC-Ⅱ是脂蛋白脂酶（LPL）激活剂，在 apoC-Ⅱ完全缺乏时，其临床症状与家族性 LPL 缺乏症很相似。apoC-Ⅲ是 VLDL 及 HDL 中的一种糖蛋白，能抑制 LPL，apoCⅢ缺乏时常合并 apoA-Ⅰ缺陷。

（4）apoD 可能是胆固醇脂的转运蛋白，把胆固醇酯从 HDL 转运到 LDL 及 VLDL 中。

（5）apoE 在肝内合成，作为 VLDL 的组成部分被分泌在血循环中，是肝细胞识别和摄取携带有胆固醇的血浆脂蛋白的媒介。有研究认为巨噬细胞也能分泌 apoE。

在上述载脂蛋白中，以 apoB 最有临床意义，如Ⅳ型高甘油三酯血症患者同时伴有apoB 升高者则易患冠心病，而 apoB 正常者则不易患冠心病。LDL 中的 apoB 水平与冠心病的相关性比总胆固醇或 LDL-C 更紧密。有研究报道称，有些有睑黄斑瘤者血脂及脂蛋白含量正常，但有高 apoB 血症，则易发生动脉粥样硬化。

有关各种载脂蛋白的主要特征见表1-9。其生理意义尚有待进一步深入研究。

表1-9　主要载脂蛋白的特性

载脂蛋白	分子量	脂蛋白	代谢方面功能
apbA-Ⅰ	28016	HDL、CM	HDL 的结构成分，LCAT 激活剂
apoA-Ⅱ	17414	HDL、CM	不清楚
apoA-Ⅲ	46465	HDL、CM	不清楚，可能有利 HDL 和 CM 之间转运其他脂蛋白
$apoB_{48}$	264 000	CM	对小肠积聚和分泌 CM 是必需的
$apoB_{100}$	514 000	VLDL、IDL、LDL	对肝脏积聚和分泌 VLDL 是必需的，VLDL、IDL、LDL 的结构蛋白连接 LDL 受体
apoC-Ⅰ	6630	所有主要脂蛋白	
apoC-Ⅱ	8900	所有主要脂蛋白	脂蛋白脂酶激活剂
apoC-Ⅲ	8800	所有主要脂蛋白	脂蛋白脂酶抑制剂，可抑制肝脏摄取 CM 和 VLDL
apoE	34145	所有主要脂蛋白	使一些脂蛋白连接于 LDL 受体，可能连接于孤立的肝脏载脂蛋白 E 受体

二、血浆脂蛋白的代谢

（一）乳糜微粒（CM）

是在小肠粘膜细胞内合成。食物中的脂肪在小肠内消化分解成甘油、脂肪酸、甘油一酯等后被小肠粘膜吸收，在小肠粘膜细胞内重新合成甘油三酯，并与磷脂，胆固醇，apoB和少量apoA结合形成新生的CM，经淋巴系统再进入血循环，并接受以HDL上转移的apoC。因此，CM的主要功能为运输外源性甘油三酯。由于其分子较小，不易进入动脉壁，故与AS的关系较小。

在毛细血管上存在着LPL，CM随着血循环通过毛细血管时，CM与LPL通过受体相结合，CM上的apoC，把LPL激活，在LPL的催化下，CM中的TG不断分解成甘油和游离脂肪酸，或作为能源被组织细胞利用，或贮存于脂肪组织。在TG分解的同时，CM壳层的TC和apo逐步转移到HDL，CM变成"残骸"，最后在肝脏内完全分解。

（二）极低密度脂蛋白（VLDL）

VLDL主要在肝内合成。肝脏一方面把游离脂肪酸再脂化成TG，另一方面把一部分糖类转化成TG，TG与其他脂质和载脂蛋白形成VLDL颗糙进入血循环，并接受HDL转运来的apoC。因此，VLDL主要功能为运输内源性TG到周围组织，在血中经LPL分解而形成LDL，具有轻度致AS的作用。

VLDL的分解代谢过程与CM相似，在血循环中通过毛细血管时，LDL颗粒通过受体与血管壁上的LPL结合，apoC-Ⅱ把LPL激活，促使VLDL中的TG分解，同时VLDL表面的TC、磷脂和载脂蛋白等物质转运到HDL上，但apoB不变，如此逐渐分解形成IDL。目前认为，IDL的分解最终生成LDL，也可能有一部分IDL在肝脏内彻底分解，但IDL的继续分解过程仍不清楚，可能与肝甘油三酯酶活性有关。

（三）低密度脂蛋白（LDL）

早期认为LDL完全是由肝脏合成的，但目前发现，LDL可以是VLDL的分解产物。LDL的分解产物代谢是在周围组织细胞内进行的。通过与细胞表面LDL受体结合，LDL颗粒进入细胞与溶酶体结合形成囊泡，在溶酶体书酸性水解酶的作用下，载脂蛋白分解成氨基酸，胆固醇酯分解成游离TC和脂肪酸。细胞内TC水平反过来又控制细胞内TC的合成和LDL受体的活性。游离TC可穿过细胞膜与HDL结合，由HDL携带转运到肝脏。

LDL即β脂蛋白，主要含TC和TC酯，功能为运输TC到全身组织以合成细胞膜和肾上腺皮质激素，参与磷脂的运转和调节周围组织合成TC，LDL可进入血管内膜下层，刺激动脉壁平滑肌细胞，故极易致AS病变。

（四）高密度脂蛋白（HDL）

HDL主要由肝脏合成，部分由小肠合成，新生的HDL呈圆盘状，颗粒小，密度大，HDL上的apoA-Ⅰ有促进周围细胞中游离TC外流的作用。从细胞流出的游离TC与apoA-Ⅰ形成复合体，在HDL上的LCAT被apoA-Ⅰ激活，催化游离TC脂化成TC酯。HDL不断接受细胞的游离 TC，并不断转化成 TC 酯。由于 TC 酯是非极性的，因此，同向 HDL 核心区汇集，HDL 逐渐由圆盘状转化成球状，同时颗粒变大，密度下降，这部分 HDL 称为成熟的 HDL。HDL 也接受 CM 和 VLDL 分解过程中转移来的 TC、磷脂和 apoA-I，并同样在 LCAT 作用下，使游离 TC 转化成 TC 酯，携带 TC 酯的成熟 HDL 最终在肝脏分解，其 TC 随胆汁排出体外。

HDL 即 α 脂蛋白，主要含磷脂，可分为 HDL_1、HDL_2 和 HDL_3 功能为：

①经 LCAT 的作用，清除机体细胞的 TC，并运到肝脏分解；

②竞争结合 LDL 受体，减少周围细胞对 LDL 的摄取；

③激活 LPL 使 TG 水解；

④抑制 TC 合成；

⑤抑制平滑肌细胞增生，保护内皮细胞不受损。

1975 年 Muller 提出 HDL-C 与冠心病发生呈负相关。美国 5 个城市调查资料发现 HDL，从 ≥1.17mmol/L（45mg/dL）降为 ≤0.65mmol/L（25mg/dL）时，冠心病的发生率由 8% 上升为 18%。冠脉造影也证实 HDL 水平与冠脉狭窄程度呈显著负相关；动物实验还发现。凡易引起 AS 动物，如家兔，其 HDL 水平也相对较低。

（五）脂蛋白（a），Lp（a）

Lp（a）是 1963 年由 Berg 首先发现并命名的，近年来较为重视。目前认为，Lp（a）是致 AS 的独立危险因素。Lp（a）是一种独立脂蛋白，其结构呈球状，颗粒直径为 23.5~25.0nm，分子量为 $1.2 \sim 1.5 \times 10^6$，密度为 1.05~1.12mmol/L。其组成与 LDL 相似，两者含有相似的脂质部分，在蛋白组成方面，两者都含有 apoB，但 Lp（a）还含有一种特殊的 apo（a），通过二硫键与 apoB 相连接，去除 apo（a）后的 Lp（a）不是 VLDL 或 LDL 的代谢产物，也不能转化为其他脂蛋白，而是一种独立的脂蛋白。Lp（a）在肝脏合成，由肝细胞分泌入血循环，血中 Lp（a）穿过内皮层进入内膜下与细胞外组织基质蛋白葡糖（PG）、氨基葡聚糖（GAGS）等成分结合，在内膜下间隙积聚，经修饰变形作用，被巨噬细胞表面受体识别、摄取，而后使巨噬细胞转化为泡沫细胞，进一步形成脂肪纹病变。体外试验表明，Lp（a）与 PG 和 GAGS 的亲和力远强于 LDL，促进 TC 酯化，从而使巨噬细胞转化为泡沫细胞的能力也更强。Lp（a）还能与 PG 竞争占据内皮细胞，单核巨噬细胞和血小板表面的 PG 受体。并与 PG 与 tP_A 竞争纤维蛋白上的结合位点，因而可抑制 tPA 对 PG 的激活，使纤维酶的生成减少，纤溶活性减弱，促进局部血栓形成，并使 Lp（a）所含 TC 在血栓内沉积，由此促使 AS 的形成。

国内临床研究报道表明，冠心病、脑卒中及其他 AS 疾病患者的 Lp（a）水平显著高于正常人群。且 Lp（a）水平与动脉狭窄程度密切相关。家族调查研究表明，在高 Lp（a）水平集中的家庭中，冠心病的发病率也较高，可不伴有其他血脂成分的异常，因此，认为 Lp（a）是冠心病早发的独立危险因子。也有作者认为，Lp（a）作为预测冠心病的危险因子较脂质和载脂蛋白更优。多数研究以 25~30mg/dL 作为危险界限。

三、血脂与血小板、前列环素、血栓素、血液流变学和甲襞微循环的关系

1. 与血小板的关系　据报道，高 TC 血症和/或高 TG 血症中有血小板功能亢进引起血小板粘附、聚集和释放增强。用 VLDL 和 LDL 培养的血小板中也有类似发现，而 HDL 则起抑制作用。

2. 与前列环素（PGI_2）和血栓素（TXA_2）的关系　有人从家兔实验中发现，高脂血症可减少家兔血浆和血管壁中的 PGI_2 含量，用 LDL 培养的血管内皮细胞有抑制。PGI_2 的生成可增加 TXA_3 的合成作用，而 LDL 的作用恰相反。

3. 与血液流变学和甲襞微循环的关系　有人认为，血浆中脂质升高可引起血液粘度升高，并阻塞微小动脉或微循环入口，引起微循环的血液流动减慢停滞和微血管痉挛。

四、影响血浆脂质和脂蛋白改变的因素

1. 性别和年龄　性别方面，婴儿期男女之间均无显著差异；20～50 岁时，TC 和 LDL 含量男女之间较接近；50 岁以后，则女性显著高于男性。HDL 在女性绝经期前显著高于男性，年龄也是一个重要的影响因素，据上海市的调查资料表明，TC 和 TG 含量均随年龄增长而增加，至 60 岁后开始下降。LDL 和 VLDL 随年龄的变北与 TC 和 TG 平行。HDL 也随着年龄有增高的趋势。

2. 饮食　饮食对血浆脂质和脂蛋白的影响特别显著，动物蛋白、酒精、饱和脂肪酸均可使 LDL 增高。

3. 肥胖　多数肥胖患者血浆 TG 和 VLDL 含量较体重正常者显著增高，可能是由于 TG 合成过多、转运和降解困难所致。TC 和 LDL 也可能增高，HDL-C 则显著降低。

4. 运动和体力活动　运动和体力活动可使血浆 TC、TG、LDL 和 VLDL 含量降低，HDL-C 含量显著增高。

5. 其他　许多药物可影响脂质和脂蛋白代谢，如利尿药、β 受体阻滞剂、α、β 受体阻滞剂、α 受体阻滞剂、利血平，甲基多巴、钙拮抗剂、卡托普利、某些激素和避孕药均可引起脂质和脂蛋白的改变。此外，吸烟、妊娠、精神紧张、遗传和其他环境因素等也可影响血脂和脂蛋白。

【病因】

高脂蛋白血症的病因可分为原发性和继发性两大类。

（一）原发性

系由于脂质和脂蛋白代谢先天性缺陷及某些环境因素，其机制尚未明确。

（二）继发性

系继发于下列疾病：

1. 未控制的糖尿病　如较轻而肥胖的非胰岛素依赖型糖尿病和胰岛素依赖型糖尿病。后者可能由于脂蛋白脂酶活力较低，脂肪动员分解增多，合成减少所致。

2. 甲状腺功能减退和粘液性水肿　系由于 TC 降解减慢所致。

3. 肾病综合征　可能与血浆蛋白降低有关。

4. 肝内外胆管梗阻　主要由于 TC 经胆道排出受阻所致。有研究发现，异常脂蛋白（Lp-X）也参与其过程。

5. 其他肝病　如慢性肝炎、脂肪肝、肝肿瘤和肝糖原沉着症等。

6. 胰腺炎　可能由于胰岛素分泌减少所致。

7. 痛风　可能与血尿酸增高有关，为原发性高脂蛋白血症 III、IV 型的并发症。

8. 酒精中毒　可能由于消耗二磷酸吡啶核苷酸（NAD）过多，脂肪酸氧化困难，致 TG 堆积所致，也可能由于酒精刺激 LDL，使血中游离脂肪酸含量增高，因而引起肝脏合成更多的内源性 TG。

9. 女性避孕药　可引起暂时性 TG 增高。

【分型】

（一）按 WHO 标准分型

将高脂蛋白血症分为 5 种类型：

1. I 型　高乳糜微粒血症（外源性高 TG 血症），空腹血浆中存在乳糜微粒，多见于青少年，TC 正常、TG 升高、胆/甘（C/G）<0.1。

2. II 型　高 β 脂蛋白血症，又分二个亚型：

①II a 型：家族性高 TC 血症，血 TC 升高，TG 正常；

②II b 型：高 β 脂蛋白血症与前 β 脂蛋白血症，血 TC 和 TG 均增高，TG 1.65～4.4mmol/L（150～400mg/dL）。

3. III 型　"阔 β 带"高脂蛋白血症，TC 和 TG 均增高，C/G>1.0。

4. IV 型　高前 β 脂蛋白血症，VLDL 增高，LDL 不增高，TC 正常或增高，TG 增高达 4.4～11mmol/L（400～1 000mg/dL）。

5. V 型　混合型高脂蛋白血症（高前 β 脂蛋白血症和乳糜微粒血症），血 TC 和 TG 均增高，TG>11mmol/L（1 000mg/dL）。

（二）按临床分型

1. A 型　轻度高胆固醇血症，TC 轻度增高 5.2～6.5mmol/L（200～250mg/dL），TG <2.2mmol/L（200mg/dL）。

2. B 型　重度高胆固醇血症，TC 为 6.5～7.8mmol/L（200～300mg/dL），TG 正常。

3. C 型　单纯高甘油三酯血症，TC 正常 <5.2mmol/L（200mg/dL），TG 为 2.2～5.5mmol/L（200～500mg/dL）。

4. D 型　混合型高脂血症，TC 为 6.5～7.8mmol/L（200～300mg/dL），TG 为 2.2～5.5mmol/L（200～500mg/dL）。

5. E 型　严重的高胆固醇和高甘油三酯血症。TC>7.8mmol/L（300mg/dL）或 TG>5.5mmol/L（500mg/dL）。

【临床表现】

1. Ⅰ型 极罕见,属遗传性,系先天性脂蛋白脂酶缺陷,外源性甘油三酯不能被水解,造成大量 CM 堆积于血液中。多见于青少年,且多在 10 岁以内发病。其主要临床表现为:

①皮肤改变为最早出现的症状,在肘、背和臀部可见疹状黄色瘤;

②当 TG 超过 22mmol/L(2 000mg/dL)时,眼底可出现脂血症视网膜;

③肝脾肿大,其大小程度随 TG 含量而改变;

④腹痛反复发作。

2. Ⅱ型 家族性高胆固醇血症,是由于 LDL 的 apoB 部分代谢的先天性缺陷所致,系常染色体显性遗传,包括纯合子和杂合子的显性遗传。杂合子家族性高胆固醇血症(hFH)较常见,是脂质代谢单基因疾病中最严重的一种,其特点为血浆 LDL 水平明显增高,约为正常人的 2 倍。成人早期就出现脂性角膜弓,眼睑及肌腱黄色瘤,早发冠心病,约 60% 以上病例在 40 岁以前即有心绞痛发作。hFH 是冠脉疾病发生的一个重要危险因素。Ⅱa 型和Ⅱb 型的临床表现基本相似。

3. Ⅲ型 较少见,常为家族性,隐性遗传。常在 30~40 岁时出现扁平状黄色瘤,好发于手掌部,结节性疹状黄色瘤和肌腱黄色瘤,早发冠状动脉和周围动脉疾病,常伴肥胖和血尿酸增高,并可有葡萄糖耐量异常。

4. Ⅳ型 很多见,可为家族性,显性遗传,常在 20 岁以后发病,其特点为内源性 TG 异常增高,可能由于肝脏合成增加,或由于周围组织清除减弱。临床表现为肌腱黄色瘤,皮下结节状黄色瘤,皮疹样黄色瘤及眼睑黄斑瘤,视网膜脂血症,进展迅速的 AS,可伴胰腺炎,血尿酸增高,多数具有异常的糖耐量。

5. Ⅴ型 系Ⅰ型和Ⅳ型的混合型,可同时具有两型的特征,较少见,常于 20 岁以后发病,主要有肝脾肿大、腹痛伴胰腺炎等症状。常继发于急性代谢紊乱,也可为遗传性。

【诊断】

高脂蛋白血症的诊断主要依靠实验室检查,其中最主要的是测定血 TC 和 TG,同时参考放置 4℃冰箱过夜的血浆外观,必要时可作脂蛋白电泳和超速离心分析。为了使测定结果能反快患者的稳定状态,要求抽血时应维持原来规则的饮食至少 2 周,保持体重稳定,并停服任何调脂药物和激素。

除血脂分析外,病史、家族史、临床表现(如黄色瘤、老年环等)以及其他实验室检查,对本病的诊断也有一定的帮助。

【治疗】

高脂血症的治疗主要包括饮食控制,加强体育锻炼,不吸烟,控制糖尿病,使体重维持在标准范围内,再给予调脂药物治疗。

(一)饮食治疗

为了持久改变食谱,采用低脂肪、高碳水化合物饮食一般分 3 期进行:

①第1期：减少高TC与饱和脂肪酸的食品摄入，食谱中去除蛋黄、白脱油、猪油，尽可能用替代制品，如菜油取代猪油等；

②第2期：减少肉、干酪摄入，改为食用鱼、瘦肉、鸡等，烹调方法应采用烘、烤、蒸、炖取代油煎；

③第3期：达到低脂肪、高碳水化合物的饮食标准，TC每日摄入量限制100mg以内，饱和脂肪降到占总热量的5%～6%，且以谷类、豆类、水果、蔬菜等为主。肉、鱼、家禽等仅作为辅佐食物。对血TG增高者，少吃甜食。

（二）药物治疗

根据血脂情况，可选用下列药物

1. 血TC增高者：

（1）考来烯胺（消胆胺，cholestyramine）：属强碱性阴离子交换树脂，能与胆酸结合，干扰肠肝循环，使TC及胆酸排出体外，促进肝内TC降解为胆酸。口服4g，qid。国内报道每日服16g，2个月后TC、TG、LDL-C分别下降25.1%、4.8%、42.2%，HDL-C上升17:5%，以降TC为主，降TG不显著。副作用为腹胀（22.5%）、便秘（11.6%）、腹泻、恶心、呕吐，甚至发生脂肪泻。长期服用可使脂溶性维生素吸收不良，故宜补服维生素A、D、K、E。治疗过程中，应复查肝功能、血常规和电解质。

（2）考来替哌（降胆宁）：为四乙烯五胺与环氧丙烷的共聚物，系弱碱性阴离子交换树脂，作用与考来烯胺相同。适用于Ⅱa型高脂血症：每日口服12～15g，分3～4次口服，易致便秘，可使TC下降20%左右。

（3）洛伐他丁（美降之，lovastatin）：为TC合成酶系中限速酶甲基羟戊二酰酶辅酶A还原酶的竞争抑制剂，有降低血TC和提高HDL-C的作用，对原发性或继发性高胆固醇血症均有效。用法：口服，每日20～80mg，据报道，服药3个月TC下降31%，LDL-C下降39%，TG、HDL-C变化不大，治疗中17.5%患者腹部不适，个别患者有CPK或AKP增高，并可见白内障、肠胀气、腹泻、便秘、消化不良，一过性转氨酶升高，恶心、呕吐、肌痛、皮疹等。孕妇及哺乳期妇女禁用。

（4）辛伐他丁（舒降之，simvastatim）：是由土曲霉素酵解产物合成的降TC药物。能催化甲羟基戊二酰辅酶A（HMG-CoA）转变为甲羟戊酸的特异性抑制剂，能降低血TC、LDL-C、VLDL-C水平，中度升高HDL-C和降低TG。适用于原发性高TC血症，对杂合子家族性和非家族性高TC血症或混合型高TC血症效果较佳。每日10～20mg服一次，晚间顿服。据报道，3个月后TC下降达30.8%，LDL-C下降40.8%，TG下降.29%，HDL-C上升10.8%，治疗中少数患者有失眠、便秘、腹泻。对轻中度高TC血症者，开始每日5mg，最大剂量为每日40mg，晚间顿服。

（5）普伐他丁（普拉固，pravastatin）：为3-羟基-3-甲基戊二酰辅酶A（HMG-CoA）还原酶的竞争抑制剂，能可逆性地抑制HMG-CoA还原酶的活性，从而抑制TC的生物合成。适用于饮食限制不能控制的原发性高TC血症。口服每次10mg，每日一次，临睡时服用，最高剂量为每日 40mg。不良反应较轻且短暂，一般包括皮疹、肌痛、头痛、胸痛、恶心、呕吐、腹泻、疲乏、转氨酶升高。治疗期间应定期复查肝功能，如转氨酶超过正常值 3 倍以上，且为持续性，应停止治疗。

（6）泛硫乙胺（潘特生，pentethine）：为辅酶 A 的组成部分，具有使 TC 合成减少，预防 TC 沉积于血管壁上，并有抗氧化、抑制血小板聚集和抗凝、抗血栓形成作用。适用于高胆固醇血症、动脉粥样硬化症。口服，每次 100～200mg，每日 3 次。据报道，服药 3 个月后，降 TC 为 15.15%，降 TG 为 31.67%，升高 HDL-C 为 20.47%。偶见口干、食欲亢进、头晕、胃部不适、腹胀、头痛、腹泻、乏力等副作用，但不需停药。服药期间应定期复查肝功能，如发现转氨酶升高，应及时停用，本药作用温和，副作用少。

2. 对 TG 增高者或 TG 增高为主伴 TC 增高者可选用：

（1）非诺贝特（为平脂，fenofibrate）：为第三代纤维酸类调脂药，有降 TG 和 TC 作用，适用于Ⅱa、Ⅱb、Ⅲ、Ⅳ、Ⅴ型高脂血症。国内已有几百例报道，显示本药降 TC 和 TG 有效率分别为 81.5% 和 94.5%，平均下降率分别为 22.6% 和 56.5%。对 HDL 升高率达 29.2%。口服每次 0.1g，每日 3 次。副作用轻微，少数病例可出现 SGPT 增高（4.9%）及血尿素氮暂时性轻度增高，但停药后即恢复正常，原有肝肾功能减退者慎用。孕妇禁用。

（2）益多酯：为氯贝丁酯的衍生物，适应症同非诺贝特，用量及副作用均较氯贝丁酯为小。口服，每次 0.25g，每日 2～3 次。据报道，服药 1～3 个月后，TC 下降 15%，TG 下降 75%，HDL-C 上升 24%，偶有胃肠道不适、恶心、SGPT 升高（0.7%）、肾功能减退、尿素氮增高（5.3%）症状，但均较轻微、不需停药。原有肝肾功能不全，孕妇，溃疡病及新近发生心肌梗塞者慎用。

（3）苯扎贝特（必降脂，bezafibrate）：为新型的纤维酸类调脂药物。能降 TC、TG、LDL、VLDL 及升高 HDL-C，还具有抗血栓形成，减少血小板聚集，降低血糖的作用，适用于原发性高脂血症，尤其是合并糖尿病的高脂血症患者。口服 0.2g，tid。2 个月后 TC 下降 17%，TG 下降 26%，HDL-C 上升 41%。副作用少而轻微。可引起恶心，呕吐，腹胀，肌炎，性功能障碍，皮疹，转氨酶升高，对原有肝胆疾病，肾功能衰竭，孕妇及哺乳期妇女禁用。

（4）吉非贝齐（诺衡，gemfibrozil）：为苯氧酸衍生物，其降 TG 作用较降 TC 作用明显。可作为高 TG 血症的首选药物，也用于治疗高 TC 血症。并有升高 HDL-C 的作用，又用于治疗非胰岛素依赖性糖尿病、肾病综合征及胰腺炎引起的继发性高脂血症。口服，每次 300～600mg，每日 2 次。3 个月后 TC 下降 17%，TG 下降 62%，HDL-C 上升 19%，SGPT 暂时性升高 16%，且发现每日用 900mg 与每日用 1200mg 的疗效相似。可有消化不良，胸痛及非特异性皮疹等。对本品过敏者，孕妇及哺乳期妇女，严重肾功能不全者禁用。

（5）阿西莫司、氧甲吡嗪、乐脂平：为菸酸衍生物，有抑制脂肪组织的脂肪分解，减少游离脂肪酸自脂肪组织释放，因而降低 TG 在肝脏合成，抑制 VLDL 及 LDL 的合成，减少 TC 进入动脉壁的流量。此外，还能抑制肝脏脂肪酶的活性，减少 HDL 的异化作用，提高 HDL 的水平，适用于糖尿病伴高脂血症患者，对 Ⅱb、Ⅳ 型高脂血症效果较佳。口服 0.25g，每日 2~3 次，3 个月后其降 TG 达 17.5%，降 TC9.2%，HDL-C 升高达 19.3%。可有面部潮红、瘙痒、上腹不适、恶心、SGPT 升高（6%）等副作用。有消化性溃疡、严重肾功能不全者禁用，妊娠期及哺乳期妇女慎用。

（6）弹性酶：系从动物胰腺中提取的能溶解弹性蛋白的酶，能阻止 TC 合成，并促进 TC 转化成胆酸，因而有降 TC、TG 作用。用于 Ⅱa、Ⅱb 型高脂血症，口服每次 150~300 单位，每日 3 次。偶有瘙痒或胃不适。

（7）多烯康：为浓缩鱼油制剂。具有抑制肝内 TC 和 TG 合成，促进脂肪酸氧化，有降低 TC、TG 和升高 HDL-C 的作用，并有抑制血小板聚集和延缓血栓形成作用，对高 TC 血症效果较好，口服，每次 1.8g，每日 3 次，可有胃不适或嗳气时有鱼腥味，为近年来应用较多的调脂药物。

（8）月见草油：由夜来香的成熟种籽提炼制成。主要成分为 γ-亚麻酸和亚麻酸，含十八碳三烯酸，有纠正脂质代谢紊乱和促进体内前列腺素 E_1 合成的作用。并有降低 TC 及明显降低血小板聚集率的作用，口服，每次 2~3 丸，每日 3 次。

（9）菸酸可降低 TC、TG 和升高 HDL-C。适用于 Ⅱ、Ⅲ、Ⅳ、Ⅴ 型高脂蛋白血症。口服 0.05g，每日 3 次。在 2~3 个月内逐渐增至 1.0~1.5g，每日 3~4 次。副作用有皮肤潮红、糖耐量下降、高尿酸血症，肝功能损害，消化性溃疡加剧。因此在治疗 4~6 周，或剂量高达每日 3g 时，应检查血糖、肝功能和血尿酸。不宜用于糖尿病或痛风患者，孕妇慎用。

（10）烟酸肌醇酯：为菸酸与肌醇化合物，口服吸收入组织，水解为菸酸，作用缓慢而持久，适用于 Ⅱ、Ⅳ 型高脂蛋白血症的治疗，口服，0.2~0.4g，每日 3 次，可有面部潮红等副作用，目前较少应用。

（11）氯贝丁酯（安妥明，atromide，clofibrate）：为苯氯乙酸衍生物，能抑制 TC 和 TG 在肝脏合成，促进脂质的代谢和排泄。降低血 VLDL 和 LDL，适用于 Ⅱ、Ⅲ、Ⅳ、Ⅴ 型高脂蛋白血症，其中对 Ⅲ 型效果较佳。早年的临床报道认为除能降低血 TG 和 TC 外，还可使黄色瘤消退，冠心病的发病和死亡率降低。长期观察发其具有降低 TG 和 TC 的作用，随用药时间延长而加强，冠心病的发病率降低，但病死率无明显降低。口服 250~500mg，每日 3 次。不良反应有胃肠道反应，性功能减退，关节痛和神经痛，偶有皮疹和肝肾功能损害，此外，还可引起胆石症。目前已不单独应用，而用其小剂量的复方制剂。

3. 中药治疗

（1）蒲黄：有降 TC、TG 和减肥功能，作用与安妥明相似，但副作用轻微。

（2）虎杖降脂片：含有大黄酚，以降 TG 作用为优，口服，每次 20mg，每日 3 次，可有尿呈紫红色或腹泻反应。

（3）脉安冲剂：由山楂、麦芽组成。山楂能消油腻肉积，麦芽能消食化积，有降TC作用。冲服，每次一袋（含山楂、麦芽各15g），每日2次，偶有反酸、轻泻等症状。

（4）玉楂冲剂：由山楂、玉竹组成。冲服，每次一袋（含山楂、玉竹各9g），每日3次，偶见反酸或胃内不适。

（5）首乌：内含大黄根酸，能增加肠蠕动而抑制TC吸收。口服，每次5片（每片含生药0.81g），每日3次，偶有腹泻。

（6）异去氧胆酸：由猪胆酸中提取的一种胆基酸，具有抑制胆酸和溶解脂肪的作用。口服，每次150~300mg，每日3次。

（7）水飞蓟素：为菊科植物，主要成分为双氢黄酮类化合物，有降TC作用及清除其在肝肾组织沉积作用。此外，对肝细胞有保护作用。口服160mg，每日3次。

【预防】

（一）儿童和青少年时期的预防

许多作者提出，虽然冠心病多见于中老年，但其发病却起始于儿童期。Helmen尸检研究发现，3岁以下儿童的主动脉上就有脂肪条纹，并随年龄增长而加剧。因此，有学者曾提出，若能在13~30岁时及时发现这一危险因子，及早改变其生活习惯和予以治疗，则可有效地防止冠心病。许多学者还认为，从预防角度来看，冠心病也是一种儿科疾病。因此，在儿童和青少年时期应定期检测血脂。对高脂血症家庭中的子女，应定期检测，以便及时发现，尽早治疗。

（二）饮食

流行病学调查资料表明，饱和脂肪和TC摄入量，同血浆TC水平有关。因此，饮食控制是治疗高脂血症的重要措施。

1. 婴儿期喂养　一般以母乳为好，牛乳含饱和脂肪较多，其蛋白有抗原性，可能损伤婴儿动脉壁，其他代乳品应注意热卡、饱和脂肪、糖、盐的过多，可致婴儿肥胖，婴儿的TG水平与喂养食物品类密切相关。

2. 儿童期饮食　应少进牛奶、冰淇淋，肥肉及其他高TC、高饱和脂肪酸饮食，纠正饮食过量习惯，防止肥胖。

3. 成人饮食　控制总热量，女性为10 032~14 212kJ（2 400~3 400千卡），男性为10 868~15 048kJ（2 600~3 600千卡）。有血脂增高者应限制在8 360kJ（2 000千卡）。肥胖者限制在6 270kJ（1 500千卡），TC含量<300mg，脂肪占热量的30%~35%。饱和脂肪占总热量的10%以下，有TG升高者，还应减少单糖类的摄入等。

（三）体育锻炼

长期体育锻炼可以降低TC、TG和升高HDL，从而改善脂质代谢。

（单海燕）

第五节 冠心病

一、冠心病总论

(一) 冠心病病理与临床

冠心病，即冠状动脉粥样硬化性心脏病，是在冠状动脉粥样硬化、心肌缺血的基础上，心肌氧供需不平衡所造成的心脏病，也可称之为缺血性心脏病。任何情况下，只要心肌需氧量增加超过供血供氧时，心肌都面临着缺血缺氧，但是，绝大多数情况下，心肌缺血不是需求过多，而是供血减少所致。根据冠状动脉狭窄及心肌缺血发生的速度、程度及持续时间不同，冠心病可分为4种不同的类型，即心绞痛、心肌梗死、慢性心肌缺血或称心肌硬化以及猝死。除冠状动脉粥样硬化外，其他疾病如冠状动脉畸形、结节性多动脉炎、梅毒炎症、栓塞、结缔组织疾病等也可造成同样的心肌病变。

1. 冠状动脉粥样硬化造成心肌缺血的方式

(1) 斑块体积迅速增大：90%以上的冠心病患者均有严重的冠状动脉硬化性狭窄，这是由于斑块的不断进展逐渐增大之故，通常至少有一支主要的冠状动脉分支有一处或多处超过75%的管腔狭窄。这种情况下，冠状动脉代偿性扩大能力下降，当心肌氧需求增加，血供便难以保证，由此而出现各种临床表现。

(2) 斑块的出血、破裂及溃疡：有些斑块，尽管其狭窄不严重（只有50%～70%），但由于斑块偏心，纤维帽薄，含有大量的脂质及坏死组织核心，特别容易发生继发改变，如内膜下出血、斑块裂开或脱落形成溃疡，在溃疡基础上还可发生血栓形成。这些患者平时可无症状或症状轻微，一旦发病，后果严重，常可造成不稳定心绞痛、心肌梗死，甚至猝死等心脏事件。

(3) 冠状动脉血栓形成：在粗糙的粥样斑块及溃疡基础上，极易发生血栓形成，它可导致不同程度的管腔狭窄，引起如不稳定性心绞痛那样的临床症状，并进一步导致梗死或猝死。因此，在冠心病的发展演变过程中血栓形成起着重要的作用，由此也可以说明临床上抗凝治疗的重要性。

(4) 冠状动脉痉挛：在斑块破裂及血栓形成的基础上，常有短暂的血管痉挛发生。

血管一般发生在无斑块一侧的动脉壁上，常常是由于血管收缩物质过多以及内皮受损后血管舒张因子减少所致。严重的血管痉挛也可以造成心肌的明显缺血甚至心肌梗死。

2. 心肌缺血的后果

(1) 心绞痛：急剧而短暂的心肌缺血常表现为心绞痛，根据引起心肌缺血的冠状动脉病变基础不同，临床表现为3种不同类型的心绞痛，即稳定性心绞痛（典型心绞痛）、变异性心绞痛以及不稳定性心绞痛。

(2) 心肌梗死：如稳定斑块在短时间内急剧扩大而加重狭窄，或在此基础上斑块破裂、血管痉挛、血小板聚集、附壁血栓形成、栓塞等因素而较长时间的堵塞血管，即造成急性心肌梗死，甚至死亡。

（3）缺血性心肌病：长期心肌缺血可使心肌变性坏死、纤维化或由于反复心肌梗死致心肌收缩成分大量丧失，出现心脏扩大、心力衰竭，即缺血性心肌病。

（4）无症状性心肌缺血：另有少部分患者临床上无明确心绞痛的历史，仅在实验室诊断中检测到心肌缺血的证据，此类患者为无症状性心肌缺血。

（5）冠心病猝死：是心肌缺血最严重的结果，可由急性心肌缺血或心肌梗死造成的泵衰竭或心律失常所引起，也可由于慢性心肌缺血或陈旧性心肌梗死瘢痕组织所造成的心电生理不稳定性或起搏传导功能发生障碍所致。

（二）冠状动脉粥样硬化的病因与发病机制

动脉粥样硬化是指动脉内膜的脂质、复合碳水化合物、血液成分的沉积及平滑肌细胞及胶原纤维增生，伴有坏死及钙化等不同程度的病变。动脉粥样硬化一词包含 2 个含义，即粥瘤和硬化，前者指脂质沉积和坏死所形成的粥样病灶，后者指胶原纤维增生。动脉粥样硬化是严重危害人类健康的常见病。近年来，本病在我国有明显增加的趋势，并随年龄的增长而逐渐增加。动脉粥样硬化症的病因尚未完全阐明，其重要的危险因素与下列因素有关：

①脂质代谢障碍；

②动脉性高血压；

③吸烟；

④性别；

⑤内分泌因素；

⑥遗传因素；

⑦免疫与动脉粥样硬化。

动脉粥样硬化的发病机制至今尚未完全明了，主要学说有：

①脂源性学说；

②致突变学说；

③损伤应答学说；

④受体缺失学说；

⑤血栓形成学说。可能是多种因素共同作用的结果。在上述几种学说中，近年来，研究较多的是"损伤应答学说"。对冠状动脉粥样硬化来说，最重要的危险因素是高脂血症、高血压、吸烟和糖尿病。

二、心绞痛

心绞痛是由于冠状动脉血流和心肌需求之间不平衡而导致的心肌急剧的、暂时性缺血与缺氧所引起的临床综合征。

【临床特点】

1. "疼痛"性质　典型的心绞痛往往被患者描述为压榨感、压迫感、紧束感、憋闷感或含糊的烧灼感及咽喉部堵塞感，而不是真正的疼痛。刀割样、针刺样或触电样等锐性疼痛一般不是心绞痛。

2. "疼痛"部位　心绞痛部位最常见的是胸骨中段之后或稍偏左，少数患者可以在上腹、下颌、牙、颈部、前臂等处。"疼痛"放射部位多为颈部、左臂内侧，少数出现在下颌、口腔或背部。心绞痛疼痛的范围比较大，患者常常用整个手掌或拳头来指出疼痛的部位。而那种只是一点、一线的疼痛很少是心绞痛。

3. 发作特点　心绞痛多为突然发作，发作前无先兆症状或体征。由于心绞痛是心肌氧供求暂时性不平衡所致，因此其发作时间较短，多在 2 ~ 15min 之间。一般不应超过 30min。若为瞬间即失的刺痛或断断续续、撕撕拉拉长达半天或一天的胸部不适，多不是心绞痛。本病多见于 40 岁以上男性。

4. "疼痛"诱因和伴发症　心绞痛常由体力负荷或情绪激动、阴雨天气、急性循环衰竭等诱发，寒冷、饱餐等亦可诱发，并于当时发生而不是在此之后。另有一部分心绞痛患者其心绞痛发作并无明确诱因，可在夜间及凌晨发作（变异型心绞痛、卧位型心绞痛）。心绞痛发作时绝大多数患者自动中止活动，常伴有出冷汗、气紧，患者有"濒死"感，极少数有晕厥，发作过后会有暂时性的困乏。

5. 休息或硝酸甘油能缓解"疼痛"　心绞痛发作时口含硝酸甘油片（迅速在口腔内溶化吸收）后，绝大多数患者症状 3min 内即可缓解（76%），少数患者可延迟反应（16%）或无反应（8%）。延迟反应和无反应提示冠状动脉病变异常严重或根本就不存在冠心病心绞痛。一般说来，口含化硝酸甘油后 5min 以上症状才缓解者多不是硝酸甘油的作用，也不支持心绞痛的诊断，如口含硝酸甘油后引起头痛头胀，同时"胸痛"缓解，则对心绞痛诊断有意义。胆石症及部分食管、胃痉挛患者对硝酸甘油也有良好的反应。

【临床分型】

心绞痛的分型尚未完全统一，现将 WHO 提出的分型方案和我国的习惯分型扼要介绍如下。

WHO "缺血性心脏病的命名及诊断标准"将心绞痛分为"劳累性"和"自发性"两大类。近年来又提出，部分心绞痛发作既有劳累的因素，又有自发性倾向，因而又命名为"混合性"。

劳力性心绞痛是指由劳力活动或引起心肌耗氧增加的情况（如情绪激动）所诱发的心绞痛，包括：

①初发劳力性心绞痛；

②稳定劳力性心绞痛；

③恶化劳力性心绞痛。

自发性心绞痛是指心绞痛发作与心肌耗氧量无明显关系，多在夜间、凌晨或休息时发作。心绞痛发作持续时间较长，且程度较重，硝酸甘油疗效较差。本型又可分为下面几种类别：

①卧位型心绞痛；

②变异型心绞痛；

③中间综合征（梗死前综合征）；

④梗死后心绞痛。

混合型心绞痛则指心绞痛发作可由劳累所诱发，也可在休息时发作，兼有劳累性和自发性心绞痛临床表现。

上述心绞痛分型方案主要基于心绞痛的病理基础，但多数学者则从心绞痛的严重程度和其预后考虑，将心绞痛分为稳定型和不稳定型两大类。稳定型心绞痛主要是指稳定型劳力性心绞痛，而不稳定型心绞痛则包括：

①初发劳力性心绞痛；

②恶化劳力性心绞痛；

③卧位型心绞痛；

④变异型心绞痛；

⑤小中间综合征（梗死前综合征）；

⑥梗死后心绞痛。

2 000 年 9 月美国心脏学学会/心脏学协会专家认为不稳定型心绞痛有 3 种形式，即静息性心绞痛、初发性心绞痛和加重性心绞痛。

中华医学会心血管病学分会/中华心血管病杂志编辑委员会于 2000 年 12 月对不稳定型心绞痛的定义及分型重新做了修订，认为不稳定型心绞痛是指介于稳定型心绞痛和心肌梗死之间的一组临床心绞痛综合征，其中包括：

①初发劳力性心绞痛；

②恶化劳力性心绞痛；

③静息性心绞痛；

④梗死后心绞痛；

⑤变异型心绞痛。

各型心绞痛的临床特点介绍如下。

（一）稳定型劳力性心绞痛

劳力性心绞痛是临床最常见的一种心绞痛，其临床特点是心绞痛的发作与心肌耗氧量的增加有恒定的关系，如果心绞痛发作的性质、次数、诱发疼痛的劳累和情绪激动程度、疼痛持续的时间（不超过 10 ~ 20min）、硝酸甘油疗效等在 1 ~ 3 个月内无改变，即为稳定型劳力性心绞痛。

本型患者常有动脉硬化引起的冠状动脉固定性狭窄或阻塞，其侧支循环的供血尚不充足，在体力活动或情绪激动时心率加快、血压上升、心肌收缩力加强而致心耗氧量增加。

此时，心肌需氧量超过有病变冠状动脉的供血能力，从而产生心肌缺血，出现心绞痛症状。稳定型劳力性心绞痛患者诱发心绞痛发作的运动量常常是相对恒定不变的，但遇寒冷刺激、饱餐或情绪激动时，诱发心绞痛的运动量明显减少。某些患者晨起时轻度劳力活动即出现心绞痛，但过此时间运动耐量明显提高，或需较大量的活动才引起心绞痛（首次用力心绞痛）。也有部分患者在步行中出现心绞痛，若继续行走，心绞痛反而可以减轻，此称为"走过性心绞痛"，此种情况多出现在早晨。

稳定型劳力性心绞痛患者休息时心电图50%以上属正常，疼痛发作时心电图可呈典型的缺血性ST段下移的改变。部分患者仅在作运动试验或动态心电图监测时出现明显的心电图缺血改变而无症状，称为无症状心肌缺血，其临床意义与心绞痛相同。

（二）不稳定型心绞痛

临床诊断不稳定型心绞痛应根据：

①心绞痛发作的性质、特点，发作时体征，发作时心电图改变以及冠心病危险因素等结合临床综合判断；

②心绞痛发作时心电图ST段抬高和压低的动态变化最具诊断价值，对比记录发作时和症状缓解后的心电图变化，动态ST段水平型或下斜型下降≥1mm或ST段抬高（肢体导联≥1mm，胸导联≥2mm）具有诊断意义。若发作时原倒置的T波呈伪性改善（假正常化），发作后T波恢复原倒置状态，或发病前心电图正常者近期内出现心前区多导联T波深倒，在排除Q波性急性心肌梗死后结合临床也应考虑不稳定心绞痛的诊断。当发作时心电图ST段压低≥0.05mm，但<1mm时，考虑可能为本病；

③不稳定型心绞痛急性期应避免做任何形式的负荷试验，如有必要也应在病情稳定后进行。

BraunwaldE认为不稳定型心绞痛的严重程度应根据是否已发生静息时疼痛以及发生的时间来确定，如下：

Ⅰ级：开始就有严重的、加剧性发作的心绞痛，发生在就诊前2个月内，没有静息时疼痛。Ⅰ级也包括有慢性稳定型心绞痛的患者，其心绞痛发作变得更频繁、更严重、持续时间更长或常被低于原先诱发心绞痛的劳累程度诱发。

Ⅱ级：近2个月内发生过静息时疼痛，但近48h内无静息时疼痛的患者。

Ⅲ级：就诊前48h内发生过一次或多次静息时疼痛的患者。

与不稳定型心绞痛相比，Ⅰ级慢性劳力性心绞痛的定义为稳定型，尽管可在近期内出现，但是不严重、不频繁。严重和（或）频繁的心绞痛，在约2个月内保持不变，同样不能视为不稳定型。患者有持久性（>30min）胸部不适伴ST段抬高，不能考虑为不稳定型心绞痛，应注意有无心肌梗死的可能。

三、急性心肌梗死

急性心肌梗死临床表现多种多样，绝大部分患者发病急骤，病情严重。少数患者在尚未到医院就诊前，即已死亡。另有部分患者无明显自觉症状，只是在后来偶尔体查中发现。也有部分原有脑动脉硬化的老年患者，由于急性心肌梗死心排血量降低，影响脑组织供血，而出现精神神经系统症状，如精神障碍或轻度偏瘫，或有胃肠道症状如恶心、呕吐、消化不良为首发症状，应与急性胆囊炎、溃疡病、急性胰腺炎鉴别。偶见有以牙痛为首发症状而去看牙科者。

总之，急性心肌梗死发病起始症状不尽相同，因此了解急性心肌梗死的发病诱因、病理生理、临床表现、实验室检查特点和预后转归，对本病的及时诊治，具有重要的意义。

【临床表现】

1. 胸痛　典型的胸痛为胸骨后、咽部或在心前区压榨样疼痛，向左肩左臂放射，常伴有恶心、呕吐、大汗及濒死感。少数为右胸、下颌、颈部、牙齿或上腹部及剑突下疼痛。疼痛持续时间较一般心绞痛长，多在 30min 以上，甚至长达数小时，含服硝酸甘油不能缓解，常需吗啡、派替啶等强镇痛剂止痛。

约有 20% 的急性心肌梗死患者可无胸痛症状，尤其多见于老年体弱者、长期糖尿病患者、脑血管意外后遗症者或以休克、急性左心衰竭或严重心律失常为突出表现的患者。

2. 晕厥　部分急性心肌梗死患者起病症状便是晕厥，多见于急性下后壁梗死急性早期，因迷走神经张力增高而出现严重窦性心动过缓或高度房室传导阻滞，致血压降低，或由于 Bezold-Jarish 反射所致。

3. 急性左心衰竭　大面积急性心肌梗死可以突发肺水肿，而事先无胸痛，或是以后再出现心前区绞痛症状，但此类患者发病时觉胸部憋闷或窒息感，端坐呼吸，咳白色或粉红色泡沫痰，发绀伴冷汗。

4. 休克　部分严重患者，由于广泛心肌坏死使一发病便处于休克状态。患者感到虚弱、大汗、虚脱，不能坐立，甚至有一过性意识丧失。程度稍轻者，出冷汗、头晕、肢体湿冷，脸色苍白或呈灰色，发绀，脉搏细弱，收缩压低于 12.0kPa（90mmHg），尿少或无尿。

5. 猝死　发病即为心室颤动，表现为猝死。WHO 定义发病 6h 内死者为猝死。多发生于院外，经心肺复苏之后证实为本病。

四、冠心病的药物治疗及药理基础

（一）止痛剂与抗焦虑

不稳定型心绞痛以及急性心肌梗死患者常常伴有交感神经系统过度兴奋，并由此而使患者心率加快、血压升高和心肌收缩力加强，其结果是增加了心肌耗氧量而不利于缺血心肌的恢复。同时，交感神经系统的过度兴奋还可能导致严重的室性心律失常。此时患者交感神经系统的兴奋是由缺血性胸痛、恐慌或焦虑所致，充分地止痛，减轻患者的濒死感和恐慌心理十分重要。

临床常用的止痛剂为硫酸吗啡，首剂静脉注射 2～4mg，如疼痛不能缓解可每间隔

5min 再静脉注射 2～4mg，有时需要多达 25～30mg 方能止痛。

硫酸吗啡小剂量多次静脉给药法，通常不引起交感神经张力的增加和呼吸抑制，也不易造成吗啡的蓄积中毒。应注意的是，静脉注射硫酸吗啡后可能造成吗啡性低血压，尤其是在患者立位或存在血容量不足时。静脉注射硫酸吗啡对呼吸的抑制不能忽视，尤其是在高龄患者或是存在慢性阻塞性肺部疾病患者，如出现呼吸抑制，可静脉注射纳洛酮对抗。

合理地使用抗焦虑药物亦有利于患者的康复。患者在疾病的早期，往往出现焦虑、失眠、精神抑郁、易怒、烦躁，甚至血压和心率不稳定。此时，适当给予镇静剂是有益的，必要时给予抗焦虑治疗。通常不必也不主张常规使用抗焦虑药物。住院期间给予良好的心理治疗有利于减轻患者的焦虑和抑郁。

（二）抗血小板活性药物和抗凝剂

1. 阿司匹林

（1）阿司匹林的作用机制：小剂量阿司匹林抑制血小板环氧化物酶，阻止血小板合成前列环素（PGI）及血栓素（TXA_2）的释放，从而有强烈的抗血小板聚集作用。大剂量时，阿司匹林抑制血管内皮合成前列环素 2（PGI_2），PGI_2 有强效抗血小板聚集作用。一般口服 30～50μmol/L 在血管内即具有抗血小板作用。

阿司匹林和肝素联合应用治疗 UAP，可使心血管事件的危险性再降低 25%。以低分子肝素（LMWH）取代普通肝素（UFH）治疗 UAP 有可能取得更好的预后，至少在用药的安全、方便及费用方面 LMWH 优于 UFH。阿司匹林和肝素的联合应用是目前为止治疗 UAP 的"金标准"。

（2）用量和副作用：ACC/AHA 推荐剂量为 AMI 第一天给予阿司匹林 160～325mg，以后每日使用同样剂量。

对阿司匹林过敏者，应避免使用，恶病质或严重肝疾病者应慎用。有出血性倾向或活动性消化性溃疡者，应避免使用。近期内接受手术治疗者或拟在近 1 周内进行手术者也不应使用阿司匹林治疗。

2. 噻氯匹定和氯吡格雷

（1）作用机制：噻氯匹定和氯吡格雷均是二磷酸腺苷（ADP）受体拮抗剂，它们的化学结构十分相似。噻氯匹定和氯吡格雷对 ADP 尤其是内源性 ADP 释放诱导的血小板Ⅰ相和Ⅱ相聚集均有特异的强力抑制作用，且为不可逆反应，对其他血小板诱导剂所引起的血小板聚集也有抑制作用。噻氯匹定抑制 ADP 诱导的血小板 GPⅡb/Ⅲa 受体纤维蛋白原结合部位的暴露，从而降低血小板的聚集性。同时，它能降低血小板黏附性，延长出血时间，对血液凝固和纤溶活性无影响。噻氯匹定抑制血小板的作用在口服后 24～48h 才能显现，因此需要迅速抗血小板作用时，噻氯匹定是无用的，但氯吡格雷口服后起效很快，服 300mg 后 3h 血药浓度即可达高峰。

（2）临床应用研究：噻氯匹定常用量为 250mg/次，每日 2 次。氯吡格雷为 75mg/次，每日一次，但在急性心肌梗死拟行直接 PTCA/支架术者，可一次口服氯吡格雷 300mg，然后以 75mg/d 维持。研究认为，使用氯吡格雷 75mg/d 至少应 9 个月或者时间更长。

噻氯匹定开放性试验治疗不稳定型心绞痛，随访 6 个月，心肌梗死危险性降低 46%，但噻氯匹定起效慢，口服后约需 10d 才能充分达到抗血小板效果。

（3）不良反应：已经证明，阿司匹林对患者无效，或患者不能耐受或有禁忌症时，噻氯匹定和氯吡格雷是良好的替代品。

3. 血小板膜糖蛋白受体（Ⅱb/Ⅲa）拮抗剂　Ⅱb/Ⅲa 受体为血小板膜受体，当血小板受到凝血酶、胶原、二磷酸腺苷（ADP）和肾上腺素等物质刺激而激活时，血小板膜Ⅱb/Ⅲa 受体改变其构型与纤维蛋白原二聚体的一端结合，Ⅱb/Ⅲa 受体占据二聚体的一端后，即成为血小板聚集的基础。因此，Ⅱb/Ⅲa 受体是血小板聚集的最后共同途径。

目前临床上应用的血小板膜糖蛋白受体（GPⅡb/Ⅲa）拮抗剂有阿昔单抗、依替非巴肽和替罗非班等。

阿昔单抗系基因工程技术制备重组鼠-人嵌和抗体，可阻断 GPⅡb/Ⅲa 受体和抑制血小板聚集。

4. 普通肝素和低分子肝素

（1）普通肝素：在体内，肝素与抗凝血酶Ⅲ（AT-Ⅲ）形成一种复合物，即肝素-AT-Ⅲ复合物。其能使凝血酶和活化 X 因子失活。

用法和应注意的问题，ACC/AHA 专家推荐：

①在急性心肌梗死 rt-PA 溶栓治疗患者，应在开始 rt-PA 溶栓前注射肝素 60U/kg，然后再以每千克体重 12U/h（通常每小时 500～1 000U）静脉滴注维持，将 APTT 维持在正常对照时间的 1.5～2.0 倍（50～70 秒）。静脉使用肝素 48h 后可改为皮下注射低分子肝素；

②在用非选择性溶栓剂，如尿激酶、链激酶溶栓者，溶栓前不宜先用肝素，溶栓后 4～6h 测定 APTT 值，当 APTT 值＜正常对照时间的 2 倍时，即开始应用肝素。因为，非选择性纤溶剂在溶栓过程中可使凝血因子 V 和Ⅷ耗竭，同时大量产生纤维蛋白（原）降解产物和抗凝物质。肝素的通常开始剂量为 1 000U/h，将 APTT 维持在正常对照时间的 1.5～2.0 倍，静脉使用肝素 48h 后可改为皮下注射低分子肝素；

③非 ST 段抬高性心肌梗死患者应给予静脉输注普通肝素或皮下注射低分子肝素抗凝治疗；

④对未进行溶栓治疗的所有急性心肌梗死患者，只要无肝素禁忌症，均应皮下注射低分子肝素（克赛 1mg/kg，每 12 小时一次）。对于有体循环血栓栓塞高危者（如大面积心肌梗死、心房颤动、既往栓塞史或已知左心室有附壁血栓者）应静脉使用普通肝素，48h 后可考虑改为皮下注射低分子肝素；

⑤对直接 PTCA/支架治疗者，应大剂量使用肝素，使 APTT 维持在正常对照时间的 1.5～2.0 倍。

肝素应用过程中，不应突然停药，因用肝素后，血浆中抗凝血酶Ⅲ消耗增多，其含量减少，停药后，抗凝血酶Ⅲ尚未恢复正常期间，有可能出现再发性血栓的危险。停药时可采取逐渐减少肝素滴注速度，即6h内减半，然后12h内停用。

肝素的副作用还包括血小板减少，其发生率为3%。因此，在应用肝素的过程中，最常见不良反应为：出血、血尿、淤斑、鼻、齿龈出血、咯血等，应经常监测血小板。

（2）低分子肝素：是普通肝素用酶法或化学解聚形成不同长度的糖链，相对分子量在5 000左右。由于不同糖链长度影响不同的凝血因子，不同比例短链和长链肝素片段的混合，可产生抗Ⅹa与抗Ⅱa因子比例的制剂。18个糖分子的链长是形成"肝素片段-抗凝血酶-凝血酶复合物"的主要形式，短链肝素或少于18个糖分子长度的低分子肝素不能附着到凝血酶肝素结合区，因而不能直接抑制凝血酶，但由于与抗凝血酶结合并且抑制因子Ⅹa只需五碳糖序列，而低分子肝素保留了这种序列，所以低分子肝素具有很强的抗因子Ⅹa的活性。与普通肝素相比，低分子肝素非特异结合少，对血小板因子Ⅳ的敏感性降低，抗Ⅹa活性较强，阻止凝血酶生成作用强，半衰期长，抗凝作用更稳定、更可靠。另外，由低分子肝素引起的血小板减少症和出血倾向比普通肝素要少，而且皮下注射低分子肝素无需监测APTT，但应注意监测因子Ⅹa。

已证实，低分子肝素治疗不稳定型心绞痛或非Q波性心肌梗死，在降低死亡率和严重的心脏缺血事件方面优于普通肝素，但由于低分子肝素制剂之间的不同，其疗效亦有差异。克赛和速避凝疗效较为肯定，其体外抗Ⅹa与抗Ⅱa之比在3~4之间。法安明在体外抗Ⅹa与抗Ⅱa之比约为2.2。

5. 直接抗凝血酶制剂　直接抗凝血酶制剂在临床应用尚少，经验尚不足。目前应用于临床的直接抗凝血酶制剂有水蛭素，它最初从药用水蛭的唾液中分离出来，现在可经重组DNA技术人工合成。

直接抗凝血酶制剂可不需要抑制其他凝血因子而直接使凝血酶失活，也不需要抗凝血酶Ⅲ的参与。从理论上讲，直接抗凝血酶制剂有以下优点：

①抗凝活性无需AT-Ⅲ参与；

②不被血浆蛋白中和；

③不被血小板Ⅳ因子灭活；

④能抑制凝血块黏附的凝血酶；

⑤同一剂量下其APTT值相对稳定。

临床研究认为，直接抗凝血酶制剂临床应用安全。因其有剂量依赖性，临床应用易于控制，不良反应发生率低。由于水蛭素主要经肾脏排泄，在严重肾功能不全者易蓄积中毒。

（三）溶栓治疗和药理基础

溶栓剂使无活性的纤维蛋白溶酶原变为有活性的纤维蛋白溶酶，纤维蛋白溶酶再发生作用而降解纤维蛋白。纤维蛋白溶酶也可相对非特异地降解其他蛋白。

1. 临床常用溶栓剂和用法　目前临床应用的溶栓剂：

①链激酶（SK），多用于治疗急性肺动脉栓塞和深部静脉血形形成；

②尿激酶（UK）；

③重组组织型纤溶酶原激活剂（rt-PA）。当有血栓形成时，重组组织型纤溶酶原激活剂与血栓中的纤维蛋白结合成复合物，纤溶酶原对此复合物有高度亲和力，使纤溶酶原转变为纤溶酶。所以，rt-PA 从理论上只引起局部溶栓，而不产生全身溶栓状态。1983 年 Dennica 等人在人黑色素瘤细胞株中鉴定出携带 tPA 的基因，并通过 DNA 的重组技术，在大肠杆菌中进行表达后，能大量产生 tPA，称重组型 tPA（rt-PA），其生物半衰期短为 3 ~ 5min；

④酰化纤溶酶原 – 链激酶活剂复合物（APSAC），将纤溶酶原状酰基化再与链激酶形成复合物称为酰化纤溶酶原 – 链激酶活剂复合物（APSAC）。此复合物在血浆中并不具有溶解纤维蛋白的活性，也不被血浆中的 $\alpha2$ 抗纤溶酶所中和。该复合物遇到纤维蛋白时，即与之结合并脱去酰基，在链激酶的作用下激活纤溶酶原，产生溶纤作用。它的作用时间长，溶栓作用可维持数小时，可一次注射而无需持续静脉滴注。注射后其去乙酰化半衰期为 40min。APSAC 的优点：可一次大量快速静注（5min），血压不致下降；在血浆中较稳定，其血浆 $t_{1/2}$ 为 100min，不需反复注射，溶栓作用较强。静脉注射 APSAC 可采用单次静脉注射，通常 APSAC 30mg，静脉注射 2 ~ 4min；

⑤单链尿激酶型纤溶酶原激活剂（SCUPA），单链尿激酶型纤溶酶原激活剂又称尿激酶原（pro-UK），是一种单链糖蛋白，通过限制性纤维蛋白溶酶水解，转变为双链分子尿激酶。因血浆中存在某些成分，竞争性抑制 SCUPA 与纤溶酶原结合，所以它不激活血浆中的纤溶酶原。纤维蛋白能消除这种抑制作用，因此，它能激活血栓中的纤溶酶原，起选择性溶解血栓。SCUPA 可以从尿、血浆和细胞培养液中提取，也可用基因重组方法产生。其作用时间较长。静脉注射：SCUPA 首剂 20mg 静脉推注，然后 60mg 持续静脉滴注 60min。

虽然静脉给药法溶栓疗效略低于冠状动脉内溶栓，但由于静脉溶栓简便易行，能在尽可能短的时间内给予治疗，因此其疗效并不逊色于冠状动脉内溶栓。溶栓后应每 4 ~ 6h 检测 1 次凝血时间（APTT 或 ACT）和纤维蛋白原含量，待其凝血时间恢复至正常对照值的 1.5 ~ 2.0 倍时即应给予肝素抗凝。

2. 非 ST 段抬高的急性冠脉综合征的溶栓治疗　关于非 ST 段抬高的急性冠脉综合征的溶栓治疗，经过多年的争论和大型临床研究，目前专家意见渐趋一致。在 20 世纪 80 年代，病理、血管造影、血管镜的研究表明，冠脉内血栓很常见于不稳定型心绞痛患者，这一发现导致了溶栓治疗将减少不稳定型心绞痛和不良事件发生假说的形成。早期血管造影和临床研究产生了矛盾的结果，这些试验发现，溶栓治疗的患者发生心肌梗死的百分比比单独用肝素治疗者更高。

3. ST 段抬高的心肌梗死的溶栓治疗　溶栓治疗对 ST 段抬高的心肌梗死患者的作用已被再次证实。与安慰剂相比，溶栓治疗在统计学和临床上均明显减少死亡率（通常在 25% ~ 33%）。虽然最初的研究依赖于溶栓药冠脉内的应用，后来研究显示，大量的静脉内给药也有效。溶栓药经与安慰剂对照研究证实是有效的，这些研究包括链激酶（GISSI-Ⅰ、ISIS-Ⅱ）、Anisrteplase 凝血酶原链激酶活化复合物（APSAC）和 tPA、EMERAS、晚期溶栓有效性评估（LATE）。溶栓治疗的相关益处是用每治疗 1 000 例患者所挽救的患者数量来衡量。这依赖于患者胸痛发作开始和早期心电图改变的时间到接受治疗的时间。在胸痛开始发作几小时之内治疗获益最大。

尽管大多数早期的溶栓治疗人选的患者在胸痛发作 6h 内进行治疗，但有 2 个试验证实无论患者胸痛发作时间是否超过 6h 均可获益。EMERAS 试验中，链激酶与安慰剂相比，在症状出现 7～12h 治疗死亡率有减少的倾向（11.7%～13.2%）。在 LATE 研究中，tPA 与安慰剂比较，在胸痛发作后 6～12h 治疗，死亡率令人满意，显著减少 25.6%，这两个试验提供的数据表明溶栓治疗窗可扩展至 12h。

4. 不同溶栓药物疗效比较　静脉溶栓成功再通的临床标准为：

①开始溶栓后 2h 内胸痛突然减轻或消失；

②开始溶栓后 2h 内，抬高的 ST 段迅速下降至或接近等电位线，或每 30min 前后比较 ST 段迅速回落 >50%；

③出现再灌注性心律失常，如短暂的加速性室速、阵发性室速、室颤、一过性窦缓、窦房阻滞或房室或束支阻滞突然消失；

④血清酶 CK-MB 峰值提前（发病后 14h）。

（四）硝酸酯类

1. 作用机制　硝酸酯类对多种平滑肌有扩张作用，尤其对静脉血管平滑肌作用更显著，可使血管平滑肌（动、静脉）松弛，血管扩张。在血管平滑肌细胞的胞浆附近，有机硝酸酯类经代谢转化为一氧化氮。一氧化氮被认为是内皮源性松弛因子（EDRF），是一种重要的内源性血管张力调节剂。冠状动脉粥样硬化患者的 EDRF 通常减少，因此硝酸酯类可以提供外源性一氧化氮，并且帮助补充恢复 EDRF 的作用。多项大型临床研究证实，硝酸酯类能明显降低急性心肌梗死的死亡率，其可能的机制是：

①扩张血管，减轻周围血管阻力，降低心脏前、后负荷；

②降低肺动脉压和心房压；

③降低左室充盈压，减少二尖瓣反流；

④减少心肌氧耗；

⑤减小已扩大的心脏容积；

⑥改善血管内皮功能（包括冠状动脉）；

⑦扩张冠状动脉，改善心肌供血；

⑧改善心脏收缩功能，可能改善舒张功能。

2. 适应症和禁忌症　ACC/AHA 专家建议，急性心肌梗死合并充血性心力衰竭（CHF）、大面积前壁心肌梗死、持续性心肌缺血及高血压的患者发病后前 24～48h 应使用硝酸酯类，或 AMI 后有复发性心绞痛或持续性肺充血的患者应连续使用硝酸酯类 48h 以上。对于急性心肌梗死未合并低血压，亦无心动过缓或心动过速的患者用于发病后前24～48h 是否有益尚无定论，在大面积心肌梗死或伴有并发症的 AMI 患者连续静脉使用硝酸酯48h 以上是否有益也尚有争论，有学者认为，此种情况可以用硝酸酯类口服制剂或局部涂抹制剂代替。

对于急性心肌梗死后合并低血压（收缩压＜90mmHg）或心动过缓（＜50bpm）的患者，硝酸酯类的应用属禁忌。另外，急性下壁心肌梗死患者常合并血压偏低或心动过缓，不宜盲目静脉使用硝酸酯类，除非合并血压偏高或无心动过缓。在怀疑急性下壁心肌梗死合并右心室梗死或单纯右室梗死的患者，不宜使用硝酸甘油。由于右心室梗死患者依赖右心室前负荷维持心输出量，使用硝酸甘油过量可降低心脏前负荷，从而可能导致严重的低血压，反射性的引起心率加快，心收缩力加强，不但不能缓解心绞痛等症状，反而会加重心脏缺血和缺氧的程度。

3. 硝酸盐制剂与临床应用剂量　目前临床常用的硝酸盐制剂有硝酸甘油、硝酸异山梨醇酯（ISDN）和5-单硝酸异山梨醇酯（ISMN）三种。硝酸甘油半衰期仅有几分钟，硝酸异山梨醇酯是一种有机酸酯，在肝脏代谢成两种活性产物，即2-硝基异山梨醇酯和5-单硝酸异山梨醇酯。ISDN 半衰期为 40～90min。ISMN 不通过肝脏代谢，并且口服后生物利用度为 100%，其半衰期为 4～5h。

静脉滴注硝酸甘油应以输液泵控制滴速，开始剂量 10～20μg/min，以后每 5～10min增加 5～10μg，同时监测血流动力学（尤其血压）和临床反应。静滴的终点是控制临床症状，或使高血压的平均动脉压下降 30%（但收缩压不得＜90mmHg），使心率增加 10bpm以上（但不超过 110bpm），或使肺动脉舒张末压降低 10%～30%。一般不应超过每分钟200μg。

当患者平均血压降至 80mmHg 以下或收缩压低于 90mmHg 时，应减慢硝酸甘油滴注速度或暂停使用。尽管静脉使用硝酸甘油没有绝对的上限剂量，但是剂量超过每分钟 200μg时，可以增加低血压的危险，此时应考虑其他替代治疗。

硝酸酯类 + ACEI 或 β 受体阻滞剂，既可增强疗效又可减少药物的副作用。Levine 报道大剂量 Lisinopril（赖若普利）+ 消心痛可显著改善心衰患者严重的功能性二尖瓣反流（改善左室重构），改善临床症状及左室收缩功能。部分患者联合应用静脉硝酸甘油和 β受体阻滞剂，可以降低心动过速的危险性。

4. 硝酸酯类的临床应用研究　临床及实验资料显示，静脉输注硝酸甘油可以减少心肌梗死面积和改善局部心肌功能，防止大面积透壁性心肌梗死后出现的左心室重构。早期的临床研究证实，急性心肌梗死后静脉滴注硝酸甘油可以降低死亡率和主要的心血管病致残率，其降低 AMI 后的死亡率达 35%。

5. 硝酸酯类临床应用应注意的问题和副作用

（1）硝酸酯和亚硝酸酯类的依赖与耐药性问题：硝酸酯与血管平滑肌特异性硝酸酯受体结合后，再与 SH－基作用形成 S－S 键及释放无机硝酸盐使平滑肌松弛，S－S 键可使受体暂时对硝酸酯无反应而出现耐药。硝酸甘油耐药是一个复杂的多因素现象，可能的解释为有机硝酸酯转化为一氧化氮所需要的硫氢基相对耗竭所致。最近认为，血管的超氧化物产生增多在这种现象中起着重要作用。现已清楚，间断给药方案允许有无药间期，是避免硝酸酯耐药的唯一实用并且有效的措施。使用 ISDN 时，每日给药 2~3 次，其抗缺血作用可以得到维持。长期接触硝酸酯类药物的患者，可产生对硝酸酯类药物的依赖性，一旦突然停药，可产生严重心肌缺血、心梗，甚至猝死，因此不能突然停药，如须停药时，宜逐渐减量。因为硝酸甘油的疗效通常在停药后 12h 得以恢复，如需避免硝酸酯耐药性，通常需有 12~14 个 h 的无药间期。AMI 早期持续静脉滴注硝酸甘油 24~48h，药物耐药性并不常见。若硝酸酯的疗效在此阶段丧失，可增加静脉滴注剂量。

（2）硝酸酯类的副作用：硝酸甘油除了通常可引起搏动性头痛、皮肤潮红等外，还可以因加重通气-灌注失调而加重低氧血症，其最严重的副作用就是伴随的低血压，并且反射性引起心动过速，加重心肌缺血。因此服用应从小剂量开始，且应采取坐卧位。

静脉滴注硝酸甘油时，应经常测量血压和心率。尽管有创的血流动力学监测并非必要，但是当使用大剂量扩血管药物时血压不稳定，或发生低血压，或者临床怀疑左心室充盈压不足时，最好进行有创的血流动力学监测。大量服用此类药物，可致高缺血红蛋白症，偶见药敏反应，迟缓用药 2~3 周可出现耐药。

另外，需注意肝素与静脉用硝酸甘油之间的潜在药物相互作用。有报道提示，静脉用硝酸甘油由于作用于部分活化的凝血酶原时间和凝血酶时间而降低对肝素的敏感性。因此，除了需要增加肝素剂量以达到期望的抗凝终点外，中止硝酸甘油时，应持续使用肝素，否则可能增加出血的危险性。

（五）血管紧张素转换酶抑制剂（ACEI）和血管紧张素Ⅱ受体拮抗剂

1. 血管紧张素转换酶抑制剂　在急性心肌梗死早期肾素-血管紧张素-醛固酮系统（RAS）即已激活，其中血管紧张素Ⅱ具有强烈的血管收缩、促醛固酮释放作用，同时还能与神经末梢突触前血管紧张素受体结合，促进去甲肾上腺素释放。而肾素-血管紧张素系统的活化又主要来自肾上腺素能神经系统的刺激，这两个系统相互调节，共同活化或被抑制。血管紧张素Ⅱ通过两类受体起作用，Ⅰ型受体（ATⅠ）发挥血管收缩和促增生作用，Ⅱ型受体可能与抑制细胞增生、减慢细胞凋亡和心室重构有关。ACEI 通过抑制血管紧张素Ⅰ向血管紧张素Ⅱ的转化，从而降低血浆血管紧张素Ⅱ的浓度，减轻肾素-血管紧张素-醛固酮系统的生物学瀑布效应。ACEI 不仅阻滞血管紧张素Ⅱ的生成，也增强激肽介导的血管效应，从而产生有益的血流动力学效应。ACEI 短期治疗降低外周血管阻力，但不增加心输出量和射血分数，降低休息和运动时左室充盈压，减少由于醛固酮增加造成的水钠潴留，有益于心衰症状的缓解。其近期疗效不如直接血管扩张剂和地高辛，远期疗效优于近期疗效。ACEI 远期效应可减轻心室重构，降低死亡率，提高长期生存率，此效应明显优于直接血管扩张剂。ACEI 可通过减少心肌细胞凋亡逆转左室重构而改善心脏血流动力学。多项研究表明，ACEI 还可延长轻、中、重度心衰患者的生存时间，其心功能Ⅲ

~Ⅳ级，左心室射血分数（LVEF）＜25%者，其死亡率降低25%~30%。在症状较轻的左室功能受损组，其死亡率降低10%~15%。

（1）临床应用：根据ACC/AHA1999年制定的急性心肌梗死（AMI）治疗指南，认为：

①发病24h以内的AMI患者伴有多个胸前导联ST段抬高或有临床心衰，无低血压（收缩压＞100mmHg）或其他使用ACEI的禁忌症者；

②急性心肌梗死患者LVEF＜40%，或AMI恢复期和恢复期后左心室收缩功能障碍致临床心衰者，以上两种情况是尽早使用ACEI的最佳适应症；

③对于其他疑诊或确诊在前24h内的患者，无严重低血压或其他明确禁忌症者，或轻度左心室功能受损（LVEF40%~50%），并且有陈旧性心肌梗死但无症状的患者，血管紧张素转换酶抑制剂也认为是有益的（临床试验结果有分歧，但倾向益处大于弊）；

④对于近期从急性心肌梗死康复而整个左心室功能正常或轻度异常者，虽有多个大规模临床试验证实早期使用ACEI是有益的，但Consensus-Ⅱ试验认为，AMI发病第一天静脉使用依那普利而后改为口服者并不优于安慰剂组（临床试验结果有分歧，但倾向于弊大于利或不确定）；

⑤下述情况时不应使用ACE抑制剂，如收缩期血压＜100mmHg，出现临床肾衰竭，有双侧肾动脉狭窄病史，或已知对ACEI过敏者。

ACEI的处方原则：

①小剂量开始（如依那普利2.5mg，每日2次），开始用药前确保利尿剂量最合适；

②逐渐加倍增量，如能耐受且无副作用，可隔周加倍剂量；

③滴至目标（靶）剂量，如在逐渐加倍剂量过程中无不良反应，则可根据滴定法逐渐加量至目标（靶）剂量，剂量由临床反应而定；

④大剂量维持，临床研究证实，大剂量较小剂量在血流动力学、神经内分泌激素及预后方面益处更多；

⑤长期治疗，达目标剂量后如能耐受应长期维持治疗，如不能耐受可略减量维持，不宜轻易停药，避免病情恶化。临床试验对253例重度心衰患者与用依那普利2年死亡率比对照组减少27%，说明长期使用ACEI治疗慢性心衰是有效的。

（2）ACEI常用制剂推荐剂量：见表1-10。

表1-10　ACEI常用制剂推荐剂量

	开始剂量	常用剂量	目标剂量	维持剂量
开搏通	6.25mg	25~50mg/d	75~150mg/d	75~150mg/d
依那普利	2.5mg	5~10mg/d	20~40mg/d	20~40mg/d
赖若普利	2.5mg	5~10mg/d	20mg/d	20mg/d

（3）不良反应：血管紧张素转换酶抑制剂的主要副作用来自血管紧张素抑制效应

（低血压、肾功能恶化及高血钾），缓激肽增加效应（咳嗽、血管性水肿），以及皮疹、味觉异常。

临床表现：

①低血压：多于治疗开始时或加量过程中，可伴肾功能恶化，RAS 系统激活越明显越易发生，低钠或大量利尿后也易出现，此时应停用利尿剂 1~2d；

②肾功能恶化：肾小球滤过率（GFR）取决于血管紧张素 II 介导的出球小动脉的收缩，若依赖 RAS 系统保持肾血流动力学稳定者（NYHA IV 级或低钠），用 ACEI 易致氮质血症。严重心衰时 15%~30% 的患者血肌酐升高；

③钾潴留：尤在肾功能恶化、补钾或有糖尿病时明显；

④咳嗽：发生率 5%~15%，如不能耐受改用血管紧张素受体拮抗剂；

⑤血管性水肿：发生率 <1%，但可致命。

2. 血管紧张素 II 受体拮抗剂　血管紧张素 II 的生理效应主要由血管紧张素 II-1 型受体（AT-1 受体）介导，AT-1 受体拮抗剂阻断了血管紧张素 II 与受体结合，从而阻断血管紧张素 II 的生物学效应。

（1）AT-1 受体拮抗剂与 ACEI 的区别：见表 1-11。AT-1 受体拮抗剂抑制 RAAS 系统比 ACEI 更具有特异性和有效性，血管紧张素 II 在心血管组织中 15%~30% 由 ACE 催化而来，而 70%~85% 由糜酶催化而来，即糜酶通路。体循环的 RAA 由 ACE 的催化为主，组织中的 RAAS 则以糜酶催化为主，ACEI 只能抑制经典通路，不能抑制糜酶通路。

表 1-11　AT-1 受体拮抗剂与 ACEI 的区别

	AT-1 拮抗剂	ACEI
抑制 RAS 机制	拮抗血管紧张素 II 受体	抑制 ACE
特异性	特异	非特异
肾素和血管紧张素 I	增加	增加
血管紧张素 II	增加	先减少后增加
醛固酮和去甲肾上腺素	减少	减少
缓激肽	不增加	增加
糜酶通路	阻断	不阻断
咳嗽、水肿	无	有

（2）临床应用研究：ELITTE-I 试验：试验包括 722 例老年（<65 岁）心衰患者（心功能 II~IV 级、LVEF <40%），随机分组，对照氯沙坦与卡托普利治疗效果，结果提示，氯沙坦降低总死亡率 46%（4.8% 与 8.7%），因心衰恶化死亡和（或）住院危险性降低 32%（9.4% 与 13.2%）。提示氯沙坦改善老年心衰预后优于 ACEI，且耐受性较好。

Crogier 观察不同剂量氯沙坦（2.5mg、5.0mg、10mg、25mg、50mg）治疗 134 例 CHF 患者，认为 25~50mg 效果最好。

（六）β受体阻滞剂

β受体阻滞剂改善心功能和降低急性心肌梗死后死亡率的可能机制：

①减慢心率，减慢心率可以提高衰竭心脏的工作效率，亦有利于心肌灌注，改善心室舒张期充盈，CHF患者心率增快，早期舒张充盈受限，左室压力曲线出现早期低谷-晚期高台现象，β受体阻滞剂使心率减慢延长舒张期，增加减速时间和舒张晚期充盈，从而改善心功能；

②减轻交感神经和儿茶酚胺的刺激，降低血循环中去甲肾上腺素水平，阻止交感神经过度激活对心肌的损伤；

③促进β受体密度上调，提高心肌对儿茶酚胺的反应性；

④调节心肌代谢，抑制脂肪分解可预防异丙肾上腺素引起的心肌耗氧量增加；

⑤长期美托洛尔治疗可使心肌乳酸碳水化物代谢的效率提高，耗氧减少；

⑥增强免疫功能，重度心衰患者多伴有免疫功能异常，β受体阻滞剂通过阻断交感神经引起的免疫功能异常，能增加T抑制细胞和自然杀伤细胞的功能。

目前临床常用的β受体阻滞剂有：

①选择性β_1受体阻滞剂：美多心安、比索洛尔；

②同时阻滞β_1、β_2受体：普萘洛尔；

③同时阻滞β_1、β_2及α受体：卡维地洛。

不同类型β受体阻滞剂的生物学效应有所不同，如早期研究发现美托洛尔、比索洛尔治疗慢性心力衰竭虽有较好疗效，但不降低死亡危险性，而且起始耐受差，在用药早期还可能出现心衰加重。由于外周阻力增加，少数患者可出现雷诺现象或间歇性跛行。而新型β受体阻滞剂卡维地洛同时阻断α受体、β受体，降低血循环中及心脏去甲肾上腺素水平，其扩血管作用还可改善心衰的血流动力学，在心衰治疗中显示了明显的优越性。卡维地洛具有强烈的抗氧化作用，能保护心肌细胞免受损伤，延缓心衰的发展进程。临床研究证实，卡维地洛加常规治疗对不同程度、不同原因心衰均有效，长期疗效更好。卡维地洛长期治疗能明显降低死亡率、住院率和心衰进展发生的频率。

卡维地洛兼有β受体阻滞和扩血管作用，这种药理互补使其具有较高的疗效和较少的副作用。尤其克服了β受体阻滞剂的冠脉血流减少、外周阻力增大、传导阻滞、心动过缓、干扰糖和脂代谢和常规血管扩张剂反射性增加心率、水钠潴留等副作用，这是一大进步。

1. 适应症和禁忌症　ACC/AHA急性心肌梗死治疗指南（1999）指出，在急性心肌梗死的最初几小时，β受体阻滞剂可以通过减慢心率、降低体循环动脉压、减低心肌收缩力来减少心肌耗氧。此外，心率减慢导致的舒张期延长、可以增加受损心肌尤其是心内膜下心肌的灌注。因此，即刻β受体阻滞剂治疗可以达到：

①在未做溶栓治疗的患者减小梗死范围和降低相关并发症的发生率；

②降低溶栓治疗患者的再梗死率。

β受体阻滞剂最适合于急性心肌梗死发作12h内，并且无β受体阻滞剂治疗禁忌症的患者，无论是否同时做溶栓治疗或直接PTCA。β受体阻滞剂也适用于无ST段抬高的AMI。除此之外，β受体阻滞剂还适用于心肌梗死后的数周、数月和数年的患者（二级预防）。

β受体阻滞剂对于在中度左心室衰竭患者（双侧肺底啰音，但没有低心排证据）或其他β受体阻滞剂治疗的相对禁忌症患者中的应用应谨慎，并进行密切监测。

β受体阻滞剂除在重度左心室衰竭患者中应用属禁忌症外，下列情况也应属禁忌症：

①NYHA心功能4级者；

②收缩期血压<100mmHg，末梢循环灌注不良；

③Ⅱ～Ⅲ度房室传导阻滞或进展性心脏传导阻滞未治愈者；

④心电图P-R间期为0.24s；

⑤心率<60次/min；

⑥病态窦房结综合征未行起搏器治疗者；

⑦持续性室性心动过速未被控制者；

⑧正在服用钙拮抗剂（硫氮卓酮、异搏定）或ⅠC、Ⅲ类抗心律失常药物不能停药者；

⑨合并瓣膜性心脏病者；

⑩合并心功能不全，恢复期6min步行距离<100m者；

⑪严重的周围血管疾病，或既往有雷诺病者；

⑫合并胰岛素依赖型糖尿病者；

⑬严重的慢性阻塞性肺疾病或哮喘发作者；

⑭肝脏疾患、转氨酶>正常3倍者；

⑮肾脏疾患、肌酐>250μmol/L者。

β受体阻滞剂的临床应用研究：在急性心肌梗死溶栓治疗者，静脉使用β受体阻滞剂可以降低非致命性再梗死和再缺血的发生率，此外，尤其在症状发作后若早期（即2h之内）给药，β受体阻滞剂还可以降低死亡率。TIMI-Ⅱ试验中，所有接受静脉rt-PA溶栓的患者，随机静脉给予美托洛尔15mg后，第1日口服50mg，每日2次，第2日口服100mg，每日2次的患者，与急性心肌梗死发病后6h开始口服美托洛尔者比较，其非致命性再梗死和再缺血的发生率降低。急性心肌梗死发病后早期（即症状发作后2h内）接受β受体阻滞剂治疗的患者中，即刻静脉使用美托洛尔组其复合终点指标（死亡、再梗死）明显低于未静脉使用美托洛尔组。

急性心肌梗死未做溶栓治疗者，静脉使用β受体阻滞剂对梗死面积的大小也产生有利影响，也可以降低近期死亡率。

另外，对于慢性心力衰竭的治疗，β受体阻滞剂也显示了良好的效果。MDC试验是最早期大样本随机研究，包括383例原发性扩张性心肌病（IDCM）患者美托洛尔（150mg/

d）治疗研究，结果提示，美托洛尔可显著减少心衰患者住院次数或心衰恶化次数，提高 LVEF，但死亡数无明显减少，总危险性降低 34%（主要是需心脏移植者减少）。CIBIS-Ⅱ 试验 2647 例缺血或非缺血患者中、重度心衰比索洛尔治疗研究，结果提示，治疗组一级终点各种原因死亡率减低 34%（P < 0.0001），二级终点心衰恶化住院危险下降 20%，心衰住院危险降低 32%。美国卡维地洛心衰协作组 366 例缺血非缺血性心肌病心衰患者，随机采用安慰剂或卡维地洛（50～100mg）治疗，随访 15 个月，结果提示，卡维地洛降低住院或基础治疗 48%、降低各种原因死亡率 77%。美国另一项卡维地洛心衰治疗研究显示，105 例缺血或非缺血心肌病重度心衰，随机安慰剂或卡维地洛（50mg/d），结果提示，心衰恶化发生率降低。澳大利亚 - 新西兰卡维地洛心衰试验，415 例缺血性心肌病轻、中度心衰，随机进入安慰剂或卡维地洛（50mg/d）治疗，随访 15～24 个月，结果提示卡维地洛治疗组 LVEF 增加 5.3%，LVEDD 减少 1.7mm，降低临床进展（死亡 + 住院）26%，降低住院危险 23%。

2. β受体阻滞剂的用量　在 ISIS-Ⅰ试验中，治疗组静脉给予阿替洛尔 5～10mg 后每日口服 100mg。MIAMI 试验中在 3 次静脉注射 15mg 美托洛尔后，继以口服 50mg，每 6h 一次，共 48h，然后口服 100mg，每日 2 次维持。而 TIMI-Ⅱ试验中，随机静脉给予美托洛尔 15mg 后，第 1 日口服 50mg，每日 2 次，第 2 日口服 100mg，每日 2 次。值得注意的是，上述临床试验所用 β受体阻滞剂剂量是在急性心肌梗死后未合并明显心功能不全的患者中使用的，如急性心肌梗死后合并有心功能不全，则 β受体阻滞剂的剂量应根据患者的具体情况而定，即严格遵循个体化原则。表 1 - 12 推荐心肌梗死后合并心功能不全时 β受体阻滞剂的使用剂量。

表 1 - 12　常用 β 受体阻滞剂推荐剂量

药　名	开始剂量（次）	常用剂量（d）	目标剂量（d）
美托洛尔	6.25mg	25～100mg	50～200mg
比索洛尔	1.25mg	5～10mg	5～10mg
卡维地洛	3.25～5mg	20～40mg	40～50mg

3. β受体阻滞剂临床应用中应注意的问题　β受体阻滞剂治疗急性心肌梗死除参照 ACC/AHA 急性心肌梗死治疗指南外，更重要的是注意患者个体化。对于已存在心力衰竭者，应在洋地黄、利尿剂、血管扩张剂治疗基础上使病情相对稳定情况下开始使用。β受体阻滞剂的剂量选择应掌握：

①小剂量开始；

②滴定法逐渐增加剂量；

③最大可能达目标剂量；

④长期大剂量维持。

美托洛尔在应用早期可能出现心衰恶化，可加强其他抗心衰治疗或适当减量渡过此期，卡维地洛此现象较少。终止β受体阻滞剂治疗的指标：

①心力衰竭症状明显加重，NYHA分级由2级或3级增至4级；

②心力衰竭症状轻度加重，NYHA分级由1级或2级增至3级，可先增加洋地黄、血管扩张药或利尿剂剂量，并减少剂量至前一剂量水平，如仍未改善，则应停药。发病后未曾服用者应立即停用；

③心率<60次/min，减少剂量至前一剂量水平，如仍未改善，则应停药。发病后未曾服用者，立即停药；

④出现新的Ⅱ度以上房室传导阻滞或窦房阻滞需立即停药；

⑤出现心脏意外或其他非心脏意外（威胁患者生命的脏器严重病变），或出现其他严重并发症也应立即停止使用。

（七）钙通道拮抗剂

钙通道拮抗剂的抗心肌缺血作用机制：

①扩张冠脉，解除冠脉痉挛，改善心内膜下心肌供血；

②扩张周围动脉，减低动脉压，降低心脏后负荷，减少心肌耗氧量；

③抑制心肌收缩力，减少心肌耗氧量；

④抗血小板聚集，降低血液黏度，改善心肌微循环，但目前临床研究尚未证实钙通道阻滞剂能降低AMI后的死亡率，并且有资料显示，它对某些心血管疾病患者有害。

1. 适应症与禁忌症　ACC/AHA专家建议，在急性心肌梗死患者中应尽量避免使用钙通道拮抗剂，即无有意义的适应症。

维拉帕米或硫氮卓酮可以用于缓解或控制AMI后CHF、左心室功能障碍或房室传导阻滞的进行性缺血，或心房颤动伴快速心室率，并且β受体阻滞剂无效或为禁忌（即有支气管痉挛性疾病）者。对于非ST段抬高的心肌梗死者，部分研究认为，硫氮卓酮可以用于无左心室功能障碍、肺充血或CHF者，但在发病后前24h内开始标准治疗，并且持续用药一年以上的做法是否妥当，尚有不同看法。在AMI伴左心室功能障碍或CHF的患者，禁忌使用硫氮唑酮和维拉帕米。

硝苯地平（短效）因其负性肌力作用，反射性兴奋交感神经、致心动过速和低血压效应，在AMI常规治疗中一般为禁忌。

2. 钙通道拮抗剂及其临床应用研究

（1）硝苯地平：AMI患者，早期（发病后24h内）或AMI后晚期给予速效硝苯地平不能降低再梗死和死亡率。对低血压和心动过速的患者使用速效硝苯地平，可能有害。因为硝苯地平可以减低冠状动脉灌注压，引起毗邻缺血区的冠状动脉不成比例的扩张，造成"窃血"，反射性兴奋交感神经系统使心肌需氧增加。

（2）维拉帕米：临床试验结果显示，维拉帕米对降低AMI患者死亡率无益，但亚组分析提示，对不适合使用β受体阻滞剂者，若左心室功能尚好并且无心衰临床表现者，在AMI后数天开始使用速效维拉帕米，似有助于降低AMI患者死亡率和再梗死的发生率。一项随机研究提示，1 700 例 AMI 患者（年龄＜75 岁）在发病后两周内使用维拉帕米，随访 18 个月其主要心脏事件（心脏死亡或再梗死）降低 16.7%。维拉帕米对 AMI 后前 24 ~ 48h 内的心衰或缓慢性心律失常者有害，应避免使用。

（3）硫氮卓酮：MDPIT 试验和 DRS 试验资料提示，非 Q 波 AMI 患者或左心室功能尚好并且无心衰表现的 Q 波 AMI 患者，可从速效硫氮卓酮中获益。MDPIT 试验在 AMI 后 3 ~15d 开始给予硫氮卓酮，DRS 试验在 AMI 后 24 ~72h 开始给药，但事实上，MDPIT 试验中安慰剂组和硫氮卓酮组分别有 53% 和 55% 的患者合用 β 受体阻滞剂，这可能影响了对试验结果分析，从而混淆了治疗结果。总之，硫氮卓酮对急性心肌梗死合并左心室功能障碍的患者死亡率的不利影响是肯定的，因此临床应用时应加以考虑。

（4）第二代钙离子拮抗剂：尼索地平、尼卡地平、尼群地平、依拉地平、非洛地平等，在对慢性心力衰竭的治疗研究中，尼索地平对 NYHA Ⅱ-Ⅲ级者，短期可降低全身血管阻力，降低左室舒张末压，增加左室射血分数，长期使用则激活交感神经系统，导致心衰恶化。

尼卡地平对慢性心衰有较好的短期疗效，降低全身血管阻力及 PCWP，增加运动时的心脏指数。对缺血性心衰者可提高左室射血分数，但长期应用 60% 的患者交感神经被激活，临床症状恶化。

尼群地平降低全身血管阻力，增加心脏指数，可减弱去甲肾上腺素的升压效应。依拉地平减少全身血管阻力，增加心脏指数，但 PCWP 及心率无变化。非洛地平降低全身血管阻力和血压，心脏指数增加，长期应用降低左室舒张末压，改善左室收缩功能，但可激活交感神经系统，与利尿剂和 ACEI 合用不影响死亡率，个别患者心衰恶化，有增加死亡的危险。

（5）第三代钙离子拮抗剂：氨氯地平降低外周阻力，无负性肌力作用，不激活交感神经系统。Smith 研究 142 例稳定性心衰，氨氯地平治疗组（10mg/d）心脏指数提高，肺血管阻力下降，生活质量改善。Packer 研究 186 例轻 - 中度心衰者，氨氯地平组运动时间增加，55% 的患者心衰症状改善（对照组仅有 29%），去甲肾上腺素水平下降。PRAISE 试验研究了 1 153 例中 - 重度心衰患者，结果证实，氨氯地平和安慰剂对缺血性心脏病者联合终点的作用相近，对扩张性心肌病患者明显降低联合终点，长期使用对中 - 重度心衰患者的死亡率和心血管事件并发症无明显影响。

（6）新型钙离子通道阻滞剂：米贝地尔阻滞 L 及 T 型通道，扩张冠状动脉，减慢心率。MACHI 选择 2 400 例，其心功能 Ⅱ-Ⅲ级、EF ＜40%、左室舒张末期直径 60mm。治疗组总死亡率 12%（略低于预测值），心衰加重 10%，缺血性心肌病加重不到 10%。提示，米贝地尔可安全地应用于心衰患者，短期服用米贝地尔不会使轻 - 中度慢性心衰患者的心功能恶化。

总之，临床研究尚未证明钙通道阻滞剂在 AMI 的早期处理或二级预防中能使患者获益，并且受害的可能性增大。在首发非 Q 波性心肌梗死或首次发生下壁梗死并且无左心室功能障碍或肺充血的患者，维拉帕米和硫氮卓酮都可以降低再梗死率，但是不清楚它是否优于 β 受体阻滞剂和阿司匹林。同样，尚无大量资料证明，在 AMI 时使用第二或第三代二氢吡啶类药物（即非洛地平、氨氯地平）可以提高存活率。

（八）抗心律失常药物治疗

1. 急性心肌梗死合并缓慢性心律失常的药物治疗　急性心肌梗死合并缓慢性心律失常的发生率为 30% ~40%，尤其是急性下壁心肌梗死常常合并窦性心动过缓和传导阻滞。急性下壁心肌梗死经溶栓或介入再灌注治疗，于血管再通达到有效再灌注时，亦常常出现严重的窦性心动过缓和低血压，此现象为再灌注损伤，是分布于左心室下壁的副交感神经末梢受刺激而活性（迷走张力）增高所致，即 Bezold-Jarish 反射。另外，6% ~ 14% 的急性心肌梗死患者可合并心脏传导阻滞，合并心脏传导阻滞者，其住院死亡率明显增加。心脏传导阻滞与心肌广泛损伤有关，但在急性下壁心肌梗死时，由于迷走神经张力增高，可导致房室传导延迟或 Ⅱ 度 Ⅰ 型房室传导阻滞，此种情况可在短期内自行恢复。在合并心脏传导阻滞的高危患者，及时地采取药物治疗或安装心脏起搏器可防止突发低血压、急性心肌缺血和伴随传导阻滞的室性心律失常。

急性心肌梗死合并缓慢性心律失常或传导阻滞通常选用阿托品治疗，阿托品属抗胆碱类药物，通过其抗胆碱（副交感）作用，降低迷走神经张力，增加窦房结兴奋性和促进房室传导。它可逆转副交感神经过度激活所致的窦性心动过缓、体循环血管阻力降低而导致的低血压，对房室结水平的房室传导阻滞或室性停搏有效。尤其是对在发生急性心肌梗死后 6h 内的窦性心动过缓非常有效，因为此时的窦性心动过缓可能与急性心肌缺血、迷走神经张力的增高、使用吗啡和硝酸甘油、缺血性胸痛所致焦虑等因素有关。急性下壁心肌梗死溶栓或介入再灌注治疗发生的 Bezold-Jarish 反射，阿托品对此有良好的疗效。

（1）适应症和应用中应注意的问题：ACC/AHA 专家推荐，对急性心肌梗死患者慎用阿托品，因为适度的副交感张力有防止心室颤动和防止梗死扩展的作用，但是，在急性心肌梗死发作后即刻至 6~8h，如患者出现下列情况，可使用阿托品治疗：

①急性心肌梗死症状发作时，出现窦性心动过缓伴低心排出量和周围循环灌注不良或频发室性早搏；

②急性下壁心肌梗死伴 Ⅱ 度 Ⅰ 型或 Ⅲ 度房室传导阻滞伴低血压症状、缺血性胸痛或室性心律失常；

③急性下壁心肌梗死并出现房室结水平的 Ⅱ 度 Ⅰ 型或 Ⅲ 度房室传导阻滞（即窄 QRS 波群或原有束支传导阻滞）伴有症状；

④使用硝酸甘油后出现持续性心动过缓和低血压；

⑤使用吗啡导致恶心、呕吐；

⑥心室停搏。

对下列情况是否使用阿托品尚有争议，但多数专家倾向于慎用：

①窦性心动过缓者使用吗啡前后与之联合使用；

②急性下壁心肌梗死并出现房室结水平的Ⅱ度Ⅰ型或Ⅲ度房室传导阻滞（即窄QRS波群或原有束支传导阻滞）但无症状；

③机制不清的Ⅱ度或Ⅲ度房室传导阻滞，无条件进行起搏治疗时（因为阿托品有时不能改善此类房室传导阻滞，反而因提高窦性频率加重阻滞）。

对下列情况，通常不主张使用阿托品：

①窦性心动过缓，但心率>40次/min，临床上无灌注不良或频发室性早搏的体征与症状者；

②Ⅱ度Ⅱ型和Ⅲ度房室传导阻滞，以及Ⅲ度房室传导阻滞伴新出现的宽QRS波群，因此阿托品可能无效，反而因提高窦性频率，加重阻滞，应立即安装心脏起搏器。

（2）阿托品的用量及不良反应：阿托品治疗心动过缓的推荐剂量是一次静脉注射0.5～1.0mg，必要时每3～5min重复一次，但总量<2.5mg，此量可完全阻断迷走神经功能。对于室性停搏，阿托品的用量为1mg，静脉注射，若无效，则3～5min重复一次，但总量应在2.5h内不超过2.5mg。个别患者在必要时可在静脉注射后给予持续静脉滴注维持，通常剂量为2～4μg/min。

应用阿托品时应注意首次用量不宜太小，剂量<0.5mg时，有时可引起迷走张力增高，反而加重心动过缓。

使用阿托品后最常见的副作用有口干、面红、尿潴留。部分患者可出现中枢神经系统症状，如幻听、幻视或谵语等，也有视力模糊、眼球震颤，停药后很快消失。

2. 急性心肌梗死合并快速性心律失常的药物治疗

（1）心房颤动：急性心肌梗死合并心房颤动的发生率为10%～16%，常发生在发病后前24h内，通常为一过性。心房扑动或室上性心动过速则较少见。大面积心肌梗死、广泛前壁心肌梗死、住院期间合并心力衰竭者、复杂性室性心律失常、进行性心脏传导阻滞、心房梗死或心包炎者易并发心房纤颤。另外，低钾血症、低镁血症、低氧血症也是心房纤颤的诱发因素。

ACC/AHA专家在急性心肌梗死治疗指南中指出：

①急性心肌梗死合并心房纤颤者对有严重血流动力学障碍或难治性心肌缺血的患者首先行电复律；

②快速洋地黄化，降低心室率和改善心功能；

③对临床上无心室功能障碍、支气管痉挛或房室传导阻滞的患者，静脉使用β受体阻滞剂降低心室率；

④若禁忌使用β受体阻滞剂或使用后无效者，可静脉使用异搏定或硫氮卓酮。

（2）室性心动过速或心室颤动：急性心肌梗死后24h内，原发性心室颤动是导致死亡的主要因素。其重要的诱发因素包括：交感神经张力增高、低钾血症、低镁血症、细胞内高钙血症、酸中毒、游离脂肪酸产物和缺血心肌再灌注后的自由基产物等。

ACC/AHA 专家指出：

①急性心肌梗死合并心室颤动者，应立即使用非同步电除颤，起始电量 200J，如果不成功，第二次电击可给予 360J，必要时可给予第三次电击。治疗首次发作的心室颤动时，应纠正电解质和酸碱平衡失调，防止其复发；

②急性心肌梗死合并持续性（>30s 或引起血流动力学改变）多形性室性心动过速，应立即使用非同步电除颤，起始电量 200J，如果不成功，第二次电击可给予 300J，必要时可给予第三次电击，电量可增至 360J；

③对持续性单形性室性心动过速伴心绞痛、肺水肿、低血压（<90mmHg），可使用同步电除颤，起始电量 100J，如果不成功，可提高除颤能量；

④对持续性单形性室性心动过速不伴心绞痛、肺水肿或低血压者应以药物治疗为主。

ACC/AHA 专家同时也指出：

①急性心肌梗死合并室性心动过速、心室颤动时可静脉注射抗心律失常药物，但 6 ~ 24h 应停用并进一步评估心律失常的治疗；

②对于药物治疗无效的多源性室性心动过速，应采取积极的方法减轻心肌缺血，如给予 β 受体阻滞剂、主动脉内气囊反搏和急诊 PTCA/CABG，也可 10min 内静脉注射乙胺碘呋酮 150mg，再以 1.0mg/min 维持 6h，其后以 0.5mg/min 维持；

③对于单发或成对室性早搏、加速的室性自主心律及非持续性室性心动过速，或溶栓治疗时预防使用抗心律失常药物治疗似无必要，且可能弊大于利。

ACC/AHA 专家还就急性心肌梗死合并室性心动过速的处理提出了如下原则：

①只有伴血流动力学改变的持续性室性心动过速具有治疗的指征，可立即进行电复律。快速多形性室性心动过速与心室颤动治疗原则相同，应立即给予非同步电除颤。对于心室率 >150 次/min 的单形性室性心动过速，通常可给予 100J 电除颤，如果此时血流动力学稳定，可首先试验性地给予药物（利多卡因或普鲁卡因酰胺）治疗。对于心室率 <150 次/min 的单形性室性心动过速，一般无需立即电复律；

②对不伴血流动力学改变的持续室性心动过速，可以首先使用药物治疗。

3. 常用于治疗快速性心律失常的药物

（1）β 受体阻滞剂：研究证明，β 受体阻滞剂能降低 AMI 患者心室颤动的发生率。在降低急性心肌梗死住院死亡率和提高长期生存率方面都具有肯定的效果，但不用于常规抗室性心律失常的治疗，如急性心肌梗死合并窦性心动过速或房性心动过速或心房颤动可考虑用 β 受体阻滞剂，如静脉应用艾司洛尔或美托洛尔，病情稳定后改口服制剂。β 受体阻滞剂的详细介绍见本书相关章节。

当急性心肌梗死合并窦性心动过速、心房纤颤和房性心动过速时，如患者无心力衰竭或严重的肺部疾病，静脉应用 β 受体阻滞剂是降低心室率最有效的手段之一。可选用阿替洛尔 2.5 ~ 5.0mg，2min 内静脉注射，10min 内总剂量为 10mg；或美托洛尔 2.5 ~ 5.0mg，2 ~ 5min 内静脉注射，10 ~ 15min 内总剂量为 15mg；或艾司洛尔 10mg，2min 内静脉注射，

10min 内总剂量为 30mg，然后持续静脉滴注维持。

应用 β 受体阻滞剂期间应严密监测心率、血压和心电图，如收缩压 <100mmHg 或心率 <50 次/min，应停止使用 β 受体阻滞剂。

（2）维拉帕米和硫氮卓酮：尽管在急性心肌梗死中不主张使用钙离子拮抗剂，但维拉帕米或硫氮卓酮可以用于缓解或控制 AMI 后无 CHF、左心室功能障碍或房室传导阻滞的心房颤动伴快速心室率，尤其是对 β 受体阻滞剂无效或为禁忌（即有支气管痉挛性疾病）者。

维拉帕米的用法：5～10mg（或 0.075～0.15mg/kg）2min 内静脉注射，若无效，可在 30min 后重复使用 1 次。缺血性心脏病患者和正常人应用维拉帕米可抑制血小板聚集和循环中血小板聚集，有易于抗缺血作用。

硫氮卓酮的用法：20mg（0.25mg/kg）2min 内静脉注射，然后以 10mg/h 持续静脉滴注维持，如心率仍较快，可在 15min 后重复静脉注射 1 次。尽管硫氮卓酮能有效地减慢心室率，但由于其负性肌力作用和近年来对钙离子拮抗剂的担忧，而不主张将其作为治疗房颤的首选药物。

（3）利多卡因：属于 I B 类抗心律失常药，其作用机制是抑制细胞膜的钠通道。研究显示，利多卡因可以降低入院前和入院早期原发性心室颤动的危险性。尽管如此，但并未发现利多卡因能降低急性心肌梗死的死亡率，这可能是心室颤动所致死亡被与心跳骤停和电机械分离有关的死亡所抵消。

利多卡因是急性心肌梗死时常用的药物，用于出现频发室性早搏、室性心动过速或心室颤动时。除休克患者外，一般耐受良好。在最近心肺复苏治疗方案中，主张将利多卡因作为心跳骤停、持续室性心动过速/心室颤动患者的首选抗心律失常药，用以防止复发。利多卡因还用于控制需治疗的非持续性室性异位心律或治疗类型不明的宽 QRS 波群心动过速。目前已不主张在所有的急性心肌梗死患者常规地"预防性"使用利多卡因，但是对于无血流动力学改变和传导阻滞的患者，静脉使用 β 受体阻滞剂可以降低早期心室颤动的发生率。

利多卡因用法：通常首剂静脉推注利多卡因 1.0～1.5mg/kg，必要时每 5～10min 再次静脉推注 0.5～0.75mg/kg，总量最高达 3mg/kg。此后以 2～4mg/min 静脉滴注，通常以 2mg/min 维持。严重心衰、肝淤血时应减量，最好通过监测血液药物浓度指导减量。

（4）溴苄铵：具有 Ⅲ 类抗心律失常和影响交感神经活性的作用，其血流动力学和电生理学特征具有双向性，初期使肾上腺素能神经末梢释放去甲肾上腺素引起高血压、心动过速、房室结不应期缩短，而随后则阻滞交感神经导致低血压。溴苄铵也具有 Ⅱ 类抗心律失常药物的作用。

临床上溴苄铵主要用于治疗顽固性心室颤动和血流动力学不稳定的室性心动过速。目前亦主张用于肾上腺素和利多卡因不能转复的心室颤动或心室颤动复发者，或无脉搏的室性心动过速，或室性心动过速在使用利多卡因和普鲁卡因酰胺后无效者。

溴苄铵的用法：心室颤动时，静脉推注溴苄铵 5mg/kg，如心室颤动未转复，可以每 5min 再给 10mg/kg，最大量为 30 ~ 35mg/kg。稳定性室性心动过速者，可用 5% 葡萄糖将负荷剂量稀释至 50ml，在 8 ~ 10min 内给完药。维持剂量为 1 ~ 2mg/min 静脉滴注。

（5）普鲁卡因酰胺：普鲁卡因酰胺为 I A 类抗心律失常药物，主要抑制细胞膜的钠通道，同时具有轻、中度降低血压和负性肌力作用。普鲁卡因酰胺用于治疗致死性心律失常，但是通常不作为首选药物。它能抑制室性早搏和复发性室性心动过速，并且可用于利多卡因治疗无效或为禁忌者。还可用于治疗机制不明的宽 QRS 波群心动过速，但通常也不作为首选药物。普鲁卡因酰胺多用于致死性心律失常、心室颤动使用利多卡因、溴苄铵和镁制剂等药物无效者。

普鲁卡因酰胺可促发尖端扭转型室性心动过速等药源性心律失常，尤其对肾功能不全者。

普鲁卡因酰胺的用法：首剂负荷剂量普鲁卡因酰胺 10 ~ 15mg/kg（500 ~ 1250mg）静脉滴注，滴速为 20mg/min（即 30 ~ 60min 内给完药），之后以 1 ~ 4mg/min 维持静脉滴注，有效者，需要时可以继续口服治疗。

（6）乙胺碘呋酮：乙胺碘呋酮属于Ⅲ类作用为主的复合性抗心律失常药物，具有：

①非竞争性 β 受体阻滞；

②钙通道阻滞；

③阻滞交感传出纤维；

④可能的 I A 类作用。

短期静脉使用乙胺碘呋酮与长期口服使用不同，前者Ⅲ类作用并不明显。静脉应用乙胺碘呋酮主要用于治疗和预防频繁复发的心室颤动和血流动力学不稳定的室性心动过速，口服则用于长期维持。在一项随机研究利多卡因无效的心室颤动和血流动力学不稳定的室性心动过速中，观察到乙胺碘呋酮对首发心室颤动/室性心动过速复发的时间大剂量（500 ~ 1 000mg/d）优于小剂量，但对死亡率的影响两组无差异。在预防室性心动过速/心室颤动复发方面，乙胺碘呋酮的效果与溴苄铵相当，但更易耐受。

乙胺碘呋酮的用法：静脉乙胺碘呋酮的剂量应根据患者的反应确定，ACC/AHA 专家推荐开始剂量为 500mg/24h，分为 3 个阶段给药：

①10min 内快速滴注 150mg；

②1mg/min 早期维持滴注 6h；

③0.5mg/min 后期维持滴注。

静脉滴注乙胺碘呋酮耐受相当良好，但也可以出现低血压、心动过缓、房室传导阻滞等副作用。

（九）正性肌力药物

1. 洋地黄类正性肌力药物 洋地黄类药物通过对心肌细胞膜上钠-钾-三磷酸腺苷酶的抑制作用，使内流钙离子增多，而起到正性心肌收缩力作用。同时，洋地黄可直接地或通过兴奋迷走神经间接地降低窦房结自律性，减慢房室传导而减慢心率。其对衰竭心肌的耗氧量并不增加。

急性心肌梗死时洋地黄增加心肌收缩不协调性，增加心肌耗氧量，并使心外膜冠状动脉收缩，扩大心肌梗死范围。同时，缺血心肌对洋地黄的敏感性增加，易致中毒，诱发心律失常。因此，在 AMI 发病头 24h 内应避免使用洋地黄，急性期左心衰亦不如拟交感胺（多巴酚丁胺）、血管扩张剂（硝普钠）和利尿剂有效。洋地黄类药物仅适用于心室扩大，收缩功能衰竭，有 S_3 心音，且应用 ACEI、利尿剂或阻滞剂无效者。对心脏显著扩大的老龄患者，严重肺心病、肾功能不全患者，或低血钾、镁、钙者应慎用洋地黄，防止中毒。

洋地黄类正性肌力药物用于急性心肌梗死患者始终存在争议，某些研究认为急性心肌梗死患者应用洋地黄后死亡率增加，而另一些研究提示对死亡率无影响。急性心肌梗死发病时间超过 24h，且伴有快速性心房纤颤或心力衰竭，可选用洋地黄短效制剂。

ACC/AHA 专家推荐在急性心肌梗死合并快速心房纤颤时可快速洋地黄化降低心室率，即静脉注射地高辛 8～15μg/kg（70kg 体重者给予 0.6～1.0mg），先给半量，4h 后给余下剂量，但目前多数学者仍不主张快速洋地黄化，需要时可给予西地兰 0.2～0.4mg，静脉注射，必要时 4h 后可再给予 0.2mg，24h 内总量不宜超过 0.8mg。

近期研究证实，洋地黄对伴左心室收缩功能障碍的患者可改善症状，并对神经内分泌系统有良好的作用。DIG 试验比较研究了 7 788 例缺血性心脏病合并心力衰竭患者安慰剂与地高辛预防各种原因死亡的疗效，结果显示地高辛不能降低总死亡率，但是接受地高辛治疗的患者死于心力衰竭者明显减少，而死于心律失常或心肌梗死者有增加趋势。

常用制剂和用法：洋地黄制剂分两类，即快速作用类（毛花苷丙、毒毛旋花子苷 K、地高辛）和慢作用类（洋地黄、洋地黄苷），前者用于急性心力衰竭或慢性心力衰竭加重时，后者适用于慢性心力衰竭。

毛花苷丙（西地兰）：适用于心力衰竭较急、较重，需尽快控制的患者。常用量：如患者近一周内未服用地高辛者，可首次 0.4mg 静脉注射，然后在 4h 内可再给予 0.2mg，但每日总量不宜超过 0.8mg。对正在服用地高辛的患者，毛花苷丙量要酌减。

毒毛旋花子苷 K：适应症同毛花苷丙，常用量为 0.25mg，稀释后缓慢静脉注射。

地高辛：适用于慢性心力衰竭或急性心力衰竭经毛花苷丙等控制后的维持治疗，常用量为 0.125～0.375mg/d。

2. 非洋地黄类正性肌力药物

（1）拟交感胺类：此类药物主要有多巴胺（作用于 α、β 受体，尤其后者）、多巴酚丁胺（作用于 $β_1$、$β_2$ 受体）、多巴胺异丁醇（为多巴胺衍生物）等。其作用机制是与心肌细胞膜 β 受体结合，通过 G 蛋白偶联，激活腺苷酸环化酶，催化 ATP 生成 cAMP，cAMP 使 L 型钙通道的钙内流增加，使心肌收缩力增强。

此类药物主要适应症：治疗难治性心力衰竭；终末期心力衰竭；负性肌力药物诱发心力衰竭恶化短期治疗；心脏手术中及术后的急性心力衰竭；心衰合并低血压者，联合多巴胺＋多巴酚丁胺有较好疗效；心衰伴发肠系膜灌注不足所致腹痛或心衰伴发急性肾衰竭者。

1）多巴胺和去甲肾上腺素：属血管收缩性正性肌力药物，多巴胺通过直接兴奋 α 和 β 肾上腺素能受体，通过神经末梢释放去甲肾上腺素，增强心肌收缩力和加快心率。去甲肾上腺素几乎完全是一种具有增强心肌收缩力的血管收缩剂。异丙肾上腺素增加心率和心肌收缩力并且扩张血管，除非严重心动过缓（不能做临时起搏）造成低心排血量时作为急救用药，否则一般不用做强心剂。

多巴胺丁胺的用法：低浓度 1~2μg/（kg·min）主要作用于多巴胺受体，使肾动脉、肠系膜动脉及冠状动脉扩张，肾滤过率增加，产生利尿；中浓度时 2~10μg/（kg·min）主要兴奋 β1 受体，增加心肌收缩力和心输出量，降低外周阻力，不影响左室充盈压和心率；高浓度时 >10μg（kg·min）主要影响 α 受体，其作用是提高心输出量，使外周阻力增大，血压升高。常用量：开始剂量为 1~2μg（kg·min），视血流动力学情况每 15~30min 调整一次剂量，直至血压、尿量、心率达到满意水平，通常 5~7μg/（kg·min）。当高浓度 >10μg/（kg·min），发现明显血管收缩作用。

多巴胺副作用：可提高交感神经作用，出现恶心、呕吐、心动过速、早搏、心绞痛、血压升高等，但由于其半衰期短 $t_{1/2}$min，只需静滴减速即可消除，如偶需同时用药，可加用受体阻滞剂或硝普钠，尤其是心源性休克时。

2）多巴酚丁胺：为人工合成的拟交感胺，具有正性心肌收缩力作用。主要为通过选择性地兴奋 $β_1$-受体（对 $β_2$、α 受体兴奋性较弱），增加心肌收缩力及心输出量，降低左室充盈压、肺动脉楔嵌压及外周阻力，但不明显增快心率。

多巴酚丁胺的适应症同多巴胺，但对低心排综合征伴缺血性心脏病者更为适宜。

对低心排综合征伴血压偏低者，多巴胺的缩血管作用优于多巴酚丁胺，此时两者合用可达到良好的血流动力学效应。

常用剂量：2.5~10μg/（kg·min），开始剂量为 2~3μg（kg·min），间隔 10~30min 可增加 1~2μg/（kg·min），直到达到理想的血流动力学效应。

小剂量多巴酚丁胺（1~3μg/min）给药主要作用于多巴胺受体，使肾血管扩张，作用于 $β_1$-受体使心肌收缩力增强。当剂量增至 5~10μg/min 时以兴奋 β 受体作用为主，结果是增加心肌收缩力和心率。大剂量时，以兴奋 α 受体作用为主，导致血管收缩。大剂量可致室早、室速，一般很少有副作用。

（2）磷酸二酯酶抑制剂：氨力农和米力农是磷酸二酯酶抑制剂的主要剂型，它们同时具有正性肌力和扩张血管的作用，能提高心输出量，无儿茶酚胺导致心律失常的危险。

大规模临床试验表明，此类药物长期治疗心力衰竭增加病死率。临床研究表明，其用于轻中度心衰的疗效不及地高辛，且易诱发心律失常，其与地高辛联合应用亦不优于单用地高辛。长期使用增加室性心律失常发生率及病死率。目前，此类药物仅用于难治性心力衰竭或严重慢性心力衰竭急性恶化的短期治疗，尤其是心脏手术后心肌抑制所致收缩性心力衰竭，也可用于心脏移植的过渡治疗。

1）氨力农：为双吡啶类衍生物，该药能抑制磷酸二酯酶 F-Ⅲ，增加心肌细胞内 cAMP，使钙内流增加，从而增强心肌收缩力。并且还有血管扩张作用。该药长期口服副作用较多，如肝功能异常、发热、胃肠道反应、血小板减少等。

氨力农口服吸收迅速（因副作用大已停用），血液浓度 0.5～2h 达高峰，静脉给药 2min 起效，10min 达高峰。静脉注射 0.25～0.5mg/kg，负荷剂量 0.75mg/kg，缓慢注射，继以 5～10μg/（kg·min）静滴维持，每日总量不超过 10mg/kg。

2）米力农：为另一种双吡啶类衍生物，其效力为氨力农的 15 倍。两者有非常相似的血流动力学作用。本品副作用少，但有水钠潴留倾向，药物浓度过高有加重室性心律失常的可能。

米力农其正性肌力作用较氨力农强，毒副作用相对较少。静脉给药：2.5～50μg/kg 稀释后 10min 内缓注，继以 375～750μg/（kg·min）静滴维持，每日最大总量 1.13mg/kg。本药主要由肾脏排除，肾衰竭时应减量。

Dibianco 研究 230 例轻中度症状性心衰患者米力农随机双盲治疗，结果提示，米力农和地高辛均提高患者运动耐量（两者无差异），米力农与地高辛合用无协同作用，米力农并不能提高左室射血分数，而使室性心律失常增加。Packer 等研究 1088 例心衰患者（心功能Ⅲ-Ⅳ级），平均随访 6.1 个月，结果提示，米力农治疗组总死亡率增加 28%，心血管性死亡率增加 34%，心功能Ⅳ级者死亡率更高。

3）咪唑类衍生物：氢甲苯咪酮和吡羧咪酮具有吡啶类非常相似的药理和血流动力学作用。氢甲苯咪酮能降低外周血管阻力、肺毛细血管嵌压，增加心排血指数，对心率影响小。

一组研究甲氧咪唑治疗 198 例中、重度心衰患者，结果显示，该药能明显增加运动耐量，改善生活质量，但不增加左室射血分数，不增加室性心律失常发生率和死亡率。

（十）葡萄糖-胰岛素-钾溶液和镁离子

早在 1962 年 Sodi-Pallares 就提出急性心肌梗死患者的代谢调整。在 ECLA 试验中，407 例急性心肌梗死患者在症状发作后 24h 内住院，随机分为大剂量静脉滴注葡萄糖-胰岛素-钾溶液（GIK）组、低剂量滴注组或常规治疗组，大剂量组为 25% 葡萄糖 +50IU/L 水溶性胰岛素 +80mmol/L 氯化钾，以 1.5mL/kg/L 剂量静脉滴注 24h；小剂量组则为 10% 葡萄糖 +20IU/L 胰岛素 +50mmol/L 氯化钾，以 1.0mL/kg/L 剂量静脉滴注 24h。观察发现复合终点（死亡、非致死性严重心力衰竭、非致死性心室颤动）在两个治疗组均明显降低，尤其小剂量组死亡率明显下降。该试验结果预示了葡萄糖-胰岛素-钾溶液静脉滴注进行代谢调整治疗的前景，但尚需大规模的临床试验进一步证实。

镁离子是细胞内数量第 2 位的阳离子，参与 300 多种酶反应过程，因此镁离子是体内代谢十分重要的物质。研究证明，镁离子可以扩张体循环血管和冠状动脉，具有抗血小板作用，抑制部分去极化细胞的自律性，并通过抑制钙内流在缺血情况下防止肌细胞钙负荷过重。LIMIT-2 试验发现镁治疗组心力衰竭发生率比对照组低 25％，4 年内与缺血性心脏病相关的死亡率降低 21％，但 ISIS-4 试验结果却发现镁治疗组死亡率为 7.64％，而对照组为 7.24％。提示，镁离子对治疗急性心肌梗死死亡率的降低不仅无益，而且可能有害，但仅此一项试验尚不足以说明问题，尚需更多的大规模临床试验来验证。

（宋贵峰）

第六节 感染性心内膜炎

感染性心内膜炎（IE）是发生于心内膜和/或心瓣膜的炎症病变，早在 1554 年就有学者描述亚急性细菌性心内膜炎，故为心脏病领域内较为古老的一种疾病。由于本病除一般细菌感染外，也可由真菌、衣原体和病毒等微生物所致，所以近代统称为 IE，要比以往称细菌性内膜炎更恰如其分。IE 主要侵犯已有病变的心瓣膜，其次为先天性缺损或人工瓣膜，如致病菌毒力强大，也可累及正常心脏。

IE 的常见临床表现包括：发热，心脏杂音，贫血，血尿，脾肿大，瘀点和栓塞现象。大部分患者可持续存在菌血症，感染可通过赘生物而导致心瓣膜脓肿形成，尤其多见于人工心瓣膜发生感染的患者。细菌感染的迁移性损害可见于大脑、心脏、脾脏、肾脏和身体的其他部位。因此，根据 IE 的临床表现，自然病程和致病菌种类，通常分为亚急性和急性细菌性心内膜炎（SBE 和 ABE），正常心瓣膜性心内膜炎（NV-E），心瓣膜置换术后心内膜炎（PVE）和非细菌性血栓性心内膜炎（NBTE）。

由于近 10 年来，IE 的发生率、临床特征、微生物学和防治等方面发生了很大变化。其原因是 SBE 的发生率日益减少，心脏手术后、瓣膜置换手术后的心内膜炎和医院内交叉感染性，正常心瓣膜及成人先天性心脏病的 ABE 均有增加的趋势。感染年龄在增加，几乎一半以上的患者年龄在≥50 岁以上。患病后尽管能得到及时应用有效的抗生素治疗，但其并发症和死亡率仍然很高。近期证实二尖瓣脱垂和特发性肥厚性主动脉瓣下狭窄患者也易发生心内膜炎。

【病因】

（一）致病菌

据报道，几乎每一种细菌都可聚集或感染人体引起心内膜炎，但 80％以上的心内膜炎是由链球菌和葡萄球菌所致的。

1. 革兰氏阳性球菌 60％~80％的心内膜炎患者，其致病菌仍为 α 溶血性（草绿色）链球菌。在口咽部和胃肠道中可发现大量毒力较低的链球菌。按发生率的次序，致心内膜炎最常见的菌株有血链球菌、变异链球菌、中间链球菌和轻型链球菌，其次有 D 组链球菌、牛链球菌和肠球菌。牛链球菌菌血症所致的心内膜炎，与存在胃肠道下部损害有关，如息肉和结肠癌。因此，不管患者是否有临床症状，对结肠癌患者应从血培养中捕捉此种菌株作随访检查。肠球菌引起的心内膜炎与育龄期妇女的生殖泌尿道感染和老年男性患前列腺疾病的泌尿道感染有关。肺炎链球菌也可引起 ABE，但是一种较少见的致病菌。肺炎球菌性肺炎、脑膜炎和心内膜炎合并共存时则称为奥地利综合征。常发生于体质虚弱的酗酒者，预后十分差。极少数心内膜炎是由营养依赖型链球菌所致的，这种细菌需要有 L-半胱氨酸和维生素 B_6 补充的媒介才会生长。因此，从血培养中难以分离到需复杂营养的微生物，其引起的感染也比其他类型的链球菌更难治愈。

研究认为，葡萄球菌已成为 IE 最常见的致病菌，发生率占 10%～34%，近年来有增加趋势。尤其是金黄色葡萄球菌常可引起 ABE，也是 PVE 的主要致病菌。表皮葡萄球菌或白色葡萄球菌是一种较少见的致病菌，常发生于 PVE 和心导管检查，极少见于 NVE。

2. HACEK 细菌组　HACEK 细菌组所致的心内膜炎占 5%～9%，它们是由副流感嗜血杆菌，伴放线杆菌，人类心杆菌，刻蚀艾肯氏菌，金氏菌五种细菌的第一个字母组成。曾有研究表明：HACEK 细菌组为生长缓慢，需要特殊营养的革兰氏阴性细菌。因此，临床上作血培养和药敏试验较难获得阳性结果。有作者认为此组细菌是 β 内酰胺酶的制造者。

3. 其他致病菌　淋病双球菌也可引起 ABE，但自青霉素问世以来已十分罕见。真菌以白色念珠菌属，组织胞浆菌属和曲霉菌属所致的心内膜炎并不常见，主要见于长期应用大量抗生素或激素治疗，或体力极度衰弱患者，也可继发于心脏手术，尤其是 PVE，和静脉滥用药物成瘾者。厌氧菌或混合菌感染所致的心内膜炎极为罕见，其发生率 <1%，如产碱费氏球菌 Veillonella alea 1 escens 和 Rochalimaea henselae 感染，它们都是革兰氏阴性菌，前者为厌氧球菌，后者为杆菌。偶尔 IE 也可由螺旋体或立克次氏体引起。

（二）感染途径

正常人血流中偶有来自口腔、鼻咽部或其它部位侵入的少量细菌，随时都会被杀灭，但在宿主机体防御机能低下时，各种细菌可在咽峡炎，上呼吸道感染，口腔感染或各种牙科操作，扁桃体炎或扁桃体摘除术后，前列腺切除，膀胱镜检查，子宫内按置避孕器，流产或分娩等手术或器械操作侵入血流，定居于损害或异常的心瓣膜，或靠近于先天性解剖缺陷区域的心内膜和内皮，引起 IE 或动脉内膜炎。近年来由于国内心瓣膜置换术的广泛开展，IE 的发生率也相应增加。有时，乙状结肠镜检查和钡剂灌肠也可引起心内膜炎。虽然在许多损伤性手术后发生菌血症是常见的，但致心内膜炎的病原体是有限的。因此，临床上难以预测哪些患者将会发生这种感染，也无法估计哪些特殊手术会造成心内膜炎。

值得注意的是，目前药物成瘾者发生心内膜炎也并不少见，这主要与经常使用细菌污染或未经消毒的注射器和针头有关。近五年来，我国学者对国内药物滥用进行了多项研究证明，使原已基本绝迹的吸毒问题在我国一些地区又开始漫延，为此必须要引起高度重视。静注毒品造成感染并发症如 IE。有些患者随着肺炎、皮肤感染或皮肤手术切口，甚至用力刷牙或咀嚼硬糖后的细菌入侵，甚至在胃肠道器械检查后均可引起 IE。

（三）易患疾病

IE 通常发生于既往有心脏瓣膜异常的患者。40 年前最常见的基础心脏病为慢性风湿性心瓣膜病，目前在美国主要为各种类型的先天性心脏病和二尖瓣脱垂。由于慢性风湿性心脏病的发生率日益降低，因此，在美国及其他发达国家接受心瓣膜置换术的人数也明显减少。其他重要的易患疾病为心脏手术，尤其见于心瓣膜置换术后和既往有 IE 发作史者。各种心脏损害对发生 IE 危险性分级的估价见表 1-13。ABE 可发生于正常和原有受损心瓣膜或人工心瓣膜者。

表 1-13　各种心脏损伤对发生 IE 危险性分级的估价

高危组	中危组	低危组
人工心瓣膜置换	二尖瓣脱垂伴有返流	二尖瓣脱垂不伴有返流
主动脉瓣病变	单纯性二尖瓣狭窄	房间隔缺损
二尖瓣关闭不全	三尖瓣病变	动脉硬化性斑块
室间隔缺损	原有感染性心内膜炎	梅毒性主动脉炎
主动脉缩窄	非对称性室间隔肥厚	应用心脏起搏
马凡综合征	高营养输液或右房压力监护	手术矫正后的心脏损害
紫绀型先天性心脏病	非瓣膜性心内修复移植术	（非修复移植术后 >6 月）
梗阻型心肌病	肺动脉瓣病变	冠脉病变

1. 风湿性心瓣膜病　约 40% ~60% 的 IE 患者可存在各种心瓣膜病变。受累的瓣膜以二尖瓣为最多见，其次为主动脉瓣。在所有的风湿性心瓣膜疾病患者中，发生在右侧心脏的 IE <10%，常侵犯三尖瓣，肺动脉瓣受累较为少见。在二尖瓣和主动脉瓣的病变中，又以关闭不全者较易发生 IE。

2. 先天性心脏病　约 10% 的 IE 患者存在各种先天性心脏病，通常以室间隔缺损和动脉导管未闭最为常见，其次为主动脉缩窄、法洛氏四联征、肺动脉瓣狭窄和二叶主动脉瓣。继发孔型房间隔缺损很少会发生 IE。

3 人工心瓣膜置换术后　IE 发生在各种人工心瓣膜置换术后的患者并不少见，其发生率报道不一，一般为 2% ~4%。多发生于静脉滥用药物成瘾者和 >15 岁以上的患者。置换术后二个月以上的患者，IE 的发生率要高于术后早期，多瓣膜置换要比单瓣膜置换者有较高发生 IE 的危险。

4. 静脉滥用药物成瘾者　有 20% ~40% 的 IE 患者，并无明显的基础心脏病依据。说明 IE 可发生于正常心瓣膜，而且近期认为其发生率有增加趋势，常见于静脉滥用药物者。这表明 IE 与体液免疫异常之间存在着一定的关系，即在正常心瓣膜的人群中，只要体内适量滴度的抗体和致病菌共存时，就会引起 IE。

5. 其他　据报道，二尖瓣脱垂和特发性肥厚性主动脉瓣下狭窄患者也易发生 IE。另外，马凡综合征、梅毒性主动脉瓣疾病、动-静脉瘘或动-动脉瘘者也均易发生 IE。

【发病机制】

就基础心脏疾病而言，IE 常发生在风湿性心瓣膜病、先天性心脏病和人工瓣膜置换术后的患者中。此时血液从高压的心腔或管腔经狭窄的孔道流入低压腔或管腔，使心室舒张期存在压力阶差或心瓣膜口存在返流，容易形成涡流为血循环中的细菌、血小板和纤维蛋白粘附到心瓣膜上创造了有利条件。当含有胶原纤维的心内膜下结缔组织剥脱内皮时，血小板就聚集于这些部位。现已表明，这些凝集物偶尔也可发生在正常心瓣膜上，但更多见于风湿性或先天性心脏病，和既往有 IE 发作史的受损心瓣膜表面上。镜下可见变性的血小板束与纤维蛋白丝条聚集在一起，伴有少量其他细胞。有时，这些栓子可被纤维蛋白沉淀而稳定，且生长为结节状非细菌性赘生物称为 NBTE。在动物实验中，用导管插入心脏可诱发上述过程，NBTE 就在导管损害心内膜的部位形成。人体心内压力监测导管也以同样的形式产生 NBTE。究其原因，晚期恶性肿瘤或其他消耗性疾病所致的恶病质患者容易形成 NBTE，此时统称为消瘦性心内膜炎。在部分系统性红斑狼疮患者中所发现的非细菌性赘生物（Libman-Sacks 心内膜炎）是 NBTE 的另一种形式。

NBTE 的赘生物是不规则易破碎，大小不一的白色或褐色块，通常沿心瓣膜接触关闭线上分布。赘生物虽可小到检查时容易遗漏，但通常较大。由于在附着处无炎症反应，所以在尸解时 NBTE 赘生物用钳子常常较易取下，此时心瓣膜表面的外观仍为正常。这些较易分离的赘生物常可引起栓塞，使外周动脉闭塞和心肌、脾、肾、脑、肠及四肢梗塞。

当血液循环中的细菌聚集在 NBTE 时就会引起 IE。确定那些细菌最有可能引起心内膜炎，主要取决于以下二个因素：

①血液循环中所发现的细菌频率；

②细菌粘附于纤维蛋白和血小板栓子的能力。

草绿色链球菌常常可从口腔进入血液，且容易粘附在血小板和纤维素上。因此，这些细菌应是 SBE 的主要致病菌。相反，大肠杆菌虽然常能引起菌血症，但由于它的粘附能力弱，所以极少会引起 IE。

一旦细菌定居在 NBTE 的表面上，即可迅速繁殖，且在赘生物内达到较高数目。此时，有许多细菌处于稳定或静止期。细菌的存在对进一步确定血栓形成的起源是一种强有力的刺激，通过新纤维素层的粘连使赘生物扩大。由于这些新纤维素层的形成，就可阻止吞噬细胞吞噬细菌，为赘生物提供了庇护所，甚至无毒力的细菌也能在其中繁殖。赘生物通常位于解剖异常的"下游"处，那里的压力和湍流作用有利于细菌从快速的血流中沉淀。赘生物也可发生于血液冲击心室壁的强烈返流喷射处，造成内皮粗糙和内皮膜纤维化反应，可称为"喷射损伤"。，IE 所产生的赘生物在外形上是各不相同的，有的呈小疣状结节，有的呈菜花息肉状。大小相差悬殊，小的可 <1mm^2，大的可阻塞心瓣膜口，造成功能性狭窄。赘生物呈白色、红色、褐色或灰色。三尖瓣上的赘生物一般比左心瓣膜大。镜下检查显示细菌菌落和霉菌菌丝包埋于纤维蛋白和血小板内。使人惊奇的是，受感染的赘生物一般很少含有白细胞。炎性细胞可集聚在赘生物的基底部，与心瓣膜相粘附，造成瓣膜变形扭曲，使其在原有的病理基础上再加上新的损害。这种反应严重时，可使瓣膜穿孔或在邻近组织发生脓肿。脓肿形成在 ABE 和 PVE 中较 SBE 中更为多见。

许多引起 SBE 的共生菌抗体效价在感染发生之前较低，但随病程进展其效价也相应增高，经有效治疗后又降低。这些抗体并不阻止 SBE 的发展，对今后心内膜感染也不能提供免疫力。甚至在 IE 未作治疗时已开始进入愈合过程，但只有在抗生素治疗杀灭细菌时才能达到完全愈合。宿主细胞进入赘生物使其机化，巨噬细胞吞噬细菌及细胞碎片，成纤维细胞变为新的胶原蛋白。此时，赘生物经数周或数月逐渐地缩小，变成为内皮化组织。愈合的瓣膜常有疤痕，纤维素性增厚和钙化。瓣膜可以穿孔，也可损害支持组织。因此，残余血流动力学很可能发生轻度或重度障碍，即使在抗生素治疗前细菌已死亡，但这种情况随着时间延长而恶化的倾向依然存在，说明疤痕型心瓣膜在今后仍然容易再感染。

总之，IE 的发生机制可归纳为四个连续事件和四个阶段。四个连续事件是：

①非细菌性血栓性赘生物的形成，内皮细胞的损害、纤维蛋白和血小板沉积；

②人体局部释出致病菌进入血循环；

③致病菌附着于赘生物上，继之有纤维蛋白和血小板聚集，将致病菌集落覆盖，成为赘生物的基础；

④使细菌能够在此滋长繁殖。

经上述四个连续事件后，就形成了感染灶。此后，感染灶继续演变为以下四个过程：

①当赘生物破裂时，释放病原菌进入血循环，产生一过性菌血症；

②含有细菌的赘生物局部侵入，导致心内传导系统异常，瓣环脓肿和心包炎，主动脉窦动脉瘤及瓣膜穿孔；

③感染的赘生物碎片脱落，引起体循环外周栓塞；

④血中已有的抗体与感染菌抗原形成免疫复合物。这些可能均是导致 IE 的机制。

【临床分型】

（一）急性细菌性心内膜炎

由于有效抗生素的治疗，使 IE 的自然病程和转归都发生了较大变化，难以区分 ABE 和 SBE 两者的临床特点与界限，所以，ABE 和 SBE 的分类显然已不适用。ABE 起病急骤，病情进展快，多由高毒力的病原菌感染所致。SBE 起病后进展缓慢，病程常大于数周或数月，多由低毒力的病原菌引起。与 SBE 相比，ABE 伴全身性疾病较为严重，早期死亡率也较高。ABE 的诊断一般在症状发作 7d 内。

ABE 的最常见病原菌是金黄色葡萄球菌，占 50% ～ 70%，常出现转移性感染病灶，其次为肺炎球菌、A 组链球菌、淋病双球菌及其它细菌。SBE 的最常见致病菌为草绿色链球菌，极少发生转移性感染病灶。

ABE 极易侵犯正常心瓣膜，SBE 多见于原有受损的心瓣膜。ABE 患者更可能导致瓣膜迅速破坏包括穿孔，因此，需作心瓣膜置换术的可能性也就更大。ABE 患者也可伴有心外一处或多处感染病灶，如及脑、骨、肺和其他部位，这些病灶可能是原发性感染，为引起心内膜炎致病菌的入侵门户，或是继发性血源性感染。引起 SBE 的致病菌很少在体内其他部位造成局部的血源性感染。ABE 发生心肌纤维化或脓肿的可能性，明显高于 SBE，如果这种脓肿靠近心脏传导系统，就可引起传导阻滞，抗生素治疗脓肿常常效果不佳。

由于 ABE 是由侵入性细菌所致，且进展迅速，因此，不应等到获得血培养的结果才给予治疗。重要的是，尽可能及早杀灭血中的致病菌，这样既可降低菌血症死亡的危险性，又可减少转移性感染会在其他部位发生的机会。在高度怀疑 ABE 时，只要抽取三次血培养标本后，应当立即接受凭经验选用抗生素的治疗方法。

（二）药物成瘾者心内膜炎

本型是静脉滥用药物者发生各种细菌性感染的最严重疾病。一般表现为"三高一小"的临床特点，即急性病例的比例较高，累及正常心瓣膜的比例也相对较高，三尖瓣感染的发生高和发病年龄较小。病原菌可从不同的途径进入血流：通过污染的药物注射直接入血，或由患者的皮肤菌丛、药物皮下注射所致的蜂窝组织炎，化脓性血栓静脉炎及与药物感染有关的其他部位如肺部。金黄色葡萄球菌是主要的致病菌。药物成瘾者也可增加革兰氏阴性杆菌性心内膜炎的发生率，尤其是假单胞菌属和真菌。

药物成瘾者心内膜炎通常表现为短暂的严重疾病，血培养阳性。由于病原体常为原发性致病菌，所以体内其他部位的血源性感染是常见的。住院时常发现胸部 X 线摄片为多片状性肺炎，是由三尖瓣，偶尔为肺动脉瓣赘生物中的败血症性肺栓子所致的。药物成瘾者常见于 ABE，但也可见于 SBE，尤其是既往有心内膜炎发作史者。

右侧金黄色葡萄球菌性心内膜炎发生于年青药物成瘾者，其预后一般较好，死亡率 < 5%。造成预后不良的因素包括左心受累，尤其是主动脉和革兰氏阴性杆菌或真菌感染。药物成瘾者在首次心内膜炎发生后，如继续滥用麻醉药物；那么，IE 的复发是十分常见的，尤其多见于心瓣膜置换术后者。

（三）心瓣膜置换术后心内膜炎

PVE 应作为一种特殊类型，因为它在许多方面不同于其他类型的心内膜炎。早期 PVE 常指发生于术后 60d 以内的；如超过则称为晚期 PVE。早期发生率约为 0.5%，晚期年总发生率约为 1%，但报道不一。与二尖瓣膜置换术相比，主动脉瓣膜置换术后的感染率要比前者高 3 至 5 倍。

虽然 PVE 的病程可分为急性或亚急性，但从感染的细菌中难以预测属何型，如表皮葡萄球菌为一种"非致病菌"，既可使正常心瓣膜引起非活动性慢性病变，也可使早期 PVE 发生急性综合征。表皮葡萄球菌极少感染于正常心瓣膜，但它却是早期和晚期 PVE 的主要病原体。革兰氏阴性杆菌和真菌也特别容易感染于心瓣膜置换者，术后早期尤为多见，极少影响正常心瓣膜。PVE 发生越晚，其致病菌越类似于正常心瓣心内膜炎。

除赘生物形成外，感染可分布于人造瓣环膜缝合处周围，常造成部分裂开和瓣膜周围渗漏。在纤维组织或靠近瓣环的心肌常形成脓肿。尽管有上述不良因素存在，但因感染而置换瓣膜后，极少在早期由同一种细菌再引起感染。

与其他类型的心内膜炎相比，PVE 的治疗更为困难。这可能与以下原因有关：

①耐药菌株的感染率不断增加；

②感染部位存在异物；

③瓣膜周围脓肿的发生率较高。

因此，本型抗生素治疗后复发的危险性明显高于正常心瓣膜感染者。为了达到治愈目的常再需置换瓣膜。抗生素治疗一般至少要连续使用 4~6 周，甚至需数月。对再次施行心瓣膜置换术有禁忌症者，只好长期接受抗生素的抑菌治疗。

（四）革兰氏阴性杆菌性心内膜炎

通常指肠道或周围革兰氏阴性需氧杆菌，如克雷自杆菌属、假单胞菌属、沙雷菌属、肠菌和大肠杆菌（不包括嗜血杆菌）。革兰氏阴性杆菌性心内膜炎是一种罕见的疾病，仅见于以下两种情况：心瓣膜置换术后早期感染和静脉药物滥用成瘾者，仅占 15%。

革兰氏阴性杆菌性心内膜炎常为急性发展，患者发生败血症性休克。死亡率高于革兰氏阳性菌感染，近似于真菌性心内膜炎。单用抗生素治疗通常无效，常需心瓣膜置换治疗。一般需要接受两种以上的抗生素治疗，持续 6 周以上。抗生素治疗后的复发率明显高于革兰氏阳性菌感染。

（五）HACEK 心内膜炎

虽然本组单种致病菌所致的心内膜炎并不十分多见，但它们有些特征是相同的，HACEK 心内膜炎总的发生率不低。本组致病菌均为革兰氏阴性菌，需在特殊营养条件下才能生成，倾向于引起 SBE，具有赘生物较大的特点，对 β 内酰胺抗生素可能较为敏感，如用氨苄青霉素和菌必治治疗尤为有效。其杀菌作用明显大于其他革兰氏需氧杆菌。本组引起的心内膜炎，预后良好，且不需施行心瓣膜置换术也常可治愈，甚至在部分心瓣膜置换术后感染的患者也是如此。

（六）真菌性心内膜炎

正如革兰氏阴性菌心内膜炎一样，心内膜的真菌感染也十分罕见，常发生于心瓣膜置换术后和静脉药物滥用成瘾者。近年来，虽然从 IE 患者中发现有许多种真菌可引起感染，但主要是念珠菌和曲菌属菌株。白色念珠菌心内膜炎常易侵犯三尖瓣，所以，这些真菌最容易累及右心系统。近平滑假丝酵母菌和热带假丝酵母菌较常发生于药物成瘾者，且能感染右心和左心系统的瓣膜。真菌性赘生物的特点通常是大而脆，极易发生周围动脉栓塞。由于真菌性心内膜炎的血培养常为阴性，因此，手术切除一侧肢体动脉中的大栓子既有利于诊断，也可作为治疗的积极措施。经组织学检查可证实组织切片中含有受染真菌的菌丝。

现在治疗真菌性心内膜炎的药物仍然较少。一般选用两性霉素 B，而单用药物治疗极少能治愈。手术切除赘生物和替换受感染的瓣膜能提高治愈率，但死亡率仍高于其他类型的心内膜炎。

（七）婴幼儿心内膜炎

婴幼儿发生 IE 并不多见，最常见的是侵入性致病菌（如金黄色葡萄球菌）引起的全身性感染。心内膜感染很可能发生在急性病程之后，常在因细菌性感染而死亡婴儿的尸解中发现。极易累及正常心瓣膜，酷似其他类型的 ABE。其他病因与先天性心脏缺损有关，常因诊断耽搁或误诊，使婴儿心内膜炎的死亡率高于其他年龄组。

1 岁以上的儿童发生 IE 较为常见。大多数易感儿童均有先天性心脏缺损的亚急性疾病。诊断与治疗都与成人型 IE 相似。然而，当选择心脏手术的最佳时间时，必需仔细考虑病孩的年龄和发育情况，施行心瓣膜置换术时也应如此。

（八）妇产心内膜炎

妊娠期发生 IE 具有一定的危险性。败血症性流产和与子宫内置入避孕器有关的盆腔感染都能引起心内膜炎。偶尔也可发生于分娩期和产后，如果母亲有心瓣膜病史，那么，菌血症与围产期感染的并发症有关如羊膜炎、子宫内膜炎、子宫旁组织炎、败血症性血栓性静脉炎或泌尿道感染。主要致病菌为肠球菌，agalactiae 链球菌（B 组）和金黄色葡萄球菌，其次为多形杆状菌和革兰氏阴性肠杆菌。

（九）医院内心内膜炎

在医院治疗过程中，有许多方面能引起心内膜炎。心内手术，压力监护导管，房室分流和高营养静脉输液等，只要进入右心房均能造成内皮损伤。创伤，烧伤，活检部位，动静脉置入导管，安装人工起搏器，血透入口部位，泌尿道插管和气管内导管均为致病菌侵入提供门户。本型常见于疾病严重的患者。由于重症监护病房的迅猛发展，在近 20 年里，医院内获得性 IE 有所增加。这种危险性或许在严重灼伤患者中最高，是因为这些患者常在右心系统置入较长时间的压力监护导管，导致菌血症反复发生。相反，在冠心病监护病房的患者中，诊断性右心导管检查所需的时间较短，很少会发生菌血症，所以发生 IE 危险性相对较低。

医院内心内膜炎的致病菌可有葡萄球菌，念珠菌和革兰氏阴性杆菌。与其他类型的 IE 相比，本型的预后较差。这主要是因为患者原有严重的疾病，常由于掩盖各种症状与体征而被延误诊断。同时，医院内获得性致病菌极可能对抗生素具有耐药性。

（十）血培养阴性心内膜炎

本型指心内膜已受感染，但血培养持续阴性可能原因有：

①血培养之前已开始接受抗生素治疗；

②血培养技术欠佳，难以发现生长缓慢或培养基要求特殊的细菌；

③取血做血培养的时间较晚，超过病程 3 个月以上；

④细胞内专性寄生物细菌；

⑤在慢性病程中可受尿毒症的影响。

临床上血培养阴性心内膜炎并不十分常见，据报道约为 2.5% ~ 13%；因此，在未接受过抗生素治疗的患者，如血培养始终阴性，很可能不一定就是心内膜炎。当然，需除外真菌性心内膜炎。在念珠菌性心内膜炎患者中，血培养阳性约占 1/2，而曲菌性感染则小于 1/5。本型常为 SBE。

如果临床检查结果强烈支持血培养阴性心内膜炎的诊断时，应及时给予抗生素治疗。对亚急性感染一般选用青霉素加氨基糖甙类抗生素，这种联合用法对草绿色链球菌，肠球菌，HACEK 属细菌和类白喉菌常常有效，如为急性感染，必须包括对金黄色葡萄球菌的治疗。为了提高诊断性治疗的价值，至少连续用药2周，除非已确诊其他疾病。

（十一）感染性动脉内膜炎

指局限于动脉内的感染，本型十分酷似 IE。赘生物的好发部位可能为未闭动脉导管，主动脉缩窄，动静脉瘘和血管移植处。过去认为，约有1/4的动脉导管未闭患者最终会发生细菌性动脉内膜炎，但由于许多基础损害能通过手术而得到矫正，所以，目前在发达国家感染性动脉内膜炎并不多见。相反，因血透而建立的动静脉分流所致的感染依然存在。当细菌性心内膜炎发生于动脉瘤内时，通常发现的致病菌是在动脉瘤腔的多层血栓内，而不是在赘生物之中。

（十二）复发性心内膜炎

本型包括复发和再感染。据报道，在2~30%的病例中为复发性心内膜炎。这种变异范围较宽的发生率，部分是由于随访期不同所造成的。静脉药物滥用成瘾者比其他类型发生复发性心内膜炎的危险性要高，少数 IE 患者可复发4次以上，即使经最佳治疗后，偶尔也会复发。因此，治疗后必须仔细随访数月。大多数复发是在治疗停止后数天或数周内发生，但也可在晚期复发。这主要是由于少量存活的细胞，以无活性的代谢状态深藏于赘生物内之故。

再感染系指既往发作治愈后重新发生。近几年来，再感染的发生更为多见，这主要是由于许多患者在首次发作后随访的时间较长所致的。通常包括的致病菌有不同种类的菌株，但如果第二次受感染的细菌与首次相同，均为常见的草绿色链球菌时，未经特殊试验检测，难以确诊复发性心内膜炎的发作是再感染还是复发。

【临床表现】

IE 的所有临床和实验室表现均说明血管内感染和患者对本病生理和免疫学反应的各种影响。近10年来，由于 IE 的治疗主张大剂量抗生素延长疗程，因此，目前发现本病的临床症状不典型，早期难以确诊，若延误治疗，其预后不良。

（一）病史

ABE 通常起病急骤常伴有高热等表现，而 SBE 的发作则为隐匿性，临床进展缓慢，主诉无特异性。可表现为全身不适、厌食、虚弱和疲乏，常把这种非特异性综合征说成"流感样病"。常出现间歇性低热，伴有寒颤、盗汗、头痛、背痛、肌痛、关节痛、食欲不振、体重下降、午后发热和慢性充血性心力衰竭的加重。原有心脏杂音、先天性心脏病、风湿热或心脏手术史者将有助于识别基础心脏疾病。值得一提的是，在询问病史和体格检查时务必牢记静脉滥用麻醉药也是一种感染的方式。药物成瘾者常隐瞒上述病史。

1. 发热　几乎每例 IE 患者都有发热，热型以不规则者多见，也可为弛张或间歇型。体温一般低于39.5℃，但急性患者常超过此值。下列情况可无发热：

①年老或极度虚弱者；

②伴有严重充血性心力衰竭或肾功能衰竭者；

③已接受抗生素或激素治疗者。

2. 贫血　贫血是较为常见的症状之一，尤其多见于 SBE 患者，这主要是由于感染抑制骨髓所致，多为轻中度贫血，但晚期患者可出现重度贫血，红细胞和血色素呈进行性下降趋势。

3. 栓塞与梗塞　各种组织和器官的栓塞或梗塞，是 IE 患者的常见而重要的临床表现，一般发生在后期，但也有患者以栓塞或梗塞起病，可出现各种各样的临床症状：

（1）脑栓塞：可引起各种短暂或持久性神经综合征的突然发作如偏瘫、四肢局部瘫痪或失明，取决于何支血管病变，常见于大脑中动脉。也可表现为脑血管病损的其他形式包括：脑脓肿、脑炎或脑膜炎，甚至脑出血和中毒性脑病。临床上，年青人出现偏瘫或有蛛网膜下腔出血和其他脑血管病损所致的疾病，同时又能闻及器质性心脏杂音时，应高度怀疑 IE。

（2）肾栓塞：表现为肾区疼痛，血尿和蛋白尿，均由于肾栓塞或肾小球肾炎所致，严重病例可出现肾功能衰竭。

（3）脾栓塞：脾栓塞常有左上腹痛并向同侧肩部放射，改变体位和深呼吸时疼痛加重，偶有脾破裂发生。

（4）肺栓塞：常见于药物成瘾者或左向右分流的先天性心脏病患者，因此时赘生物多位于右心室壁和肺动脉，常表现为突发性胸痛、呼吸困难、紫绀或咯血等症状。

（5）冠脉栓塞：可表现为无症状性或症状性心肌梗塞。

（6）肠系膜动脉栓塞：可表现为急腹症。

（7）四肢动脉栓塞：栓塞以下部位皮肤变白、发冷、无力和疼痛。真菌性心内膜炎常有下肢血管栓塞，需立即施行栓子摘除术。

4. 心力衰竭　常由瓣膜穿孔或腱索破裂，心肌脓肿和栓塞性心肌梗塞所致。可发生于 IE 的任何阶段，多为充血性。因此，在 IE 患者中必须仔细寻找充血性心力衰竭的症状，一旦发生，预后极差。

（二）体格检查

SBE 患者可有亚急性全身性感染的非特异性症状，如面色苍白、肌肉无力和出汗等不适。仔细检查可发现各种具有诊断意义的周围体征，如瘀点（发生率为 20% ~ 40%），线状出血，Roth 点，Osler 结，Janeway 结和杵状指（详见表 1 - 14）。

表 1 - 14　IE 周围体征的特点

	瘀点	线状出血	Roth 点	Osler 结	Janeway 结	杵状指
外形	细小红色出血点	在甲床下可见线状出血，新发生时呈红色，以后变成棕色或黑色	小而光亮的红斑，中央呈苍白色	豌豆状红色或紫色结节	红色斑点	指甲过度凸起，终末指（趾）增宽变厚

	瘀点	线状出血	Roth 点	Osler 结	Janeway 结	杵状指
分布	任何地方多见于锁骨上,口腔和结膜	指甲远端1/3	视网膜	手指和足趾偶见手和足	手掌和足底,偶见胁腹,前臂,足和耳	指和/或趾
发生率	常见于 SBE 和 ABE	常见于 SBE 和 ABE	不常见,一般见于 SBE	不常见,一般见于 SBE	不常见,一般见于 ABE	罕见,仅见于 SBE
病理	毛细血管渗透性增加和微血栓	由于微血栓和毛细血管脆性增加造成甲床下血液位于无血管的鳞状上皮内	炎症和出血	内皮局部血管炎,极少有细菌。偶而脓肿形成,可能与小血管栓塞有关	机制不明,可能与栓塞或过敏有关	软组织增生偶尔骨膜新骨形成
疼痛	无	无	无	明显压痛,程度不一	无	一般不痛时而有压痛
持续期	数天	数周	数天	数天	几小时至数天	几周至数月
诊断意义	非特异性,见于败血症,心脏手术后和其它疾病	非特异性,10%见于正常人,40%见于二尖瓣狭窄	强烈提示心内膜炎,但不是诊断	几乎是心内膜炎的特有病征	通常有菌血症,无心内膜炎	非特异性见于心肺疾病,可能为先天性

几乎所有 IE 患者均可闻及心脏杂音,可由于基础心脏病和/或细菌性心内膜炎的瓣膜损害所致。与 SBE 相比,ABE 患者更易发生心脏杂音强度与性质的变化,或出现新的杂音。在发热原因不明时,如出现新的心脏杂音,一般是由于主动脉瓣关闭不全引起,强烈提示 IE 的诊断。心脏杂音强度的变化可由 IE 本身进行性瓣膜损坏所致,也可仅由于心率和/或心搏出量变化引起。因发热和/或心力衰竭常引起脉搏增快,且脉搏虚弱可提示主动脉瓣关闭不全,这与原有主动脉病变或新近发生心内膜炎的瓣膜损害有关。有时栓子可阻塞周围动脉,或可能就是霉菌性动脉瘤的部位。

脾肿大发生率高达20%~60%,常为中等度肿大,在 SBE 尤为明显。除脾脏有脓肿或新近发生栓塞性梗塞外,一般无明显压痛,脾栓塞时可闻及脾区摩擦音。

【并发症】

IE 最常见的并发症是心力衰竭,可发生于任何阶段。与其他并发症相比,心力衰竭可严重影响 IE 的预后及其疗效。据报道,主动脉瓣病伴 IE 并发心衰者占75%,二尖瓣和三尖瓣病变者分别为50%和19%。重度心力衰竭常由于各种心瓣膜严重破坏,心肌脓肿和栓塞性心肌梗死所致。

约有 2/3ABE 并发动脉栓塞,而 SBE 患者约占1/3。按照其发生率的次序为脑、肺、心脏、脾和四肢动脉。

IE 的神经系统表现也较为常见,约占30%~50%。表现为中毒性意识模糊、卒中、脑膜脑炎、脑脓肿、颅内或外周神经病变及其精神症状。脑栓塞多见于大脑中动脉病变,其发生率明显高于脑出血，后者可能与栓子或真菌性动脉瘤破裂有关。

IE 并发真菌性动脉瘤较少，约为 3% ~5%。真菌性动脉瘤是一种动脉壁的炎症反应，常由脉管败血症性微栓塞或动脉腔内感染性栓子嵌塞所致。常见的部位是主动脉近端，包括 Valsalva 窦，其次为内脏、四肢和大脑动脉。

许多亚急性 IE 患者有尿沉淀异常，这主要是由肾小球肾炎或肾栓塞引起。严重病例可出现肾功能衰竭，有时需作透析治疗。在亚急性 IE 中，由免疫复合物介导的其他炎症表现有关节炎、腱鞘炎、心包炎、Osler 结和 Roth 点。

【实验室检查】

（一）常规检查

尿常规检查约一半患者为异常，镜检显示血尿和/或轻度蛋白尿。肉眼血尿提示可能有肾梗塞。出现红细胞管型和非选择性蛋白尿说明可能存在免疫复合体肾小球肾炎。

血常规检查仅证明非特异性异常。SBE 一般有贫血，但 ABE 更为多见。60% ~70%患者的贫血为低增生型，血涂片呈正色素正红细胞性贫血。ABE 可引起急性溶血。在 SBE 的血涂片中常发现未成熟的白细胞呈中度增加，但许多患者的白细胞计数仍可正常。ABE 常显示带状中性白细胞增多，出现空泡，白细胞包涵体和中毒颗粒。少数患者经革兰氏染色涂片检查，在血沉棕黄层发现中性白细胞内含有细菌。血沉多数增高，约占 90%。

（二）血培养

血培养阳性在 IE 诊断中具有重要意义。对所有发热伴有心脏杂音者均应及时做血培养，除发热和心脏杂音是由其他疾病所致或发热迅速消退已不再复发外，如存在 IE 易患的心脏损害，以及与本病感染有关的其他症状和体征者也应做血培养。

IE 的菌血症一般呈持续性的，亚急性者每毫升血液中含 1 ~100 个细菌。因此，无需抽取较多的血液做血培养。住院首日采血找到病菌，可使 90% 以上的 IE 患者的血培养为阳性，首次 24h 内单独静脉取血做血培养不应超过 3 次，如在第二日还未见细菌生长，可以第二、第三批取血再培养。95% 以上 ABE 患者血培养阳性，而 SBE 为 85 ~95%，如患者已接受抗生素治疗，则要在该药物作用消除后的第二周做血培养；这样，可提高血培养的阳性检测率。每次血培养需 10 ~20mL。采血时清洁皮肤十分重要，因为常见的皮肤菌丛（如表皮葡萄球菌和类白喉菌）均可引起 IE。若上述细菌从血培养中分离出来易造成诊断上的混乱。倾泻平皿有助于区分是真性血培养阳性，还是受污染。另外，偶尔由少见微生物如布氏菌、组织胞浆菌或厌氧性链球菌引起，血培养可为阴性。此时，血培养需特殊培养基，如临床上怀疑 IE 时，孵化培养时间至少持续 3 周，甚至在无细菌生长时也应择时做染色检查。

（三）免疫学检测

SBE 可刺激体液免疫系统，产生特异性和非特异性抗体。类风湿因子测定约有 40% ~50% 的患者为阳性，但在 ABE 中常为阴性。这无疑对血培养阴性者提供一种较有意义的诊断线索。γ球蛋白的多克隆增加也具有特征性意义，尤其是免疫复合体在80%以上的ABE或SBE患者中显示阳性，可作为与非IE的败血症者的鉴别依据。偶尔出现梅毒血清试验的假阳性结果。溶血性补体含量可中度升高，正常或偏低，而免疫复合体肾小球肾炎者的含量为最低。总之，在活动期上述免疫学检测均可异常，但经有效治疗后迅速恢复至正常水平。

（四）心电图表现

心电图可显示心肌梗塞的证据，这主要是与赘生物引起冠脉栓塞有关，如感染延伸到心壁或室间隔心肌，可出现心脏传导阻滞。其次，因基础心脏病的不同可发现不同程度的心室扩大和/或心律失常。

（五）超声心动图

胸前超声心动图（TTE）在50%～70%的IE患者，可证实受感染的瓣膜上存在赘生物。虽TTE是诊断IE的常规检查方法，但由于检测赘生物的敏感性较低，约为40%～70%，同时受声窗和人工瓣过度反射等影响，图像质量受到一定的限制。最新研究报道，经食管超声心动图（TEE）发现赘生物的敏感性≥90%，特异性与TTE相似均为80%～90%，但与TTE相比，TEE更容易发现赘生物以外的心内损害如瓣叶穿孔，瓣环和人工瓣周围形成脓肿或瘘管，其次为瓣叶憩室，腱索破裂，Valsalva动脉窦瘤和转移性赘生物等并发症。据临床大量资料证明，TEE检测IE并发症的心内损害远优于TFE，且认为赘生物的大小与IE的严重并发症有关。TEE是一种创伤性检查，不应作为常规使用，只有在TTE难以明确诊断或怀疑合并赘生物以外的心内损害时才显得更有价值。

（六）X线检查

胸片对IE并不能提供有意义的诊断价值，但可显示充血性心力衰竭的征象。静脉药物滥用成瘾者伴有发热，肺部出现多处小片状浸润阴影则强烈，提示其与右心IE所致的菌血症性栓子有关。慢性风湿性或先天性心瓣膜受损常显示瓣膜钙化。真菌性动脉瘤可使主动脉变宽，如X线透视检查发现人工瓣膜活动异常，提示主动脉根部瓣膜存在赘生物或部分裂开，常需瓣膜再置换术治疗。

CT对确定IE患者局部神经损害的病因是十分有价值的。许多并发症均可造成这种损害如脑炎，脑梗塞，出血性真菌动脉瘤和脑脓肿。有时需用血管造影来证实脑部和其他部位的真菌性动脉瘤。对保守治疗无效和/或考虑手术的患者，心导管检查可提供较为重要的临床资料，因此，不应担心栓子脱落而放弃此检查。

（七）多聚酶链反应（PCR）

目前，PCR是鉴别血培养阴性心内膜炎的唯一方法。据报道，应用PCR技术能识别由Rochalimaea henselae所致的心内膜炎。

（八）免疫闪烁图

新近应用^{99}Tc（锝）标记的抗NCA-95抗粒细胞抗体免疫闪烁图，可对超声心动图难以肯定的亚急性IE提供有价值的诊断依据，同时又能评价抗生素治疗的效果。

【诊断】

阳性血培养对本病的诊断具有重要价值；因此，凡有 IE 的常见临床表现如发热、心脏杂音、贫血、血尿、脾肿大、白细胞增多和伴或不伴有栓塞现象的患者，出现血培养阳性，则可确诊为本病。仔细询问病史，检查静注针眼是诊断药物成瘾者心内膜炎十分重要的线索。若反复血培养阴性，应疑为少见微生物所致。此外，IE 常易侵犯原有心瓣膜受损或其他基础心脏病者，如出现周围体征瘀点、线状出血、Roth 点、Osler 节、Janeway 结和杵状指也必需考虑本病的诊断，此时超声心动图检查具有一定的参考价值。

【鉴别诊断】

本病主要与活动性风湿热、类风湿性关节炎和多发性关节炎相鉴别。因为上述疾病的肌肉和骨骼症状有时可以完全相同，给诊断上造成一定的困难。IE 主要以栓塞现象为特点，同时伴有发热、心脏杂音和血培养阳性等征象，而后者除均有各自的特殊表现和有关的实验室检查依据外，通常经抗风湿和糖皮质激素治疗后都可明显好转。

【治疗】

（一）一般治疗

如存在心力衰竭，需卧床休息，限制体力活动，选用适当的药物控制心衰的发作。对高热和头痛也应作对症处理。

（二）抗生素治疗

在抗生素治疗之前，尽可能获得病原菌的药敏结果。IE 患者最重要的实验室依据，就是至少要在二次血培养中均发现致病菌。对二周前未接受过抗生素治疗的患者，连续 2 天在 24h 内很少需超过三次抽血做血培养。在 95%～98% 未接受过抗生素治疗的患者中，均可从首次血培养中发现病原菌。由于 IE 的菌血症为持续性的，所以做血培养不必与体温升高相一致，也不需延长每次取血的间隔时间。大多数 IE 患者已患病数周，甚至有些病例长达一年之久，通常并不急需应用抗生素。若在未确定病原菌时，盲目或凭经验治疗，常可造成以下不良后果：

①发生与治疗不当有关的医源性并发症；

②促进和/或加重心力衰竭，使心瓣膜造成进行性损害；

③增加感染复发的可能性；

④延长住院时间，增加费用。

对确诊或高度怀疑 IE，和已确定病原菌的患者，就应及时选用合适的抗生素治疗，最好选用杀菌剂，而不是抑菌性抗生素。

1. 对青霉素敏感的链球菌　对大多数草绿色链球菌或牛链球菌心内膜炎患者，可选用青霉素 G 和庆大霉素联合治疗。而对革兰氏阴性杆菌感染者不需要用同等剂量的庆大霉素。上述两药合用具有协同作用，能有效地杀灭链球菌和葡萄球菌，但合用时庆大霉素所需的浓度相对较低（≤3μg/mL）。因此，对青霉素敏感的链球菌性心内膜炎伴肾功能正常者，可接受小剂量庆大霉素治疗，以后的剂量应当调整到血浓度≤3μg/mL·h，并且有＜

1μg/mL 的谷浓度。使用小剂量庆大霉素的理由，是将庆大霉素的肾脏与第 8 对颅神经的毒副作用降低到最低程度。对有心外感染病灶、心肌脓肿、真菌性动脉瘤或原有肾脏或颅神经异常者，不应接受二周庆大霉素治疗的方案，而应单甩青霉素 G 或菌必治治疗。菌必治的优点是可以肌注，对血流动力学稳定的患者可以出院，作为门诊患者来完成抗生素治疗。对不能耐受青霉素或菌必治治疗的患者，可选用万古霉素治疗。

2. 肠球菌 单用青霉素或万古霉素能抑制肠球菌，但不能杀灭。肠球菌性心内膜炎的有效治疗，需选用青霉素、氨苄青霉素或万古霉素加氨基糖甙类抗生素，一般选用庆大霉素。肠球菌性心内膜炎结局的一个重要因素是在有效抗生素治疗之前感染的症状持续不退，如感染症状持续超过 3 个月以上，其复发率和死亡率要比小于 3 个月的患者明显增高。症状持续小于 3 个月者可用青霉素或氨苄青霉素加庆大霉素治疗，其疗效与草绿色链球菌心内膜炎者一样，疗程应持续 4 周，但对症状持续超过 3 个月者应接受 6 周治疗。为了确保 1h 浓度 ≤3μg/mL 和谷浓度 ≤1μg/mL，应严密监测庆大霉素的血浓度。使用较大剂量的庆大霉素并不会提高疗效，也不会增强与青霉素的协同作用，但会明显增加肾脏中毒的危险性。对青霉素耐药的患者，应当选用万古霉素与庆大霉素的联合治疗。对极少数有庆大霉素耐药的患者，目前尚无有效的抗生素可供治疗，只有心瓣膜置换术可提供生存的希望。

3. 对甲氧西林敏感的金黄色葡萄球菌 左侧金黄色葡萄球菌（金葡菌）心内膜炎应该选用乙氧萘青霉素或苯甲异恶唑青霉素，第一代头孢菌素（如头孢唑啉）或万古霉素治疗。对甲氧西林敏感的右侧金葡菌心内膜炎，常见于静脉药物滥用成瘾者，若不伴有肺外或心外感染病灶，可选用乙氧萘青霉素与妥布霉素联合治疗较有效。

4. 对甲氧西林耐药的金葡菌 对甲氧西林耐药的 IE 应该选用万古霉素治疗。唯一有效的替代药物是用新诺明复方磺胺甲恶唑治疗。

5. 凝固酶阴性葡萄球菌（表皮葡萄球菌） 凝固酶阴性葡萄球菌所致的 NVE 较为少见，而大多数菌株都对乙氧萘青霉素敏感。这些患者应该接受与对甲氧西林敏感的左侧金葡菌心内膜炎相同的治疗方案。对甲氧西林耐药性菌株所致的 IE 应选用万古霉素治疗，持续 6 周。凝固酶阴性葡萄球菌是 PVE 早期发生的最常见致病菌，大多数这些菌株对乙氧萘青霉素具有抗药性。对凝固酶阴性葡萄球菌 PVE 最有效的治疗，是用万古霉素与利福平联合治疗，持续 6 周，在头 2 周再加用小剂量庆大霉素。

6. HACEK 细菌属 现已表明，由这些需要复杂营养、生长缓慢的革兰氏阴性细菌所致的心内膜炎，可静脉应用氨苄青霉素治疗 3 周，可获得较好的效果。然而，副流感嗜血杆菌的菌株偶尔可产生 β-内酰胺酶。此外，对 HACEK 细菌组又难以实行药敏试验。因此，在没有其他证据表明之前，理应认为本组细菌是 β-内酰胺酶的制造者。对 HACEK 细菌属所致的心内膜炎，最有效的治疗是用菌必治，每日一次，每次 2g，持续 3 周。

7. 血培养阴性 据报道，真性血培养阴性的心内膜炎极为罕见，常见于新近已接受过抗生素治疗的患者。除非急需用抗生素治疗，否则最好在获得阳性血培养结果时再治疗。

对急性暴发性 IE 或反复血培养为阴性的患者，最初的治疗应选用万古霉素加小剂量庆大霉素。血培养阴性的心内膜炎应除外 Q 热、衣原体病和真菌性心内膜炎。此外，对 HACEK 细菌属或草绿色链球菌引起的心内膜炎，由于它们具有周期性致病菌生长的特征；所以，需延长观察期才能提高血培养阳性率。否则，血培养有时也会出现阴性结果。

8. 真菌 真菌所致的心内膜炎与细菌性心内膜炎的症状和体征十分相似，早期诊断较为困难。阳性血培养出现较晚，常易延误诊断与治疗，死亡率极高。对真菌性心内膜炎常需接受综合治疗，有些患者经过置换感染的瓣膜、清除赘生物与栓子，加上抗真菌药物治疗可获成功。可选用两性霉素 B 或 5-氟脲嘧啶。近期，有使用两性霉素 B 与氟康唑联合治疗念珠菌心内膜炎的成功报道。氟康唑具有口服吸收持久，作用迅速，既可口服，又可静注和副作用小的优点。因此，它是目前治疗真菌性心内膜炎最理想的药物。

（三）手术治疗

当出现发热，血培养阳性，急性左心衰和新近发生体循环栓塞，一般与感染所致的瓣膜严重破坏有关。尤其是主动脉瓣或二尖瓣关闭不全时，可在无任何预兆情况下发生。因此，对上述这种活动性 IE 患者，应及早考虑瓣膜置换术，来逆转心力衰竭造成促发或加重瓣膜功能的异常。IE 的手术指证是：

①进行性或顽固性心力衰竭；

②经抗生素治疗无效，败血症持续存在；

③心瓣膜置换术后再感染如瓣周脓肿或瘘管形成，出现瓣膜裂口或瓣架活动严重受限；

④新近发生多部位的体循环栓塞；

⑤进行性肾功能衰竭。

在瓣膜置换手术期间，只要条件许可，尽可能同时矫正基础心脏疾病，如动脉导管未闭，室间隔缺损，主动脉缩窄或非对称性室间隔肥厚。这样既置换人工心脏，又矫正心脏结构的异常，可望成为根治性措施。此外，也应注意术前并发症的控制和其他支持疗法。

【预后】

本病的预后取决于病原菌类型、对抗生素治疗的反应，有无并发症以及其严重程度，基础心脏病和患者的年龄等因素有关。下列情况的预后一般较好：对青霉素治疗有效的致病菌感染，年青患者，既往无严重疾病，早期诊断和及时有效的治疗，尤其是年轻药物成瘾者，常由金葡菌所致右侧心内膜炎，其恢复率 >95%。但出现下列临床情况则预后较差：延误诊断，抗生素治疗较晚或对抗生素治疗不敏感；有严重并发症，如进行性或顽固性心力衰竭；重要血管栓塞和肾功能衰竭。其他不良因素还包括主动脉瓣受累，革兰氏阴性或真菌感染，血培养阴性心内膜炎，心瓣膜置换术后再感染和瓣环或心肌有脓肿形成。

一般认为，链球菌感染者的治愈率较高，约为 90%，葡萄球菌约为 50%。本病的早期和晚期死亡率仍较高，5 年生存率仅为 60%～70%。常死于心力衰竭，体循环栓塞，肾功能衰竭和细菌性动脉瘤破裂。

（宋贵峰）

第七节　心肌疾病

心肌疾病是指以心肌本身受累为突出特征的一组原因尚不明确的疾病。从病理生理学方面分为三个基本类型，即扩张型、肥厚型和限制型心肌病。从病因方面分为特发性与继发性心肌病，前者病因未明，而后者一般有较明确的致病原因。

一、特发性扩张型心肌病

特发性扩张型心肌病（DCM）以心脏扩大为特征，到晚期才发生充血性心力衰竭，因此以目前的扩张型心肌病取代过去的充血性心肌病较为适宜。

【病因与发病机制】

DCM 病因未明，公认的解释是多因素所致的心肌损害。多数 DCM 患者无病毒感染史，但有些学者观察到少数病毒性心肌炎患者可发展为 DCM，因此认为部分 DCM 是病毒性心肌炎的后果，其机理可能是病毒损伤后的自身免疫反应，或许与基因损伤及变异有关。近年有学者发现，DCM 患者外周血及心肌存在一种抗心肌线粒体内膜腺苷酸转位酶的自身抗体。提示免疫反应在 DCM 的发病上起重要作用。

【临床表现】

DCM 可发生在任何年龄，但中年人最多，男性多于女性。起病缓慢，突出表现是左心功能不全，由于心排血量减少而疲乏无力。右心功能不全症状出现较晚，一旦出现则预后不良。大约 1/4～1/2DCM 患者有胸痛，主要是心肌灌注减少致心内膜下缺血所致。胸痛也可继发于肺栓塞。

DCM 患者最常见的体征是程度不同的心脏扩大和充血性心力衰竭，严重者可有交替脉、血压低、脉压差小；心尖搏动向左移位，当左室肥厚时可见抬举性心尖搏动，右心室扩大致三尖瓣关闭不全时，可见颈静脉怒张，肝脏肿大，也可有水肿及腹水，偶见有右心搏动。心脏听诊最常见有心动过速及室性奔马律，二尖瓣返流性杂音普遍存在，左束支阻滞时可闻及第二心音逆分裂。左房血栓移动，可致体栓塞，下肢静脉系统栓子，可致肺栓塞，多为晚期并发症。

【实验室检查】

1. 内分泌检查　许多内分泌实验检查可提供某些继发性 DCM 的病因，如血浆磷酸盐过少、血钙过低、铁过多所致心肌损伤。尿素氮、血肌酐等对识别尿毒症心肌病也甚为重要。

2. 心电图　DCM 心功能不全时，常表现有异常心电图，如窦性心动过速、房性及室性心动过速，房室传导阻滞。罕见病例有反复发作或持续室性心动过速，尤其在儿童更是如此。各种心内传导阻滞多普遍存在。当有广泛左室纤维化而并无离散的心肌梗塞也可有病理性 Q 波，ST 段异常也很常见。

3. 超声检查　超声心动图对于诊断 DCM 非常有价值，其特征性表现是心脏扩大，左室内径往往在 6.5～8.0cm 之间，出现二尖瓣、三尖瓣返流，室壁运动弥漫性减弱，明显右室大多在疾病晚期见到，有时见心包积液。

4. 放射性核素检查　放射性核素²⁰¹Ti（铊）静止与运动时显像，多呈弥散性心肌运动减弱，可与冠心病多呈限局性灌注不良及运动减弱鉴别。

5. 心导管检查　心导管及心室造影可见左室舒张末压、左房压和肺毛细血管压升高，晚期患者右心室扩张，右室舒张末压、右房压和中心静脉压升高。左室造影显示室腔扩大，室壁运动减弱。冠脉血管多正常，冠脉管腔可因受损而扩张。

6. X 线检查　可见左室大，肺动脉高压，肺间质甚至肺水肿样左心功能不全改变，也可见胸腔积液。右心功能不全时可见奇静脉及上腔静脉扩张。

【诊断】

1. 以左室扩大，左心功能不全为主要临床表现，可有胸痛，晚期可出现右室扩大及右心功能不全，易见心律失常。

2. 心脏 B 超及 X 线等提示心室腔扩大、室壁呈弥散性搏动减弱。

3. 排除冠心病、风心病、特异性心肌病等其他心脏病，ECG 异常。

【治疗】

由于 DCM 病因未明，故无特异的治疗方法，主要针对心功能不全治疗。中等度心功能不全患者休息即可缓解症状，重症者需药物治疗。DCM 患者心衰的近代治疗包括：

1. 正性肌力药物

（1）常用强心甙类：如地高辛，宜小剂量使用，一般可用 0.125mg，每日一次，口服。对伴有房颤快心室率时可静脉慢注毛花甙丙，剂量 0.2mg 稀释后静脉缓慢推注（5～10min）。

（2）磷酸二酯酶抑制剂：如国产米力农，是一种新型的非甙、非儿茶酚胺类正性肌力药，兼有血管扩张作用，能增加心肌收缩力，增加心排血量，降低心脏前、后负荷，降低左室充盈压，改善左心室功能，增加心脏指数，对平均动脉压及心率无明显影响，且不引起心律失常。此外，尚可使房室结功能和传导功能增强，故对伴有室内传导阻滞患者较安全。此药作用机制是通过抑制磷酸二酯酶和增加环磷酸腺苷（CAMP）的浓度，使细胞内钙浓度增加，从而增强心肌收缩力，同时有松弛血管平滑肌作用而使血管扩张。使用剂量和方法：每次 0.5mg/kg，静点速度为 5mg/（kg·min），每日最大剂量不超过 5mg/kg。使用时用生理盐水或注射用水溶解稀释 200ml 静滴。

（3）非洋地黄类正性肌力药物：如多巴酚丁胺，为 β 受体激动剂，能增加心肌收缩力，增加心排血量，对心率影响较小，适用于心排血量低及心率缓慢的心功能不全患者，其改善左室功能的作用优于多巴胺。常用剂量为 2.5～10μg/（kg·min）。

2. 利尿剂的应用　近年使用一种复合型保钾利尿剂，即武都力片，每片含阿米洛利 5mg，及氢氯噻嗪 25mg，可保持血清钾浓度正常，每次 1 片，口服，必要时增量，2～3 片

/d。

3. 血管扩张剂的应用 血管紧张素转换酶抑制剂卡托普利，通过降低血管紧张素Ⅱ水平，舒张小动脉，降低醛固酮水平而使心脏前、后负荷减轻，故可用于慢性心功能不全和对洋地黄、利尿剂及一般血管扩张剂无效的病例。剂量用法：口服，开始剂量12.5mg，每日3次，逐渐增至50mg，每日3次。静脉注射为10mg加10% GS10ml稀释后静脉慢注，每日1~2次。此药用来治疗各型高血压。故用以治疗心力衰竭时，注意如血压过低，即收缩压<95mmHg时需慎用。

4. β受体阻滞剂 现已证实，β受体阻滞剂是延长DCM患者生存的重要药物之一。一般对此药有很好的耐受，很少使心功能不全恶化。β受体阻滞剂的作用机理主要有5个方面：

①负性变时性作用，减少心肌耗氧；

②减少儿茶酚胺分泌而降低其对心肌损伤；

③改善舒张期弛缓性；

④抑制交感神经，调节血管收缩；

⑤增加β受体密度而改善收缩功能。

因此，对于严重的DCM心功能不全患者，在正性肌力药物及血管扩张剂等常规治疗无效的情况下，加用β受体阻滞剂，往往收到明显改善心功能的疗效。一般可首选选择性β受体阻滞剂，如康可2.5mg，每日一次；或美多心安（Betaloc）12.5mg，每日2~3次，口服；视心衰症状调整剂量或停药。

5. 心功能不全伴心律失常的治疗 本病患者，心律失常的控制非常重要。由于多数抗心律失常药物的负性肌力作用，故治疗时强调个体化，并应注意监护其毒性作用，常选用的药物有：

（1）心律平：用于预防或治疗室性或室上性异位搏动，室性或室上性心动过速，口服治疗剂量，每日300~900mg，分3~4次服用，维持量300~600mg，分次服用。必要时可在监护下静脉注射，每8h静注70mg，或在1次静注后继以静滴，每小时20~40mg。明显心源性休克、严重心动过缓、病窦、电解质失衡、严重的阻塞性肺部疾患禁用。

（2）慢心律：主要用于急、慢性室性心律失常，如室性早搏、室速，口服一次剂量150~250mg，每6h一次，以后可酌情减量维持；静注开始剂量100mg，加入5% GS 20ml中，缓慢注射（3~5min注完），如无效，可在5~10min后再给50~100mg，然后以1.5~2mg/min的速度静滴，3~4h后减为1mg/min，并维持24~48h。

（3）胺碘酮：临床适用于室性和室上性心动过速及早搏、阵发性心房颤动和扑动。口服，开始剂量为200mg，每日3次，3天后改用维持量，每次200mg，每日1~2次，或每次100mg，每日3次。房室传导阻滞和心动过缓者忌用。

6. 除颤器使用 对严重心动过缓及其他严重心律紊乱患者，可考虑心内置入自动除颤器以预防突然死亡。

7. 抗凝治疗　DCM 患者，如无特殊禁忌症，应予以抗凝治疗，以预防血栓形成及栓塞，一般用肝素 5 000U，皮下或深部肌肉注射，每 8 ~ 12h 注射 1 次，3 ~ 5d 后改为口服肠溶阿司匹林，25 ~ 300mg，每日一次。

8. 皮质激素及免疫抑制剂　若实验证实患者有免疫异常或心肌活检证实有淋巴浸润，使用激素或免疫抑制剂治疗可能有一定效果。

9. 手术治疗　DCM 患者，如心脏进行性扩大，致严重二尖瓣关闭不全，可考虑人工瓣膜置换，但手术结果多不甚满意，这与原有心脏损伤及心功能不全有关。

10. 心脏移植　已知一年成活率超过 80%，三年成活率为 70%。

二、肥厚型心肌病

肥厚型心肌病（HCM）的突出特征是不对称性心肌肥厚，常累及室间隔，有左室流出道梗阻或者没有梗阻。

【病因与发病机制】

HCM 患者心肌肥厚的原因尚未清楚，但多数有家族遗传性，半数以上患者表现为常染色体显性遗传。其他提示 HCM 的病因有：

①心肌对循环儿茶酚胺的高反应状态；

②心肌冠状动脉壁厚度异常，不能正常舒缩，导致心肌缺血，促使心肌纤维化和自发性心肌肥厚；

③原发性胶质异常，导致心肌纤维架及心肌细胞结构破坏而排列紊乱；

④心内膜下心肌缺血，可能与微循环及血小板功能异常有关，影响舒张期钙离子的离散而增加心肌舒张的僵硬；

⑤心肌对钙、铁等吸收异常。

HCM 最具特征的病理生理异常不是收缩功能障碍，而是舒张期松弛性异常，导致心室充盈受限，尤其在梗阻型 HCM 更为明显。舒张期松弛异常致左室舒张末压升高，同时伴有左房和肺静脉压及肺毛细血管压升高。

【临床表现】

HCM 出现症状的平均年龄为 26 岁。HCM 在儿童期死亡率很高，多为猝死，晕厥和猝死常发生在剧烈活动时。

HCM 患者临床症状差异很大，轻者可无症状，重者可完全丧失活动能力，无症状患者可突发猝死，有症状患者中，90% 以上表现为呼吸困难，75% 有心绞痛、乏力及晕厥均较普遍。

HCM 产生心绞痛的机理是，部分患者是由于大块肌团使心肌供氧与需氧失衡，也可发生非冠状动脉狭窄所致的透壁性心肌梗塞，具有流出道梗阻的患者晕厥发生率可达50%。

患者体检可为正常，有明显左室流出道受阻者，心尖搏动强有力，心脏可向左扩大，在心尖部及胸骨左缘闻及粗糙的收缩期杂音，常伴有震颤，此杂音易与主动脉瓣狭窄相混淆，其主要不同点是杂音的部位不同，HCM患者杂音最响部位在胸骨左缘第4肋间，而后者杂音最响部位在胸骨右缘第2肋间。

【实验室检查】

1. 心电图（ECG） HCM患者ECG约25%可正常。常见ECG改变为ST－T段异常，20%~50%可有异常Q波。特征性ECG表现是在中部心前导联有巨大倒置的T波。24h动态心电图监测证实，75%以上的HCM患者有室性心律失常，25%以上患者死于室速。此外，有25%~50%可发生阵发性室上性心动过速，约5%~10%发生房颤。

2. X线检查 所见各异，左室大小可正常，亦可明显扩大，左房常扩大。

3. 超声心动图（UCG） UCG可确切测定心脏房室大小、室间隔肥厚的程度及心室舒缩功能，血流速度及容量等。对本病诊断极有价值。

4. 放射性核素检查（ECT） ECT检查，主要是通过^{99}Tc或^{201}Ti心肌显像，可直接测定室间隔的厚度及心室游离壁的厚度等。

5. 心导管检查 心导管检查可揭示左室舒张期顺应性减弱及存在的压力梯度，左室造影通常可见左心室腔缩小，心尖肥厚型心肌病呈"铲刀样"形状。

【诊断】

1. 发作性晕厥、乏力、呼吸困难、心绞痛及猝死。

2. 心尖搏动有力，心脏向左扩大，胸骨左缘第四肋间收缩期杂音伴震颤，可有心尖部病理性收缩期杂音，杂音不受生理动作及药物影响。动脉压降低。

3. UCG及X线等显示左室、左房增大，室间隔肥厚及室壁僵硬，血流输出受阻。

4. 多种心律失常。

5. 排除冠心病、主动脉瓣狭窄、二尖瓣闭锁不全及室间隔缺损等心脏病。

【治疗】

1. 内科治疗

（1）β受体阻滞剂：可降低心室收缩力，增加心室容量，增加体动脉压，扩大流出道直径，改善心室顺应性，从而改善症状。一般治疗首选美多心安，每次50mg每日3次，口服，如无停药指征可增至100mg，每日3次。

（2）洋地黄制剂：在HCM患者一般属禁忌，仅在房颤伴快心室率时小量静脉应用，如毛花甙丙0.2~0.4mg，稀释后静脉缓慢注射，控制心室率，或者心脏扩大而无梗阻的心功能不全病例亦适用。

（3）避免使用硝酸酯类及β受体激动剂，以防止加重梗阻。

（4）少用利尿剂，因血管内容量的降低可减少心室腔尺度而增加收缩期流出道压力梯度，影响心搏量和血压，尤其是在原有小心室腔低血容量时尤应慎用。

（5）血管紧张素转换酶抑制剂或钙拮抗剂，可改善运动耐量。

2. 外科治疗 对于主动脉瓣下、局限性梗阻型心肌病可行外科手术治疗，切除肥厚心肌，解除梗阻。

三、限制型心肌病（RCM）

【病因与发病机制】

限制型心肌病病因不明，以心肌内膜疤痕形成、室壁极度僵硬而限制心室充盈为特征。继发性病因有：

①心肌淀粉样变性；

②血色素沉着症；

③糖原沉积症；

④嗜酸性细胞增多症等。

病理表现为广泛心肌纤维化，心内膜显著增厚而导致房室瓣及腱索、乳头肌受累、房室瓣关闭不全。由于心室腔缩小而收缩功能及舒张功能均受障碍，产生类似缩窄性心包炎的病理生理改变。

【临床表现】

RCM 患者不能耐受体力活动及运动，因不能提高心室充盈增加心排血量而表现乏力、呼吸困难，小部分患者有胸痛。主要体征是颈静脉怒张、肝脏肿大、腹水、奔马律、心尖部收缩期杂音、房颤、脉细弱、血压低、以及紫绀、动脉栓塞等。

【实验室检查】

1. ECG 可见 QRS 波群低电压，病理性 Q 波等。

2. X 线检查可见心影轻、中度扩大，并可见心内膜钙化影以及心包积液。

3. 超声心动图可见左室壁增厚。

4. 心导管检查表现左室充盈压高于右室，心室压力曲线呈舒张早期下陷，肺动脉压力增高，心排血量下降，心室造影见心室腔缩小。

【诊断】

1. 乏力、呼吸困难、胸痛、体力活动及运动能力下降。

2. 外周静脉淤血表现，如颈静脉怒张、肝肿大、腹水等。

3. 奔马律、心尖收缩期杂音、心房纤颤及低血压等。

4. 超声及 X 线检查见心影扩大、心内膜钙化、右室壁肥厚。ECG 见低电压、病理性 Q 波等。

5. 排除缩窄性心包炎等疾病。

【治疗】

1. 内科治疗　主要是改善舒张期功能，具体选用的药物包括：

（1）血管紧张素转换酶抑制剂：如开搏通 12.5mg，每日 3 次，口服；

（2）β 受体阻滞剂：如美多心安 50mg，口服，每日 3 次；

（3）钙离子拮抗剂：如异搏停 40mg，口服，每日 3 次；

（4）抗凝治疗：为了防止血栓形成，可适当应用抗凝剂或抗血小板聚集药物，如肠溶阿司匹林 25mg，口服，每日一次。

2. 外科治疗 切除增厚的心内膜，累及瓣膜者可置换人工瓣膜，一般可取得较好效果。

四、酒精性心肌病（ACM）

【病因与发病机制】

据文献报道，每日饮白酒 200ml 以上或啤酒 2 000ml 以上，持续 10 年之久，可引起酒精性心肌病，常伴发充血性心力衰竭或猝死。停止酗酒，可使病情逆转或停止恶化。ACM 的发病机理：

①酒精对心肌的直接毒性作用；

②酒精及其代谢产物干预细胞功能，影响钙离子转运、心肌脂代谢及 ATP 的合成，导致细胞内 K^+ 丢失，减少自由脂肪酸及三硝酸甘油的吸收，出现低钾、低磷、低镁等。

【临床表现】

ACM 起病隐袭，患者常有心悸，逐渐发展出现左心功能不全以及心律失常。主要体征是心脏扩大、奔马律、房颤及心尖部收缩期杂音。

【实验室检查】

1. X 线表现 心脏扩大，肺淤血及胸腔积液。

2. ECG 可表现为房颤，房扑及室性早搏等。

3. 心脏超声及心导管检查结果表现与 DCM 相似。根据病史，饮酒 10 年以上，有心脏扩大，尤以左心室扩大为主伴有心律失常，排除其他心脏病即可确立诊断。

【诊断】

1. 饮酒 10 年以上，特别是经常酗酒者。

2. 有心悸及心功能不全的症状、体征。

3. 超声及 X 线显示心脏扩大，ECG 示心律失常。

4. 排除其他心脏病，如 DCM 等。

【治疗】

早期停止酗酒是治疗关键。有关充血性心力衰竭的治疗与 DCM 相同。一旦心功能不全发生，其三年死亡率可达 80%。

五、克山病

克山病原于 1935 年在我国黑龙江省克山县最早发现，故命名为克山病。此病特点为心肌损伤伴有急性或慢性充血性心力衰竭和各种心律失常。

【病因与流行病学】

本病发病区域主要在偏僻山区，草原地带，农村多见，女性罹患者多，尤以生育期妇女及儿童发病多，一律呈一定季节性。病因至今未完全阐明。大量研究发现，病区人群血硒及头发中硒水平含量低，这些人群居住环境水中含硒量亦低，提示其发病可能与硒缺乏有关。硒的主要生理功能是促谷胱甘肽过氧化酶形成，清除氧自由基，保护心肌细胞。硒缺乏，可致血中超氧化物歧化酶活力下降，清除自由基能力下降而致心肌细胞微细胞结构即线粒体遭破坏。此外，其他微量元素镁等及营养状况亦可能与发病有关。有学者认为，本病发病可能与病毒及病区生物地球化学综合因素有关。

【临床表现】

1982 年全国克山病防治会确定此病有四个类型。

1. 急性型　骤然起病，可发生在健康人，冬季起病者多，或由潜在型、慢性型急性发作。

临床表现为突发性胸闷、呼吸困难、恶心呕吐，严重可有急性肺水肿、休克及严重心律失常，可在几小时至数天内死亡。体检见四肢厥冷、脉细弱、心界扩大、奔马律和心尖部收缩期杂音。肝大、腹水也常见。ECG 可见室早、室速、房室传导阻滞等多种异常。

2. 亚急型　起病较缓，夏季发病较多，儿童多见。常见食欲不振、咳嗽气促等表现。体检可见心脏扩大、奔马律，脑、肺、肾等栓塞现象以及全身水肿。

3. 慢性型　发病缓慢，以咳嗽、呼吸困难，特别是劳累后呼吸困难为主。体检心脏明显扩大，心尖部收缩期杂音、奔马律、早搏，肺底湿啰音，肝大腹水等。

4. 潜在型　仅在重体力劳动时出现心悸气促，平时多无症状，体检可见轻中度心脏扩大、早搏等，多不影响日常工作。

【实验室检查】

1. ECG　非特异性 ST – T 改变，可有病理性 Q 波，多为坏死纤维化所致，尚可见 QT 延长、房室传导阻滞、QRS 波群低电压等。

2. X 线　可见不同程度心脏扩大、肺淤血。透视是发现此病的主要手段。

3. UCG　可见左室、左房增大，室壁变薄，心搏减弱，与 DCM 极为相似。

4. 酶学检查　急重型可有心肌酶学改变，CK、GOT、LDH 多在发病数小时升高，1 ~ 3d 达高峰，1 ~ 2 周后恢复正常。血沉、白细胞也有升高。

5. 心内膜下心肌活检　电镜下心肌呈弥漫性变性坏死，心肌细胞微细结构破坏，细胞线粒体变形，肿胀或溶解成空泡，有助于诊断。

【诊断】

1. 流行地区，流行季节以及人群体发病史。

2. 心悸、呼吸困难、水肿等急、慢性心功能不全表现。

3. 心脏扩大，心尖部杂音，早搏及其他心功能不全体征。

4. 超声及 X 线改变类似 DCM 改变。

5. ECG 示心律失常，心肌酶谱及活检异常。

6. 排除急性心肌炎、AMC、DCM、风湿性心脏病及心包炎等。

【治疗】

1. 急性型　静脉注射维生素 C , 15 ~ 30g/24h，首次为维生素 C 0. 5 ~ 1. 0 + 50% 葡萄糖 20 ~ 40ml 静注。呕吐、烦躁不安者可冬眠，即氯丙嗪 50mg、异丙嗪 25mg、哌口替啶 50mg 分次肌肉注射。休克者按心源性休克处理。

2. 慢性型　主要是控制心功能不全和心律失常，治疗方法见本章第一节。

3. 亚急型　急性发作时治疗同急性型，其他治疗同慢性型。

4. 潜在型　主要注意生活管理，防止感染，定期随诊。

六、围产期心肌病

围产期心肌病过去称产后心肌病，指分娩后 5 个月内发病，由于部分病例在妊娠晚期发病，故将产前 1 个月与产后 5 个月内发病者称围产期心肌病。

【病因与发病机制】

确切病因尚不十分清楚，临床表现似 DCM，但又不尽相同，其特点与妊娠分娩有关。病因与营养、病毒感染等因素有关，也有学者认为与自身免疫、遗传及产后摄盐过多等因素有关。病理改变无特异，与 DCM 相同。

【临床表现】

围产期心肌病的临床症状不一，大多在产后 3 ~ 5 个月内发病，少数在产前出现症状，表现为全心功能不全，有的表现为心绞痛，部分有肺栓塞的表现。体征可见心界扩大，心率增快，奔马律，心尖部收缩期杂音，肝脏肿大及水肿等。

【实验室检查】

1. X 线表现　心脏普遍性扩大，肺瘀血。

2. ECG　多有左室大，ST-T 改变及左右束支传导阻滞，房颤等。

3. UCG　可见心室腔扩大，室壁运动减弱，室间隔活动度下降，心脏内附壁血栓。

【诊断】

1. 产前 1 个月至产后 5 个月内发病。

2. 临床表现类似 DCM。

3. X 线、超声和心脏一般性扩大，室壁运动减弱，ECG 心律失常。

【治疗】

1. 主要治疗心功能不全及心律失常。应卧床休息，严重时可选用扩血管药，但在分娩前应慎用，因可减少子宫胎盘灌注而对胎儿不利。可适当利尿，注意电解质失衡。

2. 多数学者主张抗凝治疗，常规剂量的肝素及其他抗凝，抗血小板药物可予应用。由于围产期的凝血特征，使用肝素极少引起出血。

3. 本病发病多在产后，一般无需早期引产。仍以自然分娩为宜，生产过程中，可用胎头吸引，等缩短第二产程，无特殊指征无需剖腹产。

七、病毒性心肌炎

【病因与发病机制】

引起心肌炎的病毒有：

①柯萨奇 B 族病毒；

②ECHO 病毒；

③腺病毒；

④流感病毒；

⑤水痘病毒；

⑥脊髓灰质炎病毒；

⑦流行性腮腺炎病毒；

⑧狂犬病毒；

⑨麻疹病毒；

⑩风疹病毒；

⑪巨细胞病毒以及虫媒病毒等。其中尤为柯萨奇 B 族最多见。

病毒性心肌炎发病机理至今未完全阐明，可能与下列因素有关：

①病毒本身直接侵害心肌，溶解心肌细胞；

②病毒毒素损害心肌；

③通过自身免疫反应，经 T 细胞介导引起心肌损害，即在机体免疫调节失衡情况下，受病毒等损害的心肌可能成为自身抗原，导致抗心肌抗体的产生而引起自身免疫反应。这种免疫机理的失衡可能与基因遗传等因素有关。

【临床表现】

本病患者近期多有病毒感染史。临床表现差异性很大，从无症状到致命性心功能不全，严重心律失常和猝死，取决于病变广泛程度。

体检发现心率快而与体温不相一致，可有奔马律，暂时性收缩期杂音，心功能不全时心脏可扩大。

【实验室检查】

1. ECG　为非特异性 ST - T 改变，多有室性心律失常，较少可见 Q 波。

2. X 线及心脏超声检查　无特异性改变。

3. 心肌酶谱及免疫学检查　心肌坏死时心肌磷酸激酶（CK）可升高。抗核抗体（ANA）、抗心肌抗体（AHA）、类风湿因子（RF）可阳性，补体 C_3 和 CH_{50} 下降，抗肌动蛋白、抗肌凝蛋白、抗肌膜蛋白和抗胶原Ⅰ、Ⅱ、Ⅳ、IgG 等抗体可升高。

病毒分离甚为困难，目前仅有完成柯萨奇 B 族病毒和脊髓灰质病毒分离的报道。

【诊断】

1987 年我国心肌炎病座谈会订出病毒性心肌炎的诊断参考条件：

①病毒感染后 1～3 周内；

②心脏病有关症状及体征；

③ECG 改变；

④心肌活检和病原学检查阳性结果；

⑤排除其他心肌病。

此外，从心肌活检中用酶染色组织化学法检测心肌内病毒核糖核酸等，对诊断也甚有价值。

【治疗】

1. 症状治疗 主要针对心功能不全及心律失常进行治疗，但强心甙及 β 受体阻滞剂应谨慎或避免使用。

2. 病因治疗 干扰素、胸腺肽、免疫核糖核酸、转移因子等对控制病毒感染可能有好处。

3. 皮质激素 本病的激素治疗尚有争论，急性期禁用，因为激素抑制干扰素合成，增加组织坏死，有利于病毒生成。

附 心肌疾病疗效参考标准

由于大部分心肌病目前无特效治疗，故统一疗效标准尚待制定。以下指标供参考：

1. 治愈 病因去除，心肌解剖异常经手术等治疗完全矫正，临床症状及体征消失，特检及实验检查恢复正常。目前能达到标准者极少。

2. 好转 心功能不全及心律失常所致的临床表现明显减轻，特检及实验指标有不同程度好转。

3. 无效 症状、体征、特检及实验检查均无改善。

（樊贞玉）

第八节 心 包 炎

心包炎是最常见的心包疾病，由多种致病因素引起，是全身性疾病的一部分或由邻近组织病变蔓延而来。临床上分为急性心包炎和慢性心包炎，后者常引起心包缩窄。

一、急性心包炎

急性心包炎是心包膜脏层和壁层的炎症，可同时合并心肌心内膜炎，也可作为唯一的心脏病损而出现。

【病因及病理生理】

急性心包炎几乎都是继发性的，可由各种感染或非感染因素所引起，以结核性、急性非特异性、化脓性、风湿性为多。近年，肿瘤、心肌梗塞引起的心包炎日渐增多，其他原因还有尿毒症、系统性红斑狼疮、放射线、药物、创伤等，部分病因至今不明。国外以非特异性心包炎居多，国内则以结核性占首位。

心包炎症病理变化分为纤维蛋白性（干性）和渗出性（湿性）两种。炎症开始时，壁层和脏层心包出现纤维蛋白、白细胞及内皮细胞等渗出，此阶段对血流动力学无影响，以后渗出液增加，浆液纤维蛋白性、浆液血性、血性或化脓性，渗出量不等，若达 2～3L 可引起血流动力学变化。炎症常累及心包膜下的表层心肌，并成为急性心包炎时心电图变化的解剖基础，而深层心肌很少累及；炎性渗出物可完全吸收，亦可长时间存在，还可为结缔组织所代替形成疤痕，甚至钙化、粘连而最终发展成缩窄性心包炎。

【临床表现】

1. 症状

（1）心前区疼痛：主要见于纤维蛋白渗出阶段，以急性非特异性心包炎最明显，结核性或风湿性较轻，尿毒症性则无明显疼痛。疼痛可突然开始，常局限于胸骨下或心前区，亦可放射至左肩臂、颈背部及上腹部，体位改变或深呼吸、咳嗽吞咽时加剧，坐位或前倾位时减轻。

（2）心脏压塞症状：当大量渗出液引起胸内压力明显增加，回心血流受阻时而出现心脏压塞，突出表现为呼吸困难、面色苍白、紫绀、上腹疼痛甚至休克。也可因大量心包积液压迫邻近器官而致呼吸困难加重、干咳、声嘶及吞咽困难等，患者常采取前倾位减轻压迫症状。

2. 体征

（1）心包摩擦音：为急性纤维蛋白性心包炎的特征，可存在数小时或数周不等，在收缩期和舒张期均可闻及，以胸骨左缘第三、四肋间、胸骨下段和剑突附近最明显，当大量心包积液时，摩擦音即消失。

（2）心包积液：症状的出现与积液量和渗出增加速度有关。当心包积液达 200～300ml 以上或积液迅速积聚时，可出现下列体征：

①心脏体征：心脏搏动减弱或消失，心浊音界向两侧扩大，相对浊音界消失，心音轻而远，心率快，少数在胸骨左缘第三、四肋间闻及舒张早期额外音（心包叩击音）；

②左肺受压迫征象：大量心包积液压迫左下肺引起左肺下叶不张时，在左肩胛角下常有浊音区，语颤增强并闻及支气管呼吸音（Ewart 征）；

③心脏压塞征象，当积液迅速积聚即使仅 100ml 时，也可引起急性心脏压塞，出现心动过速、肝肿大、腹水、下肢浮肿、颈静脉怒张，肝颈静脉回流阳性等体循环淤血表现，动脉收缩压降低，脉压小，出现奇脉。

【实验室检查】

1. 心电图　典型的心电图变化是先有 ST 段呈弓背向下抬高，继之 ST 段回复到基线，以后再出现 T 波低平、倒置；有心包积液时，肢体导联呈 QRS 低电压；病变轻或局限时可有不典型的演变，部分导联 ST 段及 T 波改变。

2. X 线检查　当积液量达 300ml 或更多时，心影双侧增大呈烧瓶状，透视或 X 线记波摄影见心影随体位改变而移动，心脏搏动减弱或消失。另外，心血管造影或放射性核素扫描均可检出有无渗液存在。

3. 超声检查 二维超声心动图能显示积液暗区，可发现少至 15ml 的积液和心包粘连，并可作为心包穿刺定位的指导。

4. 心包穿刺 心包液检查，有助于确定其性质或病因，也可于抽液后向心包腔内注入空气（100～150ml）进行 X 线摄片，了解心包厚度、心脏大小和形态或是否注入药物进行治疗。

【诊断】

1. 有无原发疾病的特征。

2. 心前区疼痛及压塞症状。

3. 心包摩擦音或心包积液体征。

4. X 线、超声及 ECC 异常。

5. 心包穿刺液检查可帮助作出病因诊断。

【治疗】

1. 支持疗法 卧床休息，进易消化饮食，疼痛时可给予镇静剂，必要时使用哌替啶 50～100mg 肌注或吗啡 5～10mg 皮下注射。

2. 解除心脏压塞 急性心脏压塞时，心包穿刺抽液是解除压迫症状的有效措施。心包穿刺时可先作超声波检查确定穿刺的部位和方向。穿刺的常见部位是：

①左侧第 5 肋间心浊音界内侧约 1～2cm 处，针尖向后内推进，指向脊柱，穿刺时患者应取坐位；

②胸骨剑突与左肋缘相交的尖角处，针尖向上略向后，紧贴胸骨后面推进，穿刺时患者应取半卧位，此穿刺点对少量渗液者易成功，不易损伤冠状血管，引流通畅，且不经过胸腔，特别适用于化脓性心包炎以免遭污染；

③左背部第 7 或第 8 肋间左肩胛中线处，穿刺时患者坐位，左臂应抬高，针头向前并略向内侧推进，在大量心包积液压迫肺部，而其他部位不能抽出液体时可采用此穿刺部位，如疑为化脓性积液时，应避免此处抽液，以防胸腔感染。

心包穿刺时，也可将穿刺针与绝缘可靠的心电图机的胸导联电极相连结进行监护，穿刺时同时观察心电图变化，如触及心室，可见 ST 段抬高，偶呈 QS 型的室性早搏；触及心房时，可见 P－R 段抬高及有倒置 P 波的房性早搏出现。心包穿刺操作时应备有心脏除颤器及人工呼吸器械。

3. 病因治疗

（1）结核性心包炎：早期联合使用抗结核药物，并给予足够剂量和较长的疗程，直至结核活动停止后一年左右再停药。肾上腺皮质激素能抑制心包反应，减少渗出及促进液体吸收，可在有效抗结核治疗的前提下使用。强的松，每日 30～60mg，5～7 日减量，6～8 周停药。

（2）急性非特异性心包炎：病因尚未完全肯定，多数起病前常有上呼吸道感染，而认为与病毒感染有关。治疗以对症为主。肾上腺皮质激素对急性期可能有效，如病情严重、疾病持续、高热及心包腔内有大量液体存在，可用强的松，60mg/d，3～5日减至5～10mg直至停药。

（3）化脓性心包炎：应选用足量对致病菌有效的抗生素。在菌种未确定之前，宜用广谱耐菌药物并考虑联合用药。

（4）风湿性心包炎：治疗与急性风湿热相同，一般用肾上腺皮质激素效果较好，剂量40～60mg/d，2～3周达满意疗效后逐渐减量，总疗程6～8周，除非心脏压塞，一般不需做心包穿刺抽液。

（5）肿瘤性心包炎：可有原发性和继发性两种，以后者为多。原发性中良性心包肿瘤少见，治疗以手术切除为主，而恶性间皮细胞瘤所致心包炎多见，其心包液增长快，预后差，可试用放射疗法及化学疗法，并反复抽心包积液减轻心脏压塞症状，同时于心包内注入抗肿瘤药物，但疗效多不满意。对于转移性肿瘤所致的心包积液，以原发肿瘤治疗及抽心包积液减轻压塞为主，心包内化疗药物使用可以试用。

（6）其他：如心肌梗塞后，尿毒症性心包炎等，则以治疗原发病为主，一般不需心包穿刺抽液。

【疗效标准】

1. 治愈　症状、体征消失、实验、心电图、X线及超声检查恢复正常或大致正常。
2. 好转　治疗后症状改善，实验检查、心电图、X线及超声检查未完全恢复正常。
3. 无效　临床、实验检查及特检均无改善。

二、慢性心包炎

慢性心包炎系继发于急性心包炎，其病理变化可分为慢性粘连性心包炎，慢性渗出性心包炎及慢性缩窄性心包炎三种。

【病因及病理生理】

在能肯定的病因中，以结核占首位，其次为化脓性、创伤性、肿瘤性。近年认为，非特异性、尿毒症性、系统性红斑狼疮性心包炎也可引起缩窄，而风湿性心包炎很少引起缩窄。

急性心包炎以后，可在心包上留下瘢痕粘连和铅质沉着，常为轻微或局部病变，而心包无明显增厚，不影响心脏功能，此为慢性粘连性心包炎；部分患者心包积液长期存在，形成慢性渗出性心包炎，可能为急性非特异性心包炎的慢性过程，主要表现为心包积液，预后良好；少数患者由于形成了坚厚的瘢痕组织，心包失去伸缩性，明显地影响心脏收缩舒张功能而成为缩窄性心包炎。

【临床表现】

1. 症状　劳累性呼吸困难是缩窄性心包炎最早期症状，晚期出现腹胀、乏力、纳差、心悸、端坐呼吸等。

2. 体征　心浊音界正常或稍大，心尖搏动减弱或消失，心音轻而远，肺动脉瓣第二音增强。部分患者可闻及心包叩击音，心率快，可有心律失常、颈静脉怒张、肝肿大、腹水、胸腔积液、下肢浮肿、脉压小，可有奇脉。

3. 辅助检查

（1）静脉压显著升高，多高达 300mmHg 或以上，可有轻度贫血及低蛋白血症，胸腹水常为漏出液。

（2）心电图：常出现 QRS 波低电压，T 波平坦或倒置，可有 P 波增宽呈双峰，有窦性心动过速、房性早搏、心房颤动、心房扑动。

（3）X 线：心包钙化是曾患过急性心包炎最可靠的 X 线征象。心影可普遍增大呈三角形或球型，心缘变直或形成异常心弓，X 线透视或记波摄影见心脏搏动减弱或消失。心血管造影能显示心脏大小和在心动周期中的形态变化，从而估计心包厚度和缩窄程度。

（4）超声、CT、磁共振成像可提示心包积液、心包增厚、钙化及有无缩窄存在。

【诊断】

1. 急性心包炎病史、慢性病程经过。

2. 劳累性心悸、呼吸困难。

3. 心包压塞体征。

4. X 线、超声 CT、磁共振及 ECG 异常。

【治疗】

1. 心包剥离术　这是治疗慢性缩窄性心包炎最有效的方法，应尽早施行，病程过久，心肌常有萎缩和纤维变性，可影响手术效果。

（1）适应症：临床心脏受压塞进行性加重，单纯性心包渗液不能解释，或在进行心包腔注气术时发现壁层心包显著增厚，或磁共振成像及 CT 显示心包增厚和缩窄者，病因已基本控制，就应及早手术。

（2）注意事项：术前数周应严格休息，术前 1～2d 开始使用抗生素静滴，对于全身性慢性疾病、肝肾功能不全、呼吸道感染及水电解质平衡紊乱者，应积极改善和纠正，提高机体储备能力，术前一般不用洋地黄制剂。

术中心包应尽量剥离，尤其两心室的心包，但对病程长、心包缩窄严重、心肌萎缩变薄者，剥离心包应谨慎，无法剥离者不宜勉强。

术后要注意监测血压、中心静脉压、呼吸、心率、尿量、血气分析及血电解质等。液体输入量及速度应严格控制，尽量避免增加心肌负担而导致的急性肺水肿。严密观察及处理各种并发症，如水电解质失衡、心律失常、心力衰竭、出血等。

2. 对症治疗　不能耐受手术或不愿手术者，给予对症处理，包括改善营养，限制活动，低盐饮食，使用利尿剂，必要时抽除腹水及胸水。

【疗效标准】

1. 治愈　病因消除，症状、体征消失，静脉压、X 线及心电图检查恢复正常。

2. 好转　经治疗，症状明显减轻，体征基本消除，但辅助检查未完全恢复正常。

3. 无效　症状、体征及辅助检查均无改善。

（宋贵峰）

第二章　呼吸系统疾病

第一节　呼吸系统结构功能与疾病的关系

一、呼吸系统的防御功能

呼吸道的防御功能至关重要。呼吸系统防御功能包括理化的（如鼻部加温、鼻纤毛过滤、咳嗽、喷嚏、黏液-纤毛转运等）和生物性的（巨噬细胞、免疫球蛋白及各种生物活性物质对微生物、异物的灭活及清除作用）。当各种原因引起防御功能损伤或外界刺激功能较强时，即可引起各种疾病。

二、影响呼吸系统疾病的主要相关因素

1. 大气污染和吸烟　大气的工业废气和粉尘是大环境的主要污染物，是导致慢性支气管炎和呼吸系统癌症的重要原因。吸烟是小环境的主要污染源，吸烟者慢性支气管炎和肺癌的发病率是不吸烟者的 2～4 倍以上。

2. 吸入变应原（过敏原）增加　如屋尘螨、宠物毛、真菌、花粉孢子、化工原料及药物、食物添加剂等。

3. 呼吸系统感染的病原学特点　社区获得性肺炎的病原菌以革兰氏阳性球菌和流感嗜血杆菌为主，医院获得性肺炎的病原菌以革兰氏阴性杆菌为主。免疫力低下或免疫缺陷者的呼吸系统感染，应重视如真菌、卡氏肺囊虫、弓形虫、分枝杆菌和病毒等特殊病原体。

4. 人口老龄化　呼吸系统慢性疾病如慢性阻塞性肺病、肺癌的患病率随年龄的增长而上升，由于老年人机体免疫功能低下，其肺部感染的机会增加，易发生吸入性肺炎。

三、呼吸系统疾病的诊断

1. 病史　包括患病的时间、诱发因素、吸烟史、用药史以及是否接触过有毒物质和生化物质。

2. 症状　主要包括咳嗽、咳痰、咯血、气促、喘鸣和胸痛等症状。

（1）咳嗽：急性发作的刺激性干咳伴有发热、乏力、肌肉酸痛、声嘶常为急性喉、气管、支气管炎。常年咳嗽，秋冬季加重，提示慢性支气管炎。体位改变时咳嗽、咳痰加重，痰多、间断咯血常见于支气管扩张和肺脓肿。发作性干咳（尤其在夜间规律发作），可能是咳嗽变异性哮喘。持续而加重的刺激性咳嗽伴有气促，则应考虑特发性肺纤维化和

支气管肺泡癌。

（2）咳痰：白色泡沫痰或黏液痰转为脓性多为细菌性感染。大量黄脓痰常见于肺脓肿或支气管扩张，铁锈样痰可能是肺炎链球菌感染，红棕色胶冻样痰可能是肺炎克雷伯杆菌感染。伴厌氧菌感染时，脓痰伴有恶臭，肺水肿时，咳粉红色稀薄泡沫痰。

（3）咯血：痰中带血是肺结核、肺癌的常见症状。咯鲜血（特别是24h 300ml以上），多见于支气管扩张，也可见于肺结核。

（4）呼吸困难：急性气促伴胸痛常提示肺炎、气胸、胸腔积液，应注意肺梗死。左心衰竭患者会出现夜间阵发性呼吸困难。慢性进行性气促常见于慢性阻塞性肺疾病、弥漫性肺纤维化疾病。支气管哮喘患者哮喘发作时，出现呼气性呼吸困难，且伴哮鸣音。若喉头水肿、气管炎、肿瘤或异物引起上气道狭窄，可出现吸气性喘鸣。

（5）胸痛：肺炎、肺结核、肺梗死、肺脓肿等病变累及壁层胸膜时，可发生胸痛。胸痛伴高热可考虑肺炎。肺癌侵袭壁层胸膜或骨，可出现隐痛，持续加重。胸膜炎常于胸廓活动较大时引起两侧下胸痛，与咳嗽、深吸气有关。自发性气胸可在剧咳或屏气时突然发生胸部剧痛。

3．体征　气管、支气管病变以干、湿啰音为主；肺部有呼吸音性质、音调和强度的改变；胸腔积液、气胸、肺不张可出现相应体征。

4．实验室检查

（1）血液检查：细菌感染时，外周血象中嗜中性粒细胞增加，有时还伴有中毒颗粒。嗜酸性粒细胞增加提示过敏性因素。其他血清学检查如对流免疫电泳等，对于病毒、支原体等病原体的诊断有一定价值。

（2）抗原皮肤试验：哮喘患者的过敏原皮肤试验阳性有助于变应体质和变应原种类的确定，对结核和真菌呈阳性的皮肤反应仅说明已受（过）感染，并不能肯定患病。

（3）痰液检查：痰液检查，如痰找瘤细胞可帮助确定病原体的种类和性质，痰细菌学检查可明确致病菌种类和对抗生素的敏感程度。

（4）胸腔积液检查和胸膜活检：常规胸腔积液检查可判断胸腔积液的一般性质，配合一些生化检查有利于结核和恶性胸腔积液的鉴别。胸膜活检对明确肿瘤和结核有鉴别诊断价值。

（5）影像学检查：胸部X线透视结合正侧位胸片，可发现被心脏、纵隔等遮盖的病变，CT能进一步明确病变部位、性质和有关支气管通畅情况。支气管造影对支气管扩张有较大的诊断价值。支气管动脉造影和肺栓塞术对咯血有较好诊治价值。

（6）支气管镜：支气管镜可深入到较细的亚段支气管，直接窥视病变情况，结合黏膜的病理检查，可准确诊断病变部位和性质，还可用于进行支气管肺泡灌洗和取出异物。

（7）肺活体组织检查：近胸壁的病灶，可在胸透、B超和CT定位下作胸壁穿刺活检，进行微生物和病理检查。

（8）呼吸功能检查：其测定可了解呼吸疾病对肺功能的损害程度，根据体征性肺功能改变，对某些肺部疾病的早期诊断有重要价值。

（古力·喀德尔）

第二节　急性上呼吸道感染

急性上呼吸道感染是指鼻腔、咽或喉部急性炎症的总称。

【病因和发病机制】

急性上呼吸道感染 70%～80% 患者由病毒引起，主要有流感病毒（甲、乙、丙）、副流感病毒、呼吸道合胞病毒、腺病毒、鼻病毒、埃可病毒、柯萨奇病毒、麻疹病毒、风疹病毒等。

细菌感染可直接或继病毒感染之后发生，以溶血性链球菌为多见，其次为流感嗜血杆菌、肺炎球菌和葡萄球菌等，偶见革兰氏阴性杆菌。其发病的主要表现为鼻炎、咽喉炎或扁桃体炎。

当有受凉、淋雨、过度疲劳等诱发因素存在时，可使全身或呼吸道局部防御功能降低，原已存在于上呼吸道的条件致病菌或从外界侵入的病毒可迅速繁殖，引起急性上呼吸道感染。

急性上呼吸道感染不仅具有较强的传染性，而且可引起严重并发症，应积极防治。

【临床表现】

根据病因不同，临床表现可有不同的类型。

1. 普通感冒

俗称"伤风"，又称急性鼻炎或上呼吸道卡他，以鼻咽部卡他症状为主要表现，一般无发热及全身症状，或仅有低热、不适、轻度畏寒和头痛。检查可见鼻腔黏膜充血、水肿、有分泌物，咽部轻度充血，如无并发症，一般 5～7d 后痊愈，但亦可持续数周以上。白细胞检查多为正常或减少。

2. 流行性感冒

简称流感，是由流感病毒引起的。主要通过飞沫传播，具有传染性。潜伏期 1～3d，最短数小时，最长 3d。起病多急骤，症状变化很大，主要以全身中毒症状为主，呼吸道症状轻微或不明显，临床表现和轻重程度差异颇大。

（1）单纯型：最为常见，先有畏寒或寒颤、发热，继之全身不适、腰背发酸、四肢疼痛、头昏、头痛，部分患者可出现食欲不振、恶心、便秘等消化道症状。发热可高达 39～40℃，一般持续 2～3d 渐降。本型中较轻者，全身和呼吸道症状均不显著，病程仅 1～2d，类似一般感冒，单从临床表现较难确诊。

（2）肺炎型：本型常发生在婴幼儿，或原有慢性基础疾患，如二尖瓣狭窄、肺心病、免疫力低下的患者以及孕妇、年老体弱者。其特点是，在发病后 24h 内，可出现高热、烦躁、呼吸困难、咳血痰和明显发绀，全肺可有呼吸音减低、湿啰音或哮鸣音，但无肺实变体征。

（3）中毒型：较少见。临床表现为高热不退、神志昏迷，成人常有谵妄，儿童可发生抽搐，并出现脑膜刺激征。少数患者由于血管神经系统紊乱或肾上腺出血，导致血压下降或休克。

（4）胃肠型：主要表现为恶心、呕吐和严重腹泻，病程2～3d，恢复迅速。

3. 以咽炎为主要表现的感染

（1）病毒性咽炎和喉炎：由鼻病毒、腺病毒、流感病毒、副流感病毒以及肠病毒、呼吸道合胞病毒等引起。临床特征为咽部发痒和灼热感，疼痛不持久，也不突出，当有吞咽疼痛时，常提示有链球菌感染，咳嗽少见。

（2）疱疹性咽峡炎：常由柯萨奇病毒A引起，表现为明显咽痛、发热，病程约为1周。检查可见咽充血，软腭、腭垂、咽及扁桃体表面有灰白色疱疹及浅表溃疡，周围有红晕。多于夏季发病，多见于儿童，偶见于成人。

（3）咽结膜热：主要由腺病毒、柯萨奇病毒等引起。临床表现有发热、咽痛、畏光、流泪、咽及结合膜明显充血，病程4～6d，常发生于夏季，于游泳时传播，儿童多见。

（4）细菌性咽-扁桃体炎：多由溶血性链球菌引起，次为流感嗜血杆菌、肺炎链球菌、葡萄球菌等引起。起病急，明显咽痛、畏寒、发热、体温可达39℃以上。检查可见咽部明显充血，扁桃体肿大、充血，表面有黄色点状渗出物，颌下淋巴结肿大、压痛，肺部无异常体征。

【实验室检查】

1. 血象　病毒性感染，白细胞计数多为正常或偏低，淋巴细胞比例升高，细菌性感染有白细胞计数和中性粒细胞增多以及核左移现象。

2. 病毒和病毒抗原的测定　视需要可用免疫荧光法、酶联免疫吸附检测法、血清学诊断和病毒分离鉴定，以判断病毒的类型，区别病毒和细菌感染。细菌培养可判断细菌类型和检测药物敏感性试验。

【诊断】

根据病史、流行情况、鼻咽部发生的症状和体征，结合周围血象和胸部X线检查可作出临床诊断。进行细菌培养和病毒分离，或病毒血清学检查、免疫荧光法、酶联免疫吸附法、血凝抑制试验等试验，可确定病因。

【鉴别诊断】

主要与以下情况鉴别：

1. 过敏性鼻炎　临床上类似于"伤风"，所不同者过敏性鼻炎起病急骤、鼻腔发痒、频繁喷嚏、流清水样鼻涕，发作与环境或气温突变有关，有时异常气味亦可引起发作，数分钟至1～2h内缓解。检查表现为：鼻黏膜苍白、水肿，鼻分泌物可见嗜酸性粒细胞增多。

2. 急性传染病前驱症状　如麻疹、脊髓灰质炎、脑炎、严重急性呼吸窘迫综合征

（SARS）等，在患病初期也可有上呼吸道症状，在这些病的流行季节或流行区应密切观察，并进行必要的实验室检查，以资区别。

【治疗】

上呼吸道病毒感染目前尚无特殊抗病毒药物，通常以对症处理、休息、忌烟、多饮水、保持室内空气流通、防治继发细菌感染为主。

1. 对症治疗 可选用含有解热镇痛、减少鼻咽充血和分泌物、镇咳的抗感冒复合剂或中成药，如对乙酰氨基酚（扑热息痛）、双酚伪麻片、银翘解毒片、板蓝根等。儿童忌用阿司匹林或含阿司匹林药物以及其他水杨酸制剂，因为此类药物与流感的肝脏和神经系统并发症即 Reye 综合征相关，偶可致死。

2. 支持治疗 休息、多饮水、注意营养，饮食要易于消化，特别对于儿童和老年患者更应重视。密切观察和监测并发症，抗菌药物仅在明确或有充分证据提示继发细菌感染时有应用指征。

3. 抗流感病毒药物治疗 现抗流感病毒药物有两类，即离子通道 M_2 阻滞剂和神经氨酸酶抑制剂。其中 M_2 阻滞剂只对甲型流感病毒有效，治疗患者中约有 30% 可分离到耐药毒株，而神经氨酸酶抑制剂对甲、乙型流感病毒均有很好作用，耐药发生率低。

（1）离子通道 M_2 阻滞剂：金刚烷胺和金刚乙胺。

1）用法和剂量：16 岁以下人群用法见表 2-1。

2）不良反应：金刚烷胺和金刚乙胺可引起中枢神经系统不良反应，有神经质、焦虑、注意力不集中和轻微头痛等症状，其中金刚烷胺较金刚乙胺的发生率高。胃肠道反应主要表现为恶心和呕吐，这些副作用一般较轻，停药后大多可迅速消失。

3）肾功能不全患者的剂量调整：金刚烷胺的剂量在肌酐清除率≥50ml/min 时，酌情减少，并密切观察其不良反应，必要时可停药，血透对金刚烷胺清除的影响不大。肌酐清除率＜10ml/min 时金刚乙胺推荐减为 100mg/d。

表 2-1 金刚烷胺和金刚乙胺用法和剂量

年龄（岁）	金刚烷胺	金刚乙胺
1～9	5mg/kg/d（最多每日 150mg），每日 2 次	不推荐使用
10～12	100mg，每日 2 次	不推荐使用
13～16	100mg，每日 2 次	100mg，每日 2 次
≥65	≤每日 100mg	每日 100mg 或 200mg

（2）神经氨酸酶抑制剂：目前有 2 个品种，即奥司他韦和扎那米韦，我国目前只有奥司他韦被批准临床使用。

1）用法和剂量：奥司他韦：成人 75mg，每日 2 次，连服 5d，应在症状出现 2d 内开始用药，1 岁以内不推荐使用。扎那米韦：6 岁以上儿童及成人剂量均为每次吸入 10mg，每日 2 次，连用 5d，应在症状出现 2d 内开始用药。6 岁以下儿童不推荐使用。

2）不良反应：奥司他韦不良反应少，一般为恶心、呕吐等消化道症状，也有腹痛、头痛、头晕、失眠、咳嗽、乏力等不良反应的报道。扎那米韦吸入后最常见的不良反应有头痛、恶心、咽部不适、眩晕、鼻出血等症状。个别哮喘和慢性阻塞性肺疾病（COPD）患者使用后可出现支气管痉挛和肺功能恶化。

3）肾功能不全的患者无需调整扎那米韦的吸入剂量。对肌酐清除率＜30ml/min 的患者，奥司他韦减量至 75mg，每日一次。目前尚无较好的特异性病原治疗，较常用的有金刚丸、病毒灵、病毒唑及阿糖胞苷。

4. 抗菌药物治疗　如有细菌感染，可根据病原菌选用敏感的抗菌药物。经验用药常选青霉素、第一代头孢菌素、大环内酯类或氟喹诺酮类。

（古力·喀德尔）

第三节　支气管炎

一、急性气管－支气管炎

支气管炎是由感染、理化刺激或过敏因素等引起的气管－支气管粘膜的急性炎症。治疗后粘膜结构可完全恢复正常。冬季发病率较高。

【病因与发病机制】

上呼吸道感染向下蔓延以及吸入刺激性气体或烟雾、粉尘、花粉、真菌孢子等，均可引起支气管炎。病毒感染多为呼吸道合胞病毒、副流感病毒、流感病毒及腺病毒所致。在此基础上常继发细菌感染，常见的致病菌为肺炎球菌、流感嗜血杆菌、链球菌及葡萄球菌。

【临床表现】

起病较急，常先有上呼吸道感染症状。

1. 全身症状　多轻微，如发热、头痛等，一般 3～5d 可消退。

2. 呼吸道表现　主要表现为咳嗽，先为干咳或少量粘液痰，后可为粘液脓性痰，痰量增多，偶有痰中带血。体检可闻散在、易变的干、湿啰音。

【实验室检查】

白细胞计数正常或升高，X 线检查大多正常，亦可显示肺纹理增多。

【诊断】

根据病史，咳嗽和咳痰，两肺散在干、湿性啰音，以及血象及胸部 X 线检查，即可作出临床诊断，但应与支气管肺炎、肺结核、支气管肺癌等相鉴别。

【治疗】

1. 一般治疗　脱离致病环境，保暖，适当休息，多饮水。

2. 对症治疗

（1）镇咳：

①刺激性咳嗽可给予蒸气或雾化吸入；

②若为过敏因素所致者，可应用抗组织胺药物，如扑尔敏4mg，每日3次；

③干咳较剧烈时，可选用镇咳剂咳必清（枸橼酸维静宁）25mg，每日3次；咳美芬20mg，每日3次，因上述两药有阿托品样作用，青光眼患者慎用，心功能不全伴肺淤血者禁用；可待因15～30mg，每日3次，此药有成瘾性；咳快好（磷酸苯哌丙烷）20mg，每日3次，副作用少，镇咳作用强于可待因。亦可选用下列镇咳剂：咳宁、咳平、咳必定、美沙芬、易咳嗪、那可丁、贝母、复方樟脑酊等；

④咳嗽伴喉痒可用各种止咳糖浆或含片如复方甘草片、碘含片、薄荷含片等。

（2）祛痰：痰稠不易咳出时，可通过补充水分（多饮水、蒸气吸入以及静脉输液）、气溶胶疗法以及祛痰剂的应用等方法来稀化，常用祛痰剂有：

①必漱平（盐酸溴己铵）16mg，每日3次；复方甘草合剂10ml，每日3次；

②氯化铵0.3～0.6g，每日3次；

③愈甘醚（愈创木酚甘油醚）0.2g，每日3次；

④愈咳糖浆5～10ml，每日3次；

⑤碘化钾片0.3～0.6g，每日3次，或10%碘化钾溶液10ml，每日3次。

此外，尚可选用多种中药化痰制剂，如蛇胆陈皮散、蛇胆川贝散（液）、川贝枇杷膏等。

3. 抗感染治疗　目前，对病毒性感染主要采用对症治疗，因尚无肯定的特效病原疗法，可早期应用干扰素、金刚烷胺等。有细菌感染者，可根据主要的致病菌及严重程度选用适当的抗生素，口服或注射给药，常单一用药即可，一般3～5d为一疗程。具体用药参见"慢性支气管炎"及"肺炎"等章节。

【疗效标准】

1. 痊愈　症状、异常体征消失，实验室检查完全恢复正常。

2. 显效　病情明显好转，但症状、异常体征及实验室检查中有一项未完全恢复正常。

3. 进步　用药后病情有所好转，但不够明显。

4. 无效　用药72h后病情无明显进步或加重者。

二、慢性支气管炎

慢性支气管炎（下称慢支）为气管－支气管粘膜及其周围组织的慢性非特异性炎症，冬季多发，临床上以长期反复发作的咳嗽、咳痰和/或喘息为特征。当慢支、支气管哮喘、肺气肿3个疾病伴有持续性气道阻塞时，则称为慢性阻塞性肺病（COPD）。

【病因与发病机制】

慢支的病因是多方面的，在机体全身或呼吸道局部抵抗力减弱的基础上，外因（如吸烟、感染、理化刺激、过敏等）长期反复作用于反应性尚非亢进的气道，使其粘液分泌增加，纤毛活动减弱，组织结构破坏，纤维组织增生，以至气道狭窄，发展成为慢支。

【临床表现】

1. 症状　多于寒冷季节或上呼吸道感染后发病，出现咳嗽、咳痰或喘息症状，咳嗽以夜间或清晨为重，痰多为白色粘液痰，伴发细菌感染时，则为粘液脓性痰，偶有痰中带血。部分患者出现喘息。

2. 体征　肺部检查早期可正常，或有散在、多变的干、湿啰音，喘息型者可闻哮鸣音。

【实验室检查】

1. 血液检查　急性发作期可见白细胞及中性粒细胞增多，部分患者嗜酸性粒细胞增多。

2. 痰液检查　涂片可见白细胞、脓细胞。培养常见肺炎球菌、流感嗜血杆菌等。

3. X线检查　轻者可无异常，重者肺纹理增多、紊乱。

4. 肺功能检查　早期多正常，小气道功能检查显示，75%肺活量最大呼气流速（$V_{max}75$）下降，闭合气量增加。当有气道阻塞时，表现为阻塞性通气功能障碍，1秒钟用力呼气容积（FEV1.0），最大通气量（MVV）、用力肺活量（FVC）、最大呼气中段流速（MMEF）下降。

【诊断】

1. 咳嗽、咳痰或伴喘息，每年发病持续3个月或以上，连续2年或以上，并排除上呼吸道及其他心、肺疾患（如支气管哮喘、肺结核、支气管扩张、尘肺、上呼吸道阻塞、肺癌、心脏病、心功能不全等），可作出诊断。

2. 如每年发病持续不足3个月而有明确的客观检查依据（如X线、肺功能等）时也可诊断。

3. 临床分型

（1）单纯型：主要表现为咳嗽、咳痰。

（2）喘息型：主要表现除咳、痰外尚伴喘息。

4. 病情分期

（1）急性发作期：一周内出现脓性或粘液脓性痰，痰量明显增多或伴有发热等其他炎性表现，或咳、痰、喘等症状任何一项明显加剧。

（2）慢性迁延期：指不同程度的咳、痰、喘症状，迁延到1个月以上。

（3）临床缓解期：经过治疗或自然缓解2个月或以上。

【治疗】

1. 治疗原则　去除激发因素，分期施治，防治结合。

（1）抗感染：根据感染的严重程度和致病菌决定种类单一或联合用药以及给药途径。慢支急性发作期常有多种致病菌存在，其中以肺炎球菌及流感嗜血杆菌最重要，近年来革兰氏阴性杆菌明显增多，故常选用广谱抗菌素或联合用药，以后根据痰培养和药敏试验结果加以调整，否则易形成耐药菌株。使用抗菌素同时注意祛痰，抗感染无效常因支气管分泌物引流不畅所致。感染严重时，常首选青霉素 G 与氨基糖甙类（常用者为丁胺卡那霉素、庆大霉素、妥布霉素）联合应用。亦可选用半合成青霉素（氧哌嗪青霉素、苯唑青霉素、羟氨苄青霉素，优力新［氨苄青霉素＋青霉烷砜］等），或第一、二代头孢菌素（头孢唑啉、头孢拉啶、头孢呋肟），或第三代喹诺酮类药（环丙氟哌酸）单独或与氨基糖甙类联合应用。病情危重或上述抗菌素无效时可选用第三代头孢菌素（头孢哌酮、头孢噻甲羧肟、头胞氨噻肟、羟羧氧酰胺菌素等）。亦可选用下列较新的抗生素，新灭菌（羟氨苄青霉素＋氟氯青霉素）、特美汀（羧噻吩青霉素＋棒酸）、奥格门汀（氨苄青霉素＋棒酸）、菌克单、泰宁（伊米配能＋西司他丁）等，病情较轻者或病情改善后可用口服制剂巩固治疗，常用药物有大环内酯类（麦迪霉素、螺旋霉素、交沙霉素）、青霉素类（氨苄青霉素、羟氨苄青霉素、新灭菌等）、头孢类（头孢唑啉、头孢拉啶、头孢呋辛酯）以及第三代喹诺酮类（氟啶酸、氟嗪酸、环丙氟哌酸等）及 SMZco，强力霉素等）。一般均为常规剂量。

（2）祛痰、止咳：基本同急性支气管炎，但需注意以祛痰为主，清除呼吸道分泌物，保持呼吸道通畅，除各种祛痰剂之外，最重要的措施包括先吸入一种 β_2 受体兴奋剂，再吸入热水蒸气，并用胸部物理疗法（叩击胸部及体位引流），以及正确的咳嗽技巧。这套措施每日至少 2 次，第一次在晨起后，第二次在晚上睡觉前，因夜间分泌物易聚于气道内。吸入 β_2 受体兴奋剂（如舒喘灵或喘康速气雾剂）后，舒张支气管，提高患者的耐受性，促进有力的咳嗽，此后再吸入热水蒸气，使分泌物稀释、松动，叩击和震动胸壁有利于痰液排出。正确的咳嗽应是深呼吸后有意识的咳嗽，采取使肺部病变最重的区域居上的体位，更为有效。最有效的粘液溶解措施是使患者保持良好的水合状态，可多饮水，病情严重时，需静脉输液。镇咳剂一般忌用，只能用于剧烈干咳时，且不应选用强烈镇咳药（如可待因），以免导致病情恶化。

（3）湿化与雾化治疗：可使呼吸道增湿、稀化痰液以及扩张支气管、局部消炎等作用。目前常用超声雾化器进行气溶胶疗法。常用药物及剂量见表 2－2。

表 2－2　吸入药物的目的、种类及制剂表

目 的	药 名	制 剂	注 意 事 项
稀化痰液	蒸馏水		
	盐水	0.45%、0.9% 和 5% 溶液	
	碳酸氢钠	2%～4% 溶液	
	N-乙酰半胱氨酸	5%～10% 溶液，每次 5～10ml	需先或合用支气管扩张剂
	α 糜蛋白酶	每次 5mg，溶于生理盐水 5ml	
	安利维尔	是 0.125% tyloxapol 与 2% 碳酸氢钠、5% 甘油的	
		混合物，每次 5～10ml	
平喘	氨茶碱	每次 2.5% 溶液 3～5ml，加生理盐水 5～7ml	

目 的	药 名	制 剂	注 意 事 项
抗感染	地塞米松	每次 1mg 溶于生理盐水 10ml	
	氟美松	每次 0.75mg 溶于生理盐水 10ml	
	青霉素 C	每次 10~50 万 U 溶于生理盐水 30~50ml	
	庆大霉素	每次 4 万 U 溶于生理盐水 30~50ml	
	氯霉素	每次 125mg 溶于生理盐水 30~50ml	
	红霉素	每次 125mg 溶于蒸馏水 30~50ml	

目前大多数平喘剂已有计量雾化吸入器，无须经超声雾化吸入。各种抗生素均可雾化吸入，但其疗效难以肯定。气溶胶疗法可引起低氧血症、过度增湿、感染等副作用，应注意防治。

（4）支气管扩张剂及肾上腺皮质激素的应用：支气管扩张剂可解除支气管痉挛，有利于排痰及通气。它不仅是保持呼吸道通畅的重要辅助药物，更是治疗慢性单纯性支气管炎及 COPD 患者的基础药物，所有患者均应给予扩支剂，且即使应用扩支剂未取得客观效果，一般仍应给予维持量氨茶碱配合 β_2 受体兴奋剂，以防支气管痉挛的再次发生。

肾上腺皮质激素具有非特异性抗炎作用，减轻呼吸道粘膜充血、水肿及粘液腺分泌功能，且能强力扩张支气管，但激素可有较多副作用，故应用激素治疗慢支的指征为：第一，病情急剧加重时或经最大限度的扩支疗法，仍有明显气道阻塞或又复发，可给予小至中剂量激素（如强的松 10~40mg/d）短期应用，疗程不超过 2 周，一般 5~7 日内即可停药。第二，正在口服维持量激素以及一些过去加重时需激素来解痉的慢支急性加重期患者，应给予一个较高剂量疗程的激素直至病情缓解。某些患者须用维持量时，应尽可能采用隔日一次的给药方式，并尽量争取以局部吸入来部分或全部替代口服激素。常用二丙酸氯地米松，每次吸二剂（100μg），每日 4 次，可取代 7.5mg 强的松口服量，一疗程 3~4 周。支气管扩张剂及激素的具体应用见"支气管哮喘"章。

2. 缓解期治疗　主要目的为预防复发、提高机体免疫力、改善呼吸功能，提高生活质量。

（1）去除病因和诱因：首先是戒烟，目前认为戒烟是唯一肯定能阻止 COPD 进展的方法。

防止理化刺激，若职业或环境接触在发病中起重要作用，可考虑改变职业或居住环境。

（2）预防感冒及肺部感染：注意保暖、避免受凉并进行耐寒锻炼。还可使用流感疫苗预防感染的发生。感染一旦发生则应及早治疗。关于使用抗生素预防感染的问题有争论，倾向于不用，因其效果不肯定，且有引起耐药菌株产生或二重感染等副作用。

（3）肺康复治疗

（4）免疫治疗：灵芝片、左旋咪唑等可试用于免疫功能低下者，亦可选用以下方法以提高机体的非特异性或/和特异性抗病能力：

①卡介苗：可提高机体的细胞免疫功能，可在前臂划痕接种死卡介苗，每毫升含死卡介苗75mg，每周1~2次。亦可肌肉注射卡介苗素，每次1ml，每周3次，疗程一年；

②核酪：核酪是麻疹病毒疫苗的培养液，皮下或肌肉注射，每周2次，每次2~4ml，在发病季节前应用3~6个月；

③气管炎疫苗：常用三联菌苗（甲型链球菌、白色葡萄球菌和奈瑟球菌）在发病季节前开始应用，自0.1ml开始，每次递增0.1ml，直至1ml为维持量，每周皮下注射1次，疗程至少3个月以上，有效者应持续应用2~3年；

④脂多糖：发病季节前开始应用，从0.2ml开始，每次递增0.2ml，直至1ml，每周2次，3~6个月为一疗程，可提高机体的非特异性免疫力；

⑤某些生物制剂：现有多种生物制剂如免疫活性肽、免疫核糖肽、白细胞介素-α等可试用于免疫功能低下者。

【疗效标准】

1. 痊愈　咳、痰、喘症状消失，观察两年以上无复发。
2. 显效　咳、痰、喘症状消失保持2个月或以上。
3. 进步　临床症状减轻但达不到显效者。
4. 无效　用药后72h病情无明显进步或恶化者。

（古力·喀德尔）

第四节　肺　炎

一、总论

肺炎是肺实质的炎症，可由多种病原体引起，如细菌、病毒、真菌、寄生虫等，其他如放射性、化学、过敏因素等亦能引起肺炎。肺炎是常见病，在各种致死病因中居第5位，老年或机体免疫力低下者（用免疫抑制剂、器官移植、肿瘤、糖尿病、尿毒症、艾滋病患者或嗜酒、药物依赖久病体衰者）伴发肺炎时，病死率高。

正常的呼吸道防御机制（支气管内纤毛运载系统、肺泡内的吞噬细胞等）使气管隆凸以下的呼吸道无菌，许多因素可以损伤这些防御功能和人体免疫力，致使病原菌到达下呼吸道，孳生繁殖，引起肺泡毛细血管充血、水肿，肺泡内有纤维蛋白渗出和细胞浸润，气体交换亦有不同程度的障碍。临床上有发热、心悸、气促等症状，也有肺浸润、炎症体征和某些X线表现。除某些由葡萄球菌和革兰氏阴性菌房所致的坏死性病变外，肺炎治愈后一般不留瘢痕，肺可以恢复其原来的结构和功能。

肺炎可按病因和解剖加以分类。临床诊断亦可将两种分类结合起来。

【病因分类】

痰液或经纤支镜刷取物以及支气管灌洗液的镜检和病原体培养，活检肺组织以及血清学检查等有助于辨明感染的病原体。

1. 细菌性肺炎

（1）需氧革兰阳性球菌：如肺炎链球菌（即肺炎球菌）、金黄色葡萄球菌、甲型溶血性链球菌等。

（2）需氧革兰氏阴性菌房：如肺炎克雷伯杆菌、流感嗜血杆菌、大肠埃希杆菌、铜绿假单胞菌等。

（3）厌氧杆菌如：棒状杆菌、梭形杆菌等。

2. 病毒性肺炎　如腺病毒、呼吸道合胞病毒、流感病毒、麻疹病毒、巨细胞病毒、单纯疱疹病毒等。

3. 支原体肺炎　由肺炎支原体引起。

4. 真菌性肺炎　如白色念珠菌、曲菌、隐球菌、放线菌等感染。

5. 其他病原体所致肺炎　如立克次体（如 Q 热立克次体）、衣原体（如鹦鹉热衣原体）、弓形虫（如鼠弓形虫）、原虫（如卡氏肺孢子虫）、寄生虫（如肺包虫、肺吸虫、肺血吸虫）等。

在上述众多病因中，细菌性肺炎最为常见，约占肺炎的 80%。在医院内感染所致细菌性肺炎中，肺炎球菌约占 30%，金黄色葡萄球菌占 10%，而需氧革兰氏阴性杆菌（铜绿假单胞菌、肺炎克雷伯杆菌、流感嗜血杆菌、肠原杆菌、硝酸盐阴性杆菌等）则增至约 50%，其余为耐青霉素 G 的金黄色葡萄球菌、真菌和病毒。一些以往较少报道的病原体（如军团菌、卡氏肺孢子虫、衣原体等）相继出现，一些非致病菌也在适宜条件下成为机会致病菌。住院患者多数免疫功能低下，加之抗癌药物、免疫抑制剂的使用等，以及多种医源性因素（如留置各种导管、辅助呼吸、雾化吸入等的污染）和抗生素的不恰当使用，以致病原体更趋复杂多变。革兰氏阴性杆菌肺炎的病死率仍较高（30% ~40%），老年及重危患者尤为难治。住院患者有的已有严重创伤、多脏器衰竭、营养不良和酸碱及电解质平衡紊乱，故诊治肺炎的同时还要全面兼顾，采取综合措施。

物理化学和过敏因素亦可引起肺炎。放射线可以损伤肺组织，表现为炎性反应，可以发生肺广泛纤维化。吸入化学物质，包括刺激性气体和液体，可以发生支气管及肺损伤，严重的化学性肺炎可发生呼吸衰竭或呼吸窘迫综合征。机体对某些过敏原（外界侵入的、感染性的或自身免疫性的）发生变态反应或异常免疫反应，肺部形成嗜酸性粒细胞浸润症，可为斑片、云雾状散在或游走性病灶，血嗜酸性粒细胞增多，伴有或轻或重的呼吸系统症状。

【解剖分类】

1. 大叶性（肺泡性）肺炎　病原菌先引起肺泡炎变，然后通过肺泡间孔向其他肺泡蔓延，以致肺段的一部分或整个肺段、肺叶发生炎变。典型病例表现为肺实变，而支气管一般未被累及。

2. 小叶性（支气管性）肺炎 病原体通过支气管侵入，引起细支气管、终末细支气管和肺泡的炎症，常继发于其他疾病，如支气管炎、支气管扩张、上呼吸道病毒感染，以及长期卧床的重危患者。支气管腔内有分泌物，故常闻及湿啰音，无实变的体征和 X 线征象。由于下叶常受累，X 线显示为沿着肺纹理分布的不规则斑片状阴影，边缘密度浅而模糊。

3. 间质性肺炎 以肺间质为主的炎症，可由细菌或病毒引起，多并发于小儿麻疹和成人慢性支气管炎。支气管壁和支气管周围受累，有肺泡壁增生和间质水肿。由于病变在肺的间质，故呼吸道症状轻，异常体征也不多。X 线表现为一侧或双侧肺下部的不规则条索状阴影，从肺门向外伸展，可呈网状，其间有许多小片肺不张阴影。

二、肺炎球菌肺炎

肺炎球菌肺炎由肺炎球菌或称肺炎链球菌所引起，临床常见，居社区获得性肺炎首位，占院外感染肺炎中的 50% 以上。肺段或肺叶呈急性炎性实变，患者有寒颤、高热、胸痛、咳嗽和血痰等症状。近年来，由于抗菌药物的广泛应用，临床上轻症或不典型病较为多见。

【病因、发病机制和病理】

肺炎球菌为革兰氏阳性球菌，常成对（肺炎双球菌）或呈链状排列（肺炎链球菌），菌体外有荚膜，荚膜多糖体具有特异抗原性，根据血清试验现已知有 86 个亚型，成人致病菌多属 1~9 及 12 型，以 3 型毒力最强，而儿童中为 6、14、19 及 23 型，这些细菌为上呼吸道正常菌群，只有当免疫力降低时方始致病。少部分发生菌血症或感染性休克，若未及时恰当治疗，可导致死亡。

肺炎球菌在干燥痰中能存活数月，但阳光直射 1h，或加热至 52℃，10min，即可灭菌，对石炭酸等消毒剂亦甚敏感。

发病以冬季和初春为多，这与呼吸道病毒感染流行有一定关系。患者常为原先健康的青壮年人以及老人和婴幼儿，男性较多见。吸烟者、痴呆者及充血性心衰、慢性病、慢支炎、支气管扩张、免疫缺陷患者均易受肺炎球菌侵袭。多数患者先有轻度上呼吸道病毒感染，或者受寒、醉酒或全身麻醉史，使呼吸道防御功能受损，细菌被吸入下呼吸道，在肺泡内繁殖。肺炎球菌不产生毒素，不引起原发性组织坏死或形成空洞，其致病力是由于含有高分子多糖体的荚膜对组织的侵袭作用，首先引起肺泡壁水肿，迅速出现白细胞和红细胞渗出，含菌的渗出液经 Cohn 孔向肺的中央部分扩散，甚至延及几个肺段或整个肺叶。因病变开始于肺的外周，故叶间分界清楚，且容易累及胸膜。病理改变有充血期、红肝变期、灰肝变期和消散期，表现为肺组织充血水肿，肺泡内浆液渗出，红、白细胞浸润，吞噬细菌，继而纤维蛋白渗出物溶解、吸收，肺泡重新充气。实际上四个病理阶段并无绝对分界，在使用抗生素的情况下，这种典型的病理分期已不多见，病变消散后肺组织结构多无损坏，不留纤维瘢痕。极个别患者肺泡内纤维蛋白吸收不完全，甚至有成纤维细胞形成，形成机化性肺炎，老人及婴幼儿感染可沿支气管分布（支气管肺炎）。若未及时使用抗生素，5%～10%可并发脓胸，15%～20%细菌经淋巴管、胸导管进入血循环，形成肺外感染如胸膜炎、关节炎、心包炎、心内膜炎、腹膜炎、中耳炎等。

【临床表现】

潜伏期1～2d，患者常有受凉、淋雨、疲劳、醉酒、精神刺激、病毒感染史，半数病例有数日的上呼吸道感染的先驱症状。起病多急骤，有高热，半数伴寒颤，体温在数小时内可以升到39～40℃，高峰在下午或傍晚，呈稽留热型，与脉率相平行。患者感全身肌肉酸痛，患侧胸部疼痛，可放射到肩部、腹部，咳嗽或深呼吸时加剧。痰少，可带血丝或呈铁锈色。胃纳锐减，偶有恶心、呕吐、腹痛或腹泻。有头痛、乏力、肌肉酸痛、黄疸等，易与急性胃肠炎混淆。

患者呈急性病容，面颊绯红，皮肤干燥，口角和鼻周可出现单纯性疱疹。当肺炎病变广泛，通气/血流比例减低，出现低氧血症，表现为气急、发绀。有败血症者，皮肤和黏膜可有出血点，巩膜黄染。颈有阻力提示可能累及脑膜。心率增快，有时心律不齐；早期肺部体征无明显异常，仅有胸廓呼吸运动幅度减小，叩诊轻度浊音，呼吸音减低和有胸膜摩擦音。发病2～3d进入实变时有典型的体征，如叩诊浊音、语颤增强和支气管呼吸音。消散期可闻及湿啰音，因延及胸膜而致胸痛，为刺痛，随呼吸、咳嗽加剧，亦使呼吸变为浅速。重症可伴肠胀气，上腹部压痛可能由于炎症累及膈胸膜外周所致。严重感染可伴发休克、弥散性血管内凝血、成人呼吸窘迫综合征和神经症状，如神志不清、烦躁不安、嗜睡、谵妄、昏迷等，须密切观察，积极救治。

本病自然病程大致1～2周，发病第5～10d时，发热可以自行骤降或逐渐减退。

使用有效的抗菌药物可使体温在1～3d内恢复正常，患者顿觉症状消失，逐渐恢复健康。

【并发症】

肺炎球菌肺炎的并发症近年来已较少见。严重败血症或毒血症患者可并发感染性休克，有高热（但也有体温不升）、血压下降、四肢厥冷、多汗、口唇青紫。并发心肌炎时心动过速，出现心律失常，如早搏、阵发性心动过速或心房纤颤。并发胸膜炎时，胸液为浆液纤维蛋白性渗出液，偶可发生脓胸、心包炎、心内膜炎等。

【实验室检查】

血白细胞计数多数在（10～20）×10^9/L，中性粒细胞多在80%以上，并有核左移或胞质内可见毒性颗粒，年老体弱、酗酒、免疫力低下者的白细胞计数常不增高，但中性粒细胞百分比仍高。在抗菌药物使用前做血培养，20%可呈阳性。痰涂片检查有大量中性粒细胞和革兰氏阳性成对或短链状球菌，在细胞内者更有意义。痰培养24～48h可以确定病原体。聚合酶链反应（PCR）检测和荧光标记抗体检测可提高病原学诊断率。为了避免痰标本污染，可在漱口后采集深咳痰液，或经纤支镜用防污染刷采集标本或支气管肺泡灌洗液标本，能灵敏检出细菌，但不能作为常规方法。

早期仅见肺纹理增粗或受累的肺段、肺叶稍模糊。由于肺泡内充满炎性渗出物，在实变阴影中可见支气管气道征，近年来，典型的大叶实变已较少见肋膈角可有少量胸腔积液征。在肺炎消散期，X线显示炎性浸润逐渐吸收，可有片状区域吸收较早，呈现"假空洞"征。多数病例在起病3~4周后才完全消散，老年人病灶消散较慢，有可能发展为机化性肺炎，X线表现为外形不整齐、内容不均匀的致密阴影。

【诊断】

有典型症状、体征的病例，再经胸部X线检查，不难诊断

【鉴别诊断】

1. 肺结核　急性结核性肺炎临床表现与肺炎球菌肺炎相似，X线亦有肺实变，但结核病常有低热、乏力症状，病程长，患者一般情况差，痰内可找到结核杆菌。X线显示病变多在肺尖或锁骨上下，密度不均，历久不消散，且可形成空洞和肺内播散，而肺炎球菌肺炎经青霉素治疗3~5d，体温多能恢复正常，肺内炎症也较快被吸收。

2. 其他病原体引起的肺炎　葡萄球菌肺炎和克雷伯杆菌肺炎的临床表现均较严重。革兰氏阴性杆菌肺炎多见于体弱、心肺慢性疾病或免疫缺损患者，多为院内继发感染。痰和（或）血的细菌阳性培养是诊断不可缺少的依据。病毒性和支原体肺炎一般病情较轻，白细胞常无明显增加，临床病程、痰液病原体分离和血液免疫学试验对诊断有重要意义。

3. 急性肺脓肿　早期临床表现与肺炎球菌肺炎相似，但随着病程的发展，高热、咳嗽，大量脓臭痰为肺脓肿的特征，致病菌有金葡球菌、克雷伯杆菌及其他革兰氏阴性杆菌和厌氧菌。X线显示脓腔和液平，较易鉴别。

4. 肺癌　少数周围型肺癌X线影像颇似肺部炎症，但一般不发热或仅有低热，周围血白细胞计数不高，痰中找到癌细胞可以确诊。肺癌可伴发阻塞性肺炎，经抗生素治疗后炎症消退，肿瘤阴影渐趋明显，或者伴发肺门淋巴结肿大，肺不张。对于有效抗生素治疗下炎症久不消散，或者消散后又复出现者，尤其是年龄较大的患者，要注意观察，有时需X线体层摄片，CT、MRI检查，痰脱落细胞和纤支镜检查等，以免耽误诊断。肺癌多发生于40岁以上男性，男女发病比率为2:1。

5. 其他疾病　肺炎伴有胸痛时，需与渗出性胸膜炎、肺梗死鉴别。胸腔积液体征和X线有其特征。肺梗死有静脉血栓形成的基础，咯血较多见，很少出现口角疱疹。下叶肺炎有时出现腹部症状，应以X线和其他检查与膈下脓肿、胆囊炎、胰腺炎和阑尾炎等进行鉴别。

【治疗】

1. 抗菌药物治疗　一经诊断，应立即开始抗生素治疗，不必等待细菌培养结果。对肺炎球菌肺炎，青霉素G为首选，轻症可用红霉素，亦可用林可霉素。重症患者还可改用其他第一代或第二代头孢菌素或氟喹诺酮类药物。

2. 支持疗法　患者应卧床休息，注意保暖，注意足够蛋白质、热量和维生素等的摄

人，观测呼吸、心率、血压及尿量，注意可能发生的休克。鼓励饮水每日 1~2L。轻症患者不需常规静脉输液，确有失水者可输液，保持尿比重在 1.020 以下，血清钠保持在 145mmol/L 以下。由于发热使水分及盐类缺失较多，故一般用 1/4~1/2 生理盐水加 5% 葡萄糖水静滴。中等或重症患者（$PaO_2 < 8.0kPa$，即 <60mmHg 或有发绀）应给氧；若呼吸衰竭进行性发展，须考虑气管插管、气管切开及机械呼吸。腹胀、鼓肠可用腹部热敷和肛管排气，如果有明显的麻痹性肠梗阻或胃扩张，应停止口服药物而用胃肠减压，直到肠蠕动恢复。烦躁不安、谵妄、失眠者，可服安定 5mg 或水合氯醛 1~1.5g，禁用抑制呼吸的镇静剂。

3. 并发症的处理 用适当抗菌药物后，高热一般在 24h 内消退，或数日逐渐下降。体温再升或 3d 后仍不退者，应考虑肺炎球菌的肺外感染，如脓胸、心包炎或关节炎等。

4. 感染性休克治疗 应注意以下几个方面：

（1）补充血容量：只有当血容量得到适当补充后，血管活性药物的作用才能有效地发挥。一般先输给低分子右旋糖酐或平衡盐液以维持血容量，减低血液黏稠度，预防血管内凝血。有明显酸中毒者，可加用 5% 碳酸氢钠。

（2）血管活性物质的应用：输液中加入适量血管活性药物（如多巴胺、异丙肾上腺素、间羟胺），使收缩压维持在 12~13.33kPa（90~100mmHg）左右，然后逐渐减量，但感染性休克时，往往小血管强烈收缩，外周阻力增加，心输出量下降，致使组织血液灌流减少。故在补充血容量的情况下，血管扩张药（α 受体阻滞剂苄胺唑啉，β 受体兴奋剂异丙基肾上腺素、去甲肾上腺素、多巴胺）能改善微循环，使皮肤变暖，肤色变红，脉压差增宽。当休克并发肾衰竭时，可用利尿药，合并心衰时可酌用强心剂，西地兰静注。

（3）控制感染：加大青霉素剂量，每日 400 万~1 000 万 U 静脉滴注，亦可用头孢唑啉或 2~3 种广谱抗生素联用。对病因不明的严重感染（如败血症、胸膜炎）可单用头孢他啶、头孢曲松，待确定病原菌后再作适当调整。

（4）糖皮质激素的应用：对病情严重，抗生素和血管活性药不能控制时，可静滴氢化可的松 100~200mg 或地塞米松 5~10mg。

（5）纠正水、电解质和酸碱紊乱：输液不宜太快，以免发生心力衰竭和肺水肿。输新鲜血较库存血为好。随时监测和纠正钾、钠和氯紊乱以及酸、碱中毒。

（6）补液过多过速或伴有中毒性心肌炎时易出现心功能不全：应减慢输液，用毒毛花苷 K 或毛花苷 C 静脉注射。

【预后】

肺炎球菌肺炎预后良好，但有以下因素存在时预后差：年老，原先患有慢性心、肺、肝、肾疾病者；体温和白细胞计数不高者以及免疫缺陷者；病变广泛、多叶受累者；并发症严重如有周围循环衰竭者。

三、葡萄球菌肺炎

【概述】

葡萄球菌肺炎是由葡萄球菌所引起的急性肺部化脓性感染，可分为原发性（吸入性）及继发性（血源性）两种。常发生于免疫功能已经受损的患者，如糖尿病、血液病（白血病、淋巴瘤、再障等）、艾滋病、肝病、营养不良、酒精中毒以及原已患有支气管－肺病者。儿童患流感或麻疹时，葡萄球菌可经呼吸道入侵而引起肺炎，若未给予恰当治疗，病死率较高。皮肤感染灶（痈、疖、毛囊炎、蜂窝织炎、伤口感染）中的葡萄球菌亦可经血循环而产生肺部感染，细支气管往往受阻而伴发气囊肿，尤多见于儿童患者。葡萄球菌肺炎临床中毒症状严重，病情较重，可导致组织破坏，空洞形成肺脓疡，脓肿可以溃破而引起气胸、脓胸或脓气胸，有时还伴发化脓性心包炎、胸膜炎等。

【病因】

葡萄球菌为革兰氏阳性球菌，有金黄色葡萄球菌（简称金葡菌）和表皮葡萄球菌两类，前者可引起全身多发性化脓性病变，血浆凝固酶使细菌周围产生纤维蛋白，保护细菌不被吞噬。凝固酶阴性的葡萄球菌为条件致病菌。

【临床表现】

本病起病多急骤，有高热、寒颤、胸痛、呼吸困难、咳痰症状，痰为脓性，量多，带血丝或呈粉红色乳状。病情严重者可早期出现周围循环衰竭。院内感染病例起病稍缓慢，但亦有高热、脓痰等。肺部 X 线显示肺段或肺叶实变，或呈小叶样浸润，其中有单个或多发的液气囊腔。X 线阴影的易变性是金葡菌肺炎的另一重要特征。

【诊断】

根据全身毒血症状、咳嗽、脓血痰、白细胞计数明显增高、中性粒细胞比例增加进行诊断，核左移并有毒性颗粒，X 线表现片状阴影伴有空洞和液平，可见肺气囊，常伴有胸腔积液，可作出初步诊断。确诊有赖于痰的阳性细菌培养。

【治疗】

应在早期将原发病灶清除引流，同时选敏感抗菌药物。医院外感染的金葡菌肺炎，首先用苯唑青霉素。对于院内感染和部分院外发病者，多为凝固酶阳性的金葡菌，90% 以上产生青霉素酶，应予耐酶的半合成青霉素或头孢菌素，如甲氧西林、苯唑西林（新青霉素Ⅱ）、头孢呋辛钠等，合并使用氨基糖苷类如阿米卡星等，亦有较好疗效。对甲氧西林亦耐药的金葡菌称甲氧西林耐药株（MRSA），可用万古霉素治疗，静脉滴注，亦可用万古去甲霉素。重度混合感染可使用第三代头孢菌素、氟喹诺酮类等，此外利福平、磷霉素、红霉素等对葡萄球菌肺炎亦有一定疗效。

四、克雷伯杆菌肺炎

【概述】

克雷伯杆菌肺炎亦称肺炎杆菌肺炎，是由肺炎克雷伯杆菌引起的急性肺部炎症，多见于老年、营养不良、慢性酒精中毒、已有慢性支气管－肺疾病和全身衰竭的患者。

【病因】

肺炎克雷伯杆菌为革兰氏阴性杆菌，常存在于人体上呼吸道和肠道，当机体抵抗力降低时，便经呼吸道进入肺内而引起大叶或小叶融合性实变，以上叶右肺较为多见。病变中渗出液黏稠而重，致使叶间隙下坠。细菌具有荚膜，在肺泡内生长繁殖时，引起组织坏死、液化，形成单个或多发性脓肿。病变累及胸膜、心包时，可引起渗出性或脓性积液，偶可引起血行播散和脑膜炎，易于机化，纤维素性胸腔积液可早期出现粘连。

【临床表现】

本病起病急剧，有高热、畏寒、咳嗽、痰量多和胸痛表现，严重者可有发绀、气急、心悸症状，约半数患者有畏寒，可早期出现休克。临床表现类似严重的肺炎球菌肺炎，但痰呈黏稠脓性、量多、带血，呈灰绿色或砖红色，可有血痰，呈胶冻状。X 线显示肺叶或大叶实变，有多发性蜂窝状肺脓肿，叶间隙下坠。克雷伯杆菌肺炎的预后差，病死率高。

【诊断】

本病确诊有待于痰的细菌学检查，并与葡萄球菌、结核菌以及其他革兰氏阴性杆菌所引起的肺炎相鉴别。年老、白细胞减少、菌血症及原有严重疾病患者预后较差。

【治疗】

及早使用有效抗生素是治愈的关键，原则为第二、第三代头孢菌素联合氨基糖苷类抗生素，如头孢噻肟钠或头孢他啶静滴合并阿米卡星或妥布霉素肌注或静滴。亦可选择哌拉西林钠与氨基糖苷类联用，部分病例使用氟喹诺酮类、氯霉素、四环素及 SMZ-TMP 亦有效。除抗生素治疗外，支持疗法、对症治疗也不容忽视。

五、军团菌肺炎

【概述】

军团菌病是由革兰染色阴性的嗜肺军团杆菌引起的一种以肺炎为主的全身性疾病。

【临床表现】

起病缓慢，也可经 2～10d 潜伏期而急骤发病。本病可呈暴发流行，患者可有乏力、肌痛、头痛和高热寒颤。痰量少、黏性、可带血，也可有恶心、呕吐和水样腹泻等胃肠道症状。严重者有神经精神症状，如感觉迟钝、谵妄，并可出现呼吸衰竭和肾小球肾炎、心内膜肾炎、腹膜肾炎、弥散性血管内凝血、肾衰等并发症和休克。

【诊断】

1. X 线胸片　早期显示片状肺泡浸润，继而肺实变，下叶较多见，单侧或双侧病变，可为大片状阴影，亦可为斑点状、结节状、条索状等。病变进展迅速，可伴有胸腔积液，脓肿与空洞仅见于免疫抑制患者。

2. 实验室检查　周围血白细胞计数正常或稍增高，嗜中性粒细胞核左移。尿可有蛋白、血尿或管型。一般白细胞数减少者预后差。支气管抽吸物、胸液、支气管肺泡灌洗液作 Ciemsa 染色可以查见细胞内的军团杆菌。

【治疗】

首选红霉素，每日 1～2g，分 4 次口服，重症以静脉给药，用药 2～3 周。新型大环内酯类药物，如阿奇霉素抗菌作用强于红霉素。利福平对军团菌有抑制作用，但易产生耐药性，不能单独使用，10mg/（kg·d），一次口服。氟喹诺酮类药物是杀菌剂，在有免疫抑制或症状严重的病例是首选药物，氨基糖苷类和青霉素、头孢菌类抗生素对本病无效。

六、肺炎支原体肺炎

【概述】

肺炎支原体肺炎是由肺炎支原体所引起的呼吸道感染疾病，有咽炎、支气管炎和肺炎。肺炎支原体是能在无细胞培养基上生长的最小微生物之一，平均直径 125～150μm，无细胞壁，支原体经口、鼻的分泌物在空气中传播，引起散发的呼吸道感染或者小流行。

【临床表现】

本病约占非细菌性肺炎的 1/3 以上，或各种原因引起的肺炎的 10%，常于秋季发病，好发于青少年。一般起病缓慢，有乏力、咽痛、咳嗽、发热、纳差、肌痛等，半数病例无症状。2～3d 后，出现明显的呼吸道症状，如阵发性刺激性咳嗽，干咳或少量黏痰。少数病例发生少量胸腔积液，极少数病例伴发中枢神经症状，亦有心包炎、心肌炎、肝炎、关节炎、血小板减少性紫癜等并发症。查体咽部中度充血，颈淋巴结可肿大，少数有斑丘疹、红斑，肺部闻及干湿啰音。X 线显示，肺部多种形态的浸润影，呈节段性分布，以肺下野为多见，有的从肺门附近向外伸展，呈现浅淡、边缘模糊阴影，偶见大叶性分布病变，少数可见胸腔积液。支原体肺炎可在 3～4 周自行消散，早期使用适当的抗生素可以减轻症状，缩短病程。

【实验室检查】

一般周围血白细胞总数正常或稍增多，以中性粒细胞为主。起病后 2 周，约 2/3 患者冷凝集试验阳性，滴定效价大于 1∶32，特别是当滴度逐步升高时，4 倍以上有诊断价值。约半数患者对链球菌 MG 凝集试验阳性。诊断的进一步证实有赖于血清中支原体 IgM 抗体的测定。抗原检测可用 PCR 法，但试剂药盒还有待改进，以提高敏感性和特异性。本病轻型须与病毒性肺炎、军团菌肺炎相鉴别。病原体分离阳性和血清学试验对鉴别诊断很有帮助。

【治疗】

首选红霉素，成人每日剂量 2g，分 3 次口服。罗红霉素每日 0.3g，分 2 次口服或阿奇霉素每日 0.5g，每日一次，共 3d，效果亦佳。治疗一般持续 2～3 周，支原体灭活疫苗的预防效果差。

（古力·喀德尔）

第五节　支气管哮喘

支气管哮喘，简称哮喘，是由多种细胞（如嗜酸性粒细胞、肥大细胞、T 淋巴细胞、嗜中性粒细胞、气道上皮细胞等）和细胞组分参与的气道慢性炎症性疾患。这种慢性炎症导致气道高反应性的增加，通常出现广泛多变的可逆性气流受限，并引起反复发作性的喘息、气急、胸闷或咳嗽等症状，常在夜间和（或）清晨发作、加剧，多数患者可自行缓解或经治疗缓解。治疗不当也可产生不可逆性气流受限，因此，合理的防治至关重要。

【病因】

哮喘的病因还不十分清楚，大多认为与多基因遗传有关，同时受遗传因素和环境因素的双重影响。

许多调查资料表明，哮喘的亲属患病率高于群体患病率，并且亲缘关系越近，患病率越高，患者病情越严重，其亲属患病率也越高。哮喘患儿双亲大多存在不同程度气道反应性增高。目前，哮喘的相关基因尚未完全明确。

环境因素主要包括某些激发因素，吸入物，如尘螨、花粉、真菌、动物毛屑、二氧化硫、氨气等各种特异和非特异性吸入物；感染，如细菌、病毒、原虫、寄生虫等；食物，如鱼、虾、蟹、蛋类、牛奶等；药物，如普萘洛尔、阿司匹林及血管紧张素转换酶抑制剂等；气候变化、运动、妊娠等都可能是哮喘的激发因素。其发病与遗传、过敏及感染（特别是呼吸道病毒感染）等因素有关。

【发病机制】

哮喘的发病机制尚不完全清楚，多数人认为哮喘与变态反应、气道炎症、气道反应性增高及神经等因素相互作用有关。

1. 变态反应　当变应原即过敏性抗原进入具有特应性体质的机体后，可刺激机体通过 T 淋巴细胞的传递，由 B 淋巴细胞合成特异性 IgE，并结合于肥大细胞和嗜碱性粒细胞表面的高亲和性的 IgE 受体（FcεR1）。IgE 也能结合于某些 B 细胞、巨噬细胞、单核细胞、嗜酸性粒细胞、NK 细胞及血小板表面的低亲和性 Fca 受体（FcεR$_2$），但是 FcεR$_2$ 与 IgE 的亲和力比 FcεR$_1$ 低约 10～100 倍。若变应原再次进入体内，可与结合在 FcεR 上的 IgE 交联，使该细胞合成并释放多种活性介质导致平滑肌收缩、黏液分泌增加、血管通透性增高和炎症细胞浸润等。炎症细胞在介质如组胺、慢反应物质的作用下又可分泌多种介质，使气道病变加重，平滑肌痉挛与腺体分泌增加，炎症浸润增加，产生哮喘的临床症状。

根据变应原吸入后哮喘发生的时间，可分为速发型哮喘反应（IAR）、迟发型哮喘反应（LAR）和双相型哮喘反应（OAR）。

— 155 —

2. 气道炎症　气道慢性炎症被认为是哮喘的本质，表现为多种炎症细胞特别是肥大细胞、嗜酸性粒细胞和 T 淋巴细胞等多种炎症细胞在气道的浸润和聚集。这些细胞相互作用可以分泌出多种炎症介质和细胞因子，这些介质、细胞因子与炎症细胞互相作用构成复杂的网络，使气道反应性增高，气道收缩，黏液分泌增加，血管渗出增多。

3. 气道高反应性（AHR）　表现为气道对各种刺激因子出现过强或过早的收缩反应，是哮喘患者发生发展的另一个重要因素。由于多种炎症细胞、炎症介质和细胞因子的参与，使气道上皮和上皮内神经损害而导致气道高反应性。

4. 神经机制　神经因素也被认为是哮喘发病的重要环节，支气管受复杂的自主神经支配，除胆碱能神经、肾上素能神经外，还有非肾上腺素能非胆碱能（NANC）神经系统。

【病理】

支气管管壁增厚、黏膜肿胀充血，黏液栓塞。早期显微镜下可见气道上皮下有肥大细胞、肺泡巨噬细胞、嗜酸性粒细胞、淋巴细胞与中性粒细胞浸润。气道黏膜下组织水肿，微血管通透性增加，支气管内分泌物贮留，支气管平滑肌痉挛，纤毛上皮剥离，杯状细胞增殖及支气管分泌物增加等病理改变。若哮喘长期反复发作，晚期表现为支气管平滑肌肌层肥厚，气道上皮细胞下纤维化等，致气道重构和周围肺组织对气道的支持作用消失，造成局部肺不张、肺气肿和肺大泡等，剧烈发作可并发气胸。

【临床表现】

1. 症状　支气管哮喘典型性发作前常有先兆症状，有哮鸣音的呼气性呼吸困难或发作性胸闷和咳嗽，如不及时治疗可迅速出现喘息，严重者被迫采取坐位或呈端坐呼吸，干咳或咳大量白色泡沫痰，甚至出现发绀等，有时咳嗽为唯一的症状（咳嗽变异型哮喘）。哮喘症状可在数分钟内发作，经数小时至数天，用支气管舒张药或自行缓解。

2. 体征　胸部呈过度充气状态，有广泛的哮鸣音，呼气音延长，但有轻度哮喘或非常严重哮喘发作，哮鸣音可不出现。心率增快、奇脉、胸腹反常运动和唇、指发绀常出现在严重哮喘发作患者中。心源性哮喘发作时出现奔马律或心律失常，可有心电图异常。

【实验室和其他检查】

1. 血液检查　发作时可有嗜酸性粒细胞增高，但多不明显，如并发感染可有白细胞数增高，分类中性粒细胞比例增高，血清 IgE 升高。

2. 痰液检查　涂片在显微镜下可见较多嗜酸性粒细胞。

3. 呼吸功能检查　在哮喘发作时有关呼气流量的全部指标均显著下降。在发作时可有用力肺活量减少、残气容积增加、功能残气量和肺总量增加，残气容积占肺总量百分比增高。缓解期可逐渐恢复，有效支气管舒张药可使上述指标好转。

4. 动脉血气分析　哮喘严重发作时可有缺氧，PaO_2 降低，由于过度通气可使 $PaCO_2$ 下降，pH 上升，表现为呼吸性碱中毒，如重症哮喘，病情进一步发展，气道阻塞严重，可有缺氧及 CO_2 潴留，$PaCO_2$ 上升，表现呼吸性酸中毒，缺氧明显，可合并代谢性酸中毒。

5. 胸部 X 线检查 早期在哮喘发作时可见两肺透亮度增加,呈过度充气状态。在缓解期多无明显异常,如并发呼吸道感染,可见肺纹理增加及炎性浸润阴影。同时要注意肺不张、气胸或纵隔气肿等并发症的存在。

6. 特异性变应原的检测 可用放射性过敏原免疫吸附试验(RAST)测定特异性 IgE 过敏性哮喘患者血清 IgE 可较正常人高 2～6 倍,过敏原皮试(+),亦可用激发试验。

【诊断】

1. 诊断标准

(1)反复发作喘息、气急、胸闷或咳嗽,多与接触变应原、冷空气、物理、化学性刺激、病毒性上呼吸道感染、运动等有关。

(2)发作时在双肺可闻及散在或弥漫性、以呼气相为主的哮鸣音,呼气相延长。

(3)上述症状可经治疗缓解或自行缓解。

(4)排除其他疾病所引起的喘息、气急、胸闷和咳嗽。

(5)临床表现不典型者(如无明显喘息或体征)应至少具备以下一项试验阳性:

①支气管激发试验或运动试验阳性;

②支气管舒张试验阳性(FEV1 增加 15% 以上,且 FEV1 增加绝对值 >200ml);

③最大呼气流量(PEF)日内变异率或昼夜波动率≥20%。

符合 1～4 条或 4、5 条者,可以诊断为支气管哮喘。

2. 分期 根据临床表现,支气管哮喘可分为急性发作期、慢性持续期和缓解期。急性发作期指在慢性咳嗽、咳痰和喘息基础上 1 周内症状加重,或出现痰量增加,伴炎症表现,经治疗或自然缓解 2 个月或以上;慢性持续期是指在相当长的时间内,每周均不同频度和(或)不同程度地出现症状(喘息、气急、胸闷、咳嗽等);缓解期系指经过治疗或未经治疗症状、体征消失,肺功能恢复到急性发作前水平,并维持 4 周以上。

3. 病情严重程度分级 哮喘患者的病情严重程度应分为 4 个分级。

(1)治疗前哮喘病情严重程度的分级:包括新发生的哮喘患者和既往已诊断为哮喘而长时间未应用药物治疗的患者(见表 2 - 3)。

表 2 - 3 治疗前哮喘病情严重程度的分级

分 级	临床特点
间歇状态 (第 1 级)	症状 < 每周 1 次 短暂出现 夜间哮喘症状≤每月 2 次 FEV_1≥80% 预计值或 PEF≥80% 个人最佳值,PEF 或 FEV_1 变异率 <20%
轻度持续 (第 2 级)	症状≥每周 1 次,但 < 每日一次 可能影响活动和睡眠 夜间哮喘症状 > 每月 2 次,但 < 每周一次 FEV_1≥80% 预计值或 PEF≥80% 个人最佳值,PEF 或 FEV_1 变异率为 20%～30%

分　级	临床特点
中度持续	每日有症状
（第3级）	影响活动和睡眠
	夜间哮喘症状≥每周一次
	FEV_1 60%~79%预计值或PEF60%~79%个人最佳值，PEF或FEV_1变异率>30%
重度持续	每日有症状
（第4级）	频繁出现
	经常出现夜间哮喘症状
	体力活动受限
	FEV_1 <60%预计值或PEF<60%个人最佳值，PEF或FEV_1变异率>30%

（2）治疗期间哮喘病情严重程度的分级：哮喘发作的预后与病程长短关系不大，只与发作的严重程度有关。当患者已经处于规范化分级治疗期间，哮喘病情严重程度分级则应根据临床表现和目前每日治疗方案的级别综合判断，例如，患者目前的治疗级别是按照轻度持续（第2级）的治疗方案，经过治疗后，患者目前的症状和肺功能仍为轻度持续（第2级），说明目前的治疗级别不足以控制病情，应该升级治疗，因此，病情严重程度的分级应为中度持续（第3级）。区分治疗前和规范化分级治疗期间的病情严重程度分级，目的在于避免在临床诊治过程中对哮喘病情的低估，并指导正确使用升降级治疗（见表2-4）。

表2-4　治疗期间哮喘病情严重程度的分级

目前患者的症状和肺功能	原设定的治疗级别		
	间歇状态（第1级）	轻度持续（第2级）	中度持续（第3级）
间歇状态（第1级）	间歇状态	轻度持续	中度持续
轻度持续（第2级）	轻度持续	中度持续	重度持续
中度持续（第3级）	中度持续	重度持续	重度持续
重度持续（第4级）	重度持续	重度持续	重度持续

（3）哮喘急性发作时病情严重程度的分级：哮喘急性发作是指气促、咳嗽、胸闷等症状突然发生，或原有症状急剧加重，常有呼吸困难，以呼气流量降低为其特征。常因接触变应原等刺激物或治疗不当等所致，其程度轻重不一，病情可在数小时或数天内加重，偶尔可在数分钟内即可危及生命，故应对病情作出正确评估，以便给予及时有效的紧急治疗。支气管哮喘总死亡率<10%，但重症哮喘住院死亡率可达3.4%~5.8%，重症患者应给予强有力的治疗措施，降低哮喘病死率。哮喘急性发作时病情严重程度的分级（见表2-5）。

表2－5 哮喘急性发作时病情严重程度的分级

临床特点	轻 度	中 度	重 度	危 重
气短	步行、上楼时	稍事活动	休息时	
体位	可平卧	喜坐位	端坐呼吸	
讲话方式	连续成句	单词	单字	不能讲话
精神状态	可有焦虑,尚安静	时有焦虑或烦躁	常有焦虑、烦躁	嗜睡或意识模糊
出汗	无	有	大汗淋漓	
呼吸频率	轻度增加	增加	常 >30 次/min	
辅助呼吸肌活动及三凹征	常无	可有	常有	胸腹矛盾运动
哮鸣音	散在,呼吸末期	响亮、弥漫	响亮、弥漫	减弱、乃至无
脉率(次/min)	<100	100～120	>120	脉率变慢或不规则
奇脉	无,<10mmHg	可有,10～25mmHg	常有,>25mmHg	无,提示呼吸肌疲劳
使用 β_2 受体激动剂后 PEF 预计值或个人最佳值 (%)	>80%	60%～80%	<60% 或 <100L/min 或作用时间 <2h	
PaO_2(mmHg)(吸空气)	正常	≥60	<60	
$PaCO_2$(mmHg)	<45	≤45	>45	
SaO_2(%)(吸空气)	>95	91～95	≤90	
pH 值			降低	

【鉴别诊断】

1. 心源性哮喘 心源性哮喘常见于左心衰竭，发作时的症状与哮喘相似，但心源性哮喘多有高血压、冠状动脉粥样硬化性心脏病、风湿性心脏病和二尖瓣狭窄等病史和体征。表现阵发性咳嗽，常咳出粉红色泡沫痰，两肺可闻及广泛的湿啰音和哮鸣音，左心界扩大，心率增快，心尖部可闻及奔马律，心电图异常。胸部 X 线检查时，可见心脏增大，肺淤血征，有助于鉴别。若一时难以鉴别，可雾化吸入 β_2 受体激动剂或静脉注射氨茶碱缓解症状后，进一步检查，忌用肾上腺素或吗啡，以免造成危险。

2. 喘息型慢性支气管炎 实际上为慢支合并哮喘，多见于中老年人，有慢性咳嗽史，喘息长年存在，有加重期。有肺气肿体征，两肺可闻及湿啰音。

3. 支气管肺癌 为最常见的肺部原发性恶性肿瘤，发病及死亡率上升，多发于 40 岁以上男性。男女比例（5:1）。中央型肺癌由于肿瘤压迫导致支气管狭窄或伴发感染时，可出现喘鸣音或类似哮喘样呼吸困难，肺部可闻及哮鸣音，但肺癌的呼吸困难及喘鸣症状进行性加重，常无诱因，咳嗽可有血痰，痰中可找到癌细胞。胸部 X 线、CT 或 MRI 检查或纤支镜检查常可明确诊断。

4. 嗜酸性粒细胞性肺浸润 见于热带性嗜酸性细胞增多症、肺嗜酸性粒细胞增多性浸润、外源性变态反应性肺泡炎等。致病原为寄生虫、原虫、真菌、花粉、化学药品、职业粉尘及不明原因的致敏原等，多有接触史。症状较轻，患者常拌有发热。胸部 X 线检查可见多发性、此起彼伏的淡薄斑片浸润阴影，轻者可自行消失或再发。重症肺组织活检嗜酸性粒细胞增高，血沉快，冷凝集试验阳性，也有助于鉴别。

【治疗】

1. 脱离变应原　部分患者能找到引起哮喘发作的变应原或其他非特异刺激因素，应立即使患者脱离变应原的接触。

2. 药物治疗　哮喘治疗药物根据作用机制可分为具有抗炎作用和症状缓解作用两大类，某些药物兼有以上两种作用。

（1）糖皮质激素：糖皮质激素是最有效的抗变态反应炎症药物，其主要的作用机制包括干扰花生四烯酸代谢，减少白三烯和前列腺素的合成；抑制嗜酸性粒细胞的趋化与活化；抑制细胞因子的合成；减少微血管渗漏；增加细胞膜上 β_2 受体的合成等。给药途径包括吸入、口服和静脉应用等。

1）吸入给药：这类药物局部抗炎作用强；通过吸气过程给药，药物直接作用于呼吸道，所需剂量较小；通过消化道和呼吸道进入血液，药物的大部分被肝脏灭活，因此全身性不良反应较少。口咽部局部的不良反应包括声音嘶哑、咽部不适和念珠菌感染。吸药后及时用清水含漱口咽部，选用干粉吸入剂或加用储雾罐可减少上述不良反应。吸入糖皮质激素后，全身不良反应的大小与药物剂量、药物的生物利用度、在肠道的吸收、肝脏首关效应及全身吸收药物的半衰期等因素有关。目前上市的药物中，丙酸氟替卡松和布地奈德的全身不良反应较少。吸入型糖皮质激素是长期治疗持续性哮喘的首选药物。

①气雾剂：目前我国临床上常用的糖皮质激素有 3 种，其每日剂量高低和互换关系见表 2-6；

②干粉吸入剂：包括二丙酸倍氯米松碟剂、布地奈德都保、丙酸氟替卡松碟剂等。一般而言，使用干粉吸入装置比普通定量气雾剂方便，吸入下呼吸道的药物量较多。糖皮质激素气雾剂和干粉吸入剂通常需连续、规律地吸入 1 周后方能奏效；

③溶液：布地奈德溶液经以压缩空气或高流量氧气为动力的射流装置雾化吸入，对患者吸气配合的要求不高，起效较快，适用于哮喘急性发作时的治疗。

表 2-6　常用吸入型糖皮质激素的每日剂量高低与互换关系

药　物	低剂量（μg）	中剂量（μg）	高剂量（μg）
二丙酸倍氯米松	200～500	500～1 000	＞1 000
布地奈德	200～400	400～800	＞800
丙酸氟替卡松	100～250	250～500	＞500

2）口服给药：急性发作病情较重的哮喘或重度持续（4 级）哮喘吸入大剂量激素治疗无效的患者应早期口服糖皮质激素，以防止病情恶化。一般使用半衰期较短的糖皮质激素，如泼尼松、泼尼松龙或甲强龙等。对于糖皮质激素依赖型哮喘，可采用每日或隔日清

晨顿服给药的方式，以减少外源性激素对脑垂体－肾上腺轴的抑制作用。泼尼松的维持剂量最好≤10mg/d。对于伴有结核病、寄生虫感染、骨质疏松、青光眼、糖尿病、严重忧郁或消化性溃疡的哮喘患者全身给予糖皮质激素治疗时应慎重，并应及时随访。

3）静脉用药：严重急性哮喘发作时，应经静脉及时给予大剂量琥珀酸氢化可的松（400～1 000mg/d）或甲基泼尼松龙（80～160mg/d）。无糖皮质激素依赖倾向者，可在短期（3～5d）内停药；有激素依赖倾向者应延长给药时间，控制哮喘症状后改为口服给药，并逐步减少激素用量。地塞米松抗炎作用较强，但由于血浆和组织中半衰期长，对脑垂体肾上腺轴的抑制时间长，故应尽量避免使用或短时间使用。

（2）β$_2$ 受体激动剂：通过对气道平滑肌和肥大细胞膜表面 β$_2$ 受体的兴奋，舒张气道平滑肌、减少肥大细胞和嗜碱性粒细胞脱颗粒和介质的释放、降低微血管的通透性、增加气道上皮纤毛的摆动等，缓解哮喘症状。

β$_2$ 受体激动剂种类较多，可分为短效（作用维持 4～6h）和长效（维持 12h）。后者又可分为速效（数分钟起效）和缓慢起效（半小时起效）两种（见表 2－7）。

表 2－7　β$_2$ 受体激动剂的分类

起效时间	作用维持时间	
	短　效	长　效
速效	沙丁胺醇 特布他林 丙卡特罗 非诺特罗	福莫特罗
慢效		沙美特罗

1）短效 β$_2$ 受体激动剂：常用的药物如沙丁胺醇和特布他林等。

①吸入：可供吸入的短效 β$_2$ 受体激动剂包括气雾剂、干粉剂和溶液等，这类药物松弛气道平滑肌作用强，通常在数分钟内起效，疗效可维持数小时，是缓解轻至中度急性哮喘症状的首选药物，也可用于运动性哮喘的预防，如沙丁胺醇每次吸入 100～200μg 或特布他林 250～500μg，必要时每 20min 重复 1 次。1h 后疗效不满意者，应向医生咨询或去看急诊。这类药物应按需间歇使用，不宜长期、单一使用，也不宜过量应用，否则可引起骨骼肌震颤、低血钾、心律失常等不良反应。经压力型定量手控气雾剂（PMDI）和干粉吸入装置吸入短效 β$_2$ 受体激动剂不适用于重度哮喘发作，其溶液（如沙丁胺醇、特布他林、非诺特罗及其复方制剂）经雾化泵吸入适用于轻至重度哮喘发作；

②口服：如沙丁胺醇、特布他林、丙卡特罗片等，通常在服药后 15～30min 起效，疗效维持 4～6h。用法：如沙丁胺醇片 2～4mg，特布他林 1.25～2.5mg，每日 3 次；丙卡特罗 25～50μg，每日 2 次。虽使用较方便，但心悸、骨骼肌震颤等不良反应比吸入给药时明显。缓释剂型和控释剂型的平喘作用维持时间可达 8～12h，特布他林的前体药班布特罗的

作用可维持24h，可减少用药次数，适用于夜间哮喘的预防和治疗。长期、单一应用β_2受体激动剂可造成细胞膜β_2受体的向下调节，表现为临床耐药现象，故应予避免；

③注射：虽然平喘作用较为迅速，但因全身不良反应的发生率较高，已较少使用。

2）长效β_2受体激动剂：这类β_2受体激动剂的分子结构中具有较长的侧链，因此具有较强的脂溶性和对β_2受体较高的选择性。其舒张支气管平滑肌的作用可持12h以上。目前在我国上市的吸入型长效β_2受体激动剂有两种，经气雾剂或碟剂装置给药，给药后30min起效，平喘作用维持12h以上。推荐剂量50μg，每日2次吸入。福莫特罗，经都保装置给药，给药后3~5min起效，平喘作用维持8~12h以上，平喘作用具有一定的剂量依赖性，推荐剂量4.5~9μg，每日2次吸入。

吸入长效β_2受体激动剂适用于支气管哮喘（尤其是夜间哮喘和运动诱发哮喘）的预防和持续期的治疗。福莫特罗因起效迅速，可按需用于哮喘急性发作时的治疗。

近年来，推荐联合使用吸入糖皮质激素和长效β_2受体激动剂治疗哮喘。这两者具有协同的抗炎和平喘作用，可获得相当于（或优于）应用加倍剂量吸入型糖皮质激素时的疗效，并可增加患者的依从性，减少较大剂量糖皮质激素引起的不良反应，尤适合于中至重度持续哮喘患者的长期治疗。

（3）茶碱：茶碱具有舒张支气管平滑肌作用，并具有强心、利尿、扩张冠状动脉、兴奋呼吸中枢和呼吸肌等作用。有研究资料显示，低浓度茶碱具有抗炎和免疫调节作用。

1）口服给药：包括氨茶碱和控（缓）释型茶碱，用于轻至中度哮喘发作和维持治疗，一般剂量为每日6~10mg/kg。控（缓）释型茶碱口服后昼夜血药浓度平稳，平喘作用可维持12~24h，尤适用于夜间哮喘症状的控制。茶碱与糖皮质激素和抗胆碱药物联合应用具有协同作用，但本品与β受体激动剂联合应用时易于出现心率增快和心律失常，应慎用，并适当减少剂量。

2）静脉给药：氨茶碱加入葡萄糖溶液中，缓慢静脉注射［注射速度不宜超过0.2mg/（kg·min）］或静脉滴注，适用于哮喘急性发作且近24h内未用过茶碱类药物的患者。负荷剂量为4~6mg/kg，维持剂量为0.6~0.8mg/（kg·h）。由于茶碱的"治疗窗"窄以及茶碱代谢存在较大的个体差异，可引起心律失常、血压下降，甚至死亡，在有条件的情况下应监测其血药浓度，及时调整浓度和滴速。茶碱有效、安全的血药浓度范围应在6~15mg/L。影响茶碱代谢的因素较多，如发热、妊娠、肝脏疾患、充血性心力衰竭以及合用甲氰咪胍或喹诺酮类、大环内酯类药物等，使其排泄减慢，应引起临床医师们的重视，并酌情调整剂量。

多索茶碱的作用与氨茶碱相同，但不良反应较轻。双羟丙茶碱（喘定）的作用较弱。

（4）抗胆碱能药物：吸入抗胆碱能药物，如溴化异丙托品、溴化氧托品和溴化泰乌托品等，可阻断节后迷走神经传出支，通过降低迷走神经张力而舒张支气管。其舒张支气管的作用比β_2受体激动剂弱，起效也较慢，但长期应用不易产生耐药，对老年人的疗效不低于年轻人。

本品有气雾剂和雾化溶液两种剂型。经 PMDI 吸入溴化异丙托品气雾剂，常用剂量为 40～80μg，每日 3～4 次；经雾化泵吸入溴化异丙托品溶液的常用剂量为 50～125μg，每日 3～4 次。溴化泰乌托品系新近上市的长效抗胆碱能药物，对 M_3 受体具有选择性抑制作用，仅需每日一次，吸入给药。

本品与 $β_2$ 受体激动剂联合应用具有协同、互补作用。本品对有吸烟史的老年哮喘患者较为适宜，但对妊娠早期妇女和患有青光眼或前列腺肥大的患者应慎用。

（5）白三烯调节剂：白三烯调节剂包括半胱氨酰白三烯受体拮抗剂和 5-脂氧化酶抑制剂，是一类新的治疗哮喘药物，目前在国内应用的主要是半胱氨酰白三烯受体拮抗剂。

半胱氨酰白三烯受体拮抗剂通过对气道平滑肌和其他细胞表面白三烯受体的拮抗，抑制肥大细胞，嗜酸性粒细胞释放出的半光氨酰白三烯的致喘和致炎作用，产生轻度支气管舒张和减轻变应原、运动和 SO_2 诱发的支气管痉挛等作用，并具有一定程度的抗炎作用。

本品可减轻哮喘症状，改善肺功能，减少哮喘的恶化，但其作用不如吸入型糖皮质激素，也不能取代糖皮质激素。作为联合治疗中的一种药物，本品可减少中至重度哮喘患者每日吸入糖皮质激素的剂量，并可提高吸入糖皮质激素治疗的临床疗效。本品服用方便，尤适用于阿司匹林过敏性哮喘和运动性哮喘患者。

本品较为安全。虽然有文献报道，接受这类药物治疗的患者可出现 Churg-Strauss 综合征，但其与白三烯调节剂的因果关系尚未肯定，可能与全身应用糖皮质激素剂量的减少有关。5-脂氧化酶抑制剂可能引起肝脏损害，需监测肝功能。

通常口服给药：扎鲁司特 20mg，每日 2 次；孟鲁司特 10mg，每日一次；异丁司特 10mg，每日 2 次。

（6）其他治疗哮喘药物：色甘酸钠和奈多罗米钠是一种非皮质激素类抗炎药，可抑制 IgE 介导的肥大细胞等炎症细胞中炎症介质的释放，并可选择性抑制巨噬细胞、嗜酸性粒细胞和单核细胞等炎症细胞介质的释放。这类药物适用于轻度持续哮喘的长期治疗，可预防变应原、运动、干冷空气和 SO_2 等诱发的气道阻塞，可减轻哮喘症状和病情。吸入这类药物后的不良反应很少。

1）抗组胺药物：口服第二代抗组胺药物（H_1 受体拮抗剂）如酮替芬、氯雷他定、阿司咪唑、氮革斯汀、特非那定等具有抗变态反应作用，其在支气管哮喘治疗中的作用较弱，可用于伴有过敏性鼻炎的哮喘患者的治疗，这类药物的不良反应主要是嗜睡。阿司咪唑和特非那定可引起严重的心血管不良反应，应谨慎使用。

2）其他口服抗变态反应药物：如曲尼司特、瑞吡司特等可应用于轻至中度哮喘的治疗，主要不良反应是嗜睡。

3）可能减少口服激素剂量的药物：包括口服免疫调节剂（甲氨喋呤、环孢素、金制剂等）、某些大环内酯类抗生素和静脉应用免疫球蛋白等，其疗效尚待进一步研究。

4）变应原特异性免疫疗法（SIT）：该疗法通过皮下给予常见吸入变应原提取液（如螨、猫毛、豚草等），可减轻哮喘症状和降低气道高反应性，但对其远期疗效和安全性尚待进一步研究与评价。变应原制备的标准化工作也有待加强。哮喘患者应用此疗法期间应严格的在医师指导下进行，目前适用于舌下给药的变应原免疫疗法。

5）中药：可辨证施治，并酌情使用某些确有疗效的中（成）药。

3. 急性发作期的治疗 哮喘急性发作的严重性决定其治疗方案，表 2-5 为哮喘急性发作时病情严重程度的判定标准，各类别中的所有特征并不要求齐备，如果患者对起始治疗的反应差，或症状恶化很快，或患者存在可能发生死亡的高危因素，应按照下一个更为严重的级别治疗。

4. 慢性持续期的治疗 哮喘治疗应以患者的病情严重程度为基础，并根据病情控制变化增减（升级或降级）的阶梯治疗原则选择治疗药物，通常达到哮喘控制并至少维持 3 个月，可试用降级治疗，最终达到使用最少药物维持症状控制。

（古力·喀德尔）

第六节　支气管扩张症

支气管扩张症主要是一个解剖学上的概念，指的是由于支气管壁平滑肌及结缔组织的破坏而导致一支或多支大支气管或中等大小支气管的不可逆扩张、变形。而支气管管壁的破坏，常是由于反复或慢性炎症及纤维化所致，临床上表现为慢性咳嗽，咳脓痰及反复咯血。

【病因及发病机制】

大多数支气管扩张起病于幼年时期，这一阶段，支气管在发育阶段，管壁较薄弱，若遇支气管肺炎、肺结核、百日咳、麻疹等感染，日后易形成支气管扩张，但先天性因素所致支气管扩张很少见，部分病例伴有囊性纤维化、纤毛无力症、Kar-tager 综合征等。

支气管扩张主要发病因素是支气管肺组织感染及支气管阻塞。支气管感染破坏支气管管壁，粘液分泌增加，管壁充血水肿，易致支气管阻塞，而支气管阻塞，可致引流不畅而诱发支气管肺部感染，支气管阻塞后，可引起肺不张，胸腔负压增加，由于失去弹性肺泡组织的缓冲，而直接作用于支气管管壁，牵拉管壁使支气管扩张变形，或周围肺组织纤维化牵拉管壁，致支气管扩张变形。可见感染与阻塞二者相互影响促使支气管扩张的发生和发展。

支气管扩张从形态学上分：

①柱状支气管扩张：支气管轻度扩张，常有粘液栓阻塞，通常只需保守治疗；

②囊状支气管扩张：常侵犯大支气管，是最严重的一种类型。

支气管扩张常累及肺下叶，左下叶病变又多于右下叶。舌叶支气管开口接近下叶背支，常被下叶感染累及，亦易发生支气管扩张，右中叶支气管细长，周围有多组淋巴结，常因非特异或结核性淋巴结炎，而压迫管腔至中叶不张，故亦是支气管扩张好发部位。而上叶支气管扩张最常继发于肺结核及肺脓肿。

【临床表现】

支气管扩张通常多数病例在儿童期有支气管肺炎、肺结核、麻疹、百日咳病史，慢性咳嗽、咳大量脓性痰和/或反复咯血为其典型症状。痰量与体位有一定关系，并发呼吸道感染时痰量明显增多，痰液放置后可有分层现象。咯血常因呼吸道感染诱发，咯血量可由痰中带血到大量咯血。有部分病例没有典型的慢性咳嗽、脓痰表现，而仅有反复咯血，称为干性支气管扩张，多见于上叶支气管病变。活动后气促、紫绀、杵状指（趾）、疲乏不适感，多见于病变较广泛的病例。

体格检查最典型的体征是病变部位固定性的、中至粗大的湿啰音，咳嗽后啰音部位不变。

病情轻者体检可无异常发现，慢性重症支气管扩张病例可发现肺气肿、肺心病及右心衰的表现。

【实验室检查】

1. X线检查　一般支气管扩张患者胸部平片上可无明显异常，有时可发现肺纹理增多，粗乱，较重的囊状支气管扩张，平片上可见沿支气管分布的卷发状阴影，但还不能依此确诊支气管扩张。支气管碘油造影是诊断支气管扩张最重要的依据，对明确支气管扩张分型、严重程度、部位及范围是必不可少的方法，但碘油造影有一定痛苦及危险性，对于不合作的患者，症状轻不拟行手术治疗者或估计病变严重，尤为双侧性的病例，以及心肺功能不全者，均不宜行此检查。

2. 薄层CT检查　是近年来广泛应用于呼吸系统疾病诊断的非创伤性检查，可发现支气管囊状或囊柱状改变甚至明显的柱状改变。有资料表明，CT诊断支气管扩张敏感度及特异度分别为71%和86%，对于不宜做造影患者的支气管扩张的诊断、确定范围及严重程度有很大帮助。

【诊断】

1. 长期咳嗽，咳大量脓痰及/或反复咯血病史。

2. 下肺部持续中到粗湿啰音。

3. X线检查有肺纹理增深、粗乱或伴卷发状阴影者。

4. 支气管碘油造影或CT检查阳性者。

5. 急性感染期白细胞总数增高，中性粒细胞比例升高、核左移。

凡具备前三项者，一般即可作出临床诊断。

【治疗】

支气管扩张的治疗有内科保守治疗及外科手术治疗两种方法，内科治疗的目的在于缓解及控制症状，而外科治疗则认为可根治该病。由于近年来随着抗生素的进展，内科治疗后呼吸道感染易于控制，缓解期延长，使外科手术治疗的必要性日趋降低。

1. 控制感染　控制感染是支气管扩张急性感染时期的主要治疗措施，是否应用抗生素治疗主要根据患者症状决定，如患者症状明显增多，或由白粘液痰转为粘液脓痰，咯血并出现全身中毒症状发热等，则应加强抗生素治疗。抗生素选择最好依据痰细菌培养的结果来选用（参见"肺炎"章节），在痰培养结果出来前，或痰培养为阴性时，抗生素可选用下列经验性方案：

（1）轻度感染

1）氨苄青霉素胶囊，每次 250～500mg，口服，每日 4 次。

2）复方新诺明片，每次 2 片，口服，每日 2 次。

3）羟氨苄青霉素/克拉维酸钾胶囊，375～750mg，口服，每日 3 次。

（2）中、重度感染

1）氨苄青霉素 4～6g 加生理盐水 500ml，静脉滴注，每日一次（亦可分次静脉滴注）。

2）替卡西林/克拉维酸钾 3.2g 加生理盐水 100ml，静脉滴注 30min 以上，每日 3～4 次。

根据情况亦可选用羟氨苄青霉素/克拉维酸钾针剂、环丙氟哌酸、头孢噻肟钠、头孢他啶和亚胺配南/伊司他丁等药物。对于青霉素过敏者可选用红霉素等大环内酯类抗生素。

（3）疗程：10～14d，或治疗持续至患者体温正常，痰量明显减少一周左右可考虑停药。用药 3～5d 左右无效者，应根据痰细菌培养结果选用敏感抗菌药物或更换用药或联合用药，如患者痰和呼吸中有恶臭味应考虑混合厌氧菌感染，可选用头孢西丁或加用 0.5% 甲硝唑 20ml 静脉滴，半个月为一疗程。

2. 体位引流　扩张变形的支气管因缺乏弹性和纤毛上皮脱落，因而自动排痰困难，一般多采用体位引流，排除积痰，减少继发感染及中毒症状，其作用有时不亚于抗生素。即把病变部位抬高，利用重力作用将痰引流至肺门处，再行咯出，如病变在下叶基底部者，患者取俯卧位，头及上身向下伸出床外，紧贴床沿，两手撑在地面或矮凳上，间竭深呼吸后，咳嗽将痰排出，如患者体力差，可俯卧，将床脚抬高，头向下。病变在左肺舌叶或右肺中叶时，患者平卧，床脚抬高，头向下，患侧胸下垫高，体位引流。每日 2～4 次，每次 15～30min。痰液粘稠时，可先用生理盐水雾化吸入使痰液变稀薄，或支气管扩张剂缓解小支气管痉挛，均有利于痰液引流。在患者痰液较多时，应注意痰液逐渐排出，以防痰液过多涌出而致窒息，也要注意避免过分增加患者的负担，发生意外。

另外，可选用必漱平 8～16mg 或痰之保克 30mg，口服，每日 3 次，以溶解粘痰，促进痰液排出。

3. 咯血的治疗　咯血时应让患者卧床休息，适当镇静及服用止血药。

4. 根治病灶　口、鼻、鼻窦感染病灶应及时清除。若合并上呼吸道感染的病灶，如齿槽溢脓、副鼻窦炎等必须彻底治疗，否则脓液可流入支气管致使支气管反复感染。

5. 中医治疗

（1）急性感染期：以清热化痰、解毒排脓为主，可用千金草茎汤和桔梗汤加减，药用：南沙参 15g、石斛 15g、冬瓜仁 30g、生苡仁 30g、苇茎 30g、鱼腥草 30g、百部 10g、桔梗 10g、枇杷叶 10g、桃仁 40g、败酱草 15g、银花 30g、连翘 30g、甘草 10g。

（2）慢性感染期：清热化痰肃肺。方用：清金化痰汤加减：药用：黄芩 10g、山栀 10g、桔梗 10g、麦冬 20g、桑白皮 10g、贝母 10g、知母 10g、瓜蒌仁 10g、鱼腥草 30g、甘草 10g。

对于咯血、胸闷，可选用泻白化血汤，药用桑皮 20g、地骨皮 15g、生甘草 20g、粳米 10g、花蕊石 30g、三七粉 15g、血余炭 20g。

6. 手术治疗　是治疗支气管扩张的根治方法，适用于反复发作急性上呼吸道感染或大咯血、病变范围不超过 2 个肺叶、年龄在 10～40 岁之间、全身情况良好、无严重心肺功能障碍的患者。对于病变广泛、心肺功能严重障碍者或症状轻微的局限性支气管扩张，均不宜或不必手术治疗。手术多采用病变肺叶切除术，有资料报道，10%～40% 术后患者有咯血及感染等支气管扩张症状再发。

对支气管扩张的治疗效果，总的来说尚不令人满意，但由于广谱抗菌药物的应用以及外科治疗的发展，支气管扩张患者的预后已有较为明显的改善。

（古力·喀德尔）

第七节　阻塞性肺气肿

阻塞性肺气肿（以下称肺气肿）是由慢支或其他原因引起的终末细支气管远端的气腔扩大，同时伴有肺泡壁的破坏。

【病因及发病机制】

慢支及其他肺部疾病反复发作，导致气道阻塞，肺泡过度通气，并使肺泡壁弹性减弱、破坏，形成肺气肿。关于肺气肿的发病机理至今尚未完全阐明，现认为，无论是弹性蛋白酶生成增多或弹性蛋白酶抑制物生成减少或者两者并存，均可导致肺气肿。部分肺气肿患者有家族性，即因先天性遗传缺乏 α_1 抗胰蛋白酶所致。

肺气肿的基本病理变化为肺泡壁的破坏，致使充气间隙扩大而数量减少。

【临床表现及实验检查】

肺气肿的突出症状是逐渐加重的呼吸困难，早期体征不明显，随后出现肺含气过多的一系列体征，临床上分为三型，即气肿型、支气管炎型及混合型。对前两型现列表（见表 2-8）对比如下。

表 2-8　气肿型与支气管炎型肺气肿的区别

	气肿型（A 型、PP 型）	支气管炎型（B 型、BB 型）
病理改变	全小叶型肺气肿	严重支气管炎伴小叶中央型肺气肿
临床表现：		
起病	以呼吸困难为主起病隐袭	以咳嗽为主
一般外貌	消瘦型,四肢凉	肥胖型,四肢暖

	气肿型（A 型、PP 型）	支气管炎型（B 型、BB 型）
年龄	多大于 50	多小于 50 岁
发绀	轻度或无	显著
咳嗽	轻	重
咳痰	少	多,粘稠
呼吸困难	明显	不明显
呼吸音	减弱	明显减弱
湿性啰音	稀少	多密布
右心衰	晚期发生	多发生
胸部 X 线:		
肺野	肺透亮度增加,肺纹理减少,膈肌低平	正常或纹理增多
心脏	滴状心	心影扩大
肺功能:		
FEV$_1$(1 秒量)	降低	降低
TLC(肺总量)	增加	正常或轻度增加
FRC(功能残气量)	显著增加	中度增加
RV(残气容量)	显著增加	中度增加
MVV(最大通气量)	显著减少	中度减少
DLOO(CO 弥散量)	下降	正常或下降
肺顺应性(静态 D$_{1st}$)	增加	接近正常
(动态 D$_{1dyn}$)	正常或稍低	很低
肺弹性回缩力	明显减低	不低
血液检查:		
红细胞压积	多 >45%	多 <50%
PaO$_2$	休息时轻度降低,运动时显著降低	休息时显著降低
PaCO$_2$	晚期升高	多明显升高
肺动脉高压	正常或轻度升高	多明显升高
心输出量	常低	多接近正常

【诊断】

1. 病史　有慢性支气管炎或支气管哮喘的既往病史；有咳嗽、咳痰并出现逐渐加重的呼吸困难等临床症状。

2. 体征　出现桶状胸，呼吸运动减弱，触诊语颤减弱，叩诊呈过清音，肺下界下降，听诊呼吸音普遍减弱，呼气延长。

3. 胸部 X 线　两肺野透亮度增强，肺血管纹理外带纤细、稀疏，而内带增粗和紊乱，膈肌下降，心影狭长。

4. 肺功能检查　最大通气量低于预计值的 80%，残气容积占肺总量的百分比超过

40%或1秒钟用力呼气容积占用力肺活量比值低于60%。

【治疗】

肺气肿的治疗基本上与慢性支气管炎相同。除药物对症治疗和防治病因及并发症外，主要是采用康复治疗，改善呼吸功能，提高患者的生活质量。

1. 应用支气管扩张剂　口服或雾化吸入。

2. 呼吸锻炼　主要目的在于通过各种方法改善肺泡通气，提高呼吸耐力，常用方法为：

（1）腹式呼吸：即呼吸时腹部"吸鼓呼瘪"吸与呼时间比为1:2或1:3，缓呼深吸，每分钟呼吸频率8~10次左右，每日2~3次，每次20~30min。

（2）吹气锻炼：最简单的方法是缩唇呼气，用鼻吸气，口呼气，呼气时口唇收拢，似吹口哨样。吸与呼时间比为1:2或1:3。亦可采用吹瓶法锻炼，即将两个盛有水的瓶子串连起来，用力将第一个瓶内的水吹向第二个瓶。

（3）阻力负荷呼吸锻炼：利用肺力泰（吸气阻力器，Piexiglas）锻炼，可增加呼吸肌耐力与肌力。

（4）膈起搏：通过体外膈肌起搏器用电刺激膈神经引起膈肌收缩，改善通气功能。

3. 医疗体育　根据患者情况，因人而异，选用散步、太极拳、登梯、气功等活动，提高患者耐力，但应注意，活动量须从小到大，活动时间逐渐延长。

4. 氧气疗法　慢阻肺患者伴有明显低氧血症时，需给予氧气吸入。

（1）严重劳力性低氧血症患者（$PaO_2 < 40mmHg$）运动时给予低流量氧气吸入，可提高运动耐量。

（2）长期家庭氧疗：指每日吸氧在15h以上，坚持2年半以上。主要适用于休息时亦有严重低氧血症的患者（$PaO_2 < 55mmHg$）。一般由鼻导管给氧1~3L/min，使PaO_2提高到60~80mmHg。已有许多研究表明，长期家庭氧疗不但提高生活质量，而且显著提高生存率。且连续24h吸氧者比夜间吸氧12h肺血管阻力降低更明显，存活率高。现有压缩氧桶、氧浓缩器、液态氧和轻便氧气筒可用于长期家庭氧疗。

5. 营养疗法　阻塞性肺气肿患者的营养问题又重新引起重视。许多研究结果表明，本病患者由于能量的大量消耗和补充不足，大多伴有较严重的营养不良，且病情的严重程度与营养不良的程度密切相关。体重下降明显者，气道阻塞严重，呼吸肌易疲劳而导致呼吸功能不全，生存时间较短，血浆胶体渗透压愈低，气体交换障碍愈明显。营养不良对肺气肿及感染的发生、发展均有促进作用，可影响抗胰蛋白酶的产生，并增强弹性蛋白酶的活性，同时削弱抗氧化系统的作用，使蛋白酶-抗蛋白酶失衡，促进肺气肿的发生、发展。因此，对阻塞性肺气肿患者保持足够的能量供给，有利于控制感染，防治肺气肿，减少急性发作和呼吸衰竭的发生，提高生活质量及存活率。

阻塞性肺气肿患者营养疗法的指征及方法：

（1）体重明显下降≥10%及白蛋白<30g/L，血清转铁蛋白<1.5g/L时，即应给予葡

萄糖及脂类，补充能量以达到患者基础能量消耗，并注意蛋白质（1.0~2.5g/kg/d）及维生素、盐类等的补充。

（2）并发感染时，除了葡萄糖、脂类、盐类外，特别要补充足够的氨基酸。

【疗效标准】

目前尚无统一疗效标准，如能控制感染及其他并发症，加强体质锻炼，症状缓解则可视为好转，本病病理改变为不可逆性，临床尚无治愈方法。

（古力·喀德尔）

第八节　肺脓肿

广义而言，各种原因导致的脓性物质在肺实质病损局部积聚均称为肺脓肿。临床上，肺脓肿通常指由于病原微生物导致肺实质局灶坏死、脓腔形成的肺内感染，但不包括结核等分枝杆菌感染导致的局灶坏死、空洞。

【病因及发病机制】

（一）常见诱因

1. 吸入性　意识障碍、食道疾病、口咽及牙周脓肿，易致感染性物质吸入肺内。

2. 支气管阻塞　支气管内肿瘤和异物。

3. 血性传播　如菌血症、败血症。

4. 邻近感染扩散　膈下脓肿或肝脓肿。

5. 肺炎伴发　葡萄球菌、克雷佰杆菌肺炎。

（二）发病机理

机体抵抗力低下或伴发其他组织感染时，致病菌入侵机体，早期在肺组织引起感染性炎症，随后发展至中央性坏死。坏死组织破溃进入支气管后，即形成空洞，同时伴有周围肺组织炎症。局部肺循环栓塞、异物及肿瘤阻塞及压迫，导致局部血供不足，易发生坏死伴发感染形成脓腔。

（三）病原菌

本病大多数为多种细菌混合感染引起。常见的致病菌有梭形杆菌、类杆菌、厌氧球菌、金黄色葡萄球菌及克雷白杆菌等，其他如化脓性链球菌、肺炎链球菌、流感嗜血杆菌、绿脓杆菌、放线菌、嗜肺军团菌、诺卡菌和溶组织阿米巴等，可致肺脓肿。

（四）病理变化

肺脓肿主要病理变化为炎症破坏和部分修复交织，其程度不一，病变组织可迅速坏死液化，形成局限性有脓液的空洞，其外周常有肉芽组织包围。厌氧菌感染时，组织坏死倾向较大，脓液和破坏组织得以部分排出后，空洞壁表面常可见残留坏死组织。

多数肺脓肿为单发性，多发性亦多见于单侧。吸入性肺脓肿病灶出现的部位受重力和支气管解剖位置的影响，平卧位吸入易发生于下叶背段或上叶后段，直立位吸入易发生于右下叶下段，侧位吸入易发生于上叶后前段的腋亚段。

【临床表现】

1. 症状　起病可急可慢，早期出现肺炎症状，如畏寒、乏力、纳差、高烧、咳嗽和胸痛，明显寒颤不常见，若出现，常提示有脓肿形成。脓腔形成后，痰液明显增多，出现腐烂、带有异常臭味的痰液，提示厌氧菌感染。由金葡菌、革兰氏阴性杆菌和阿米巴引起的肺脓肿，起病更为急剧，但腐烂、恶臭痰液不多。

2. 体征　与肺脓肿的大小、部位有关，有时无明显异常体征。脓肿周围常可闻及湿啰音，叩诊可呈浊音或实音，如空洞较大可出现鼓音和空瓮性呼吸音，血源性肺脓肿常为阴性体征，慢性肺脓肿患者可出现慢性病容、贫血、消瘦以及杵状指。

【实验室检查】

（一）X线表现

病变早期可呈现大片浓密模糊浸润阴影，边缘不清；脓肿形成后可显示脓腔和液平，四周多为较浓密炎症浸润影像，恢复期，病灶部位可仅残留少量纤维条索阴影。

（二）白细胞计数及分类

呈急性感染血象，外周血白细胞可高达 $30.0 \sim 40.0 \times 10^9/L$，中性粒细胞升高达90%以上，核左移明显，可有中毒颗粒出现。慢性患者白细胞数稍升高或正常，粒细胞和血红蛋白减少。

（三）细菌学

咯出痰液应立即作培养，一般培养和厌氧培养可有致病菌生长，常有 α 溶血链球菌。奈瑟球菌等，但是否为肺脓肿的致病菌尚需仔细分析，应排除口腔常存菌的污染，血培养有致病菌生长，则有助于血源性肺脓肿的诊断。

【诊断】

（一）吸入性肺脓肿

1. 诱发本病因素，如口腔化脓感染，异物吸入、昏迷等。

2. 起病急、有室颤、发热、咳嗽、咳粘痰和胸痛等，随后咳大量脓性痰或脓臭痰，体检可闻肺部湿性啰音。

3. 外周血白细胞总数和中性粒细胞均增高，痰液培养有致病菌生长。

4. X线胸片早期可见肺部炎性阴影，继而形成脓腔，脓腔内有液平面，周围有浓密炎性浸润阴影。

（二）血源性肺脓肿

1. 有皮肤创伤感染等化脓性病灶病史。

2. 原有畏寒、高热等全身脓毒血症的症状，以后出现咳嗽、咯痰症状。

3. 周围血白细胞计数增多。

4. 胸部X线可见两肺多发性散在小块炎性病灶，或边缘较整齐的球形病灶，其中可见透亮区及液平面。

【治疗】

主要选用合适抗生素和恰当的体位引流方法。

若为吸入性肺脓肿，厌氧菌引起感染，可选择青霉素、氯林可霉素或青霉素加灭滴灵。宜静脉分次给药。当热退、临床症状减轻后，改用口服或肌注治疗，总疗程至少3~6周或至胸片显示病灶完全消失或仅残留小的、稳定的病灶，后者可能需要8~16周或更长。

金黄色葡萄球菌所致的肺脓肿应选择耐青霉素酶的青霉素类或第一代头孢菌素。若为耐甲氨苯青霉素金葡萄株（MRSA）感染，可考虑选用万古霉素分次静脉滴注，氯霉素疗效不够理想，即使体外培养提示敏感，也不宜作为首选用药。

体位引流可帮助排出脓液，缩短病程，但巨大脓肿引流时，应特别小心，以免污染其他肺叶。当药物加体位引流疗效不佳且又有手术禁忌症，经皮作肺脓肿穿刺引流可能有帮助，但需特别小心，以免脓液污染胸腔造成脓胸。纤支镜检查不仅可帮助诊断不典型肺脓肿，了解有无新生物或异物阻塞支气管，还有助于吸排脓液和局部注射抗生素，促进病灶恢复。

经积极内科治疗，脓腔仍不闭合或出现危及生命的大出血、支气管新生物或阻塞等可考虑手术治疗。外科手术通常作肺叶切除，若并发脓胸，胸腔穿刺引流疗效不佳时，需作胸膜切开引流。

【疗效标准】

1. 治愈　症状、异常体征消失，胸部X线检查脓腔消失，周围炎症吸收，病变区残留少许纤维条索状阴影。

2. 好转　体温正常，咳嗽、咯痰明显减轻，胸部X线检查炎症和空洞明显缩小。

（古力·喀德尔）

第九节　肺栓塞

肺血栓栓塞（PTE）是指来自静脉或右心的栓子进入肺循环，造成肺动脉及其分支阻塞所引起的疾病，严重者可使肺循环受阻，脉动脉压急剧增高，引起急性右心扩张和右心功能不全，称为"急性肺源性心脏病"。本病在欧美的发病率较高，据统计，美国每年因PTE死亡人数超过5万人，亚非各国发病率较低。根据尸检资料国外肺栓塞的总发生率为5%~14%，国内则为3%。肺栓塞的临床表现轻重不一，易造成漏诊及误诊，生前获得确诊的仅占10%~30%，因此，进一步提高对本病认识有重要意义。

【病因及发病机制】

（一）血栓来源

80%~90%的肺栓塞是由下肢深部静脉系统血栓迁徙所致，源于盆腔静脉、肾静脉、肝静脉，以及锁骨下静脉或上腔静脉长期留置导管处的血栓。有时非血栓物质如脂肪颗粒、羊水、空气、瘤细胞团等亦可引起。据国内报道，有30%左右的栓子来自右心室，特别是心脏病患者合并心肌梗死、心房纤颤、心功能不全时，易发生附壁血栓引起的肺栓塞和肺梗塞（肺栓塞后肺组织缺血、坏死）。

（二）基础疾病

肺栓塞常发生在有基础疾病的患者，我国有学者报道以心脏病最多，占40%，恶性肿瘤（包括白血病）次之，占35%，血栓性静脉炎占13%，感染性疾病占15%，妊娠占4%，骨折占2%，肝硬化占1%。其他基础疾病和病因有烧伤、肾移植、人工气腹、体外循环及镰状细胞贫血等。

（三）诱发因素

血液淤滞、静脉损伤、高凝状态是促进深静脉血栓的三要素。

1. 血液淤滞　长期卧床、肥胖、心功能不全、静脉曲张和妊娠等情况易发生血液淤滞。

2. 静脉损伤　外科手术、创伤及烧伤后常易引起静脉损伤，尤其以盆腔和腹部的恶性肿瘤切除等大手术及下肢较大的矫形手术后更易引起下肢静脉血栓形成和肺栓塞。

3. 高凝状态　某些凝血和纤溶系统异常，易引起静脉血栓和肺栓塞，如抗凝血酶Ⅲ、蛋白C和蛋白S及纤溶系统中某些成分缺乏等。

【临床分类及诊断标准】

（一）分类（Delen 1977年）

1. 重症

（1）广泛肺栓塞：临床诊断为急性肺源性心脏病。

（2）复发性肺栓塞：临床诊断为血栓栓塞性肺动脉高压症。

（3）弥漫性微小肺栓塞：临床诊断为呼吸窘迫综合征。

2. 轻症

（1）亚广泛性肺栓塞：临床诊断为单发性或多发性肺栓塞。

（2）肺栓塞：临床诊断为肺梗塞。

（二）诊断要点

1. 有易致本病的基础疾病或诱因，如恶性肿瘤、血栓性静脉炎、心脏病、手术、妊娠、长期卧床等病史。

2. 临床表现有发热、出汗、心悸、胸痛、咳嗽、痰中带血等，重者出现呼吸困难、意识丧失，体检可有肺部栓塞区干、湿啰音，血压下降等。

3. 白细胞计数升高，SGOT、SGPT、LDH及胆色素等可增高。

4. 心电图出现右心肥大，肺性P波，电轴右偏及右束支传导阻滞等异常。

5. X线检查肺部圆形或楔形浸润阴影，可有少量胸腔积液，肺门区肺动脉扩大，横膈上升。

6. 肺血流放射性核素分布出现肺血流灌注缺损，则有助于肺栓塞的诊断，肺吸入扫描无缺损。

7. 肺血管造影出现切断像、壁缺损、充盈缺损等。

【治疗】

（一）一般治疗

1. 卧床休息　绝对卧床，避免深呼吸，剧烈咳嗽及其他一切体力活动，以免血栓再脱落。

2. 吸氧　通过鼻导管或面罩给予高浓度的氧，以克服缺氧，减轻气急，防止心脏、呼吸功能不全的发生。

3. 镇痛　哌替啶 50～100mg，肌注，或吗啡 5～10mg，皮下注射，昏迷、休克、呼吸衰竭者禁用。

4. 抗休克　异丙基肾上腺素 1～2mg 和多巴胺 40～80mg 或多巴胺 40～80mg 加阿拉明 40～100mg 加入 5% 葡萄糖注射液 500ml 中静脉滴注。亦可用多巴酚丁胺 5～15mg/kg，静滴，对心脏有正性肌力作用和扩血管作用，以上药物调整滴速或浓度以维持收缩压在 12kPa（90mmHg）左右。

5. 治疗心功能不全　可用毒毛旋花子甙 K 或毛花甙丙静注。

6. 防止继发感染　根据病情选用抗生素。

7. 解除支气管痉挛　可用氨茶碱，罂粟碱或阿托品静注，用以改善呼吸困难，有利于血管扩张。必要时可用地塞米松 10mg 静注。

（二）抗凝治疗

诊断确立后立即进行抗凝治疗，防止新的血栓形成及新的肺栓塞的发生。

1. 肝素疗法　主要是通过与抗凝血酶Ⅲ结合，使其结构改变，从而使其易与凝血酶因子Ⅸ结合，使二者失活，阻断凝血反应。同时肝素又能抑制血栓表面的血小板聚集，并减小 5-羟色胺等活性物质的释放。

（1）用法：

①间断静脉给药：适用于轻症患者，每 4h 50mg，或每 6h 750mg；

②持续静脉给药：适用于中、重症患者，开始用冲击量 50～100mg，静注，以后持续静滴，每日用量 250～300mg，最多达 400mg；

③间断皮下注射，每 4h 50mg，每 8h 100mg 或每 12h 200mg。

（2）疗程：通常血栓需经 7～10d 溶解或机化，一般主张用 10～14d，以后改口服抗凝药。

2. 口服抗凝剂　主要为双香豆素类衍生物，常用的有双香豆素、新双香豆素、新抗凝片和华法林等。

（1）用法：口服抗凝剂应在肝素停用前 5～7d 开始，如新双香豆素 10～15mg/d，如凝血酶原时间延长至对照组的 1.5～2 倍，则达到它们的完全抗血栓作用。

（2）疗程：可持续应用，至少需 3 个月，长则达 9 个月。对完全恢复或无血栓形成倾向存在之患者，治疗可在 6~8 周后停止。

（三）溶栓治疗

【疗效标准】

大约 10% 的肺栓塞患者在急性期致命，其中 75% 在症状出现后 60min 内死亡，其余的 25% 在以后的 48h 内死亡。

1. 治愈　休克、心功能不全纠正，临床症状及异常体征、胸部 X 线改变消失。

2. 好转　心功能不全好转，临床症状减轻，胸部 X 线改变部分消失。

（四）外科治疗

由于内科疗法的进步，外科治疗的适应症范围明显缩小，仅限于有肝素治疗禁忌症或疗效欠佳患者。手术治疗有取栓术、气囊扩张术。

（古力·喀德尔）

第十节　肺源性心脏病

肺源性心脏病（肺心病）是指由胸廓、支气管－肺组织和肺血管疾病导致的右心室肥厚或扩大，并除外继发于左心或先天性心脏病者。根据起病缓急和病程长短，一般分为急性和慢性两类。

一、急性肺心病

急性肺心病是指由手肺动脉主干或其分支发生广泛栓塞，使肺动脉压急剧升高导致的急性右心室扩张，右心功能不全。

【临床表现】

主要由肺栓塞、急性肺动脉高压、右心室扩大和心输出量减少所致。

1. 突发呼吸困难，胸痛，紫绀，甚至意识丧失，如并发有肺梗塞，可有发热，咯血及血性胸水。

2. 心输出量急剧下降引起面色苍白、大汗、脉搏细数、低血压甚至休克。

3. 右心功能不全，可致颈静脉怒张、肝肿大且压痛、黄疸、下肢水肿。

4. 肺动脉高压，右心室扩大及其引起的三尖瓣相对关闭不全，可致心浊音界扩大，肺动脉瓣区第二心音亢进、三尖瓣区双期杂音，并可出现各种心律失常。

【诊断】

1. 有肺栓塞或发生肺栓塞倾向之病史。

2. 突发呼吸困难，剧烈胸痛伴急性右心功能不全。

3. 肺动脉高压之症状、体征。

4. 胸部 X 线、心电图及心电向量提示肺栓塞、右室扩大及心律失常，伴低氧血症。

5. 放射性核素灌注肺扫描或选择性肺动脉造影见肺栓塞。

病因、发病机制、实验检查及治疗等详见本书"肺栓塞"章节。

二、慢性肺源性心脏病

慢性肺源性心脏病是由慢性支气管炎、肺气肿、其他肺胸疾病或肺血管疾病引起肺动脉高压，从而导致右心室肥厚或扩大者。

【病因和发病机制】

病因按原发部位不同可分为三类：以支气管肺疾病所致最常见，其中最主要原因为慢支、阻塞性肺气肿，占80%以上；其次为肺结核、支气管扩张、支气管哮喘、尘肺等。胸廓运动障碍性疾病，如胸廓畸形、神经肌肉疾患较少见，由肺血管疾病，如肺栓塞症，原发性肺动脉高压等所致者甚少。

本病发生的先决条件是肺动脉高压，低氧血症是形成肺动脉高压的主要原因，高碳酸血症及呼吸性酸中毒可促进其形成。其次，慢支反复发作及严重肺气肿可使肺小血管狭窄、纤维化、闭塞、肺毛细血管床毁损、减少，造成肺动脉高压，继发性红细胞增多，血粘滞度增加，及血容量增多，可促进肺动脉高压的形成。

【临床表现】

肺心病临床表现主要为原发病，肺动脉高压及右心室肥大，肺心功能不全及其他多脏器受损症状及体征。本病发展缓慢，按肺、心功能代偿与否分为二期。

1. 肺、心功能代偿期（缓解期）　主为原发病和肺动脉高压及右心室肥大表现，咳、痰、喘、活动后心悸、气急，明显肺气肿征，心音低钝，肺动脉瓣区第二心音亢进，三尖瓣区收缩期有杂音，剑突下心脏收缩期搏动。

2. 肺、心功能失代偿期（急性加重期）　主要表现呼吸或/和心功能不全以及多脏器受损。呼吸功能不全主要表现为呼吸困难、紫绀、多汗、头痛、神经精神症状；心功能不全主要表现为右心功能不全，其主要表现为体循环淤血，颈静脉怒张、肝肿大并有压痛，肝颈回流征阳性，下肢水肿，心率增快，可有舒张期奔马律，并可出现各种心律失常，以室上性心律失常多见。此外，此期可出现多种酸碱失衡及水、电解质平衡紊乱。

其他多脏器受损包括：

①肺性脑病；

②上消化道出血；

③肾功能不全；

④休克；

⑤播散性血管内凝血（DIC）。

【实验室检查】

1. 血液检查　可有红细胞数及压积增高；全血及血浆粘滞度增高及白细胞增多；部分患者肝、肾功能异常；可有各种电解质紊乱，低钠、低氯、低钾、高钾、低镁等。

2. 痰液检查　痰培养可见细菌或霉菌生长。

3. 动脉血气分析　PaO_2 及 SaO_2 下降，呼吸衰竭时，$PaO_2 < 8.0kPa$（60mmHg），$PaCO_2 > 6.6kPa$（50mmHg），pH 值可正常、降低或升高。

4. 肺阻抗血流图及其微分图　可见波幅下降，Q-B 时间延长，BY 时间缩短，Q-B/B-Y 比值增大。

5. 胸部 X 线、心电图、心电向量图、超声心动图改变见下述诊断标准。

【诊断】

慢性肺源性心脏病的诊断须具备下列必备条件：慢性肺胸疾病或肺血管病；肺动脉高压，右心室肥厚或扩大及右心功能不全表现；临床上排除其他可引起上述改变的心脏病。具体标准如下（第三次全国肺心病专业会议，1980 年修订）：

1. 慢性肺胸疾病或肺血管病变主要根据病史、体征、心电图、X 线，并可参考放射性同位素、超声心动图、心电向量图，肺功能或其他检查判定。

2. 右心功能不全主要表现为颈静脉怒张、肝肿大压痛、肝颈返流征阳性、下肢浮肿和静脉压增高等。

3. 肺动脉高压、右心室增大的诊断依据：

A 体征：剑突下出现收缩期搏动，肺动脉瓣区第二音亢进，三尖瓣区心音较心尖部明显增强或出现收缩期杂音。

B X 线征象和诊断标准（见 X 线检查）。

C 心电图诊断标准（见心电图检查）。

D 超声心电图诊断标准（见超声心动图检查）。

E 心电向量图诊断标准（见心电向量图检查）。

F 放射性同位素：肺灌注扫描肺上部血流增加、下部减少，提示可能有肺动脉高压。

注：D、E、F 项有条件的单位可作诊断参考，本标准在高原地区仅供参考。

但上述标准，由于有些检查在某层医疗单位不易做到，故提出慢性肺源性心脏病基层诊断参考条件：

（1）慢性胸肺疾患或/和具有明显肺气肿征。

（2）气急、发绀能除外其他心肺病所致者，或出现无其他原因可以解释的神智改变。

（3）剑突下明显增强的收缩期搏动或/和三尖瓣区（或剑突下左侧）心音较心尖部明显增强或出现收缩期杂音。

（4）肝肿大压痛，肝颈返流征阳性或/和踝以上水肿伴颈静脉怒张。

（5）静脉压增高。

（6）既往有肺心病史或右心衰竭史者。

以第 1 条为基数，加上第②~⑥条中任何一条即诊断为肺心病。

慢性肺源性心脏病 X 线诊断标准：

（1）右下肺动脉干扩张：横径≥15mm 或右下肺动脉横径与气管横径比值≥1.07，或经动态观察较原右下肺动脉干增宽 2mm 以上。

（2）肺动脉段中度凸出或其高度≥3mm。

（3）中心肺动脉扩张和外围分支纤细两者形成鲜明对比。

（4）圆锥部显著凸出（右前斜位45°）或锥高≥7mm。

（5）右心室增大（结合不同体位判断）。

具有上述五项中的一项可以诊断。

慢性肺源性心脏病心电图诊断标准：

主要条件：

（1）额面平均电轴≥90°。

（2）VIR/S≥I。

（3）重度顺钟向转位（VIR/s≤I）。

（4）aVR R/S 或 R/Q≥I。

（5）RVI + SV5 > 1.05mV。

（6）$V_{1\sim3}$ 呈 Qs、Qr、rs（需心梗除外）。

（7）肺型 P 波：

①P 电压 > 0.22mV；

②电压 > 0.2mV 呈尖峰型，结合 P 电轴 > 80°；

③当低电压时 P 电压 > 1/2R，呈尖峰型，结合电轴 > 80°。

次要条件：

（1）肢导联低电压。

（2）右束支传导阻滞（不完全性或完全性）。

具有一条主要条件的即可诊断，两条次要条件的为可疑肺心病的心电图表现。

慢性肺源性心脏病超声心动图诊断标准：

主要条件：

（1）右心室流出道内径 > 30mm。

（2）右心室内径 > 20mm。

（3）右心室前壁的厚度 > 5.0mm，或有前壁搏动幅度增强者。

（4）左/右心室内径比值 < 2。

（5）右肺动脉内径 > 18mm，或肺动脉干 > 20mm。

（6）右心室流出/左心房内径比值 > 1.4。

（7）肺动脉瓣曲线出现肺动脉高压征象者（a 波低平或 < 2mm，有收缩中期关闭征等）。

参考条件：

（1）室间隔厚度 > 12mm，搏幅 5 < mm 或呈矛盾运动征象者。

（2）右心房增大，> 25mm（剑突下区）。

（3）三尖瓣前叶曲线 DE，EF 速度增快，E 峰呈尖高型，或有 AC 间期延长者。

（4）二尖瓣前叶曲线幅度低，CE<18mm，CD段上升缓慢，延长，呈水平位或有EF下降速度减慢，<90mm/s。

说明：

（1）凡有胸肺疾病的患者，具有上述二项条件者（其中必具一项条件）均可诊断肺心病。

（2）上述标准仅适用于心前区探测部位。

【治疗】

急性加重期治疗：原则是治肺为主，治心为辅。积极控制感染，纠正呼吸和心功能不全是治疗的关键。

1. 控制感染　呼吸道感染是肺心病加重的主要原因。感染的病原体多为病毒、细菌，常起源于病毒感染，随之继发细菌感染，后者为主要矛盾。控制感染是肺心病治疗中的重要环节，治疗措施包括：

（1）综合治疗：应用支气管扩张药和各种祛痰措施，清除呼吸道分泌物，可使抗生素更有效发挥作用。供给足够的营养，特别是足够的氨基酸和能量，并可适当输注血液制品（人血白蛋白、丙球等）和应用免疫促进剂（转移因子、植物血凝素），接种卡介苗等，保持和提高机体的防御能力。

（2）合理应用抗生素：根据临床表现、血象、痰涂片革兰染色结果及各种抗生素的药理及药代动力学，结合近年来肺心病感染的细菌学变迁特点和细菌耐药性，初步选用抗生素，以后按痰培养药敏结果及治疗效果加以调整。本病需足量、足疗程（2~4周以上或至感染控制）、联合（2~3种）抗生素静脉滴注。具体参见"慢性支气管炎"及"肺炎"章。

2. 呼吸功能不全的治疗　治疗原则是保持呼吸道通畅，积极控制感染、合理氧疗、改善肺泡通气，以纠正缺氧与CO_2潴留。

（1）保持呼吸道通畅：分泌物积滞于呼吸道，不仅影响通气功能，且易使感染扩散，故须采取有效措施祛痰。包括：

①稀化痰液：见"急性气管-支气管炎"章。

②刺激咳嗽：正确的咳嗽方法，叩击胸部，高渗盐水雾化吸入以及药物（快速静脉推注可拉明0.375~0.75g）可刺激咳嗽。

③辅助排痰：包括体位引流、勤翻身、胸背部叩击，必要时经鼻或口插入吸引管或经纤支镜吸痰或行气管插管或气管切开术。

④扩张支气管：可选用氨茶碱、舒喘灵、肾上腺皮质激素等。其中，首选氨茶碱静脉给药，由于肺心病患者多有心功能不全或/和肝功能差，能使氨茶碱半衰期延长，常给予1/2负荷量，可缓慢静脉注射氨茶碱125mg。在支气管严重痉挛或并发肺性脑病时，可小量短期应用糖皮质激素，可选用地塞米松5~15mg（或氢化考的松100~400mg），溶于5%葡萄糖，500ml中静脉滴注，在抗生素治疗下应用3~5d后停药。

⑤气管插管和气管切开：经上述措施无效时，为解除气道内痰液阻塞及 CO_2 潴留，可考虑气管插管或气管切开。

（2）氧疗：氧疗是纠正或缓解缺氧迅速有效的方法，是治疗呼吸衰竭的重要措施，但氧对机体亦可产生毒副作用，故须注意：

①氧疗指征：根据临床缺氧表现（紫绀、心率加快，呼吸困难和神志障碍等）和血气分析结果决定。

②氧疗方法：缺 O_2 不伴 CO_2 潴留（Ⅰ型呼吸功能不全）者，因呼吸中枢对 CO_2 有正常的反应性，根据缺氧程度可吸低（<35%）、中（30%~50%）或高浓度（>50%）。

缺氧伴有 CO_2 潴留（Ⅱ型呼吸功能不全）时，须采用控制性氧疗，即低流量（1~2L/min）、低浓度（24%~28%）持续给氧，一般开始时吸24%的氧，以后根据监测结果可稍提高浓度，通常不超过30%。氧浓度与氧流量关系为：吸入氧浓度（%）=21+4×氧流量（L/min）。对Ⅱ型呼吸功能不全者强调控制性氧疗是因为呼吸中枢对 CO_2 的敏感性降低，主要靠缺 O_2 的刺激，吸氧后随着 PaO_2 升高，必然伴有不同程度的 PaO_2 升高，且原来缺 O_2 越重或 $PaCO_2$ 越高或吸入 O_2 浓度越高，氧疗后 $PaCO_2$ 上升亦越快、越高，越易引起 CO_2 麻痹（肺性脑病）；其次，低浓度吸氧即可提高氧分压，PaO_2、SaO_2 至生理需要的水平。对低浓度吸 O_2 无效患者，即使提高氧浓度到30%以上亦无效，因为此时肺泡通气量已很低，需用辅助通气治疗；第三，间歇给氧既不能防止 CO_2 潴留，更有加重缺氧之弊。经抗感染、畅通呼吸道等治疗后仍有低氧血症者，应行长期家庭氧疗，详见"肺气肿"章。

③氧疗途径：常用为鼻导管（单或双侧）、鼻塞和 Venturi 面罩。

（3）改善通气功能：

1）呼吸兴奋剂：有明显缺氧及 CO_2 潴留，尤其是伴有神志不清者，在呼吸道通畅的前提下，氧疗的同时，可应用呼吸兴奋剂。常用者有：

尼可刹米：首剂2支（0.75g）静脉推注，继以10支（3.75g），溶于5%葡萄糖溶液500ml中作静脉滴注；亦可4~8支（1.5~3.0g）静滴，每日1~2次，总量不超过5g/d。副作用有恶心、呕吐、颜面潮红、肌肉抽搐等。

山梗菜碱：1~2支（3~6mg）静脉注射，每2~4h一次，或首剂1~2支静推，继以4~6支加入300ml液体静滴。

吗乙苯吡酮：能选择性兴奋呼吸中枢。作用强，安全范围大，疗效优于其他呼吸兴奋剂，且副作用少。一般剂量为0.5~2mg/kg溶于500ml液体中静注，每日总量不超过2.4g。

此外，也可选用美解眠、利他灵、氨苯噻、香草酸二乙胺、巴豆丙酰胺等。

2）呼吸器的应用：人工通气就是使用人工方法或机械装置通气以代替、控制或改变自主呼吸的一种治疗。它可达到增加通气量，改善吸气分布、提高换气效率等作用，是治疗严重呼吸衰竭的有效措施。近年来，由于呼吸机的改进，人工通气得到了广泛应用，发达国家使用定容型附有同步间歇强制加压呼吸（SIMV）装置的人工呼吸机基本上解决了通气功能衰竭的治疗问题，使肺心病患者的碳酸血症死亡率大大减少。

（4）纠正水电解质紊乱及酸碱失衡：呼吸功能不全患者常伴有多种酸碱失衡及水电解质平衡紊乱，以呼酸、呼酸合并代酸、呼酸合并代碱以及低钾、低氯、低镁、低钠较常见，其中有相当一部分为医源性。治疗原发病，改善通气功能，纠正缺氧及降低 $PaCO_2$ 为治疗的主要措施。

注意及时补充电解质，促进机体代偿功能的发挥，防止医源性酸碱失衡及电解质紊乱的发生。

（5）其他治疗措施：

1）禁用或慎用镇静剂：肺心病患者失眠、燥动多为低氯血症和高碳酸血症所致，治疗的关键在于改善肺泡通气，禁止使用抑制呼吸的镇静药或安眠药，如吗啡、氯丙嗪、异丙嗪、鲁米那等，必要时可给予安定 2.5～5mg，口服，或 5～10mg 肌注，或者 10% 水合氯醛 5～10ml，灌肠。

2）慎用脱水剂：脱水剂可使痰稠不易排出，致水、电解质失衡。脱水剂主要用于中枢性呼吸功能不全，肺心病呼吸功能不全所致脑水肿。神经症状主要通过改善肺泡通气来治疗。重症肺性脑病、颅内压增高症状较明显时，可给予 20% 甘露醇 125～250ml 快速静脉滴注，每日一次，短期应用。

3）防治胃内容及吞饮物吸入。

3. 心功能不全的治疗　肺心病患者经上述抗感染、改善呼吸功能治疗后，心功能不全多能改善。必要时可选用：

（1）血管扩张剂：近年来，血管扩张剂在肺心病中的应用越来越广泛，因其不仅可减轻心脏前或/和后负荷，部分制剂还可减低肺动脉压和气道阻力。常用药物有：酚妥拉明（苄胺唑啉）10～20mg 加入 500ml 液体中，静滴，每日一次；硝普钠 25mg 加入 250～500ml 中，静注，每日一次；酚妥拉明 10mg + 肝素 50mg 加入 500ml 葡萄糖液中静滴，每日一次，7～10d 为一疗程。消心痛 10mg，每 6 小时一次。亦有报道应用多巴胺、肼苯达嗪、心痛定及中药复方丹参和川芎嗪治疗取得较好疗效。

（2）利尿剂：可利尿、消肿、减轻心脏前负荷，但有引起低钾、低氯碱中毒及使痰粘稠等副作用，故应谨慎使用，应用原则为小量、短疗程、间歇应用缓和的制剂，兼用或交替应用排钾和保钾利尿剂，并注意钾及氯、钠的补充。一般选用双氢克尿噻 25mg，每日 1～3 次，或 50mg，每日一次，服用 3～5d，疗效不佳时可合用或交替使用氨苯喋啶 50mg，1 日 2 次，或安体舒通 20mg，每日 3～4 次。重度水肿可临时应用速尿 20mg 口服，每日 2 次或肌注、静注，利尿酸钠 25mg 口服，每日 2 次，或溶于 20ml 液体中缓慢静注。

（3）强心剂：肺心病患者对洋地黄药物疗效较差，且耐受性差，易发生毒性反应，故仅用于感染已控制，呼吸功能不全已纠正，利尿剂及血管扩张剂不能奏效者或出现急性左心衰者。选用作用快、排泄快、制剂小剂量使用，一般用量约为常规剂量的 1/2～1/3。常用有毒毛旋花子甙 K 0.125～0.25mg，或西地兰 0.2～0.4mg，溶于 20%～50% 葡萄糖液 20ml 内缓慢静脉推注。应注意不能单以心率快慢或下肢浮肿是否消退来判断疗效。

附：慢性肺源性心脏病病情分级和疗效判断标准：

1. 肺心病分期和分级标准

（1）肺心病缓解期；

（2）肺心病急性发作期：

①心功能不全标准：按原标准（分心功能不全Ⅰ、Ⅱ、Ⅲ级）；

②呼吸功能不全标准：按呼吸困难及发绀程度等临床表现分为三级。肺功能检查及血液气体分析可作为参考。

Ⅰ级（轻度）：中度劳动时即感呼吸困难，轻度发绀；

Ⅱ级（中度）：轻度活动时即感呼吸困难，中度发绀；

Ⅲ级（重度）：静息时即感呼吸困难，重度发绀。

（注：Ⅰ级：较重体力劳动则有症状，体力活动稍受限制；Ⅱ级：轻微体力活动有明显症状。休息后稍减轻，体力活动大受限制；Ⅲ级：即使在安静休息状态下亦有明显症状，体力活动完全受限。）动脉血液气体检查的病情分级标准见表 2-9。

表 2-9　动脉血液气体检查结果分级标准

	轻症	中症	重症
PaO_2（KPa）	>6.7	4.0～6.7	<4.0
SaO_2（%）	>80%	60%～80%	<60%
$PaCO_2$（KPa）	<6.7	6.7～9.3	>9.3

2. 肺心病急性发作期综合疗效判断标准

（1）显效：

①间咳：痰为白色泡沫粘液，易咯出，两肺偶闻啰音，肺部炎症大部分吸收（可参考体温、白细胞计数、分类、痰量、痰细胞学检查及痰细菌培养结果）；

②心肺功能改善达Ⅱ级（动脉血液气体检查结果可作参考）；

③神志清晰、生活自理；

④症状、体征及实验室检查恢复到发病前情况。

（2）好转：

①阵咳，痰为粘脓痰，不易咳出，两肺有散在啰音，肺部炎症部分吸收；

②心肺功能改善达Ⅰ级（可参考上述检查）；

③神志清晰，能在床上活动。

（3）无效：上述各项指标无改善，或有恶化者。

3. X 线疗效判断标准

（1）肺部炎症阴影的消散、大部分消散和扩大是肺部继发感染的吸收、好转和恶化的指征。

（2）肺动脉高压的 X 线征象经综合判断恢复到正常或原有范围，增大的心脏缩小至正常范围为显效；前者较明显的恢复，后者缩小 1/2 至 1/3 为好转。

（3）肺动脉高压、心脏大小不变和进一步加重、增大或出现胸水为病情稳定和恶化的指征。

4. 肺心病缓解期疗效判断要求

（1）判定疗效至少经过一个冬春季，半年以上时间的防治观察，要和防治前同时期（缓解期）相比较。

（2）疗效判断：

①症状：以咳、痰、喘及心悸、气短、水肿等症状为主；

②体征：重点包括剑突下心脏搏动、肺动脉瓣区第二心音亢进，颈静脉怒张、肝大、肝颈返流征和水肿，肺部啰音的变化可作参考；

③有条件的单位，在防治前后可作心电图、X 线胸片、呼吸功能测定作对照比较；

④比较防治前后感冒和肺心病急性发作次数，以及急诊或住院次数；

⑤防治后劳动力恢复情况：城市职工以全休、半休日数，农业人员以出工日数作统计比较。

（古力·喀德尔）

第十一节　肺　结　核

肺结核由结核杆菌引起的慢性传染病。1882 年 Roch 发现结核杆菌，第一次明确结核病的病原体。我国 50 年代初起一直沿用 1948 年苏联结核病分类法，到 1978 年才制定我国结核病分类法。

1944 年以来，由于一系列抗痨药物的发现及其他治疗方法的发展，结核病（主要为肺结核）的发病率一度急骤下降，但近 20 年来，由于变异、耐药菌株的出现及人类免疫缺陷病毒感染与艾滋病急剧流行，人们对结核病防治措施的放松，结核病的发病又明显回升，以至重新成为严重威胁人类的最常见传染病之一。据 1990 年 WHO 对全球结核病疫情调查报道表明，全球约有 1/3 的人口感染了结核菌，每年约有 800 万新结核患者发生，约有 300 万结核患者死亡。1993 年 WHO 宣布全球结核病处于紧急状态并提出"阻止结核病于源头"等策略。

【病因及发病机制】

1. 结核杆菌

结核杆菌属放线菌属，分枝杆菌科的分枝杆菌属。使人致病的主要是人型菌；牛型菌感染较少见。结核杆菌没有分泌内、外毒素的能力，推测其致病力在于菌壁外层使邻近菌体首尾相接、由茧蜜糖二霉菌酸构成的膜性索状因子，或具有强酸作用的硫脂等有关。

2．传染途径与致病作用

（1）呼吸道传染：为本病主要传染途径，痰菌阳性（开放性肺结核），患者是主要传染源，患者咳嗽、打喷嚏时带菌飞沫及痰经过尘埃传入对方呼吸道，侵入肺部。

（2）消化道传染：为次要途径，如服用含牛型结核菌未经良好消毒或灭菌的牛奶。

（3）其他：如通过皮肤、泌尿生殖器等。

人体感染结核菌后是否患病取决于细菌的数量、毒力及人体的免疫功能，感染结核菌不一定患结核病。机体对结核菌的初感染与再感染有不同的反应，称为科赫现象。小儿肺部首次感染结核菌后细菌被巨噬细胞吞噬后经淋巴管被带到肺门淋巴结，致其肿大，少量细菌可进入血流向全身播散（隐性菌血症期），若机体抵抗力低下，则至全身或肺急性播散型结核。成人（儿童期多已感染过结核菌或接种过卡介苗）再感染时，机体已有相当的免疫力，多不引起局部淋巴结肿大及全身反应，而肺部病灶表现为渗出性病变、干酪性坏死或空洞形成，此即是初感染与再感染的不同。

3．人体反应性

指免疫与变态反应，人体对结核菌的自然免疫（先天性）是非特异性的，接种卡介苗或结核感染后所获得的免疫力（后天性）具有特异性。结核病的免疫主要是细胞免疫，表现为 T 淋巴细胞致敏和单核巨噬细胞作用的增强。为细胞免疫的迟发反应即Ⅲ型变态反应。结核菌侵入人体 4～8 周后，机体对结核菌及代谢产物产生过敏反应，可能有少部分患者表现为多发性关节炎（结核感染过敏性关节炎或结核性风湿病）、皮肤结节红斑及疱疹性角膜结膜炎等。

【临床表现】

1．轻症患者可无症状。

2．全身中毒征　主要表现为潮热、盗汗、乏力、食欲减退、消瘦，重症者可有持续高热及多关节炎等。

3．呼吸系统症状、体征　可有咳嗽、咳痰、胸痛及咳血等，多数肺部体征不明显，少数可有实变及空洞征。

【分型】

1978 年全国结核病防治工作会议制定的我国五型分类法如下：

1．Ⅰ型　原发型肺结核即原发综合征。

2．Ⅱ型　血行播散型肺结核。

3．Ⅲ型　浸润型肺结核。

4．Ⅳ型　慢性纤维空洞型肺结核。

5．Ⅴ型　结核性胸膜炎。

另分进展期、好转期与稳定期三个期。

【实验室检查】

1．肺部 X 线检查可呈肺门淋巴结肿大，上肺野片状阴影，粟粒状结节影，肺空洞影及胸腔积液等。

2. 细菌学检查痰结核菌检查、培养及动物接种。结核菌素包括旧结素 OT 及新纯蛋白衍生物 PPD 试验，ELISA 法检测 PPD-IgG 及 PCR 结核菌抗原检测均对诊断有辅助作用。

【诊断】

原发型肺结核：

①本病多发生于儿童；

②症状大多轻微而短暂，可有低热、轻咳和食欲不振等；少数患者因肺门肿大淋巴结压迫支气管，可有阵咳和哮鸣（局限性）；

③结核菌素试验呈强阳性；

④X 线胸片显示肺部原发病灶、淋巴管炎和肺门肿大淋巴结三者组成似哑铃状，也可仅见肺门肿大淋巴结或伴肺门部炎性浸润。

急性粟粒型肺结核：

①大多起病急，全身中毒症状明显，有高热、虚弱和昏睡等，部分患者起病较慢，先有数天的乏力和精神不佳，然后出现高热和盗汗等；

②周围血白细胞数正常或减少，血沉加速；

③结核菌素试验阳性，免疫功能低下者对结核菌素试验可无反应（或阴性）；

④X 线胸片显示两肺有弥漫性细小，如粟粒样病灶，病灶等大、均匀地播散于两肺。

亚急性或慢性粟粒型肺结核：血行播散灶大小不均，新旧不等，对称分布于两肺上、中部。

浸润型肺结核：

①本病多见于曾感染过结核的成年人；

②当病情进展时，有发热、盗汗、乏力、咳嗽和咯血等，病变部位有时可闻及湿性啰音；

③结核菌素试验阳性；

④病情进展时血沉增快；

⑤X 线胸片显示肺部有斑片状或炎性浸润阴影，有些病例显示肺部有空洞形成和支气管播散症病灶，结核性球形病灶或干酪性肺炎也属本型；

⑥痰液检查可查到结核菌。

慢性纤维空洞型肺结核：

①本型多半是由于浸润型肺结核未获得充分治疗而形成，病情迁延，症状时有起伏，常有咳嗽、咳痰或咯血症状；

②体征：患侧胸廓塌陷，气管偏患侧，患侧呼吸音减低并有固定的湿性啰音；

③痰液中经常可找到结核菌，血沉增速；

④X 线胸片可见肺部有浸润病变，纤维条索阴影和播散病灶并存，并有厚壁空洞和多个小透亮区。由于肺组织纤维收缩，气管和纵隔牵向病侧，无病灶的肺组织形成代偿性肺

气肿。

结核性胸膜炎：

①胸痛，伴有发热、乏力和食欲不佳。严重时可有呼吸困难；

②患侧胸廓较饱满，叩诊浊音，呼吸动度弱和呼吸音减低，可闻及摩擦音；

③结核菌素试验多半呈强阳性，血沉增快；

④X线检查可见胸腔积液或包裹积液征象；

⑤超声波检查胸腔有液平面；

⑥胸水常规大多呈草黄色透明，少数可为血性，胸水常规检查符合渗出液；

⑦胸液中腺苷脱氨酶（ADA）一般在450/L以上，溶菌酶、血管紧张素转化酶等可增高，可作为辅助性鉴别诊断资料；

⑧胸膜活检病理检查可协助诊断，有时胸水培养约20%有结核菌生长。

【治疗】

（一）结核病化疗的现代观点

抗结核化疗的理论基础就是要达到抑菌、杀菌的目的，尽可能使病变组织修复，保持长久的临床治愈。良好的抗结核药应具备以下条件：

①常规剂量可使血液中和吞噬细胞内的药物浓度与该处这一药物对结核菌的最低抑制菌浓度间有很高的比值；

②常规剂量的安全性很大，即治疗量与毒性剂量间的比值大；

③对不同条件中各种菌群均有抑菌或杀菌作用；

④合理的联合用药可延缓或防止继发性耐药性发作外，并能消灭结核菌的自然变异株，加速杀菌，增强化疗效果。

临床结核病化疗失败原因：

①不规则用药或过早停药；

②化疗方案不合理；

③耐药性的产生。

（二）肺结核的治疗和管理原则

1. 化疗应以主要传染源，即初治痰菌涂片阳性为重点和首要对象，其次依序为初治痰涂片或培养阴性患者，复治痰涂片阳性患者，痰菌阴性而X线具活动性患者。

2. 化疗一般可不住院治疗，仅少数危重患者，有严重合并症和使用抗结核药物有严重副作用的患者才需住院治疗。

3. 在多种化疗方案中选择与本地区情况相适应的化疗方案。

4. 所有治疗患者必须严格管理，保证患者规律治疗和完成疗程。

5. 考核治疗效果，以痰菌转阴与否为主要依据。

（三）国际通用的12种抗结核药物

1. 其作用机理、抗菌效能、耐药界限（见表2-10）。

表 2 - 10　12 种抗结核药物的主要作用机制、抗菌效能和耐药界限

药　物	主要机理	抗菌效能		耐药界限（改良罗氏培基）
		作用部位	最低抑菌浓度	
异烟肼 Isoniazid （INH,H）	作用方式多种,主要抑制 DNA 合成	细胞内外,强大杀菌	0.02 ~ 0.05μg/ml	1μg/ml
链霉素（streptomycin） （SM,S）	抑制菌体蛋白合成	细胞外作用强 pH7.8 时最强	0.1 ~ 1.0μg/ml	10μg/ml
利福平 Rifampin （RFP,P）	阻碍 DNA 合成	细胞内外作用,强大杀菌 对短暂繁殖菌具有强大杀菌作用	0.02 ~ 0.5μg/ml	50μg/ml
利福平衍生物： 利福定（KFD） 利福喷丁即环戊哌利 福霉素 Rifapentine		对 G^+ G^- 及部分非典型抗酸杆菌病毒亦有效		
吡嗪酰胺 Pyrazinamide （PZA,Z）	体内转化吡嗪酸抗菌,阻碍 O_2 及脱氢酶活性	为细胞内最强杀菌作用（或酸性环境）	体内抑菌 12.5μg/ml 杀菌50μg/ml	50μg/ml
乙胺丁醇 Ethambutol （EMB,E）	抑制核酸代谢,妨碍戊糖及脂类代谢	细胞内外作用相仿,抑菌作用	1 ~ 5μg/ml	5μg/ml
对氨基水杨酸钠 Para amino salicylate acid （RAS）	阻碍核酸合成	作用于细胞外	1 ~ 10μg/ml	1 ~ 10μg/ml
乙硫异烟胺 Ethion-amide B14th 丙硫异烟胺 Prothion-amide B21th	抑制菌体蛋白合成	细胞内外作用相仿	0.6μg/ml 有杀菌作用	25μg/ml
卡那霉素 Kanamycin （KM. K）	阻碍蛋白合成对 S. CPM. v 单项交叉耐药	细胞外	0.5 ~ 2.5μg/ml	100μg/ml
卷曲霉素 Capreomycin （CPM）	阻碍蛋白合成,对 K 单项交叉耐药,对 V 完全交叉耐药	细胞外	1 ~ 8μg/ml	100μg/ml
紫霉素 Viomycin （VM. V）	阻碍蛋白质合成,对 K、CPM 交叉耐药	细胞外	1 ~ 5μg/ml	100μg/ml
氨硫脲 Thiacethazone （TB₁）	阻碍核酸合成	细胞外	2μg/ml	10μg/ml

药物	主要机理	抗菌效能		耐药界限(改良罗氏培基)
		作用部位	最低抑菌浓度	
环丝氨酸 Cycloserinum（C₃）	妨碍细胞壁粘多糖合成	细胞内外相仿,对 SHP 耐药效果好,对 C⁺菌、立克次体有效	20μg/ml	40μg/ml

2. 常见抗结核药物的剂量、应用方法及常见副作用, 见表2-11。

表2-11　常用抗结核药物的剂量、应用方法及常见副作用

药物	成人剂量(每日)	成人剂量(2~3周)(W)	常见副作用
INH	5~10mg/kg 300mg/d	15mg/kg	肝炎,周围神经炎,中枢神经系统副作用,过敏反应,痤疮
RFP	10~15mg/kg <50kg 450mg、>50kg 600mg/d	600~900mg	肝炎、流感综合征,紫癜,药物相互作用
PZA	25~30mg/kg ≤50kg 1.5g ≥50kg 2.0g 0.5g 3/d~2/d	50mg/kg 3/w <50kg 2g ≥50kg2.5g 75mg/kg 2/w <50kg 3/g >50kg 3.5/g	肝毒性,高尿酸血症,关节痛,皮疹
EMB	一般常用 15mg/kg,开始 25mg/kg, 2个月后,改为 15mg/kg	30mg/kg 3/W 45mg/kg 2/w	球后视神经炎,15mg/kg 罕见,并可逆,皮疹
SM	15~20mg/kg 1g/a 老年 0.75g/d	25~30mg/kg	第8对听神经、前庭神经损害,肾毒性
PAS	150~300mg/kg 4~5g 2/d 静滴 12~6g/d	–	胃肠紊乱,超敏反应,肝毒性
1314Th	15mg/kg ≤50kg 750mg/d ≥50kg 100mg/d	–	胃肠紊乱,超敏反应,肝毒性
Cs	15mg/kg 0.6~1g/d	–	性格改变,忧郁,精神病,惊厥,皮疹
CPM	12~15mg/kg 1g/d 肌注	–	第8对听神经损害,肾毒性,前庭毒性罕见
KM	12~15mg/kg 1g/d 肌注	–	第8对听神经损害,肾毒性,前庭毒性罕见
VM	12~15mg/kg 1g/d 肌注	–	第8对听神经损害,肾毒性,前庭毒性罕见

药物	成人剂量(每日)	成人剂量 (2~3周)(W)	常见副作用
TBl	1~2mg/kg 中国人 75~100mg/d	–	肝毒性,血液学抑制或超敏反应

近年来,国内外倾向将常见抗结核药制成复合新剂型,以方便患者服用。我国有根据抗结核标准化的治疗方案,将不同剂型抗结核药进行科学组合,其特点为抗结核作用强,临床疗效高,用药剂量准,服药次数少,促使患者合理用药规律用药,保证抗结核治疗的实施。新型组合药介绍如表 2-12,供参考。

表 2-12　抗结核系列药

品　名	药品名称	规　格	单　位
抗结核组合药 B_1 组	利福平胶囊	300mg×2 粒	板
	吡嗪酰胺片	500mg×4 片	板
	异烟肼片	300mg×2 片	板
抗结核组合药 B_2 组	利福平胶囊	300mg×2 粒	板
	异烟肼片	300mg×2 片	板
抗结核组合药 B_3 组	利福平胶囊	300mg×2 粒	板
	吡嗪酰胺片	500mg×4 片	板
	盐酸乙胺丁醇片	400mg×3 片	板
	异烟肼片	300mg×2 片	板
抗结核组合药 B_4 组	利福平胶囊	300mg×2 粒	板
	盐酸乙胺丁醇片	400mg×3 片	板
	异烟肼片	300mg×2 片	板
抗结核组合药 B_5 组	利福平胶囊	300mg×2 粒	板
	吡嗪酰胺片	500mg×3 片	板
	盐酸乙胺丁醇片	250mg×3 片	板
	异烟肼片	300mg×1 片	板
抗结核组合药 B_6 组	利福平胶囊	150mg×1 粒	板
	利福平胶囊	300mg×1 粒	板
	吡嗪酰胺片	500mg×3 片	板
	盐酸乙胺丁醇片	250mg×3 片	板
	异烟肼片	300mg×1 片	板

(四) 化疗方案

1. 初治痰涂片阳性患者　ZSHRZ/4HR 或 2HRZE/4HR 方案即强化期每日链霉素 (或乙胺丁醇)、异烟肼、利福平和吡嗪酰胺各 1 次,共 4 个月。治疗结束后,痰菌阴转率达 98%～100%，2 年复发率仅为 1%～2%。6 个月疗效尚不理想，可延长至 8～9个月。

2. 初治涂阴培阳患者　可采用上述初治涂阳患者短程化疗 6 个月方案。

3. 复治涂阳患者　分析过去治疗情况，无耐药性产生可能者，可采用初治涂阳方案规律化疗，有耐药性者，可仍用属敏感的主要抗结核药及选用后备抗结核药（卡那霉素、对氨水杨酸、丙硫异烟胺）进行规律治疗，疗程 8～10 个月，可使 30%～60% 患者痰菌转阴，空洞缩小或闭合。

4. 初治涂阴患者　粟粒型肺结核或空洞性病变及病变广泛，特别是有明显干酪性病变患者应采用初治涂阳患者的化疗方案。病变范围较小的涂阳患者可采用 $2SHR_2/2H_2R_2$，即每日一次，使用 2 个月，后 2 个月改用异烟肼、利福平，每周 2 次。

5. 难治肺结核的处理　应采取多种措施综合治疗，首先根据药敏及用药史，选择敏感药物至少应 2 种以上。目前喹诺酮类第三代药物，如环丙氟哌酸、氟嗪酸等，已应用于难治病例。应重视并发病的诊治，加强免疫治疗，有条件者可考虑手术治疗。

（五）萎陷疗法及手术治疗

肺结核患者经规则化疗，其痰菌仍阳性，或单侧局限不可逆性病变，或空洞未闭合者，再延长疗程亦难取得痰菌阴转的效果，宜采用手术治疗，使病变消除（手术切除）或机化（萎陷手术），痰菌阴转。双侧病变无手术治疗条件者，则可行气腹（萎陷疗法），以使空洞萎陷逐渐闭合，病变吸收，达到治愈的目的。

（六）抗结核药物的新进展

1. 喹诺酮类药物　环丙氟哌酸、氟嗪酸均有杀灭结核杆菌作用，目前临床多用于耐药难治病例，痰菌转阴率为 14.3%～44.4%。

（1）氟嗪酸（OFL）其杀菌机制为抗 DNA 旋转酶，阻断 DNA 复制。其特点：

①细胞内杀菌作用强；

②痰中浓度可达血中 50%；

③与其他药物有协同效应；

④对耐 S、H、R、E 等均敏感。

（2）Sprafloxacin（SPFX）：抗菌活性大于 OFL，在细菌、吞噬细胞内作用较 OFL 强。本药如与 RFP、KM 等联用，效果较好。

2. 新合成利福霉素衍生物（KRMs）　其杀菌作用强，与利福平无交叉耐药性。

【疗效标准】

1. 痊愈

（1）症状消失；

（2）痰菌阳性者阴转；

（3）X 线检查病灶硬结纤维化；

（4）胸膜炎者胸水完全吸收。

2. 好转

（1）症状消失；

（2）痰菌阳性者转阴；

（3）X 线检查病灶有吸收，范围缩小；

（4）胸膜炎者胸水未完全吸收。

3. 无效　临床及实验检查均无改善。

（古力·喀德尔）

第十二节　原发性支气管癌

原发性支气管癌是最常见的肺部恶性肿瘤，亦称肺癌。本病绝大多数起源于支气管粘膜上皮，少数起源于支气管腺体或肺泡上皮。

肺癌的发病率和病死率近年来急剧增加，且随年龄增长亦上升，多发于 50～60 岁，男性高于女性，近年来，男女两性发病率差距有缩小趋势。

【病因】

肺癌的病因迄今尚未明确。一般认为可能与长期吸烟、接触某些理化致癌物质、大气污染及慢性肺部疾患等有关。

【病理与分类】

按肺癌原发部位不同分为周围型（约占 1/4）和中央型（约占 3/4）两类。按癌细胞的分化程度和形态，一般分为八型，最常见的五型如下：

1. 鳞状细胞癌（简称鳞癌）　为最常见的类型，多发生于 50 岁以上的男性。绝大多数患者有吸烟史。肿瘤发展较慢，转移较晚，以中央型居多。

2. 腺癌　发病率仅次于鳞癌，多见于女性，与肺组织炎性瘢痕有密切关系，以周围型居多。局部浸润和远处转移较鳞癌早。

3. 小细胞癌　恶性程度在肺癌中居首位，发病率次于腺癌，多发生于 40～50 岁中老年人，与吸烟关系密切。多发生于大支气管，生长快，转移也较早。

4. 大细胞癌　是一种缺乏鳞癌、小细胞癌或腺癌形态特征的未分化癌，可发生于肺门附近或肺边缘的支气管，癌组织有出血和坏死倾向，转移较小细胞癌晚，手术切除机会较多。

5. 细支气管肺泡癌（又称肺泡癌）　本型临床较少见，男女发病率相近。可分为结节型和弥漫型。分化较好者发展慢，分化较差者与一般腺癌类似。

【临床表现】

1. 呼吸系症状

（1）咳嗽、咳痰：初期为干咳，肿瘤在支气管壁生长可出现刺激性呛咳，无痰或有少量白色泡沫痰。

（2）咯血：常为痰中带血或小量咯血，反复发生，晚期肿瘤侵犯大血管造成大咯血。

（3）胸痛：多呈钝痛，肿瘤累及胸壁、肋骨或压迫肋间神经则有尖锐胸痛。

（4）呼吸困难：多为晚期表现。

2. 肿瘤压迫或侵犯邻近器官的征象

常见有声音嘶哑、吞咽困难、膈肌麻痹、上腔静脉压迫综合征、霍纳综合征等。

3. 肺外非转移表现

肺癌可分泌各种激素、酶等，引起异源性内分泌症候群，出现一些肺外表现，如杵状指（趾）、肥大性骨关节病、库欣综合征、低钠或高钙血症，男性乳房发育，小脑变性，重症肌无力等。

【实验室检查】

1. 胸部 X 线

（1）直接征象有肺门肿块、类圆形或孤立性结节、肺部浸润性阴影、弥漫性阴影、癌性空洞等。

（2）间接征象有局限性肺气肿、阻塞性肺炎、肺不张、肋骨破坏、胸腔积液等。

（3）局部点片和断层摄影可了解有无支气管变形、阻塞、肿块密度、分叶、毛刺、癌性空洞等。

2. 胸部 CT 能发现 X 线难以解决部位的瘤块，如心后区，能显示胸膜侵犯情况，了解有无纵隔淋巴结转移，且对肺癌的早期拟诊有较高价值。

3. 胸部 MRI（磁共振） 对肿块性质、部位、形态、大小、有无纵隔及肺门转移有较高判断价值。

4. 细胞学检查 痰或胸水脱落细胞检查找到癌细胞可确诊。

5. 纤维支气管镜检查 部分病例可直接观察肿瘤的位置、形态、大小及表面性状。细胞刷片或取支气管病变活体组织病检查阳性或在支气管肺泡灌洗液找到瘤细胞可确诊。

6. 同位素扫描 用 ^{99}Tc 及 ^{113}Tn 进行肺灌注扫描可显示肿瘤缺损区。用 ^{67}Ca 或 ^{119}Yb 作亲肿瘤扫描可显示肿瘤密集区。

7. 活体组织检查 经穿刺皮肺，淋巴结或胸膜活检，或剖胸探查或手术取材作病理检查，阳性者可确诊。

8. 血清肿瘤相关抗原 近年发现某些激素、酶抗原如癌胚抗原（CEA）与肺癌有一定相关性，但并不具有特异性。

肺癌的表现多种多样，可与肺结核、肺炎、肺脓肿、肺良性肿瘤、转移瘤及纵隔淋巴瘤等相鉴别。

【诊断】

1. 有长期吸烟史，年龄在 45 岁以上。

2. 有刺激性咳嗽、持续痰中带血等症状；体检发现局限性哮鸣音，X 线胸片发现肺不张或球形病灶，或反复在同一部位发生肺炎者。

3. 痰液检查找到肿瘤细胞。

4. 组织活检具有确诊价值

（1）纤维支气管镜下刷检或活检。

（2）经支气管肺活检或经皮穿刺肺活检。

（3）肿大淋巴结活检。

（4）手术摘取肺组织标本活检。

附：肺癌 TNM 分极

隐匿癌：TxN_0M_0；原位癌：$TisN_0M_0$ Ⅰ期：$T_1N_0M_0$，$T_2N_0M_0$ Ⅱ期：$T_1N_1M_0$，$T_2N_1M_0$ Ⅲ期：$T_3N_0M_0$，$T_3N_1M_0$ 和 $T_{1\sim3}N_2M_0$ Ⅳ期：任何 T 和任何 NM_1T；代表原发肿瘤。

Tx：支气管-肺分泌物中找到癌细胞，但 X 线检查及纤支镜检查阴性。

T_0：找不到原发病灶。

Tis：原位癌。

T_1：肿瘤最大直径 ≤3cm，瘤体被正常肺及脏层胸膜包绕，支气管镜下未见侵犯近端叶支气管。仅累及支气管壁的浅表肿瘤，侵犯至近端主支气管，也列为 T_1。

T_2：肿瘤最大直径 >3cm 或侵及脏层胸膜或存在肺不张、阻塞性肺炎并波及肺门区。支气管镜下肿瘤侵及叶支气管或距隆突 2cm 以上，可伴有肺不张或阻塞性肺炎，但范围不超过一侧肺。

T_3：肿瘤直接侵犯胸壁（包括上沟瘤）或膈肌、纵隔胸膜或心外膜，但未累及心脏、大血管、气管、食管或椎体，或肿瘤距隆突 2cm 以内，但未累及隆突。

T_4：肿瘤侵犯纵隔或心脏、大血管、食管、椎体或隆突，或出现癌性胸水（不包括非血性的漏出液、细胞学检查阴性者）。

N：代表淋巴结。

N_0：淋巴结转移阴性。

N_1：支气管周围或同侧肺门淋巴结转移，包括直接蔓延。

N_2：同侧纵隔淋巴结或隆突下淋巴结转移。

N_3：对侧纵隔淋巴结转移，对侧肺门淋巴结转移，同侧或对侧斜角肌或锁骨上淋巴结转移。

M：代表远处转移。

Mx：未查到远位转移。

M_0：肯定无远位转移。

M_1：有远位转移。

【治疗】

国内外较一致认为，肺癌治疗以手术为主，以放疗、化疗、免疫疗法等为辅助性综合治疗。治疗方法的选择依患者的病情、病程及肿瘤的范围、大小及组织类型而定。肺癌的 TNM 分级有助于治疗方法的确定。

（一）手术治疗

1. 适应症　对于确诊或拟诊肺癌且无远处转移症者，手术为首选治疗方法。一般认为以肺叶切除加局部淋巴结清除及术后放疗或化疗较为理想。

2. 禁忌症　凡有严重心、肺、肝、肾功能障碍，远位转移，胸内广泛转移，隆突固定及增宽、癌性胸腔积液等情况者，均不宜手术治疗。此外，病变呈广泛弥散性改变，且对非手术治疗较为敏感者，如小细胞肺癌，亦不宜手术。

（二）放射治疗

放疗可改变肺癌病程的自然发展规律，解除阻塞症状。少数病例可获根治。其适应症有：

①不宜于手术但无远位转移者；

②由于出现支气管阻塞引起呼吸困难者；

③作为手术的辅助治疗；

④缓解肺癌骨转移所致的疼痛及脑转移引起的颅内高压。禁忌症有：

①全身情况不佳者；

②严重心、肝、肾功能不全者；

③广泛转移者；

④较重白细胞减少、血小板减少者；

⑤并发症感染者。

常用的放射治疗有^{60}Co γ 级、电子束 β 射线和快中子加速器等，小细胞癌对放疗较敏感；其次为鳞癌，腺癌较差，故照射量应依不同类型递增，一般以 4 000 ~ 7 000 拉德（rad）/5 ~ 7 周为宜。

（三）化学治疗

根据细胞类型及细胞动力学原理，合理选用抗癌药物。多采用间歇、短程及联合用药方法，可提高疗效。小细胞癌对化疗药物最敏感，鳞癌次之，腺癌最差。肺癌联合化疗常用方案有：

1. 小细胞肺癌

（1）适应症：已经病理或细胞学确诊；karnofsky 记分在 50 ~ 60 分以上；预期生存时间在 1 个月以上；年龄 ≤70 岁。

（2）禁忌症：年老体弱或有恶病质者；严重的心、肝、肾功能障碍者；骨髓功能不佳者，白细胞在 3.0×10^9/L 以下，血小板在 80×10^9/L 以下者；有并发症如感染发热者，出血倾向者等不宜用化疗。

（3）常用的小细胞肺癌的化疗方案：

①CAO 方案：环磷酰胺 1 000mg/m^2，第一天静注；阿霉素 50 ~ 60mg/m^2，第一天静注；长春新碱 1 ~ 1.4mg/m^2，第二天静注；每 3 周为一周期，每 2 ~ 3 周期为一疗程。

②CMC 方案：环己亚硝脲 50 ~ 70mg/m^2，第一天晚口服；甲氨喋呤 10mg/m^2，每周静

注二次，连用 3 周；环磷酰胺 1 000 ~ 1 500mg/m² ，第二天静注；每 3 周为一周期，2 ~ 3 周期为一疗程。

③CV 方案：卡铂 300mg/m² ，第一天静滴，鬼臼乙叉甙 100mg/m² ，第 2、3、4 天静滴，每 4 周为一周期，4 周期为一疗程。

④DAV 方案：顺铂（或卡铂）600mg/m² ，第一天静注，给药时充分补液（1 500 ~ 2 000ml），利尿；阿霉素 45mg/m² ，第一天静注；鬼臼乙叉甙 120mg/m² ，第 1、2、3 天静注；每 3 周重复一次。

2. 非小细胞肺癌

（1）适应症：

①经病理或细胞学确诊但不能手术的Ⅲ期及术后复发的患者或因其他原因不宜手术的Ⅰ期、Ⅱ期患者；

②经手术探查、病理检查有残留灶、胸内有淋巴结转移、淋巴管或血管中有癌栓和低分化癌患者；

③胸腔或心包有肿瘤性积液，需局部化疗。

（2）禁忌症：同小细胞肺癌。

（3）常用化疗方案：

①OCAD 方案：长春新碱 1mg，第一天静注；环磷酰胺 400 ~ 800mg，第二天静注；阿霉素 30mg，第二天静注；顺铂（或卡铂）50mg，第三天加入液体静滴，要充分补液及利尿。每 3 周重复一次，共用 2 ~ 4 疗程。

②MOD 方案：丝裂霉素 5 ~ 6mg/m² ；长春新碱 1mg/m² ，静注；顺铂（或卡铂）50mg/m² 静滴（水化）。每 3 周为一周期，2 ~ 3 周期为一疗程。

③VD 方案：鬼臼乙叉甙 120mg/m² ，第 1、3、5 天静注，顺铂（或卡铂）60mg/m² ，第 1、2 天静注，充分补液（1 500 ~ 2 000ml），利尿，每 3 ~ 4 周重复 1 次，共用 2 ~ 3 次。

3. 转移及受压综合征的处理　对癌性胸腔积液可在抽液后胸腔内注入丝裂霉素 C 10 ~ 20mg/次，或氮芥 10 ~ 20mg/次，氟脲嘧啶 500 ~ 750mg/次、卡铂 100 ~ 150mg/次、地塞米松 5 ~ 10mg/次；胸腔内注射一般不采用联合用药，每 5 ~ 7d 注射 1 次，5 ~ 7d 为一疗程。对大量胸腔积液致呼吸困难明显者或胸腔积液频发须多次胸穿才能缓解者，可用肋间引流加滑石粉或加短小棒状杆菌或加四环素治疗。

对上腔静脉压迫综合征气急症状严重者，可用利尿剂和大剂量抗癌药物冲击治疗。

对脑转移者可采用 CCNU 100 ~ 120mg，口服，每 3 周一次。

4. 副作用处理　各种抗癌药物都有一定副作用。对食欲减退、恶心、呕吐者可用氯丙嗪 12.5 ~ 25mg 口服或肌注；亦可用灭吐灵 10 ~ 20mg 肌注或维生素 B₆ 50 ~ 100mg 静注。治疗中白细胞降低者，可暂缓给药，并用维生素 B₄、利血生各 10mg 或鲨肝醇 50 ~ 100mg，每日 3 次，有明显骨髓抑制者，可酌情输入少量新鲜血液及使用造血细胞生成刺激因子。

（四）支气管动脉内药物灌注治疗

应用时先进行支气管动脉造影确定病变供血动脉，再将抗癌药物注入该动脉，每 2 ~ 3

周灌注一次，可治疗 2~3 次，近期疗效好。

（五）免疫治疗

为增强机体免疫功能及对化学治疗耐受性治疗效果提高，目前临床多应用非特异性免疫治疗，常用者有卡介苗，卡介苗的甲醇提出残余物（NER）和细胞壁骨架（CWS-1），短小棒状杆菌、左旋咪唑、转移因子、干扰素诱导剂。特异性免疫核酸瘤苗和肺癌单克隆抗体也应给予重视。

（六）对症及支持治疗

应注意患者的一般情况，对伴有咳嗽、咳痰、咯血、胸痛及感染发热等症状者给予适当处理。

加强营养支持治疗，预防感染。

【疗效标准】

1. 治愈

（1）一般情况良好。

（2）症状、体征消失。

（3）X 线等实验检查正常。

2. 好转　患者情况显著改善，但上述治愈标准中至少有一项未达标准。

（古力·喀德尔）

第十三节　气　胸

空气进入胸膜腔称为气胸。此时胸膜腔内压力升高，甚至由负压变成正压，使肺脏压缩，静脉回心血流受阻，产生不同程度的肺、心功能障碍。

气胸分为人工气胸，外伤性气胸和自发性气胸三大类。临床上最常见的气胸即为自发性气胸，也是本节讨论的重点。

【病因及发病机理】

自发性气胸分原发性和继发性两类。原发性自发性气胸亦称特发性气胸，常规 X 线检查无明显肺部疾病，多见于 20~40 岁瘦长男性，气胸发生可能与肺尖胸膜下肺大泡有关。继发性自发性气胸，较常见于阻塞性肺气肿或炎症后纤维病灶，细支气管半阻塞，形成肺大泡，在咳嗽或肺内压增高时胸膜脏层破裂而发病。

另外，食管等邻近器官穿孔破入胸腔、子宫内膜异位症、应用正压人工通气、长期应用皮质激素等也可引起气胸。

自发性气胸的临床类型：

1. 闭合性气胸　气胸发生后，肺脏萎陷，胸膜裂口自行闭合，不再漏气。

2. 开放性气胸　因胸膜间粘连牵拉，致裂口持续开启，测压时随呼吸变化，胸内压在零上下波动，抽气后压力并不降低。

3. 张力性气胸　胸膜裂口呈单向活瓣，吸气时气体进入胸腔，呼气时裂口闭合，胸腔内积气不能随呼气排出体外，结果胸膜腔内压力持续性升高，使肺受压，纵隔向间侧移位，甚至严重影响心脏血液回流，可出现循环障碍而危及生命。

【临床表现】

发病前常有持重物、屏气、剧烈咳嗽等诱因存在，少数患者可在睡眠中发病。典型症状为突发一侧胸痛，继而胸闷、气促，可有刺激性咳嗽，如果气量较大或原已有严重肺部疾病，可出现明显呼吸困难，不能平卧。张力性气胸时患者有紫绀、烦躁、窒息感及休克、意识障碍等表现。

自发性气胸典型体征有：患侧胸廓饱满，气管向健侧移位，病例叩诊呈鼓音，语音震颤及呼吸音减弱或消失，右侧气胸，肝浊音界下降，左侧气胸心界叩诊界线不清。部分患者心前区可闻及与心搏一致的"碾扎"音（Hamman's征）。

【实验室检查】

X线检查是诊断气胸最可靠的方法。在直接显示气胸特征同时，可了解肺压缩程度、有无胸膜粘连、纵隔移位、胸腔积液，以及有无原发性支气管、肺及胸膜病变。气胸时肺脏萎缩，其外缘可见一细线条为肺组织与气胸的分界线，气胸线以外透亮度增高，肺纹理消失，健侧肺呈代偿性肺气肿征象。危重患者卧位平片，可见患侧肋隔角变深、锐利（深沟征），应注意有气胸可能，可加作侧卧位胸片进一步确诊。

诊断性穿刺抽气及测压。

血气分析有助于了解气胸的严重程度。

【诊断】

1. 典型的临床症状、体征。

2. X线检查患侧气胸征象及对侧代偿性肺气肿，纵隔移位。

3. 诊断性穿刺抽出大量气体，部分患者胸内压增高。

4. 可能有慢性支气管、肺及胸膜疾病史。

【治疗】

自发性气胸治疗原则在于根据气胸不同类型及肺压缩情况适当排气，解除胸腔积气对呼吸循环造成的不良影响，使肺尽早复张，同时治疗并发症及原发病。

（一）一般治疗

包括限制活动、止痛、镇咳、吸氧等。症状不明显、积气低于20%的闭合性气胸，经上述治疗胸腔气体可自行吸收，每日吸收约1%~1.5%。对无禁忌症患者可吸入高浓度氧，以加快积气吸收。每周复查胸片，观察气体吸收情况直至完全吸收。

（二）胸穿抽气

对于积气量较多的闭合性气胸可行胸穿人工抽气。胸穿时患者应坐位或半卧位，常规取患侧第二肋间锁骨中线处偏外0.5~1.0cm行胸穿抽气，每次抽气不超过1L。每日或隔日抽气1次，至肺大部复张，少量残余气体可自行吸收。该方法治疗气胸复发率高，且有一定危险性，目前许多国家已不把胸穿抽气作为常规标准方法。

（三）闭式引流

水封瓶闭式引流是治疗气胸效果较理想的方法，适应症包括：张力性气胸、开放性气胸、症状明显积气较多的气胸、继发性自发性气胸、持续正压通气并发气胸、液气胸、对侧有气胸史以及双侧气胸的患者。

闭式引流插管部位一般多取锁骨中线第2肋间或腋前线外侧第4、5肋间，如果胸膜粘连则应根据X线检查确定插管部位，然后在局麻下沿肋骨上缘平行作1.5~2cm皮肤切口，用套管针穿刺进入胸膜腔，拔出针芯，通过套管将灭菌胶管插入胸腔，导管固定后，另一端置于水封瓶液面下1~2cm，胸腔内压力保持在1~2cm以下，若胸腔内积气超过此正压，胸腔内积气便会通过导管从水面逸出，如果引流成功，导管保持通畅，压缩肺脏可在2~3d内全部复张。在导管停止排气后，如患者无气急，可夹管24h观察，如症状不加重，X线检查示肺已全部复张，即可拔出插管。

部分经1~2闭式引流，导管排气不减少，患者症状无改善，或肺无明显复张之患者，可在引流瓶端加用负压吸引闭式引流，采用0.98~1.47kPa负压持续吸引，如12h仍不复张时应查找原因，若肺已完全复张，可持续吸引1~3d，然后夹住引流管，停止负压吸引，观察2~3d，如病情稳定，即可拔除导管。

在引流过程中，水封瓶要放置在低于患者胸壁水平，避免引流瓶内之水返流入胸腔。在插管引流及随后的操作过程中，应注意严格消毒，以免发生继发感染。

（四）手术治疗

适应症：

①闭式引流两周无效；

②同一侧反复发生气胸；

③对侧有气胸史；

④双侧同时发生气胸；

⑤血气胸出血量较大；

⑥首次发作即危及生命者；

⑦张力性气胸负压封闭引流无效；

⑧特殊职业如飞行员、潜水员等。

手术包括胸膜裂口缝合、修补、肺大泡切除等。

（五）胸膜粘连术

对于多次复发性气胸而原有严重肺部疾病或有手术禁忌者，可采用本法治疗。常以50%葡萄糖溶液40~50ml或四环素1g溶于50ml生理盐水中，加2%利多卡因10~20ml，注入胸腔，然后让患者变换体位，形成化学性胸膜炎，使胸膜腔广泛粘连增厚，预防气胸复发。

（六）并发症处理

1.血气胸　气胸伴胸膜腔内出血系在肺萎缩时胸膜粘连带内血管破裂所致，通常情况下，随着肺复张而出血多能自行停止，如出血较多，闭式引流每小时血量超过100ml者，应考虑开胸结扎血管止血。

2. 纵隔气肿和皮下气肿　随着胸膜腔内减压，纵隔气肿和皮下气肿多能自行吸收。而吸入高浓度氧气可加快此过程。纵隔气肿张力过高而影响呼吸循环者，可进行胸骨上窝穿刺或切开排气。

3. 脓气胸　部分细菌性肺炎和干酪性肺炎可并发脓气胸，病情危重，多有支气管胸膜瘘存在。治疗上除加强全身和局部抗感染治疗外，还应根据情况考虑外科治疗。

【疗效标准】

1. 治愈　症状消失，X线检查胸腔内气体完全吸收，肺已复张。

2. 好转　症状减轻，胸腔内气体明显减少，但尚未完全吸收。

（单海燕）

第十四节　呼吸衰竭

一、总论

呼吸衰竭是指各种原因引起的肺通气和（或）换气功能严重障碍，以致在静息状态下不能维持足够的气体交换，导致低氧血症伴（或不伴）高碳酸血症，进而引起一系列病理生理改变和相应临床表现的综合征。明确诊断有赖于动脉血气分析：一般认为在海平面、静息状态、呼吸空气条件下，动脉血氧分压（PaO_2）<60mmHg，伴或不伴 CO_2 分压（$PaCO_2$）>50mmHg，并排除心内解剖分流和原发于心排出量降低等致低氧因素，可诊断为呼吸衰竭。

【病因】

1. 气道阻塞性疾病　气管-支气管炎症、痉挛、肿瘤、异物、纤维化瘢痕，如慢性阻塞性肺疾病（COPD）、重症哮喘等引起气道阻塞和肺通气不足，或伴有通气/血流比例失调，导致缺氧和二氧化碳（CO_2）潴留，发生呼吸衰竭。

2. 肺组织病变　各种累及肺泡和（或）肺间质的病变如肺炎、肺气肿、重度肺结核、弥漫性肺纤维化、肺水肿、硅尘着病等可引起肺泡减少、有效弥散面积减少、肺容量减少、肺顺应性降低、通气/血流比例失调，导致缺氧或 CO_2 潴留。

3. 肺血管性疾病　肺动脉栓塞、肺血管炎等可引起通气/血流比例失调或部分静脉血未经过氧合直接流入肺静脉，导致呼吸衰竭。

4. 胸廓胸膜病变　胸廓外伤、畸形、手术创伤致胸膜粘连增厚，大量胸腔积液、气胸等可影响胸廓活动和肺脏扩张，导致通气减少及吸入气体分布不匀，影响换气功能，引起急性呼吸衰竭。

5. 神经中枢及其传导系统和呼吸肌疾患　脑血管疾病、颅脑外伤、脑炎脑肿瘤及镇静催眠剂中毒可直接或间接抑制呼吸中枢。脊髓颈段或高位胸段损伤、脊髓灰质炎、多发性神经炎、重症肌无力、有机磷中毒、吗啡过量、破伤风等可累及呼吸肌功能，造成呼吸肌无力、疲劳导致呼吸动力下降引起肺通气不足。

6. **睡眠呼吸暂停** 临床分为三型：阻塞型呼吸暂停最多见，中枢性呼吸暂停（仅占15%），混合型呼吸暂停（以上两种型交替出现）已证明极端肥胖者、慢性高山病、扁桃体肥大等疾病患者睡眠呼吸暂停时间显著延长，并有严重缺氧。呼吸暂停的原因可能为呼吸中枢的驱动力不足，但更多为上呼吸道的阻塞，严重时可引起慢性呼吸衰竭、肺源性心脏病、精神异常等，甚至可危及生命。

【分类】

1. 按照其病理生理和血气分析分类

（1）Ⅰ型呼吸衰竭：仅有缺氧（$PaO_2 < 60mmHg$），不伴 CO_2 潴留（$PaCO_2$ 正常），甚至由于缺氧引起代偿性通气过度，大量排出 CO_2（$PaCO_2$ 低于正常），导致呼吸性碱中毒。

（2）Ⅱ型呼吸衰竭：既有缺氧（$PaO_2 < 60mmHg$），又有 CO_2 潴留（$PaCO_2 > 50mmHg$）。

2. 根据气体交换异常发生持续的时间分类

（1）急性呼吸衰竭：主要指原来肺部正常，由于某些突发致病因素，在短时间引起呼吸衰竭，因机体不能很快代偿［以成人呼吸窘迫综合征（ARDS）为代表］，若不及时抢救，会危及生命。

（2）慢性呼吸衰竭：在原有肺部疾病基础上（尤其常见COPD），造成呼吸功能的损害逐渐加重，经过长时间病变发展为呼吸衰竭。早期虽然有低氧血症或伴高碳酸血症，但机体通过代偿适应，仍能从事轻的工作和日常生活活动，称为代偿性慢性呼吸衰竭。一旦并发呼吸道感染或有其他诱因，呼吸功能急骤降低，失去代偿能力，即为失代偿性慢性呼吸衰竭，短时间内 PaO_2 显著下降和 $PaCO_2$ 显著升高，又称为慢性呼吸衰竭急性加重。

【发病机制】

人类的呼吸可分为4个功能过程，即通气、弥散、灌注、呼吸调节。每一个过程对于维持正常动脉血 PaO_2 和 $PaCO_2$ 均有其特殊作用，各种病因通过引起肺泡通气不足、弥散障碍、肺泡通气/血流比例失调和肺内动－静脉解剖分流增加四个主要机制，使通气和（或）换气过程发生障碍，导致呼吸衰竭。临床上单一机制引起的呼吸衰竭很少见，往往是多种机制并存或随着病情的发展先后参与发挥作用。

1. **肺通气不足** 正常成人在静息状态下有效肺泡通气量约为4L/min 时，才能维持正常的肺泡氧分压（PaO_2）和二氧化碳分压（$PaCO_2$）。肺泡通气量减少会引起 PaO_2 下降和 $PaCO_2$ 上升，从而引起缺氧和 CO_2 潴留。呼吸驱动力减弱（主要见于神经肌肉系统疾病）、生理死腔量的增加（如肺实质血管性疾病引起的通气-灌注失调）、气道阻力增加（如COPD）皆可导致通气障碍。

2. **弥散障碍** 系指 O_2、CO_2 等气体通过肺泡膜进行交换的物理弥散过程发生障碍。

气体弥散的速度取决于肺泡膜两侧气体分压差、气体弥散系数、肺泡膜的弥散面积、厚度和通透性，同时气体弥散量还受血液与肺泡接触时间以及心排出量、血红蛋白含量、通气/血流比例的影响。

3. 通气/血流比例失调 血液流经肺泡时，能否保证得到充足的 O_2，充分地排出 CO_2，使血液动脉化，除需有正常的肺通气功能和良好的肺泡膜弥散功能外，还取决于肺泡通气量与血流量之间的正常比例。正常成人静息状态下，通气/血流比值约为0.8。肺泡通气/血流比值失调有下述两种主要形式：

①部分肺泡通气不足：肺部病变如肺泡萎陷、肺炎、肺不张、胸腔积液、气胸、肺水肿等引起病变部位的肺泡通气不足，通气/血流比值减小，部分未经氧合或未经充分氧合的静脉血（肺动脉血）通过肺泡的毛细血管或短路流入动脉血（肺静脉血）中，故又称肺动-静脉样分流或功能性分流；

②部分肺泡血流不足：肺血管病变如肺栓塞，引起栓塞部位血流减少，通气/血流比值增大，肺泡通气不能被充分利用，又称为死腔样通气。

4. 肺内动-静脉解剖分流增加 肺动脉内的静脉血未经氧合直接流入肺静脉，导致 PaO_2 降低，是通气/血流比例失调的特例。在这种情况下，提高吸氧浓度并不能提高分流静脉血的血氧分压。分流量越大，吸氧后提高动脉血氧分压的效果越差，若分流量超过30%，吸氧并不能明显提高 PaO_2。常见于肺动-静脉瘘。

5. 氧耗量增加 发热、寒颤、呼吸困难和抽搐均可增加氧耗量。寒颤时耗氧量可达500ml/min；严重哮喘时，随着呼吸功的增加，用于呼吸的氧耗量可达到正常时的十几倍。

氧耗量增加，肺泡氧分压下降，正常人借助增加通气量以防止缺氧。故氧耗量增加的患者，若同时伴有通气功能障碍，则会出现严重的低氧血症。

【低氧血症和高碳酸血症对机体的影响】

呼吸衰竭时发生的低氧血症和高碳酸血症，除呼吸系统本身异常外，能够影响全身各系统器官的代谢功能甚至使组织结构发生变化。

1. 对中枢神经系统的影响 脑组织耗氧量大，占全身耗氧量的1/5～1/4。中枢皮质神经元细胞对缺氧最为敏感。通常完全停止供氧4～5min 即可引起不可逆的脑损害。对中枢神经影响的程度与缺氧的程度和发生速度有关。当 PaO_2 降至 60mmHg 时，可以出现注意力不集中、智力和视力轻度减退；当 PaO_2 迅速降至 40～50mmHg 以下时，会引起一系列神经精神症状，如头痛、不安、定向与记忆力障碍、精神错乱、嗜睡；低于 30mmHg 时，神志丧失乃致昏迷；PaO_2 低于 20mmHg 时，只需数分钟即可造成神经细胞不可逆性损伤。

CO_2 潴留使脑脊液 H^+ 浓度增加，影响脑细胞代谢，降低脑细胞兴奋性，抑制皮质活动；但轻度的 CO_2 增加，对皮质下层刺激加强，间接引起皮质兴奋。CO_2 潴留可引起头痛、头晕、烦躁不安、言语不清、精神错乱、扑翼样震颤、嗜睡、昏迷、抽搐和呼吸抑制，这种由缺氧和 CO_2 潴留导致的神经精神障碍综合征称为肺性脑病，又称 CO_2 麻醉。肺性脑病早期，往往有失眠、兴奋、烦躁不安等症状。除上述神经精神症状外，患者还可表现出木僵、视力障碍、球结膜水肿及发绀等。肺性脑病的发病机制尚未完全阐明，但目前认为低氧血症、CO_2 潴留和酸中毒三个因素共同损伤脑血管和脑细胞是最根本的发病机制。

2. 对循环系统的影响　一定程度的 PaO_2 降低和 $PaCO_2$ 升高，可以引起反射性心率加快、心肌收缩力增强，使心排出量增加。缺氧和 CO_2 潴留时，交感神经兴奋引起皮肤和腹腔器官血管收缩，而冠状血管主要受局部代谢产物的影响而扩张，血流量增加。严重的缺氧和 CO_2 潴留可直接抑制心血管中枢，造成心脏活动受抑和血管扩张、血压下降和心律失常等严重后果。在呼吸衰竭的发病过程中，缺氧、肺动脉高压以及心肌受损等多种病理变化导致肺源性心脏病。

3. 对呼吸系统的影响　低氧血症对呼吸的影响远较 CO_2 潴留的影响为小。低 PaO_2（<60mmHg）作用于颈动脉体和主动脉体化学感受器，可反射性兴奋呼吸中枢，增强呼吸运动，甚至出现呼吸窘迫。当缺氧程度缓慢加重时，这种反射性兴奋呼吸中枢的作用迟钝。缺氧对呼吸中枢的直接作用是抑制作用，当 PaO_2 <30mmHg 时，此作用可大于反射性兴奋作用而使呼吸抑制。

CO_2 是强有力的呼吸中枢兴奋剂，$PaCO_2$ 急骤升高，呼吸加深加快。长时间严重的 CO_2 潴留，会造成中枢化学感受器对 CO_2 的刺激作用发生适应。当 $PaCO_2$ >80mmHg 时，会对呼吸中枢产生抑制和麻醉效应，此时呼吸运动主要靠 PaO_2 降低对外周化学感受器的刺激作用维持。因此对这种患者进行氧疗时，如吸入高浓度氧，由于解除了低氧对呼吸的刺激作用，应注意避免造成呼吸抑制。

4. 对肾功能的影响　呼吸衰竭的患者常常合并肾功能不全，若及时治疗，随着呼吸功能的好转，肾功能可以恢复。

5. 对消化系统的影响　呼吸衰竭的患者常合并消化道功能障碍，表现为消化不良、食欲不振，甚至出现胃肠黏膜糜烂、坏死、溃疡和出血。有人观察到老年呼衰并肺心病患者的溃疡病发病率高达40%左右。

6. 对酸碱平衡和电解质的影响　严重缺氧可抑制细胞能量代谢的中间过程，如三羧酸循环、氧化磷酸化作用和有关酶的活动，导致能量产生减少，乳酸和无机磷产生增多引起代谢性酸中毒。由于能量不足，体内转运离子的钠泵功能障碍，使细胞内 K^+ 转移至血液，而 Na^+ 和 H^+ 进入细胞，造成细胞内酸中毒和高钾血症。代谢性酸中毒产生的固定酸与缓冲系统中的 HCO_3^- 起作用，产生 H_2CO_3，使组织 CO_2 分压增高。

pH 值取决于 HCO_3^- 与 H_2CO_3 的比值，前者靠肾脏调节（需 1~3 日），而 H_2CO_3 的调节靠呼吸（仅需数小时）。急性呼吸衰竭时 CO_2 潴留可使 pH 迅速下降，如与代谢性酸中毒同时存在时，可因严重酸中毒引起血压下降、心律失常，乃致心脏停搏。而慢性呼吸衰竭时因 CO_2 潴留发展缓慢，肾减少 HCO_3^- 排出，不致使 pH 明显降低。因血中主要阴离子 HCO_3^- 和 Cl^- 之和相对恒定（电中性原理），当 HCO_3^- 增加时 Cl^- 相应降低，产生低氯血症。

【治疗】

对症治疗选用呼吸兴奋药：

①可拉明 3.84mg，肌注，每 2h 一次；

②氨苯碱 0.25g 加 2% 普鲁卡因 2ml 肌注，每 4h 一次。重症者可试用各级起搏器。

二、急性呼吸衰竭

【病因】

呼吸系统疾病如严重呼吸系统感染、急性呼吸道阻塞性病变、重度或危重哮喘、各种原因引起的急性肺水肿、肺血管疾病、胸廓外伤或手术损伤、自发性气胸和急剧增加的胸腔积液，导致肺通气或（和）换气障碍；急性颅内感染、颅脑外伤、脑血管病变（脑出血、脑梗死）、电击、化学中毒等直接或间接抑制呼吸中枢；脊髓灰质炎、重症肌无力、有机磷中毒及颈椎外伤等可损伤神经－肌肉传导系统，引起通气不足。上述各种原因均可造成急性呼吸衰竭。若呼吸功能失去代偿，则有明显缺氧和呼吸性酸中毒的危重症状即为急性呼吸衰竭。

【临床表现】

急性呼吸衰竭的临床表现主要是低氧血症和 CO_2 潴留所致的呼吸困难和多器官功能障碍。

1. 呼吸困难　是呼吸衰竭最早出现的症状。多数患者有明显的呼吸困难，可表现为频率、节律和幅度的改变。较早表现为呼吸频率增快，病情加重时出现呼吸困难，辅助呼吸肌活动加强，如三凹征。中枢性疾病或中枢神经抑制性药物所致的呼吸衰竭，表现为呼吸节律改变，如陈-施呼吸、比奥呼吸等。

2. 发绀　是缺氧的典型表现。当动脉血氧饱和度低于 90% 时，可在口唇、指甲出现发绀。另应注意，因发绀的程度与还原型血红蛋白含量相关，所以红细胞增多者发绀更明显，贫血者则发绀不明显或不出现。严重休克等原因引起末梢循环障碍的患者，即使动脉血氧分压尚正常，也可出现发绀，称作外周性发绀。而真正由于动脉血氧饱和度降低引起的发绀，称作中央性发绀。发绀还受皮肤色素及心功能的影响。

3. 精神神经症状　急性缺氧可出现精神错乱、躁狂、谵妄、昏迷、抽搐等症状。

4. 循环系统表现　多数患者有心动过速、血压升高。严重低氧血症、酸中毒可导致心肌损害，亦可引起周围循环衰竭、血压下降、心律失常、心跳停止。也可导致肺动脉高压，这是造成肺心病的主要原因。

5. 消化和泌尿系统表现　严重呼吸衰竭对肝、肾功能都有影响，部分病例可出现丙氨酸氨基转移酶与血浆尿素氮升高；个别病例可出现尿蛋白、红细胞和管型。因胃肠道黏膜屏障功能损伤，导致胃肠道黏膜充血水肿、糜烂渗血或应激性溃疡，引起上消化道出血。

【诊断】

呼吸衰竭因病因不同，病史、症状、体征和实验室检查结果都不尽相同。除原发疾病和低氧血症导致的临床表现外，呼吸衰竭的诊断主要依靠血气分析，尤其是 PaO_2 和 $PaCO_2$ 的测定。

1. 动脉血气分析　呼吸衰竭的诊断标准是在海平面、标准大气压、静息状态、呼吸空气条件下，$PaO_2 < 60mmHg$，伴或不伴 $PaCO_2 > 50mmHg$。单纯 $PaO_2 < 60mmHg$ 为Ⅰ型呼吸衰竭；若伴有 $PaCO_2 > 50mmHg$，则为Ⅱ型呼吸衰竭。pH 可反映机体的代偿状况，有助于对急性或慢性呼吸衰竭进行鉴别。当 $PaCO_2$ 升高、pH 正常时，称为代偿性呼吸性酸中毒；若 $PaCO_2$ 升高、$pH < 7.35$，则称为失代偿性呼吸性酸中毒。

2. 肺功能检测　尽管在某些重症患者，肺功能检测受到限制，但肺功能检测有助于判断原发疾病的种类和严重程度。通常的肺功能检测是肺量测定，包括肺活量（VC）、用力肺活量（FVC）、第 1 秒用力呼气量（FEV_1）和呼气峰流速（PEF）等，这些检测简便易行，有助于判断气道阻塞的严重程度。呼吸肌功能测试能够提示呼吸肌无力的原因和严重程度。

3. 胸部影像学检查　包括普通 X 线胸片、胸部 CT 和放射性核素肺通气/灌注扫描等，有助于分析引起呼吸衰竭的原因。

【治疗】

对与呼吸衰竭总的治疗原则，是在保持呼吸道通畅的条件下，纠正缺氧、CO_2 潴留和酸碱失衡所致的代谢功能紊乱，从而为基础疾病和诱发因素的治疗争取时间和创造条件。急性严重呼吸衰竭应针对呼吸衰竭本身和原发疾病同时进行治疗，并配合适当的支持治疗。具体措施应结合患者的实际情况而定。其治疗原则包括下述几个方面：

1. 保持呼吸道通畅　对任何类型的呼吸衰竭，保持呼吸道通畅是最基本、最重要的治疗措施。气道不畅使呼吸阻力增加，呼吸功消耗增多，会加重呼吸肌疲劳；气道阻塞致分泌物排出困难将加重感染，同时也可能发生肺不张，使气体交换面积减少；气道如发生急性完全阻塞，会发生窒息，在短时间内导致患者死亡。

保持气道通畅的方法主要有：

①若患者昏迷应使其处于仰卧位，头后仰，托起下颌并将口打开；

②清除气道内分泌物及异物；

③若以上方法不能奏效，必要时应建立人工气道。人工气道的建立一般有 3 种方法，即简便人工气道、气管插管和气管切开，后二者属气管内导管。简便人工气道主要有口咽通气道、鼻咽通气道和喉罩，是气管内导管的临时替代方式。在病情危重不具备插管条件时应用，待病情允许后再进行气管插管或切开。气管内导管是重建呼吸通道最可靠的方法。气管插管不宜超过 72h，以免引起声带压迫性损伤和喉头水肿。

若患者有支气管痉挛，需积极使用支气管扩张药物，可选用 β_2 受体激动剂、抗胆碱药、糖皮质激素或茶碱类药物等。在急性呼吸衰竭时，主要经静脉给药。

2. 氧疗　通过增加吸入氧浓度来纠正患者缺氧状态的治疗方法即为氧疗。对于急性呼吸衰竭患者，应给予氧疗。确定吸氧浓度的原则是，保证 PaO_2 迅速提高到 60mmHg 或脉搏容积血氧饱和度（SaO$_2$）达90%以上的前提下，尽量减低吸氧浓度。氧流量应小于6L/min，否则患者难以复原。

3. 增加通气量、改善CO$_2$潴留

（1）呼吸兴奋剂：呼吸兴奋剂的使用原则：必须保持气道通畅，否则会促发呼吸肌疲劳，并进而加重CO$_2$潴留；脑缺氧、水肿未纠正而出现频繁抽搐者慎用；患者的呼吸肌功能基本正常；不可突然停药。主要适用于以中枢抑制为主、通气量不足引起的呼吸衰竭，对以肺炎、肺水肿、弥漫性肺纤维化等病变引起的以肺换气功能障碍为主所导致的呼吸衰竭患者，不宜使用。常用的药物有尼可刹米和洛贝林，用量过大可引起不良反应，有恶心、呕吐、肌抽搐、潮红等症状。尼可刹米常用量1.5~3g，溶于500ml葡萄糖静滴。每日总量不得大于5g，用3日无效需停用。多沙普仑对于镇静催眠药过量引起的呼吸抑制和COPD并发急性呼吸衰竭的呼吸兴奋有显著效果。

（2）机械通气：当机体出现严重的通气和（或）换气功能障碍时，以人工辅助通气装置（呼吸机）来改善通气和（或）换气功能，即为机械通气。呼吸衰竭时应用机械通气能维持必要的肺泡通气量，降低PaCO$_2$；改善肺的气体交换效能；使呼吸肌得以休息，有利于恢复呼吸肌的功能。

（3）气管插管的指征因病而异：急性呼吸衰竭患者昏迷逐渐加深，呼吸不规则或出现暂停，呼吸道分泌物增多，咳嗽和吞咽反射明显减弱或消失时，应进行气管插管使用机械通气。机械通气过程中应根据血气分析和临床资料调整呼吸机参数。机械通气的主要并发症为通气过度，造成呼吸性碱中毒；通气不足，加重原有的呼吸性酸中毒和低氧血症；出现血压下降、心输出量下降、脉搏增快等循环功能障碍；气道压力过高，可致气压伤，如气胸、纵隔气肿或间质性肺气肿；有创人工气道长期存在，可并发呼吸机相关肺炎（VAP）。72h插管无明显改善应进行气管切开术。

近年来，无创正压通气（NIPPV）用于急性呼吸衰竭的治疗已取得了良好效果。经鼻/面罩行无创正压通气，无需建立有创人工气道，简便易行，与机械通气相关的严重并发症的发生率低，但患者应具备以下基本条件：

①清醒能够合作；

②血流动力学稳定；

③不需要气管插管保护（即患者无误吸、严重消化道出血、气道分泌物过多且排痰不利等情况）；

④无影响使用鼻/面罩的面部创伤；

⑤能够耐受鼻/面罩。

4. 病因治疗　如前所述，引起急性呼吸衰竭的原发疾病多种多样，在解决呼吸衰竭本身造成危害的前提下，针对不同病因采取适当的治疗措施十分必要，也是治疗呼吸衰竭的根本所在。

5. 一般支持疗法　电解质紊乱和酸碱平衡失调的存在，可以进一步加重呼吸系统乃致其他系统器官的功能障碍，并可干扰呼吸衰竭的治疗效果，因此应及时加以纠正。急性呼吸衰竭较慢性呼吸衰竭更易合并代谢性酸中毒，应积极纠正。对重症患者常需转入 ICU，集中人力物力积极抢救。危重患者应监测血压、心率，记录液体出入量。采取各种对症治疗，预防和治疗肺动脉高压、肺源性心脏病、肺性脑病、肾功能不全和消化道功能障碍等。特别要注意防治多器官功能障碍综合征（MODS）。

三、慢性呼吸衰竭

慢性呼吸衰竭多由支气管－肺疾病引起，如 COPD、严重肺结核、肺间质纤维化、尘肺等。胸廓和神经肌肉病变如胸部手术、外伤、广泛胸膜增厚、胸廓畸形、脊髓侧索硬化症等，亦可导致慢性呼吸衰竭。

【临床表现】

慢性呼吸衰竭的临床表现与急性呼吸衰竭大致相似，但有以下几个不同方面：

1. 呼吸困难　慢性阻塞性肺疾病所致的呼吸衰竭，病情较轻时表现为呼吸费力伴呼气延长，严重时发展成浅快呼吸。若并发 CO_2 潴留、$PaCO_2$ 升高过快或显著升高以致发生 CO_2 麻醉时，患者可由呼吸过速转为浅慢呼吸或潮式呼吸。

2. 精神神经症状　慢性呼吸衰竭伴 CO_2 潴留时，随 $PaCO_2$ 升高可表现为先兴奋后抑制现象。兴奋症状包括失眠、烦躁、躁动、夜间失眠而白天嗜睡（昼夜颠倒现象），但此时切忌用镇静或催眠药，以免加重 CO_2 潴留，发生肺性脑病。肺性脑病表现为神志淡漠、肌肉震颤或扑翼样震颤、间歇抽搐、昏睡，甚至昏迷等。

3. 循环系统表现　CO_2 潴留使外周体表静脉充盈、皮肤充血、温暖多汗、血压升高、心排出量增多而致脉搏洪大；多数患者有心率加快；因脑血管扩张产生搏动性头痛。

【诊断】

慢性呼吸衰竭的血气分析诊断标准参见急性呼吸衰竭，但在临床上 II 型呼吸衰竭患者还常见于另一种情况，即吸氧治疗后，$PaO_2 > 60mmHg$，但 $PaCO_2$ 仍升高。

【治疗】

治疗原发病、保持气道通畅、恰当的氧疗等治疗原则，与急性呼吸衰竭基本一致。

1. 氧疗　COPD 是导致慢性呼吸衰竭的常见呼吸系统疾病，患者常伴有 CO_2 潴留，氧疗时需注意保持低浓度吸氧 <35%，防止血氧含量过高。CO_2 潴留是通气功能不良的结果。慢性高碳酸血症患者呼吸中枢的化学感受器对 CO_2 反应性差，呼吸主要靠低氧对颈动脉体、主动脉体化学感受器的刺激来维持。若吸入高浓度氧，使血氧迅速上升，解除了低氧对外周化学感受器的刺激，便会抑制患者呼吸，造成通气状况进一步恶化，使 CO_2 上升，严重时陷入 CO_2 麻醉状态。

2. 机械通气　根据病情选用无创机械通气或有创机械通气。

3. 抗感染　慢性呼吸衰竭急性加重的常见诱因是感染，一些非感染因素诱发的呼吸衰竭也容易继发感染。

4. 呼吸兴奋剂的应用 需要时，慢性呼吸衰竭患者可服用呼吸兴奋剂阿米三嗪 $50\sim100mg$，3 次/d。该药通过刺激颈动脉体和主动脉体的化学感受器使呼吸中枢兴奋，增加通气量。

5. 纠正酸碱平衡失调 慢性呼吸衰竭常有 CO_2 潴留，导致呼吸性酸中毒。呼吸性酸中毒的发生多为慢性过程，机体常常以增加碱储备来代偿，以维持 pH 于相对正常水平。当以机械通气等方法较为迅速地纠正呼吸性酸中毒时，原已增加的碱储备会使 pH 升高，造成对机体的严重危害，故在纠正呼吸性酸中毒的同时，应当同时注意纠正潜在的代谢性碱中毒，通常通过给予患者补充盐酸精氨酸和氯化钾来解决。

6. 合并症的防治 慢性呼吸衰竭常见的合并症是慢性肺源性心脏病、右心功能不全，急性加重时可能合并消化道出血、休克和多器官功能衰竭等，应积极防治。

7. 营养支持 呼吸衰竭患者因摄入热量不足和呼吸功增加、发热等因素，导致能量消耗增加，多数存在混合型营养不良，会降低机体免疫功能，感染不易控制；造成呼吸肌无力和疲劳，以致发生呼吸泵功能衰竭，使抢救失败或病程延长。故抢救时应常规给鼻饲高蛋白、高脂肪、低碳水化物，以及适量多种维生素和微量元素的饮食；必要时作静脉高营养治疗。营养支持应达到基础能量消耗值。

（单海燕）

第十五节　传染性非典型肺炎

传染性非典型肺炎是由 SARS 冠状病毒（SARS – CoV）引起的一种具有明显传染性、可累及多个器官系统的特殊肺炎，世界卫生组织（WHO）将其命名为严重急性呼吸系统综合征（SARS）。

【病原学】

SARS-CoV 属冠状病毒科冠状病毒，为有包膜的 RNA 病毒。此病毒的耐受力较强，在 37℃ 条件下生长良好，24℃ 下在尿液中可存活至少 10 日，在体外室温下、在粪便和痰液中能存活 5 天以上，在血液中可存活约 15 日，在 56℃ 存活 90min。对有机溶剂敏感，在乙醚 4℃ 条件下作用 24h 可完全灭活病毒，75% 乙醇作用 5min 可使病毒失去活力，含氯的消毒剂作用 5min 可以灭活病毒，紫外线照射 60min 后可全部灭活。

【流行病学】

1. 传染源 现有资料证明 SARS 患者是最主要的传染源。一般情况下传染性随病程进展而逐渐增强，在发病的第 2 周最具传播力。通常认为症状明显的患者传染性较强，退热后传染性迅速下降，尚未发现潜伏期患者以及治愈出院者可传染他人的证据。

2. 传播途径 近距离飞沫传播，即通过与患者近距离接触，吸入患者咳出的含有病毒颗粒的飞沫，是 SARS 传播的最主要途径。气溶胶传播是经空气传播的另一种方式，被高度怀疑为严重流行疫区的医院和个别社区暴发的传播途径之一。易感者可以在未与患者见面的情况下，由于吸入了悬浮在空气中含有 SARS-CoV 的气溶胶所感染。通过手接触传播是另一种重要的传播方式。

目前尚不能排除经粪便、尿、活水、食物、衣服间接传染的可能，尚无经血液、性途径和垂直传播的流行病学依据，尚无证据表明媒介昆虫可以传播 SARS-CoV。

3. 人群易感性　人群普遍易感，但儿童感染率较低，原因不明。SARS 症状期患者的密切接触者是 SARS 的高危人群，如医护人员、陪护的亲友等。

该病患者以青壮年为主，男女性别间发病无显著差异。职业分布有医务人员明显高发的特点。

感染 SARS 病原后，已证实可产生体液免疫，但其持续时间及其对机体的保护作用，以及流行病学意义，尚不清楚。

【发病机制】

关于此病的发病机制还不十分清楚，总体来说，可能是由于机体对入侵的病毒产生了过强的炎症反应，在大量消耗机体本身的淋巴细胞的同时，激活的巨噬细胞和淋巴细胞产生的细胞因子和自由基对机体各组织器官产生了严重的损害。随着免疫损伤的加重，机体各器官出现明显的继发感染。

【临床表现】

1. 流行病学史　患者在 2 周之内与 SARS 患者，尤其是密切接触（指与 SARS 患者共同生活，照顾 SARS 患者，或曾经接触 SARS 患者的排泄物，特别是气道分泌物）的患者；或患者为与某 SARS 患者接触后的群体发病者之一；或患者有明确的传染他人，尤其是传染多人 SARS 的证据，可以认为该患者具有 SARS 的流行病学依据。

2. 症状　潜伏期通常限于 2 周之内，一般 2~10d。一般呈急性起病，SARS 初期为流感样症状，以发热为主要症状，体温一般高于 38℃，常呈持续性高热，可伴有畏寒、肌肉酸痛、关节酸痛、头痛、乏力等症状。早期退热药可有效，进入进展期，难以用退热药控制高热。抗生素治疗效果不佳。患者可出现干咳、咽痛等呼吸道症状，严重者有明显的胸闷、气促症状，甚至呼吸窘迫，常无上呼吸道卡他症状。呼吸困难和低氧血症多见于发病6~12 天以后。部分患者出现腹泻、恶心、呕吐等消化道症状。严重者可出现中毒性休克、肾衰、DIC 等危症。SARS 患者一旦出现感染、休克、肾衰、DIC，死亡率极高。

3. 体征　常不明显，部分患者可闻少许湿啰音，或有肺实变体征。

【临床分期】

1. 早期　一般为病初的 1~7 天。起病急，发热为首发症状，体温一般 >38℃，持续高热不退，伴有头痛、关节肌肉酸痛、乏力等症状，部分患者可有干咳、胸痛、腹泻等症状；肺部体征多不明显，50% 患者 X 线胸片肺部阴影在发病第 2 天即可出现，95% 以上的患者在病程 7 天内出现阳性改变。

2. 进展期　多发生在病程的 8~14 天，发热及感染中毒症状持续存在，肺部病变进行性加重，表现为胸闷、气促、呼吸困难，活动后明显。X 线检查肺部阴影发展迅速，常为多叶病变。少数出现 ARDS 而危及生命。

3. 恢复期　体温逐渐下降，临床症状缓解，肺部病变开始吸收，多数患者经 2 周左右的恢复，可达到出院标准，肺部阴影的吸收则需要较长的时间。

【实验室检查】

1. 外周血象　白细胞计数一般 63.3% 正常或 15.5% 降低；常有 62.2% 淋巴细胞计数减少，若淋巴细胞计数 $<0.9 \times 10^9/L$，对诊断的意义较大；部分患者血小板减少。

2. T 淋巴细胞亚群计数　常于发病早期即见 CD3、CIM$^+$、CD$_8^+$ 细胞计数降低，比值正常或降低。危重患者更明显。

3. 胸部影像学检查　病变初期肺部可出现不同程度的片状、斑片状毛玻璃密度影，少数为肺实变影。阴影常为多发性和（或）双侧改变，并有随病情进展的趋势，部分病例进展迅速，短期内融合成大片状阴影。胸部 CT 检查有助于发现早期轻微病变。

4. 特异性病原学检测

（1）SARS-CoV 血清特异性抗体检测：发病 10 天后，采用 IFA 方法，在患者血清内可以检测到此抗体。从进展期至恢复期抗体阳转或抗体滴度 4 倍以上增高，具有病原学诊断意义。

（2）SARS-CoV RNA 检测：在排除污染和技术问题的前提下，采用 RT-PCR 法，从呼吸道分泌物、血液和粪便中，检出尤其是多次检出 SARS-CoV RNA，具有早期诊断意义。

【诊断】

结合上述流行病学史、临床症状和体征、一般实验室检查、胸部 X 线影像学变化，配合 SARS 病原学检测阳性，在排除其他类似表现疾病的基础上，可以作出 SARS 的诊断。

1. 临床诊断　对于有 SARS 流行病学依据、有症状、有肺部 X 线影像改变、并能排除其他疾病诊断者，可以作出 SARS 临床诊断。若分泌物 SARS-CoV RNA 检测阳性，或血清 SARS-CoV 抗体阳转，或抗体滴度 4 倍及以上增高，则可作出确定诊断。

2. 疑似病例　对于缺乏明确流行病学依据，但具备其他 SARS 支持证据者，可以作为疑似病例，需进一步进行流行病学追访，并安排病原学检查以求印证。

3. 医学隔离观察病例　对于近 2 周内有与 SARS 患者或疑似 SARS 患者接触史，但无临床表现者，应自与前者脱离接触之日计，进行医学隔离观察 2 周。

【鉴别诊断】

SARS 的诊断目前主要是临床诊断，在一定程度上属于排除诊断。在作出 SARS 诊断前，需要排除能够引起类似症状的其他疾病，如普通感冒、流感、一般细菌性肺炎、军团菌肺炎、支原体肺炎、衣原体肺炎、真菌性肺炎等肺部感染，若规范地进行抗菌治疗无明显效果时，应考虑 SARS 诊断。

【治疗】

SARS 目前缺少针对病因的治疗手段，目前治疗以对症支持并治疗并发症为主。

在目前疗效不明确的情况下，应尽量避免多种药物长期、大剂量地联合使用。

1. 一般治疗与病情监测　卧床休息，注意水、电解质平衡，早期给予持续鼻导管吸氧；根据病情需要，每日监测脉搏容积血氧饱和度（SaO_2）；定期复查血、尿常规、肝肾功能、T细胞亚群和X线胸片。

2. 对症治疗　可酌情使用解热镇痛药（儿童禁用水杨酸类解热镇痛药）、镇咳、祛痰药物；对有器官功能损害者，应采取相应治疗；腹泻患者应注意纠正水、电解质失衡。

3. 糖皮质激素的应用　应用糖皮质激素的目的在于抑制异常的免疫病理反应，减轻全身炎症反应状态，改善机体的一般状态，减轻肺的渗出、损伤，防止或减轻后期的肺纤维化。由于长期、大剂量应用糖皮质激素易引起溃疡、骨质疏松、糖尿病、结核播散等副作用，故糖皮质激素的使用应严格掌握适应症。应用指征如下：

①有严重的中毒症状，持续高热不退，经对症治疗3天以上最高体温仍超过39℃；

②X线胸片显示多发或大片阴影，进展迅速，48h之内病灶面积增大>50%，且在正位胸片上占双肺总面积1/4以上；

③达到急性肺损伤或ARDS的诊断标准。满足适应症的患者，成人的推荐剂量为相当于甲基泼尼松龙每日80~320mg。当临床表现改善或胸片显示肺内阴影吸收时，逐渐减量停用。一般每3~5d减量1/3，通常静脉给药1~2周后可改用口服泼尼松或泼尼松龙。总的疗程一般不超过4周，在使用中应注意预防和治疗并发症。

4. 抗病毒治疗　目前尚未发现针对SARS-CoV的特异性药物。

5. 免疫治疗　胸腺肽、干扰素、静脉用丙种球蛋白等非特异性免疫增强剂对SARS的疗效尚未肯定。

6. 抗菌药物的使用　抗菌药物的应用目的主要有两个：一是对疑似患者的试验性治疗，协助鉴别诊断；二是用于治疗和控制继发性细菌、真菌感染。常用新喹诺酮类或β内酰胺类联合大环内酯类药物，或根据致病原选用适当的药物。

【预后】

SARS患者的病死率为9%左右，老年人预后较差，随年龄增加，病死率逐渐上升，合并其他疾病如高血压、糖尿病、心脏病、肺气肿及肿瘤的患者病死率高。

SARS患者细胞免疫功能低下，继发感染发生率较高，且病死率高（50%），早期针对性使用抗生素十分重要。

（单海燕）

第三章 消化系统疾病

第一节 胃食管返流病

胃-食管返流病（GERD）是指胃、十二指肠内容物返流入食管引起临床症状及或食管炎症的一种疾病。返流物主要是胃酸、胃蛋白酶，亦可为胆汁等。本节主要介绍胃酸相关性胃－食管返流病。GERD 在欧美国家十分常见，我国对 GERD 的认识及研究起步较晚，近几年研究发现本症在我国并不少见，据同济医科大学附属协和医院近三年专科门诊初步统计，GERD 约占专科就诊人数的 6.2% 左右，任何年龄均可发病，男女发病情况相近。

【病因及发病机制】

1. 食管抗返流屏障障碍

食管抗返流屏障包括下食管括约肌等一系列复杂的解剖及生理功能区域，其中最主要的区域是下食管括约肌（LES）。LES 位于食管下段直至腹段食管，长约 3~4cm，正常情况下 LES 保持一定张力，称之为下食管括约肌压力（LESP）。正常情况下，LESP 为 10~30mmHg。当 LES 过短尤其是腹段过短时或其结构受到破坏时均可影响 LESP，使压力下降。有学者认为，当 LESP 低于 6~10mmHg 时易致返流，但也有学者观察到一些 GERD 者其 LESP 正常甚至增高，其机制尚不明确。

LES 的松弛是造成胃食管返流的主要因素，正常情况下也有一过性 LES 松弛（TLESR），但较少，但 GERD 者 TLESR 过多，目前认为，TLESR 是引起胃食管返流的主要原因。

除 LES 外，抗返流屏障因素还有膈肌脚，食管与胃底之间夹角等因素。

2. 食管酸清除

食管有自发性及继发性的推进性蠕动，是食管廓清的主要方式。当胃酸返流入食管后，大部分由食管蠕动清除，剩余部分由唾液中和。多项研究表明，GERD 者食管酸清除时间延长，主要是由于食管体部蠕动功能障碍所致，当唾液分泌功能障碍时亦影响食管的酸清除能力。

3. 食管粘膜抵抗力

在 GERD 中，只有约 1/2~2/3 的患者发生食管粘膜损害（食管炎），另一部分患者虽有胃－食管返流症状，但并没有食管炎症表现，这与食管粘膜组织抵抗力有关，当各种因素影响食管粘膜组织抵抗力下降时易致食管炎症的发生。

4. 胃排空延迟

许多原因,可致胃排空延迟,如胃运动功能障碍、糖尿病胃轻瘫等,胃排空延迟可促进及加重胃食管返流。

【临床表现】

GERD 的临床表现个体差异较大,其临床症状的轻重也不一定与食管炎症程度相平行,其典型症状为烧心、胸骨后痛及食物反出:

1. 烧心　是 GERD 最常见的症状,表现为上腹部、剑突下、胸骨后烧灼感,卧位、弯腰及腹压增高时症状更明显。

2. 胸骨后痛　是食管源性胸骨后痛的常见原因之一,当食管粘膜有炎症、糜烂、溃疡时可引起吞咽痛。应注意与心绞痛鉴别。

3. 反酸及反食　患者胃内容物返流入食管并进入口腔,此为反食,与呕吐不同,是在不用力情况下食物涌入口腔。

4. 返流所致的其他症状　如咽喉部异物感及或吞咽时咽喉部梗塞感,还可有唇、舌烧灼感、声嘶等,均可能是由于酸返流对相应部位的化学刺激所致。

5. 呼吸道症状　由于返流物被吸入气管及肺内致支气管炎或肺炎等,引起咳嗽、哮喘等症状。有些患者可以呼吸道症状为主而无上述典型症状。

GERD 患者可无明显异常体征。

【并发症】

GERD 患者如有返流性食管炎时,由于食管糜烂、溃疡等可引起上消化道出血,食管狭窄。

如食管粘膜鳞状上皮被单层柱状上皮取代,称之为 Barrett 食管,后者除可形成食管溃疡外,还是食管腺癌的重要癌前病变。

【特殊检查】

1. 食管 X 线检查

食管吞钡检查时可观察到钡剂由胃返流入食管,但发现率仅 10% ~50%,还可观察钡剂在食管运行情况,食管吞钡检查可协助排除其他器质性病变,并可协助诊断有无食管裂孔疝等,有裂孔疝者更易发生返流。

2. 核素扫描

用放射性核素^{99}Tc 标志的食物吞下后,用 γ 摄像来了解胃食管返流情况,此方法较合乎生理情况,测定时间较短。由于胃食管返流呈间歇性,短时间的扫描有时难于确诊。

3. 下食管括约肌压力测定

LESP 下降可导致胃食管返流,但由于 RE 与正常人所测得的 LESP 有重叠现象,故一般认为不能以 LESP 的绝对值作为诊断胃食管返流的诊断标准。

4. 内镜检查

为诊断食管炎最准确的方法,可直接观察食管粘膜炎症、充血、渗出、糜烂、溃疡、狭窄等情况，还可通过活体组织检查排除恶性病变。关于内镜下食管炎的分级国外尚无统一标准，各家应用标准不一，例如 Savary-Miller 将内镜食管炎分为四级，随后 Tytgat 又提出五级分类法。国内尚未见有关报导，同济医科大学附属协和医院根据以上两种分级法，并结合其近年 305 例内镜食管炎检出情况，亦提出了四级分类法。

内镜下观察到食管炎，不论其轻重还应注意有无 Barrett 食管，Barrett 食管除极少数是先天性外，绝大多数被认为是胃食管返流的结果，它是以胃柱状上皮替代食管中下段的鳞状上皮。

内镜下观察到有食管炎存在，不一定都是返流性食管炎，还应通过其他手段证实，存在病理性的胃食管返流及/或组织学上证实有食管炎、胃食管返流病的存在才能确诊。

5. 食管内 24h pH 监测

这一检测方法目前被公认为是诊断胃食管返流的"金标准"，尤其在症状不典型及没有返流性食管炎时。pH 监测可提供是否存在病理返流及返流的程度与持续时间，可判断返流与体位及症状发生之间的关系，当食管内 pH < 4 时被认为是酸返流指标。

6. 组织学检查

轻度返流性食管炎（RE）组织学表现病变可为灶状，有基底层增厚，乳突向腔面延长，固有膜内有中性粒细胞浸润。后有学者提出嗜酸性细胞浸润及气球样变（Ballon cells）为本病特征，重症者可见坏死、溃疡、纤维蛋白沉积及肉芽组织增生等，如能发现 Barrett 食管的存在，对诊断 RE 极有价值。

【诊断】

1. 有胃食管返流的典型症状　如烧心、胸骨后痛，酸返流等。

2. 内镜及或 X 线钡餐可排除其他器质性疾病。

3. 有病理性胃食管返流的客观依据，目前认为证实胃食管返流的金标准是食管内 24h pH 监测。

由于食管内 24h pH 监测在国内尚不能普遍开展，根据国外经验及我们的初步体会，根据以下几点可作出 GERD 的临床诊断：

①有上述胃食管返流的典型症状；

②内镜排除其他器质性疾病存在；

③正规抗酸治疗有效。

如果患者症状不典型及（或）经抗酸治疗无明显效果则应做进一步客观检查，特别是食管内 24h pH 监测。

【治疗】

返流性食管炎的治疗主要是采用抗返流措施以减少返流，同时用抗酸等治疗减少有害因素对食管粘膜的损害，概括如下。

（一）保护性措施

1. 睡眠时抬高床头，因食管体部在夜间很少有推进性蠕动，返流液易在食管内潴留，故主张抬高床头，抬高的高度以患者感觉舒适为宜，一般抬高 15～20cm 左右。

2. 饮食治疗

（1）避免过冷、过热及刺激性食物，以免诱发胸骨后疼痛。睡前 2h 停止进食，以减少夜间返流。

（2）避免进食致胃酸增高的食物 如咖啡、浓茶、醋酸及酸性饮料等，胃酸增高不仅增加酸返流量，而且酸增高反馈抑制胃泌素的释放，从而降低 LES 的张力。

（3）避免食用降低 LES 张力的食物 如巧克力、脂肪等；应戒酒，酒精可降低 LES，减弱食管体部蠕动，影响食管对酸性返流物的清除能力。

此外，应禁烟，吸烟可降低 LESP，同时可使幽门括约肌松弛，致十二指肠胃返流。

3. 避免应用降低 LES 的药物 如抗胆碱能药、异丙基肾上腺素、多巴胺、左旋多巴、酚妥拉明、钙离子通道阻滞剂、前列腺素 E_1、E_2、A_2、安定、氨茶碱、喘定、烟酸、吗啡、黄体酮、雌激素、生长抑素、胰高血糖素等。

4. 避免增加腹压有关因素 如减轻体重、消除肥胖、不穿紧身衣裤、不紧束腰带、尽量避免举重物、弯腰等增加腹压的动作和姿势，防治咳嗽、便秘、呕吐、腹胀、腹水等病症。

5. 治疗某些可促进胃 – 食管返流的疾病 如食管裂孔疝、十二指肠球部溃疡、胆石症等。

（二）药物治疗

1. 抗酸剂和抑酸剂

（1）抗酸剂：包括单一的或复方的碱性药物，抗酸剂的作用主要是中和胃酸，提高胃内的 pH 值，以减少返流物对食管粘膜的刺激。据文献报道，抗酸剂可增加食管下端括约肌的压力，减少胃食管返流的次数。用抗酸剂可立即缓解烧心等症状，但需频繁给药，用药剂量较大，易致便秘或腹泻。

（2）H_2 受体拮抗剂：主要有西米替丁（泰胃美）、雷尼替丁、法莫替丁和尼扎替丁，这些药物通过完全阻滞壁细胞上 H_2 受体来抑制胃酸的分泌，从而减低返流的胃内容物的含酸量。用常规剂量的 H_2 受体拮抗剂短程治疗可缓解症状，愈合轻、中度食管炎。

大多数实验研究中，开始用西米替丁 400mg，每日 4 次，以达到 24h 内均有较强的抑制胃酸分泌，亦有主张 400mg，每日 2 次，或 800mg，每日一次。研究表明，酸返流最明显的时间是在傍晚后数小时，晚餐后一日一次给药优于睡前一次给药效果。在各级食管炎中，尽管不同剂量的西米替丁均有一定的愈合效果，但愈合率与食管炎的严重度呈反比。治疗需 6～8 周或更长时间。

雷尼替丁的常规剂量为 150mg，每日 2 次或 300mg，每晚一次。

法莫替丁的常规剂量为 20mg，每日 2 次，也有试用 40mg，每晚一次。

从理论上讲，法莫替丁抑酸作用强于雷尼替丁，雷尼替丁强于西米替丁。

由于用常规剂量的 H_2 受体拮抗剂治疗返流性食管炎不尽人意，尤其食管炎的愈合率较低（约20%～58%），故试图用联合、长程治疗或使用大剂量 H_2 受体拮抗剂来改善愈合率。

联合治疗：系指 H_2 受体拮抗剂与促运动药联合应用，较多推荐的促运动药为西沙比利。实践证明联合用药可提高疗效，提高食管炎的愈合率，又不致过度增加 H_2 受体拮抗剂的剂量，值得推广。

有学者试图延长治疗时间来改善 H_2 受体拮抗剂的疗效，如从 6 周延长至 8～12 周，甚至 20 周，并未达到明显提高疗效的目的。

大剂量 H_2 受体拮抗剂：由于常规剂量的 H_2 受体拮抗剂抑酸不足，故有将西米替丁加大至每日 1600mg 或更多，雷尼替丁加大至每日 600～900mg 或更多，疗效虽可提高，但副作用亦增加，不便长期大量应用。

（3）质子泵抑制剂：又称 H^+-K^+-ATP 酶抑制剂，是一类强力抑酸剂。现应用的有奥美拉唑（Omeprazole，商品名 Losec 洛赛克）及兰索拉唑（Lansoprazde，商品名 Takpron 达克普隆）。在治疗 GERD 中，其作用比 H_2RA 强，尤其是对重症食管炎及用 H_2RA 无效的病例，应用质子泵抑制剂可获更好效果，在症状缓解率及食管炎的愈合率方面均优于 H_2RA。有学者报道，用奥美拉唑治疗 4 周后，59% 的患者的烧心症状消失，76% 没有食物及酸返流，82% 没有其他返流症状，44% 没有任何症状，相比之下，雷尼替丁却分别只有 27%、63%、70% 及 20%。综合研究表明，用奥美拉唑每日 20mg 治疗 4 周，食管炎的愈合率达 63%～76%，8 周后达 80%～88%，而用雷尼替丁每日 300mg 治疗 4 周，食管炎愈合率只有 28%～43%，8 周后也只达到 40%～56%。另一组报道用兰索拉唑每日 30mg，8 周后食管炎愈合率达 91%～92%，而用雷尼替丁每日 300mg，八周后食管炎愈合率仅为 39%～53%。尤其对较重食管炎者（3 级及 4 级），雷尼替丁的愈合率仅 20%～30%，而兰索拉唑及奥美拉唑则可达 90% 以上。对应用 H_2RA3 个月以上仍无效的病例，改用奥美拉唑每日 40mg 或兰索拉唑每日 30mg8～12 周后有效。

国内 GERD 者一般症状较轻，重症食管炎也较国外低，故用奥美拉唑每日 20mg 或兰索拉唑每日 30mg 均可获得较好疗效，疗程一般 4～8 周，对重症者可适当增加每日剂量或延长用药时间。

抑酸治疗虽能缓解症状并使食管炎愈合，但并未改变其动力障碍，故一旦停药，症状及（或）食管炎症又可复发，尤其是严重病例即使应用质子泵抑制剂，停药后半年内有 90% 的患者复发，因此应注意停药后的维持治疗。只要其动力障碍未得到根本解决，就可能需长期用药。维持治疗的用药剂量视病情而定，如用 H_2RA，可先用其治疗剂量的半量，无效则随时更改剂量以达到控制症状为止。奥美拉唑可用每日 20mg，亦可试用隔日 20mg，也有用每周连用 3d，每日 20mg，停用 4d，如此周而复始下去作维持治疗。关于长程治疗的安全性是人们所关注的问题。国外有长期应用 H_2RA 的报道，有坚持用西米替丁 10 年的市售后监测经验，因对 H_2RA 的药物相互作用已经了解，因此在处方时可事先加以注意。国外虽也有应用奥美拉唑维持治疗数年（对重症食管炎）的报道，但对其可能产生的副作用，如高胃泌素血症、肠嗜铬样细胞增生甚至类癌的发生仍应加以必要的监察。

2. 促运动药　此类药物的主要作用是旨在促进食管推进性蠕动，增强食管廓清功能，提高 LESP，促进胃排空，从而减少胃 - 食管返流。

（1）氨甲酰胆碱：又名乌拉胆碱，为拟胆碱能药，可增加 LESP 及食管的廓清功能，促胃排空作用较少，用量 25mg，每日 4 次。因其可促进胃酸、唾液分泌及使腹痛等副作用，已极少应用。

（2）胃复安：为多巴胺拮抗剂，可促进胃排空，增加 LESP 的作用，较乌拉胆碱更强，不增加胃酸分泌，对增加食管廓清能力不明显。常用剂量 10mg，每日 3 次，必要时睡前加服一次。此药副作用较大，有头晕、乏力、不安、共济失调及锥体外系症状等，故不宜长期应用。

（3）多潘利酮：此药也是多巴胺拮抗剂，但它不能透过血脑屏障，因此，中枢神经副作用较少，一般不出现锥体外系副作用，但可出现催乳作用。常用剂量 10 ~ 20mg，每日 3 次。

（4）西沙比利：目前认为其作用是促进肠肌神经丛节后神经末梢释放乙酰胆碱或增加乙酰胆碱的效能，从而促进食管、胃、十二指肠、小肠及大肠的推进性蠕动。它可增加食管廓清能力，增加 LESP，促进胃排空，是目前国际上最为推荐的促运动药。该药副作用较少，因胃肠运动增快可出现腹痛或腹泻。常用剂量为 5 ~ 10mg，每日 3 ~ 4 次。

3. 其他药物

（1）藻酸类制剂：此类药与唾液作用形成一种高粘稠度的泡沫状物质，飘浮在胃内容物上面，可阻碍胃内容物返流入食管。国产制剂有盖胃平片，每次 3 ~ 4 片，每日 3 次，嚼细后吞服。

（2）粘膜保护剂：硫糖铝在受损粘膜表面形成一层保护膜，使其不受胃酸、胃蛋白酶及胆盐侵蚀。

此两类药物只能作为返流性食管炎的辅助用药，单用此类药无肯定效果。

4. 抗 Hp 治疗　近几年大量研究资料表明，Hp 是寄生在胃粘膜上皮细胞表面，胃粘液层下的一种微需氧菌，并已表明其与慢性胃炎及消化性溃疡的发病密切相关。既然返流性食管炎 RE 可合并存在 Barrett 食管，即存在胃柱状上皮，则可能有 Hp 寄生，因此有抗 Hp 之适应症。可用胶体铋（如枸橼酸铋钾）联合敏感抗生素治疗。我们曾发现，部分返流性食管炎患者用抗酸治疗效果不明显，改用胶体铋单用或联合抗生素治疗后症状可改善。

（三）手术治疗

有少部分 RE 患者最终可能需要手术治疗，但尚无统一指征，以下情况可考虑手术治疗。

1. 经内科正规治疗 6 个月以上无效，症状仍严重，特别是返流物吸入呼吸道引起的症状难以控制者。

2. 食管炎症严重不能愈合或并有食管出血、溃疡及食管狭窄者。

3. Barrett 食管伴有重度不典型增生者。

【疗效标准】

1. 愈合　症状消失，X 线或食管镜检查粘膜恢复正常。

2. 好转　症状减轻，X 线或食管镜检查病变有改善。

（高建荣）

第二节　慢性胃炎

慢性胃炎是一常见病，可引起许多消化功能不良症状。我国学者将一些无明显器质性疾病患者的一些消化不良症状多归咎于慢性胃炎。国外学者对有明显消化功能不良症状而无明显消化系统器质性病变的现象称之为非溃疡性消化不良（NUD）。近几年来，国内学者也开始研究 NUD，并对慢性胃炎、十二指肠炎作出重新评价。尽管如此，慢性胃炎的诊断在我国仍应用较广。

【病因及发病机制】

慢性胃炎的病因尚未十分明确，与多种因素共同作用有关。

1. 食物及药物因素

进食过冷、过热、有刺激性或粗糙食物，暴食、饮酒、吸烟、饮浓茶、咖啡等均可使胃粘膜受损而致慢性炎症。因其他疾病长期服用某些化学药物，如非甾体类抗炎药等，亦可损害胃粘膜致炎症变化。

2. 胆汁返流

幽门功能不全，可致十二指肠胃返流，胆汁和十二指肠液的其他化学成分可直接损害胃粘膜。十二指肠疾病、术后胃及胆囊功能不全亦，可致胆汁返流。

3. 免疫因素

一些慢性萎缩性胃炎的发病被认为与自体免疫反应有关。这些患者的血中有时可找到内因子抗体或壁细胞抗体。

4. 幽门螺杆菌（Hp）感染

大量研究表明，Hp 感染是引起慢性胃炎的重要因素。资料表明，慢性胃炎患者 Hp 的感染率为 50% ~ 80%。Hp 可释放细胞毒素，还产生一些有害的酶（如尿素酶、过氧化氢酶、脂酶和磷脂酶等），引起宿主局部免疫反应等因素致病。近年发现慢性胃炎的活动与 Hp 的感染密切相关。

5. 全身疾病影响

有些疾病可导致胃粘膜的保护功能下降（如缺血、缺氧等），易致慢性胃炎的发生，如慢性肺心病、肝硬化门脉高压、慢性肾炎等。

【分类】

1982年在重庆召开的全国慢性胃炎讨论会上拟定的慢性胃炎的类别有：浅表性胃炎、萎缩性胃炎和肥厚性胃炎。肥厚性胃炎因不易获得胃上皮细胞肥大的证据，故对其是否存在尚有争论，即使有也极为少见，以上分类较为简单，不能包括内镜所见的一些其他情况，如糜烂性胃炎等。1990年9月在悉尼召开的世界胃肠病大会上欧美学者提出了胃炎新分类－悉尼系统，包括组织学分类及内镜分类两部分。内镜分类包括萎缩性、充血/渗出性、扁平糜烂性、隆起糜烂性、出血性、返流性及皱襞增粗性等类型。

早年Strickland将慢性萎缩性胃炎分为A型及B型，A型即胃体萎缩性胃炎，认为其发病主要与免疫因素有关，B型胃炎即胃窦萎缩性胃炎，认为其发病主要与胆汁返流有关。国内较少应用此种分类法。

【临床表现】

1. 症状体征

慢性胃炎患者的症状无明显特异性，而且其症状的轻重与炎症的严重程度不一定完全一致。常见的临床症状有上腹痛、上腹不适、饱胀、早饱、反酸、嗳气、恶心、呕吐、腹泻、食欲差及上消化道出血等。

慢性胃炎患者的体征可不明显，有时有上腹或剑突下压之不适感。一些症状较重或慢性萎缩性胃炎者由于长期食欲不振可出现贫血、消瘦及维生素缺乏的表现，如舌炎、夜盲、皮肤粗糙等。

2. 内镜表现

（1）浅表性胃炎：正常胃粘膜为桔红色，浅表性胃炎时胃粘膜弥漫或局限性充血，可呈片状、条状如红斑状，胃粘膜水肿，反光增强，有时胃粘膜表面附着有较粘稠的粘液或胆汁斑。

（2）萎缩性胃炎：胃粘膜变薄，可透见粘膜下血管，粘膜色泽变淡，带灰色，这种色泽改变可较弥漫，亦可局限于某一区域，亦可呈斑片状分布。有时萎缩性胃炎粘膜粗糙呈颗粒状（如桔皮样），有的则形成结节状，多为上皮的过形成所致。

（3）出血糜烂性胃炎：可见胃粘膜表面有形状及大小不一的糜烂灶，呈点状、片状、条状或融合成大片。糜烂面上附有黄白色苔，周边充血，糜烂面之间可伴有陈旧或新鲜出血点及出血斑，有时还可见到糜烂面上有活动性渗血。

（4）隆起糜烂型胃炎：这是慢性胃炎（糜烂性胃炎）的一种特殊类型，即过去所指的疣状胃炎或痘疹状胃炎，其主要特点为胃粘膜上形成圆形隆起样病变，中心呈脐凹状，有圆形或类圆形，高度一般为2~3mm，直径约3~5mm，中心凹陷，可呈糜烂状或陈旧性血斑，其周围隆起多与胃粘膜色泽相同，数目多少不等，以胃窦部多见，亦可见于胃体及窦体交界处。另一种类型为不规则形，呈蛇形或腊肠形，其嵴上亦可见凹陷及糜烂或出血表现。此种类型除较多见于胃窦外，胃大弯亦较多见。

以上各类型胃炎可以单独存在，也可以混合存在，如胃窦为浅表胃炎，胃体可为萎缩性胃炎。在萎缩性胃炎基础上也可出现糜烂、出血等情况。

胃镜检查不仅可通过肉眼来判断胃炎的类型，还可通过胃粘膜活检从组织上加以证实，并可了解有无炎症活动的表现，同时可通过活检进行 Hp 的检测。

3．其他客观检查

胃肠 X 线钡餐检查对慢性胃炎的诊断价值较小，但可排除其他器质性病变。通过气钡双重造影，有时对隆起型糜烂性胃炎的诊断有帮助。胃超声检查可显示胃壁不同组织层次的声像图。慢性萎缩性胃炎由于腺体萎缩致粘膜变薄等组织学变化可通过胃超声检查加以诊断。由于此仪器价格昂贵，国内尚未能广泛开展。

【诊断】

1．有消化不良症状。

2．内镜检查及活检是目前诊断慢性胃炎的最可靠方法。

【治疗】

（一）防治致病因素

1．饮食治疗　慢性胃炎患者最好戒酒或尽量减少饮酒，尤其是烈性酒。避免刺激性食物及粗糙不易消化的食物，如浓茶、咖啡、辛辣食物，过重的调味品等。

纠正不良饮食习惯，尤其切忌暴饮暴食。进食时应细嚼慢咽，以使食物与唾液充分混合而利于消化。应尽量做到按时就餐，以防饥饱不等。

戒烟甚为重要，因尼古丁可直接刺激胃粘膜并引起胃酸分泌增加，并能致胃粘膜血管收缩，减少粘膜血流，降低胃粘膜的保护功能，尼古丁还可松弛幽门括约肌，致使胆汁返流。

2．避免服用对胃粘膜有刺激的药物　如非甾体类抗炎药等，如果因其他病情需要服用此类药物，应与胃粘膜保护剂或抗酸药同时应用。

3．防治胆汁返流　可用消胆胺以络合返流到胃内的胆盐，减少胆汁酸对胃的不利影响。用量为每次 3g，每日 3 次。为了减少胆汁返流，可应用促胃运动药，促进胃排空以减少胆汁返流入胃。可用多潘利酮、小剂量红霉素、胃复安或西沙比利。另外应治疗一些易导致十二指肠胃返流的疾病，如十二指肠球部溃疡、胆囊功能不全等疾病。

4．抗 Hp 治疗　Hp 感染是慢性活动性胃炎的重要因素。清除或根除 Hp 感染可使 Hp 相关性胃炎得到改善。目前主要应用抗 Hp 治疗的药物是胶体铋和抗生素。虽然根据体外药物敏感试验，许多抗生素对 Hp 均有效，但根据临床应用观察认为，羟氨苄青霉素（口服，每次 1g，每日 2 次）、灭滴灵（口服，每次 0.4g，每日 2 次）、四环素（口服，每次 0.25g，每日 3～4 次）等疗效较好。

胶体铋有杀灭 Hp 的作用，常用的有胶态次枸橼酸铋（CBS）及次水杨酸铋（BSS），前者目前市售有冲剂及片剂，每次使用 110～120mg，每日 4 次，2～8 周为一疗程。单用胶体铋（CBS）对 Hp 的清除率为 40%～80%，根除率为 20%～30%，若与抗生素合用，可提高其对 Hp 的根除率。

上述抗生素的用量为常规剂量，疗程为 1～2 周或更长，一般均与胶体铋联合应用，即所谓二联疗法（即 CBS＋羟氨苄青霉素或其他抗生素）、三联疗法（即 CBS＋羟氨苄青霉素＋灭滴灵或其他抗生素）。国外较多应用四环素，而四环素在我国为淘汰产品，几乎不用。

其他治疗 Hp 的药物尚在试验中，如乙酰氧肟酸（AHA）、1% 双氧水等。

（二）胃粘膜保护剂

1. 胶体铋（CBS）　CBS 不仅可杀灭 Hp，还对胃粘膜有保护作用。它可降低胃蛋白酶的活性，促进胃粘液的分泌，与胃粘膜蛋白质结合形成一层网络样结构，附着在胃粘膜表面，防止胃酸胃蛋白酶的侵袭作用。

2. 硫醣铝　进到胃内后形成一层胶体保护膜，覆盖在胃粘膜表面上。它还有吸附胆汁酸及胃蛋白酶的作用，以减少它们对胃粘膜的损害。有学者认为，它还可促进内生前列腺素的合成。用法：每次 1g，每日 4 次，餐前服用，如为片剂，最好嚼细后服用。

3. 合欢香叶酯　可促进胃粘膜上皮更新，增强胃粘膜的修复能力。用法：每次 15～20mg，每日 4 次。

4. 麦滋林-S 颗粒剂　本品 1g 内含有水溶性奠（1.4-二甲基-7-异丙奠-3-磺酸钠）3mg 及 L-谷氨酰胺 990mg。水溶性奠有抗炎、抗过敏、抗胃蛋白酶及促进肉芽生长的作用。L-谷氨酰胺可促进氨基己糖、粘多糖的合成，故具粘膜保护作用。临床上用于治疗慢性胃炎，亦可作为消化性溃疡辅助治疗药。用药后对改善慢性胃炎的腹痛、腹胀等症状有较好作用，且无严重明显副反应。用法：1 包（含 0.67g）/次，每餐前半小时冲服。

5. 其他　胃膜素对胃粘膜亦有一定的保护作用。生胃酮由于副作用大，很少应用。前列腺素制剂由于价格昂贵，国内极少应用。

（三）对症治疗

慢性胃炎患者的症状可因胃炎的类型及个体差异而有所不同。

慢性浅表性胃炎（尤其是胃窦部胃炎）、糜烂性胃炎（包括隆起糜烂性胃炎）可以上腹痛症状为主，及呈现胃酸增高等现象，对此类患者可给予解痉止痛药，如普鲁苯辛、颠茄合剂等，同时给予抗酸药，如氢氧化铝胶、胃舒平、胃必治、东得胃及 H_2 受体拮抗剂等。糜烂性胃炎并消化道出血时则按上消化道出血处理。

慢性萎缩性胃炎一般胃酸偏低，可有腹胀、食差、消化不良等症状。对胃酸低的患者可给予弱酸治疗，用 1% 稀盐酸 5～10ml，每餐前 15min 服用（或维生素 C 片 0.1～0.2g），可同时服用胃蛋白酶合剂，每次 10ml，每日 3 次，亦可食用少量食醋。对腹胀者可用促胃肠运动药，如多潘利酮、小剂量红霉素、西沙比利等，亦可用较大剂量的维生素 B_1 片，每次 50mg，每餐前 1 次。根据我们的对照观察，用维生素 B_1 片较大剂量与多潘利酮 10mg，每日 3 次，对改善腹胀等症状无明显差异。

对精神较抑郁的患者，可给予抗焦虑药如多虑平等。对精神紧张者可给予安定剂等。

（四）中医中药治疗

一些中成药对改善胃炎症状有一定疗效，如猴头菌制剂、赛霉胺胶囊等。祖国医学应用辨证论治对不同类型及不同症状的患者进行治疗有较悠久的历史及丰富的经验。

（五）手术治疗

慢性胃炎较少采用手术治疗，只有慢性萎缩性胃炎在随访观察中病理组织活检有重度不典型增生时可行手术治疗。

【疗效判断】

慢性胃炎除出血及/或糜烂性胃炎在治疗前后其内镜及组织学表现可有较明显的变化外，浅表性胃炎及萎缩性胃炎在短程治疗后，内镜表现不一定有明显变化，组织学上判断更为困难，故判断慢性胃炎的疗效可从以下几方面综合分析：

1. 临床症状　消失，好转或无改变。

2. 内镜检查肉眼观情况。

3. 炎症活动情况（活检组织）。

4. Hp 情况。

【慢性萎缩性胃炎的预后】

慢性萎缩性胃炎作为胃癌的一种癌前疾病早已引起人们的关注。一般认为，胃癌的发生率约为 $2.5\% \sim 5\%$。对那些中年以上、胃酸低下、发生在胃窦部及伴有不典型增生的慢性萎缩性胃炎应高度警惕，加强随访观察，每年均应进行胃镜检查，有重度不典型增生者应手术治疗。

（高建荣）

第三节　消化性溃疡

消化性溃疡（PU）主要指胃溃疡（GU）及十二指肠溃疡（DU），临床十分常见，据国外统计，约 10% 的人在其一生中曾患此病，尤以十二指肠溃疡更多见，男女均可发病，十二指肠溃疡以青壮年发病最多，胃溃疡的发病平均年龄比之稍大。

【病因及发病机制】

本病的发病机制较复杂，尚未完全明确，本世纪中期以来，一直认为 PU 为胃酸相关性疾病，曾提出"无酸、无溃疡"。目前认为，本病主要是损害性因素与保护机制的平衡失调而导致。近十多年以来，认为本病的发生与胃幽门螺杆菌（Hp）感染密切相关。现简述如下。

（一）损害性因素

1. 胃酸及胃蛋白酶的作用　胃酸被认为是引起 PU 的主要因素之一，胃酸由壁细胞分泌，研究发现十二指肠溃疡患者的壁细胞是正常人的 2 倍，壁细胞的多少可能与遗传因素有一定关系。

壁细胞表面上有三种受体，即胆碱能受体，胃泌素受体与组织胺 H_2 受体，可分别被乙酰胆碱、胃泌素及组织胺所激活而分泌盐酸，因此凡是能使乙酰胆碱、胃泌素及组织胺分泌增加的因素均可使胃酸分泌增加，促进溃疡的发生，如迷走神经兴奋等。

神经和体液因素也影响胃酸的分泌，胃酸分泌过高时可反馈抑制胃泌素水平，从而使胃酸分泌减少，胰泌素、生长抑素、抑胃肽等均可抑制胃酸分泌。

2. 药物因素　许多药物通过不同机制可使胃酸胃蛋白酶分泌增加或直接损害胃粘膜的保护功能，如水杨酸盐类制剂（阿司匹林）、非甾体类抗炎药、肾上腺糖皮质激素等，可促使原有溃疡活动，或诱发广泛胃粘膜糜烂或溃疡。

3. 饮酒和吸烟　酒精对胃粘膜有直接刺激，吸烟可致胆汁返流，减少胃粘膜血流。

（二）保护性机制

1. 粘液屏障　胃粘膜表面附有一层厚度为 $1 \sim 3mm$ 粘液，可防止粗糙食物对胃粘膜的机械损伤。胃粘膜还可分泌碳酸氢离子（HCO_3^-），中和胃酸，使粘液表面 pH 接近 7，与胃腔内 H^+ 保持一个酸梯度。

2. 粘膜屏障　正常胃粘膜上皮有防止胃腔内 H^+ 向胃壁扩散的作用，此即胃粘膜屏障，主要是胃粘膜上皮细胞表面的脂蛋白层，一旦脂蛋白层受到破坏，粘膜屏障作用消失，H^+ 可从胃腔渗入胃粘膜内（H^+ 反向扩散），刺激粘膜内肥大细胞，使组织胺分泌增加。组织胺一方面刺激 H_2 受体使胃酸分泌增加，另一方面组织胺使粘膜血管扩张、充血、渗出、出血、使胃粘膜糜烂，或形成溃疡。

3. 粘膜血流　正常胃、十二指肠粘膜有丰富的血流，供给粘膜氧和营养物质，当粘膜血管淤血或缺血时易发生溃疡。

4. 粘膜上皮细胞更新　正常胃、十二指肠粘膜有高度的更新能力，约 $3 \sim 5d$ 可全部更新一次，如粘膜细胞更新受阻使受损粘膜不能得到及时修复，易致溃疡发生。

5. 前列腺素　胃、十二指肠粘膜可内生前列腺素，主要是 PGE_2，已知前列腺素有上述多种胃粘膜保护功能，对保持胃粘膜完整性起重要作用，而且前列腺素还有抑制胃酸的作用，因此当胃、十二指肠粘膜内的前列腺素减少时易导致溃疡。

6. 表皮生长因子（EGF）　近几年来对表皮生长因子的研究表明它对胃肠粘膜有重要保护作用，但其机制尚不明，可能有刺激胃肠粘膜内 DNA 合成的作用。

（三）幽门螺杆菌（Hp）感染

自 1982 年 warren 和 Marshall 发现胃内存在 Hp 以来，大量研究已表明，Hp 为慢性胃炎的病因，与消化性溃疡的发病密切相关，特别是十二指肠溃疡，约 $80\% \sim 95\%$ 的胃炎合并有 Hp 感染，因此有学者提出 PU 是一种感染性疾病，甚至有作者提出"无 Hp，无溃疡"，但人们注意到，Hp 在我国人群中感染率虽高（约 $50\% \sim 90\%$），其中大多数并未发生消化性溃疡，Hp 的致病机制尚不清楚，这可能与宿主的个体差异，菌株的类型及致病性（如是否产生致空泡毒素）等因素有关。

（四）其他因素

消化性溃疡的发病还可能与遗传因素及某些全身性疾病，如肝硬化、甲状旁腺机能亢进、慢性肺部疾病等因素有一定关系，其因素可能是多方面的。

【临床表现】

消化性溃疡的临床表现主要是剑突下或上腹部疼痛,多为胀痛、隐痛。其典型表现为慢性、周期发作性及有节律性的疼痛,部分患者有背部放射痛,约有1/2的患者无典型的上腹部疼痛史,仅表现为上腹不适、反酸、嗳气等,尚有15%~20%的患者可以无任何临床症状,而以其并发症的表现为首发症状,其中最常见的是上消化道出血,少数突发穿孔,此类患者称为无症状性消化性溃疡或静止性溃疡。

消化性溃疡的体征可不明显,有时仅有剑突下压痛,部分患者可用一个手指明确指出其疼痛部位 - 指点压痛。

【并发症】

1. 上消化道出血 是PU最常见的并发症,表现为呕血、黑便,严重出血者可有失血性休克表现。

2. 穿孔 溃疡穿孔如向游离腹腔穿透,胃肠内容物流入腹腔可形成化学性腹膜炎,可有典型急腹症表现,如穿孔向周围脏器(胰、肝)穿透,形成穿透性溃疡,患者原有的腹痛加剧且持续,药物治疗效果差。

3. 幽门梗阻 由幽门管及或球部溃疡的炎症水肿或瘢痕狭窄所致,表现为呕吐隔餐或隔日食物,可有胃潴留体征。

4. 癌变 约5%的胃溃疡可发生癌变,故对胃溃疡者应更加密切观察。

【特殊检查】

1. 粪便隐血试验 一般如经3天素食后粪便隐血试验阳性,提示溃疡处在活动期,经治疗后可转阴。胃溃疡患者如经治疗后粪便隐血持续阳性应高度警惕恶性溃疡。

2. X线钡餐检查 有溃疡的直接征象—龛影,可确诊。应用气、钡双重对比造影可提高诊断率,间接征象如球部变形、激惹征等不能作为确诊依据。

3. 胃镜检查 是诊断溃疡的最主要手段,由于内镜器械的进展,在胃及十二指肠球部已无盲区,内镜下可发现浅小溃疡、特殊部位溃疡(如胃底近贲门口下方、十二指肠后上壁等)。胃镜下还可作活检以鉴别良恶性溃疡,同时可取材作幽门螺杆菌的检测。

【诊断】

1. 临床症状 有上腹痛、反酸、嗳气等上消化道消化不良的症状,但这些症状无特异性,故确诊需要有客观检查证据。

2. 胃镜检查 发现有溃疡病灶,活检排除恶性溃疡。

3. X线钡餐检查 有良性溃疡的直接征象 - 龛影。

如有1、2两项或1、3两项同时具备则可确诊。

【治疗】

消化性溃疡的治疗不仅是控制症状,促进溃疡愈合及防止并发症,还需要尽量减少复发或不复发,由于治疗药物的发展,目前对消化性溃疡治疗的近期疗效已较满意,但如何控制溃疡复发也成为主要问题,虽然根除Hp的治疗使溃疡复发率明显降低,但并未完全解决本病复发问题。

（一）一般治疗

消化性溃疡活动期应注意适当休息，不能过劳，避免精神紧张及情绪波动，生活应有规律，避免熬夜。

消化性溃疡患者的饮食虽无特殊食谱，但应注意进软食或易消化食物，胃酸高者进面食更合适。应避免进刺激性食物及酸性食物，如辛辣、胡椒、浓茶、咖啡、酸醋及酸性饮料。进餐应定时，勿过饱，症状重者宜少食。进食牛奶有利有弊，牛奶对胃粘膜有一定保护作用，且能暂时中和胃酸，但牛奶含钙较高，钙吸收后可刺激胃酸分泌，对溃疡不利，故牛奶不宜多饮。

烟、酒对消化性溃疡均为损害因素，应戒烟、禁酒。

水杨酸类药、非甾体类抗炎药及肾上腺糖皮质激素等药应尽量避免应用，如因其他疾病需用此类药时应与抗溃疡药同时应用。

（二）药物治疗

针对目前认识的发病机制，其药物治疗主要包括三个方面：即降低胃酸、提高粘膜抵抗力及抗 Hp 感染，分述如下。

1. 降低胃酸药物　胃蛋白酶必须在酸性条件下才能发挥其作用，当 pH 为 $1.5 \sim 2.0$ 时其活性最强，当 pH >6.0 时其活性消失，故提高胃内 pH 以减少胃蛋白酶对粘膜的损害很重要。降低胃酸药物有多种，包括抗酸药，H_2 受体拮抗剂、抗胆碱能药，胃泌素受体拮抗剂及质子泵抑制剂等。

（1）抗酸药：抗酸药的主要作用是中和胃酸，并不能抑制胃酸分泌，此类药主要是一些碱性盐类。在选择碱性药物时应注意避免在胃肠道易吸收的药物，以免引起过多的碱吸收及或引起继发性胃酸增高，如碳酸氢钠、中和胃酸作用较快，故止痛作用亦快，但此药易吸收，作用时间短，吸收后易致碱中毒及钠潴留，故临床很少单用此药作抗酸剂，有时作为复方制剂中的成分之一。碳酸钙本身不吸收，但在胃内与盐酸作用形成氯化钙，后者可吸收，钙吸收后可刺激胃酸分泌，引起继发性胃酸增高，长期应用，可致钙沉着，对肾脏不利，此药亦多作为复方制剂成分之一。不吸收的抗酸药有氢氧化铝凝胶（亦有片剂）、氢氧化镁乳剂、次碳酸铋、氧化镁等。由于铝、铋等制剂可致便秘，镁制剂可致腹泻，为了减少各种药物的用量及副作用，可将不同制剂按不同成分不同比例作成复方制剂，有时还加入某些抗胆碱能药，如市售胃舒平、胃得乐、乐得胃、胃必治等均为此类复方制剂。选择复方制剂时应注意其所含的药物成分，另外还应注意抗酸制剂的崩解性，如药物暴露空气中保留时间过长，水分易于丢失，使药物变坚实，在胃内不易崩解，不能起到中和胃酸作用。抗酸药一般主张在餐后 $1 \sim 2h$ 服用，睡前加服一次。由于其抗酸作用时间较短，国外学者主张增加白天给药次数，可增至 $6 \sim 8$ 次/d，几乎每 $2 \sim 3h$ 给药一次。

（2）抗胆碱能药：理论上抗胆碱能药能对抗乙酰胆碱以达到抑制胃酸分泌作用，但要达到抑制胃酸分泌作用需较大用量，但会出现一些其他抗胆碱能的副作用，如口干、颜面潮红、心率加快、瞳孔散大等。传统的抗胆碱能药，如阿托品、普鲁本辛、溴苯辛、颠茄等，已很少作为抑酸药用于治疗消化性溃疡。由于此类药有解平滑肌痉挛、减慢胃肠运动的作用，故有时应用于减轻消化性溃疡的疼痛症状，在应用此类药时，如有青光眼、前列腺肥大、幽门梗阻、胃食管返流等疾病存在，则不宜应用。

哌仑西平是近些年来应用的一种新的抗胆碱能药，它选择性地作用于胃粘膜的毒蕈碱受体，没有其他方面的抗胆碱能副作用，用量：50mg 每次，每日 3 次，其疗效报道不一，国内尚缺乏大样本的多中心试验观察。

（3）丙谷胺：多数倾向认为它是胃泌素拮抗剂，但其作用较弱，仅作辅助治疗用药，用量：0.2 ~ 0.4g，每日 3 次。

（4）组织胺 H_2 受体阻滞剂（H_2RA）：壁细胞上 H_2 受体与组织胺结合后，通过壁细胞内第二信使作用致胃酸分泌，H_2RA 可阻断这种作用，使组织胺不能与 H_2 受体结合，从而达到抑制胃酸分泌作用，不仅使空腹胃酸分泌减少，也使餐后胃酸分泌减少，目前已应用于临床的 H_2RA 有多种。

西米替丁即甲氰咪胍，是最早合成应用于临床的 H_2RA。开初推荐的服药方法为每次 0.2g，每日 3 次，睡前加服 0.4g，一天总量为 1.0g。经研究发现每次给药 0.4g，每日 2 次，总量为 0.8g，其疗效与每日总量 1.0g 的给药方法相同，故后多采用每日 2 次给药法，减少了服药次数及每日的总剂量。根据胃酸分泌以夜间为主（夜晚迷走神经兴奋性增高）的理论，又将西米替丁的服用方法改为 0.8g 睡前一次顿服，而且收到了相类似的治疗效果，服药方法日趋简便。目前临床上多采用后两种服药方法。治疗 DU 疗程为 4 ~ 6 周，用药 4 周后，可使 70% ~ 80% 的 DU 愈合，增加疗程可望提高愈合率，治疗 GU 疗程需 6 ~ 8 周或更长，疗效亦不如 DU。西米替丁的副反应有周围血白血球减少、ALT 增高、乏力等，但停药后可恢复，少数可出现男子乳房发育和阳萎，亦有少数报道可出现精神错乱。西米替丁可抑制肝脏内药酶 – 细胞色素 P_{450} 的活性，从而减弱或延缓某些药物在肝脏内的代谢，使其清除减少，使这些药物的作用得以延缓或蓄积，如安定、苯妥英钠、利眠宁、消炎痛、心得安、华法林、茶碱等，故当西米替丁与这些药物同时应用时应特别注意后者的蓄积作用。

雷尼替丁为第二代 H_2RA，其抑酸作用据认为比西米替丁强 5 ~ 8 倍，国外商品名为"Zantac"，是目前应用最广泛的 H_2RA。用法：每次 0.15g，每日 2 次，或 0.3g 睡前一次顿服。本药副作用较小，与西米替丁相比，它不影响男子乳房发育及阳萎，亦不引发精神症状，对肝脏内 P_{450} 的抑制作用也较小，在治疗消化性溃疡的疗效上与西米替丁相近。

法莫替丁为第三代 H_2RA，认为其抑酸作用比西米替丁强 20 倍。用法：每次 20mg，每日 2 次，或 40mg 睡前，一次顿服。本药副作用小，对肝脏 P_{450} 亦无抑制作用，有时可出现头昏、口干、便秘等症状，停药可消失。国外报道其治疗消化性溃疡的疗效高于雷尼替丁及西米替丁。国内曾有一项多中心研究报道，国产法莫替丁与国产雷尼替丁疗效相近。

其他新型组胺 H_2 受体阻滞剂尚有尼扎替丁，罗沙替丁，此两种药国外临床试用认为其作用均比前述三种 H_2RA 作用强，且副作用小，但国内尚未广泛应用。

（5）质子泵抑制剂：此类药物治疗消化性溃疡（尤其是 DU）的近期疗效已被肯定，但有争议，认为这种迅速的内镜下肉眼观的愈合并不完全，其组织学（包括电镜与光镜）尚未完全复原，故停药后易于复发。此外由于此类药物的强烈抑酸作用，可引起胃内细菌生长及继发性高胃泌素血症，导致胃体 ECL 细胞（Enterochromaffin-likecell 肠嗜铬样细胞）增生，长期服用有产生类癌之虑。根据国外应用经验，认为短程应用治疗消化性溃疡不至于导致类癌的发生，近几年国内应用奥美拉唑较多，尚未见有关报道，但如用此类药作长期治疗，应注意观察。兰索拉唑也是同类药，治疗效果同奥美拉唑相近。

本品对 H_2RA 治疗失败病例多数能奏效，近来有用本品与抗生素联合应用治疗幽门螺杆菌（见下）。

2. 提高粘膜抵抗力药物

（1）胶体铋：系一种与常用可吸收铋盐（抗酸剂）不同的胶态制剂，为络合盐，它在酸性条件下与溃疡周边或糜烂面的蛋白质结合形成铋蛋白赘合物，覆盖于溃疡面上，保护其不受胃酸、胃蛋白酶侵蚀，有"溃疡隔离剂"之称，其制剂有胶态次枸橼酸铋（CBS；国外商品名 De-Nol，国产商品名迪乐、得乐），每颗（或冲剂）含次枸橼酸铋 110～120mg，每次服用 1 颗（或 1 包），每日 4 次。经国内多中心临床试验报道，其治疗消化性溃疡近期疗效与甲氰米胍相似，目前此类药在国内已较广泛应用。近些年，发现此药还有杀灭幽门螺杆菌作用，是根除 Hp 治疗的主要药物之一。本药的副作用为舌苔变黑、牙齿变黑、大便变黑及便秘，停药后可渐消失，偶可致 ALT 一过性增高。虽然本药在胃肠道很少吸收，但长期应用应注意血铋浓度增高，以免产生神经毒性及肾毒性作用。

胶态果胶铋（CBP）是近年我国自行生产的果胶酸有机铋盐，是胶态铋的一种，其与 CBS 的主要不同是果胶酸为大分子有机酸，大分子不易吸收，据认为其胶体特性及粘附性更强。每颗胶囊含 40～50mg，每次服 3 颗，每日 4 次。国内初步应用获得与 CBS 相类似疗效，其副作用为大便变黑、便秘，因系胶囊剂不致舌苔及牙齿变黑。本品亦有较强的杀灭幽门螺杆菌作用。

（2）硫糖铝：其作用机制尚不十分明确，据认为它可在溃疡面上形成一层保护膜，使溃疡面不受酸侵蚀，并认为它有抑制胃蛋白酶活性作用，甚至有刺激内源性前列腺素的合成作用。用量：1.0g/次，每日 3 次。国外应用此药较多，并认为有较好疗效。国内应用此药疗效不理想，仅用于轻症或作辅助治疗。由于该药在胃肠道不吸收，故副作用很少，可致便秘。

（3）生胃酮：是甘草中提取物，有促进胃粘液分泌、促进上皮更新及防止 H^+ 反向扩散等作用。过去曾用于治疗胃溃疡，但由于其有较明显的醛固酮样作用，致浮肿、高血压、低钾等，故现已基本不用。

（4）前列腺素：前列腺素对胃粘膜有多种保护作用且有抑制胃酸作用，理论上对消化性溃疡应用较好作用。从临床应用前列腺素 E_1 类似物米索前列醇的疗效来看，并未获得令人满意的疗效，有报道认为其疗效近似西米替丁。另外此药价格昂贵，国内目前尚未普遍应用。

自从 H_2RA 及质子泵抑制剂相继问世以来，消化性溃疡的近期疗效已较满意，经 4～8 周治疗后，绝大多数溃疡可愈合，但停药后一年内胃溃疡的多发率可达 50% 以上，十二指肠球部溃疡的复发率可达 80% 以上。近十多年来对 Hp 的研究认为，Hp 感染是消化性溃疡复发的重要因素，根据 1994 年国际卫生研究院的意见，Hp 相关性溃疡除了抗分泌药治疗外，无论其是初发亦或复发，均应进行根除 Hp 治疗。众多研究报道，根除 Hp 后，溃疡年复发率可降至 1%～3%。

3. 根除 Hp 治疗　目前认为根除 Hp 的治疗单用胶体铋（CBS）其根除率不到 30%，单用抗生素治疗易产生耐药性，故必须联合用药，关于根除 Hp 治疗的方案尚未统一，是目前研究的一个热点。

（1）以胶体铋为基础的治疗：即所谓经典的三联疗法，用 CBS 120mg，一日 4 次，四环素 500mg，一日 4 次及甲硝唑 400mg，一日 3 次，2 周为一疗程，其 Hp 根除率可达 85% 左右，但如对甲硝唑耐药者，其根除率仅达 50%。亦可将四环素改为羟氨苄青霉素 500mg 一日 4 次，将甲硝唑改为替硝唑，500mg，每日 3 次。三联疗使用药次数较多，患者依从性较差，但价格较便宜。亦可采用 CBS 加其中一种抗生素的二联疗法。

（2）以质子泵抑制剂为基础的治疗：即用洛赛克（或达克普隆）加克拉霉素及或羟氨苄青霉素的三联或二联疗法。质子泵抑制剂用于抗 Hp 治疗的主要机制是其强力的抑制胃酸分泌，提高胃内 pH 值，使抗生素得以在碱性条件下更好发挥其作用。另外有认为质子泵抑制剂本身有抑菌作用。用法：洛赛克 20mg，每日 2 次（如用达克普隆，则 30mg，每日 4 次），克拉霉素 500mg，每日 2 次，羟氨苄青霉素 1.0g，每日 2 次，7d 或 14d 为一疗程，Hp 根除率可达 92%～100%，但是对克拉霉素耐药者则根除率将降低。亦可将克拉霉素及羟氨苄青霉素中的一种更改为替硝唑 500mg，早晚各服 1 次。

近来我国学者在上述治疗方案的基础上试用低剂量抗生素联合 CBS 或质子泵抑制剂的三联疗法，即

	CBS　240mg	每日 2 次
	羟氨苄青霉素　500mg	每日 2 次
	甲硝唑　400mg	每日 2 次
或	洛赛克　20mg	每日一次
	（或兰索拉唑　30mg	每日一次）
	羟氨苄青霉素　500mg	每日 2 次
	甲硝唑　400mg	每日 2 次

这种低剂量的方案获得了与全剂量抗生素方案类似的效果，既减少了药物的副作用，也提高了患者的依从性。

除了上述抗生素外，可供选择的抗生素尚有克拉霉素 250mg，每日 2 次，替硝唑 500mg，每日 2 次，呋喃唑酮 100mg，每日 2 次。

在三联疗法中，亦有用 H_2RA 作为一种基础药，另外加二种抗生素者，亦有一定的根除 Hp 的作用，尚需继续观察。国外有学者应用雷尼替丁及胶体铋合成剂（RBC 即 Pylorid）400mg，每日 2 次，加克拉霉素 250mg，每日 4 次，共用 2 周，其 Hp 根除率达 82%～94%。国内尚未应用。

（3）关于四联疗法：1994 年洛杉矶世界胃肠病大会及近二年有关 Hp 的国际会议，均有学者提出应用四联疗法根除 Hp，即用 CBS + 质子泵抑制剂 + 克拉霉素 + 羟氨苄青霉素（亦可用其他抗生素），疗程一周，认为可提高根除 Hp 的效果，尽管有学者提出 CBS 需在酸性条件下发挥作用，与质子泵抑制剂合用似有矛盾，但认为此时主要问题是针对根除 Hp，所以可以合用。

（4）消化性溃疡长程治疗：根除 Hp 的治疗使消化性溃疡复发率大大降低已得到承认，但有部分消化性溃疡者并不合并有 Hp 感染，尤其是一些胃溃疡患者，据报道，约有 35% 的胃溃疡复发可采用长程治疗（或称维持治疗）。在根除 Hp 治疗应用以前，就有学者提出消化性溃疡维持治疗的方法。即在初始治疗溃疡愈合后开始应用维持治疗，有以下几种方案：

①连续治疗，适用于停药后在短期内易复发者，即溃疡愈合后即使无症状仍每日坚持服药，常用药为 H_2RA，用量多为治疗量的一半，持续时间未肯定，但维持时间越长，复发越少；

②间歇治疗，溃疡愈合后每周服药 2～3d 或周末服药一次治疗量药物，可用 H_2RA，亦可用洛赛克（20mg，周末服 1 次），持续时间亦不肯定，有报道用洛赛克间歇治疗 5 年未发现明显副作用者；

③症状自我疗法（SSC），即症状发作或预感到要发作时随时用药。

（三）手术治疗

由于消化性溃疡药物治疗进展，已明显减少本病的手术率，但下列情况应考虑手术治疗：

1. 消化性溃疡合并出血，经内科治疗无效者，如在急诊胃镜下证实为动脉喷血者应立即手术治疗。

2. 经正规治疗仍反复发作的溃疡者。

3. 消化性溃疡合并穿孔、胃出口瘢痕性梗阻者。

4. 消化性溃疡疑恶变者。

【疗效标准】

判断疗效的主要标准为内镜下溃疡是否愈合，同时应评估 Hp 根除的情况：

1. 愈合　溃疡面完全愈合。

2. 有效　溃疡面缩小 >50%。

3. 无效　溃疡面缩小＜50% 或恶化。

4. Hp 根除　疗程结束后停药 4 周，在胃窦及胃体同时取活检标本检查 Hp，如为阴性，视为已根除，如为阳性则未根除。关于 Hp 的检测方法较多，可因条件而定，一般可用尿素酶试验及活检病理标本 Giemsa 染色，如二者均为阴性可视为已根除。

（高建荣）

第四节　胰　腺　炎

一、急性胰腺炎

急性胰腺炎是一多病因性炎性疾病，由胰腺消化酶被激活后消化自身器官引起。在第一次发作后，大多数患者胰腺在形态或功能上均能或早或晚得到恢复，极少转化为慢性。

【病因与发病机制】

1. 病因　急性胰腺炎常见病因如下。

在急性胰腺炎发作时，如能去除某些能找到的原因则可明显改善病情。而预防性地治疗某些潜在的可导致胰腺炎的疾患，可以防止这种威胁患者生命的疾病的发作。

1. 胆石症；

2. 酗酒　占所有病例数 90%；

3. 非特异性；

4. 腹部手术　特别是胃十二指肠和胆道手术；

5. 代谢性疾病　高脂血症、高钙血症、甲状旁腺功能亢进症、遗传性胰腺炎；

6. 注射性胰腺炎；

7. 外伤；

8. 妊娠；

9. 消化道溃疡；

10. 流出道受阻：十二指肠梗阻、输入襻梗阻（毕 Ⅱ 式手术）；

11. 感染　流行腮腺炎、传染性单核细胞增多症、柯萨奇 B 病毒感染、乙型肝炎病毒感染、沙门菌感染、溶血性链球菌感染；

12. 药物：已证实者有：硫唑嘌呤、双氢克尿噻、雌激素类、磺胺类、四环素类；

可能者　可的松类、氯酞酮、降糖灵、普鲁卡因、丙亚胺；

13. 其他　血管疾病

中毒　蝎咬伤，金属类中毒；

2. 发病机制　发病机制尚未完全明了，目前主要有三种学说。

（1）共同通道学说：此学说由 Opie 在 1901 年提出，认为总胆管和胰管之间有一段共同通道，胰酶可通过此共同通道进入胆管并被激活，随后再与胆汁一起返流入胰管，引起胰腺炎。一般发生于乏特氏壶腹有结石嵌顿者，但这样的共同通道仅存在于18%的人群中，对死于胰腺炎患者尸解仅发现5%在乏特氏壶腹有结石嵌顿。

（2）梗阻－分泌学说：此学说认为先有胰管梗阻（机械性或痉挛性），加上胰液大量分泌而导致急性胰腺炎。国内资料报道，有40%的急性胰腺炎患者发病前有暴饮暴食史，但胰头肿瘤引起胰管梗阻者极少发生急性胰腺炎，结扎动物胰管多不能诱发急性胰腺炎。这些结果似不支持此学说。

（3）十二指肠液返流学说：返流的十二指肠液内含有大量已被激活的胰酶。许多动物实验和临床资料显示，十二指肠液返流可引起急性胰腺炎，如毕Ⅱ氏术后导致的输入袢梗阻及括约肌切开术后，均有发生急性胰腺炎的报道。

【诊断】

临床上常根据病情的轻重将急性胰腺炎分为水肿型（亦称间质型）和坏死出血型两种，但国外许多学者建议将其分为轻重两型，因其真正的病理变化在体外无法了解。确诊急性胰腺炎应有以下三条标准：

1. 急性起病，剧烈腹痛，发热，腹部症状与体征分离，伴或不伴有休克。

2. 血清淀粉酶检查高于500索氏单位/dl，脂肪酶高于7.5u/dl。

3. 有超声波或CT等影像学改变。

重型胰腺炎的有关实验指标列举如下，供临床参考。

A. 急性酒精伴随性胰腺炎，入院时：

（1）年龄超过55岁；

（2）白细胞数 $>16.0 \times 10^9$/L；

（3）血糖 >200mg/L；

（4）血清 LDH >350 IU/L（正常 <225IU/L）；

（5）sGOT >250Sigma Frankel 单位/L（正常 <40U/L）；

（6）血细胞压积下降10个百分点；

（7）BUN 上升5mg/dl；

（8）动脉血氧分压 <60mmHg；

（9）BE >4mEq/L；

（10）血清钙 <2.0mmol/L；

（11）体液损失量 >6L。

B. 与饮酒无关的急性胰腺炎，入院后48h内：

（1）白细胞数 $>15.0 \times 10^9$/L；

（2）血糖 >180mg/dl；

（3）BUN >16mmol/L；

（4）动脉血氧分压 <60mmHg；

（5）血清钙 <2.0mmol/L；

（6）血清白蛋白＜32g/L；

（7）血清 LDH＞600U/L（正常＜250U/L）；

（8）sGOT 或 SGPT＞200U/L（正常＜40U/L）。

【治疗】

急性胰腺炎的死亡率约9%，多发生于重症胰腺炎或出现严重并发症者，有效治疗可明显改善病情，降低死亡率。

1. 急性轻型胰腺炎　治疗目的是通过减少胰酶的合成与分泌，灭活胰腺的水解酶而尽量停止胰腺的自身消化过程。其次是预防有可能发生的感染并发症。

（1）一般治疗：

①密切观察病情变化：包括每日数次检测患者生命体征，检测上表中所有检查项目，并拍胸腹部平片。记录24h液体出入量。

②补充足够的液体：急性胰腺炎者常有大量液体渗出，一般情况下约有30%有效循环血量丢失，所以应根据患者血压、脉率、尿量、BUN、皮肤弹性、血细胞压积与中心静脉压水平及时补充足够的液量。对补液种类临床上并无多大限制，重要的是补液的速度和进入体内液体总量，适当补充胶体成分。

（2）减少胰腺分泌：

①禁食：直至腹痛消失方可开始进食少量高糖、低蛋白、低脂肪饮食。以后逐步过渡到常规饮食，但仍应避免量多且油腻的食物。在出现严重恶心呕吐的情况下可予鼻胃管引流。

10%～20%的患者恢复进食后可能出现腹痛或（和）血清淀粉酶和脂肪酶回升，一旦发生这种情况，应再次停止进食，延长禁食时间。

②抑制胃酸分泌和中和胃酸：胃酸进入十二指肠后可明显刺激胰腺的分泌，所以抑酸治疗甚为重要。最好能选用作用强持续时间长的抑酸药物，如洛赛克，40mg，静注，每日一次。

如选用半衰期较短的药物则需每日重复多次给药，如甲氰咪胍0.3g，静滴，每6h一次，或雷尼替丁50mg，静滴，每6h一次或法莫替丁20mg，静滴，每12 h一次，以上药物应持续使用3～5d或更长时间。

选用 H_2 受体阻滞剂者最好每小时加服一次抗酸药物，以加强治疗效果。

③避免输注复方氨基酸液：实验表明，静脉输注糖和脂肪无刺激胰液分泌作用，而输注复方氨基酸则有刺激胃酸和胰蛋白酶分泌的作用，故在输液过程中尽量避免用复方氨基酸液，而给全胃肠外营养也仅用于病程长或有并发症者。

④其他药物治疗：包括抗胆碱能药、胰高糖素、生长抑素、降钙素、前列腺素合成抑制剂、胰蛋白酶和磷脂酶 A_2 抑制剂等，在临床对照研究中尚未肯定它们对轻型胰腺炎的明显疗效。

2. 重症胰腺炎的治疗　区别轻重症胰腺炎见上表，对饮酒者，上表中 A 项内标准达到或超过 3 项者，或对非饮酒者上表中 B 项标准达到或超过 3 项者均可诊断为重症胰腺炎。持续性低血压状态和少尿，虽经扩容仍无改善者应立即收入重症监护病房，并请外科会诊。

急性重症胰腺炎早期死亡的原因有：循环衰竭、成人呼吸窘迫综合征（ARDS）、急性腹腔内出血、急性肾功能不全和急性化脓性胆管炎。而较晚期（约一周后）常见的死亡原因有：败血症、肺炎、胰腺脓肿等。

治疗原则类似轻型胰腺炎，但应加强抗感染和抗休克治疗。

（1）监测：严密监测中心静脉压、尿量、体重、体温变化。

（2）抗休克：大通道、多通道补液，有条件者放置 Swan-Ganz 导管，经扩容，血压仍不回升者，加用血管活性药物如多巴胺和异丙基肾上腺素等。

（3）抗感染：选用广谱、强效的抗生素，如各种头孢类抗生素，分次大剂量静脉滴注。

（4）生长抑素类药物：该类药物能有效地抑制胰腺分泌，松弛 Oddi 括约肌，显著降低并发症发生率和死亡率。药物有奥曲肽，100μg，皮下注射，每 4～6h 一次，或是施他宁 250ng，静注，以后 250μg/h 静滴维持。

（5）支持疗法：静脉内补充钙和镁制剂，以纠正低血钙、低血镁，有高血糖者给予小剂量胰岛素治疗，对病程较长或有并发症者应给予高能营养治疗，必要时行全胃肠外营养疗法（TPN）。

（6）ARDS：其表现为肺水肿和低氧血症。常发生于有高脂血症，低钙血症和大量补充液体后。胸部 X 线片显示肺间质弥漫性浸润性阴影，而心脏大小正常。治疗上宜早期行气管切开，给予呼气囊正压通气（PEEP），早期进行 PEEP 是抢救成功的关键。药物使用对 ARDS 无肯定疗效。

（7）急性肾功能衰竭：急性肾功能衰竭为急性重症胰腺炎的主要死亡原因，占 50%。长时间的低血压和休克导致肾小管坏死是急性肾功能衰竭的原因。患者表现为少尿，尿中出现红细胞管型、红细胞和蛋白，尿渗透压接近于血渗透压，尿钠＞30mEg/L，BUN 和 Cr 持续上升。治疗与一般急性肾小管坏死导致的肾功能衰竭一样：

①严格限制水和电解质摄入量；

②纠正代谢性酸中毒和高钾血症；

③限制含氮类物质的摄入量，仅需静脉内补充每日必需氨基酸即可；

④血液透析或持续性腹膜透析。

（8）假性胰腺囊肿：胰液聚集于胰腺内或胰腺旁或小网膜囊内称为假性胰腺囊肿。约半数重症胰腺炎可并发假性胰腺囊肿，其中 30% 上腹部体检可触及囊性包块。对假性胰腺囊肿的治疗采用以下方法：

①超过半数的患者其囊肿可在 6 周内自行吸收而不需特殊处理；

②超声波或 CT 引导下穿刺抽吸，这是近年来开展的一种有效且安全的治疗方法，治

疗需反复多次进行；

③囊肿合并感染、出血、急剧增大以及病程超过 6 周者均应考虑手术治疗。

总之，对急性重症胰腺炎的治疗应与外科医师密切配合，把握手术时机，及时处理出现的并发症，提高生存率。近年来，广泛开展的内镜治疗适用于有胆管结石梗阻或十二指肠乳头炎性狭窄的患者，对急性化脓性胆管炎采用内镜治疗较外科手术更安全，且一样有效。

疗效标准：症状体征消失，血清及尿淀粉酶恢复正常为治愈，症状体征消失，血清及（或）尿淀粉酶恢复正常，但并发的胰腺假性囊肿需手术治疗，则为好转。

二、慢性胰腺炎

慢性胰腺炎常有反复发作或持续性的腹痛，部分患者伴有胰腺内外分泌功能障碍，在有些患者可以没有腹痛而仅有胰腺分泌功能障碍。形态学上，慢性胰腺炎表现为局限性的或节段性或弥漫性炎症，腺体纤维化、钙化及外分泌腺组织结构消失等改变。慢性胰腺炎所导致的胰腺形态和功能上的改变是永久性的。

【病因与发病机制】

慢性胰腺炎的病因在国外以酗酒为多数，约占 90%，其发病率亦随酗酒人数的逐年增加而上升。在国内，则以胆结石合并胆系感染为常见病因，约占慢性胰腺炎之半数。

1. 酒精　近年研究发现，胰液中含有一种抗结石形成蛋白质，称为胰结石蛋白分子量 135 000 在酗酒者，这种蛋白质含量明显下降，从而促使胰管内结石的形成。另发现长期饮酒者的胰液内蛋白含量常升高，尤其是胰蛋白酶原，由于其增高比率大于胰蛋白酶抑制物，故胰蛋白酶常处于活化状态。饮酒者的胰管常有变形、狭窄，易导致胰管梗阻，这些功能和结构的改变可能与慢性胰腺炎症的发生有密切关系。

2. 胆石症　胆石症引起慢性胰腺炎的机制与其引起急性胰腺炎的机制相似，即梗阻 –分泌学说。

3. 其他原因　如营养不良、甲状旁腺功能亢进症、高脂血症、胰腺外伤、遗传等因素均可能与慢性胰腺炎的发生有关，但其发病机理均未明确，有待进一步研究。

【诊断】

诊断标准参考日本胰脏病研究会 1971 年制订的临床诊断标准，即：

1. 存在明显诱发因素，有慢性腹痛和（或）消化功能不良病史。

2. 组织学诊断明确。

3. X 线腹部平片在胰腺部位有确切的钙化。

4. 胰腺分泌功能检查，显示胰分泌功能减低。

以上 4 项中，凡具有第一项及余下 3 项中任何一项者，即可诊断本病，如合并糖尿病、脂肪泻、扪及假性胰腺囊肿等，则诊断更为明确。

不符合上述诊断标准又不能否定包括慢性胰腺炎在内的慢性胰腺疾病者，则应进一步行胰腺功能，组织形态学等检查。

【治疗】

对无并发症的慢性胰腺炎的治疗通常采用非手术方法，患者应禁酒、镇痛、加强支持疗法及胰酶替代疗法。

1. 镇痛 疼痛是大多数患者突出的症状，严重者甚至需外科手术治疗。

（1）戒酒、节食：禁酒及节制饮食可以减少胰液分泌，部分患者采用这种方法即可明显减轻疼痛。

（2）镇痛剂：尽量选用非阿片类镇痛药，可用一些非类固醇类抗炎药，如阿司匹林、扑热息痛等，服用这些药无效时方可间断使用阿片类镇痛药，长期使用者可能对麻醉剂成瘾。

（3）胰酶制剂：新近研究发现，服用胰酶制剂可反馈性地抑制缩胆囊素（CCK），引起的胰腺分泌，从而改善腹痛症状。即使没有脂肪泻者采用胰酶治疗也一样有效。一般用胰酶片 0.3~0.9g，每日 3 次或康彼身 1~3 片，每日 3 次。

（4）破坏腹腔神经丛：国外曾有人试用酒精注射破坏腹腔神经丛，约半数患者腹痛获得缓解达半年以上，此法副作用较多，尚未被正式采用。

（5）手术治疗：尽可能保守治疗，因部分患者腹痛可在几年后自行缓解，且手术不一定对每位患者均有效，只有在以下情况才考虑手术：

①反复发作的难以忍受的疼痛；

②保守治疗无效者。

2. 吸收不良的治疗 慢性胰腺炎出现胰腺外分泌功能不足常先表现为由于胰脂肪酶不足而发生脂肪泻。决定用药物治疗前，先改变患者的饮食习惯，采用低脂高蛋白饮食，每日脂肪摄入量限制在 60~80mg/kg，监测类脂和患者体重变化，无效者应予以胰酶替代疗法为主的治疗。胰酶片宜进餐时服用，剂量应大于常规用量，与抑酸药合用可明显提高其疗效。用康彼身无需与抑酸药合用。

肽酶制剂内含有 8%~10% 的核酸，大剂量服用后可致血尿酸增高，尿中尿酸含量也相应增高，有可能形成尿酸性结石，应注意预防。

3. 营养支持疗法 一般患者无需进行特殊营养治疗，经调整饮食（高蛋白、低脂、高热量、高维生素），加上胰酶替代疗法常能将体重维持在较正常水平。对少数严重营养不良者需进行 TPN，可持续数周或数日不等，以后逐渐恢复饮食。

严重消瘦者，饮食和酶替代疗法常难以奏效，目前强调在饮食中加入中链甘油三酯治疗，中链甘油三酯从椰子油中提取，其与食物中存在的长链甘油三酯不同之处在于它可部分溶于水，这样加快了被水解的速度，部分中链甘油三酯可直接被肠粘膜吸收，吸收的中链甘油三酯进入门脉血流，而不是淋巴管因而可很快被分解利用。一般每日用量为 40mg，可根据病情调整用量。副作用为恶心、腹泻等。

4. 高草酸尿症的治疗 慢性胰腺炎脂肪泻者常常伴有高草酸尿症，增加了泌尿系结石形成的机率。其原因是结肠内大量无法吸收的长链脂肪酸与钙结合形成不溶性的钙皂，降低了肠壁可溶性钙的容量，因此肠腔内的草酸不能与钙结合形成不溶性草酸钙，从而被结肠粘膜吸收，经肾排出体外。治疗高草酸尿症的方法是：

①尽量食用含草酸盐低的食物；

②低长链甘油三酯饮食，并辅以胰酶替代治疗；

③服用含钙（2~3g/d）或铝（3.5g/d）的制酸药物。

5. 胰源性胸腹水　对这类患者应先禁食，以最大限度减少胰液的分泌，同时给予 TPN 以改善患者营养状况，利尿和放腹水治疗多无效，适量应用抗胆碱能药物减少胰液分泌。通过治疗，相当一部分患者胰液渗漏会自发停止，而腹水逐渐被吸收，如治疗 2~3 周不见疗效者，应转外科手术治疗。术前常规行 ERCP 检查，以发现胰漏的部位，提高手术治愈率。

对胰源性胸水者除给予全胃肠外营养支持疗法外，应进行大口径胸腔引流。胰源性胸水内科治疗效果比胰源性腹水差，多需手术治疗，所以尽早行 ERCP 检查及请外科医师协助治疗。

6. 内镜治疗　对有总胆管下段结石或十二指肠乳头开口狭窄者，应尽早行内镜治疗以解除梗阻，减轻胰胆管内压力。

（高建荣）

第五节　胆 石 症

胆石症包括胆囊、胆总管、肝总管以及肝内胆管结石。80 年代后期，随着各种影像学检查如 B 超、CT 普遍应用于临床，大量的胆石症得以检出，西方女性人群中有 25% 患者，男性则为 10%。我国患病率在 8%~13% 之间，胆管结石所占比例高，且近年胆囊结石所占比例有上升趋势。

【病因和发病机制】

胆石形成的因素是多方面的，目前认为有关的因素包括：

①肝胆汁成分的异常，胆汁酸和磷脂比例下降，而胆固醇比例增加，蛋白含量增加；

②成核时间缩短，成核因子和抗成核因子间失衡；

③胆囊的作用，使胆汁构成异常，糖蛋白分泌增加，胆汁粘稠，呈酸性环境，这些均利于胆石形成；

④感染，形成结石核心，非结合胆红素增加；

⑤异物，如寄生虫，外科线结等成为核心；

⑥胆管梗阻，使胆汁淤滞，并为胆石形成提供动能；

⑦溶血；

⑧肝脏疾病；

⑨肥胖；

⑩饮食中高热量、高胆固醇、高脂肪；

⑪药物有口服避孕药、雌激素、酒精、静脉高营养。

胆石形成的机制目前尚未完全明确，有多种学说。不同类型的胆石，包括胆固醇结石、色素结石（黑色结石和褐色结石），其发病机制亦不同。胆固醇结石的形成：胆汁中胆汁酸和磷脂减少，胆固醇增多，超饱和状态的胆固醇单体聚集、融合，形成结晶，并与粘蛋白结合，成为成熟胆固醇结石；褐色结石的形成：细菌感染后，细菌产生 β - 葡萄糖醛酸酶，使非结合胆红素浓度增高，与钙离子结合成胆红素钙，沉淀而形成结石；黑色结石的形成：胆囊内胆汁淤滞，非细胞性水解非结合胆红素增加，胆汁酸化障碍，磷酸钙和碳酸钙形成，与胆红素钙共同沉淀，再与粘蛋白结合成为结石。

【诊断】

1. 胆绞痛病史，也可无典型胆绞痛，而为剑下痛。

2. 口服胆囊、胆管造影或 ERCP 显示结石存在。

3. B 型超声波确认结石存在。

4. CT 发现结石。

【治疗】

（一）观察及饮食治疗

观察患者，不给予任何处理，是基于对本病自然病程的认识。据美国报道，18% 的无症状胆石症患者 15 年内发生绞痛，另一报道称 3% 的患者在 3 年内有发作，对 305 例安慰剂治疗患者随访 24 个月，仅 4% 需手术治疗。我国报道 309 例，观察 2 年，有 3% 的患者自然排石。鉴于此，对静止性胆石症（主要是指胆囊结石）仅需定期追踪观察，给予低脂肪、低胆固醇饮食，适当增加活动，控制体重，不需用药物治疗。在急性发作期，应禁食脂肪类食物，宜高碳水化合物流质饮食，呕吐频繁及高热者应静脉高营养并补足水分及电解质。

（二）控制感染，消除胆绞痛

胆石症主要临床表现为胆绞痛，因此消除胆绞痛为治疗胆石症的主要目的之一，轻度绞痛可静卧，右上腹热敷等。严重者可用解痉剂，如阿托品 0.5mg 或加哌替啶 50 ~ 100mg，肌注，由于胆绞痛极易并发胆系感染，故一般病例均应选用抗生素治疗。若合并急性胆系感染，手术治疗仍为有效手段，但急性期手术的危险性大于择期手术，特别是老年人，积极应用抗生素，控制感染，择期施行手术是必要的。胆系感染的细菌可能为大肠杆菌、肠球菌属、肺炎杆菌，其他革兰氏阴性杆菌和厌氧菌，如发生梗阻性胆囊炎时，胆汁中的厌氧菌以类杆菌属为多见，尤以脆弱类杆菌为主，往往合并肠杆菌科细菌和肠球菌属等。治疗宜选用在胆汁中浓度高的药物，首选氨苄青霉素、羟氨苄青霉素，严重病例可与氨基糖甙类合用，次选喹诺酮类、头孢类。合并厌氧菌感染者可合用甲硝唑或克林霉素。

（三）口服溶石治疗

各种口服溶石药物，如鹅去氧胆酸、熊去氧胆酸等，均是通过降低胆固醇饱和度起到溶石作用，故仅对胆固醇结石有效。西方80%以上属胆固醇结石，而我国此类结石正在逐年增多。

适应症：同时具备下列三项条件的病例：

①X线和B超提示为胆固醇结石；

②胆囊管开放，胆管无明显狭窄，胆囊功能良好；

③结石直径一般应＜1cm。

剂量和疗程：鹅去氧胆酸，每日13～15mg/kg，分3次饭后服用或睡前顿服，也可增加至1250mg/d，分次口服；熊去氧胆酸，每日8～13mg/kg，服用方法同鹅去氧胆酸；或鹅去氧胆酸和熊去氧胆酸各取半量联合应用，减少各自副作用，并加强溶石效力。疗程为0.5～2年，如2年后仍无效，很少有被溶解的可能性。

副作用：

①不同程度的腹泻、腹痛，可给复方苯乙哌啶或胍二苯丁胺对症处理；

②AL增高，多为一过性，注意观察，在正常值3倍以下可暂不中断治疗；

③血糖升高。

注意事项：

①溶石时间较长，平均一年左右，完成疗程者仅10%～20%结石全溶，故症状严重者不宜应用；

②妊娠妇女禁用；

③用药同时应注意低胆固醇饮食。

（四）局部溶石治疗

经皮经肝胆囊插管或内镜下逆行胆囊插管，也可经胆囊造瘘管、T管溶石，灌注局部溶石药物如甲基叔丁基醚、乙基叔丁醚，前者已在临床应用，其沸点高，注入人体时不致立即挥发，能在10余小时内迅速溶解胆固醇结石和以胆固醇为主的混合结石，这些药物对结石有直接溶解作用。

1. 适应症

（1）不愿手术者。

（2）手术危险性大。

（3）结石可透X线，CT值≤60Hu。

（4）无胆管和胆囊管阻塞。

（5）无上消化道内镜禁忌症。

2. 主要步骤和方法　经皮经肝胆囊插管或内镜下逆行插管至胆囊，插管成功后，吸出所有胆汁，注入造影剂，以恰好不溢出胆囊的造影剂量为胆囊容积，以此容积半量或刚浸没结石为标准注入溶石药物，灌注药物时需不断抽吸，再注入，达到搅拌的效果，溶石过程中，每小时透视一次，透视阴性后仍延续治疗 1～3h，将残碎结石均搅拌溶解，平均溶石时间为 2h 左右。

3. 不良反应

（1）灌后胆道粘膜溃疡，粘膜下出血，出现腹痛、发热、呕吐，4 周后可恢复。

（2）AL 升高、胆红素升高。

（3）灌注过快或压力过高会引起肠炎、肝实质坏死，出血性肺炎、溶血等严重合并症和麻醉作用。

（4）插管损伤。

4. 注意事项

（1）妊娠妇女、儿童禁用，凝血功能障碍、胆道感染禁用。

（2）出现上述副作用应停止注入药物。

（3）术前、术后仔细观察 AL、胆红素、淀粉酶、血白细胞。

（4）经皮肝胆囊插管易引起胆漏，可术前用 5μg 蛙皮素防止，由于此方法繁杂，副作用较大，尚未普遍应用。

（五）体外冲击波碎石

从 1986 年临床应用以来，体外冲击波碎石（简称 ESWL）已渐趋完善，国外有报道 175 例患者，174 例成功碎石。

1. 适应症

胆囊结石：

（1）症状性结石。

（2）大小为 1～3cm 孤立结石。

（3）总数不应超过 3 枚，总大小 <3cm。

（4）胆囊收缩功能良好。

（5）超声波示胆囊壁正常。

（6）胆管无明显阻塞。

（7）无胆系感染。

2. 禁忌症

（1）结石太大、嵌顿，内镜手术难以治疗。

（2）肝内外胆管均有结石。

（3）体弱、高龄不易手术治疗。

3. 并发症

（1）局部皮肤损伤。

（2）冲击波经过组织的损伤，如肺、肠、胃等。

（3）血管损伤，可能出现血栓形成、出血、组织坏死。

4. 注意事项

（1）操作过程中准确定位，尽量避免冲击波经过肺、肠、胃等脏器。

（2）凝血功能异常、妊娠妇女、急性胰腺炎禁用。

（3）术前最好行十二指肠乳头肌切开。

（4）术前后可给予口服溶石药治疗。

（六）内镜下取石

随着内镜设备的不断更新，操作更为方便，成功治疗大大提高，内镜下胆道取石也由气囊、网篮发展到机械碎石、母子镜直视下激光、体内高压放电碎石术等，目前临床广泛应用的为气囊、网篮取石、机械碎石后取石。

1. 十二指肠乳头括约肌切开取石术

（1）适应症：

①胆总管结石，包括原发性胆总管结石、胆总管残余结石、复发性胆总管结石及继发性胆总管结石等。内镜下乳头括约肌切开后 90% 以上的胆总管结石可以排出；

②外科手术危险性大；

③结石引起阻塞性黄疸；

④无上消化道内镜检查禁忌症。

（2）禁忌症：

①全身情况差，心、脑、肝、肾、肺功能严重衰竭者；

②上消化道狭窄、十二指肠镜无法通过者；

③严重凝血机制障碍及出血性疾患者；

④不能合作者。

（3）步骤和方法：

①内镜医师插入十二指肠镜至乳头，进一步插入造影导管至乳头开口内进行逆行胰胆管造影，了解结石的部位、大小、数目；

②将乳头切开刀由乳头开口插入胆管，至刀丝全部进入为止，并造影证实导管已进入胆总管下端，随后外拉导管使 1/2～2/3 的刀丝露于乳头开口外，置刀丝于乳头开口 11～12 点处，核对电流波型及频率后，即可通电烧灼，每次约 1～3s，一次切开不满意，可反复进行。切口长度约 1～2cm，但并不绝对，而是以胆管肠腔内隆起作为标志，并按结石大小调整，可分成大切开（全长）、中切开（4/5）及小切开（4/5 以下）；

③乳头切开后可用器械排石（网篮碎石、网篮取石、经口胆道镜碎石等）和药物排石两种，器械取石是排出结石的有效方法，可伸入网篮取石，如结石较大（＞1.5cm），先用机械碎石等方法碎石后再用网篮取石。

（4）并发症：

①出血；

②穿孔；

③急性胰腺炎；

④胆囊炎、胆管炎；

⑤结石嵌顿。

（5）注意事项：

①控制切口长度，同时用电凝电流；

②避免切刀伤及胰总管；

③术后密切观察，常规应用抑酸剂，必要时给予抗生素；

④黄疸严重、胆管感染明显，患者一般情况较差，应先进行胆管引流，病情好转后再取石。

2. 胆道镜取石　对于较大的不易经乳头取出的难治性结石，可经口胆道镜取石，经胆道镜器械孔送入网篮取石，若取石网无法挤过结石与胆管壁间的缝隙，可经器械孔送入活检钳，一点一点地咬碎结石，或用液电碎石和激光碎石法碎石后再取石。胆道镜取石的途径还有经皮经肝胆道镜，对于胆总管切开取石，T 管引流术后者，如肝内外胆管内仍有结石残留，可用胆道镜取石，一般在术后 6 周，拔去 T 管后立即经 T 管瘘道插入胆道镜至胆管、再经胆道镜器械孔送入碎石、取石器械，如历经 2～3h 仍未取净，可向 T 管瘘道插入引流管以保持瘘道开放和引流胆道，休息一周后再次取石，每次取石后开放引流管并应用抗生素至少 3d。

（七）手术治疗

年龄在 50 岁以下患者，一般状态良好，无内脏器质性病变，由有经验的外科医生进行胆囊切除是比较安全的，但手术治疗亦有诸多顾虑，经 2 次甚至 3 次胆道手术者亦非罕见，胆道解剖变异多，经验不足者容易失手，胆道手术一旦发生并发症，修复手术十分困难。胆囊切除术后，过量胆酸进入肠道引起腹泻，更有担忧者，临床流行病学调查显示，术后右半结肠癌发病率增加。不少患者拒绝手术，且大量 B 超提示的病例，外科医生已应接不暇，只能严格选择有适应症的病例进行手术，总之胆石症患者的处理首先考虑的已不再是外科手术治疗，而是上述介绍的非手术治疗。

外科手术主要适应症为：频繁发作的胆石症患者；发生急性胰腺炎；非手术治疗无效或无法进行；伴有胆囊或胆管肿瘤。

（高建荣）

第六节　功能性消化不良

消化不良是指一组临床症状群，包括上腹不适、腹胀、嗳气、早饱、厌食、恶心、呕吐、烧心、胸骨后痛、反胃等，如这些症状（不一定全部具备）持续 1 个月以上（亦有认为持续 3 个月以上），且经有关检查排除了消化系统或全身性疾病时称之为功能性消化不良（FD），又称非溃疡性消化不良（NUD）。FD 在国内尚无人群流行病学调查资料，国外认为一般普通门诊消化不良约占 2% ~ 3%，胃肠专科门诊约占 20% ~ 40%，其中 FD 约占 40% ~ 55%。FD 的发病无明显性别差异，少数报道女性患者稍多。FD 可发生在各年龄组，但以青年较多见。

【发病机制】

FD 的发病机理尚未阐明，可能与多种因素有关。

（一）胃酸分泌

曾有学者认为，FD 患者胃酸分泌增高，但近些年来一些学者持不同意见，大量资料认为 FD 患者胃酸分泌正常，也有研究认为，FD 患者胃酸分泌虽然不高，但胃酸在引起其症状的发生中可能起一定的作用。

（二）慢性胃炎与十二指肠炎

许多慢性胃炎患者有不同程度的消化不良症状，但其症状的多寡和严重程度与胃炎及或十二指肠炎的程度不呈密切的相关性。80 年代末期张锦坤等在国内首次报道，FD（NUD）的诊断探讨并对慢性胃炎、十二指肠炎再评价，指出即使内镜检查有胃、十二指肠炎症，并不都是引起临床消化不良症状的原因，应承认和接受 FD（NUD）这一诊断，有利于国际交流及对疾病的进一步研究。

（三）胃肠运动障碍

目前多数学者认为，胃肠运动障碍是 FD 的主要发病机制之一，FD 亦被归为运动障碍性疾病，其胃运动障碍涉及面较广，包括餐后胃窦运动减弱，胃排空延迟，胃动过速，胃－食管返流，近端胃适应性舒张障碍等，不同的 FD 患者其运动障碍型可不同，其与症状之间的关系也难以完全肯定。除胃运动障碍外，一些研究表明，FD 患者亦存在着肠运动功能障碍，如一些患者小肠缺乏消化间期移行性运动复合波（MMC），另一些患者则表现为成串的、高幅高频的 MMC，即所谓爆发收缩，另外，约有 1/3 的 FD 患者可同时合并有肠易激综合征（IBS）的症状，约 40% 以上的 IBS 可合并有消化不良的症状，IBS 被认为是常见的运动障碍性疾病，两者的症状交错，可能其发病因素有重叠。研究认为，FD 患者可同时存在胆囊排空功能障碍。

FD 患者上述运动障碍的机制尚不明确，胃肠运动受多种因素的调控，包括肠神经系统（ENS）、自主神经系统、胃肠激素、胃肠平滑肌自身的活动等，这些因素可相互影响，使胃肠运动调节十分复杂。目前认为，FD 患者胃肠感觉神经的敏感性增高及传入通路的异常改变可能是引起其运动障碍的主要因素，有关研究尚需逐步深入。

（四）精神与环境因素

精神因素被认为是引起症状发生的重要因素。有报道称，FD 者生活中应激事件较频，对应激事件的承受能力差，产生精神紊乱或精神病者较多，精神刺激可改变胃肠运动功能。这些患者多对疾病过分紧张、焦虑、更易抱怨其对工作、住房及经济状况的不满。

（五）幽门螺杆菌感染

幽门螺杆菌（Hp）作为慢性胃炎的发病因素之一已得到公认，但 Hp 感染是否为 FD

的致病因素尚未肯定，许多研究表明，FD 的 Hp 感染率比正常对照组高，但亦有研究表明两者无明显差异。Hp 感染与 FD 患者的症状是否相关意见亦不统一，Andersen 等认为 Hp 的存在使 FD 患者症状持续时间更长，而 Talley 等认为，急性 Hp 感染可戏剧性地引起消化不良症状，但在未清除 Hp 或胃炎未治愈时症状可自动减轻。学者们认为，要建立 Hp 与 FD 的病因关系，必须要证实 FD 者确实有 Hp 感染，感染先于 FD 的症状出现之前以及根除 Hp 后症状消失，在这些方面目前尚无肯定的统一见解。

【诊断及分类】

（一）诊断

1. 化验检查　一般认为有前述消化不良症状，持续 4 周（1 个月）以上，经内镜、B 超及有关化验检查排除了器质性疾病后可诊断为 FD，但在诊断过程中对病史询问方面应注意以下几点：

1）除前述消化不良症状外，有无吞咽困难、消瘦、贫血、消化道出血等所谓的"报警症状"，如有这些报警症状不应轻易诊断 FD。

2）IBS 与 FD 有症状重叠，不宜将 IBS 伴消化不良症状者诊断为 FD，IBS 主要表现为腹痛及排便异常。

3）过去有消化性溃疡，胃-食管返流病史者，即使本次检查未发现明显活动性病变者不宜轻易诊断 FD。

4）45 岁以上有消化不良症状者诊断 FD 应慎重，FD 无特异性阳性体征。

2. 关于实验室检查　消化不良临床十分常见，为了排除器质性疾病所致，需做一系列检查，这在实际工作中既不可能，也无必要，众多学者主张对症状轻微的患者，无报警症状的患者，特别是 45 岁以下的患者，在作特殊检查之前可先进行 4~8 周的药物试验性治疗，如治疗有效，可避免做检查。进行实验治疗还是进行进一步检查应视病情及条件而定，对一般患者可采取一些简单的常规检查，在等待检查的过程中同时进行药物试验性治疗，但对 45 岁以上的消化不良患者，有报警症状的患者，经过 4~8 周药物治疗无效的患者应及时进行有关检查，其中包括：胃、十二指肠镜，肝、胆、胰 B 超及常规化验检查，必要时应作 ERCP、CT 等检查，疑有运动功能障碍时应做胃排空、食管内 24h pH 监测、食管测压等，某些情况下需做内分泌及免疫学检查。

（二）诊断标准

1989 年张锦坤等根据国外资料在国内首先提议 NUD 诊断参考标准如下：

1. 慢性上腹部疼痛、饱胀、烧心、反酸、嗳气及（或）呕吐等症状。

2. 纤维内镜检查正常或排除了糜烂、溃疡及肿瘤等器质性病变。

3. 实验室、B 超及 X 线检查等排除了肝、胆、胰器质性病变。

4. 追踪 2~5 年，2 次以上胃镜复查，未发现新的器质性病变。

以上标准 1~3 项为国际上通用标准，国外规定的慢性期限为 1~3 个月，第 4 项则为张氏等为严格选择病例而制订的。

（三）分类

1988 年芝加哥国际专题工作会议按症状的不同将 FD（NUD）分为以下五类：

1. 返流样消化不良　主要症状为胸骨后或上腹部烧心、反酸及食物反出，此型常被认为是胃－食管返流病，但内镜检查并无食管炎症，食管内 pH 监测亦无胃－食管病理返流。

2. 运动障碍样消化不良　主要症状为早饱、腹胀、餐后上腹堵塞感，有时可伴有 IBS 症状。

3. 溃疡样消化不良　主要症状为上腹痛，可呈节律性痛，进食及服抗酸药可缓解，内镜检查无消化性溃疡。

4. 吞气症　主要表现为频繁嗳气，可伴恶心，嗳气常发生在应激或餐后等情况下。嗳气是由于不断吞气所致。此型临床少见。

5. 特发性消化不良　即其症状表现不能归为上述某一类型者，本型约占 25% ~ 30%。

上述分型虽对指导治疗有一定帮助，但由于上述各型之间症状交错重叠，实际分型有一定困难。

【治疗】

由于 FD 的发病机制尚未完全阐明，因此尚无确切的病因治疗，目前主要根据患者的临床表现及可能的影响因素进行相应治疗。

（一）使患者放心，有安全感

一旦作出 FD 的诊断，医生应尽量了解患者症状的主要原因及本次就诊的原因，尽可能向患者解释引起症状的可能机制，并关心患者，取得患者信任，使其感到放心，有安全感，这是治疗各类 FD 患者的关键。部分 FD 患者在求医的过程中，如果对自己的症状得到满意的解释，确信不是器质性病变所致，有了安全感，不一定需要医生给予药物治疗，他（她）们愿意接受医生的劝告并照着去做。另有一些 FD 患者，精神较紧张，特别是那些症状持续存在或症状较严重者，对癌症有一种超常的恐惧感，尤其那些有亲友或同事患癌症而死亡者，这些患者严重地影响其生活质量。对这类患者应更加仔细询问病史，耐心解释，在对症治疗的同时给予适当的抗焦虑治疗，应避免作过多的附加诊断检查，以免使患者更加怀疑自己疾病的良性性质。

（二）饮食调理及生活指导

有些患者因食用某些食物可使症状加重，如返流样 FD 患者进食咖啡、巧克力、高脂肪等可使症状加重，应该避免之，告诉患者睡时抬高床头，避免穿紧身衣，可使症状减轻。溃疡样 FD 可因进酸性食物使症状加重。运动障碍型患者进食不易消化固体食物（油炸花生米等）可使症状加重，对这些患者只要停用相应食物或生活习惯作相应改变即可减少症状。

（三）药物治疗

FD 的药物治疗主要根据症状来选择药物，因此应遵循个体化原则。用于治疗 FD 的药物主要有抗酸药及促运动药等。

1. 抗酸治疗　虽然目前认为，FD 患者胃酸分泌并不增高，但众多学者仍应用抗酸药治疗 FD，尤其是对溃疡样及返流样消化不良患者，有认为这可能是 FD 患者对酸较敏感之故，其中也不乏有安慰剂效应。抗酸药中用得最多的是 H_2 受体拮抗剂，也可应用中和胃酸的药，对抗酸治疗的效果褒贬不一，一些对照研究表明，抗酸药在治疗 FD 时不比安慰剂强，另一些研究表明，H_2 受体拮抗剂明显优于安慰剂。尽管有这些矛盾的报道，近些年来，H_2 受体拮抗剂已较广泛的治疗上述两种类型的 FD 患者。药物剂量参照治疗消化性溃疡的常规用药量，疗程视病情而定。一种药无效，更换另一种抗酸药有时可奏效，但质子泵抑制剂抑酸作用太强，不适宜用于 FD 患者。

2. 抗 Hp 治疗　部分 FD 患者合并 Hp 感染，但尚未能证明 FD 患者 Hp 感染率高于无症状的对照者，Hp 感染与 FD 的症状之间的确切关系尚不清楚，因此对 Hp 阳性的 FD 患者是否要进行抗 Hp 治疗及治疗的效果难以肯定，报道也不一。有学者研究表明，应用胶体铋（De-Noi）治疗 Hp 阳性的 FD 患者，可以清除 Hp，也可使胃炎组织学得到改善，但与症状改善无关。另有报道，用胶体铋（CBS）及安慰剂双盲对照治疗 Hp 阳性的 FD 患者，治疗 4 周后，CBS 组 Hp 清除率为 81% （17/21），组织学上炎症的改善率为 71.4%（15/21），而安慰剂组 19 例无 1 例清除 Hp，也无一例有组织学上的改善，在症状缓解方面，CBS 组明显高于安慰剂组（$P < 0.001$），但在停药后 1 个月，复发率高达 75% （12/16）。

3. 促运动药　50% FD 存在胃肠运动障碍，应用促运动药治疗 FD 已成为主要措施之一，尤其是对运动障碍型及返流样型。

促运动药有胃复安、多潘利酮、西沙比利及红霉素。胃复安是多巴胺受体拮抗剂，可通过血脑屏障，因此可有锥体外系副作用，临床应用受到限制。多潘利酮是直接作用外周胃肠道多巴胺受体，不通过血脑屏障，故无中枢神经系统的锥体外系副作用。其作用为增加食管下括约肌压力，促进胃排空，使幽门扩张，促进胃窦向十二指肠的推进性蠕动，减少十二指肠胃返流。最近有学者认为，多潘利酮可提高胃敏感者（痛阈减低者）的痛阈，从而有止痛作用。80 年代末我们应用多潘利酮治疗 NUD，初步观察发现其对上腹重压感、早饱、腹胀等症状的疗效优于胃复安。治疗前后胃液体排空明显加快（$P < 0.01$）。多潘利酮剂量为 30mg/d，分 3 次服用，症状较重者可增至 60mg/d，分 3 次服用。国外认为症状顽固者可增至 120mg/d，并无明显副作用，少数可出现乳腺肿胀、溢乳、停经、口干等，停药后即消失。西沙比利是一种新型促胃肠动力药，它直接作用于肠肌神经丛神经细胞释放乙酰胆碱而促进胃肠运动，这种胆碱能选择性的作用于胃肠道，从而不引起全身性胆碱能副反应。大量研究表明，西沙比利在治疗 FD 患者中，其作用明显比安慰剂强，与多潘利酮相比，西沙比利可促进全胃肠道运动，多潘利酮只作用于胃，对食管及肠道无促动力作用，对多潘利酮无效的患者应用西沙比利可能有效，因此，西沙比利目前已作为治疗 FD 的首选药。用量 15~30mg/d，分 3 次服用，该药副作用较少，少数患者可出现腹泻及痉挛性腹痛（少于 4%）。红霉素被认为是一种胃动素激动剂，其对胃肠道的促动力作用

与剂量有关，大剂量（抗菌治疗量）可致恶心、呕吐、腹痛。在用其他促动力药无效时可试用小剂量红霉素治疗运动障碍型 FD，具体用量个体差异较大，需逐步摸索及深入研究后确定，一天用量可从抗菌治疗量的 1/4 ~ 1/3 开始试用，然后再酌情调整。

其他药物如胃粘膜保护剂硫糖铝，M 胆碱受体阻滞剂哌吡氮平等对 FD 的疗效不肯定，可考虑选择应用，对精神异常紧张焦虑者可适当应用抗抑郁药。

（高建荣）

第七节　吸收不良综合征

吸收不良综合征是指多种病因所致的营养物质及水分吸收不良所引起的综合征，表现为脂肪、碳水化合物、蛋白质、水、维生素及矿物质等的吸收不良，其中脂肪吸收障碍最具特征性。消化是将食物中的营养物质分解为可被吸收形式的过程，吸收是指被分解的营养物质通过胃肠粘膜的吸收细胞进入毛细血管和淋巴的过程。吸收与消化是两个互相联系的过程，消化功能障碍一定会引起吸收功能障碍，而吸收功能障碍有时也影响消化功能，在临床上很难将两者绝然分开。

【病因与发病机制】

吸收不良可分为原发性与继发性吸收不良，前者是指小肠粘膜本身异常或酶缺陷，影响物质吸收及脂肪酸在细胞内的再酯化，而继发性吸收不良由于胃肠及其他疾病而影响物质吸收。

1. 原发性　热带口炎性腹泻、非热带口炎性腹泻；

2. 继发性　慢性肠炎（结核、局限性结肠炎、whipple 病）、淋巴肉瘤、肠肿瘤、淀粉样变性、类癌综合征、广泛性小肠切除，盲袢综合征、寄生虫感染、甲状旁腺功能不全、糖尿病性脂肪泻、充血性心衰、无丙球蛋白血症、慢性肠系膜上动脉血栓症、肠道乳糖酶缺乏；

3. 消化能力异常　胰腺病（慢性胰腺炎、胰腺癌、胰腺囊肿性纤维化症、胰腺切除术后）、肝脏病（肝炎、肝硬化），胆道系统疾病。

吸收不良的发生可涉及消化吸收的各个环节，如消化吸收的各种酶类缺乏、吸收面积减少及胃肠运动异常等。

1. 腔内水解作用缺损

（1）胰腺外分泌不足或胰酶活性减低，使脂肪水解发生障碍，见于胰腺炎等疾病。

（2）胆盐缺乏，脂肪乳化过程受阻，见于肝实质疾病、胆道梗阻性疾病及末端回肠疾病。

（3）肠粘膜本身消化酶缺乏，如乳糖酶缺乏。

2. 吸收面积不足　小肠切除术、空肠结肠瘘。

3. 肠壁结构异常

（1）粘膜弥散性病变：寄生虫感染、免疫缺陷病，如 IgA 缺乏症及某些药物等，均可使小肠粘膜发生广泛炎症、绒毛变性、萎缩。

（2）肠壁浸润：Whipple 病、小肠淀粉样变性、Crohn 病。

（3）淋巴及血液循环障碍。

4. 小肠运动障碍　见于甲亢、甲减、硬皮病、小肠假性梗阻。

5. 运送障碍　如单糖吸收不良、无 β 脂蛋白血症。

【临床表现】

吸收不良可有多种临床表现，消瘦、腹泻、腹胀、低血压、夜尿增多及各种营养物质缺乏的临床表现，如舌炎、口角炎、夜盲症、出斑倾向、末梢神经炎、贫血等维生素缺乏症状以及骨痛、手足抽搐等电解质紊乱症状。

【诊断】

（一）营养不良状态评定

具备以下二项者：

1. 血浆总蛋白低于 60g/L。

2. 血胆固醇低于 0.78mmol/L。

（二）消化吸收障碍评定

1. 粪脂苏丹Ⅲ染色镜检阳性。

2. 粪脂定量测定超过正常值。

3. 平衡试验标准试餐法粪脂超过正常值。

4. 其他消化吸收试验。

（1）葡萄糖耐量试验异常。

（2）右旋木糖吸收排泄试验异常。

（3）^{131}碘油酸试验异常。

（4）^{131}碘甘油三酯试验异常。

（5）Schilling 试验正常。

（三）小肠 X 线检查评定

1. 肠腔扩大。

2. 肠腔呈节段性。

3. 分泌过多，腊肠样征，肠曲分布似雪片状。

（四）小肠粘膜活检

肠绒毛萎缩、消失。

诊断判断：具备（一）及（二）中 1 项以上者可诊断为吸收不良综合征，（三）或（四）并非诊断必需条件。

【治疗】

吸收不良综合征的治疗包括病因治疗和对症治疗，病因明确的应给予相应治疗，如卓－艾综合征给予抑酸治疗，对症治疗应根据不同病情选择药物，补充热量及各种营养成分维生素及矿物质，个别严重病例需采用全胃肠外营养，腹泻严重的患者可使用止泻药物。

（一）电解质的补充

静脉补充各种电解质成分，以纠正电解质代谢的紊乱及体内电解质缺乏，常用的有钾、钙、铁、镁等制剂，也可补充微量元素，如水乐维他、安达美等。

（二）脂溶性维生素的补充

维生素 A、D、K，根据缺乏程度决定补给总量，肌肉注射。

（三）水溶性维生素的补充

维生素 B_1、维生素 B_2、维生素 B_{12}、维生素 C、叶酸等可充分补充。

（四）多酶或胰酶制剂

酵母、胰酶片、多酶片、胃蛋白酶、康彼身、viokase、pentozyme cotazym 等。

（五）抗生素

氯霉素、四环素、灭滴灵、磺胺异噁唑，口服，氨苄青霉素，肌注，需长期应用者可采用间歇用药，如每周服用 3~4d。因抗生素可致肠菌群紊乱，故诊断未明时切勿滥用。

（六）氨基酸的补充

各种复方氨基酸的静脉补充，视病情每日给予 250~1 000ml。

（七）中链甘油三酯和脂肪乳剂

中链甘油三酯（MCT）在缺乏胰脂酶、胆盐情况下，仍能被水解、吸收直接进入门静脉系统，特别是用于不能耐受食用脂肪之患者，用法：MCT75ml，乳酪 60g，葡萄糖 160g 溶于 1 000ml 水中，20℃可保持 1 年，用量为 100~200ml，每日 2~3 次。还可以通过静脉给予脂肪乳剂，以供给能量，用法：10% 静脉脂肪乳剂每日 1~2.5g/kg，静脉滴注，速度为 20~60 滴/min。

（八）血浆或少量输血

（九）临床中常见吸收不良疾病的治疗

1. 胃切除术后　胃切除术后，特别是毕Ⅱ式与全胃切除患者，易发生吸收不良，主要由于十二指肠系旁路刺激胰腺消化酶及胆汁分泌不足，胆汁及胰液与食物混合欠佳；盲段肠曲细菌过度繁殖改变胆盐代谢，影响脂肪的水解、转运与吸收；胃的潴留功能丧失，食物迅速排入小肠。

治疗方法包括：

（1）胰酶加广谱抗生素有时见效。

（2）补充维生素 B_{12}、铁剂、钙剂、叶酸等。

（3）静脉高能制剂，如脂肪乳、复方氨基酸。

（4）应用蛋白同化激素促进蛋白质的合成。

（5）患者可耐受情况下补充 MCT。

（6）患者饮食应少吃多餐，每次食量不易过多。

（7）经以上治疗无效，可考虑手术治疗，如毕Ⅱ式改为毕Ⅰ式。

2. 慢性肝胆疾病　慢性肝胆疾病患者由于胆囊排胆功能障碍及肝脏合成、排泄、结合胆盐障碍而造成脂肪和脂溶性维生素吸收不良。

治疗除保肝、纠正肝脏功能异常、抗感染解除胆系感染外，可考虑下列治疗：

①利胆剂：利于胆囊收缩、Oddi 括约肌开放，便于胆汁排出，如硫酸镁、山梨醇，近年后者已代替硫酸镁，2.5g 开水冲服，每日 2～3 次，餐前服用，无明显副作用。

②泌胆剂：刺激肝细胞分泌更多的胆汁，如去氧胆酸，口服 0.2～0.4g，每日 3 次，可根据病情逐渐增加剂量至 2g/d。

此外，慢性肝病患者由于维生素 D 及钙吸收不良，引起骨质疏松，甚至病理性骨折，应给予钙剂。

3. 胰腺疾病　胰腺破坏、胰管阻塞、胰酶减少，在肠腔内不足以消化脂肪及蛋白质，引起脂肪泻及肉质泻，而以脂肪泻为最常见。

胰酶制剂替代治疗有一定效果，但国内常用的胰酶片、多酶片等尚难使患者粪脂降至正常。国外报道胰腺脂酶有不同品种，如 PancreseMT$_{16}$、Panerease MT$_{10}$、cotazyme（s）、Ku-zyme、Viokase、Viokase 粉等，其中前三种为肠衣片剂，而各种药物所含的胰脂酶活性不同，每次 20 000～40 000U，每次餐前服用，睡前可加服一次，副作用主要在大剂量替代时出现，如恶心、腹胀，儿童可出现血尿酸增加。

4. 小肠疾病　各种原因造成小肠吸收面积减少、吸收功能减退，从而导致脂肪、蛋白质、维生素、电解质吸收障碍。

治疗方法：

①治疗原发病；

②口服低渗电解质混合液体，视病情调整给予剂量；

③减少胃肠道分泌，如 H$_2$ 受体拮抗剂；

④抑制胃肠道运动，如复方苯乙哌啶、易蒙停；

⑤静脉补充液体和各种电解质；

⑥静脉高营养，病情严重者通过静脉给予各种营养素，以维持每日 40kcal/kg 体重热量，注意微量元素的补充；

⑦抗生素可抑制肠道细菌生长。

5. 非热带性斯泼卢　由于肠粘膜内缺乏某种肽酶，不能消化麦胶，后者作用于肠粘膜，破坏其绒毛及细胞的正常生长，引起吸收不良。

治疗：

①忌麸质饮食（小麦、大麦、黑麦、燕麦），一般于停止此种饮食后 2～3 周症状明显好转，此可作为本病重要诊断依据之一；

②全身性治疗：补充各种维生素及电解质，水肿明显患者可考虑给予血浆及白蛋白输液，慎用利尿剂；

③激素治疗：上述治疗效果不满意者给予强的松 40～60mg，强的松龙 30～40mg，清

晨顿服，症状缓解后逐渐减量，维持量每日 10mg 左右。

6. 糖尿病性腹泻　糖尿病患者由于胰腺外分泌不足，小肠萎缩、肠蠕动异常、肠菌群失调等原因，造成极为顽固的腹泻。

治疗：

一般治疗无效，主要应控制糖尿病，同时给予大剂量维生素 B_1、维生素 B_{12}、皮质激素等。

7. 晚期血吸虫病　造成吸收不良的可能原因为门脉高压和肠系膜淋巴结内虫卵沉积，从而造成小肠粘膜充血水肿、坏死；胰腺受累后造成胰外分泌功能不足。

治疗：

①积极治疗原发疾病；

②饮食中适当增加脂肪和蛋白质含量，给予胰酶片或胰脂酶；

③手术治疗门脉高压症。

8. 免疫缺陷所致胃肠疾病　包括 IgA 缺乏症、成人获得性低丙种球蛋白血症、重链病等，由于小肠绒毛萎缩、梨形鞭毛虫感染、肠菌群紊乱等因素造成吸收不良。

治疗：

①治疗原发病；

②禁麸质饮食；

③治疗寄生虫感染、纠正肠菌群紊乱；

④丙种球蛋白注射。

【疗效标准】

1. 治愈　症状消失，体重增加，D-木糖吸收试验正常，大便常规及苏丹Ⅲ染色阴性，X 线检查正常。

2. 好转　一般情况好转，排便基本恢复正常，吸收试验接近正常，X 线表现进步。

3. 无效　一般情况无变化，排便同治疗前，客观检查无改善。

（高建荣）

第八节　肠易激综合征

肠易激综合征（IBS）系肠道功能紊乱性疾病，约占消化内科门诊的 30%～50%，患者以慢性反复发作性腹痛、腹泻、便秘、粘液便为主要表现，严重影响患者的心身健康。

【病因与发病机制】

IBS 病因和发病机制研究甚多，但仍无肯定的结论，涉及的因素有精神、消化道运动和感觉、吸收和分泌功能、饮食等。

（一）精神因素

许多研究结果均表明，IBS 的发病与精神因素有关，IBS 患者精神病发生率高于其他疾病组 3 倍；多数 IBS 患者具有精神状态的变化，如焦虑、愤怒、抑郁、恐惧；约 65% 患者精神症状出现于肠道症状之前；症状的发生和加重与情绪密切相关；抗精神药物治疗不但使精神症状改善，而且可以缓解肠道症状。客观证据提示，情绪变化和应激确实可改变结肠、和小肠的运动、分泌和吸收功能。

（二）肠道运动紊乱

IBS 患者整个消化道运动均有异常，以结肠运动尤为突出。IBS 患者结肠 3 周/min 慢波多见，正常人为 6 周/分慢波；便秘型 IBS 峰电位短爆破增多，腹泻型为减少；便秘型肠节段性收缩加强，腹泻型蠕动性收缩加强；乙状结肠静息压腹泻患者降低，便秘者增高；腹泻型胃 - 结肠反射亢进，结肠通过时间缩短，便秘型则减慢。

小肠运动异常出现于腹泻患者，表现为移行性运动复合波周期缩短，MMC 数量增多，小肠运行时间缩短，运动异常与症状同时出现。

（三）肠道感觉异常

部分 IBS 患者无明显的肠道运动、吸收和分泌功能异常，但发现直肠、乙状结肠感觉异常，感觉阀值明显降低，是感受器异常，还是中枢或输入通路异常，尚未最后定论。

（四）结肠分泌和吸收异常

腹泻型 IBS 结肠局部 PG 浓度升高、胆酸增加，均促使结肠粘膜分泌增加。回盲部灌注液体试验表明，腹泻型患者液体吸收能力下降，而便秘型增高。

（五）饮食

相当部分 IBS 患者对某些食物缺乏耐受性，包括牛奶、乳酪、麦类、果糖、乳糖、山梨醇、巧克力、茶、咖啡等。

（六）肠道菌群失调

IBS 患者厌氧菌与需氧菌比例失调，前者明显低于后者，以类杆菌、双歧杆菌减少为主。

【诊断】

本诊断标准由 1986 年全国慢性腹泻学术会议制定。

（一）临床诊断标准

1. 以腹痛、腹胀、腹泻及便秘等为主诉，伴有全身性神经官能症表现。

2. 一般情况良好，无消瘦及发热，系统体检仅有腹部压痛。

3. 多次粪常规及培养（至少 3 次）均为阴性，粪潜血试验阴性。

4. X 线钡剂灌肠检查无阳性发现，或结肠有激惹征象。

5. 结肠镜示部分患者肠蠕动亢进，无明显粘膜异常，组织学检查基本正常。

6. 血、尿常规正常，血沉正常。

7. 无痢疾、血吸虫等寄生虫病史，且相应试验性治疗无效。

（二）科研病例选择标准

1. 病程一般超过 2 年。

2. 临床表现（具备一种基本症状及二种以上有关症状）。

（1）基本症状：腹痛、腹泻（一般少于 5 次/d）、便秘，或腹泻、便秘交替。

（2）有关症状：

①经常腹胀；

②排便或排气后腹痛缓解；

③晨起或餐后便意窘迫；

④粪便带有粘液；

⑤便后有不适感。

（3）体格检查：

①可及乙状结肠肠曲，并有压痛；

②结肠区广泛压痛；

③肛门指检提示括约肌张力增高，但患者有痛感。

3. 下列实验室检查均正常

（1）血、尿常规。

（2）粪常规及培养（至少 3 次）。

（3）粪潜血试验。

（4）甲状腺功能测定。

（5）肝、胆、胰腺功能及 B 超检查。

（6）血沉。

4. 其他检查（有二项以上符合）

（1）X 线钡剂灌肠无阳性发现，或示结肠充盈迅速，或袋形增多，加深。

（2）纤维结肠镜无明显异常，或示肠腔痉挛、粘液增多，粘膜活检基本正常。

（3）结肠动力学检查示，结肠压力波形及肠肌电波异常。

5. 试验性治疗

（1）灭滴灵 0.2g，每日 3～4 次，共 1 周，无效。

（2）停用乳制品、麦胶类食品或食物调制品后，症状仍不消失。

【治疗】

IBS 的治疗比器质性疾病更为困难。对于病程较长患者更是如此。本病的发病机制未完全清楚，涉及的可能因素较多，缺乏特异的药物治疗，故目前主要遵循个体化原则，根据不同患者的具体情况，采取对症治疗。

（一）精神心理治疗

IBS 患者多出现情绪异常，如焦虑、愤怒、抑郁、恐惧，而其个性多为不稳定、敏感、多疑，故精神心理因素的调整是治疗中的重要环节，应根据不同的病情进行心理治疗，并辅以神经、精神性药物治疗。

1. 心理治疗　心理治疗的成功在于医务人员高度的责任感和同情心，使患者有充分的信任感。医生应从社会、心理、行为三方面着手，仔细寻找可能的社会心理刺激因素，耐心解释这些因素在疾病发生、发展中的重要作用，使患者认识调整生活节奏、纠正不良行为的重要性与必要性，使异常的心理状态得以恢复。

暗示治疗常有意想不到的疗效，是 IBS 治疗中常用的手段之一，而医者的权威性、患者的信任感、先进检查技术也都可产生暗示效果。

催眠疗法、音乐疗法、自我锻炼（如气功）的治疗效果明显，使患者处于松弛状态，摆脱不良境遇的影响，如催眠疗法可缓解 60% ~85% IBS 患者的精神和肠道症状，这些方法需患者的高度配合。

2. 神经、精神性药物

（1）抗焦虑药：安定 2.5 ~5mg，每日 3 次；舒乐安定 1mg，睡前 1 次；利眠宁 5 ~10mg，每日 3 次；三唑仑 0.25 ~0.5mg，睡前 1 次。除抗焦虑作用外，还具有催眠、肌肉松弛等作用。

（2）抗抑郁药：阿米替林 25mg，每日 2 ~3 次；多虑平 25 ~50mg，每日 3 次。此类药还有抗胆碱能作用。

如治疗有效，无明显副作用，应坚持服用 2 ~3 周，以后逐渐减量。治疗过程中注意不良反应的出现，根据年龄等具体情况调整药量。

（二）饮食治疗

患者耐受性较差的食物应及早发现，并避免食用；尽量减少产气食物的摄入，主要包括豆类、果糖、乳糖、活性碳、饮料等；根据情况调整食物结构，如增加蛋白质含量可抑制结肠运动；纤维素可缓解患者肠道症状，应适量给予，对便秘型患者可能有治疗作用。

（三）食用纤维

食用纤维主要为不被消化的植物多糖，包括纤维素、半纤维素、果胶、树胶等。食用纤维可从食物中获得，高纤维食物有各种谷物制品、水果、蔬菜、麦类等，市售的容积性药物即为食用纤维，因其口味佳、热量低、纤维素丰富等优点，应用日趋广泛。国外常用的药物是 citrucel、Fiberall、Periem、Metamucil 等。

1. 作用机制　食用纤维治疗 IBS 患者的机制为：

①吸水能力极强，结肠内水分与其混合，使粪便成形、松软；

②刺激细菌生长、增加大便容量；

③调节肠道运动，可使过快和（或）缓慢的肠蠕动趋于正常；

④降低肠腔内压；

⑤促进胆汁排泄，并络合胆酸，减少肠分泌。

由于以上作用食用纤维可以缓解 IBS 患者腹泻、便秘、腹痛、腹胀等症状，成为主要治疗药物之一。

2. 用药方法　容积性药物有各种剂型，如粉剂、颗粒剂、片剂，剂量根据不同药物种类而定，每日 6 ~15mg，分两次口服；如果为麦糠饼、粗制面包等，每日量为 15 ~30g，分次口服。疗程根据病情而定，一般 6～12 周。长期便秘者可考虑小剂量维持。

3. 副作用　无全身副作用，无依赖性，可出现粪便嵌塞、肠梗阻，极少数患者出现过敏反应。

4. 注意事项

（1）食用纤维可用于腹泻型和便秘型患者治疗。

（2）服用容积性药物时，应同时饮水至少 300ml。

（3）疑有肠梗阻、粪便嵌塞、不明原因的排便习惯改变和急性腹痛者禁用。

（4）有水钠潴留患者注意选用低钠制剂。

（5）用量根据病情和患者反应而定，初次服用宜从小剂量开始。

（6）食用纤维还可用于憩室病、痔疮、糖尿病、高胆固醇、高脂血症等患者的治疗。

（四）抗便秘药物

1. 促肠道运动药物

（1）西沙必利：可促进消化道肌间神经丛释放乙酰胆碱，对肠运动的疗效为增加慢波运动，延长峰电位时间，增加肠管收缩波幅和频率，加强推进性运动，缩短肠运行时间。临床应用表明，IBS 便秘型患者效果满意，可减少泻剂用量。用药方法：10～20mg，每日 2～4 次，餐前服用，疗程 4～8 周，副作用少见，偶可出现挛缩性腹痛、腹泻、乏力、头痛等。

（2）红霉素：近年研究表明，低剂量红霉素具有促进胃肠运动作用，可直接作用于平滑肌胃动素受体而产生疗效。对肠道的作用为加强推进性收缩，缩短肠运行时间，用于便秘患者治疗。用药方法：0.125～0.25g，每日 2～3 次，餐前服用，疗程 4～8 周，仅少数患者出现腹痛、腹泻副作用。国外已在研究显示其具有促进肠蠕动作用，而无抗菌能力的红霉素，它将使该药的应用更加广泛。

2. 泻剂

（1）高渗性泻药：以前常用的硫酸镁、硫酸钠已极少应用，目前常选用的为乳果糖，每日 50～200ml，分 2～4 次口服；山梨醇，每日 6～12g，分 3 次口服；20% 甘露醇，10～30ml，每日 3 次，副作用少，偶见腹胀、腹痛、恶心、呕吐等不良反应。

（2）刺激性泻药：

①双苯甲烷类：酚酞、双醋酚汀，因副作用多，已较少在临床上应用；

②蒽醌甙类：大黄、番泻叶，前者作为中药常用药，番泻叶 1.5～3g，泡水饮用效果良好，还可用于清洁灌肠；

③蓖麻油，严重便秘时用，口服每次 5～20ml。

（3）滑润性泻药：常用液体石蜡，15～30ml 口服；甘油栓或甘油溶液（开塞露），1 支塞肛，急性便秘暂时性给药。

3. 抗便秘治疗的原则　IBS 患者便秘多为慢性反复发作性，故应仔细分析病情和以前用药情况，目前最主要的治疗为食用纤维，辅以促肠运动药物；其次考虑甘露醇、山梨醇，其他泻剂多为暂时解决急性便秘，不宜长期应用，特别应指出，刺激性泻药长期应用可损害肠粘膜上皮及肠壁神经细胞，反而可加重便秘。

（五）抗腹泻药物

抗腹泻治疗是 IBS 对症治疗的主要手段之一，以前常用的吸附剂（活性炭、次碳酸铋、鞣酸蛋白）和阿片受体拮抗剂（可待因、复方樟脑酊）等目前已很少应用，现常用的药物主要为洛哌丁胺（易蒙停）和苯乙哌啶，食用纤维中甲基纤维素、聚丙烯酸树脂亦有抗腹泻作用，而思密达可有效地控制 IBS 患者腹泻症状。

1. 易蒙停　作用于肠阿片受体，可抑制钙调节蛋白活性，延长肠运行时间，降低肠上皮分泌。用药方法：4~8mg/d，分次口服，有效后，2~4mg/d 维持治疗。副作用少而轻，如便秘、腹痛、腹胀、恶心、呕吐等。

注意事项：1 岁以下儿童、溃疡性结肠炎活动期伴中毒性巨结肠、伪膜性肠炎、细菌性痢疾出现发热、血便者禁用；每日用量不宜超过 16mg。

2. 苯乙哌啶　苯乙哌啶为哌替啶衍生物，可抑制肠蠕动，延长肠内容物与肠粘膜接触时间，促进水分吸收。用药方法：苯乙哌啶 2.5~5mg，每日 3~4 次，腹泻控制后改为 2.5mg/次，每日 2~3 次维持；复方苯乙哌淀（苯乙哌啶 2.5mg，阿托品 0.025mg/片），1~2 片/次，每日 3 次，以后 1 片/d 维持。副作用较少，可出现恶心、头痛、嗜睡症状。注意事项：

①长期应用可产生依赖性；

②不宜与中枢抑制药合用；

③一般初次口服时小剂量观察疗效，随后逐渐调整用量，直至出现最佳疗效。

3. 思密达　思密达为双八面体蒙脱石组成的层纹状结构，颗粒直径仅为 1~3μm，具有极强的固定能力，固定和清除有害物质，提高肠粘膜屏障作用，降低结肠敏感性，调整结肠运动功能，从而达到治疗 IBS 患者腹泻、腹痛等症状的目的。

用药方法：9g/d，每日 2~3 次口服，晨间冲服，疗程 30~60d。副作用少见，少数可出现恶心、便秘等。

（六）解痉药物

1. 抗胆碱能药　因其解除平滑肌痉挛，抑制腺体分泌，用于解除 IBS 患者腹痛。用药方法：口服阿托品 0.3mg，每日 3 次，或肌注 0.3mg；普鲁本辛 15mg 口服，每日 3 次；颠茄合剂 5~10ml 口服，每日 2~3 次；盐酸双环胺 10~20mg 口服，每日 3~4 次。副作用：口干、心悸、皮肤潮红。青光眼禁用。

2. 钙通道阻滞剂　可抑制肠平滑肌痉挛性收缩，缓解腹痛症状。用药方法：硝苯吡啶 10mg 口服，每日 3 次；地尔硫革 30~40mg 口服，每日 4 次，匹维溴铵为肠道选择性钙通道阻滞剂，50mg/次，每日 4 次，效果良好。

（七）调整肠道菌群

约 80% IBS 患者存在肠菌群紊乱，故对不明原因腹泻患者切勿滥用抗生素，存在肠菌群紊乱的患者应及时予以纠正，如服用乳酸菌活菌制剂、双歧杆菌活菌制剂等。

（八）其他治疗

1. 生长抑素　生长抑素及类似药物可减缓肠运动、抑制肠分泌，临床用于腹泻型 IBS 患者，效果较为满意。用药方法：生长抑素八肽 0.2mg，每日 2～3 次，皮下注射，多为 0.2mg，每 12h 一次，症状控制后减量 0.1mg 每 12h。用药初期可有恶心、腹胀等，用药过程中可自动消失。这类药物价格昂贵，仅用于其他药物治疗无效时。

2.5-羟色胺（5-HT）受体拮抗剂　主要是 5-HT$_3$ 受体拮抗剂，能抑制结肠运动，延长肠运行时间，用于治疗腹泻型 IBS 效果较好。用药方法：恩丹西酮 16mg 口服，每日 3 次，持续 3～4 周。这类药临床应用时间甚短，疗效及副作用有待观察。

3. 醋酸亮丙瑞林　为黄体生长激素释放激素，近来研究认为，该药物可抑制肠运动，改善 IBS 腹泻型患者的症状，临床应用尚待进一步研究。

（高建荣）

第九节　炎症性肠病

炎症性肠病（IBD）通常是溃疡性结肠炎和克隆氏病的统称。本病在西方十分常见，且发病率逐年增高。以往认为国人少见，但随着结肠镜的普及和对此病认识的提高，报道也日渐增多。

【病因】

IBD 的病因仍未完全确定，近年研究表明，感染和免疫因素在发病中具有重要作用。

（一）感染因素

细菌感染可能是 IBD 的主要病因之一，其根据有：

①IBD 肠道病变与细菌感染病变相似；

②溃疡性结肠炎和克隆病患者均可分离出分支杆菌，特别是副结核分支杆菌能产生与克隆病类似的病理变化，且应用抗分支杆菌四联治疗可获满意疗效；

③肠道其他细菌，如各种厌氧菌、大肠杆菌、无细胞壁细菌等，可能在 IBD 发病中也有作用。不少研究发现肠道细菌血清特异性 IgG、IgM 抗体滴度升高，且与病变活动有关，特别是克隆病的报道更多；

④IBD 患者粪便浸出液中含有大量的小分子物质，可引起继发性组织损害，被认为是细菌产物。已证明活动期 IBD 患者肠腔细菌内毒素进入组织后可刺激巨噬细胞分泌肿瘤坏死因子，而细菌的炎性产物也参与炎症反应；

⑤多种抗感染治疗可明显减轻本病病情。

（二）免疫因素

免疫因素作为 IBD 的可能发病病因已成为研究热点，在体液免疫和细胞免疫方面均有新的认识。

早期研究发现 IBD 患者血清中存在抗结肠抗体和抗肠菌抗体，IBD 患者肠道局部含 IgG 细胞增加，表明 B 细胞的反应增强。

最近发现，抗体依赖性细胞介导细胞毒作用在克隆氏病下降，而活动期溃疡性结肠炎增高；在 IBD 患者下降 NK 细胞活性，疾病加重时未成熟 NK 细胞增加，成熟 NK 细胞活性下降。此外多核细胞和巨噬细胞产生的炎性物质可直接损伤肠粘膜，细胞因子和血管活性物质促进并加重炎症反应。

IBD 患者存在免疫调节紊乱，患者肠上皮细胞可选择性激活外周血辅助 T 细胞（CD_4^+），而正常人肠上皮则激活抑制 T 细胞（CD_8^+）。IBD 患者外周血及结肠粘膜内 CD_4^+ 细胞增加，而 CD_8^+ 细胞减少。最近研究提示，CD_4^+、CD_8^+ 细胞数量变化并不重要，主要是 CD_8^+ 细胞功能缺陷，引起免疫反应异常增强。

（三）其他因素

1. IBD 有家族性，但尚未找到可靠的基因标志。

2. IBD 有群集现象，故认为环境因素参与其发病。

3. 吸烟可促使克隆病的发生，而对溃疡性结肠炎有预防作用。

4. 口服避孕药可干扰肠道微环境，产生类似溃疡性结肠炎的表现。

【诊断】

（一）溃疡性结肠炎诊断标准

此标准 1978 年全国消化疾病会议制订，1987 年中国肛肠病会议再次通过。

1. 临床方面　具有慢性腹泻，粘液血便，腹痛。呈慢性反复发作性或持续性，伴有不同程度的全身症状，少数患者仅有便秘而不出现血便，亦应加以重视。既往史及体检中要注意关节、口腔、眼、浆膜、皮肤、肝脾等肠道外的临床表现。

2. 乙状结肠镜或结肠镜检查所见

（1）受累结肠粘膜呈现多发性浅表溃疡，伴有充血、水肿、病变多由直肠起始，往往累及其他结肠，为弥漫性分布。

（2）肠粘膜外观粗糙不平，呈现细颗粒状，组织脆弱，易于出血，或可覆盖有脓性分泌物，似一层薄苔附着。

（3）结肠扭袋变平，变钝，以至消失，有时可见多个大小不等的假性息肉。

结肠粘膜活检病理变化呈现炎症反应，同时常可见到粘膜糜烂、隐窝脓肿、结肠腺体排列异常及上皮改变。

3. 钡剂灌肠所见

（1）结肠肠管缩短，结肠袋消失，或结肠呈管状外观。

（2）多发性溃疡或有多发性假性息肉表现。

（3）结肠粘膜粗糙、紊乱或可见颗粒样变化。

4. 诊断标准　在排除菌痢、阿米巴痢疾、血吸虫病、肠结核等特异性感染性结肠炎、肉芽肿性结肠炎及放射性结肠炎的前提下，可参照下列标准予以诊断：

①根据临床表现和乙状结肠镜或结肠镜检查之①、②、③三项中之一项和/或粘膜活检可以诊断为本病；

②根据典型临床表现或钡剂灌肠之①、②、③三项中之一者可以诊断为本病；

③临床表现不典型，但有典型的肠镜检查或钡灌肠典型改变者，可以诊断本病；

④临床方面有典型症状或有典型既往史，而此次乙状结肠镜、结肠镜或钡剂灌肠检查无典型变化者，应列为"疑诊"，予以追踪检查。

有关本病完整全面的诊断，应包括其临床类型、严重程度，病变范围及病变分期：

①类型：初发型、急性暴发型、慢性复发型、慢性持续型；

②病情程度分级：轻度，全身症状轻微或无全身症状；重度，有多次粘液血便或水样泻及发热、脉率增快等全身症状，血沉可显著增快，血浆白蛋白可减低；中度：界于轻度与重度之间；

③病变范围：全结肠、区域性结肠、右半结肠、左半结肠、乙状结肠、直肠；

④病变分期：活动期、缓解期。

（二）克隆病诊断标准

（世界卫生组织制定）

1. 非连续性或区域性肠道病变。

2. 肠粘膜呈铺路卵石样表现或有纵行溃疡。

3. 全层性炎症性肠道病变，伴有肿块或狭窄。

4. 结节病样非干酪性肉芽肿。

5. 裂沟或瘘管。

6. 肛门病变，有难治性溃疡、肛瘘或肛裂。

凡具备有上述1、2、3者为疑诊，再加上4、5、6之一者可以确诊，如具有4，再加上1、2、3中二项者，也可确诊。确诊的患者均需排除有关疾病。

【治疗】

（一）一般治疗

病变活动期应严格控制活动。轻症患者可在家休息，适当运动。而病情严重伴有局部和全身并发症或轻症患者治疗1个月疗效不满意者，应考虑住院治疗。

腹泻、腹痛症状明显患者，可给予阿托品或适量的复方苯乙哌啶、洛哌丁胺（易蒙停）等。应注意大剂量抗胆碱能药物可诱发中毒性巨结肠。贫血者可输少量新鲜血，低蛋白血症输血浆或白蛋白。为控制继发性感染，可选用抗生素和灭滴灵治疗。溃疡性结肠炎患者常伴有焦虑、恐惧、愤怒等情绪反应，应进行心理治疗，并辅以镇静、抗焦虑药。

（二）营养治疗

IBD患者因营养物摄入减少，吸收不良，肠道丢失过多，药物干扰营养物质代谢，患者营养需要量增加，故营养不良十分常见，如体重减轻、低蛋白血症、贫血等，特别是重症患者更为突出，所以营养治疗已成为不可缺少的措施。营养治疗可使患者肠道得以休息，满足营养需求，并可调节机体的免疫状态。

　　轻症患者无需限制饮食或补充营养，重症或长期不愈患者既往多主张少食或暂禁食。目前提倡口服或鼻饲要素饮食。国外市售 Vivonex TEN，Tolerex，Vital HN，Ensure 等 10 余种品种，主要为蛋白质、脂肪、碳水化合物按一定比例配成，利于肠道吸收。蛋白质提供形式为氨基酸、牛奶提取物、酪蛋白、卵清蛋白；脂肪为中链脂肪酸、大豆、麦类；碳水化合物为麦类淀粉、麦芽糊精、乳糖、蔗糖等，亦可根据以上成分自行配制。要素饮食疗程 4 周，以后逐渐减量，同时逐渐增加食物摄入量。可能出现的反应有厌食、腹胀、腹部不适、倾倒综合征等，数日后可缓解。

　　下列情况考虑静脉高营养：

　　①患者因肠道狭窄，病变部位广泛而无法手术；

　　②无法进食又不能耐受要素饮食，严重影响患者的生长、发育、营养供给；

　　③患者需手术治疗，但营养不良尚未纠正，术后维持营养素的供应；

　　④伴有短肠综合征症状等。

　　基本热量 40～45 千卡/（kg·d），包括蛋白质、葡萄糖、脂肪乳、电解质、维生素、微量元素以及胰岛素和肝素，采用中心静脉和外周静脉输入，待患者营养状况改善后逐渐改为要素饮食。

　　（三）柳氮磺胺吡啶

　　1. 代谢　柳氮磺胺吡啶（简称 SASP）是 5-氨基水杨酸（5-ASA）和磺胺吡啶于偶氮基连接后的化合物。仅 20%～30% SASP 于胃和小肠吸收，大部分进入结肠，在结肠细菌偶氮基还原酶作用下，SASP 分解为 5-ASA 和磺胺吡啶，大部分 5-ASA 仍保留在结肠内，从粪便排出，而多数磺胺吡啶被吸收，经肝脏代谢后由肾脏排出。主要起治疗作用的是 5-ASA，后者与组织有良好的亲和力。

　　2. 作用机制　仍未完全确定，可能为：

　　①抗菌作用，减少结肠内梭状芽孢杆菌、肠杆菌、非芽孢厌氧菌的数量；

　　②抑制 PG 合成和释放；

　　③抑制多核细胞移动；

　　④抑制髓过氧化物酶介导的碘化作用和细胞毒性作用；

　　⑤清除反应性氧自由基。

　　3. 用药方法　4～6g/d，分 3～4 次口服，症状缓解后持续用 3～4 周，随之改为每日 2g，分次口服，维持 1～2 年。为减少胃肠道反应，最初用量 1g/d，以后每日增大 0.5g，至治疗剂量。

　　4. 副作用

　　（1）胃肠道症状：主要有恶心、呕吐、厌食、烧心、上腹不适、腹泻等症状，与血清磺胺吡啶浓度相关。

　　（2）皮肤表现：药疹、光敏感见少，剥脱性皮炎和毒性上皮坏死罕见。

（3）血液系统表现：粒细胞减少、继发性巨幼红细胞贫血、红细胞发育不良、血小板减少、溶血性贫血。

（4）全身过敏反应：发热、皮疹、哮喘。

（5）其他：可逆性男性不育症，紫绀、胰腺炎，脱发，肝脏毒性，神经毒性，肺纤维化，出血性结肠炎。

5. 注意事项

（1）脱敏：出现胃肠道反应的患者，停药 2 周，以后每日口服 0.25g，持续 1 周，随之每周增加 0.25g 至每日 2g，最大不得超过每日 3g，如为轻、中度过敏反应或特异体质，停药 2 周，以后每日 62.5mg（1/8 片），每 7d 剂量加倍，至每日 2 ~ 3g。脱敏对于不服药难以缓解症状的患者十分必要。

（2）每日剂量超过 4g，药物副作用与毒性反应明显增加。

（3）克隆氏病患者维持治疗有争议。

（4）该药可通过胎盘出现于母乳中，但对孕妇和哺乳妇女是安全的。卟啉病患者禁用。

（5）药物交叉反应：竞争性抑制叶酸吸收，消胆胺、广谱抗生素、硫酸亚铁可减弱 SASP 的代谢，增加其结肠中的浓度。SASP 降低地高辛的生物利用度。

（6）对于小肠克隆病患者无效。

（四）水杨酸盐

SASP 治疗 IBD 效果满意，然约有 1/3 的患者对此药不能耐受或出现程度不同的不良反应。故作为 SASP 主要功能成分的水杨酸盐逐渐由研究转入应用。

1. 5-ASA

（1）代谢：口服 5-ASA 大多于小肠快速吸收，不能到达病变部位，故需采用各种方式减少其在小肠的吸收。经临床证明，有效的药物有 Pentasa、Asacol、Salotalk、Dipentum 等 4 种。Pentasa 为 5-ASA 颗粒表面包有半透膜乙基纤维素，Asacol 外膜为丙烯酸树脂，Salotalk 则在乙基纤维素外再包一层丙烯酸树脂、肠道 pH5.6 ~ 7 时 5-ASA 便释放出来，Dipentum 为两个 5 - ASA 于偶氮基连接，在肠道细菌作用下分解成 2 个分子。此外尚有溶液剂、栓剂等。

（2）用药方法：

①口服，1.5 ~ 3g/d，分 3 ~ 4 次，而 2g/d 为标准剂量，待症状缓解后 3 ~ 4 周减量，至 400 ~ 500mg，维持 1 年以上；

②保留灌肠，4g 5 - ASA 加入中性液体 100ml 中，每晚 1 次，至少 2 周，最好至病变处粘膜活检组织学检查正常后停止；

③栓剂，肛塞 500mg，每日 3 次，4 ~ 6 周。

（3）不良反应：口服时较 SASP 明显减少，仅少数患者出现头痛、恶心、呕吐、长期应用也未发现更多其他不良反应；保留灌肠和栓剂除直肠局部可有损伤外未见其他副作用。

（4）注意事项：

①左半结肠、直肠病变时采用保留灌肠，直肠炎时用栓剂；

②应用保留灌肠或栓剂治疗时，需同时口服 SASP 或 5-ASA，并以口服进行维持治疗；

③严重肝肾功能衰竭者、消化性溃疡活动期及凝血障碍患者禁用。

2.4-ASA　4-ASA 即对氨基水杨酸，一直是结核治疗药物。近来研究发现，其与 5-ASA 比较，使用更为经济、稳定，特别是灌肠治疗，其疗效与 5-ASA 无差异。临床以 2g 溶于 60ml 液体中夜间保留灌肠，疗程 4 ~ 8 周，治疗左半结肠、直肠病变，目前尚不清楚其作用机理。

（五）皮质激素

1. 作用机制　皮质激素及促皮质激素（ACTH）用于治疗 IBD 已 40 余年，主要作用是：

①稳定溶酶体酶；

②降低毛细血管通透性；

③抑制巨噬细胞功能，抑制炎性细胞移动，抑制细胞介导的免疫反应，也可抑制抗体的形成。

2. 用药方法

（1）强的松 40 ~ 60mg，清晨顿服，症状缓解后递减药量，维持 6 个月。

（2）氢化可的松 200 ~ 300mg/d，静滴；或地塞米松 10mg/d，或强的松龙 40 ~ 60mg/d，肌注；或 ACTH120u/d，静滴；待病情稳定后逐渐减量，并改用口服强的松。

（3）保留灌肠治疗，氢化可的松 100mg，或地塞米松 5 ~ 10mg，加生理盐水 100ml，每日睡前 1 次，持续 2 ~ 3 周，随后每周 2 ~ 3 次，每疗程 8 周。

3. 不良反应　长期使用可引起库欣综合征，浮肿、低血钾、痤疮、血压增高、心动过速、精神欣快、继发性感染、骨质疏松、生长缓慢、影响伤口愈合等。

4. 注意事项

（1）当 SASP 不能耐受，SASP 和 5 - ASA 疗效不明显，病情严重者给予皮质激素治疗。

（2）皮质激素静脉给药的指征为：腹泻每日 ≥6 次，肉眼血便，发热，ESR ≥30mm/h，贫血，心动过速。

（3）直肠炎或左半结肠病变时宜采用保留灌肠。

（4）常规剂量无效时，可试用 2 ~ 4 倍量 3 ~ 5d，以观察是否无效。

（5）逐渐减量时再发，应立即将激素量加至最初治疗剂量或静脉给药。

（6）如果采用强的松维持不能减量至 <10mg/d，应考虑其他治疗方法，如抗代谢药物、手术等。

（六）灭滴灵

1. 作用机制　1975 年开始报道用灭滴灵治疗 IBD，与 SASP 比较灭滴灵对克隆氏病疗效甚佳，其作用可能为：

①抗细菌作用，减少过度生长的细菌，降低细菌源性抗源；

②抑制细胞介导的免疫反应，特别是肉芽组织的形成；

③直接的组织效应。

2. 用药方法　口服，800～1200mg/d，分3～4次，治疗4～8周，逐渐减量，维持至少6个月。

3. 不良反应　出现较少，多为自限性。

①胃肠道反应：厌食、恶心、呕吐，上腹不适；

②长期应用时较常发生末梢神经病变、其他神经系统副作用少见。

4. 注意事项

（1）本药主要用于克隆病治疗，包括肛周病变、结肠炎，SASP 不能耐受或过敏者。对小肠克隆病和溃疡性结肠炎无效。

（2）过敏患者禁用，孕妇、肾功能不全、神经病变者慎用。

（七）免疫抑制剂

1. 作用机制　5-疏基嘌呤和硫唑嘌呤具有抗嘌呤代谢，减少 DNA 合成，阻止细胞分裂的作用，从而抑制体液免疫和细胞免疫，有利于 IBD 治疗。

2. 用药方法　5-疏基嘌呤，1～1.5mg/（kg·d），分2～3次口服；硫唑嘌呤，2mg/（k·d），分2次口服，疗程1年左右。

3. 不良反应　胃肠道反应，白细胞、血小板减少，胰腺炎等。然而因 IBD 治疗剂量较小，不良反应多甚轻微，一般不影响治疗。

4. 注意事项：

①免疫抑制剂治疗必须严格掌握适应症，其他内科治疗无效或因副作用不能耐受其他药物治疗时，才考虑应用；

②应向患者及家属说明治疗情况及副作用，征得同意；

③3 个月内症状无改善者并不表明无效；

④婴幼儿、孕妇慎用或禁用。

（八）手术治疗

手术适应症

（1）溃疡性结肠炎：

①各种内科正规治疗无效；

②长期反复发作，影响患者正常工作和生活；

③并发穿孔、大出血、中毒性巨结肠；

④癌变。

（2）克隆病：

①各种内科正规治疗无效；

②经常反复发作，影响患者正常工作及生活；

③并发穿孔、大出血、梗阻；

④腹部脓肿、瘘管形成。

【疗效标准】

1. 溃疡性结肠炎

（1）痊愈：症状消失，肠镜检查粘膜病变恢复正常或遗留疤痕，随访 1 年不复发。

（2）好转：症状基本消失，结肠粘膜尚有轻度炎症改变。

（3）无效：症状及内镜下表现均无变化。

2. 克隆病

（1）痊愈　症状消失，全身症状明显改善，肠镜检查病变恢复或仅留疤痕。

（2）好转　症状明显好转，X 线和内镜表现好转。

（3）无效　症状及内镜下表现无变化。

（高建荣）

第十节　肠 结 核

肠结核为结核杆菌侵犯肠道而引起的慢性特异性感染。发达国家该病少见，但在我国，特别是农村和边远地区，仍属较常见的肠道疾病之一。该病缺乏特异表现，因症状而就诊的患者中相当部分为晚期患者，治疗十分棘手。

【病因和发病机制】

绝大部分肠结核由人型结核杆菌引起，主要感染途径是经口摄入，其次可由血行播散或腹腔内结核直接蔓延，好发部位依次为回盲部、升结肠、回肠、空肠、横结肠、降结肠、十二指肠、乙状结肠等。

与其他肺结核一样，肠结核病变的发生也是人体和结核杆菌相互作用的结果。当入侵菌量较多，毒力较大，机体免疫功能异常时，才会在肠道局部发生病理损害。机体免疫反应强，以渗出性病变为主；感染菌量大、毒力强，引起干酪样坏死；机体免疫力强、菌量少、毒力低，则以肉芽组织增生为主，病理学表现为溃疡型、增生型、混合型。

【诊断】

1. 有肺结核或其他部位结核病史，或有与结核患者密切接触史。

2. 起病缓慢，腹痛、腹泻、或腹泻便秘交替等肠道症状及肠梗阻表现等。伴有午后低热、盗汗、乏力、消瘦等全身症状。

3. 右下腹压痛、有肿块。

4. X 线发现病变肠段有激惹、跳跃征，充盈不佳或狭窄。

5. 内镜发现肠粘膜糜烂、溃疡、组织增生或肠腔变形、狭窄，活检为干酪样病变或慢性炎性肉芽肿。

6. 血沉增快，OT、PPD 试验强阳性，粪便浓缩找到结核杆菌，或动物接种阳性，或 PCR 检测出结核杆菌 DNA。

7. 抗结核治疗疗效明显。

【治疗】

肠结核治疗为全身综合性治疗，主要在于早期确诊，而合理化疗、纠正营养不良等措施在一定程度上是治疗成败的关键。

（一）抗结核药物治疗

肠结核病灶内活菌数一般远远低于肺内结核病灶，而肠道血液循环丰富，抗结核药物易进入组织内，理论上肠结核的化疗不应比肺结核困难，所以只要早期诊断，肠结核的治愈并不困难。

肠结核化疗与肺结核化疗相同，必须坚持早期、联合、适量、规律、全程的原则。过去以链霉素、异烟肼、对氨基水杨酸为首选，进行长程标准化疗，疗程达 12 ~ 18 个月。由于利福平等新型化疗药的应用，疗效已有进一步提高，而治疗方案也在不断改进，目前主张短程化疗，疗程为 6 ~ 9 个月，不但降低治疗费用，病患依从性也大大提高。肺结核短程治疗方案已趋标准化，但肺外结核的最佳短程化疗方法尚在研究中，多数以异烟肼与利福平联用 6 ~ 9 个月做为治疗肠结核的首选方案，剂量、给药方式、副作用观察等同肺结核治疗。

由于肠结核发病隐袭、健康教育、卫生、经济条件等限制，许多肠结核就诊时已属晚期，而药物达到干酪坏死灶、结核肉芽肿等病灶内的浓度较低，或伴有严重肠外结核，此时应考虑三联化疗，常在利福平和异烟肼基础上，加吡嗪酰胺或链霉素或乙胺丁醇，起始阶段可静脉给药。

为防止耐药菌株出现，应仔细询问既往用药史，如可能，最好以药敏试验作为治疗依据。对复治患者，包括初治失败、不规律用药、治愈后复发等，应以药物敏感测定结果来选择药物，重新组合化疗方案，三联或四联用药，常用方案为：异烟肼、利福平、吡嗪酰胺 2 个月后，异烟肼、利福平再用 4 个月；乙胺丁醇、异烟肼、利福平、吡嗪酰胺 2 个月后异烟肼、利福平再用 4 月；链霉素、异烟肼、利福平、吡嗪酰胺 2 个月后，异烟肼、利福平再用 4 个月。也可考虑新型药物的应用，如利福喷丁、利福定、柴霉素等。

（二）休息与营养

机体抵抗力降低是肠结核发生发展的重要因素之一，因结核病患者机体过度消耗、肠道病变造成吸收不良，营养素丢失，致肠结核患者多伴有营养不良，免疫功能低下，故积极休息，加强营养，提高机体免疫功能实为肠结核治疗中的关键性措施之一。

轻症患者可在家休息，适当运动，而重症患者应严格控制生活和活动，最好住院治疗。

全身支持治疗包括一般措施，如补充液体，以保持水、电解质与酸碱平衡；少量多次输新鲜全血、血浆，以纠正贫血和低蛋白血症；吸收不良和脂肪泻者，输注复合氨基酸、脂肪乳剂；必要时可采用静脉高营养治疗。

（三）对症治疗

腹痛可用颠茄、阿托品或其他抗胆碱能药物；腹泻严重可适当选用止泻剂；对不完全性肠梗阻患者应进行胃肠减压，但便秘患者不宜使用泻剂。

（四）手术治疗

适应症：

①急性肠穿孔；

②慢性肠穿孔，肠瘘经内科治疗无效；

③肠出血内科治疗无效；

④完全性肠梗阻，不完全性肠梗阻内科治疗无效。

注意术前和术后需抗结核药物治疗，合理药物治疗将提高手术效果和安全性。

【疗效标准】

1. 治愈

（1）症状、体征消失，体重增加。

（2）X线钡餐或/及结肠镜检查阴性，或仅为疤痕。

2. 好转

（1）症状、体征缓解。

（3）客观检查病变好转。

（高建荣）

第十一节　结核性腹膜炎

结核性腹膜炎是临床最常见的慢性腹膜炎。本病早期易被忽视，晚期预后较差，治疗困难。

【病因和发病机制】

本病是结核杆菌引起的慢性、弥漫性腹膜炎症，早期以浆液纤维素性渗出为主，随着疾病的发展，发生纤维组织增生、广泛粘连以及干酪样坏死，临床病理分为渗出型、粘连型和干酪型。

1/2～2/3 的患者伴有腹膜外结核，常见的是肺结核、肠结核、盆腔结核、胸膜结核等。感染途径主要是腹腔、盆腔内结核病灶直接蔓延，其次为血行播散。

【诊断】

1. 有腹膜外结核病灶或病史。

2. 起病缓慢，症状为发热、消瘦、盗汗、腹痛、腹胀、腹泻或腹泻便秘交替。

3. 腹部压痛、腹壁柔韧感、腹水、腹块。

4. 腹腔穿刺检查腹水，呈渗出性，一般细菌培养阴性，结核培养阳性，或动物接种试验阳性，或 PCR 检测出结核杆菌 DNA。

5. 血沉加快，OT、PPD 试验强阳性。

6. X 线胃肠钡餐发现肠粘连、肠梗阻、肠瘘等。

7. 腹腔镜下发现纤维素渗出、粘连、结核结节，活检病理学为干酪样坏死，必要时也可采取开腹探查。

8. 抗结核治疗有效。

【治疗】

以前结核性腹膜炎死亡率为 40%～55%。自抗结核药物临床应用以来，预后大为改观，然而粘连型、干酪型预后仍不甚理想，应注意早期治疗，改善患者全身状况，重视腹膜外结核的治疗。

（一）抗结核药物治疗

抗结核药物治疗是结核性腹膜炎治疗的关键，以早期、全程、规律、联合、适量为用药原则，化疗药物选择、用法、疗程、副作用等详见肺结核。

结核性腹膜炎早期治疗预后良好，然而早期诊断难度较大，许多学者提到拟诊为该病的患者，经各种检查也未获得确诊，应考虑诊断性治疗，及时给予足量抗结核药物 4 周。目前正在寻求早期诊断方法，如 PCR、Bactec 技术，将使早期诊断及治疗成为可能。

抗结核药物对本病疗效较肺结核和溃疡型肠结核差，该病患者多伴有腹膜外结核，一般情况差，许多患者过去已接受过抗结核治疗，粘连型和干酪型病灶血供不佳，药物渗入病灶内困难。由于上述原因治疗前应注意既往用药史，有条件应行结核菌培养，以药敏作为药物选择的依据。抗结核治疗中应加强联合用药，较宜选用的药物为异烟肼、利福平、吡嗪酰胺、乙胺丁醇、氨硫脲。主要选择方案有利福平、异烟肼，加上吡嗪酰胺或乙胺丁醇或链霉素，强化 2～3 个月后，巩固期用利福平和异烟肼持续 7～9 月，或利福平、异烟肼、吡嗪酰胺，加乙胺丁醇或链霉素 2～3 个月，巩固期用异烟肼，加利福平或乙胺丁醇 7～9 个月。给药途径为早期患者可口服，晚期宜静脉给药，待病情控制后改为口服。

（二）营养治疗

营养治疗为结核性腹膜炎治疗的重要环节。轻症患者给予高热量、高蛋白、高维生素的少渣饮食，禁忌使胃肠道胀气的食物，要素饮食为提供高营养的较佳方法；病情较重时，可采用外周静脉营养，输入高浓度葡萄糖、脂肪乳剂、氨基酸、血浆、白蛋白等；恶液质患者要考虑全胃肠外营养，每日提供 2 000～3 000 卡热量，各种成分按比例输入，除蛋白、脂肪、葡萄糖外，还应注意电解质、微量元素、维生素的供给。

（三）肾上腺皮质激素

在强力抗结核治疗的前提下，肾上腺皮质激素能减少炎性渗出和炎症反应，促进腹水吸收，防止腹腔内粘连，同时降低体温，改善全身状况。常用口服强的松 30mg/d，或地塞米松 10mg/d，或静脉滴注氢化可的松 200mg/d；有报道采用腹腔内注射氢化考的松 25mg/次、醋酸可的松 25～100mg/次、地塞米松 5mg/次治疗，有一定疗效。疗程可根据病情确定，一般用药至出现最佳疗效后逐步减量，强的松每周递减5mg，总用药时间2~3个月。

（四）局部治疗

局部治疗主要是针对有腹水的患者，多数学者主张急性渗出阶段应放腹水，以减少粘连所致并发症，每周放腹水2~3次，每次约1 000ml，每次放腹水后可注入异烟肼300~600mg，地塞米松10mg至腹水消失或减少后不再增加。有报道腹腔内注入氧500~1 000ml/周，有利于结核菌的杀灭，可加速病情恢复，缩短病程。

（五）对症治疗

腹痛患者可给予阿托品等抗胆碱能药；腹泻可给适量止泻剂；有肠梗阻患者应行胃肠减压，对低蛋白血症和电解质紊乱等给予及时纠正。

（六）外科治疗

外科手术治疗指征为：

①急性肠梗阻；

②慢性肠梗阻，内科治疗无效；

③肠穿孔；

④肠瘘内科治疗无效；

⑤包裹性积脓、积液需引流；

⑥切除腹腔内结核病灶，如肠系膜淋巴结结核、输卵管结核等。

【疗效标准】

1. 治愈

（1）症状、异常体征消失，体重增加。

（2）血沉正常。

2. 好转

（1）症状、体征明显好转。

（2）血沉接近正常。

（万松涛）

第十二节　肝脓肿

肝脓肿是常见的肝脏感染性疾病，其中阿米巴肝脓肿和细菌性肝脓肿最多见，有资料表明阿米巴肝脓肿和细菌性肝脓肿大约为住院患者的6/10万~10/10万，前者近年发病逐渐减少。

一、阿米巴肝脓肿

【病因与发病机制】

阿米巴肝脓肿是阿米巴痢疾最常见的并发症。当人体抵抗力下降时，侵犯结肠肠壁的溶组织阿米巴滋养体可经门静脉、淋巴管或直接蔓延到达肝脏，侵入肝脏繁殖的阿米巴滋养体，在肝组织门静脉内因栓塞、溶组织及分解作用，造成局部液化性坏死形成脓肿，脓肿部位深浅不定，以大的单个的多见，大部分位于肝右叶。

【临床表现】

1. 发热　起病缓慢，长期低至中度发热，伴畏寒、多汗，少数患者突起高热。

2. 肝区或右上腹疼痛　呈持续性钝痛，肝脏进行性肿大，肝区叩击痛及挤压痛，右下胸壁水肿。

3. 消化道症状　食欲减退、腹胀。

【实验室检查】

1. 血液检查　白细胞总数及中性粒细胞早期多增高，血红蛋白降低，血沉快，血清胆碱酯酶活力降低。

2. 病原体检查　少数患者粪便中可找到阿米巴原虫，脓液中溶组织阿米巴滋养体检出率不高，十二指肠引流丙管胆汁液中可发现溶组织阿米巴滋养体。

3. 血清学检查　用阿米巴纯抗原作血清学检查，阳性率较高，近年应用单克隆抗体检测血清，对脓液、肝组织阿米巴抗原有早期诊断价值。

【诊断】

1. 流行病学　有阿米巴痢疾或慢性腹泻史。

2. 起病缓慢，长期不明原因发热，伴畏寒、多汗，食欲减退，肝区或右上腹疼痛，肝大，肝区叩击痛。

3. 实验检查　白细胞总数及中性粒细胞早期增高，粪便、十二指肠引流液及肝穿刺获取典型脓液找到溶组织阿米巴滋养体，阿米巴纯抗原血清学试验阳性。

4. X线检查　可见右侧膈肌升高，运动受限，局部隆起。

5. 肝脏影像　包括 B 型超声波、核素肝扫描、CT 扫描和磁共振，可发现肝内占位性病变或液性暗区。

6. 肝穿刺引流获棕褐色、无臭脓液。

【治疗】

1. 一般治疗　急性期患者应卧床休息，给予高热量高蛋白饮食，有肠道症状者按肠道传染病隔离至症状消失，或大便连续 3 次找不到溶组织阿米巴滋养体及包囊。

2. 病原学治疗

（1）甲硝咪唑：为目前首选药物，成人剂量为 600 ~ 800mg，每日 3 次，连服 10 日，必要时疗程延长 3 ~ 4 周以上，本品可静脉滴注，每日 1 000mg，可迅速改善症状，有胃肠道反应副作用。

（2）甲硝磺酰咪唑：成人每日 2g，清晨 1 次服，连服 5 日，其优点是血药浓度较甲硝咪唑高 1 倍，疗效更好，疗程短，副作用少。

（3）氯喹：成人 0.5g，每日 2 次，连服 2 日后改为 0.25g，每日 2 次，连服 20 日。副作用有头昏、胃肠道反应及心肌损害。

3. 抗菌药物的应用 有混合感染时,根据细菌种类及其对药物的敏感性,选择合适的抗菌药物,喹诺酮类抗菌药既有抗菌作用,又有抗阿米巴原虫的作用,常用药物如环丙沙星200mg,每12小时静脉滴注1次。

4. 肝穿刺引流 在应用药物的同时,对较大脓肿,应同时进行穿刺引流,以加快脓肿愈合,一般每3~5日一次。

穿刺引流适应症:

①常规药物治疗1周后,临床症状无明显改善者;

②脓肿位置表浅,局部压痛明显,有穿破危险者;

③巨大脓肿;

④诊断性穿刺以明确诊断者。

5. 外科治疗 有以下指征者,可行手术切开引流:

①经抗阿米巴药物治疗及穿刺引流失败者;

②左叶肝脓肿或位置过深,经内科治疗无效,不适宜穿刺者;

③脓肿穿破入腹腔或邻近脏器而引流不畅者;

④穿破入心包或胸腔,经内科治疗无效者及已有缩窄性心包炎或支气管瘘者;

⑤多发性脓肿,穿刺引流困难或失败者。

【疗效标准】

治愈 症状、异常体征消失,B超等影像检查表明脓腔基本消失,大便检查和血清学检查表明体内已无痢疾阿米巴感染,白细胞计数正常,X线示膈肌形状及运动正常。

二、细菌性肝脓肿

【病因及感染途径】

细菌性肝脓肿的病原菌常见有金黄色葡萄球菌、大肠杆菌、白色葡萄球菌、副大肠杆菌溶血性链球菌、变形杆菌、绿脓杆菌、产气杆菌、伤寒杆菌等,侵入途径:

①通过胆道系统:胆道蛔虫症、胆石、胰腺癌、壶腹部狭窄等各种原因,都可使胆总管阻塞,胆汁淤积,细菌沿胆管逆行上升,进入肝脏形成脓肿;

②通过门静脉系统:凡与门静脉系统有关或邻近器官的细菌感染,都有播及肝脏可能;

③通过肝动脉:败血症、细菌性心内膜炎、骨髓炎、疖痈、上呼吸道感染、中耳炎、肾周脓肿等各处细菌感染,均可由血流经肝动脉进入肝脏,发生脓肿;

④外伤:穿透性外伤把体外细菌污染肝脏,非穿透性外伤使肝脏出血,由血流而来的细菌在肝内滞留引起脓肿;

⑤附近组织感染直接播散到肝:胆囊穿破、膈下脓肿、胰腺脓肿、右肾脓肿、胃十二指肠溃疡穿孔、脓胸、肺脓肿等附近各处组织化脓感染,都可直接蔓延到肝而发生脓肿。

【临床表现】

突起寒颤、高热、上腹部疼痛，大汗，肝区常有持续性钝痛，肝脏肿大，右肩放射痛，恶心呕吐、食欲不振、乏力。

【诊断】

1. 起病急骤，出现寒颤、高热，呈弛张型，右上腹部疼痛，肝肿大并有明显压痛及叩击痛，常伴恶心呕吐、食欲不振、周身乏力。

2. 血白细胞及中性粒细胞计数增多，肝功能可有轻度损害，急性期血培养可能阳性。

3. 超声检查可示肝内液性平面。放射性核素肝扫描、CT 等有助定位诊断。

4. X 线检查：右侧肝脓肿可使右膈肌升高，运动受限，肝阴影增大，或伴有反应性胸膜炎；左叶肝脓肿常使胃小弯有受压征象。

5. 肝穿刺抽出脓液。

【治疗】

1. 一般治疗　急性期患者应卧床休息，给予高热量高蛋白饮食，适量补充各种维生素，病情较重且体质差者，给予补液输血，注意防止水电解质平衡紊乱。

2. 抗菌药物治疗　细菌性肝脓肿是继发性病变，应早期对原发病进行合理治疗，如已合并有肝脓肿，选用抗菌素要有针对性，脓液培养细菌对药物敏感者，要剂量充足，疗程完整，联合采用二种抗菌素治疗。金黄色葡萄球菌所致肝脓肿，对青霉素敏感者，首选青霉素 G，次选红霉素，对青霉素耐药者首选新青霉素 I、II、III，大肠杆菌引起者可用氨苄青霉素加庆大霉素或卡那霉素，其他细菌感染，可采用相应抗菌素治疗。

3. 手术切开引流　指征：

①巨大肝脓肿；

②肝左叶脓肿、肝右叶前下方脓肿；

③脓肿已穿破到胸腔腹腔者；

④药物及穿刺抽脓疗效不良者；

⑤膈肌显著升高，胸腔有炎症反应者；

⑥蛔虫引起肝脓肿要清除死虫者；

⑦发病时间长，明显局限，穿刺抽得脓液者；

⑧较大多发性脓肿；

⑨局部体征如压痛、肌紧张、腹膜刺激征明显者；

⑩脓汁粘稠或坏死组织堵塞针头，妨碍穿刺抽脓者。

【疗效标准】

治愈　经抗生素、穿刺抽脓及全身支持治疗后，症状、体征消失，实验及影像学检查恢复正常。

（万松涛）

第十三节 肝 硬 化

肝硬化是由不同病因引起的反复肝细胞弥漫性变性、坏死和再生从而继发的广泛肝纤维化。以肝假小叶形成和肝内血液循环障碍为特点。临床以肝功能受损和门脉高压为主要表现。晚期常出现消化道出血、肝性脑病、继发感染等并发症。全世界本病发病率为17.1/10 万。我国尚无准确统计。本病占内科总住院人数的 1.33% ~2.63%。发病年龄以21 ~50 岁多见，占85.2%。男女比例为3.6 ~8.1:1。

【病因及发病机制】

肝硬化的病因参见表3 -1。

表3 -1 肝硬化的病因

病毒性肝炎
慢性乙型、丙型和丁型病毒性肝炎
自身免疫性慢性活动性肝炎
血吸虫或肝吸虫
酒精
药物
甲氨喋呤、四环素、酮康唑、避孕药、扑热息痛、氟烷、双醋酚丁、甲基多巴及长期过多服用维生素 A 等
化学毒物
四氯化碳、磷、砷、苯等
胆汁淤积
原发性胆汁性肝硬化
原发性硬化性胆管炎
胆道闭锁
慢性胆管阻塞
胰腺囊性纤维化
营养过度引起的胆汁淤积
代谢障碍
血色病
肝豆状核变性
α_1-抗胰蛋白酶缺乏症
高酪氨酸血症
果糖不耐受症
半乳糖血症
糖尿病

病毒性肝炎

糖原储积病

肝淤血

Budd-chiaIi 综合征

静脉闭塞性疾病（特发性、药物性、毒素性或乙醇性）

心源性肝硬化

其他

空回肠旁路引起的肝硬化

印度青少年性肝硬化

隐源性肝硬化

（一）病毒

肝硬化可由乙型肝炎病毒、丙型肝炎病毒或乙型加丁型肝炎病毒感染引起的慢性肝炎演变而成，在我国肝炎病毒是最常见的肝硬化病因。乙型肝炎病毒通过病毒复制和机体免疫反应而损伤肝细胞，丙型或丁型肝炎病毒仅通过病毒复制对肝细胞产生直接损害。慢性肝细胞的损伤和再生，可激活胶原的大量合成，引起过多的结缔组织形成，导致肝硬化，多为大结节性肝硬化。

（二）血吸虫感染

长期或反复感染日本血吸虫病者，虫卵沉积于汇管区，虫卵及其毒性产物引起大量结缔组织增生，造成血吸虫病性肝纤维化，为不完全分隔性肝纤维化。

（三）酒精中毒

长期大量饮酒（每日摄入乙醇80g达10年以上）时，乙醇及其中间代谢产物乙醛可损害肝细胞致酒精性肝炎。炎症、乙醛及乙醇的代谢产物乳酸可刺激胶原合成和肌成纤维细胞增生，导致中央静脉周围和窦周纤维化，形成酒精性肝硬化。在欧美国家，酒精性肝硬化最常见。

（四）胆汁淤积

持续肝内淤胆或肝外胆管阻塞，可致汇管区水肿、炎症及小胆管反应。炎细胞释放白三烯，加重炎症。炎细胞及巨噬细胞释出刺激因子，刺激成纤维细胞增生和小胆管增生致管周纤维化，从而影响管周动脉毛细血管血供致胆管萎缩、消失，加重淤胆使得肝细胞坏死，称胆汁碎屑样坏死。坏死肝细胞、炎症反应和激活的淋巴细胞释放出胶原合成刺激因子、引起窦周纤维化，使汇管区与中央区纤维化连接起来，这时肝结节再生，引起胆汁性肝硬化。

（五）循环障碍

慢性充血性心力衰竭、缩窄性心包炎、肝静脉或下腔静脉阻塞可致肝细胞缺氧淤血、坏死和结缔组织增生，导致淤血性（心源性）肝硬化，多为小结节性肝硬化。

（六）工业毒物或药物

长期接触四氯化碳、磷、砷或服用双醋酚丁、甲基多巴、四环素等，可致中毒性肝炎，引起药物或毒物性肝硬化。

（七）代谢障碍

1. 血色病　本病铁质在肝内过多沉积。铁是胶原合成中脯氨酰和赖氨酰羟化酶的重要辅因子。铁过多可使溶酶体膜稳定性降低，释放出水解酶，引起肝细胞损伤，它还引起细胞膜及线粒体膜的类脂质过氧化，这些毒性反应导致进行性肝纤维化及大结节性肝硬化。

2. 肝豆状核变性　本病为遗传性铜代谢障碍疾病，大量铜沉积于肝脏引起肝组织损害，表现为慢活肝的组织学改变，胶原首先在汇管周围沉积，以后向肝小叶扩展，构成桥样纤维化及结节形成，最后致大结节性肝硬化。

3. α_1-抗胰蛋白酶缺乏症（α_1-AT 缺乏症）　此为常染色体显性遗传病。正常人血清 α_1-AT 为 2.3mg/ml，患者约有 0.2～0.4mg/ml。α_1-AT 缺乏引起肝硬化的原因尚不清楚。α_1-AT 可能对肝细胞有毒性作用，或使肝细胞对毒物的耐受性减低。该病可致大结节或小结节性肝硬化。

4. 糖代谢障碍　如果糖不耐受症和半乳糖血症可分别引起果糖和半乳糖-1-磷酸盐及半乳糖醇在肝内大量堆积，引起肝毒性，致汇管区脂肪变及纤维化以及小叶内纤维化形成，引起大结节性肝硬化。另外糖原贮积病可因淀粉-1、6-糖苷酶缺乏而引起小结节性肝硬化。

5. 蛋白质代谢障碍　如酪氨酸血症因 P−羟苯基丙酮的盐羟化酶缺乏而致结节性肝硬化。其原因是由于酪氨酸的中间代谢产物琥珀酰乙酰乙酸盐损害肝脏所致。

（八）营养障碍

慢性炎症性肠病、小肠旁路术后等由于营养不良，缺乏基本的氨基酸或维生素 E，饮食中碳水化合物和蛋白质不平衡，从食物中吸收多量有毒的肽，以及对肝有毒的石胆酸均可引起肝脂肪变性和肝纤维化形成。

（九）隐源性

发病原因目前难以肯定，称为隐源性肝硬化（见上表）。

肝硬化的形成是由于以上各种致病因素所致肝内胶原纤维的合成和降解失去平衡的结果。有以下几方面参与肝纤维化的形成：

①炎症、缺氧等刺激因素刺激纤维母细胞分泌大量胶原纤维；

②胶原纤维在受损的肝细胞窦状隙表面或围绕着增生的胆小管基底膜或含有吞噬物的巨细胞表面发生沉积，形成纤维隔；

③非胶原糖蛋白、氨基多糖和蛋白多糖含量增加，参与纤维隔的形成；

④肝受损后 Kupffer 细胞抑制胶原合成的作用丧失，使得非实质性细胞、Ito 细胞产生胶原增加；

⑤炎性介质、Kupffer 细胞和单核细胞产生的化学趋化物质刺激单核细胞和其他炎性细

胞移入肝细胞间，并促使成纤维细胞增生和合成胶原，从而形成分隔肝细胞板和假小叶。

由于广泛肝纤维化，肝内血液循环发生障碍从而导致门脉高压和侧枝循环形成。由于肝细胞受损，可出现蛋白质、糖、脂肪、维生素和激素等物质的代谢障碍，表现为低白蛋白血症、维生素 K_1 缺乏，血清醛固酮和雌激素增高、糖耐量异常、高血脂和血清红细胞生成素增加等病理生理变化。

【临床表现】

肝硬化的起病一般较隐匿，病程发展较缓慢，可隐伏 2~5 年以上。少数因大片肝坏死，3~6 个月便发展成肝硬化。本病临床表现轻重不等，临床上分为肝功能代偿期和失代偿期。

（一）代偿期（早期或隐匿期）

此期病程呈隐匿性，临床症状较轻或患者无任何不适，多在体检、剖腹手术或腹腔镜检查或尸解时被发现。主要症状为乏力和食欲不振，此与营养物质消化吸收障碍和中间代谢障碍有关，可伴有腹胀、恶心、肝区隐痛、轻度腹泻等症状，这些症状多在劳累时出现，经休息或治疗后缓解。

此期可发现肝轻度肿大、质地结实或偏硬，无或有轻度压痛，脾轻、中度肿大。肝功能检查正常或轻度异常。

（二）失代偿期

此期常出现腹水或出现消化道出血等并发症或肝功能检查明显异常。临床症状多较显著。

1. 一般症状　营养较差，消瘦、乏力，皮肤干枯，面色黝暗，可有不规则低热、夜盲、舌质锋红光剥、浮肿等。这些体征与维生素缺乏、继发性肾上腺皮质功能减退或肝不能代谢黑色素细胞刺激素有关，发热与内毒素经肠道进入体循环有关。

2. 消化道症状　多有食欲不振，可伴有恶心、呕吐、腹胀、腹泻等症状，这些症状与肝硬化门脉高压时胃肠道淤血水肿、消化吸收障碍和肠道菌丛失调等有关。约 50% 患者有黄疸，提示肝细胞受损。

3. 血液系统表现　本病常鼻出血、牙龈出血、皮肤紫癜、胃肠出血以及女性月经过多等出血倾向，与肝合成凝血因子减少、脾功能亢进和毛细血管脆性增加有关，还常有贫血，由脾功能亢进，胃肠失血，肠道吸收障碍和营养不良等引起。多数为正细胞性贫血，少数可为大细胞性贫血。

4. 呼吸系统表现　大量腹水时由于横膈升高可出现呼吸困难。血气分析表明约半数本期患者血氧饱和度和氧分压下降。还有少数患者由于肺内小动静脉瘘和门静脉至肺静脉侧支血管的形成而发生肺水肿。

5. 内分泌系统表现　由于肝功能减退对雌激素的灭活作用减弱而引起雌激素增加，后者又负反馈抑制垂体前叶的功能，影响垂体 - 性腺轴或垂体 - 肾上腺皮质轴而致雄激素减少和肾上腺糖皮质激素分泌减少。男性患者可出现性欲减退、阳萎、睾丸萎缩、乳房发育等，女性出现月经不调、闭经、不孕等。患者在面、颈、手、胸、臂和背等上腔静脉引流区出现蜘蛛痣，在手掌的大小鱼际、指尖端甚至掌心等部位出现红斑，称为肝掌。另外，由于肝脏对醛固酮和抗利尿激素灭活功能下降，可致继发性醛固酮和抗利尿激素增多，引起水钠潴留、尿少、浮肿、低血钾，加重腹水的形成。

6. 门脉高压症　由于肝硬化时门静脉血回流受阻，和水钠潴留形成引起门脉血流量增多而导致门脉高压。后者可继发脾肿大、侧支循环建立、腹水和胸水的形成。脾肿大多为轻、中度，少数可达脐下。消化道大出血时脾可一时性缩小，晚期可继发脾功能亢进。侧支循环的建立主要表现为食管和胃底静脉曲张、腹壁静脉曲张以及痔静脉扩张。食管和胃底静脉曲张常因门脉压力显著增高、食管炎、十二指肠胃食管返流、腹内压突然增高或食物机械性损伤而发生曲张静脉破裂大出血。腹水是肝硬化失代偿最突出的表现，其形成的原因有：

①门脉压力增高；

②低白蛋白血症；

③肝淋巴液生成过多；

④继发性抗利尿激素和醛固酮增多致水钠潴留；

⑤有效循环血容量不足致肾交感活性增强，引起肾血流和尿量减少。

上消化道出血、感染、门静脉血栓、外科手术等可诱发和加重腹水的形成。约5% ~ 10%的腹水患者可伴有胸水的形成，多为右胸，双侧或单纯左侧胸水少见。胸水形成与低白蛋白血症，奇静脉、半奇静脉压力增高，肝淋巴回流增加致胸膜淋巴管扩张、腹压增高致膈肌腱索变薄形成孔道等有关。

此期肝脏缩小、坚硬、表面结节状、边缘锐利，肋下多不能触及，剑突下可触及，一般无压痛。

此期患者可出现多种并发症，以上消化道出血最为常见，出血原因除食管胃底静脉曲张破裂外，也可因门脉高压胃病或并发消化性溃疡而引起。痔静脉曲张、十二指肠静脉曲张或肠系膜上静脉曲张破裂出血少见。门脉高压胃病是指门静脉高压时胃粘膜淤血，能量代谢紊乱，粘膜细胞坏死，而致胃粘膜充血、糜烂甚至发生溃疡。另外，肝硬化尚可引起肝性脑病、感染（包括肺部感染、自发性腹膜炎、胆道感染、败血症等）、功能性肾衰竭、原发性肝癌、电解质和酸碱平衡紊乱等并发症。自发性腹膜炎是在肝硬化腹水基础上由于低白蛋白血症、血清和腹水补体活性下降、网状内皮系统功能减低、肝解毒功能减弱而引起的细菌在腹水中繁殖和腹膜炎症。功能性肾衰竭又称肝肾综合征，是指肝硬化时有效血容量不足、交感神经兴奋、肾前列腺素减少、血栓素 A_2 和白三烯增加、内毒素血症等因素引起的肾皮质血流量和肾小球滤过率的持续降低，表现为自发性少尿或无尿、氮质血症、稀释性低钠血症和低尿钠，但肾无重要病理改变。电解质酸碱平衡紊乱多表现为低钠血症、低钾低氯血症和代谢性碱中毒，多与摄食不足、长期利尿、大量放腹水、抗利尿激素和醛固酮增多、呕吐以及腹泻等因素有关。

【诊断】

肝硬化的诊断主要依赖于：

①典型临床表现和病史，有肝炎、血吸虫病或酗酒等病史，出现脾大、腹水或食管胃底静脉曲张；

②肝功能检查提示白蛋白减低、球蛋白增高、白蛋白与球蛋白值倒置，可有谷丙转氨酶或谷草转氨酶和血清胆红素的升高；

③影像学检查，如 B 超或 CT 或 MRI，显示肝硬化征象；

④腹腔镜检查发现肝缩小、变形，肝边缘较锐利，肝表面有弥漫性结节形成；

⑤肝活检发现有假小叶和再生结节的形成。

腹水为漏出液，若继发感染可为渗出液或介于二者之间。其他血清生化检查，如单胺氧化酶、腺苷脱氨酶（ADA）、胆碱脂酶、β 脯氨酸羟化酶（IRβPH）、乳酸脱氢酶同工酶、碱性磷酸酶同工酶、卵磷脂胆固醇酰基转移酶、赖氨酰氧化酶、血清Ⅲ型前胶原肽（PⅢP）、透明质酸（HA）、胆固醇酯、板层素测定和吲哚青绿（ICG）清除试验等，在肝硬化的诊断上有参考价值。参见表 3 – 2。

表 3 – 2　肝硬化的血清生化指标的变化

	肝硬化
谷丙转氨酶（ALT）	↑ 或正常
谷草转氨酶（AST）	↑ 或正常
AST／ALT	肝细胞坏死时 >1.0
胆红素	↑ 或正常
腺苷脱氨酶（ADA）	↑↑↑
单胺氧化酶（MAO）	↑↑
β 脯氨酸羟化酶（IIRβPh）	>1.77 倍
乳酸脱氢酶同工酶	$LDH_5 > LDH_4$
碱性磷酸酶同工酶 V	（＋）
胆碱酯酶	↓↓
胆碱酯酶同工酶快带	（＋）
卵磷酯胆固醇酰基转基酶（LCAT）	↓↓
赖氨酰氧化酶	>11.8 倍
胆固醇酯	↓
Ⅲ型前胶原肽（PⅢP）	>6 倍
透明质酸	↑↑
板层素	↑↑
蛋白电泳	
白蛋白	↓↓
γ 球蛋白	↑↑

	肝硬化
βγ桥	（+）
IgG	↑↑
A	↑↑
M	↑↑
凝血酶原时间	↑

【治疗】

应着重于改善肝功能，减少腹水和防治并发症。

（一）肝硬化的一般治疗

1. 休息　可减轻肝脏负担，促进肝细胞的修复和再生。

2. 饮食治疗　以高热量、高蛋白质和维生素丰富而易消化的食物为宜，肝功能显著损害或有肝性脑病先兆时，应限制或禁食蛋白质，禁酒，避免粗硬食物。

3. 护肝药物　目前尚无特效的"护肝药"，因此不宜滥用，以免加重肝脏的负担，但可用复合维生素和消化酶以补充维生素和帮助消化。若患者为肝炎后肝硬化，有活动性肝炎时可试用 α–干扰素，用法为每次 3×10^6 IU，一周 3 次肌注，共 4 个月。据报道疗效达 24%～60%。

4. 抗纤维化治疗　肝纤维化是肝硬化发生和发展的必经过程，抗纤维化的治疗有重要意义，并且在临床上有一定疗效。

（1）秋水仙碱：每日 1～2mg，每周用药 5d，疗程 14.5 个月。可提高腺苷环化酶和 Na^+-K^+-ATP 酶活性，促进胶原酶生成和细胞内前胶原降解。肝穿刺观察肝纤维化显著减少，肝功能改善，腹水、水肿消失，脾脏缩小，疗效达 26%。本药副作用较少。

（2）强的松：开始每日 60mg，用药 1 周；然后每日 40mg，用药 1 周；随后每日 30mg，用药 2 周；最后每日 20mg 作为维持量，直至临床缓解，包括症状消失，转氨酶正常或低于正常 2 倍，组织学上表现为慢性迁延性肝炎（CPH），然后逐渐减量至停用。也可减半量与硫唑嘌呤每日 50mg 合用。此药可减少炎性介质释放，对防止肝纤维化进展有一定作用。在肝硬化前期（肝纤维化）时有效，肝硬化晚期则无效。本药副作用较大，限制了其在临床的应用。

（3）D-青霉胺：开始剂量 100mg，每日 3 次，用药 1 周，增至 200mg，每日 3 次，最后增至每日 900～1 800mg，疗程 2～8 个月，据临床报道，有一定疗效。本药可络合单胺氧化酶的铜离子，阻断胶原的共价交联，使胶原纤维的合成受阻，同时激活胶原酶，促进胶原的分解和吸收，但本药毒性较大，其副作用有骨髓抑制、血细胞减少、肾损害、视神经炎等。

（4）其他如脯氨酸类似物铃兰氨酸、山梨豆素、葫芦素 B（甜瓜蒂）和冬虫夏草、丹参等活血化淤中药也具有抗纤维化的作用。

5. 降低门静脉压药物　给肝硬化门脉高压患者口服降低门脉压力药物可降低门脉压，长期用药则能减少食管曲张静脉破裂出血的危险性，因此其在临床治疗中有一定意义。

（1）普萘洛尔（心得安）：为β肾上腺素能阻滞剂，它可阻滞$β_1$受体，降低心输出量，同时也可阻滞$β_2$受体，阻止血管扩张，引起内脏小动脉收缩，降低内脏血流量，从而达到降低门脉压力作用。每日用量 30～40mg，开始剂量宜小，后逐步加量，使心率减慢25%后维持用药半年至1年，可预防食管破裂出血。本药副作用较小，长期应用较安全。

（2）硝酸甘油：0.4～0.6mg 或消心痛 5mg 舌下含服，每30min 一次，连用6h。均为硝酸酯制剂，其通过降低门脉阻力或减少门脉血流量来降低门脉压力。硝酸甘油与血管加压素合用可减弱后者致冠状动脉缺血的副作用，并增强其减低门脉压力和治疗食管曲张静脉破裂出血的疗效，但应注意过多服药有降低血压的作用。

（3）哌唑嗪：为α肾上腺素能受体阻滞剂。0.5～1.0mg 每日2-3次口服。近来发现它能明显而持久地降低门脉压力，给药3～8周，门脉压力下降18%，而心脏指数无改变。其机制尚不清楚，可能与门脉阻力降低或动脉血压下降引起反射性内脏血管收缩有关。该药有显著的"首剂效应"，可产生眩晕、头痛、心悸、胸痛甚至虚脱。因此用药时首剂量宜小，后逐渐加大剂量。

（4）异搏停和硝普钠：已发现有降低门脉压力的作用，但其对食管胃底曲张静脉破裂出血是否有防治作用，尚不确定。

（5）α受体阻滞剂：酚妥明 5～10mg 静注，或20～30mg 静滴，每日或隔日一次，也有降低门脉压力作用。其机制是可减低嵌入肝静脉压。

（二）腹水的治疗

1. 限制水钠摄入　每日氯化钠应限制于 600～1 200mg。一般肝硬化腹水，不必要限制水的摄入，但如血清钠 <130mmol，或限钠与应用利尿剂后体重仍增加的患者，应限制饮水，每日 1 000～1 500ml。虽然适量低钠血症可促进利尿剂的疗效和减轻水钠潴留，但血钠过低可致神经系统损害，应注意予以纠正。

2. 利尿　可使用利尿剂阻断肾的各种潴钠机制，增加钠的排泄和尿量。

（1）安体舒通：为肝硬化腹水的首选利尿剂。它具有抗醛固酮保钾利尿的作用，可抑制远曲小管和集合管对钠的重吸收。一般剂量为 20～40mg 每日3次，如利尿效果不佳，可逐渐加量至120mg，每日3次。也可加用排钾利尿剂如速尿或双氢克尿噻。使用安体舒通有利于防治肝硬化的低钾血症。

（2）速尿：为襻利尿剂，可在 Henle 襻升支管腔内抑制 Na^+-Cl^--K^+ 转运，从而促进水钠和钾的排除，一般用量为 10～20mg，每日3次，若效果不佳，可逐渐加量至80mg，每日3次。必要时静脉注射 40～100mg，每日2次，但使用本药易致或加重低钾血症，因此应注意补钾或与安体舒通合用，效果更佳。

（3）双氢克尿噻：为噻嗪类利尿剂，作用于远曲小管，促进水钠和钾的排除，利尿作用较温和，可与安体舒通合用增强疗效，并防治低钾血症的发生。

另外，其他利尿剂，如氨苯喋啶 100 ~ 200mg，每日一次，利尿酸钠 50mg，每日一次，也可供选用。大量长期使用利尿剂应注意电解质紊乱和肝肾综合征以及肝性脑病的发生。

3. 扩容治疗　每日人血白蛋白 10 ~ 20g，静脉滴注，也可输入右旋糖酐、血浆或全血来提高血浆胶体渗透压，促进腹水吸收入血管，增加循环血容量，加强利尿作用和放腹水的效果，但一次用量不宜过大，且滴速宜慢，因门静脉压力升高的状况下快速扩容可引起肝静脉压力升高而诱发食管曲张静脉破裂出血。

4. 放腹水　如患者有大量腹水，据研究认为，应行大量腹腔穿刺放液（LVP）术，每日放液 4 ~ 6L，直至腹水消退，每次放液持续 20 ~ 30min，每次放液同时输注白蛋白 40g，疗效达 100%，住院时间也明显缩短。尚有报道将腹水全部放出（TTP）对治疗顽固性腹水效果较好，但由于 LVP 和 TTP 可能引起一系列并发症如腹水迅速再聚积、急性血容量不足、功能性肾衰竭、电解质紊乱和肝性脑病等，因此这两种方法多用于迅速缓解紧迫症状，如顽固性腹水引起的压迫症状及巨大脐疝等。对于一般腹水，每次放液量仍应限制在 2 000 ~ 3 000ml，每周 2 ~ 3 次。在放腹水时输注白蛋白有利于防止并发症的发生，若在此时加用利尿剂则效果更佳，口服甘露醇也可促进疗效。

5. 腹水超滤和回输　将抽出的腹水超滤浓缩，再输入外周静脉，其作用同输入白蛋白，但耗时长，且易污染。

6. 腹腔 – 颈内静脉分流术　在腹腔和颈内静脉之间埋植一根带有压力型单向活瓣的导管，导管一端游离于腹腔，另一端开口于颈内静脉，使得腹水回吸收入全身循环，从而减轻腹水，此法近期疗效较好，但远期疗效较差。并易发生 DIC、中心静脉血栓形成、腹膜炎、食管胃底曲张静脉破裂出血和急性肺水肿等并发症。

7. 经颈静脉肝内门体分流术　经颈静脉肝内门体分流术（TIPSS）是 80 年代末期发展的新技术。此方法是从颈内静脉在导丝引导下经右心房、下腔静脉到肝静脉，在肝静脉的主要分支和门静脉的主要分支之间置入支撑架，从而改善门静脉血的回流，降低门脉压力，减少侧支循环的血流。该法主要用于防止食管静脉曲张破裂出血，但对于疗效差的难治性腹水及内科药物和放腹水治疗无效时，可选用本法来减低门静脉压，减少腹水的形成，促进腹水的吸收。有报道称，该法治疗腹水的有效率达 80% ~ 90%。该法的并发症有分流道狭窄和再阻塞（9% ~ 16%）、肝性脑病（2% ~ 20%）、胆管损伤、肝包膜下小血肿、少量腹内出血（3% ~ 5%）、败血症（0.5%）、腹内大出血、右心房及腔静脉损伤（0.5% ~ 1%）和肝功不良（3% ~ 8%）等。约 70% ~ 75% 患者经 TIPSS 术治疗后腹水能够完全消失，但严重肝萎缩和有门静脉血栓形成的患者用本法治疗难治性腹水尚存在一定困难。本法治疗腹水的远期疗效尚有待进一步研究和评价。

8. 门体分流手术　行脾肾静脉短路、端侧门腔短路、侧支门腔短路等手术可减低门脉压力，减少腹水，但远期效果较差。

（三）并发症的治疗

1. 食管胃底曲张静脉破裂出血的治疗

（1）卧床休息，禁食，密切观察血压和脉搏：烦躁不安时可用小剂量安定或非那根，禁用吗啡、哌替啶。出血停止 24～48h 方可逐渐进食。

（2）抗体克：出现休克时应赶快输注全血或胶体溶液以补充血容量，必要时可用多巴胺等血管活性药物维持血压。

（3）首选人工合成生长抑素：施他宁 250μg，静注后，3mg 静滴维持 12h，连续 2～3d，施他宁为十四肽生长抑素，半衰期很短，应持续维持，或使用八肽生长抑素善得定 0.1mg 静注后 0.2mg 静滴维持 8h，连续 2～3d。此类药物能够降低门脉压力，且不影响全身及心血管血供。其降低门脉压力的机制尚不完全清楚，近期研究表明，其可使内脏血管收缩，减少内脏回流至门静脉的血流。这种作用可能与其抑制胰高血糖素、血管活性肠肽、降钙素基因相关肽和一氧化氮等舒血管因子的作用有关。本类药物出血控制率为 80%～95%，疗效优于单用血管加压素或血管加压素加硝酸甘油。本类药物价格较昂贵，有条件的患者应首选此类药物治疗。

（4）血管加压素：2mg 静注每 8～10 小时一次。可收缩内脏血管床的小动脉和毛细血管前括约肌，增加毛细血管前/后阻力比值，使内脏血流量下降 60%，从而降低门脉血流，止血率达 70%，较垂体后叶素 20U 静滴每 6～8 小时一次疗效好，后者止血率为 60%。

（5）三腔二囊管压迫止血：该法副作用较大，使用后患者感胸闷、胸痛，可发生吸入性肺炎，并且疗效不持久，再发出血率高，但如使用方法正确，仍有 77.6% 的止血有效率。使用时应注意早期应用。在压迫 24h 后解除牵引，观察 12h，如无再出血，则放气，再观察 12h 无再出血，方可拔管。注意先解除食管囊，再解除胃囊。气囊压迫和药物联合应用可提高疗效。

（6）硬化剂治疗：内镜下在出血曲张静脉旁及近端 1～2cm 处注射硬化剂 5% 鱼肝油酸钠，或 1% 乙氧硬化醇 2.5～5ml，若不能确定出血点，开始应在胃食管连接部注射，并连续向近端注射。若见到附着在静脉的血凝块，应以同样的方式进行治疗。每点 2.5～5ml，每次总量为 20～30ml。注意注射时动作轻巧、准确、出针缓慢，注射后局部喷洒稀释去甲肾上腺素及凝血酶。同时患者输血、静滴垂体后叶素、静注血管加压素或人工合成生长抑素，可帮助减少出血，有利于硬化治疗，但对胃底静脉曲张破裂出血疗效差，不及 TIPSS 的疗效。主要并发症有食管穿孔和大出血、发热、胸骨后疼痛，也可发生食管运动障碍，少量胸腔积液、食管坏死、急性呼吸窘迫、吸入性肺炎等。

（7）急诊 TIPSS 术：在药物和三腔二囊管止血无效时可采用，同时行胃左静脉栓塞术。主要适应症有：

①食管胃底静脉曲张破裂大出血，经保守治疗效果不佳者；

②中重度静脉曲张，随时有破裂出血危险者；

③外科分流术后再发出血者；

④不具备手术条件者，如轻度黄疸、一般情况较差、不能耐受外科手术者。

主要禁忌症有：

①肝静脉、门静脉有狭窄、阻塞性病变；

②有肝性脑病前兆；

③中重度黄疸；

④严重心肾功能障碍；

⑤肝癌伴有门脉高压但肿瘤距离穿刺区（第一、二肝门）很近时。

使用 TIPSS 治疗出血控制率为 80%～90%，术后静脉曲张完全消失占 75%，明显减轻占 15%。术后半年内，由于分流道狭窄、阻塞所致的复发出血占 16%，这些患者经重复扩张分流道后多出血停止。导致狭窄的原因为分流道内膜过度增生，其确切机制尚不清楚，有人认为，支架的高张力刺激及分流后的高血流速度是引起内膜增生的原因。分流道阻塞的原因包括支架展开不全、未完全支撑分流及分流道内血栓形成所致。TIPSS 术后的肝性脑病的发生率低于外科分流术，且均为轻度，经内科治疗后症状迅速控制，但如果由于支撑架直径过大引起，则持续时间较长，且可反复发生，此时需再安置一较小直径的支撑架于其内，减少或停用术后抗凝药物。

（8）内镜下食管曲张静脉套扎术：该法在内镜下运用套扎器将橡皮圈套于曲张静脉上，多用于预防出血治疗，与硬化剂疗效相近。最近也有治疗急性出血的报道，若出血量较大，出血部位难以找到，可从食管胃底交界处逐渐向上套扎，有利于控制出血，待出血减少后，再仔细寻找出血灶，将出血部位套扎住。在进行套扎术的同时，患者应行输血，静滴人工合成生长抑素或血管加压素或垂体加压素对减少出血，发现出血灶和防止休克很有帮助。该法套扎食管曲张静脉近期疗效较好。预防出血时每次套扎 4～6 个曲张静脉部位，每 1～2 周进行一次，有利于防止出血或再出血的发生。被套扎的静脉多在 1～2 周自动坏死脱落，曲张静脉塌陷，但本法的远期效果较差，多于 1～2 年后静脉曲张再发明显。本法的并发症主要有胸骨后疼痛、吞咽困难、近期大出血、发热、过敏反应、食管穿孔和感染等，但一般均较轻微，患者易耐受。用本法治疗后曲张静脉消失率达 83.3%。

（9）外科手术：手术方法包括短路术（门腔端侧吻合或远端脾肾静脉吻合）和非短路手术，如食管横断加胃底静脉结扎术及脾切除术。常见并发症有肝性脑病、腹腔出血和感染。急症出血病例外科分流术的死亡率高达 50%。本法能有效地降低门静脉压力，控制出血和降低出血的再发生率。

食管胃底静脉曲张破裂出血的预防：

①摄取软食，避免腹压过高，用抑酸剂（H_2 受体拮抗剂或质子泵抑制剂）及促动力药物治疗胃食管返流；

②降低门静脉压力药物的使用；

③内镜下食管静脉套扎或硬化治疗，特别是食管曲张静脉呈红色血管征，具有出血危险时；

④TIPSS 术；

⑤门体分流术；

⑥脾切除术。

2. 肝性脑病的治疗

（1）去除诱因：如消化道出血、电解质紊乱、感染、镇静剂等。

（2）低蛋白饮食。

（3）口服乳果糖 10~30ml，每日 3 次，调节大便成糊状。

（4）口服新霉素、灭滴灵等抗生素，杀灭肠菌，减少肠氨的产生。

（5）使用降血氨药物，如谷氨酸钠、谷氨酸钾、精氨酸、苯甲酸钠或苯乙酸等。

（6）静滴支链氨基酸。

（7）白醋灌肠降低肠道 pH 值，阻止肠氨的吸收。

3. 自发性细菌性腹膜炎的治疗　自发性细菌性腹膜炎（SBP）是指没有胃肠穿孔或腹腔脓肿等感染原因而发生的腹膜急性弥漫性细菌炎症，又称原发性细菌性腹膜炎。肝硬化腹水患者并发 SBP 的感染途径以血源性接种可能最大，肠道细菌经肠壁直接感染也是常见途径。肝硬化时肠壁水肿，细菌易从肠壁入血，形成一过性菌血症。由于肝硬化存在低白蛋白血症，血和腹水补体较少，加之肝 Kupffer 细胞吞噬功能减弱，来自肠道的细菌不能被清除，直接进入体循环并感染腹水发病。SBP 的常见菌株为革兰氏阴性杆菌，占 45%~55%，其中又以大肠杆菌最为常见（占 80%~90%），其次为革兰氏阳性球菌，近年变形杆菌、产气杆菌、肺炎杆菌和绿脓杆菌感染受到重视，厌氧菌感染也有增多趋势，可达6%。SBP 的诊断标准为：

①典型的 SBP 临床表现，如发烧、腹痛、腹压痛和反跳痛；

②临床征象不典型，但多形核粒细胞（PMN）> 7.5 × 10^7/L（> 75/mm^3），或腹水pH < 7.35，或动脉血、腹水 pH 梯度 > 0.10；或腹水乳酸 > 25mg/dl；

③PMN > 2.5 × 10^8/L（250/mm^3），或腹水乳酸 > 25mg/dl，即使患者无 SBP 的症状和体征，也可建立诊断。

及早联合应用抗生素，迅速控制腹腔内感染是治疗本病的关键。选用的抗生素应符合以下条件：

①广谱，对引起 SBP 的常见细菌有效；

②药物在腹水中能达到足够浓度；

③肾毒性小，不会发生二重感染。

临床上应首选第二、三代头孢霉素，如头孢氨噻肟、头孢噻甲羧肟、头孢三嗪噻肟、头孢氧哌嗪等。常用剂量为每次 2g，每日 1~2 次，静脉滴注。其次为喹诺酮类抗生素，如环丙沙星或氧氟沙星等，常用剂量为每次 0.2~0.4g，每日 1~2 次静脉滴注。也可选用半合成青霉素，如氨苄青霉素、羟氨苄青霉素、氧哌嗪青霉素或羧苄青霉素等，棒酸类抗生素，如安灭菌、特美汀等也有较好疗效。用两种抗生素联合治疗效果较好。若腹水细菌培养阳性，应按药敏试验结果来选用抗生素。氨基糖甙类抗生素虽有效，但对肾功能有影响，一般不宜推荐。抗菌治疗应持续至腹水中 PMN 降至 $250/mm^3$ 以下。为防止复发，可口服氟哌酸 $0.2 \sim 0.4g$，每日 3 次，维持治疗 $1 \sim 2$ 周。在用抗生素同时应补充白蛋白，加强营养，减轻低蛋白血症，增强补体和网状内皮系统的免疫功能；结合利尿、放腹水等减少腹水的措施，从而更利于 SBP 的治疗。

4. 肝肾综合征的治疗　肝肾综合征是发生于肝硬化终末期的功能性肾衰竭，以尿少、无尿、尿钠 $<10mmol/L$、尿/血浆肌酐比 $>30:1$ 为主要表现。其主要治疗为限制水钠摄入。可试用扩容（白蛋白、右旋糖酐、甘露醇）、血管活性药物（多巴胺、心得安、钙通道阻滞剂）、放腹水减低腹内压和透析等治疗，但疗效均有限，肝移植效果较好。

5. 脾功能亢进的治疗　最有效的治疗是脾切除术，但仅暂时降低门脉压力，恢复血象。脾切除同时行脾肾静脉吻合术，对降门脉压更为有利。近来经导管血管闭塞术栓塞脾动脉分支和末梢血管效果较佳，同时保留了脾的免疫功能，并且门脉血流量明显减少，门脉压下降。副作用有脾区疼痛、发热、脾脓肿或肺炎等。

【肝移植】

对于终末期肝硬化患者来说，肝移植是唯一可治愈本病的手段。移植的指征是不断加深的黄疸、顽固性腹水、复发性食管静脉曲张破裂出血、肝肾综合征和肝性脑病等。

【疗效标准】

1. 完全缓解　临床症状消失，腹水消失，肝功能恢复正常。
2. 部分缓解　临床症状减轻，腹水减少，肝功能部分恢复。
3. 无效　临床症状无减轻或加重，腹水无减少或增加，肝功能无好转或持续加重。

（万松涛）

第十四节　原发性肝癌

原发性肝癌简称肝癌，高发于非洲东南部和东南亚地区。我国是高发区之一，其发病率和死亡率占我国全部恶性肿瘤第三位，目前仍呈高发趋势，发病年龄以中、壮年为主，男女之比为 $2:1$。

【病因及发病机制】

原发性肝癌的病因甚为复杂，一般认为，遗传因素及环境因素为此病因的两大因素。肝炎病毒感染及黄曲霉素在其发病中的作用日渐受到重视。

（一）遗传因素及分子生物学研究

许多研究发现肝癌有 N-ras 癌基因的过量表达，并发现 N-ras 有转化活性。其他研究表明，肝癌至少有 7 种原癌基因、生长因子和生长因子受体基因的异常表达，包括 N-ras，G-myc，C-fms（即集落生长因子 1 号受体，CSF-IR）、IGF-II（胰岛素样生长因子 II 号），Cest-Z，P53 和 CSF-II R 等。这些原癌基因在肝癌和癌旁组织均有表达，其中部分在癌组织中的表达高于癌旁肝组织中的表达。在多种化学诱变剂诱发的动物肿瘤细胞中，发现癌基因 ras 激活及某些抑癌基因，提高癌基因与抑癌基因平衡失调，癌基因活性增高，是致癌的重要因素。

（二）肝炎病毒与肝癌的关系

研究表明，几种主要肝炎病毒感染与肝癌的发病相关。我国以乙型（HBV）为主，南欧、东欧、日本等约 90% 的以丙型（HCV）为主，俄国等则主要为丁型（HDV）。HBV 导致肝癌的机制是通过 HBV-DNA 插入激活癌基因（顺式作用），或通过病毒产物激活癌基因（反式作用），此外持续的 HBV 感染引起肝细胞炎症、坏死，再生本身可使原癌基因激活、抑癌基因缺失而致癌。

（三）黄曲霉素

1960 年英国发生 10 万只火鸡死亡，发现与喂食霉花生粉有关，并从中分离出一种耐热的黄曲霉素。研究发现，其中的黄曲霉毒素 B_1 是最强的动物致癌剂之一。近年用 PCR-SSCP 同位素技术测定，黄曲霉素高污染区 P53 基因突变率高，进一步证实黄曲霉素的致癌作用，有资料提示，黄曲霉毒素与乙肝病毒在肝癌的发生中有协同作用。

（四）饮水污染

国内调查显示，数个肝癌高发区的居民都有长期饮用污浊或污染水的情况存在，如江苏启东县、海门县、广西扶绥县等，饮用宅周沟水、污浊塘水者，肝癌发病及死亡率明显高于饮用井水者，尤其饮用深井水者。近年研究发现，水中致癌物质达百余种，主要有六氯苯、苯并芘、多氯联苯、氯仿等。

（五）其他

亚硝胺类化学致癌物质、食物中缺乏蛋白质、酪蛋白和维生素 B 族中胆碱及中华华支睾吸虫感染等均可能与肝癌发生有关。

【临床表现】

（一）肝区疼痛

为肝癌患者最常见的症状，约占 68.5%，疼痛可由肿瘤迅速生长使肝包膜张力增加，或肝包膜下癌结节破裂及肝癌结节破裂出血，亦可由肿块压迫肝胆管或邻近胃肠道或直接浸润膜壁而产生，表现为持续性钝痛或剧烈疼痛，可由右肩、背部等处放射。

（二）纳差、乏力、消瘦

纳差常因肝功能障碍、肿瘤压迫胃肠道所致，乏力、消瘦为肝癌患者又一重要症状，常与肿瘤细胞的代谢产物作用有关，进食少以及肿瘤细胞过多摄取患者营养有关，严重者可出现恶病质。

（三）发热

肝癌发热可因肿瘤坏死、合并感染，以及肿瘤代谢产物引起，如体温在 38℃ 左右，不伴寒颤，无感染证据者，结合临床高度警惕癌性发热的可能。

（四）肝肿大

为诊断肝癌最有意义的临床症状，常可在肋缘下和（或）剑突下扪及肿大的肝和肿块，表面凹凸不平，质地较硬，伴有疼痛。右上肝癌可致肝上界上移，横膈升高，常易忽视或误诊。

（五）黄疸

多为晚期表现，可由肝细胞性黄疸或胆道癌栓及肿瘤压迫肝胆管所致。

（六）其他

出血倾向，持续性肩、腰痛，腹泻等甚为常见。部分患者有皮下结节、腹水、肝区血管杂音，男子乳房发育症及自发性低血糖症等亦有一定提示诊断的价值。

【检查方法】

（一）生物化学检查

1. 甲胎蛋白（AFP）　AFP 对流法阳性或放免法测定等于或大于 400ng/ml，持续 4 周，有极重要定性诊断价值，如 AFP 高于正常（＞20ng/ml）而未达到 400ng/ml 时，必须做进一步检查，密切随访，以免遗漏小肝癌病例。

2. 铁蛋白　约 90% 的肝癌患者铁蛋白水平含量增高，但缺乏特异性。转移性肝癌、肝炎、肝硬化、心脏病、白血病、乳腺癌、感染性疾病等铁蛋白亦可升高，同功铁蛋白对肝癌诊断优于一般铁蛋白。

3. 异常凝血酶原（DCP）　1984 年 Lihman 首先发现肝癌患者人血清中 DCP 含量显著增高，建议作为肝癌诊断指标之一。约 90% 肝癌患者血清 DCP 高于 300ng/ml，慢性肝炎、肝硬化、转移性肝癌亦有不同程度 DCP 增高，但多低于 300ng/ml。有报道认为，异常凝血酶原与 AFP 联合检测肝癌，阳性率可高达 87%。

4. 其他　血清谷胱甘肽 S-转移酶（GST）、碱性磷酸酶（AKP）、γ-谷氨酰转肽酶（γ-GT）、转化生长因子（TGFα）等，在肝癌患者亦可升高，但有些缺乏特异性，有的尚处于研究阶段，其价值有待进一步探讨。

（二）影像学检查

1. 超声显像（B 超）　B 超可准确检测肝内肿块大小、位置及数量，并判断肿块有无膜、与大血管关系，血管内有无瘤栓，邻近脏器有无受侵，肝周淋巴结有无肿大等，但 B 超对肝脏检查有盲区，如右膈下、右外叶上段肝癌或直径小于 1cm 的癌灶等。

2. CT 或磁共振成像（MRI）　为分辨率较高的非创伤性检查，可用于肝癌的定位及定性诊断。肝癌在 CT 平扫中多表现为低密度占位性病变，增强扫描能更好地显示肿瘤，对平扫中发现的中等密度病灶及鉴别血管瘤或转移癌极有帮助。MRI 可获取肝横断面、冠状面、矢状面三种图像，对肝癌的诊断目前尚未超越 CT，但有助于与血管瘤的鉴别。

3. 肝动脉造影　是分辨率较高的创伤性检查，仅限为直径 1cm 肿瘤。适用于：

①血清学诊断怀疑肝癌，而其他影像学检查阴性者；

②肝内实质性占位经非创伤性检查未能确诊者；

③需要做肝动脉栓塞治疗者。

肝癌之肝动脉造影表现为肿瘤血管，肿瘤染色，肝内动脉移位、扭曲、拉直、扩张、肿瘤包绕动脉等。

4. 肝穿活检　可直接取病变组织行病理检查，是肝癌最可靠的诊断方法，适用于：

①不能手术的肝内实质性占位经血清学及影像学检查不能确诊者；

②拟做肝肿块无水酒精注射者。

穿刺可在 B 超或 CT 引导下采用细针进行，以减少并发症，因取材等原因，可有一定比例的假阴性。

【诊断】

（一）病理诊断

1. 肝组织学检查证实为原发性肝癌。

2. 肝外组织的组织学检查证实为原发性肝癌。

（二）临床诊断

1. AFP 对流法阳性或放免法≥400ng/ml，持续 4 周以上，并能排除妊娠、活动性肝病、生殖腺胚胎源性肿瘤及转移性肝癌。

2. 影像学检查肝内有明确的实质性占位病变，排除肝血管瘤和转移性肝癌，并且有下列条件之一者：

（1）AFP≥200ng/ml。

（2）典型原发性肝癌影像学表现。

（3）无黄疸而 AKP 或 γ-GT 明显升高。

（4）远处有明确的转移性病灶或有血性腹水，或腹水中发现癌细胞。

（5）明确的乙型肝炎标志物阳性的肝硬化。

（三）分　期

1977 年全国肝癌防治研究协作会议制订的分期标准：

Ⅰ期（早期、亚临床期）：无明显肝癌症状与体征。

Ⅱ期（中期）：介于Ⅰ期与Ⅲ期之间者。

Ⅲ期（晚期）：有明显黄疸、腹水、恶病质或肝外转移之一者。

该分期在临床应用近 20 年，简单易行，但过于笼统。

1987 年 UICC 关于原发性肝癌的 TNM 分期标准：

T – 原发性肿瘤，适用于肝细胞癌或胆管（肝内胆管）细胞癌。

Tx 原发性肿瘤不明。

T_0 无原发癌证据。

T_1 孤立的肿瘤，最大直径≤2cm，无血管侵犯。

T_2 孤立的肿瘤，最大直径≤2cm，有血管侵犯，或孤立的肿瘤，最大直径＞2cm，无血管侵犯，或多个，局限一叶，≤2cm，无血管侵犯。

T_3 单个，＞2cm，侵犯血管；或多个，局限一叶≤2cm，未侵犯血管；或多个，一叶内＞2cm，伴或不伴血管侵犯。

T_4 多个，超出一叶；或侵犯门静脉主干或肝静脉。

N－区域淋巴结，指肝、十二指肠韧带淋巴结。

Nx 区域淋巴结不明。

N_0 区域淋巴结无转移。

N_1 区域淋巴结转移。

M－远处转移。

Mx 远处转移不明。

M_0 无远处转移。

M_1 远处转移。

（四）小肝癌

单个肿瘤，最大直径≤5cm，或两个肿瘤最大直径之和≤5cm。近年则有定为单个肿瘤最大直径≤2cm。

【治疗】

原发性肝癌的治疗目的有 3 个：

①根治；

②延长生存期；

③减轻痛苦。

（一）手术切除

肝癌的外科治疗主要包括切除癌灶，通过手术进行各种肝癌局部放疗，如肝动脉结扎，术中肝动脉栓塞，术中瘤内无水酒精、化疗药物注射，液氮冷冻治疗，激光、微波治疗。通过手术为术后综合治疗创造条件，包括肝动脉插管、药物泵植入、术中银夹定位以便局部放疗），亚临床期复发及转移的再切除、二期切除、全肝切除及同种肝移植术等。

1. 手术探查指征

（1）定位诊断有明确肝内占位，肿瘤有切除可能或尚有进行切除以外的姑息性外科治疗的可能。

（2）肝功能代偿，凝血酶原活性为正常之 50% 以上。

（3）无其他重要脏器的手术禁忌症。

2. 非肿瘤切除之外科治疗

（1）肝动脉结扎术。

（2）肝动脉插管术。

（3）术中肝动脉栓塞术。

以上三种适应症是不能切除肝癌的姑息性治疗，但门静脉主干有癌栓形成，严重肝硬化、黄疸、腹水、肿瘤已超过全肝 70% 者禁忌以上治疗。

（4）液氮冷冻治疗：－196℃液氮可使肝癌组织凝固性坏死，插入式的冷冻可解决肝脏深部肿瘤的治疗。

（5）高功率激光治疗：高功率激光可使小肝癌组织完全气化，术中出血较少。

（6）微波固化治疗：为近年来国内外采用的新技术。Mcrakami-Retal 报道 9 例直径 > 3cm 的肝细胞癌经皮微波固化治疗，所有肿块缩小，5 个肿块随访显示无复发证据。国内报道可安装腹壁拉链装置，以便多次微波固化肝内肿瘤。

（二）放射治疗

主要用于术前缩小肿瘤，术后防止复发或无手术指征之患者。经过 20 年临床实践，放疗在肝癌治疗地位日渐提高，已成为不能手术肝癌患者的一种主要手段，一年生存率可达 29.2%，以肝动脉造影行肿瘤定位后的早期放射治疗一年生存率达 70%，三年生存率为 35.7%，五年生存率为 12.5%。

放疗的总剂量，以不严重损害受照射患者肝功能为限，尽可能给予较高剂量。根治剂量至少要 60Gy，术前全肝照射 2 400 ~ 3 000CGy/3 周，术后放疗，一般为 2 400 ~ 3 000CGy，休息 4 周后再照 2 000CGy。从综合治疗角度看，术前放疗能使肿瘤血管减少，癌块缩小，门脉高压改善，降低腹水发生率。放疗还可与肝动脉结扎术合用，有报道肝动脉结扎术与外放射合用一年生存率为 57.1%，二年生存率为 21.4%。近年开展的放射性核素标记抗体治疗肝癌是用对癌细胞有亲和力的物质作载体，放射体核素为弹头的导向治疗，载体多用抗 AAP、抗铁蛋白，弹头多采用 131 Z。

（三）介入治疗

1. 适应症

（1）无法手术切除者，尤以右叶肝癌且肿块 < 20% 肝体积者，若癌肿呈非浸润生长者可列为绝对适应症。

（2）手术切除前提高切除率，减少术中出血。

（3）肝癌破裂出血者。

2. 禁忌症

（1）门静脉有癌栓。

（2）明显黄疸，严重肝功能损害，AL > 200U。

（3）中等量以上腹水。

（4）肿瘤过大，超过肝脏体积 70% 以上。

（5）严重食管静脉曲张。

（6）严重感染，尤其有胆系感染者。

介入治疗常用的栓塞剂有明胶海绵、碘化油、微球、电凝等，上述物质以明胶海绵、碘化油及微球等最为常用。

3. 方法　目前，常用的介入治疗方法有肝动脉栓塞法、双重栓塞法及联合栓塞法等。

（1）肝动脉栓塞多通过栓塞剂直接阻断癌肿动脉血供，导致癌肿坏死而起到治疗作用，若病情需要，可多次重复栓塞。近来，有研究者采用肝段栓塞治疗肿瘤，可克服因插管深度不够、栓塞范围涉及非癌组织等缺陷，研究结果表明，该法具有并发症少和复发少等优点。

（2）双重栓塞法在右肝动脉栓塞基础上，再行经皮肝穿刺部分门静脉栓塞，目的是使肿瘤的双重血供完全阻断，从而获得肿瘤完全坏死之效果。

（3）联合栓塞法指肝动脉近端栓塞加远端栓塞加化疗同时应用，以减少侧支循环形成，增强栓塞效果。常用化疗药物包括细胞周期非特异性药物丝裂霉素、阿霉素及周期特异性药物 5-氟脲嘧啶和甲氨喋呤等。临床上常用联合化疗，如 5-氟脲嘧啶加丝裂霉素，可提高药物治疗效果，并减少副作用。

（四）化疗

单药治疗肝癌首选顺铂（DDP）、5-氟脲嘧啶（5-Fu）、阿霉素（ADM）、甲氨喋呤（MTX）等，若肝癌合并严重肝硬化，则易选用前二种药物为主，全身化疗对肝癌疗效欠佳。除以上药物外，常用药物尚有环磷酰胺（CTX）、丝裂霉素（MMC）等。联合化疗可考虑以下方案：

6～8 周可重复治疗

    FAM 方案   5-Fu   0.5g

                 ADM   30～40mg

                 MMC   10～20mg

6～8 周可重复治疗

    CMF 方案   CTX   0.5g

                 MMC   10～20mg

                 5-Fu   0.5g

6～8 周可重复治疗

    MP 方案   MMC   10～20mg

                DDP   60～100mg

【疗效标准】

1. 完全缓解　所有可见的病灶完全消失至少 4 周以上。

2. 部分缓解　肿瘤最大直径及最大直径与横径的乘积减少 50% 以上，维持时间长于 4 周，无任何病灶有进展，无新病灶出现。

3. 无变化　肿瘤两径乘积缩小不到 50%，或增大不超过 25%。

4. 进展　一个或多个病灶直径增大超过 25%，或出现新病灶。

该标准主要适用非手术治疗的疗效评定。

（古力·喀德尔）

内科疾病诊断流程与治疗策略

（下）

高建荣等◎主编

吉林科学技术出版社

第十五节 肝性脑病

肝性脑病又称肝性昏迷，是严重急、慢性肝病引起，是以代谢紊乱为基础，以意识改变和昏迷为主要表现的中枢神经系统功能紊乱的综合病征。

【病因】

常见病因有：

①病毒、药物或毒性物质引起重症肝炎，少见的妊娠期急性脂肪肝引起急性或暴发性肝功能衰竭；

②肝硬化或门体分流术后；

③原发性肝癌晚期；

④其他弥漫性肝病的终末期。一半以上的肝性脑病病例（多数是慢性肝病引起的）有明显诱因，其常见为上消化道出血、大量排钾利尿、放腹水、高蛋白饮食、安眠镇静药、麻醉药、便秘、尿毒症、外科手术、感染等。

【发病机理】

肝性脑病为一综合征，它可发生于急性肝病，也可出现于慢性肝病，其发病机制有所区别，迄今未完全明了。目前认为主要是来源于肠道和体内的一些有害的代谢物，由于肝细胞大量坏死或有效肝细胞总数明显减少，或存在着肝内和肝外的门体侧支循环，这些有害物质不被肝脏彻底解毒或清除，甚至绕过肝脏进入体循环。血脑屏障受毒性物质的作用，尤其是 Na^+-K^+-ATP 酶受到抑制而遭到破坏。结果在正常情况下不能进入大脑的物质进入脑组织而发生毒性作用，导致大脑功能紊乱。与肝性脑病有关的因素有氨、假性神经递质、氨基酸失平衡、二甲基硫化物、硫醇、短链脂肪酸（$C_4 \sim C_8$）、α酮戊二酸，这些"毒物"在肝性脑病中呈现单独和协同作用。肝性脑病的体内代谢紊乱是多方面的，但蛋白质代谢障碍包括氨、硫醇、酚、假性神经递质的积聚及氨基酸不平衡等可能起主要作用。糖、水、电解质代谢的紊乱以及缺氧可加重脑病。脂肪代谢异常，特别是短链脂肪酸的增多，在脑病的发病中都起重要作用。此外，慢性肝病患者大脑敏感性增加也可能是重要因素。

（一）大脑毒性物质

1. 氨中毒　正常血氨浓度约 <58.72μmol/L，血氨增高是肝性脑病的临床特征之一，在慢性肝性脑病的发病机理中氨中毒十分重要，但不少病例（10%）的血氨并不增高，说明还有其他的发病机理存在。

（1）氨的代谢与血氨增高有关、血氨主要来自肠道、肾脏和骨骼肌生成的氨。正常人胃肠道每日可产生氨4g，大部分是由血循环弥散至肠道和尿素经肠菌的尿素酶分解产生，小部分是食物中的蛋白质被肠菌的氨基酸氧化酶分解产生。氨在结肠的吸收主要是以非离子型（NH_3）弥散进入肠粘膜，其吸收率比离子型（NH_4^+）高得多。NH_3 与 NH_4^+ 的互相转化受 pH 变化的影响，如反应式 $NH_3 \underset{OH^-}{\overset{H^+}{\rightleftharpoons}} NH_4^+$ 所示，当结肠中 pH > 6，氨大量弥散入血，pH < 6 时，则氨从血液转至肠腔。肾小管上皮细胞的谷氨酰胺酶可分解肾血流中的谷氨酰胺为氨。肾小管滤液呈碱性耐：大量氨被吸收入肾静脉，使血氨增高；呈酸性时，氨大量进入肾小管腔，并以 NH_4^+ 形成随尿排出体外。此外，骨骼肌活动时肌肉中氨基酸氧化酶作用于氨基酸也能产生氨。

机体消除血氨的主要途径为：

①尿素合成，来自肠道的氨在肝脏中经鸟氨酸代谢环，转变为尿素；

②脑、肝、肾、骨骼肌等组织利用和消耗氨以合成谷氨酸和谷氨酰胺（α 酮戊二酸 + NH_3 →谷氨酸、谷氨酸 + NH_3 →谷氨酰胺）；

③肾脏排泄尿素，且在排酸的同时也排除氨；

④少量血氨可从肺排出。

肝性脑病时血氨增高的基本原因是血氨代谢清除过少，次要原因是血氨生成过多。肝功能衰竭时，肝脏将氨合成尿素的能力减退，门体分流存在时，肠道的氨未经肝脏解毒而直接进入体循环，慢性肝病患者常有严重骨骼肌消耗和萎缩，使周围组织对氨的解毒作用减弱，使血氨增高。

许多诱发肝性脑病的因素能影响血氨进入脑组织的量和（或）改变脑组织对氨的敏感性。

1）低钾性碱中毒：进食少、呕吐、腹泻、排钾利尿、放腹水、继发性醛固酮增多症等均可致低钾性碱中毒，从而使 NH_3 透过血脑屏障，进入细胞产生毒害。

2）摄入过多的蛋白质食物或含氮药物，或上消化道出血（每 100mL 血液约含 20g 蛋白质）时，肠内产氨增多。

3）低血容量与缺氧：见于上消化道出血、大量放腹水、利尿等情况。休克与缺氧可导致肾前性氮质血症，使血氨增高。脑细胞缺氧可降低脑对氨的耐受性。

4）便秘：使含氮、胺类和其他有毒衍生物与结肠粘膜接触的时间延长，有利于毒物吸收。

5）感染：增加组织分解代谢从而增加产氨，失水可加重肾前性氮质血症、缺氧和高热，增加氨的毒性。

6）低血糖：葡萄糖的氧化磷酸化过程有助于 NH_3 与谷氨酸结合，故低血糖可增高氨的毒性。

7）其他：镇静安眠药可直接抑制大脑和呼吸中枢造成缺氧。麻醉和手术增加肝、脑和肾的功能负担。

（2）氨对中枢神经系统的毒性作用　正常时，骨骼肌、肝和脑组织能摄取血中过多的氨（分别占 50%、24% 和 7.5%）。肝硬化时，常因肌肉消耗而摄氨减少，由于门腔分流又使肝摄氨减少，故大脑承受较大的氨负荷。一般认为，氨的毒性作用能干扰脑的能量代谢，引起高能磷酸化合物的浓度降低。血氨过高可能抑制丙酮酸脱氢酶活性，从而影响乙酰辅酶 A 的生成，干扰脑中三羧酸循环。在脑、肝、肾等组织的去氨过程中、氨与 α 酮戊二酸结合成谷氨酸、谷氨酸又与氨结合成谷氨酰胺，需消耗大量的辅酶 A、ATP 以及 α 酮戊二酸。α 酮戊二酸是三羧酸循环中的主要中间产物，缺少则使大脑细胞的能量供应不足，以致不能维持正常功能。此外，氨可抑制 Na⁺-K⁺-ATP 酶，改变 Na⁺、K⁺ 在神经细胞膜上的正常分布，并能干扰神经传导活动。

2. 氨、硫醇和短链脂肪酸的协同毒性作用　甲基硫醇是蛋氨酸在胃肠道内被细菌代谢的产物，甲基硫醇及其转变的二甲基亚砜，两者均可实验动物意识模糊、定向力丧失、昏睡和昏迷。肝臭可能是甲基硫醇和二甲基二硫化物挥发的氨味。在严重肝病患者中，甲基硫醇的血浓度增高，伴肝性脑病者增高更为明显。脂肪酸多来自食物中脂肪（甘油羔酯）分解，或由氨基酸及糖类经细菌作用而产生，经门静脉入血，特别是 4～8 个碳原子的短链脂肪酸（SCFA），与肝性脑病的发生有关，能诱发实验性肝性脑病，在肝性脑病患者的血浆和脑脊液中明显增多。肝病时，因 SCFA 在肝内氧化受阻，同时由于侧支循环的形成，使部分 SCFA 直接进入体循环，SCFA 入脑后可发挥毒性作用，即解离氧化磷酸化作用，也可通过与神经膜或突轴部位的结合，对神经膜产生直接作用。SCFA 在突触部位可以结合神经介质（多巴胺、5-羟色胺等），从而妨碍了正常神经冲动的传导，并干扰神经的后电位，主要影响部位是网状结构。大鼠实验证明，氨、甲基硫醇、辛酸三者对肝性脑病的发生有协同作用，有人提出可能还包括酚。

3. 胺中毒（假神经递质学说）　神经冲动的传导是通过递质来完成的，神经递质分兴奋性和抑制性两类，正常时两者保持生理平衡。兴奋性神经递质有儿茶酚胺中的多巴胺、去甲肾上腺素、乙酰胆碱、谷氨酸和门冬氨酸等；抑制性神经递质包括 5-羟色胺、γ-氨基丁酸、苯乙醇胺和谷氨酰胺等。由肠内胺类转化形成的去甲肾上腺素和多巴胺不能透过血脑屏障，脑组织中的这类兴奋性递质只能在脑内形成，但多巴胺的前体左旋多巴能通过血脑屏障进入脑组织，因此临床上使用左旋多巴治疗肝性脑病的机理即在于此。

食物中的芳香族氨基酸，如酪氨酸、苯丙氨酸等，经肠菌脱羧酶的作用分别转为酪胺和苯乙胺。正常的这两种芳香胺在肝内被单胺氧化酶分解清除，肝功衰竭时，肝脏消除发生障碍，这两种胺可进入脑组织，在脑内经羟化酶的作用分别形成鳝胺（β 羟酪胺）和苯乙醇胺。后二者的化学结构与正常神经递质去甲肾上腺素相似，但能传递神经冲动的作用很弱，因此称为假神经递质。当假神经递质被脑细胞摄取并取代了突触中的正常递质，则神经传导发生障碍，兴奋冲动不能正常地传至大脑皮层而产生异常抑制，出现意识障碍与昏迷。正常锥体外系基底节保持抑制与兴奋的平衡，当通路中的多巴胺被假性递质取代后，而乙酰胆碱能占优势，出现扑击样震颤。

到目前为止，假神经递质的理论还未得到完全证实。

4. 5-羟色胺　5-羟色胺肝功能损害时，不能对胰岛素灭活，形成高胰岛素血症，使支链氨基酸被肌肉清除过多，因支链氨基酸可竞争性地抑制色氨酸进入大脑，故色氨酸大量进入大脑，造成 5-羟色胺大量合成，其代谢产物 5-羟吲哚酸也增高。5-羟色胺也是一种抑制性神经递质，使肝性脑病加重。通过大量临床研究，发现脑脊液中色氨酸的浓度与脑病程度有明显的相关性，说明它对脑病的产生起着重要作用。

（二）代谢紊乱

1. BCAA/AAA 比率降低　肝脏是体内分解和转化各种氨基酸的重要器官，除支链氨基酸（BCAA 即亮氨酸、异亮氨酸、缬氨酸）由骨骼肌代谢分解外，几乎所有必需氨基酸都由肝脏代谢分解。肝功衰竭时，芳香族氨基酸（AAA），如苯丙氨酸、酪氨酸、色氨酸及蛋氨酸等被肝脏分解减少，血浓度升高，兴奋胰岛 A 细胞及肝脏对胰高糖素降解减少，使血中胰高糖素升高，进一步促使肌肉分解，使更多的 AAA 入血。另外肝功能不全对胰岛素灭活减少，从而产生高胰岛素血症，高胰岛素血症促进骨骼肌和脂肪组织对 BCAA 的摄取，结果血中 BCAA 减少，使 BCAA/AAA，由正常的 3～3.5 降至 1，甚至 1 以下。BCAA、AAA 系中性氨基酸，由共同载体转运，竞争性通过血脑屏障，BCAA/AAA 比值下降，有利于 AAA 进入血脑屏障，而造成苯丙氨酸、酪氨酸和色氨酸在脑脊液中蓄积。

2. γ-氨基丁酸（GABA）增加　GABA 主要来源于肠道，由大肠杆菌等分解而来，已测得门静脉血中 GABA 比主动脉血中高 2 倍。肝内有丰富的 GABA 转氨基酶，正常肝是 GABA 水解的主要场所，肝衰时不能充分分解 GABA，血中的 GABA 浓度增高，通过血脑屏障进入中枢神经系统，与大脑突触后神经原上的 GABA 受体结合，造成中枢神经功能抑制（GABA 是抑制性神经递质）。GABA 神经传递系统由 GABA/BZ 受体/氯离子通道组成，三者紧密结合形成"超分子"复合体，当 GABA 受体活化时，Cl^- 通道开放，神经元膜对 Cl^- 的通透性增加，当神经元的 Cl^- 静态电位较神经元静态膜电位负电荷更多时，Cl^- 进入神经元，引起膜超极化，这就是 GABA 能性抑制性神经传导的基础。肝衰竭时，血脑屏障对血浆 GABA 通透性增加，而 GABA 又不能被神经元分解或摄取，则 GABA 可抵达 GABA 受体，使 GABA 能性传递增强。肝衰竭时，中枢神经系统 GABA 能活性增强尚可以是超分子复合物上 GABA 受体密度和（或）亲和力增加的后果。BZ 受体能调节 GABA 的作用效能，例如 BZ 受体促效剂（如安定）增加 GABA 相关性 Cl^- 开放的频度，BZ 受体促效剂的镇静、肌肉松弛和抗惊厥作用可能通过这一机制，应用 BZ 受体拮抗剂有可能逆转肝性脑病。

3. 电解质紊乱　肝昏迷时可出现多种电解质的平衡失调。低血钾时，一方面细胞内钾转移到细胞外，而 H^+、Na^+ 则被交换进入细胞内，使细胞外呈现碱中毒倾向（低钾性碱中毒），从而促进氨向细胞内弥散，增加氨的毒性。另一方面，缺钾时肾小管分泌 H^+ 增加，更加剧碱中毒倾向，使氨更易通过血脑屏障和神经细胞膜，从而使肝昏迷加重。

严重肝病时还可出现低镁、低磷、低钠等。低钙可阻碍肾处理氨，同时低钙时细胞内呈酸性，使 NH_3 易进入细胞内而增强毒性。

肝硬变时还可出现低血糖症、低蛋白血症，以及由于肝功不良，一些脑组织的必须物质，如尿嘧啶、胞二磷胆碱、尿二磷葡萄糖等供应不足，都将直接影响到大脑的代谢，易于发生肝性脑病。

（三）血脑屏障的改变

正常情况下，血脑屏障可阻止一些有害物质进入脑内。肝性脑病时，血脑屏障发生改变，使某些有害物质进入脑内，碱中毒使 NH_4^+ 转为 NH_3，后者易于通过血脑屏障和脑细胞膜。正常时，AAA 与 BCAA 是经同一载体系统通过血脑屏障而进入脑内，同时，两者有竞争性抑制作用，当 AAA 在血中浓度增高，大量竞争性占有载体系统，而优先进入脑内。正常情况下，GABA 不易透过血脑屏障，因而并不产生对中枢神经系统的抑制作用。在人类和实验性肝性脑病时，血脑屏障对 GABA 的通透性增高，使其易于进入脑细胞内。

【病理】

急性肝功能衰竭所致的肝性脑病患者的脑部常无明显的解剖异常，但38% ~50%有脑水肿，可能是本症的继发性改变。慢性肝性脑病患者可有病理变化，常见的是大脑和小脑灰质以及皮层下组织的原浆性星形细胞肥大和增多，病程较长者的大脑皮层变性、神经元及神经纤维消失，皮层深部可有片状坏死，小脑和基底节也可累及。

【临床表现】

肝性脑病的临床表现往往因原有肝病的性质、肝细胞损害的轻重缓急以及诱因的不同而很不一致。急性肝性脑病常见于暴发性病毒性肝炎，有大量肝细胞坏死和急性肝功能衰竭，诱因不明显。患者在起病数日内即进入昏迷直至死亡，容易发展为多脏器功能衰竭，合并脑水肿多见，昏迷前可无前驱症状。慢性肝性脑病通常属于门体分流性脑病，由于大量门体侧支循环和慢性肝功能衰竭所致，多见于肝硬化患者，以慢性反复发作性木僵与昏迷为突出表现，常有上消化道出血、感染、放腹水、大量排钾利尿等诱因。在肝硬化终末期所见的肝性脑病多数起病缓慢，昏迷逐步加深，最后死亡。

肝性脑病的临床分期：参见表3-3。

表3-3　肝性脑病的临床分期

分期	精神智力状态	扑击样震颤	脑电图
一期 （前驱期）	欣快,偶抑郁,轻度精神错乱,反应缓慢,衣着不整洁,睡眠节奏改变,口齿不清	无或有轻度扑击样震颤	无明显异常
二期 （昏迷前期）	一期症状加重,倦睡,行为异常,定向理解力减退,语言书写障碍	经常出现,容易引出	出现异常慢波（θ波）
三期 （昏睡期）	终日昏睡但可唤醒,语无伦次,明显精神错乱,有幻觉	如患者合作尚可引出扑击样震颤	经常不正常
四期 （昏迷期）	昏迷,可有或无痛觉反应	一般不能引出	经常不正常

一期（前驱期）：轻度者性格改变和行为失常，例如欣快激动或淡漠少言，衣冠不整或随地便溺，应答尚准确，但有时吐词不清且较缓慢，可有扑击样震颤，脑电图多数正常，有时症状不明显，易被忽视，此期历时数天至数周。

二期（昏迷前期）：以意识错乱、睡眠障碍、行为失常为主，前一期的症状加重，定向力和理解力均减退，对时、地、人的概念混乱，不能完成简单的计算和智力动作（如搭积木、用火柴杆摆五角星等）。言语不清、书写障碍、举止反常也很常见。多有睡眠时间倒错、昼睡夜醒，甚至有幻觉、恐惧、狂躁，而被认为是一般精神病。此期患者有明显神经体征，如腱反射亢进、肌张力增高、踝阵挛及阳性 Babinski 征等。此期扑击样震颤存在，脑电图表现异常，具一定的特征性，也可出现不随意运动及运动失调。

三期（昏睡期）：以昏睡和精神错乱为主，各种神经体征持续或加重。患者大部分时间呈昏睡状态，但可以唤醒，醒时尚应答问话，但常有神志不清和幻觉。扑击样震颤仍可引出。肌张力增加，四肢被动运动常有抗力。锥体束征常呈阳性，脑电图有异常发现。

四期（昏迷期）：神志完全丧失、不能唤醒。浅昏迷时，对痛刺激和不适体位尚有反应，腱反射和肌张力仍亢进，由于患者不能合作，扑击样震颤无法引出。深昏迷时，各种反射消失，肌张力降低，瞳孔常散大，可出现阵发惊厥、踝阵挛和换气过度。脑电图明显异常。

以上各期的分界不很清楚，前后期临床表现可有重叠，病情发展或经治疗好转时，表现可进级或退级。少数慢性肝性脑病患者由于中枢神经不同部位有器质性损害而出现智能减退、共济失调、阳性锥体束征或截瘫，这些表现可能是暂时存在，也有成为永久性的。

肝功能损害严重的肝性脑病常患者有明显黄疸、出血倾向和肝臭、易并发各种感染、肝肾综合征和脑水肿等情况，使临床表现更加复杂。

【实验室和其他检查】

1. 血氨　慢性肝性脑病尤其是门体分流性脑病患者多有血氨增高，急性肝性脑病时，血氨多正常。动脉血氨较静脉血氨高，也更稳定可靠，正常人空腹静脉血氨为 $40\sim70$tLg/dL（$20\sim44\mu$mol/L），动脉血氨含量较静脉血氨高 $0.5\sim2$ 倍。

2. 脑电图　从昏迷前期到昏迷期脑电图明显异常，典型的改变为节律变慢，出现普遍性每秒 $4\sim7$ 次波，有的也出现每秒 $1\sim3$ 次的 δ 波。昏迷的两侧同时出现对称的高波幅的 δ 波。

3. 测定视觉诱发电位（VEPS）　近年来，国外已开展的一项新技术，较一般脑电图更能精确地反映大脑的电活动，可用于检出症状出现之前的肝性脑病。

4. CT　慢性持续性脑病有明显脑萎缩，亚临床肝性脑病时亦可能有脑水肿或大脑萎缩。

5. 脑脊液检查　常规检查和压力均正常。谷氨酰胺、谷氨酸、色氨酸和氨浓度可增高。

6. 血浆氨基酸　芳香氨基酸（苯丙、酪、色氨酸）浓度增高，支链氨基酸（亮、异亮、缬氨酸）浓度降低，两者比例倒置，血浆色氨酸和 GABA 常增高。

7. 其他　PO_2 降低，有呼吸性或混合性碱中毒（氨刺激呼吸中枢，过度通气，进而加重血氨升高，低 K^+，低 Cl^- 碱中毒），可有血清 K^+ 和 Na^+、Ca^{2+}、Mg^{2+} 降低。

【诊断】

主要诊断依据为

1. 严重急慢性肝病史。

2. 门静脉高压症和肝功能减退的症状、体征。

3. 肝性脑病的诱因。

4. 精神错乱、昏睡或昏迷。

5. 明显的肝功能损害或血氨增高，扑击样震颤和典型的脑电图改变，具有重要参考价值。

【鉴别诊断】

1. 与引起昏迷的其他疾病鉴别　糖尿病、低血糖、尿毒症、脑血管意外、脑部感染和镇静剂过量等。

2. 精神病　以精神症状为唯一突出表现的肝性脑病易被误诊为精神病。

【治疗】

尚无特殊治疗，治疗应采取综合措施：

（一）清除诱因

如上消化道出血，设法止血，输血尽量用新鲜血；有感染，选用有效抗生素；纠正低血钾，使用镇静剂要慎重，选用对肝毒性少的药物，剂量不宜过大，患者有烦躁不安时，可适量口服或静脉注射安定，或肌内注射副醛，抗组织胺药，如苯海拉明、扑尔敏等有时可代替安定药。

（二）减少肠内毒物的生成和吸收

1. 饮食　严格限制甚至停止蛋白质的摄入，每日总热量至少供给 6 694.4kJ（1 600kcal），并补充足够维生素 B、C、K 及微量元素。有人不主张给维生素 B_6，因为它是多巴胺脱羧酶的辅酶，可使多巴在周围神经处被转化为多巴胺，从而影响多巴进入脑部。昏迷者可于 20% 葡萄糖经胃管滴入或 20% ~40% 葡萄糖从大静脉滴注，葡萄糖供给热量，减少组织蛋白分解，还能促进氨与谷氨酸合成谷氨酰胺，故有利于降低血氨。长期大量滴注过程中应警惕低钾血症、心力衰竭和脑水肿。每日口服或静滴必需氨基酸或以 BCAA 为主的复合氨基酸，BCAA 用量以 1.0 ~30g/d 为宜，不会使血氨升高，而且可使升高的血氨降低，这些口服氨基酸均在小肠吸收，不会到达结肠。待病情改善后，尽早逐步增加蛋白质的供给量，可隔日增加 10 ~20g，直至每日 40 ~60g。植物蛋白含少量甲硫氨基酸及少量芳香族氨基酸，几乎不产生氨，同时蔬菜内大量纤维素可加速肠管蠕动，减少毒素的吸收，故适用于肝性脑病患者。若每日蛋白质不足 30g，体内呈负氮平衡，会加剧机体自身蛋白的分解，对肝脏修复及全身状况不利。

2. 灌肠或导泻清除肠内积食或积血　用生理盐水或弱酸性溶液（例如 200mL 生理盐水加食醋 50mL）灌肠，或 25% 硫酸镁 30 ~60mL 导泻，每日 1 ~2 次。

3. 抑制肠菌生长　可以减少毒物的形成，是治疗肝昏迷的重要措施之一。给予广谱不吸收性抗生素口服，以减少肠内需氧菌和厌氧菌，使氨的产生减少。口服新霉素 2 ~ 4g/d，但对肾功不全者以及已有听力减低的老人应慎用此药。口服巴龙霉素、卡那霉素、氨苄青霉素也有类似作用。近来应用灭滴灵 0.2g，每日 4 次，疗效与新霉素相等，适用于肾功不良者，抗菌素宜用至患者能耐受 40g 以上蛋白质食物为止。乳酸菌素或乳酶生口服，不宜与抗生素同时服用，否则会降低疗效。

4、乳果糖　是一种酸性双糖，内服后在小肠不被双糖酶所水解，故很少被小肠吸收，大部分到达结肠，被乳酸杆菌等细菌分解为乳酸和少量甲酸、醋酸，使肠内容 pH 降低至 5.4 ~ 5.5 左右，并促使肠动力增加，产生渗透性腹泻，用量因人而异，保持每日 2 ~ 3 次软便为宜，一般用量每次口服 30 ~ 50mL，每日 3 次。亦可用 15% 乳果糖 300mL 加水 1 000mL，分次保留灌肠，每次 20min 以上。常见副作用为腹泻，一般因剂量过大引起。近年有用 β 半乳糖-山梨醇苷，这是一种乳果糖的二糖类似品，价格较乳果糖便宜，甜味也较轻，易为患者接受，该药控制慢性肝性脑病，疗效同乳果糖。

（三）降低血氨

1. 谷氨酸钠（钾）　谷氨酸可与氨结合成谷氨酰胺从而降低血氨浓度。临床上常用谷氨酸钠 23 ~ 46g/d，每支 20mL，含 5.75g，含钠 34mmol，相当于 2g 氯化钠含钠量，或谷氨酸钾 25.2 ~ 50.4g/d（每支 20mL 含 6.3g，含钾 34mmol，相当于 2.5g 氯化钾含钾量）。每次剂量 4 支，加入 5% ~ 10% 葡萄糖液中静脉滴注，每日 1 ~ 2 次，即每日 80 ~ 160mL。谷氨酸钠、钾比例视血清钠、钾浓度和病情而定，尿少时慎用钾剂，明显腹水时慎用钠剂，一般按钠盐和钾盐等量混合滴注。谷氨酸钠、钾系碱性，宜用于酸中毒时，碱中毒时宜静脉内先给予维生素 C 5 ~ 10g/次。去氨过程中需补充能量和 Mg^{2+}，则同时给予 ATP20mg，肌肉注射，每日 1 ~ 2 次；25% 硫酸镁 3 ~ 5mL，肌肉注射，每日一次。谷氨酸片剂可用于高血氨症，而无明显脑病的患者，2.5 ~ 5.0mg，每日 3 次。

2. 乙酰谷氨酰胺　较易通过血脑屏障，将谷氨酸带入中枢神经系统，每日 600 ~ 900mg，稀释后静脉注射，适用于水肿明显、限钠的患者，作用快，无副作用，安全。

3. 精氨酸　10 ~ 20g 加入葡萄糖液中，每日静滴 1 次，此药呈酸性，适用于碱中毒患者。肾功能有障碍时，忌用。鱼精蛋白含精氨酸 80%，可引起过敏反应，精氨酸有助于尿素合成，但需精氨酸酶、ATP、Mg^{2+} 参与才有效，由于肝功能严重受损时，精氨酸酶活性低，则精氨酸疗效差，但宜用于伴出血肝性脑病患者。

4. γ-氨酪酸　有降低血氨和恢复脑细胞的作用，其机制尚不清楚，可能参与脑组织的糖代谢，增加乙酰胆碱的生成，有促苏醒作用，剂量 1 ~ 2g，3 ~ 4 次/d，也可用 2 ~ 4g 加入 10% 葡萄糖液 500mL 静脉滴入，2 ~ 3h 内滴完，滴速过快有血压下降现象。有人认为可用于肝昏迷前驱期兴奋、躁动不安者。

降氨药对氨性昏迷疗效较非氨性昏迷者为好，多种降氨药交替使用较单独使用一种效果好。

（四）纠正氨基酸代谢不平衡

对门体分流性脑病的疗效较好，口服或静脉输注以支链氨基酸为主的氨基酸混合液，可逆转血浆支链/芳香氨基酸比值，同时由于还含有其他的必需氨基酸，可以减少负氮平衡，促进蛋白质合成，对氨有降毒作用。

（五）纠正假性神经递质

1. 左旋多巴（L-dopa） 该药可通过血脑屏障，进入脑组织，经多巴脱羧酶作用，产生多巴胺，转变为去甲肾上腺素，使正常的神经传递介质超过假性神经传递介质，恢复正常神经传导，并可提高大脑对氨毒性的耐受性。剂量每日 2～5g，分 4～5 次口服，或用 5g 保留灌肠，静脉点滴，每次 200～600mg 加入 5% 葡萄糖 500mL 中，每日 1～2 次。使用时应注意胃肠反应、肝功损害、体位性低血压、不自主运动和自身免疫形成等副作用。

2. 溴隐亭 为多巴胺受体激动剂，有增加神经传导，增加脑血流和代谢的作用。开始口服 2.5mg/d，每隔 2 日递增 2.5mg，直至 15mg/d 时为维持剂量，至少用药 8～15 周，以后需继续给维持量 15mg/d，以免反复。副作用有恶心、呕吐、眩晕、疲倦、腹绞痛、便秘或腹泻等，继续用药副作用减轻。

（六）其他对症治疗

1. 维持水、电解质和酸碱平衡 每日入液总量以不超过 2 500mL 为宜，肝硬化腹水患者的入液量为尿量加 1 000mL，以免血液稀释、血钠过低而加重昏迷。急性肝性脑病时常有脑水肿，水分摄入更应限制为前每日尿量加 500mL。及时纠正缺钾和碱中毒，缺钾者补充氯化钾。碱中毒者可用精氨酸盐溶液静脉滴注，如患者出现肌肉兴奋性增高、手足徐动、谵妄和昏迷，补钙无效时，应考虑低镁血症，肌注 25% 硫酸镁 3～5mL，每日 1～2 次。

2. 保护脑细胞功能 用冰帽降低颅内温度，以减少能量消耗，保护脑细胞功能。

3. 保持呼吸道通畅 深昏迷者应做气管切开给氧。

4. 防治脑水肿 静脉滴注高渗葡萄糖、甘露醇等脱水剂。

5. 防治出血与休克 有出血倾向者，可静脉滴注维生素 K_1 或输新鲜血。消化道大量出血者，要及时补充新鲜血，纠正休克、缺氧和肾前性尿毒症。

目前国内常用的治疗肝昏迷的药物，如谷氨酸钠（钾）、精氨酸、乙酰谷氨酰胺和 γ-氨酪酸等，不少学者认为疗效不确切或无效。其中谷氨酸钠（钾）仅能暂时地降低血氨，且不易透过血脑屏障，并可造成碱血症，因此效果差，不及口服新霉素或乳果糖，无继续应用的价值。精氨酸对临床症状和血氨的改善也不显著，除了用于纠正碱中毒外，也不宜使用。在肝性昏迷患者的脑脊液内，谷氨酰胺和 γ-氨基丁酸浓度增高，后者且能抑制正常大脑功能，因此用乙酰谷氨酰胺和 γ-氨酪酸治疗肝性昏迷缺乏理论根据，这两种药应予淘汰。左旋多巴推广使用后，疗效未得证实，溴隐亭有报道，经过对照试验证明此药完全无效。肾上腺糖皮质激素大剂量治疗暴发性肝炎所致的肝昏迷疗效不肯定，对肝硬化引起肝性脑病显然无效，一般不宜使用。尿素酶抑制剂（如乙酰氧肟酸等）、嗜酸乳杆菌制剂均已证明无确实疗效。现认为，BCAA 不宜作为肝性脑病的常规用药，但在限制蛋白摄入的患者，为了维持正氮平衡，改善营养，BCAA 的应用是有指征的。人工肝辅助装置可用于治疗肝性脑病，胎肝悬液、异体肝移植等治疗方法尚待今后进一步深入研究。肝移植是具有根治意义的疗法，随着对术后排异反应治疗的进步，手术成功率和患者存活期均有明显改善，但对肝炎病毒引起的肝衰竭肝移植效果较差，因为病毒仍在体内存在，加之国内供肝来源困难，因此肝移植尚不能普遍应用。鉴于因肝昏迷致死的动物脑组织苯二氮卓（BZ）受体数量明显增多，有些学者最近报道，应用 BZ 受体拮抗剂氟马西尼，25mg/次，每日 2 次，可明显改善肝性脑病患者神志状态，脑电图和 VEP，有进一步研究价值。

【预后】

取决于肝脏病变的严重程度和有否诱因，据报道急性肝功能衰竭所致肝性脑病，死亡率达 80%。肝硬化患者有诱因所致的肝性脑病，死亡率为 20%。

【预防】

积极防治肝病，肝病患者应避免一切诱发肝性脑病的因素。严密观察肝病患者，及时发现肝性脑病的前驱期和昏迷前期的表现，并进行适当治疗。

（古力·喀德尔）

第十六节　胆囊炎和胆管炎

一、急性胆囊炎

急性胆囊炎系由细菌感染，浓缩的胆汁或反流入胆囊的胰液化学刺激所引起的胆囊炎性疾病，以发热、右上腹痛及压痛、呕吐、白细胞增多等为常见临床表现。

【病因】

引起急性胆囊炎的原因主要有：

1. 胆囊管梗阻　大多由结石引起，当结石梗阻于胆囊管或胆囊颈，存留胆囊内浓缩胆汁，尤其是高浓度的胆盐对胆囊粘膜的刺激和损伤，可引起化学性炎变，加之胆囊的出路受阻而其粘膜仍继续不断分泌，使囊腔内压力逐渐增加，于是胆囊膨胀，囊壁因血管与淋巴管受压而发生梗阻，组织坏死、坏疽，甚至穿孔。这种情况尤易发生在患有动脉粥样硬化伴有胆囊血液供应不良的高龄患者。胆囊缺血损伤的同时，囊壁的抵抗力降低，也易招致继发性细菌感染，如胆囊内已有细菌感染存在时，则使胆囊的病理改变过程加快并加重。

2. 细菌感染　细菌可以通过以下途径到达胆囊：

（1）血源性感染：较为少见，可为伤寒、副伤寒或大肠杆菌败血症等全身性细菌感染的一种并发症，病原菌自血流进入胆囊。

（2）肝源性感染：肠道内细菌经门静脉进入肝脏，如未被消灭，可自胆汁中排出而感染胆囊，肝内细菌也可经淋巴管而进入胆囊。

（3）上行性感染：通过胆道上行到胆囊是急性胆囊炎时细菌感染的主要途径。蛔虫常携带肠内细菌钻入胆道，胆囊结石患者的胆囊胆汁、胆囊壁、胆囊淋巴结中，常可以培养出细菌。急性胆囊炎时的细菌感染多为肠道菌属，其中以大肠杆菌最为常见，其次如链球菌、梭状芽胞杆菌、产气杆菌、沙门氏菌、肺炎球菌及葡萄球菌等。由于合并产气厌氧菌的感染，在胆囊内、胆囊壁及其周围，有时可从腹部 X 线平片上见到有积气现象，临床上称之为气肿性急性胆囊炎。

3. 胰液向胆道返流　种种原因引起的 Oddi 括约肌功能失常，导致胰液反流入胆道后，被胆汁激活的胰消化酶可侵蚀胆囊而产生急性胆囊炎。

（四）其他因素

急性胆囊炎也可见于创伤、烧伤或手术后患者，可能与出血、麻醉、发热、饮食不足或感染等因素引起脱水，致使胆汁粘度增加，胆囊排空延缓有关。此外疼痛和恐惧、焦虑等精神因素也可影响胆囊的排空功能而导致胆汁的郁积。

【病理】

在解剖上，胆囊是一个盲袋，与细长而弯曲的胆囊管与胆管相通，因而容易发生梗阻并引起急性胆囊炎，或在急性炎症消退之后，留下慢性炎症改变。引起胆囊胆汁流出梗阻的最常见的原因是胆囊结石，约 80% ~95% 的急性胆囊炎患者胆囊内含有结石，此类称急性结石性胆囊炎。其他引起梗阻的原因尚有胆道蛔虫、胆囊肿瘤、胆囊扭转、胆囊管狭窄。由于细菌感染或胆囊内浓缩胆汁的刺激，亦可引起胆囊颈部粘膜的充血水肿，并发生梗阻，此等原因所致的急性胆囊炎，称为急性非结石性胆囊炎，继发于胆道感染时胆囊的急性炎症改变，一般不作为一个单独的疾病。

急性胆囊炎视炎症轻重程度可有甚大的差别，分为下述三型：

1. 轻度充血水肿型　是较轻的一型，其特征是胆囊略膨胀，囊壁充血，粘膜水肿致囊壁稍增厚，有白细胞浸润，粘膜上皮脱落，但胆汁肉眼观仍正常或仅轻度混浊，而细菌培养多为阴性，如炎症较重，则胆囊膨大与浆膜充血更加显著，囊壁浆膜呈灰红色，失去正常光泽，并覆有少量炎性渗出物。胆囊常与其周围组织（或器官）特别是腹膜粘连。囊腔内有混浊胆汁，胆囊管充血水肿，附近淋巴结也呈炎性肿大。显微镜检查可发现胆囊粘膜层有不同程度的充血与坏死，囊壁各层均有白细胞浸润。胆汁培养常见的病原菌为大肠杆菌、葡萄球菌、链球菌及厌氧菌。

2. 急性化脓型　囊壁充血肥厚极为显著，胆囊表面常有脓性纤维素沉积，粘膜上形成溃疡，整个胆囊可以充满脓液。

3. 坏疽型　有时胆囊胀大过甚，可影响囊壁血运，引起囊壁的缺血坏疽。胆囊内结石也可嵌顿在胆囊颈部，引起囊壁压迫坏死而穿孔，穿孔的胆囊与附近器官或网膜粘连，并常为后者所掩盖或包围，或同时形成局限性胆囊周围脓肿，向腹腔穿孔则形成弥漫性腹膜炎。当胆囊的梗阻一旦解除，胆囊内容得以排出，胆囊内压降低之后，胆囊的急性炎症便迅速好转，部分粘膜修复，溃疡愈合，形成纤维疤痕化，肌纤维萎缩，胆囊粘膜脱落，胆囊萎缩，完全丧失其生理功能。

【临床表现】

本病的发病率高低与其性别、年龄的关系，与胆石症大致相同。患者常有慢性胆囊炎，伴多次胆绞痛发作史。轻型病例仅有低热，倦怠，消化不良等症状及右上腹中度疼痛与压痛。

典型发作时，腹痛是急性胆囊炎的主要症状，常在进油腻食物之后，开始时可为剧烈的绞痛，位于上腹中部，可能伴有恶心、呕吐。在绞痛发作过后，便转为右上腹部疼痛，呈持续性，疼痛可放射至右肩或右腰背部。急性结石性胆囊炎较常表现有胆绞痛，部分患者，特别是急性非结石胆囊炎，起病时可能没有明显的胆绞痛，而是上腹部及右上腹部持续性疼痛。当胆囊肿大，胆囊的炎症刺激邻近腹膜时，则右上腹部疼痛的症状更为突出，但是，如果胆囊的位置很高，则常没有右上腹部痛，右肩背部疼痛则表现得更为突出。

随着腹痛的持续加重，常有畏寒、发热症状，若发展至急性化脓性胆囊炎或合并有胆道感染时，则可出现寒颤高热，甚至严重全身感染的症状，此情况在老年患者更为突出，如恶心呕吐持续难止者，每见于有胆石或蛔虫阻塞胆总管的病例。

体格检查时，患者多呈急性病容，呼吸表浅或不规则，如呕吐严重，则有失水或虚脱现象。开始时体温正常，以后升高者表示已有细菌感染。一般无黄疸，轻度黄疸可因感染经淋巴管蔓延及肝而造成肝脏损害，或累及胆总管，造成奥狄括约肌痉挛和水肿，如黄疸明显，则表示伴有胆总管，或肝胆管结石性梗阻，或胆囊炎症，波及肝外胆管而致。大多数患者在右上腹部有压痛，肌紧张，Murphy 征阳性，有时可扪及膨大而有压痛的胆囊，或触到压痛性块物（系胆囊炎变累及网膜及附近肠壁而形成的包块），如炎症已侵入腹膜，上腹可有气胀，腹式呼吸不明显，右上腹或右下胸痛觉过敏，压痛及反跳痛均很显著，同时伴腹肌强直。当腹痛、压痛、反跳痛及腹肌强直扩延至腹部其它区域，甚至全腹时，则提示胆囊已穿孔而产生急性腹膜炎或并发出血性胰腺炎。

一般急性胆囊炎病程不长，多持续一至数日，如有胆囊积脓，疼痛与压痛可持续数周。在某些病例，则于胆石退回胆囊或自胆总管排出，或蛔虫退出胆道，因而梗阻解除，症状可因此减轻或消失。胆囊急性炎变的反复发作也可转为慢性。

【实验室检查】

血象检查常表现为白细胞计数及中性多核白细胞增高，白细胞计数一般为（10～15）$\times 10^9$/L（10 000～15 000/mm^3），但在急性化脓性胆囊炎、胆囊坏疽等严重情况时，白细胞计数可上升至 20×10^9/L（20 000/mm^3）以上。约有 10% 的急性胆囊炎病可发生黄疸，但原有轻度的高胆红素血症者则更要高些，黄疸一般为轻度至中度，若血清胆红素超过 85.5μmol/L（5mg%）时，常提示胆总管结石或胆管炎并肝脏功能损害，血清淀粉酶常呈不同程度升高，部分患者是由于小结石从胆囊排出过程中，引起的急性胰腺炎，而 Oddi 括约肌部的痉挛、炎症、水肿，亦可能是导致血清淀粉酶升高的原因。较多的患者表现有 SGOT 和 SGPT 升高，特别是当有胆管阻塞及胆道感染时，则 SGPT 升高更为明显，提示有肝实质的损害。血清碱性磷酸酶亦可升高。

经腹部 X 线平片检查，具有诊断意义的征象有：

①相当于胆囊区的阳性结石；

②扩大的胆囊阴影；

③胆囊壁钙化阴影（偶可见于慢性胆囊炎急性发作的病例）；

④在少数情况下，由于产生细菌感染引起的"含气性胆囊炎"，胆囊壁及胆囊腔内可出现液平；

⑤碳酸钙沉淀所形成的胆囊乳状致密不透明阴影。

因急性胆囊炎多由于胆囊管梗阻引起，且胆囊浓缩功能减退，口服胆囊造影往往不能显示胆囊。进行静脉胆道造影，如胆囊不显影，支持急性胆囊炎的诊断。静脉注射 ^{131} 碘四氯荧光素或者 ^{99m} 锝后 90min 内，如胆囊区无放射性显示，表朗有胆囊管梗阻而支持急性胆囊炎的诊断。

超声与 CT 检查可显示增厚的胆囊壁及结石，对本病均有很大诊断价值。

【并发症】

急性胆囊炎期的主要严重并发症常见有：

1. 胆囊穿孔　胆囊是个盲袋，当胆囊管梗阻复因急性炎症使胆囊内压力升高时，可引起胆囊壁的血循环障碍，胆囊坏疽，并可发生穿孔。因老年性的动脉硬化性改变亦可以累及胆囊血管，局部组织的供血较差，故容易发生坏疽、穿孔。发生穿孔的患者多为胆囊内压力升高迅速，胆囊膨胀较显著，张力较大者，亦即是多发生于胆囊壁原有改变较轻或原来尚有一定功能者，故有 1/3 ~ 1/2 的穿孔是发生在首次发作的急性胆囊炎。对于胆囊原来已有明显的慢性炎症、壁厚、纤维化、萎缩者，则发生急性穿孔的可能性很少。临床上对于有胆囊明显肿大、肌紧张、局部腹膜刺激征明显者，则发生急性穿孔的可能性较大。当穿破至游离腹膜腔引起胆汁性腹膜炎时，则死亡率较高，特别是在老年患者。结石性胆囊炎穿孔能同时合并有胆囊癌。

2. 胆囊内瘘　最常见是胆囊十二指肠瘘，较少见的是横结肠、胃、小肠等与胆囊形成瘘。同样胆囊可与胆总管或肝管形成瘘，使胆囊内的结石不经胆囊管而直接进入胆管内。胆内瘘多见于有长时间胆道病史的老年患者。巨大的胆囊结石经十二指肠瘘口排出后，可以发生十二指肠梗阻，或向下运行的过程中，在小肠下端引起机械性梗阻，称为胆结石性肠梗阻。有时当结石破溃入十二指肠时，可以发生消化道大出血。

3. 急性气肿性胆囊炎　因厌氧菌在胆囊壁内滋生并产生气体，气体首先在胆囊壁内，然后沿组织的分隔向胆囊周围扩展。约有 25% 的病例的胆囊中，可培养出梭状芽胞杆菌，另外的一些细菌，如大肠杆菌，和某些链球菌等感染时，亦可以产气和发生组织气肿。此种情况较多见于年老的糖尿病患者。临床表现类似一般重症的急性胆囊炎，在肝胆区 X 线平片上，发病 24 ~ 48h 后，可见胆囊壁增厚并积气。晚期，气体影像扩散至胆囊周围组织。

【诊断】

急性胆囊炎患者大多有右上腹突发性疼痛，典型的病例并有右肩部放射痛，右上腹大多有触痛和腹肌紧张的症状，少数病例还可伴有黄疸，白细胞也有增加，诊断一般并不困难。需要指出，约15%～20%的病例其临床表现可能较为轻微，或者症状发生后随即有所好转，但实际的病变仍在进行，换言之，急性胆囊炎患者的临床表现与病理变化并不都是经常成比例的，这点有时可增加诊断上的困难。

十二指肠引流试验对急性胆囊炎的诊断帮助不大，不仅患者病情较重，不耐作此试验，且试验本身能使胆囊收缩而加重腹痛，引起胆石嵌顿，加剧损害的危险。故在病程之急性期，十二指肠引流应视为禁忌。

X线检查，急性发炎的胆囊无浓缩和排泄功能，因此一般多不能显影。在平片上如看到钙化的胆囊或不透光的结石，肿大的胆囊，胆囊腔或胆道树内积气（气肿性胆囊炎，胆肠内瘘），则可帮助诊断。

B超检查能提供早期诊断，能确定结石，淤积物，胆囊壁厚度，对急性胆囊炎确诊率为80%～90%。同位素扫描的确诊率为91%～97%。

【鉴别诊断】

某些急腹症可与急性胆囊炎相混淆，应加以鉴别。急性盲肠后位阑尾炎可根据其疼痛部位与性质予以区别。急性阑尾炎的腹痛在早期往往在中上腹，以后逐渐移向右下腹部，很少呈绞痛性质，腹部压痛点也多较急性胆囊炎为低。黄疸的存在有助于胆囊炎的诊断。右侧肾盂肾炎的疼痛，最剧烈部位在腰部，且伴有泌尿系症状。一些胸部疾病，如急性膈胸膜炎，右肺下部肺炎等，也可出现右上腹剧烈疼痛。右下胸带状疱疹在出疹前也易被误诊为胆囊炎。急性胆囊炎有中或左上腹部或剑突下疼痛的，可与心肌梗塞相混淆，但根据有关病史和心电图检查，不难鉴别。

【治疗】

（一）内科治疗

1. 一般治疗　卧床休息，禁食，静脉滴注葡萄糖盐水及钾盐等，必要时胃肠减压，注意体液和电解质平衡。

2. 止痛　一般情况下单用解痉药，如阿托品或普鲁本辛等，已可止痛，口服颠茄硫酸镁合剂亦颇有效，痛甚时可给予度冷丁、可待因等镇痛药，但不宜单独使用吗啡，因其能使胆总管括约肌发生痉挛，增加胆道内压力，可致病情反而恶化。

3. 防治细菌感染及并发症　青霉素、头孢霉素类在胆汁中均可达到必要的治疗浓度，而庆大霉素则浓度不够。四环素、氨基苄青霉素、甲硝唑对急性胆囊炎亦有效，尤对厌氧菌感染效果很好。红霉素主要由胆汁排泄，但抗菌谱对大多数细菌不适用。

4. 中医治疗

（1）针刺疗法有解痉止痛，降低胆道内压，促进胆道炎症消退之效。常用的主穴有胆囊点（阿是穴）、阳陵泉、足三里、内关等，备穴有肝俞、胆俞、外关、曲池等，用强刺激每日针2～3次，每次不留针或留针30min。

（2）中药治疗：中医认为急性胆囊炎是肝气郁结，脾失健运，湿热蕴结所致，一般是实热之证，治宜疏肝利胆，化湿清热。可用柴胡汤加减治疗：柴胡15g，半夏15g，黄芩15g，郁金15g，大黄15g，杭芍25g，木香15g，茵陈30g，栀子15g，瓜蒌20g，左金丸10g（吞），热较重者（舌质红，舌苔黄）可加：龙胆，银花，连翘，苦参；热甚伤津（舌红降，皮枯燥）可去：柴胡，半夏，再加：元参，鲜地，麦冬，生鳖甲；痛甚者可加：元胡，灵脂，川楝子；湿热内阻者（口不渴，苔白腻）可加：厚朴，苍术，陈皮，茯苓。

通常在上述保守疗法下自觉症状如疼痛最先消失，但腹壁的紧张、压痛体症逐渐缓解，最后体温和白细胞也恢复正常。大多数的急性胆囊炎在非手术疗法下病情可以好转，以至症状完全消失。

（二）手术治疗

急性胆囊炎诊断确定后，外科治疗首先是选择手术的时机。目前有两种不同主张，一是尽量应用非手术治疗，待病情缓解后再择期施行手术，以减少手术的并发症和死亡率。另外的意见则是对患者的全身情况经过短时间的积极处理，包括纠正水、电解质和酸碱平衡紊乱，控制血糖，以及对心血管系统状况加以了解和必要的处理后，尽可能作早期手术处理，以避免发生胆囊坏疽及穿孔。一般说来，急性期手术的危险性大于择期手术，如GLenn的研究显示，在6 367例择期胆囊切除术死亡率为0.5%，但在1 700例急性期手术者，死亡率为2.6%，在老年患者，急性期手术的死亡率更高些。

1. 手术治疗指征

（1）初次发作的急性胆囊炎：在非手术治疗过程中疗效不佳，如胆囊逐渐肿大，局部触痛和腹肌强直显著增剧，体温升高、脉搏加快、白细胞明显增多时，应考虑及时手术治疗，以免发生胆囊坏死或穿孔等严重并发症。

（2）曾经用非手术疗法"治愈"后又有反复发作的病例：此等病例或者已转慢性，囊壁增厚，周围粘连，不仅胆囊功能已经丧失，且易因胆汁滞留而经常继发感染，或者已经并发胆道结石、胆道感染或慢性胰腺炎等其他病变，非一般的保守疗法所能奏效，应改为手术治疗。

（3）患者来治时已发病多日，或者局部体征严重：如胆囊明显肿大，腹壁广泛强直，压痛明显，有胆囊蓄脓现象者，或者一般情况不佳，如高热、黄疸、肝脏肿大、脉搏细速，有胆道上行感染现象者，也须考虑即行手术治疗，以免延误治疗时机，造成不幸后果。

2. 手术时机　急性胆囊炎症状开始后2～3d内，应即急取早期手术；发病已逾5d以上者，以暂不手术为宜，等病变完全恢复后再择期手术较为安全，如患者入院时发病在3～5d之间，则可个别考虑。至于个别病例已发生严重并发症者，如胆囊蓄脓，胆囊穿孔，或上行性胆管炎等，即使胆囊周围炎的病变已甚剧烈，仍应考虑作胆囊或胆总管引流术，有条件者亦可争取切除胆囊，少数病例凡属年老体弱，心肺机能不佳，或有高血压、糖尿病、肾脏炎等慢性病变，或急性胆囊炎之症状极为轻微且已经趋于消退者，则可以不做手术治疗。

3. 手术方式之选择　急性胆囊炎之手术疗法以胆囊切除为上选，有时需并行胆总管探查和引流，是因胆囊切除不仅可中断病变，避免穿孔坏死的危险，且可预防结石之形成，但事实上手术方式之选择，需根据患者年龄、健康状况、解剖和病理方面的表现，以及手术者的技术和经验等而定。一般说来，胆囊能切除者应争取切除，如胆囊化脓性病变已颇严重，且呈坏死现象，或胆囊积脓张力甚高，或患者年老体弱，伴有其他严重疾病，此时胆囊切除术的死亡率颇高，应先作胆囊造瘘术引流，待病情好转后，再做胆囊切除术。

【预后】

急性胆囊炎在非手术疗法后约有 80% ~ 90% 可以消退自愈，另 10% ~ 20% 则因病情恶化需行手术治疗，但所谓"痊愈"的患者以后有可能反复发作，或者引起胆石症与胆总管炎等一系列并发症，而终需手术治疗。

手术治疗预后尚佳，约 70% ~ 80% 的患者可获痊愈。其预后取决于下列因素：

①年龄的大小；

②病期的早晚；

③并发病的有无；

④术前准备的是否充分。

胆囊的急性炎症消失后，多遗留纤维皱缩，并出现功能不良，以后易致反复发作。严重化脓性胆囊炎多由病原菌毒力较强，对抗生素有耐药性，且与患者年老体弱，营养不良或伴有严重疾病有关，此种病例如不及时施行手术治疗，短期内可进展至胆囊积脓、坏死、穿孔，产生腹膜炎、败血症、肝脓肿或胰腺炎等并发症而致死亡。

二、慢性胆囊炎

慢性胆囊炎为胆囊疾病中常见的，多为急性胆囊炎的后遗症，或因胆固醇代谢紊乱而引起，它可以伴有或不伴有结石，在结石形成前或结石形成以后开始有病变。多数病例以往无急性发作史，而在就医时即为慢性。临床上常有上腹部不适和消化不良，时或伴有急性发作，伤寒带菌者可有慢性非结石性胆囊炎而缺乏临床表现。

【病因和病理】

慢性胆囊炎的病因和病理解剖可分为下列三类，不同的病因常形成不同的病变。

1. 感染性胆囊炎　这是最常见的一种，为急性胆囊炎的后遗病变。其程度轻重不一，轻者仅囊壁纤维增生和肥厚，重者因囊壁极度肥厚，囊腔缩小，胆囊可以完全萎缩或硬化，甚至可以结成一团疤痕组织，致使机能完全丧失，胆囊周围常有紧密粘连，并可累及邻近脏器，但一般不含结石。

2. 代谢性胆囊炎　是由于胆固醇代谢紊乱，致胆固醇酯沉积在胆囊的粘膜上，引起慢性胆囊炎，亦称胆囊胆固醇沉积症。胆囊外观多无明显异常，囊壁有时稍增厚，颜色似苍白，不再呈现正常的蓝绿色，胆囊切开可见粘膜有较明显的充血肥厚，粘膜上有无数黄白色的胆固醇酯沉淀，形如草莓，故本病亦称"草莓胆囊"。

3. 阻塞性胆囊炎　胆囊管如被结石嵌顿或因疤痕粘连致完全阻塞时，胆汁就滞留在胆囊内，久之胆色素被吸收，胆囊粘膜不断分泌粘液，遂致胆囊扩大，而其中则充满透明的粘液，谓之"胆囊积水"。这种胆囊常扩大成梨状或香肠状，胆囊壁甚薄，内含无色液体，临床上常可扪及。

慢性胆囊炎不论是否伴有结石，约半数可并有细菌感染。另外还有属于增生性改变，如胆囊腺肌增生病，胆囊神经瘤病，临床上表现为慢性胆囊炎症状。

【临床表现】

慢性胆囊炎患者的发病年龄和性别与急性胆囊炎患者相似。不同患者临床表现有较大差别，症状可以明显地继急性胆囊炎第一次发作后即不断出现，也可以发病隐晦，症状轻微，甚至诊断确定后才注意有症状存在，也可以有不定期的反复发作和逆转。在急性发作时，临床症状与急性胆囊炎完全相似，不发作时，则临床征象模糊不清，类似慢性"胃病"。也可以始终没有急性发作，仅表现为经常的上腹部隐痛不适和消化不良，有时则可以全无症状。症状之所以有差别，主要是因胆囊炎症程度不同、有或无胆囊结石、引起的反射性括约肌痉挛的程度亦各异、胆囊功能状态不同之故。

患者通常有气胀、嗳气以及厌食油腻现象，饱食以后常感上腹部不适，且不像十二指肠溃疡，在食后可减轻疼痛。患者常感右肩胛骨角下、右季肋下或右腰等处隐痛，在站立、运动或冷水浴后更明显，体重常有所减轻。一旦因结石嵌顿而有急性发作时，右上腹将有经常的钝痛，并有阵发性加剧，80％的患者可有恶心呕吐（但恶心呕吐在平时则属少见）。25％伴有胆囊结石的患者在发作时还有轻度黄疸，如结石进入胆总管，黄疸之发病率可高达60％，故在剧烈的胆绞痛后出现深度黄疸者，大多表示胆总管内有结石阻塞，但有时也可能虽有结石存在而无疼痛或黄疸出现。此外，慢性胆囊炎患者还可以有两种特殊表现：

①风湿性的关节痛，特别在颈、背及其他关节，可能是一种特殊的慢性中毒现象；

②心脏症状，如心前区痛、心悸、气促等，有时极似心绞痛，称为胆－心综合症，这两种特殊表现在胆囊切除后均可获得好转或痊愈。

体检：除右上腹有轻度触痛外，一般无其他阳性体症。少数患者因胆囊管阻塞而胆囊肿大，可在右上腹部扪到圆形肿物，如发现患者有皮肤和巩膜黄染，提示病变是在胆管。

【诊断】

慢性胆囊炎发作时缺乏典型症状，不易确诊。进脂餐后，症状加剧也非特异性。右上腹压痛及叩击痛为重要的体征。B超检查可显示胆囊大小、壁厚薄、囊内结石和胆囊收缩功能等情况，最有诊断价值。腹部X线平片可显示胆石，膨大的胆囊，胆囊钙化或胆囊乳状不透明阴影等。胆囊造影术可用以发现胆石及胆囊缩小或变形，胆囊浓缩与收缩功能不良等征象，如造影时胆囊不显影，表示胆囊浓缩功能不良或存在胆囊管梗阻，后者常与慢性胆囊炎合并存在。十二指肠引流采集的胆汁中可能发现胆固醇结晶，胆红素钙沉淀，被胆汁黄染的脓细胞、柱状上皮细胞、华支睾吸虫卵、肠梨形鞭毛虫滋养体等。胆汁细菌培养可发现致病菌，此为胆石及感染的证据。引流时若不能获得第二部分胆汁（胆囊胆汁），提示胆囊收缩功能不良或胆囊管梗阻。

经十二指肠镜逆行胰胆管造影术（ERCP）有助于发现胆囊内结石，胆总管大小及是否有胆石存在。

诊断慢性胆囊炎尚须与消化性溃疡，慢性胃炎，慢性肝炎，胃肠神经官能症及慢性泌尿道感染等病作出鉴别。

【治疗】

一些非胆石性慢性胆囊炎可能通过饮食的节制及内科治疗而维持不发病，但疗效并不可靠。已伴有结石者，急性发作的机会更多，且可引起一系列严重并发症，偶或引致胆囊癌，故本症不论是否伴有结石，最佳的疗法莫如手术，而最好的手术方法是胆囊切除，只有切除胆囊，才能根本除去感染病灶，防止一切并发症。一般说来，凡慢性胆囊炎症状明显，发作频繁而且剧烈者，特别是伴有胆囊结石者，手术切除效果大多良好；反之如症状轻微，诊断不确切者，切除疗效可能较差，因此在选择适当病例，考虑手术治疗时需加注意。伴发代偿良好的冠状动脉心脏病并非手术的禁忌症，诊断未肯定者，或仅有消化不良症状而胆囊无结石可见，且其功能正常或稍有减退者，或患者全身情况不利于进行手术者，应予以内科治疗。

利胆药物：口服硫酸镁、去氢胆酸或胆酸钠，如十二指肠引流发现有梨形鞭毛虫或华支睾吸虫感染者，应进行驱虫治疗。

三、急性梗阻性化脓性胆管炎

急性梗阻性化脓性胆管炎（AOSC）是急性化脓性胆管炎的严重阶段，可发生于有较完全性的胆管梗阻和较重的胆道感染，特别是当有厌氧菌的混合感染时，亦常发生于当患者的全身抵抗力降低，如在老年，肿瘤晚期的患者。急性梗阻性化脓性胆管炎可继发于胆总管或主要肝胆管梗阻，后者有时称为急性梗阻性化脓性肝胆管炎。

【病因】

引起急性梗阻性化脓性胆管炎的原发性疾病多为胆管结石及胆道感染，在我国胆管结石和胆道蛔虫是最常见的梗阻因素，少数胆管癌患者晚期时可合并急性梗阻性化脓性胆管炎。

除胆管结石外，肝内、外胆管的炎症性狭窄亦是导致发生急性梗阻性化脓性胆管炎的重要因素。炎症性胆管及肝胆管狭窄常合并于原发性胆管结石，狭窄有时是多发性的，因而有时肝外胆管梗阻虽经过引流，但感染的症状仍未能缓解，其原因是在肝内胆管可能有狭窄。胰腺炎继发胆管梗阻和感染亦可引起急性梗阻性化脓性胆管炎。致病细菌主要为革兰氏阴性细菌，如大肠杆菌、变形杆菌、绿脓杆菌等，其中以大肠杆菌最多见。胆汁细菌培养的阳性率为95%～100%。厌氧性细菌感染较多见，胆汁的厌氧培养阳性率可达80%以上。当有厌氧菌及需氧菌的混合感染时，其临床过程加重。厌氧菌中以类杆菌属多见。

【病理】

急性梗阻性化脓性胆管炎的基本病理改变是胆道的完全梗阻及化脓性感染。胆总管常呈显著扩大、壁厚、粘膜充血、水肿，粘膜面上常有多数性溃疡，胆管内压升高，可达 3.92kPa（40cmH$_2$O），装满臭味的脓性胆汁。肝脏呈充血、肿大，镜下见肝细胞肿胀，胞浆疏松不均，肝细胞索紊乱，肝窦扩张，胆管壁及周围有中性多核白细胞及淋巴浸润，胆汁淤滞。较晚期者有大片的肝细胞坏死以及多发性肝脓肿。临床上一些表现和大片的肝细胞坏死有关。当梗阻发生于一侧的肝胆管时，则往往肝脏的一侧呈较严重的改变，而对侧的改变比较轻。

晚期患者，由于胆管梗阻而致胆道内压力升高，胆小管溃破，含大量游离胆红素颗粒的胆汁可经坏死的肝细胞而进入肝窦，形成胆小管－肝静脉或门静脉分支瘘，含胆红素颗粒的混合性血栓（胆沙性血栓）可见于肝中央静脉、小叶旁静脉、肝静脉及其分支，并可经下腔静脉进入肺循环，发生肺动、静脉内的胆沙性血栓栓塞，造成肺局灶性梗塞。

严重的急性梗阻化脓性胆管炎的死亡原因多与大量的细菌及细菌毒素从胆汁进入血循环有关，此类患者作血培养时多有与胆汁中相一致的细菌生长，细菌入血与胆管内高压有关。Jacobson 认为胆管梗阻与感染同时存在，首先引起胆管内压力升高，达到一定程度时，导致肝细胞的胆－血屏障破坏，因此细菌和毒素通过胆管－静脉反流进入血行，产生败血症和休克，即为胆源性内毒素血症。此外，由于胆管梗阻时胆汁不能正常进入肠道，肠道内因缺乏胆盐而发生菌群失调，革兰氏阴性杆菌迅速繁殖，大量的内毒素生成并经门静脉与淋巴管进入周身循环，造成肠源性内毒素血症。

【临床表现】

典型者起病急骤，突发剑突下或右上腹部顶胀痛或绞痛，继而寒颤、高热，恶心、呕吐。病情发展迅速，有时尚未出现黄疸前已发生神志淡漠、嗜睡、昏迷等症状，继而出现全身发绀，低血压性休克，严重者短期内死亡。腹痛的性质可因原有的病变不同而各异，如胆总管结石，胆道蛔虫多为剧烈的绞痛；肝管狭窄，胆道肿瘤梗阻等则可能为右上腹、肝区的剧烈胀痛；黄疸源于胆管的梗阻及肝细胞的急性损害，且与病程的长短和胆道梗阻的部位和程度而异；病程短者，黄疸可能较轻或暂未出现；由一侧肝胆管阻塞引起的急性梗阻性化脓性肝胆管炎，可能不表现黄疸或黄疸较轻。寒颤高烧亦常是此症的特点，体温一般在39℃以上，不少患者达到40℃~41℃，有时每日可有数次寒颤和弛张高热。

低血压多发生于病程的晚期，在腹痛、寒热以后出现，但病情严重者亦可在发病早期数小时后出现。出现低血压之前，患者常有烦躁不安、脉搏增快、呼吸迫促、神志恍惚、烦躁不安，继之可发生发绀、昏迷，严重者可在数小时内死亡。

体检：多有程度不同的黄疸，约20%的患者亦可无明显的黄疸。腹部检查主要为右上腹及剑突下区明显压痛，肌紧张，肝脏肿大，肝脏压痛及叩击痛等。位于肝总管及胆总管的梗阻，肝脏多呈一致性的肿大并有压痛，有时胆囊亦呈肿大，若梗阻位于一侧的肝管，则肝脏常呈不均匀的肿大，以病侧肿大显著，并有显著的触痛，常难与肝脓肿区分。

实验室检查：白细胞计数常高于 $20 \times 10^9/L$，可达（$60 \sim 70$）$\times 10^9/L$ 其上升程度常与胆道感染的严重性成比例，部分患者血培养有细菌生长，肝功能常损害，尿中常有蛋白及颗粒管型，代谢性酸中毒及低钾血症均较常见。

【治疗】

急性梗阻性化脓性胆管炎是急症，严重威胁患者生命，临床应依具体病情，积极抢救，勿贻治疗时机，治疗原则为去除胆管梗阻因素，控制胆道感染和败血症。

（一）全身性治疗

目的是改善患者的情况并为手术治疗作准备，尤其对发生中毒性休克的患者应采用积极措施。

1. 抗休克　输液，输血补充血容量，必要时应用升压药，纠正代谢性酸中毒，预防急性肾功能衰竭及使用肾上腺皮质激素。

2. 抗感染　AOSC 时感染多系革兰氏阴性的肠道菌，且以杆菌为主体，包括大肠杆菌、变型杆菌及绿脓杆菌，并半数以上有厌氧菌混合感染。抗菌素宜选择以抗革兰氏阴性杆菌为主，兼抗球菌及厌氧菌，并在血液及胆汁中呈高浓度的药物，目前以头孢菌素类为首选。在胆汁中浓度最高者为第三代头孢（如先锋必素），其次为第二代（如头孢噻四唑）及第一代（如头孢唑啉）。在胆汁中浓度较高的还有氯霉素、氨苄青霉素、羟氨苄青霉素。上述还可以与在血液中浓度较高的氨基糖甙类抗生素（庆大霉素或卡那霉素）联合应用。静滴甲硝唑对厌氧菌有良好的效果。

3. 支持治疗　止痛，解痉，纠正脱水，静脉内给予维生素 K、C。

（二）手术治疗

部分患者经上述紧急处理后，若病情在数小时内趋于稳定，血压保持平稳，腹痛减轻，体温下降，患者安静，全身情况好转者，一般可渡过急性期后，再择期手术。若经过处理，病情未稳定，血压不能维持，腹痛症状不减或仍有寒颤高热，白细胞计数甚高者，应采用急症手术。手术目的是解除梗阻和引流胆道，手术应该是简单有效，常用方法为切开胆总管探查并放置"T"形管引流。

手术后维持全身治疗，待病情稳定后，再进一步造影检查，行 Ⅱ 期手术，彻底解决病因。

（三）经皮肝穿刺胆管外引流（PTCD）

是可迅速有效降低胆管内压力的非手术疗法。在 X 线或 B 超监视引导下，将导管通过穿刺置入胆道。本法简单易行，如引流通畅，疗效不亚于手术，仍属有创性，有一定并发症，如胆漏、胆道出血等。

（四）经内镜鼻胆管外引流

在内镜下经十二指肠乳头或经切开的乳头置入胆总管引流，是近年来迅速发展的一种治疗方法，对凝血机制严重障碍者，可先插管引流后，再做乳头切开取石。

（五）内镜下胆道内引流

胆道恶性肿瘤致 AOSC 患者，如不能手术切除，可在内镜下放置胆管内引流，能达到缓解症状，减少痛苦，缩短住院时间和改善生活质量。该方法缺点是内引流管易被血凝块或坏死肿瘤阻塞。

（六）并发症的防治

积极防治休克和多脏器衰竭，是 AOSC 治疗的重要环节，治疗要点包括：

①输血补液，纠正水、电解质和酸碱失衡；

②心肺监护，强心利尿；

③早期发现 DIC 及时处理；

④短期内应用大剂量糖皮质激素，对休克和内毒素血症有一定作用。

（刘燕）

第十七节　胆道肿瘤

一、胆囊良性肿瘤

胆囊良性肿瘤并不常见。其中，上皮来源的有乳头状瘤与腺瘤，由中胚层发展而来的有平滑肌瘤、脂肪瘤、血管瘤、肌母细胞瘤等。有的肿瘤含有两种成分，如纤维腺瘤及纤维肌瘤等。乳头状瘤可单个或多个，大多有蒂，大小不一，质地柔软，腺瘤大多单个、较少、直径 0.5~1cm，主要发生于胆囊底和胆总管，以上两种良性肿瘤的癌变机会均小。胆囊的腺肌瘤或腺肌增生本身并不是肿瘤，由于其引起胆囊壁的形态上的改变，在胆道的影像诊断学中，需与胆囊的肿瘤加以鉴别。

胆囊良性肿瘤本身大多无症状，由于常合并有胆囊炎与胆石症而出现相应的症状。大多数胆囊良性肿瘤于胆囊 X 线造影或胆囊手术中偶然被发现。有时，在胆囊造影或超声图像的照片上，可发现附有胆囊粘膜上的固定性有充盈缺损，此种情况最常见者为胆固醇性息肉，其次为腺肌瘤、炎症息肉，而真正的腺瘤只约占 4%。

治疗方法是胆囊切除术。由于腺瘤与早期癌肉眼不易区别，因此手术时应将切除的标本作冰冻切片检查，以便当时做出良、恶性的鉴别。

二、胆囊癌

【发病率】

胆囊癌居胃肠道恶性肿瘤第 5 位，手术切除标本中可发现 1%~2%。女性高于男性 3 倍，50 岁以上患者占 90%。70%~90% 患者合并胆囊结石。由于胆囊切除手术率增加，一些国家的胆囊癌近十年内发病率明显减少。

地区和种族发病率有显著差异，南美印地安、墨西哥、北欧等发病率最高，在美国，白种人发病率高于黑种人的 50%。

【病因】

1. 胆石症　虽然胆囊癌与胆囊结石有明显的关系，尚未能证实胆囊结石致癌的作用，然胆囊结石和胆囊慢性炎症导致胆囊的钙化（瓷性胆囊）可以认为有癌变的危险因素。

2. 致癌因子　如3-甲基胆蒽，可致胆囊癌。

3. 腺瘤恶变　较为少见。

4. 其他因素　如肠道慢性炎症，胆囊慢性伤寒感染，偶见有家族史。

【病理】

胆囊癌多发生于胆囊体或胆囊底部，偶亦见于胆囊颈，多为腺癌，可分为浸润型和乳头状型两类。浸润性癌的胆囊壁呈弥漫性增厚，有的在胆囊腔内充满粘液。乳头状癌分局部型和弥漫型，常见于胆囊底部，癌肿呈绒毛状或菜花样包块，可阻塞胆囊的出口，肿瘤可发生出血及坏死，胆囊腔扩大，临床上可误诊为胆囊积液。

癌肿通过直接浸润及淋巴转移至附近组织与脏器，也可通过血流转移至肝脏。

【临床表现】

胆囊癌起病隐袭，早期大多无症状，主要临床表现为疼痛，位于中上腹或右上腹，可为间歇性或持续性，钝痛或绞痛，进行性加重，可放射至右肩、背、胸等处，有时很难与胆石症相区别。消瘦、黄疸也是主要的表现，黄疸主要发生于有肝十二指肠韧带处淋巴结转移及肝外胆管受阻塞的患者，说明肿瘤已无法手术切除，但是，有时因合并胆总管内结石梗阻，可在早期亦出现黄疸。患者可有食欲不振、肢体软弱、恶心呕吐、消瘦等症状，当胆囊癌直接扩散侵犯胃幽门部或十二指肠时，可引起幽门梗阻，有时表现为急性或慢性胆囊炎。约有50%在上腹有压痛和扪及肿块，在临床上胆囊区触及肿块已属晚期。

胆囊癌的转移早而广泛，最常见的是引起肝外胆管梗阻，严重黄疸，进行性肝衰竭，肝肾综合征。肝脏的广泛转移是常见的。

并发症有胆囊感染、积脓、穿孔、肝脓肿、膈下脓肿、与附近胃肠道形成瘘管、胰腺炎、化脓性静脉炎、门静脉血栓形成、肠梗阻、胃肠道及腹腔内出血等。

【诊断】

早期不易诊断，多于胆囊手术时偶然被发现。部分患者有白细胞升高、贫血与粪便潜血阳性，然无特征性。症状明显时往往已属晚期，故60岁以上患者，有右上腹痛、黄疸、消瘦和食欲不振应想到本病。

超声检查可诊断出90%左右的胆囊癌，胆囊癌的逆行胰胆管造影（ERCP）可有4种表现：

①胆囊底部不规则充盈缺损；

②胆囊不显影；

③胆总管或右肝管因外来压迫而狭窄或移位；

④胆总管完全闭塞而上部见不到造影剂，这种表现占60%以上。

经皮肝穿胆道造影（PTC）及CT可证实约70%，对确定范围有价值，但亦有约20%

为假阳性。腹腔镜检查作出诊断者不超过40%。进行 PTC 与 ERCP 时尚可收集胆汁作细胞学检查。应与胆石症、肝癌、胰腺癌、胆管与壶腹癌相鉴别。手术切除的胆囊均应详细检查，并做冰冻切片，以及时发现胆囊癌。

【治疗】

手术切除是胆囊癌的唯一有效的治疗方法，但结果往往很令人失望，只有极少数的患者手术后能生存至 5 年以上。大多数患者于手术时便发现肿瘤已超出了可能切除的范围，肿瘤已转移至邻近肝组织或肝十二指肠韧带上的淋巴结，仅 10% 患者肿瘤仍局限于胆囊，作胆囊及局部淋巴结切除，如已侵犯一叶肝脏，则要同时作肝叶或肝叶部分切除，如累及两叶肝脏及有远处转移，则仅能作姑息性手术。姑息性手术的方法是通过切开胆总管，将 T 形管的一臂放置梗阻部位之上，以解除黄疸及皮肤搔痒。晚期患者亦可通过经皮肝穿刺胆管置管引流（PTCD），而不必作剖腹手术。

手术切除后及无法切除者可进行放射治疗和/或化疗，以延长生命。

三、胆管癌

胆管癌一般是指原发于自左、右肝管至胆总管下端的肝外胆管癌，不包括肝内的胆管细胞癌、胆囊癌和壶腹部癌。

【发病率】

胆管癌在尸检中发现率为 0.01% ~ 0.2%，占尸检肿瘤的 2%。在我国发病率较高，占胆道手术的 2.5%。近年来，发病率有所增高，这与诊断技术的提高有关。男性高于女性，年龄为 50 ~ 70 岁之间。

【病因】

本病病因不明，在慢性非特异性溃疡性结肠炎患者与胆道囊肿合并结石的患者中发病率较高，机理不明。

【病理】

大多数为腺癌，少数为鳞状上皮细胞癌与硬癌，可呈结节型（髓样癌）、绒毛型（乳头状癌）与弥漫型（浸润癌），以结节型为多。发生部位以胆总管最多，以下依次为肝总管、胆囊管 – 肝管 – 胆总管接合处、左右肝管接合处、左肝管、右肝管和胆囊管，也可弥散地发生于胆道各部。根据肿瘤生长的位置，胆管癌可以分为上段胆管癌、中段胆管癌、下段胆管癌，三者在临床病理，手术治疗方法，预后上均有一定的差别。

癌肿可在胆管粘膜下向上、下扩展，直接浸润至附近器官，特别是肝脏，也可沿淋巴及血路转移至周围淋巴结、肝、胰、十二指肠、腹腔、肺、骨、肾等处，侵犯神经的不少见。

【临床表现】

黄疸是常见症状，为进行性梗阻性黄疸，常伴有明显皮肤搔痒，少数黄疸可呈波动性，消瘦、食欲不振、中上腹或右上腹痛也常见，多为胀痛，偶而亦可发生绞痛，其他可有恶心、呕吐、腹泻、消化不良等。发生胆道炎症时有畏寒发热，少数可出现急性梗阻性化脓性胆管炎，呈 Charcot 五联症并可迅速死亡。大多数患者有肝脏肿大，晚期可出现胆汁性肝硬化，门脉高压症。癌肿位于胆囊管与胆总管接合部之上者胆囊不肿大，反之可扪及肿大的胆囊。

B 超和 CT 可显示肿瘤梗阻上方扩张的胆管，梗阻部位的狭窄及肿块。经皮肝穿刺胆道造影（PTC）和逆行胰胆管造影（ERCP）可以确定梗阻的部位，并可吸取胆汁，做脱落细胞检查获癌细胞而确诊，大多数确诊需剖腹检查。

【预后】

本病预后极差，全部 5 年存活率为 5%，大多于诊断 3 个月内死亡，治疗组较非治疗组平均存活时间稍长，然作根治性手术患者，长期存活者很少。

【治疗】

（一）手术切除

是首选方法，然由于早期诊断不易，大多数手术时已属晚期，手术切除率及手术并发症和死亡率均高。

上段胆管的乳头状癌，硬化性癌和高分化癌的发展比较缓慢，瘤肿主要侵犯肝十二指肠韧带和肝脏转移，远处转移并不多见。当肿瘤尚属早期，手术切除病变后作胆管空肠 Roux-en-Y 型吻合，可望得到一定的远期效果。当上段胆管癌累及左、右肝管时，手术治疗比较困难，切除率低。

早期的中段胆管癌的手术切除率较高，晚期时，由于癌肿侵犯邻近组织、门静脉、肝动脉等，难于做到根治性切除。

下段胆管癌的外科治疗与壶腹部癌相同，胰十二指肠切除术的效果也较满意，手术后的 5 年生存率为 20% ~ 35%。

肿瘤不可切除时，可将梗阻近端胆道与空肠做姑息性内引流术。

（二）经皮肝穿刺胆道引流（PTCD）

对不可切除者可使用此方法，以引流胆汁。可在肝内狭窄部位置管内引流，缓解肝脏淤胆，因此 PTCD 可以作为缓解黄疸的姑息性手段而避免剖腹的痛苦，并可以改善生活质量。

（三）经内镜胆道置管

适用于近端胆管癌，经癌肿置入记忆合金支撑管，使胆道得以减压。

（四）PTCD 术后抗癌疗法

在 PTCD 作姑息性内引流术后，经引流导管行抗癌治疗。

1. PTCD 术后腔内照射

（1）钴遥控治疗机（RALS）：用胆管腔内照射管代替 PTCD 管进行照射，每次 5Gy，深度 1.5cm，每次数分钟。姑息性照射：每周 1~2 次，5 次为一疗程；术后照射：每周一次，共 3 次。

（2）^{192}铱放疗：在 PTCD 术后 10～14d 进行，经导管置入^{192}铱，照射深度 1cm，剂量 30～50Gy，共 40～48h，可分 2 次，同时可配合外照射。

2. PTCD 术后局部注射抗癌药物　经导管注射阿霉素，每次 5～10mg，每周一次。也可用 5-Fu，丝裂霉素或氟甙（FUDR）。对肝组织及全身影响小，而局部肿瘤组织药物浓度增加。

3. PTCD 术后胆管腔内微波凝固治疗　PTCD 后作窦道扩张，在 X 线透视下插入微波电极（长 50mm，内径 1.5mm，两电极 7×4.2mm 和 2×4.5mm，相距 2mm）定位后加热，功率为 50W×45s，有报导应用此方法后肿瘤消失。

4. PTCD 局部加温　利用 42～43℃能使肿瘤细胞变性坏死的原理。在 PTCD 术后进行瘘道扩张，插入加热引流两用导管，在温控仪控制下，使两用管口壁温度达 60℃，距管壁 7mm 外局部温度达 41～44℃，每次加温 30min，每周 1～2 次。此方法尚处于临床试用阶段。

（刘燕）

第十八节　大 肠 癌

【概述】

结肠、直肠癌通称大肠癌。是消化道常见的恶性肿瘤，国内的发病数仅次于胃癌和食管癌，国外则占消化道恶性肿瘤的首位。发生在乙状结肠下端和直肠的癌最多见，占整个大肠癌的 4/5，其次为盲肠、升结肠和横结肠。患者大多是中年以上的男子。近年来，青年甚至少年患者也并不罕见，所以值得重视。大肠癌的发病率与死亡率在我国有上升的趋势。近年来，在大肠癌的预防、诊断和治疗上已有了一些新的进展。

【病因】

通过流行病学研究，但大肠癌的确切病因还在推测，大肠癌的发病与环境因素密切相关，最主要可能是与饮食习惯及生活方式有关。大肠癌高发人群的饮食习惯以高脂肪、高蛋白和低纤维素食物为特征。食物中的脂肪及纤维素的量可影响肠内容物的停留时间，因而延长了肠黏膜与粪便内的诱变物、胆酸、细菌及酶类的接触时间。大多数研究表明，长期饮酒、肥胖、动物脂肪摄入过多、少食新鲜蔬菜和维生素及硒、少食纤维素等可使大肠癌的发病风险增加。

【病理】

大肠癌可发生于大肠的任何部位，以直肠最为多见，向上逐渐减少，至盲肠、升结肠又多见。大体类型可分为：

①肿块型：肿瘤向肠腔内呈菜花状或结节状生长，易出血、溃烂，与周围分界清楚，生长慢，转移晚，预后较好，好发于右半结肠；

②溃疡型：是常见的病理类型。肿瘤主要向肠壁肌层呈浸润性生长，并向周围浸润，

溃疡边缘斜坡状隆起，呈碟状。与周围组织分界不清，溃疡底部深陷，易出血、穿孔，预后较差，多见于右半结肠；

③浸润型：肿瘤主要沿肠壁浸润性生长，具有明显的纤维组织反应，形成环状狭窄，易造成肠梗阻，发生转移早，预后差，多见于左半结肠，特别是老年人；

④胶样型：肿瘤组织中含大量黏液，主要见于黏液腺癌，可呈巨块状、溃疡及浸润生长，穿透浆膜后易发生种植性转移。

病理组织学分类主要为腺癌，为最常见类型，约占60%～90%，预后较好。根据其分化程度又可分为高分化腺癌（包括乳头状腺癌）、中分化腺癌、低分化腺癌。黏液腺癌约占1/5，以肿瘤细胞分泌"黏液湖"为特征，分为黏液内癌和黏液外癌，其中黏液内癌也称为印戒细胞癌，预后较差。未分化癌，癌细胞常呈弥漫性浸润，易侵入小血管和淋巴管，预后差。其他少见类型，如腺鳞癌、鳞状细胞癌、平滑肌肉瘤、淋巴瘤、类癌等，都较罕见。类癌好发于阑尾和直肠，鳞状细胞癌多发生于肛管。

【诊断】

大肠癌患者的症状常由肿瘤继发病变引起，如肿瘤继发出血时可出现便血、贫血，肿瘤引起肠道阻塞时可引起腹痛、肠梗阻症状，肿瘤继发炎症后可出现腹泻、黏液便等。其他常见症状尚有腹部肿块、腹膜炎症状及肿瘤浸润转移至其他脏器后引起的中毒症状。凡40岁以上的男女患者有以下症状而原因不明者，应警惕结肠癌的可能。经一般治疗无效果者，近期内出现持续性腹痛、腹胀、腹部不适；近期内出现排便习惯改变及粪便带有脓血、黏液、血便等；原因不明的进行性贫血、消瘦、乏力等；腹部出现肿块。对于结合病史和症状，怀疑为结肠癌者应行进一步检查以明确诊断，目前临床应用较多的检查主要有：

1. 肛门指检　肛门直肠指检简单易行，一般可发现距肛门7～8cm以内的直肠肿瘤。与世界大肠癌高发地区相比，我国的大肠癌中直肠癌所占比例较高。据目前资料统计，我国大肠癌中将近一半可通过肛门指检得到诊断。

2. 粪便隐血实验　该方法简便易行，被广泛应用于大肠癌的筛检。同时也被用于结肠疾病的诊断，但粪便隐血试验容易出现假阳性和假阴性。

3. 结肠造影检查　结肠造影检查是诊断结肠癌的重要手段。由于容易造成漏诊，往往采用气钡双重对比造影技术，可提高造影检查的质量。尽管如此，目前许多医院也基本不采用该检查而使用纤维肠镜替代。仅在无法进行乙状结肠镜或者全结肠镜检查的情况下，方使用纤维乙状结肠镜和（或）结肠气钡双重对比造影检查来替代肠镜检查。

4. 肠镜检查　凡患者有血便或大便习惯改变，经粪便隐血检查有阳性发现，患者均需接受肠镜检查。肠镜下不但可以直接窥视癌肿的形态、大小，进行活检做病理检查，明确其性质，还可以切除早期病变，是诊断大肠癌最可靠的方法。

5. 其他检查　超声检查、CT检查、磁共振检查可有助于判定直肠肿瘤浸润肠壁的深度及肠旁淋巴结有无肿大和进行腹内转移病灶的诊断，对Dukes分期具有指导意义，并可用于术后复发病灶的检测。肿瘤标志物，如癌胚抗原（CEA）的检查，其正常值＜5ng/ml（酶标法），连续监测可用于检测复发或转移，估计预后。

【治疗】

1. 大肠癌的静脉化疗　结、直肠癌辅助化疗近年来受到临床医生重视，其原因是出现了新的抗癌药和新的化疗方案，并获得较好的效果，改变了以往"化疗对结直肠癌无疗效"的观点。

（1）5-氟尿嘧啶：5－FU 及其衍生物是大肠癌化疗的基本药物，5-FU 有多种剂型，在应用剂量方面个体差异较大，且有效剂量与中毒剂量相近，静脉推注的毒副作用远高于静脉输注，故近来有用静脉注射泵持续灌注 48h 的方法，剂量可加大到 4～5g/48h，且毒副作用不大。5-FU 主要毒副作用是胃肠反应、黏膜炎症和骨髓抑制，近年来注意到它的神经毒性和心脏毒性。临床常用的同类衍生物有喃氟啶（FT-207）、优氟啶（UFT）和氟铁龙（5-DFUR，Furtulon）。

（2）联合用药：在恶性肿瘤化疗中，除个别情况外，只有联合用药（而不是单药）才能取得长期临床疗效。几种有效的化疗药物联合可产生药效的相加或协同作用，使有效率提高，生存期延长。除对目标肿瘤有活性外，药物在联合应用时具有协同作用，且各自的主要毒性不重叠。虽联合化疗可能导致毒性增多，但可减少剂量限制性毒性的发生危险，从而使每一药物的最佳剂量及两疗程间最少间隔时间成为可能。成功的联合用药标准：

①单药有明显的活性；

②与其他药物有协同或相加作用；

③与其他药物的毒性没有重叠；

④在联合化疗中可保证最佳的单药剂量和用药方法。

事实上，单药治疗是很少的，多数是联合化疗或添加调节剂，目前最常用的方案是 5-FU/LV 和 5-FU/CF。

1）5-FU/LV 方案：即 5-FU + Levamisole（左旋咪唑），它作为术后辅助化疗方案获得较好效果。结直肠癌根治术后 28d 开始，静注 5-FU450mg/m^2，每日一次，连续用 5 天，后改为每周一次，连用 48 周。术后 28 天开始口服 Levamisole50mg，每日 3 次，连服 3d，每两周重复一次，共服 1 年。此方案确能提高Ⅲ期结肠癌患者术后生存率，可推荐作为Ⅲ期结肠癌术后的辅助化疗的标准方案。

2）5-FU/CF 方案：即 5-FU + Leueovorin（CF，醛氢叶酸），是目前大肠癌较有效的治疗方案。CF 能增强 5-Fu 的抗肿瘤作用，使治疗结、直肠癌的缓解率增加一倍。一般方案为：CF20～200mg/m^2，5-FU370～400mg/m^2，每日一次，连用 5d，每月一疗程，可连用 6个疗程，缓解率达 30%～50%。至于 CF 剂量尚有不同意见，近年文献证明，低剂量（20mg/m^2）与高剂量（200mg/m^2）效果相当，而且副作用小。本方案亦用于术后辅助治疗，一项国际多中心研究表明，5-FU/CF 可使结肠癌术后复发率减少 35%，死亡率减少

22%。

（3）对大肠癌有效的新药主要有：

1）CPT-11（Irinotecan，依立替康）：是喜树碱半合成衍生物，拓扑异构酶Ⅰ抑制剂。

2）L-OHP（Oxaliplatin，乐沙定）：是第三代铂类，一种新的二氨环己烷铂络合物，能够插入链内和链间，直接阻止DNA合成。

3）Xeloda（Capecitabine，希罗达）：它在肿瘤细胞内经胸腺嘧啶脱氧核苷磷酸化酶激活而具有抗肿瘤活性，优点在于选择性抗肿瘤和方便给药（口服），对乳腺癌和大肠癌有效。

4）Tomudex（Raltitrexed）：是一种胸腺嘧啶合成酶抑制剂，常与CPT-11和L-OHP合用。

5）Eniluracil（776C85，乙炔尿嘧啶）：是一种干扰核酸合成的新药，能使二氢嘧啶脱氢酶失活，与5-FU联合应用。

6）Edrecolomab（单抗17-1A）：是一种单克隆抗体，用于免疫治疗。

7）Erbitux（cetuximab）：也称C-225，IgG_1单克隆抗体，是表皮生长因子受体（EGFR）阻止剂。美国FDA2004年2月批准上市，为百时美施贵宝和免疫克隆系统公司联合研制。

8）DX8951f（DX）：是一种喜树碱类的合成衍生物。

9）ISIS2503：是一种反义K-ras抑制剂，作用于K-ras mRNA。

新的方案大多以CF/5-FU为基础，加上L-OHP或CPT-11，或二者同时加入。

目前较多是术后辅助治疗，术中化疗受到外科医生欢迎，包括腹腔化疗、肠腔化疗、门静脉灌注等。术前化疗又称新辅助化疗，也有人尝试，但未见较大规模病例报道。

2. 腹腔内化疗

（1）大肠癌腹腔内化疗容量及药物选择

1）容量选择：含有高浓度的抗癌药液，在腹腔均匀分布，使整个腹膜腔和腹腔脏器表面与之相接触，是腹腔内化疗的根本基础。根据腹腔液流体动力学研究表明，只有注入大容量液体达到腹腔膨胀时才能确保腹腔脏器和整个腹膜表面与抗癌药液体相接触，至少需灌注2 000ml液体才能克服腹腔内液体的自由流动阻力，确保液体在腹腔内均匀分布。

2）药物选择：腹腔内化疗液主要由抗癌药和溶剂组成，溶剂常为生理盐水，抗癌药则依据以下几点选择：

①药物必须能通过自身或其代谢产物杀死肿瘤细胞；

②药物必须有低的腹腔通透性；

③药物必须很快从血浆中清除；

④药物必须有较强的穿透肿瘤组织的能力。

根据上述原则，大肠癌腹腔内化疗最常用的抗癌药物是顺铂（CDDP）、丝裂霉素（MMC）、5-FU等。目前有人根据腹腔清除大分子物质比小分子慢的特点，腹腔内化疗中应用一些生物制剂，如干扰素、白介素-2、单克隆抗体等，以增强抗癌的治疗效果。

（2）大肠癌腹腔内化疗实施方法

1）术前化疗：诱导性腹腔内化疗：MMC12mg/m²，第1天，Ⅳ；5-FU20mg/（kg·d）第2~5d腹腔内化疗，5d为1个疗程。另一种方案是5-FU20mg/（kg·d），连续5d，第3天加用MMC10mg/m²静脉滴注，5天为1个疗程，以上方案每月实行1个疗程，3~5个疗程后休息2个月，然后行手术或细胞减积术。

2）术后化疗：术后第1天MMC10mg/m²，经灌注导管尽快灌入腹腔，保留23h后开放导管，持续低负压吸3h引流腹腔。术后2~5d，5-Fu15mg/kg溶于1 000ml生理盐水灌入腹腔，每日一次。术后第6天，充分引流腹腔后去除灌注导管。延迟性腹腔内化疗（DIPC），作用是在治疗腹腔内复发的同时防止全身性癌转移，方法：细胞减积术和术后早期腹腔内化疗患者康复后施行，在局麻下置灌注导管于腹腔，5-FU 20mg/（kg·d），连续5d为1个疗程，在第3天，加MMC10mg/m²静脉化疗，1个月一次，连续用3个疗程。

3）毒性反应及并发症：腹腔内化疗的毒性反应主要由腹腔灌注液中化疗药的浓度过高造成。一般常见的毒性反应有骨髓抑制、急性肾衰竭、化学性腹膜炎及白细胞数减少等，但这些毒性反应多数可通过减少药物剂量加以避免。治疗中最常见的并发症是吻合口瘘和肠穿孔，其次为胆瘘、胰腺炎、腹壁出血、伤口裂开等。有过肠梗阻、腹腔内化疗史、腹部或盆部放疗及广泛的细胞减积术的患者都是术后腹腔内化疗产生吻合口瘘和肠穿孔的高危患者。

大肠癌腹腔内化疗现已进入二期临床试验阶段。这一治疗技术简单，操作方便，临床疗效肯定，治疗中出现一些不良反应可以通过减少药物剂量及改进治疗技术加以避免。虽然它的远期疗效还有待临床进一步验证，但可以相信随着抗癌新药的问世及治疗技术的不断提高，腹腔内化疗必将是改善大肠癌患者预后，提高患者术后生存质量的一种安全有效的辅助治疗方法。

3. Ⅲ期和Ⅳ期大肠癌术后辅助化疗方案

LF方案–28天重复1次，醛氢叶酸20mg/m²，Ⅳ，第1~5天

氟尿嘧啶425mg/m²，CIV，第1~5天

MFL方案–2周重复，甲氨喋呤200mg/m²，Ⅳ，第1天（给药后24h给下面两药）

氟尿嘧啶600mg/m²，Ⅳ，第2天

醛氢叶酸10mg/m²，PO，第2~3d

FL方案–氟尿嘧啶450mg/m²，Ⅳ，第1~5天，从28天起，每周一次，用12个月

左旋咪唑50mg，PO，第1~3d，每日3次，2周重复，用12个月

UFT/CF方案–每用药2~4周，休1周，UFT300~400mg/m²，PO，连续14或28天

CF30~60mg/m²，PO，连续14或28天

HLF方案–每28天重复羟基喜树碱10mg/m²，Ⅳ，第1~5天

醛氢叶酸200mg/m²，Ⅳ，第1天，60mg/m²，PO，第2~21天

氟尿嘧啶 375mg/m², IV, 第 1 ~ 21 天

HDLF 方案 – 21 天重复, 羟基喜树碱 10mg/m², IV, 第 1 ~ 5 天顺铂 20mg/m², IV, 第 1 ~3d

醛氢叶酸 20mg/m², 第 1 ~ 5 天或 200mg/m²

氟尿嘧啶 500mg/m², CIV, 第 1 ~5d

OLG 方案 (2 周方案) – 第 14 天重复, 草酸铂 85mg/m², IV, 第 1 天

醛氢叶酸 200mg/m², IV, 第 1 ~ 2 天

氟尿嘧啶 400mg/m², 第 1 ~ 2 天; 600mg/m², CIV, 第 1 ~ 2 天

OLF 方案 (3 周方案) – 21 天重复, 草酸铂 125mg/m², IV, 第 1 天

醛氢叶酸 300mg/m², IV, 第 1 ~ 5 天

氟尿嘧啶 700mg/m², IV, 第 1 ~ 5 天

伊立替康 (CTP-11) 单药方案 – 21 天重复, 伊立替康 350mg/m², IV, 第 1 天

（70 岁以上患者为 300mg/m²）30 ~ 90min

晚期大肠癌-ILF 方案 – 每 2 周重复, 伊立替康 180mg/m², IV（90min）, 第 1 天

醛氢叶酸 200mg/m², IV（2h）, 第 1, 2 天

氟尿嘧啶 400mg/m², IV（推注）

第 1, 2 天; 600mg/m², CIV（22h 连续点滴）, 第 1, 2 天

AIO 方案 (德国) – 7 天重复×6, 伊立替康 80mg/m², IV（90min）, 第 1 天

醛氢叶酸 500mg/m², IV（2h）, 第 1 天

氟尿嘧啶 2 300mg/m², CIV（24h）, 第 1 天

OI 方案 – 每 28 天重复, 草酸铂 85mg/m², IV, 第 1、15 天

伊立替康 80mg/m², IV, 第 1、8、15 天

FM 加放疗方案 – 28 天重复, 为直肠癌放化疗术后标准放化疗方案

氟尿嘧啶 1 000mg/m², CIV, 第 1 ~ 4d

丝裂霉素 10mg/m², 第 1 天

注: IV: 静脉滴注

CIV: 连续静脉给药

PO: 口服

（高建荣）

第十九节　胃　癌

【概述】

我国胃癌死亡率居全球较高水平, 1990 ~ 1992 年胃癌死亡率为 25.16/10 万, 胃癌死亡占全部癌死亡的 23.24%。近年来, 城市胃癌死亡率呈下降趋势, 由第一位降至第三位,

位于肺癌、肝癌之后，而农村胃癌死亡率略有上升，由第二位升至第一位。早期胃癌以手术切除为主，但术后 2 年内，有 50% ~ 60% 患者可出现转移，故加强综合治疗的研究十分重要，还有不少患者就诊时已无手术指征，因此化学治疗在胃癌的治疗中占有重要位置。

【病因】

胃癌公认的比较明确的病因主要有以下几方面：

①慢性萎缩性胃炎：由于胃酸低下有利于胃内细菌（如硝酸盐还原酶阳性菌）的繁殖，促进了胃内亚硝胺类化合物的内源性生成，增加了胃内致癌物质浓度。同时，胃排空时间延长，增加了胃黏膜与致癌物质的接触时间；

②胃息肉：腺瘤型息肉癌变高于增生型息肉，多发性息肉高于单发性息肉，直径 >2cm、无蒂者易于恶变；

③胃溃疡：溃疡周围的黏膜上皮在反复炎症刺激和修复过程中，再生上皮易受致癌物质作用而发生癌变；

④残胃：残胃多伴有程度不同的碱性反流（脱脂酸卵磷脂、胰酶等）和胃泌素、胃酸分泌的减少，这既降低了黏膜屏障的保护作用，削弱了胃黏膜上皮的营养和屏障功能，也有利于亚硝胺类化合物的合成，使已受损害的胃黏膜屏障更易遭受致癌物质影响。

【病理】

胃的任何部位都可能发生胃癌，但是多见于胃窦部，其次为贲门部。绝大多数起始于胃小弯，仅少数位于大弯侧。胃癌的组织学分型主要有：

①乳头状腺癌：扇细胞呈高柱状或立方形，可出现管状结构，但以乳头状结构为主；

②管状腺癌：癌细胞呈柱状或立方形，形成腺管；

③低分化腺癌：癌细胞以立方形为主，单层或多层排列，形成不规则的腺管或腺泡；

④黏液腺癌：癌细胞产生大量黏液，排出细胞外，聚集成黏液池，癌细胞可漂浮于大片黏液中；

⑤黏液（印戒）细胞癌：癌细胞多呈圆形，胞浆内可见黏液，有些黏液较多，将核挤于一边，形成印戒状；

⑥未分化癌：没有明确分化特征的恶性上皮性肿瘤。其他少见型，包括腺鳞癌、鳞癌、类癌等。

【诊断】

胃癌早期缺乏明显症状，更缺乏特异性临床表现。尽早作出诊断的关键在于患者以及医务人员的高度警惕，一旦疑及此病，则行进一步详细检查，目前主要的检查手段主要有：

1. X 线检查　胃低张力双重对比造影结合纤维胃镜检查，对发现早期胃癌有很大价值。早期典型的胃癌 X 线征象有：环形充盈缺损，颗粒状突起，浅龛影及周围黏膜纠集或中断等。在进展期的胃癌则可见到胃腔内有不规则充盈缺损，位于胃轮廓内的完整周围黏膜影突然中断、破坏，胃壁僵硬，胃腔狭窄，蠕动消失，病变广泛则可形成"皮革胃"。

2. 内镜检查　胃内镜检查是诊断胃癌最直接、最准确有效的方法。早期胃癌在内镜下可见局部胃黏膜色泽改变，例如发红或略显苍白，还可能出现浅表的点状、小片状糜烂，边缘不规则的溃疡，或息肉样隆起等。进展期胃癌则内镜下所见多较典型。

3. CT检查　其优点是可显示胃癌向腔内或腔外生长的范围，病变与邻近组织器官的解剖关系无四周、肝门、后腹膜淋巴结转移等，因而对分期及手术方案制定有重要意义。

4. 超声检查　B型超声可帮助了解胃癌转移情况（包括肝、胰、胆系及腹腔淋巴结），超声内镜可供了解胃癌浸润深度时选用。

5. 其他检查　脱落细胞学检查、大便隐血试验、血清肿瘤标志物如癌胚抗原（CEA）、胃蛋白酶原Ⅰ、碱性磷酸酶、乳酸脱氢酶、唾液酸转移酶等检查，对诊断也有一定帮助。

【治疗】

1. EFP方案在胃癌化疗中的作用　Vp-16100mg静滴，第1～5d；FUDR 500mg持续12h静滴，第1～5天；CBP150mg静滴，第1～3d，28天为一疗程。FUDR作用与5-FU相同，都作为一种抗代谢药物，多用于消化道肿瘤，尤其是胃癌联合化疗的主要药物，单独有效率为20%。注射后在体内转化成为活性氧苷单磷酸盐，阻断DNA生物合成。也能渗入RNA中产生异常RNA，从而干扰异常蛋白质合成。且为周期特异性药物，有时间依赖性，长时间使用效果优于短时间使用，所以目前采用12～24h持续滴注法。治疗恶性肿瘤尤其是进展期肿瘤，并取得了较好的生活质量（QOL）。20世纪90年代，国外一些学者提出铂类小剂量使用起到生物化学调节作用（BCM）。卡铂为第二代铂络合物，细胞周期非特异性药物，无需经肝脏活化即可直接杀伤癌细胞，为浓度依赖性药物，20世纪80年代已用于睾丸癌、卵巢癌、肺癌、头颈部肿瘤，有显著疗效，且肾毒性、消化道毒性小，治疗指数高，尤其对消化道肿瘤有较好疗效。Vp-16是近年研制出来的抗癌药物，其效价高于半合成鬼臼脂类衍生物，对细胞周期中S期及G_2期细胞有杀灭作用，可抑制拓扑异构酶而引导DNA链断裂，治疗指数高，国外报道单一治疗胃癌有效率为60%。它与FUDR有协同作用，组成EFP方案由于未使用蒽环类抗癌药物，故毒性较低，适用年龄偏大、体质较弱或心脏病患者，以及耐药性消化道肿瘤，既往其他药物治疗失败病例。

生物化学调节是使用一种药物作用于抗癌药的代谢过程，使其疗效增强。生化调节药可以是非抗癌药如LV，也可以是抗癌药如CDDP。LV使氟尿嘧啶增效，氟尿嘧啶注入体内活化成氟尿嘧啶脱氧核苷酸（FduMP），LV抑制胸苷酸合成酶（TS），使脱氧尿苷酸（dUMP）不能生成脱氧胸苷酸（dTMP）。后者是合成DNA组成部分之一，使DNA合成障碍，细胞繁殖停止。生理情况下dUMP与TS及体内提供的还原型叶酸（5、10-CH_2FH_4）形成三联复合物，然后产生dTMP，氟尿嘧啶输注后，FduMP取代dUMP与CH_2FH_4 TS形成三联复合物，抑制TS，阻止dTMP生成。

生理状况提供CH_2FH_4量少，抑制TS弱，当外源输入LV，使三联复合物中CH_2FH_4量大，结合牢固，抑制T加强，氟尿嘧啶增效。LV/氟尿嘧啶治疗晚期胃癌有效率可达

40% ~60%，高于单药氟尿嘧啶（20%），LV 标准剂量 200mg/m²，Ⅳ2hr，然后氟尿嘧啶 375 ~500mg/m²，静脉推注，二者可同步到达靶细胞，超大剂量如 500mg/m² 未必进一步增效而不良反应加重。近年，发现 LV 小剂量（20mg/m²）也有相同增效作用，LV 小剂量口服（60mg/d）与 uFT 或 5'-DFUR 同用可有增效作用。

UFT 是氟尿嘧啶衍生物 FT-20750mg + 尿嘧啶（Urail）112mg 的复方制剂，尿嘧啶无抗癌作用，因为生化调节使氟尿嘧啶活化物分解代谢受到抑制。近年 LV + UFT 双重生化调节氟尿嘧啶治疗胃肠癌在欧美报道增多，服用 6 ~8 周为一疗程。

40 余年来，氟尿嘧啶是治疗胃癌的基本药，传统的给药方法是分次推注或滴注，由于氟尿嘧啶的半衰期很短，约 10 ~20min，属于细胞周期特异性药物，只作用于细胞周期的 S 期（DNA 合成期），与癌细胞接触时间短，抗癌效应差，采用持续输注就解决了这一问题，肿瘤细胞暴露于氟尿嘧啶的作用时间延长，持续输注氟尿嘧啶的总剂量强度提高，对胸苷酸合成酶（TS）抑制时间延长，增加对 DNA 合成障碍，按每单位时间内氟尿嘧啶输入的浓度计算不比分次滴注高，不良反应不会加重，持续输注采用微型便携式注泵，给患者带来方便。

2. 铂类药物在胃癌化疗中的作用引起重视　顺铂（CDDP）、卡铂（CBP）是临床常用的铂类抗癌药，第三代铂类药奥沙利铂（L-OHP、草酸铂、乐沙定）是很受关注的新药。近年胃癌常用联合化疗方案中含 CDDP 者占到 45%，仅次于氟尿嘧啶，含 CBP 者少。铂类药是金属络合物，作用的靶点是 DNA，铂原子在 DNA 中形成链内交联、链间交联及 DNA 蛋白质交联，使 DNA 损伤，破坏 DNA 复制，造成细胞毒作用，使细胞死亡。近年发现，CDDP 除有大剂量浓度依赖性作用外，还有时间依赖性特点，在总给药量和血液中游离 CDDP 浓度 – 时间曲线下部分（AUC）一定的情况下，一次大量与分次小量用药可以获得同等疗效。认为低剂量 CDDP 作为氟尿嘧啶的生化调节剂使其增效，CDDP 改变肿瘤细胞膜的通透性，阻碍蛋氨酸进入细胞，使细胞内高半胱氨酸合成蛋氨酸过程亢进，活化了叶酸的代谢系统，增加 CH_2FH_4 浓度，使氟尿嘧啶抑制 DNA 合成加重。低量 CDDP 的疗效较好，不良反应小，不必水化，肾损害少，可不用或少用止吐剂，值得重视：推广与验证。

奥沙利铂的化学结构与顺铂不同，顺铂的氨基被 1，2-二氨环己烷基团（DACH）代替，DACH-铂复合体比顺铂 – 复合体抑制 DNA 作用更强，与 DNA 结合速率快 10 倍以上，而且结合牢固，有更强的细胞毒作用，与 CDDP 及 CBP 无交叉耐药，CDDP 治疗失败者用 L-OHP 仍可有效。与氟尿嘧啶、CDDP、CTX、TPT、CPT-11、Gemzar 等有协同增效作用。L-OHP 消化道反应少，血液毒性轻，无肾毒性，常见可逆性外周神经感觉异常。自 1998 年起国外采用 L-OHP + LV5FU2 方案治疗晚期胃癌。

3. 蒽环类药物是三联化疗方案主要构成　这一类药物主要有阿霉素（ADM）、表阿霉素（EPI）及吡柔比星（THP），单药治疗晚期胃癌有效率 17% ~21%，在联合化疗方案中，含蒽环类者占 32%，仅次于氟尿嘧啶及 CDDP，居第三位。1993 年以来胃癌专业委员会内科学组验证 FAM 方案结果相同，已成为国内最常用的化疗方案之一，以氟尿嘧啶 + ADM，为基础，由其他抗癌药代替 MMC，比较成功的组成药有 CDDP、BCNU、MTX。

表 3 - 4　含 ADM 三药联合治疗晚期胃癌

方案	例　数	RR（%）	MST（月）
FAM	941	29.0	5 ~ 9
FAP	232	37.0	4 ~ 12
FAB	303	44.0	6 ~ 8
FAMe	141	25.0	6 ~ 13
FAMTX	637	32.0	3 ~ 11
EAP	509	48.0	6 ~ 10

注：引自 Shipper（1996）修改

　　表 3 - 4 列出的 EAP 是唯一不含氟尿嘧啶的三联方案，1987 年由 Preusser 首先报道，用 ADM + CDDP + VP-16 治疗晚期胃癌 56 例，获 CR21%，有效率 73.0%，引起极大关注。经过 10 年东西方验证，Wils，J.（1996）汇总 8 篇，治疗总数 431 例，获 CR 仅 9%，有效率 43.0%（18.0% ~ 72.0%），因化疗毒性死亡 3.0%，在 8 篇文献中仅 2 篇报道有效率达到 50.0% 以上，大多数没有达到最初报道的水平。胃癌专业委员会内科学组（1993 ~ 1999）协作验证报道 171 例，CR11%，PR48%，总有效率 59%。突出的不良反应是本方案的缺点，WHO Ⅲ ~ Ⅳ 恶心呕吐 15%，脱发 91%（如加上 Ⅱ 度达到 100%），白细胞减少 64%（加上 Ⅰ、Ⅱ 度达到 99%），血小板减少 28%，感染 6%，作者认为慎重入选病例，注意防范不良反应，能取得很好疗效，连续给药最好不超过 6 个周期，国外一些临床医生认为不良反应重，趋向放弃此方案。

　　FAMTX 方案中 MTX 可提高细胞内氟尿嘧啶活性产物 FdUMP 水平，增强对 TS 的抑制，此方案曾被誉为治疗胃癌的"金标准"，随着时间推移，验证报道增多。Shipper（1996）汇总报道 637 例，有效率 32%，作者统计国内外报道 7 篇（1998），有效率为 5% ~ 47%，EORTC（欧洲癌治疗研究协作组）多中心研究报道 399 例，有效率仅 25%。EPI 单药治疗胃癌优于 ADM，且心脏毒性低于 ADM，以 EPI 代 ADM 与氟尿嘧啶、CDDP 联合的 ECF 及 LFEP 方案治疗晚期胃癌是近年的热点，这两方案共同点是三联构成药均为 EPI、氟尿嘧啶、CDDP，不同点有 3 项：

　　①ECF 中氟尿嘧啶不加 LV，采用 CIV 给药，LFEP（PELF）中氟尿嘧啶推注，先滴注 LV；

　　②EPI 分 3 周一次 50mg/m^2（ECF）与每周一次 35mg/m^2（LFEP）；

　　③给药周期 ECF 持续 24 周氟尿嘧啶 CIV，LFEP 为每周给药，共 8 周。

　　ECF 方案首先由 CunninghamD（1991）报道，本方案随机与 FAMTX 对照，有效率、中位生存期、不良反应均优于 FAMTX。ECF 不良反应较轻，WHO Ⅲ ~ Ⅳ 度、恶心/呕吐 10%、腹泻 3.5%、白细胞减少 13.5%、血小板减少 3.5%、感染 3.5%，无化疗相关死亡，显著缺点是长达半年（24周）中心静脉插管及随身携带微型输注泵。

LFEP方案首次报道为Cocconi，G（1994），有效率43%，5年中5篇报道254例，有效率43%～66%。4篇验证报道均超过最初报道，达到50%～66%，不良反应WHOⅢ～Ⅳ度、恶心/呕吐3%、黏膜炎3%、贫血10%、白细胞减少21%、血小板减少12%，方案中建议每周给药一次后预防用G-CSF，以保护造血功能。胃癌专业委员会内科学组（2000.3）设计了LFEP改良方案，正在开展多中心研究协作。

4. 晚期胃癌联合化疗方案的新演进 晚期胃癌化学治疗不理想，近年开发新药，改良老药，设计新方案成为研究重点。

DNA拓扑异构酶（DNATopoisomerases，Topo）是直接参与及影响DNA复制、转录的关键性酶，喜树碱（CPT）是唯一抑制TopoⅠ的抗癌剂，我国20世纪70年代由喜树提取喜树碱，后又提取10-羟基喜树碱（HCPT），国外半合成CPT-11与PT最受关注。胃癌专业委员会内科学组1997设计LV/氟尿嘧啶+CDDP+HCPT方案，初步报道有效率33.3%，WHOⅢ～Ⅳ不良反应<10%。CPT-11临床报道，小西敏郎（1998）Ⅱ期试验单药，治疗晚期胃癌60例，有效率为23.3%，白细胞减少42.1%（WHOⅢ～Ⅳ）。Kohne（1998）治疗18例，有效率为22.2%，WHOⅢ～Ⅳ腹泻与白细胞减少达33.3%。Tadaoka（1999）报道CPT-11+MMC治疗10例，有效率为20.0%。

紫杉醇类药物最近已有治疗胃肠癌的报道，常用有紫杉醇与多西紫杉醇，作用的靶点是微管，破坏微管组装与拆散的平衡，抑制癌细胞增生，Taxol与Taxotere单药治疗胃癌有效率均在20%以上。LokichJJ（1999）报道Taxol+CDDP+VP-16，有效率100%，WHOⅢ度以上贫血与白细胞减少均达100%，是极严重的。KimYH（1999）报道Taxol+氟尿嘧啶CIV+CDDP，有效率为65%，不良反应较小。胃癌专业委员会内科学组设计Taxol+氟尿嘧啶CIV+LDCDDP方案正在多中心研究中。

近年开发的新药众多，治疗胃癌的药物除以上介绍的L-OHP、HCPT、CFT-11、Taxol、Taxotere外，S-1是类似UFT的口服新药，以FT-207为主体，加入CDHP阻止氟尿嘧啶活化物降解，增强抗癌作用，再加入Oxo保护肠黏膜，减少消化道反应，三者构成比=FT-207：CDHP：Oxo=1：0.4：1。田口报道（1999）治疗晚期胃癌129例，有效率46.5%，WHOⅢ～Ⅳ不良反应<10%。另一新药希罗达是5'-DFUR前体，口服经肠吸收至肝，转化为5'-DFCR，再经胞苷脱氨酶生成5'-CFUR，由PyNPase转为氟尿嘧啶，Xeloda抑癌率比氟尿嘧啶、UFT、5'-DFUR都高，胃癌Ⅱ期试验在进行中。

晚期胃癌患者只要没有化疗禁忌症，都应接受以化学治疗为主的综合治疗，得到姑息治疗效果，延长生存期，理想的化疗效果以以下五项指标作为评价：

近期客观有效率（RR）高；临床受益疗效（CBR）高；无进展生存期（DFS，TTF）长；不良反应少；药物价格低。

5. 胃癌化学治疗的运用 胃癌是化疗相对敏感的肿瘤，至今没有规范方案，且不断推出新的方案。许多方案最初报道效果甚佳，但经受不住时间考验，验证结果不尽人意，难免被淘汰。各类药物的组合方案众多，临床运用难以选择。方案的组合首先应从选药入手。近50年的治疗胃癌的药物不断增多，尤其是近十年来开发了许多新药，可以归纳为七类。

(1) 胸苷合成酶抑制剂：5-FuFT-207（UFT、S-1）、HCFU、FTL（Xeloda）

(2) 铂类：CDDP、CBP、L-OHP

(3) 醌类：蒽环：ADM、EPI、THP；苯醌：MMC

(4) 拓扑酶Ⅰ、Ⅱ抑制剂：Ⅰ：CPT、HCPT、CPT-11、TPT；Ⅱ：VP-16、VM-26

(5) 亚硝基脲类：BCNU、CCNU、Me-CCNU、ACNU

(6) 二氢叶酸还原酶抑制剂：MTX

(7) 微小管抑制剂：PTX、TXT

以上七类中前四类使用最多，依次为氟尿嘧啶类、铂类、蒽环类、微小管抑制剂类、拓扑异构酶Ⅰ、Ⅱ抑制剂、MTX、亚硝脲类，联合方案中氟尿嘧啶+CDDP+EPI是治疗热点之一，HCPT、CRT-11、PTX、TXT参与联合方案是新动向。胃癌化疗方案选择的原则应参照理想标准，方案验证疗效确实可信，还要考虑患者状况个体化，将用药方案归纳如表3-5。

表3-5　胃癌化学治疗方案的演进与创新

单药：	5-FU类 + LV(LV/5-FU)
双药：	5-FU类 + PT(FP)
	± LV + MMC(FM,UFTM,FTLM)
	+ VP-16(ELF)
三联：	5-FU类 + PT + ADM、EPI(FAP,ECF,LFEP)
	5-FU ± LV + Topo(HCPT、CPT-11 或 VP-16)
	5-FU ± LV + PTX(或 TXT)
	5-FU + ADM + MMC(FAM)
	5-FU + AOM + BCNU(FAB)
	ADM + CDDP + VP-16(EAP)

注：（ ）内为方案名称

这些方案用于晚期胃癌，也用于辅助化疗（术前、术后），以及区域介入治疗。多数新联合方案均为近10年的新发展。展望2000年未来10年，胃癌化学治疗会不断推陈出新，取得十分显著进步。

6. 附：常用联合化疗方案

LV/UFT：UFT360mg/m²/d，po，分三次服

　　　　LV25mg/m²/d，po，分三次服第1～21，间隔7d，再用21d为1个疗程

UFTM：UFT9～12片/d（含FT－207300～400mg/m²/d），po，分三次服

　　　　MMC6～12mg/m²（10～20/body），Ⅳ/3w

　　　　UFT连服6w，MMC用2次为一疗程

　　　　5'-DFUR（Doxifluridine，去氧氟尿苷，Furtolon，氟铁龙）400mg，

　　　　po，tid，连服

21d，间隔 7d，为 1 个疗程

LDLV/FP：LV20mg/m^2，Ⅳ，第 1~5 天

5-FU1 000mg/m^2，CIV，12hr 第 1~5 天

CDDP20mg/m^2，Ⅳ，第 1~5 天，每 4w 为一疗程

FAM：5-FU600mg/m^2，Ⅳ，第 1、8、29、36

ADM30mg/m^2，Ⅳ，第 1、29 天

MMC10mg/m^2，Ⅳ，第 1，每 6w 为一疗程

ECF：EPI50mg/m^2/d，Ⅳ/3w×8

CDDP60mg/m^2/d，Ⅳ/3w×8

5-FU200mg/m^2/d. CIV×24w

PELF（LFEP）：CDDP（P）40mg/m^2+NS200ml，Ⅳ，30min/w

EPI（E）35mg/m^2

LV（L）250mg/m^2+NS250ml，Ⅳ，4hr/w

5-FU（F）500mg/m^2+NS100ml，Ⅳ，15min/w，每周一次，8w

EAP：ADM20mg/m^2，Ⅳ，第 1、7 天

VP-16120mg/m^2，Ⅳ，第 4、5、6 天

CDDP40ms/m^2，Ⅳ，第 2、8 天，水化

60 岁以上，VP-16 改为 100mg/m^2，每 4w 重复，3 周期为一疗程

ELF：LV200mg/m^2，Ⅳ10min，第 1~3 天

5-FU500mg/m^2，Ⅳ10min，第 1~3 天

VP-16120mg/m^2，Ⅳ50min，第 1~3 天，每 4w，当有 WHO Ⅱ~Ⅳ 不良反应，

5-FU 量减少 10%

FAMTX：5-FU1 500mg/m^2，Ⅳ，第 1（MTXⅣ1hr 后）

ADM30mg/m^2，Ⅳ，第 14 天

MTX1 500mg/m^2，Ⅳ，第 1 天

LV15mg/m^2，po，q6hr×48hr，每 4w 重复

Eloxatin+LV5FU2（de GramontA）：L-OHP100mg/m^2+5% Glucose500ml，Ⅳ，2hr，第 1

LV200mg/m^2，Ⅳ，2hr，第 1、2 天

5-FU400mg/m^2，Ⅳ，bolus，第 1、2 天

5-FU600mg/m^2，CIV，22hr，第 1、2 每 2w×

4，每周期出现 WHO Ⅲ~Ⅳ 不良反应 5-FU 减至 80% LFH（E）（GCMSG，1997）：LV20mg/m^{2}or200mg/m^2，Ⅳ2hr

5-FU500mg/m^2. Ⅳbolus

HCPT10mg/m², Ⅳ4hr 第 1~5 天

可加 VP-16100mg/m², Ⅳ2hr，第 8~10 天

每 3w×3 周期—疗程

PFC（GCMSG，1999）：PTX（TAX）35~50mg/m²，Ⅳ3hr/w×3

5-FU750mg/m²，CIV24hr，第 1~5 天

CDDP20mg/m²，Ⅳ2hr，第 1~5 每 4w 为一周期 ×2

LFEP（GCMSG，2 000）：LV200mg/m²，Ⅳ2hr 第 1~3 天

5-FU600mg/m²，CIV24hr 第 1~3 天

EPI50mg/m²，Ⅳ第 1 天

CDDP20mg/m² + NS500ml，Ⅳ4hr 第 1~3 天

每 3w×3~6 周期。

（高建荣）

第四章 神经系统疾病

第一节 周围神经疾病

一、三叉神经痛

三叉神经痛是指三叉神经分布范围内反复发作的短暂性剧烈疼痛，分为原发性和继发性两种。前者病因未明，可能是某些致病因素使三叉神经脱髓鞘而产生异位冲动或伪突触传递，近年来，由于显微血管减压术的开展，多数认为主要原因是邻近血管压迫三叉神经根所致。继发性三叉神经痛常见原因有鼻咽癌颅底转移、中颅窝脑膜瘤、听神经瘤、半月节肿瘤、动脉瘤压迫、颅底骨折、脑膜炎、颅底蛛网膜炎、三叉神经节带状疱疹病毒感染等。

【诊断】

1. 原发性者多发于中年以后，在三叉神经分布区内发作性疼痛，多在一侧，以第二、三支较多见。

2. 疼痛特点 骤然发作剧烈疼痛，无先兆，呈电击、刀割、钻痛或撕裂样疼痛，持续数秒钟至 1~2min 后缓解，可伴有反射性面肌抽搐，间歇期疼痛完全消失。常因漱口、吃饭、说话、吞咽等动作所诱发，触动面部某点（称为板机点或触发点）时即发作剧痛，以致影响患者的饮食和日常生活，不敢洗脸及刷牙。原发性者神经系统检查无阳性体征。

3. 继发性三叉神经痛 多发于青壮年，疼痛持续时间长，发作间歇期仍有痛感。有三叉神经受损的阳性体征，如三叉神经分布区浅感觉减退或消失，角膜反射消失，颞肌、咀嚼肌萎缩，张口时下颌向病侧偏斜等，常有外伤、感染、肿瘤、脱髓鞘疾病等病史。

4. 辅助检查 有神经系统阳性体征者，应考虑继发性三叉神经痛，下列检查有助于诊断。

（1）颅底拍片及内听道 X 线拍片。

（2）鼻咽部、听力和前庭功能、脑干听觉诱发电位（BAEP）及经颅多普勒（TCD）等检查。

（3）脑脊液常规及生化检查。

（4）必要时做脑血管造影、头部 CT 或 MRI 检查。

【治疗】

1. 药物 原发性者一般先用药物治疗。

（1）卡马西平（Carbamazepine，Tegretol，又称酰胺咪嗪、痛痉宁），0.1~0.2g，每

日2~3次，疼痛缓解后逐渐减量，至最小有效量维持。副作用可有眩晕、嗜睡、共济失调、恶心、皮疹、白细胞减少等，较重者需停药。

（2）苯妥英钠0.1~0.2g，每日3次，并可与安定、苯巴比妥或卡马西平等药合用，其疗效比单独使用好。

（3）氯硝安定1~2mg，每日3次，能使部分患者症状完全控制或显著改善，副作用有嗜睡、步态不稳等。

（4）维生素B_{12}1 000μg，肌内注射，每日一次，20~30d为一疗程；或用钴宾酰胺（又称甲钴胺，CH_3-B_{12}）500μg，每日3次，亦可用其注射剂500μg，肌注，隔日一次，30d为一疗程。

（5）氯苯氨丁酸（巴氯芬、力奥来素），为γ氨基丁酸衍生物，可抑制脊髓单突触和多突触神经元之间的传导，对高级中枢神经元也有抑制作用。应用时从小剂量开始，5mg/次，每日3次，以后逐渐增至每日60~80mg，副反应有恶心、呕吐、嗜睡及眩晕等，有癫痫及惊厥史者禁用，合并有溃疡病、肾功衰、肺功能不全及接受抗高血压药物治疗的患者慎用。

（6）哌咪清（匹莫齐特Pimozide）文献报道，用其他药物治疗无效的顽固性三叉神经痛患者本品有效，且其疗效明显优于卡马西平。开始剂量为每日4mg，逐渐增加至每日12~14mg，分2次服用。副反应以锥体外系反应较常见，亦可有口干、无力、失眠等。

（7）其他

1）氢溴酸山莨菪碱（654-2），为我国从茄科植物唐古特山莨菪中分离的一种生物碱，可用于治疗各种神经痛，5~10mg/次，每日3次，或10~20mg/次，肌内注射，每日一次。不良反应轻，有口干、面红、视物模糊表现，也可出现心动过速或排尿困难。

2）七叶莲，为木通科野木瓜属的一种草药，常用其片剂0.4g，每日4次，或4ml肌内注射，每日1~2次。无严重副反应，可有口干、腹部不适、食欲减退、头昏等。

3）汉桃叶片，五加科植物广西鹅掌柴的干燥地上部分，每片含汉桃叶干浸膏0.3g，口服，每次3~5片，每日3次，7日为一疗程。

4）泰必利0.1g，每日3次，2周为一疗程。

2. 物理疗法

（1）针灸：耳针、头针等对缓解疼痛，改善症状能发挥一定效果，但作用时间短，心须配合药物治疗。

（2）氦-氖激光疗法：利多卡因和普鲁士红离子透入疗法，对止痛、镇静、抗炎有一定作用，可酌情选用。

（3）射频电流经皮选择性热凝术：可选择性破坏三叉神经传导痛觉的无髓鞘纤维，而基本上不损害传导触觉的有髓鞘纤维，多数均能达到止痛效果，特别适用于年老、体弱及多病者。

3. 神经阻滞疗法　疼痛顽固，药物治疗无效或有不良反应时选用。常用95%酒精0.5

~1ml 作三叉神经周围支或半月神经节阻滞。注射前先用 1% ~2% 普鲁卡因 0.5ml 注射于上述部位，证实感觉丧失区与疼痛发作的分布区一致后，再注入酒精，疗效佳者疼痛可缓解数月至数年。亦有采用经皮三叉神经节后甘油注射法（PRGR）及外周神经甘油注射法（PGI）治疗原发性三叉神经痛获得良效。

4. 手术治疗　可选用三叉神经周围支切断术，三叉神经感觉支部分切断术，三叉神经节电凝术和选择性三叉神经节热凝术，三叉神经脊束切断术或三叉神经减压术等。目前三叉神经痛的治疗仍以各种非手术疗法开始，仅在经系统治疗无效的顽固病例才施行手术治疗，其中以三叉神经周围支切断术最简单、安全、有效。

【疗效评价】

1. 治愈　疼痛发作基本消失，历时一年以上，已恢复正常生活和工作。

2. 显效　疼痛发作次数及程度减轻 80% 以上，疼痛轻，不影响正常生活和工作。

3. 好转　疼痛发作次数及程度减轻 50% 以上，残留痛可忍受，不影响洗脸、进食，能坚持工作。

4. 无效　疼痛程度及频度无改善。

二、坐骨神经痛

坐骨神经通路及其分布区域出现的疼痛综合征称为坐骨神经痛，可分为原发性及继发性两种。原发性坐骨神经痛又称坐骨神经炎，病因未明，与感染、受寒、糖尿病等因素有关。继发性坐骨神经痛的病因较复杂，根据其病变部位可分为：

①椎管内疾病：如脊髓和马尾的炎症、肿瘤、外伤及血管畸形等；

②脊椎疾病：如腰椎间盘突出、腰椎骨关节病、结核、肿瘤、椎管狭窄等，其中以腰椎间盘突出最多见；

③骨盆及盆腔疾病：包括骶髂关节病、炎症、结核、脱位及盆腔内子宫附件感染、肿瘤等。

【诊断】

1. 好发于成年人，以青壮年较多见，疼痛位于一侧腰部、臀部，并向大腿后侧、小腿后外侧及足外侧放射，沿坐骨神经区有压痛。根性坐骨神经痛在咳嗽、喷嚏、闭气用力等增加腹压动作时疼痛加重，病变水平的腰椎棘突及横突（椎旁点）压痛明显，颏胸试验及压颈静脉试验阳性。干性坐骨神经痛压痛点则以臀点、腘点、腓点及踝点压痛明显，压颈静脉及颏胸试验阴性。

2. 患肢感觉及肌力减退，臀部及小腿肌轻度萎缩，踝反射减低或消失，拉塞格征阳性。为了减轻疼痛，常有特殊姿势，如站立时患肢微屈、脊柱侧凸、身体弯向健侧等。

3. 辅助检查

（1）腰骶椎、骨盆 X 线拍片。

（2）肌电图及神经电图检查，能了解坐骨神经及其分支受损的程度，并有定位诊断价值。

（3）脑脊液常规及生化检查，测压时尚可作通畅试验，了解有无椎管阻塞情况。

（4）疑为椎管内疾病、腰椎间盘突出或盆腔内疾病者，做脊髓腔造影、CT 扫描或 MRI 检查，有重要辅助诊断价值。

【治疗】

1. 针对不同的病因作相应治疗。

2. 睡硬板床 4 ~ 6 周。

3. 药物治疗。

（1）镇痛剂：如去痛片 0.5g，每日 3 次；芬必得 0.3g，每日 2 次；萘普生 250mg，每日 3 次；泰必利 0.1g，每日 3 次；曲马多 50mg，每日 3 次或汉桃叶片 3 ~ 5 片，每日 3 次，酌情选用 1 ~ 2 种。

（2）维生素 B_1 100mg、B_{12} 500μg 肌内注射或口服，每日一次；甲钴胺 500μg，每日 3 次，或其注射剂 500μg 肌注，隔日一次；配合地巴唑 10 ~ 20mg，每日 3 次；或氢溴酸山莨菪碱 10mg，肌内注射，每日 1 ~ 2 次。每疗程 1 ~ 2 月。

（3）神经阻滞疗法：可用 0.5% 普鲁卡因 20ml 加入醋酸强的松龙 25mg 做局部阻滞，如为根性坐骨神经痛，可作椎旁点或骶管阻滞；如为干性坐骨神经痛则可直接封闭坐骨神经周围，穿刺点为股骨大转子与坐骨结节间连线中点，隔日一次，4 ~ 6 次为一疗程。

（4）肾上腺皮质激素：强的松 5 ~ 10mg，每日 3 次，或醋酸可的松 25mg，肌内注射，每日一次，对减轻炎症反应及局部水肿有较佳效果。

（5）其他：短波透热疗法、直流电离子导入、针灸、水针、电针、推拿、按摩等可按具体情况选用，亦可配合中医药治疗。

4. 腰椎间盘突出患者尚可作骨盆牵引、腰围固定、骶管硬膜外阻滞等措施，经保守治疗无效者可考虑手术。

【疗效评价】

1. 治愈　症状及体征消失，观察半年以上未复发作，能恢复日常工作，肌电图及神经电图检查正常。

2. 好转　症状明显减轻，体征大部分消失，生活自理，能进行一般活动，肌电图及神经电图检查改善。

3. 无效　症状、体征及电生理检查均无改善。

三、特发性面神经麻痹

特发性面神经麻痹通称面神经炎，又称贝耳麻痹，指茎乳突孔内面神经非化脓性炎症，病因未明，可能与病毒感染、受凉、寒冷、自主神经不稳定等因素有关，以上因素导致神经营养血管收缩缺血，毛细血管扩张，组织水肿，压迫面神经而出现一侧周围性面瘫症状及体征。由外伤、中耳炎、后颅窝肿瘤、颅底蛛网膜炎等所引起的周围性面瘫属继发性，两者应予鉴别。

【诊断】

1. 发病于任何年龄，起病较急，绝大多数单侧，偶见双侧，可复发。

2. 常于受凉后出现一侧面肌麻痹，面部动作不灵，口角歪斜，伴流涎、流泪，食物易滞留在齿颊间，亦可有病侧耳后疼痛、耳鸣或听觉过敏。

3. 体检时可见患侧额纹消失，眼裂增大，眼睑闭合不全，鼻唇沟变浅，口角下垂，示齿时口角歪向健侧，不能作皱额、蹙眉、闭目、露齿、鼓气和噘嘴等动作。

4. 少数患者由于膝状神经节病损，除表现为面神经麻痹，听觉过敏和舌前 2/3 味觉障碍外，并有耳廓和外耳道感觉迟钝，出现疱疹，称为亨特（Hunt）综合征，系带状疱疹病毒感染所致。

5. 肌电图及神经电图检查对辅助诊断及判定预后有重要价值。

6. 需鉴别继发性面神经麻痹时，可做乳突、内听道或颅底 X 线拍片，耳及鼻咽部检查、脑脊液常规及生化，必要时做头部 CT 或 MRI 检查。

【治疗】

1. 药物

（1）急性期用强的松 10～20mg，每日 3 次，连服 2～3d 后逐渐减量，一般用 10～14 日为一疗程，或地塞米松 0.75～1.5mg，每日 3 次，维持量每日 0.75mg，连用 2 周。

（2）下列药物根据病情选择应用：维生素 B_1 100mg 及 B_{12} 500μg 肌内注射，每日一次；甲钴胺 500μg，每日 3 次，或 500μg 肌注，隔日一次；地巴唑 10～20mg，每日 3 次；阿司匹林 0.5g，每日 3 次；加兰他敏 2.5～5mg，肌内注射，每日一次。有明显病毒感染者（如单纯疱疹、带状疱疹）加用病毒灵 0.1～0.2g，每日 3 次，无环鸟苷 200～400mg，每日 4 次，或静脉给药，10mg/kg，每日 2～3 次。其他如板蓝根、病毒唑等，可酌情使用。

2. 理疗 起病 1～2 周内，给予短波透热疗法、红外线、超声波、局部热敷或肌肉按摩等治疗。康复期用碘离子透入、感应电、针灸、穴位注射等疗法。

3. 预防眼内感染 用眼罩或眼膏保护角膜，不宜吹风和持续用眼视物或阅读，尽量减少户外活动。

4. 少数患者经系统治疗效果欠佳，6 个月后仍不能明显恢复，可考虑行整容手术，作面-舌下神经或面-副神经吻合术，复发病例可作面神经管减压术，但疗效尚不肯定。

【疗效评价】

1. 治愈 症状及体征消失，无后遗症，肌电图及神经电图恢复正常。

2. 好转 起病半年后面神经麻痹仅部分恢复，或面肌恢复尚佳，但有不同程度的后遗症如面肌萎缩、面肌阵挛、鳄泪征等，肌电图及神经电图检查部分异常。

3. 无效 临床症状、体征及实验检查无改善。

四、多发性周围神经炎

多发性周围神经炎又称多发性神经病、周围神经炎、末梢神经炎，临床甚常见，其病因较多，均为全身性疾病所致，如感染性、中毒性、营养缺乏、代谢障碍、血管性、遗传性、免疫机制异常等，基本病理改变为轴索变性、神经元病或节段性脱髓鞘损害。主要表现为对称性末梢型感觉障碍，下运动神经元瘫痪及植物神经功能障碍。

【诊断】

1. 由于病因不同，可呈急性、亚急性或慢性起病，其病情及各种功能受损的程度亦有差异。因此，必须根据病史、病程、特殊症状及有关实验检查来确定本病的病因。

2. 感觉障碍　初期肢端出现疼痛或各种感觉异常，如烧灼样痛、麻木或感觉过敏，可逐渐向近端伸延。以后表现为感觉减退或消失，肌肉和神经有压痛，典型者呈手套、袜子型感觉障碍。

3. 运动及反射障碍　肢体出现不同程度的对称性下运动神经元瘫痪，表现为肌力减退、肌张力降低、肌肉萎缩、远端重于近端，四肢腱反射减低或消失。

4. 植物神经功能障碍　肢体远端皮肤菲薄、发冷、指（趾）甲松脆、伴多汗或无汗等症。

5. 辅助检查

（1）肌电图及神经电图：患肢受检肌肉有部分性或完全性失神经支配肌电图改变、神经传导速度减慢，此特征对多发性周围神经病的诊断有重要价值。

（2）其他结合病史作有关实验检查，对确定病因有重要意义，如砷中毒患者可从尿、头发、指甲等处测定砷含量得到确诊；糖尿病患者作空腹血糖、尿糖及葡萄糖耐量检查；肾脏病引起的尿毒症可作尿常规、血尿素氮、肌酐、血浆总蛋白、白蛋白、球蛋白、肾脏B超、放射性核素扫描、尿路X线平片或造影等，各种感染后、血清注射或疫苗接种后发生的多发性神经炎、病史及病原学、血清学、免疫学检查具有重要参考价值。

【治疗】

1. 病因治疗　根据不同病因，对原发病或致病因素进行处理，如中毒性周围神经炎应及时脱离接触，阻止毒物继续进入体内，加速排出和使用解毒剂，砷中毒可用二巯丙醇（BAL），3mg/kg肌内注射，每4~6h一次，2~3d后改为每日2次，连用10d。铅中毒可用二巯丁二酸钠，每日1g，加入5%~10%葡萄糖液静脉滴注，5~7d为一疗程，可重复2~3个疗程，亦可用依地酸钙钠每日1g，稀释后静脉滴注，3~4d为~疗程，停药2~4d后再重复应用，一般可用3~4疗程，糖尿病并发周围神经炎患者，除控制饮食外，应加用口服降糖药或注射胰岛素，使血糖及尿糖恢复接近正常，感染后、血清注射或疫苗接种后引起的多发性周围神经病，使用肾上腺皮质激素可获良好效果。

2. 一般治疗　急性期应卧床休息，肢体保持在功能位置，防止足下垂、褥疮、肢体挛缩及畸形。给予营养丰富及多种维生素饮食，疼痛明显者可使用各种止痛剂，如去痛片0.5g，每日3次；布洛芬0.2g，每日3次；芬必得0.3g，每日两次；曲马多50mg，每日3次等，严重疼痛病例可用卡马西平0.2g，每日3次，或苯妥英钠0.1g，每日3次。

3. 神经营养药　大剂量B族维生素，如维生素$B_1$100mg，肌内注射，每日一次；维生素 B$_{12}$500 ~ 1 000μg，肌内注射，每日一次；甲钴胺 500μg，每日 3 次，或 500μg 肌注，隔日一次；维生素 B$_6$ 50mg，肌内注射，每日一次，或 10 ~ 20mg 口服，每日 3 次。严重病例并用辅酶 A、三磷酸腺苷等药，有利于神经再生和肌能恢复，以上疗程应在 1 个月以上。也可用肌苷，胞二磷胆碱，神经节苷脂等。

4. 血管扩张药　地巴唑对血管平滑肌有直接松弛作用，使外周阻力降低，改善血液循环，此外，还有兴奋脊髓作用，能促进神经冲动传导，常用量 10 ~ 20mg，每日 3 次。烟酸片 50 ~ 100mg，每日 3 次，或 654 ~ 2 010mg，肌内注射，每日 1 ~ 2 次，酌情选用 1 ~ 2 种。

5. 肾上腺皮质激素　对早期多发性周围神经病疗效显著，如强的松 5 ~ 10mg，每日 3 次；地塞米松 0.75 ~ 1.5mg，每日 3 次，发挥疗效后逐渐减量，疗程约 1 个月。重症患者在前 10 天可采用静脉滴注。亦可用促肾上腺皮质激素（ACTH），每日 25 ~ 50U，溶于 5% 葡萄糖液中，缓慢滴注，维持 8 ~ 12h。

6. 康络素钠盐　含有存在于哺乳类动物神经组织中的四种神经节苷脂，是一种复合糖脂，参与神经元的生长、分化和再生过程。具有促进神经生长，恢复神经支配功能的特性，是肌肉神经支配复活和突触接触恢复的基本因素。适用于多种原因引起的周围神经病变，常用量 20 ~ 40mg，肌内注射，每日一次，20 ~ 30d 为一疗程。

7. 理疗　急性期可采用温热疗法，如红外线、超短波，有利于消炎、止痛、排毒，加速新陈代谢，增加抵抗力。康复期除温热疗法，离子导入外，为减轻肌萎缩，刺激再生，可用电冲击、脉冲电流、针灸、按摩、推拿，并配合主动和被动锻炼，使肢体功能康复。

【疗效标准】

1. 治愈　症状基本消失，四肢肌力恢复至Ⅳ度以上，系统观察半年，生活自理，能参加部分工作或操持家务，肌电图及神经电图已大致正常。

2. 好转　症状减轻，四肢肌力达Ⅲ度左右，在别人搀扶下能行走，肌电图及神经电图较治疗前明显改善。

3. 无效　症状、体征及实验检查无改善。

五、急性感染性多发性神经根神经炎

本病又称格林 – 巴利综合征（GBS），或称为急性炎症性脱髓鞘性多发性神经病，病因未明，主要病变是周围神经广泛的炎症性脱髓鞘，位于神经根（前根为主）、神经节和周围神经，偶可累及脊髓。病前可有非特异性病毒感染或免疫接种史。

【诊断】

1. 病前 1 ~ 4 周有上呼吸道或胃肠道感染病史，少数有免疫接种史。呈急性或亚急性起病，约半数患者 1 周内病情达高峰，症状稳定后 1 ~ 4 周左右开始恢复。

2. 首发症状为四肢对称性乏力，可自远端向近端发展或相反，或远近端同时受累，并可波及躯干，当膈肌、肋间肌受损时则出现呼吸麻痹，这是导致死亡的重要原因。特点为

下运动神经元瘫痪、肌张力降低、腱反射减低或消失，无病理反射。晚期因继发神经轴突变性可出现肌萎缩。

3. 颅神经损害以双侧面瘫较常见，其次为后组颅神经（Ⅸ，Ⅹ，Ⅺ，Ⅻ）麻痹，除嗅神经外，其他颅神经亦可受累。

4. 感觉障碍远比运动障碍轻，表现为肢体远端感觉异常，自觉麻木、不适或疼痛，可有末梢型感觉减退。

5. 四肢腱反射减弱或消失，肌肉和神经有按压痛，拉塞格征阳性，常伴有植物神经功能紊乱，如多汗、皮肤潮红、手足肿胀及营养障碍，严重者有心动过速、直立性低血压或血压增高现象。

6. 辅助检查

（1）脑脊液：蛋白含量增高，而细胞数正常，称为蛋白-细胞分离现象；糖和氯化物含量正常，蛋白质增高在起病后第三周最明显。

（2）肌电图及神经电图检查：运动和感觉神经传导速度显著减慢，急性期肌电图表现为运动单位电位减少，发病 3~4 周后可出现纤颤电位和正锐波。

（3）心电图：可见心动过速、心肌受损等改变。

【治疗】

1. 一般治疗　急性期应卧床休息，加强护理，防止肺部感染、褥疮及足下垂。给予高营养高维生素饮食，有延髓麻痹者及早采用鼻饲，注意维持水及电解质平衡。

2. 经常保持呼吸道通畅，定时翻身、拍背、吸痰，预防肺不张及呼吸道感染，如呼吸困难、缺氧症状（如烦躁、紫绀、出汗、憋气等）明显者，应及时作气管插管或气管切开，外接人工呼吸器。使用呼吸器期间应加强监护，经常检查呼吸器是否通畅，呼吸道有无分泌物阻塞，定期作血气分析。抢救呼吸肌麻痹是否成功，往往是治疗本病成败的关键。

3. 药物治疗

（1）肾上腺皮质激素：是否使用激素治疗本病尚有不同意见，多数认为应根据具体情况选择性应用较妥，并应注意其副反应。常用地塞米松 10~1.5mg 或氢化考的松 200~300mg，稀释后静脉滴注，每日一次，连用 10~14d，也可用促肾上腺皮质激素（ATCH）25~50U 静脉滴注或肌内注射，每日一次，7~14d 为一疗程。病情好转后逐渐减量，然后改为强的松口服维持量，持续 1 个月左右。

（2）合并呼吸道感染，或使用激素期间，预防感染可酌情使用抗生素。

（3）神经营养药及血管扩张药：应用大剂量维生素 B_1、B_{12}、肌内注射；严重病例合并用细胞色素 C 100 单位、ATP 40mg、辅酶 A 100 单位加 10% 葡萄糖 500ml，静脉滴注，每日一次，连用 2~3 周，同时合并用地巴唑、烟酸及氢溴酸山莨菪碱等药，肌肉松弛、肌张力明显低下者，用加兰他敏 2.5~5mg，肌内注射，每日一次，连续 2~3 周。

4. 血浆交换疗法　可清除血浆中的髓鞘毒性抗体、抗原－免疫球蛋白的免疫复合物，炎性化学介质补体，纤维蛋白原和抗原，从而减少和避免神经髓鞘的中毒性损害，促进脱髓鞘的修复和再生，能改善和缓解临床症状，缩短病程，降低死亡率。适用于急性或慢性较严重患者，但费用昂贵，且易出现并发症，必须在有条件的医院进行，每次交换出血浆量 40～50ml/kg，5～8 次为一疗程。

5. 免疫增强剂 对体液免疫功能低下的患者，每日静脉输入大剂量丙种球蛋白，200～400mg/kg，连用 5d，对急性病例可获得与血浆交换疗法相近似的效果，且较血浆交换疗法安全、简便。也可用丙种球蛋白，每次 2～5ml 肌内注射，3 周一次。

6. 康复期进行肢体功能训练，被动和主动运动、针灸、理疗、按摩，并配合中医药治疗，有助于神经功能恢复。

【疗效评价】

参照多发性周围神经病。

（高建荣）

第二节 中枢神经系统感染性疾病

一、单纯疱疹病毒脑炎

【病因、病理及发病机制】

单纯疱疹病毒脑炎简称 HSE，由单纯疱疹病毒致病，是临床上较常见的一种病毒性脑炎。单纯疱疹病毒有 Ⅰ、Ⅱ 两型，引起中枢神经系统感染者多为 Ⅰ 型。儿童及青年感染病毒后可能通过嗅神经侵犯大脑，成人则多数先有粘膜、皮肤感染后再侵犯中枢神经系统。HSE 两侧大脑半球受损广泛，但常一侧病变更为明显，以颞叶、边缘叶及额叶受累最重，病灶内出血、坏死并有空腔形成（故亦称坏死性脑炎），周围组织水肿明显，常可有颞叶钩回疝，受累神经细胞核出现嗜酸性包涵体，是本病特征性病理变化。本病病死率较高，存活者则常有较重后遗症，少数轻症患者可痊愈。

【诊断】

1. 散在发病，无明显季节性和地方性，任何年龄可见，但以 5～30 岁者为多。

2. 多呈急性起病，可有发热、头痛、肌痛、上呼吸道感染等前驱症状。

3. 脑实质受损征象，主要有意识障碍、精神症状、癫痫样发作、锥体外系症状、体征肢体瘫痪等，但神经体征常不呈对称性如偏瘫、双眼同向凝视，病情严重者可至昏迷、抽搐及惊厥，部分病例呈现去皮层状态或去脑强直。

4. 颅内高压较常见，易致颞叶钩回疝，脑膜刺激征亦常出现。

5. 部分病例近期有口唇、鼻翼、面颊或其他部位皮肤疱疹，对诊断有重要意义。

6. 脑脊液压力常增高，脑脊液中白细胞和蛋白量轻至中度增加，早期可出现大量红细胞，甚至使脑脊液变黄，此为本病的特征性表现之一。

7. 脑电图常可见以一侧或双侧颞叶为主的弥漫性高幅波，并可有周期性高幅尖波，CT 显示低密度病灶，多在一侧或双侧颞叶，周围有水肿带。

8. 病毒学检查是确诊的重要依据

（1）双份脑脊液单纯疱疹病毒抗体滴定度较正常升高 4 倍以上，单份脑脊液上述抗体高于 1：80，血清中和抗体或补体结合抗体滴度逐渐增加到高于正常 4 倍以上。

（2）酶联免疫吸附试验测出血清和脑脊液中单纯疱疹病毒的特异性 IgM 和 IgA。

（3）脑组织活检可见到细胞核内嗜酸性包涵体，电镜下可观察到病毒颗粒。

【治疗】

1. 对症及支持疗法　对本病十分重要，针对高热、抽搐、精神症状、躁动不安及颅内压增高等作相应处理，严重脑水肿或有脑疝形成者，需酌情行脑室穿刺引流或颞肌下减压手术。有意识障碍者，尤需注意全身情况，如呼吸道通畅、维持营养及水、电解质平衡等。防治继发感染，适当应用脑保护剂和脑代谢活化剂等亦有帮助，必要时可小量输血、人血清白蛋白、丙种球蛋白或转移因子等，以增强机体免疫力。

2. 皮质激素　早期应大剂量、短程使用，有助于减轻非特异性炎症反应，降低毛细血管通透性，保护血脑屏障，解毒和缓解脑水肿，一般首选地塞米松，成人每日 20～40mg 缓解或分次静脉滴注，3～4d 后逐渐减量，疗程 10～14d，并可酌情再改为口服，每次 0.75～1.5mg，每日 3 次，总疗程通常不超过 1 个月。亦可选用相应剂量的氢化可地松和强的松，如静脉给药效果不明显，可短期用地塞米松鞘内注射，每次 2～5mg，每周 1～2 次。应用激素要注意禁忌症及副作用，抗病毒药必须同时足量给予，有时需适当加用抗生素。

3. 抗病毒治疗

（1）阿糖胞苷（Ara-C）：通过抑制产生脱氧核糖核酸（DNA）必要成份的酶系统，从而抑制病毒 DNA 合成，发挥抗病毒作用。此药能透过血脑屏障，对 HSE 和若干其他病毒脑炎有一定疗效，但副作用较大，如骨髓抑制等，有时甚至造成继发性感染或全身出血，所以国内多数主张用较小剂量每日每公斤 1～2mg（国外介绍用量为每日 4～8mg/kg），静脉滴注或分次（间隔 12h）肌注，连用 5～10d，必要时停药 5d 后再重复应用。此药早期应用对降低 HSE 病死率，改善症状，减少、减轻后遗症有一定作用，近年来已逐渐被其他副作用较轻的抗病毒药代替。

（2）环胞苷（CycLO-C）：为阿糖胞苷的衍生物，在体内转变为阿糖胞苷，作用与 Ara-C 相似，但副作用较轻。成人每日 50～200mg，溶于 5% 葡萄糖液或生理盐水 500ml 中静脉滴注或分次（间隔 12h）肌注，5～10d 为一疗程。

（3）阿糖腺苷（Ara-A）：1960 年合成，为同类药物中疗效较好者，副作用亦较轻。能很好地透过血脑屏障。有学者报道，静脉滴注本药可使 HSE 病死率从 70% 降至 28%。成人每日 15mg/kg 左右，疗程为 10d，但因溶解度较低，每毫升液体的浓度不超过 0.7mg（一般按 200mg 药物，加于 500ml 输液中静脉滴注）本药半衰期较短（仅 1.5h），故每日须持续滴注12h以上（每日1-2次滴注）。用药时应注意大量液体随之进入体内，影响水电解质平衡。已配好的药液不宜冷藏，以免析出结晶。副反应有恶心呕吐、腹泻、震颤、眩晕、皮疹等，但发生率较低，偶可有肝肾功能受损，但多数较轻，停药后可恢复。本品不宜与别嘌呤醇合用。

（4）无环鸟苷：为80年代研制的新型抗病毒药，抗单纯疱疹病毒作用较强，亦能抗水痘病毒、带状疱疹病毒。其机制是此药进入体内后通过受病毒感染的细胞内病毒胸腺嘧啶激酶的作用，转化为三磷酸化合物，选择性抑制病毒DNA聚合酶，抑制病毒DNA的复制，因而阻断了病毒的生长繁殖。对未经病毒感染的细胞和机体则无这种作用。本药分子量小，易透过血脑屏障。有报道，本药对HSE的疗效明显优于阿糖腺苷。临床上如遇到散发性脑炎，病情重疑为HSE又无条件作病毒学检查者，亦可用本药为首选药物，但亦应早期应用。无环鸟苷仅作用于活动期病毒，对潜伏期或静止期的病毒无抑制作用，成人每日10~15mg/kg，分2~3次静脉滴注，疗程10d。有报道首日量10mg/kg后改为每日5mg/kg，亦获显著疗效者。国内有人推荐成人每次250mg，每日1~2次，疗程10d。本品血浆半减期约2.5h，静滴需缓慢，如患者合并肾功能不全，其半减期可延长至20h，故对有肾功能不全患者应相应减少剂量，或延长给药间隔时间。本药不宜与其他肾毒性药物合用，副反应有皮疹、荨麻疹、头痛、恶心等，静脉给药渗漏时，可致局部皮肤坏死，偶致肝、肾功能受损。

【疗效标准】

1. 治愈　症状、体征消失或仅有轻微遗留症状，脑脊液恢复正常或接近正常。
2. 好转　症状、体征及脑脊液改变均有改善，但未达痊愈标准，或后遗症较重。
3. 无效　症状、体征及脑脊液异常均无改善或患者死亡。

二、散发性脑炎

【病因、病理及发病机制】

散发性脑炎是一组以散发形式，急性或亚急性发病的脑炎，近20多年来在我国发现较多，曾用过"非特异性脑炎"、"非典型性脑炎"、"散脑"等名称。实际上包括急性变态反应性脱髓鞘性脑炎及病原不明的病毒性脑炎。散发性脑炎是指一组未能经病毒学证实，而临床上又不符合某些典型的特异性病毒性脑炎（如乙型脑炎、单纯疱疹病毒脑炎等）的脑实质炎性疾病。病变主要在脑灰质、病理变化为神经细胞变性、坏死，脑膜及血管周围可见淋巴细胞及单核细胞浸润，有血管套形成，胶质细胞增生。

【诊断】

1. 急性或亚急性起病，青壮年多见，发病无明显季节性。
2. 发病前常有呼吸道或消化道感染症状。病程中可有不同程度发热，周围白细胞可能有轻至中度升高。
3. 有脑实质受损的症状、体征，多为双侧性，常有以下一种或一种以上临床表现。

（1）精神障碍发生率较高，约40%病例以器质性精神障碍为首发症状。

（2）意识障碍可为嗜睡、朦胧、谵妄、昏迷或去皮质状态等，意识障碍程度可有波动。

（3）颅内压增高有时较突出，并可合并酷似脑瘤的局灶体征。

（4）癫痫大发作或其他类型发作，亦可有瘫痪、不自主运动、颅神经麻痹和植物神经紊乱的症状、体征等。

（5）脑膜刺激征有时可与上述症状同时存在，称脑膜脑炎型。

4. 脑脊液常规、生化可为正常或轻度白细胞、蛋白量增高，糖及氯化物多无明显异常。

5. 脑电图多有弥漫性θ波和（或）δ波，有时可有尖波、棘波、棘慢综合波和（或）局限性异常，可发生在早期临床症状尚不明显时。

6. CT检查可见单个或多个大小不等、界限不清楚的低密度病灶，有时亦可见到白质大片低密度改变。

7. 应排除脑部其他疾病，特别是精神分裂症、代谢性和中毒性脑病、急性播散性脑脊髓炎等。

【治疗】

本病治疗基本同单纯疱疹病毒性脑炎，但如考虑急性变态反应性脱髓性脑炎时，则主要用皮质激素治疗，常有较好效果。

【疗效标准】

同单纯疱疹病毒性脑炎。

三、结核性脑膜炎

结核性脑膜炎是一种非常严重的疾病，如不经治疗，往往危及生命。本病可发生在任何年龄，但最常见于儿童。

【病因、病理及发病机制】

本病大多由神经系统外原发结核病灶经淋巴、血行播散而来，有些系全身播散性粟粒性结核病的一部分，少数由脑内结核瘤、结核性中耳炎直接蔓延。成人多在感染结核后约一年发病。主要病理为软脑膜炎，蛛网膜有炎症及渗出，以颅底最明显；亦可延及脑实质，因蛛网膜下腔渗出物积聚及粘连，阻碍脑脊液循环，可引起脑积水及脑室扩大。

【临床表现】

根据病情发展可分为三期。

1. 早期（前驱期） 约1~2周，精神淡漠、懒言、少动、易激惹，亦可有低热、凝视，消瘦等。

2. 中期（脑膜刺激期） 约1~2周，头痛、呕吐、嗜睡、烦躁，可有癫痫样发作及发热，此期出现典型脑膜刺激征、颅内压增高及颅神经麻痹等。

3. 晚期（昏迷期）　约 1~3 周，病期继续加重，意识从朦胧、浅昏迷到完全昏迷，癫痫样发作加重，可发展为去大脑强直，如无有效治疗，往往导致死亡。

【诊断】

1. 有结核病患者接触史，身体其他部位有结核病灶或结核病史。

2. 有颅底脑膜炎（脑膜刺激征 + 颅神经麻痹）或脑膜脑炎（脑膜刺激征 + 意识障碍、偏瘫或癫痫发作）的典型表现和一般感染症状（发热、烦躁、淡漠），起病多呈亚急性。

3. 脑脊液压力升高，外观常呈毛玻璃状，白细胞增多达 $300 \times 10^6 ~ 500 \times 10^6/L$，以淋巴细胞为主，其蛋白含量多升高至 1.0/L 以上，而糖及氯化物低于正常，静置 24h 的脑脊液可有网状薄膜形成，取此膜做涂片或用直接荧光抗体法检出结核杆菌可确诊。

4. 脑脊液免疫球蛋白检测、腺苷脱氨酶测定、色氨酸试验、酶联免疫吸附试验、溴比试验等可作诊断参考。近年来，国内已广泛应用聚合酶链技术诊断本病，但其方法学和准确性尚在研究中，其检测结果目前亦只能作为参考。

5. 抗结核治疗有效。

【治疗】

对本病应尽早应用联合化疗方法，即使是疑似病例，最好暂先按本病治疗，以免延误。

1. 病原学治疗

（1）异烟肼：杀菌效力强、毒性低，易透过血脑屏障，故为首选药物。成人每日 300~400mg，重症 600~1200mg，危急者用 300~600mg 加入 5% 葡萄糖液 20~40ml，静脉缓慢推注，或置入 250~500ml 中静脉滴注，每日一次，连续 2~4 周，同时加用维生素 B_6 肌注或口服，以预防周围神经受损的副作用。

（2）链霉素：因能透过有炎症的脑膜，适用于急性炎症期，成人每日 1g，分 2 次肌内注射，2 个月后或症状明显改善后改为隔日 1g，总疗程不少于 6 个月。

（3）利福平：杀菌力强，易从胃肠道吸收，较易透过血脑屏障，故常与异烟肼合用作为首选药物。成人每日 10~20mg/kg，清晨空腹顿服，疗程 6~12 个月。因对肝有毒性，酌情加用护肝药，并定期检查肝功能，如有肝功异常，酌情减量或换药。妊娠 3 个月内禁用，老幼患者、嗜酒、营养不良者慎用。

（4）乙胺丁醇：有较强抑菌作用，口服吸收良好，易透过血脑屏障，但副作用较多。主要与其他药物合用，以预防结核杆菌过早发生抗药性。一般每日 25mg/kg，分 2~3 次口服，8 周后减为每日 15mg/kg，一次顿服。应特别警惕对视神经的毒副反应。

（5）吡嗪酰胺：特点是口服吸收良好，易透过血脑屏障，对处于细胞内缓慢生长的结核杆菌有抑菌作用，但对肝有毒性，主要与其他药物联合应用，减少结核病的复发与细菌抗药性的产生。一般每日 35mg/kg，分 3 次口服，3~6 个月疗程。

（6）对氨基水杨酸钠（PAS）：虽然透过血脑屏障不佳，但与链霉素或/和异烟肼联用，能延缓耐药性的产生。一般用 4~12g 加于 5% 葡萄糖液 500ml 中，避光静滴，每 1~2

日一次，持续 14~30d。以后改口服，每次 2g，每日 4 次，连用 6~12 个月。为减轻对胃肠道的刺激性，应餐后服用或与氢氧化铝同服。此药干扰利福平的吸收，如两者同时服用需间隔 6~8h。

2. 治疗方案　当前国际上公认的较好方案是在早期应用链霉素加异烟肼加吡嗪酰胺加皮质激素，慢性患者脑脊液蛋白含量很高，或合并椎管梗阻者可再用异烟肼加皮质激素鞘内注射。

成年人结核性脑膜炎的推荐方案为：

第一方案：适用于早期或渗出期。对一般患者为链霉素 + 异烟肼 + 皮质激素。

链霉素：每日 1g，分 2 次肌注，总量 120g。

异烟肼：每日 0.6g，分 3 次口服或顿服，疗程 18 个月；体重低于 50kg 者，每日剂量可减为 0.45~0.5g。

强的松 30mg/d 或地塞米松 3~4.5mg，/d 顿服或分 3 次，疗程 2~3 个月。

第二方案：病情较重者在以上方案基础上加吡嗪酰胺每日 2.0~3.0g，分 2~3 次口服，疗程 12 个月；或利福平 600~900mg/d 清晨空腹顿服或分 2~3 次口服，疗程 6~12 个月。

第三方案：适用于病情危重，如有意识障碍、颅内压甚高、或有呼吸中枢受损等。原则上同第二方案，将异烟肼及皮质激素改为静脉滴注，并考虑加鞘内注射，采用强的松龙 12.5~25mg，或地塞米松磷酸盐 2.5~5mg（溶于生理盐水或脑脊液 2~3ml 中缓慢注入），每周 2~3 次，疗程 6~10 次。

第四方案：上述方案应用到一定阶段，因细菌抗药性或副作用显著影响疗效时，适用本方案，所以又称后续方案。下列组合可选择一种，并可酌情更换：

①异烟肼 + 吡嗪酰胺 + PAS。

②异烟肼十利福平 + 乙胺丁醇。

③吡嗪酰胺 + 乙胺丁醇十链霉素。

④异烟肼 + 利福平 + 卡那霉素 + 乙胺丁醇。

乙胺丁醇一般用 1.0g/d，分 3 次口服。

卡那霉素每日 1.0g，分 2 次肌注，总剂量 120g。

3. 对症支持疗法　防治并发症，维持营养及水盐平衡，如有颅内高压时，可使用肾上腺皮质激素、高渗脱水剂、乙酰唑胺（Acetazolamidum，脑室脉络丛脑脊液分泌抑制剂，每日 0.5~1.0g，分 2~3 次服用）；头痛剧烈者可酌情用止痛剂；恢复期可用胞二磷胆碱、ATP、辅酶 A、B 族维生素等脑代谢改善剂及神经营养药物。

4. 手术治疗　在积极抗结核治疗下，如有下述并发症者，有手术治疗适应症：

（1）脑积水：急性期可做侧脑室穿刺引流，亦可脑室内注射小剂量皮质激素，慢性期则行脑脊液分流术。

（2）脊髓腔阻塞：酌情行粘连剥离术。

【疗效标准】

1. 治愈　症状体征消失，脑脊液正常，疗程结束后一年无复发。

2. 好转　症状体征改善，或留有不同程度后遗症，脑脊液恢复正常或接近正常。

3. 无效　症状、体征及脑脊液均无改善或患者死亡。

四、新型隐球菌性脑膜炎

【病因、病理及发病机制】

新型隐球菌性脑膜炎是由新型线黑粉菌（旧称新型隐球菌）侵犯脑膜、脑实质引起的中枢神经系统感染性疾病。此菌存在于土壤、草场、牛奶、某些水果及植物、鸟粪中，尤其是鸽粪中可大量存在。约30%～40%患者同时罹患其他消耗性疾病如恶性淋巴瘤、白血病、结核病、红斑性狼疮等。隐球菌脑膜炎可单独发生，亦可为全身性隐球菌病的表现之一。病原菌可通过各种门户入侵机体，但主要经呼吸道侵入，在肺部发生原发灶，经血行或鼻腔嗅神经和淋巴管侵入脑膜，沿血管周围鞘扩展或由脑血管感染性栓塞进入脑实质造成脑膜脑炎，使脑膜广泛性增厚，部分有肉芽肿形成，脑组织以基底节及皮质的灰质受累最重，可形成许多蜂窝状小空洞，严重者脑组织肿胀，脑回变平，颅内压增高。在患者的脑池、脑室、脑膜、脑实质及脑脊液中可发现此种致病真菌。

【临床表现】

1. 起病隐袭，常为亚急性或慢性病程，头痛、恶心呕吐、低热（少数亦可高热达40℃）、脑膜刺激征等症状时轻时重，可迁徙数周至数日。

2. 少数亦可以局灶性神经体征及精神症状为主，逐渐出现记忆力减退、烦躁不安、意识障碍、肢体瘫痪、癫痫发作等。

3. 颅内压增高见于50%以上病例，严重者出现脑疝，肉芽肿较大时，可出现类似脑瘤的表现。

4. 慢性病例常伴蛛网膜粘连、脑室系统阻塞、脑积水。

5. 同时有肺部隐球菌感染者，表现似支气管肺炎。

6. 本病偶有自发缓解者，但多数病例如未治疗常在数月内死亡。治疗必须彻底，否则易复发，部分病例可遗留智力障碍，视力、听力减退或肢体瘫痪等症状。

【实验室检查】

1. 脑脊液

（1）脑脊液压力常增高，甚至有高达800mmH$_2$O（8.0kPa）者。

（2）蛋白定量常高于0.8/L，糖含量减低常为主要表现，氯化物含量可降低或正常。

（3）白细胞在5×10^6～500×10^6/L之间，以淋巴细胞为主。

（4）脑脊液墨汁涂片或培养发现新型隐球菌，但以小脑延髓池及脑室中脑脊液阳性率较高。

2. CT可发现较大的肉芽肿或软化灶，亦可发现脑积水。

3. 肺部 X 线检查有时可见隐球菌性炎性改变，痰液或其他部位的分泌、排泄物中可找到新型隐球菌，对本病诊断有重要参考意义。

【治疗】

1. 病原学治疗　深部真菌病的治疗是较困难的问题，一方面是由于真菌细胞具有坚韧的甲壳质或葡聚糖，药物较难进入；另一方面由于真菌属真核细胞，与哺乳动物细胞的生物学特征有类似之处，故对真菌有杀伤的药物对人体细胞组织也可有较大毒性作用。在两性霉素 B 应用之前，本病患者几乎全部死亡。

（1）两性霉素 B：本药可与真菌细胞膜上的甾醇结合，损伤膜的通透性，破坏真菌细胞的正常代谢而起抑菌作用。长期以来，两性霉素为治疗本病的首选药物，但因毒副作用较大，近年来，有被三唑类抗真菌药取代之趋势。

两性霉素 B 口服不吸收，必须静脉滴注，一般以小剂量开始，首次 0.05 ~ 0.1mg/（kg·d），以后根据副反应情况每日增加 2 ~ 5mg 直到 1mg/（kg·d）。每日量先用注射用水溶解成 5mg/ml，然后用 5% 葡萄糖注射液（pH 不低于 5 为好，否则药物易降解）稀释至 0.1mg/ml 以下，避光缓慢静滴 6 ~ 8h，每 30min 振摇一次以防沉淀，总量 2.0 ~ 3.0g，疗程一般 2 ~ 3 个月。症状明显改善，脑脊液常规、生化正常、涂片墨汁染色隐球菌、培养阴性后，仍需继续治疗 4 周左右。两性霉素 B 静滴可引起血栓性静脉炎、恶心呕吐、发热、寒颤、贫血、低血钾、肝肾功能及心肌损害。注射前可先给阿司匹林口服或在输液中加地塞米松 1 ~ 2mg，以减轻寒颤等反应。在输液中加入肝素 10 ~ 20mg 和（或）经常改变注射部位，可预防静脉炎。治疗期间，应经常检查脑脊液（一般每周 1 次），并适当补钾。

两性霉素 B 透过血脑屏障的能力较差，除轻型外，需加用鞘内注射。首次常用剂量为 0.05 ~ 0.1mg，溶于注射用水 1 ~ 2ml，或以脑脊液 2 ~ 3ml 稀释后缓慢注入，并可先注入地塞米松 2 ~ 5mg，以减少副反应和预防粘连，如无不良反应，每次剂量可缓慢渐增至 0.5mg，每周 1 ~ 2 次，但总剂量不宜超过 15mg，如有显著颅内压增高，鞘内注射应慎用。行鞘内用药者，全身用药剂量可酌减。

（2）庐山霉素：国内于 70 年代在庐山土壤中提炼出一种理化性质类似两性霉素 B 的物质，为七烯类抗真菌抗生素，体内外抗真菌作用亦与两性霉素 B 相同。经多年临床应用结果显示，其剂量与用法同两性霉素 B，疗效稍次于两性霉素 B，副反应则较轻，仅低血钾反应较多。本药透过血脑屏障的能力亦差。

（3）5-氟胞嘧啶（5-FC）：为一种合成的口服抗菌药。肠胃道吸收良好，3 ~ 4h 血药达高峰，可透过血脑屏障，对新型隐球菌、念珠菌有较好的抑制作用。剂量 50 ~ 150mg（kg·d），分 3 ~ 4 次口服，疗程 8 ~ 12 周。缺点为抗菌谱较窄，易产生抗药性；亦有肝肾功能损害、胃肠道症状、过敏、视觉听力损害及骨髓抑制等副反应，但发生率较低。目前多主张与两性霉素 B 或其他强效抗真菌药物合用。

（4）大蒜注射液：为抗菌中药，对多种真菌具有抗菌作用。剂量及用法：

①首为剂 100% 大蒜注射液 10 ~ 30ml 溶于，5% ~ 10% 葡萄糖液 500 ~ 1 000ml 中滴注，

每日一次，以后每日酌情增加 10～20ml，直至每日 80～100ml，疗程为 40～60d，参考脑脊液涂片，培养以及症状、体征而定；

②100% 大蒜注射液或 0.2%～0.3% 大蒜油制剂 5～10ml 肌内注射，每日 1～2 次，疗程 30～60d；

③20%～30% 大蒜液每次 10～30ml，口服，每日 3 次，疗程同上，大蒜的副作用轻，可有恶心、呕吐、静脉炎、肌注部位疼痛等。曾有报道单独用大蒜治疗本病获得较好疗效，但除轻症病例外，一般应与其他抗真菌药合用。

（5）克霉唑：为合成的第一代三唑类广谱抗真菌药，适用于隐球菌病、白色念珠球菌病等深部真菌感染。口服成人 1.5～3.0g/d，儿童 20～60mg（kg·d）。因吸收不规则，毒副作用较大，逐渐被新型三唑类抗真菌药代替，但价格低廉，仍适用于轻型病例（和其他非咪唑类药物合用）。

（6）咪康唑：为新型三唑类广谱抗真菌药，疗效好，毒性低。治疗隐球菌性脑膜炎用静脉滴注，每日 1.2～2.4g，疗程 5～12 周，用等渗氯化钠注射液或 5% 葡萄糖液稀释。开始以小剂量 200mg 加入 50～100ml 稀释液中，于 15～30min 滴完，每 8h 一次，根据患者耐受情况逐渐加大剂量，每次量达到 600～800mg 时，要适当增加稀释液，控制滴注时间在 30～60min。本药透过脑膜的量较多，亦可鞘内注射，每次 10～20mg（一般可用未稀释的注射液 1～2ml，亦可用少量 CSF 稀释），每周 1～2 次。当脑脊液隐球菌转阴后，即可减量，逐渐停药，但需用其他口服药巩固一个阶段。本品不宜静脉推注，因偶可致心脏骤停。副作用包括静脉炎、皮肤瘙痒、皮疹、恶心、呕吐、发热寒颤、红细胞压积容量下降、血小板减少、肝功能异常、血钠减低等，但一般较轻。一岁以下儿童及孕妇禁用。

（7）氟康唑：为最新型三唑类抗真菌药，能强力抑制真菌的甾醇合成，对各种严重感染的疗效显著，并有用两性霉素加氟胞嘧啶治疗本病失败后改用本药获得成功的不少病例报道。本药特点：

①口服吸收良好，服药后 1h 左右可达血药浓度高峰，血浆半衰期约 30h；

②蛋白结合率低，容易透过血脑屏障，在患者脑脊液中浓度可达血清浓度的 80%；

③对真菌依赖酶的杀伤具高度特异性，因而对人体酶系统或正常存在的细菌作用甚微，副反应亦较少①较轻。

用法：一般用静脉滴注，首日剂量 400mg，以后每日 200～400mg，用 5%～10% 葡萄糖液或生理盐水稀释，滴注速度不超过 20mg/min 为宜，轻症患者可逐渐改为口服，剂量为 150～200mg/d，总疗程至少 6～8 周，达到临床痊愈标准后仍需用维持量观察一个阶段（有人推荐为 10～12 周）。副作用常见为胃肠道反应和皮疹，一般较轻，极少数有肝功不良，停药后亦多能恢复。由于主要从尿排出，有肾功能受损者需酌情减低剂量。孕妇、哺乳期妇女及 16 岁以下少年、儿童应慎用，对三唑类有过敏史者禁用。本药缺点主要为价格较昂贵。

（8）依曲康唑：亦是一种具三唑环的合成唑类抗真菌药，三唑环的结构使其对人体细

胞色素 P_{450} 的亲和力降低，而对真菌的这种 P_{450} 保持强亲和力，因此可选择性杀伤真菌的某种酶系统，达到较强治疗作用，而只有较轻的副反应。此药口服吸收良好，餐后服用吸收更佳，由于蛋白结合率较高，透过脑膜较少，适合为其他强效抗真菌药的辅助用药。口服用量，成人每日 150～120mg，一次餐后顿服或分 2 次服。副反应以胃肠道不适为多，偶有头痛、头昏、过敏反应、月经紊乱、可逆性转氨酶升高和低血钾症等。

根据作者经验，认为对较重病例，初期用氟康唑静滴为主，酌情配合咪康唑鞘内注射与伊曲康唑或 5-FC 口服是较好的方案，最近国内亦有文献推荐类似的方案。

2. 对症支持疗法　注意全身营养，给高热量饮食，意识不清者尽早给予鼻饲。注意口腔、皮肤护理，水电解质平衡，防治各种并发症。有高热、癫痫、精神症状者均需相应处理，适当应用改善脑营养代谢的药物，但谷氨酸、麦芽糖、维生素 B_1、维生素 B_6 等可能促进隐球菌繁殖，应慎用；有颅内压增高者，酌情用甘露醇等脱水剂，严重者仍可考虑用类固醇药物，但必须在足量抗真菌药物治疗的基础上慎重应用；如有非交通性脑积水发生，脑室穿刺、引流减压常常是必要的，慢性脑积水患者，应考虑脑脊液分流手术。

【疗效标准】

1. 治愈　症状、体征消失，或有轻度遗留症候；脑脊液常规正常，培养 3 次阴性；反复墨汁涂片阴性。

2. 好转　症状、体征改善，或有不同程度遗留症候；脑脊液常规生化正常或接近正常、反复作墨汁涂片和/或培养 3 次阴性或菌体计数明显减少。

3. 无效　症状、体征无改善或继续加重，CSF 菌体计数未减少或继续增多，或患者死亡。

五、病毒性脑膜炎

【病因、病理及发病机制】

病毒性脑膜炎是由病毒引起的一种脑膜炎症，为无菌性脑膜炎的一部分。常见病原有肠道病毒（埃可病毒、柯萨奇病毒和脊髓灰质炎病毒）、腮腺炎病毒、腺病毒、单纯疱疹病毒、带状疱疹病毒、淋巴细胞脉络丛脑膜炎病毒等。病理上表现为软脑膜弥漫性淋巴细胞浸润，脑组织呈围血管性淋巴细胞浸润，胶质增生，神经节细胞肿胀及点状出血。脑室上皮及脉络膜丛亦可有非特异性炎症性改变。

本病在世界各地均有发生，据文献报道，肠道病毒引起者约占半数病例，发病高峰在夏秋季；腮腺炎病毒所致则多在冬春季，常与腮腺炎同时流行；单纯疱疹病毒性脑膜炎则无明显季节性。

【诊断】

1. 多呈散发性发病，发病年龄以 10～40 岁为主，且多在 15 岁以下。

2. 初期常有发热及类似感冒的全身症状，或有相应病毒感染的表现。

3. 急性或亚急性起病的脑膜刺激征为本病主要的临床表现。

4. 脑实质受损体征多不明显或较轻。

5. 合并某些特定病毒的征象，如肠道病毒感染时可出现散布于颈胸、掌蹠的皮疹；腮腺炎病毒可有腮腺肿大和睾丸炎；柯萨奇 B 组病毒可有全身性肌痛。

6. 脑脊液压力正常或轻度升高；白细胞轻或中度升高，常在 $50 \times 10^6 \sim 2\,000 \times 10^6$/L 之间，除了早期可以中性粒细胞为主外，一般均为淋巴细胞；蛋白量正常或轻、中度增高，一般不超过 2.0/L；糖和氯化物多为正常；细菌和真菌涂片及培养阴性；溶菌酶活力测定多为阴性。

7. 急性期血液与脑脊液的病毒分离，恢复期，血清中和抗体滴定及补体结合试验如有阳性反应，对诊断有较大价值。

8. 本病呈自限性。大多数患者在 1~4 周内痊愈，一般不留后遗症，但要慎重，应与细菌性脑膜炎和其他颅内感染性疾病相鉴别。

【治疗】

1. 对症支持疗法　为本病主要治疗措施，卧床休息，营养丰富的饮食。头痛剧烈、高热、颅内高压等酌情对症处理。临床症状较重者，可短期内用小剂量地塞米松 5~10mg/d 加入 5% 葡萄糖液中滴注。

2. 抗病毒治疗　一般先选用较安全的药物，如板蓝根注射液，每次 2~4ml（相当于生药 1~2g），肌注，每日 1~2 次；大蒜素注射液（每毫升含 30mg），每次 90~150mg 加入 5% 或 10% 葡萄糖液 500~1 000ml，静脉滴注，每日一次，连续 5~10d；吗啉胍，每次 0.2~0.3g，口服，每日 3 次，小儿每日量 10mg/kg 分 3 次用；或银翘解毒片每次 4~6 片，每日 2~3 次。对上述治疗无效或病情严重者则需在严密观察下选用无环鸟苷或阿糖腺苷等。

3. 抗生素　由于在急性期常难与细菌性脑膜炎相鉴别，因此经验性治疗常需选用某种抗生素，一旦排除细菌性脑膜炎，则可中止抗生素治疗。

【疗效标准】

1. 治愈　临床症状及体征消失，脑脊液恢复正常。
2. 好转　临床症状及体征好转，脑脊液异常改善。

六、进行性多灶性白质脑病

【病因、病理及发病机制】

进行性多灶性白质脑病是一种少见的脑部脱髓鞘病，现多认为是细胞免疫功能低下时的一种条件性慢病毒感染，可能是原来潜伏于中枢神经系统外的无症状病毒感染侵犯脑组织所致。当前，乳多空病毒 JC 型和 SV40 被认为是最可能的病菌。本病常见于慢性消耗性疾病及长期使用皮质激素或其他免疫抑制剂的患者，亦有既往健康者发病。病理上主要为脑白质内多发性的脱髓鞘病灶，其中出现奇特的巨大星形细胞，少突胶质细胞消失，轴突相对较完整，炎性浸润不显著。电镜检查脑组织可发现乳多空病毒颗粒。

【诊断】

1. 常见于中青年男性，起病隐袭，一般无明显发热。

2. 半数以上病例有下列基础疾病：艾滋病、慢性淋巴细胞白血病、恶性淋巴瘤及其他恶性肿瘤、系统性红斑狼疮、器官移植、长期使用皮质激素及免疫抑制剂，一般在上述疾病发生 1～2 年后发生本病。

3. 最常表现为大脑半球弥漫性受损征象，如智能衰退、精神障碍、人格改变、偏瘫或四肢瘫痪、失语、共济失调、球麻痹、皮层盲等，常在一年内死亡。

4. 脑脊液多无异常；脑电图有弥漫性慢波，但无特异性；CT 脑扫描可发现分布在白质的多个、非对称性的低密度灶。

5. 脑组织活检是最可靠的诊断依据。

【治疗】

1. 病原学治疗　自从确认本病为病毒感染所致后，曾有用碘苷、阿糖腺苷治疗的报道，均未取得明显疗效，有报道应用阿糖胞苷治疗可获得暂时性缓解。无环鸟苷可考虑试用，方法参见本章单纯疱疹病毒脑炎。

2. 免疫增强剂

（1）左旋咪唑：小剂量间断用药可提高人体对病毒感染的抵抗力，已有作者推荐用于治疗本病。

每日 75～150mg，口服，每日 3 次，连服 3～5d，停药 1 周循环使用。不良反应偶有头晕、恶心、乏力、皮疹等，个别患者可有白细胞减少及肝功能受损等。

（2）转移因子：可将细胞免疫活性转移给受体以提高患者的细胞免疫功能。一般采用皮下注射，每次注射 1 支（每支 2ml 相当于 1×10^9 白细胞提取物），每周 1～2 次，1 个月后改为每周 2 次。

（3）其他：详见本书相关章节。

3. 对症支持疗法，预防并发症，治疗基础疾病，酌情停用皮质激素或免疫抑制剂等常可使症状缓解，延长生命。

【疗效标准】

1. 好转　症状体征改善，存活时间延长。

2. 无效　症状体征无改善，患者迅速死亡。

七、脑型血吸虫病

【病因、病理及发病机制】

血吸虫病是日本血吸虫、埃及血吸虫或曼氏血吸虫等寄生人体所致的疾病，如虫卵侵入脑内产生脑炎样反应，即为脑型血吸虫病，在血吸虫病患者中的发病率约为 1.5%～5.0%。在我国主要由日本血吸虫感染致病。多数情况下，成虫在门静脉系统内产卵，虫卵随体循环或脊椎静脉系统进入脑内，少数病例为成虫寄生在颅内静脉窦，所产虫卵直接沉积在附近脑组织。病理变化主要为病灶区的软脑膜及其下皮质和白质浅层形成虫卵肉芽肿、假结核结节、嗜酸性脓肿、疤痕结节、周围有浆细胞浸润、胶质细胞增生和毛细血管网形成。病灶常聚集成团，形成巨大肉芽肿，并可引起中、小型血管炎性变化或动脉内虫卵栓塞。因虫卵多经颈动脉入脑，病灶多在大脑中动脉供血区，最常在顶叶，其次为额、颞、枕叶和小脑。

【诊断】

1. 有血吸虫疫水接触史，并有过发热、咳嗽、荨麻疹和腹泻等早期感染症状，或已确诊患血吸虫病。

2. 在感染血吸虫 1~2 个月后，出现急性中枢神经系统症状、体征，如高热、头痛、精神症状、抽搐、昏迷、大小便失禁、瘫痪等。

3. 在感染血吸虫 6 个月至数年后，出现如下症状：慢性中枢神经系统表现，局限性或全身性癫痫，脑瘤样定位征及颅内高压症，以及由虫卵栓塞导致卒中样发作等。

4. 大便孵化或乙状结肠镜活检找到血吸虫虫卵。

5. 头颅 CT 检查可见到低密度，或高低密度交错的病灶，丛集性钙化影或占位性改变等。

6. 皮内试验、血吸虫尾蚴膜试验、环卵沉淀试验、酶联免疫吸附试验等可作为诊断参考。

7. 抗血吸虫病治疗能明显减轻症状、体征。

【治疗】

1. 病原学治疗

（1）吡喹酮：为广谱抗蠕虫药，疗效佳，毒副作用轻，疗程短，现为治疗血吸虫病的首选药物。①急性脑型血吸虫病：成人总剂量 6 000~7200mg，儿童为 120~140mg/kg，分 4~6 次口服，2d 内服完；

②慢性脑型血吸虫病：成人总剂量 3 000~3600mg，儿童为 50~70mg/kg，分 4~6 次，2d 内服完。急性患者在治疗后均能退热，平均退热时间 4~9d。急、慢性患者在治疗后半年随访，粪便孵化转阴率均在 90% 以上，少数治疗后粪便孵化仍阳性者，在首次用药 3~6 个月后，可按原剂量重复 1 次。此药副反应轻微且短暂。

（2）硝硫氰胺：为 70 年代合成的抗血吸虫药，体内代谢较慢，原药及其代谢产物均可通过血脑屏障。对急性脑型血吸虫病退热较快，对慢性患者，6 个月后阴转率约为 80%~85%。目前多用微粉胶囊型口服剂，急性患者总剂量 6~7mg/kg，分 6 日口服，每日一次；慢性患者总剂量同上，但在 3 个月内服完，每日一次，成人总量不超过 400mg。本药副反应较多，故通常仅在用吡喹酮疗效不佳时慎重选用。

（3）硝硫氰酯：为硝硫氰胺的衍生物，抗血吸虫作用与硝硫氰胺类似，副作用相似但较轻。用胶囊剂口服，成人总剂量 25mg/kg，最大剂量不超过 1 500mg，等量分为 3 剂，每日晚餐后半小时服用一剂。

（4）酒石酸锑钾：过去常用 20 日疗法治疗脑型血吸虫病，疗效较好，因副作用较多，目前主要在不能口服或鼻饲的患者采用，而且在神志清醒后即可改用吡喹酮治疗。

2. 手术治疗　有下列表现之一的患者应考虑手术治疗：

①脑脊液循环受阻，脑压甚高，有脑疝形成征象者，酌情作减压手术；

②巨大肉芽肿与脑瘤鉴别有困难者，可手术探查，肉芽肿内含大量虫卵，仅用压片检查在术中即可确诊，手术切除部分肉芽肿后再用药物治疗。

3. 对症治疗　急性脑型血吸虫病全身毒血症反应较重者，可酌用皮质激素；有癫痫发作者应予抗癫治疗；颅内压增高者用脱水药等。

【疗效标准】

1. 治愈　症状、体征消失，或仅有轻微后遗症状（如癫痫发作平均每月不超过一次者）；大便孵化连续 3 次阴性；血吸虫免疫学检查转阴。

2. 好转　症状、体征改善；有程度不等的后遗症；大便孵化连续 3 次阴性；免疫学检查转阴。

八、脑型疟疾

【病因、病理及发病机制】

脑型疟疾是感染恶性疟原虫所致，在恶性疟疾中的发生率为 2% 左右。

主要发生在儿童与新进入流行区无免疫力的人群，病情凶险，病死率甚高。脑部病变以血管受损最为显著，内皮细胞可有增生、脱落、变性和坏死等，血管周围水肿，出血。疟原虫在脑部毛细血管内可与红细胞凝集而形成栓子，堵塞管腔引起脑组织缺血、缺氧、脑水肿及灶性坏死。

疟原虫裂殖体破裂释放毒素引起中毒性脑病。血管内皮细胞的损害又可激活内在的凝血系统，引起 DIC，在脑内及全身形成广泛血栓，导致相应的临床表现。

【诊断】

1. 多在夏秋季发病，好发于少年儿童，成人则以外来流行区者为多，或有流行区接受输血史，或已确诊恶性疟疾。

2. 急性起病，绝大多数有高热（39℃～41℃）、寒颤、大汗，约80%有意识障碍，多出现于发热后 3～5d。

3. 常有剧烈头痛、呕吐、谵妄、抽搐、瘫痪、共济失调、脑膜刺激征或视力障碍等脑部症状、体征。病情严重者可并发消化道出血、休克、心功能不全、呼吸衰竭等。

4. 脑脊液常有压力增高，蛋白正常或轻度增高，白细胞数轻度增加，可发现嗜酸性粒细胞。

5. 血液或骨髓涂片发现疟原虫（采用厚滴血片阳性率较高）。

6. 抗疟治疗有效。

【治疗】

治疗原则为尽早、尽快采用强效、速效抗疟药物和对症支持疗法，以减少死亡和后遗症发生。

1. 病原学治疗

（1）磷酸氯喹：本药与其他氨基喹啉类抗疟药（如哌喹）主要作用是杀灭裂殖体，对疟原虫的红细胞内期起作用，能迅速控制症状，可能由于干扰了裂殖体 DNA 的复制和转录。虽然对红细胞外期无效，但因恶性疟原虫无红外期，故仍可根治恶性疟疾及脑型疟疾。

因本病多有意识障碍，一般用静脉给药，常用二磷酸氯喹注射液，首日 1.5g（基质 0.9g），第 2、3 日各为 0.5g（基质 0.3g），疗程 3d，总量 2.5g，一般在临用前以 5% 葡萄糖注射液或生理盐水稀释，浓度每 500ml 内 0.5～0.75g，成人滴速不超过 40～50 滴/min，首日药量要求在入院后 12h 内滴完。本药一般不作肌注，因常规量肌注亦有致死的报道。儿童静脉滴注剂量第首日按 30～40mg/kg，第 2、3 日 10～15mg/kg，本药控制临床症状较快，常在用药后 24～48h 退热，血涂片在 48～72h 可转阴。口服吸收良好，服药后 1～2h 血浓度即达高峰，排泄较慢，作用持久。无意识障碍或治疗中神志转清者，可用口服二磷酸氯喹片剂（含基质 60%），首日 1.0g，顿服，第 2、3 日各 0.75g，分两次服用。

目前，在某些地区已发现有一部分恶性疟原虫对本药产生了耐药性，致疗效降低，此时要及时改用其他抗疟药物或联合用药。

（2）咯萘啶：为我国 1970 年合成的抗疟新药，属苯骈萘啶类药物，主要杀灭恶性疟原虫细胞内期裂殖体，抗脑型疟疾疗效显著，与氯喹无交叉耐药性。常用其磷酸盐，口服、肌注及静脉滴注后达血浆峰值分别为 1.4h、45min 及 15～30min。脑型疟疾一般为每次 3～6mg/kg，静脉滴注，用生理盐水或 5% 葡萄糖液 250～500ml 稀释，成人滴速 60～80 滴/min，儿童酌减。一次用药后，部分昏迷患者每日内即可清醒，对于特别危重者，间隔 6～8h 还可重复用药 1 次。为加强杀虫作用，可连续再用药 2～3 日，每日一次静滴。本药禁止静脉推注。亦可用肌注，每次 2～3mg/kg，深部注射，间隔 4～6h 重复 1 次，疗程 3～4 日，总量 12～20mg/kg，以上剂量均以盐基计算。本药副作用较氯喹轻，少数患者有恶心、腹痛、头昏等，均较轻微，但对严重心、肝、肾患者仍需慎用。

（3）青蒿素：为我国从黄花蒿中提炼出一种新的抗疟成分，主要用于抢救脑型疟疾，能杀灭疟原虫红细胞内期的裂殖体。临床用青蒿素水混悬剂，100mg/ml，首次剂量 300mg，深部肌注，6～8h 后重复一次，第 2～3 日各以 200～300mg 肌注。儿童总剂量 15mg/kg，分 3 日肌注。亦可用栓剂，首次 600mg，塞肛，4～6h 后重复，第 2、3 日各 300～400mg，塞肛。本品副作用轻，偶有恶心、呕吐、腹泻、皮疹及肌注部位疼痛等。

（4）蒿甲醚：青蒿素衍生物，杀灭疟原虫红细胞内期裂殖体作用较青蒿素强，为治疗脑型疟疾的高效、速效药物，近期疗效可达 100%，用药后 2 日，多数患者血中疟原虫转阴并退热。临床用油剂（100mg/ml），深部肌注。成人剂量首日 200～300mg，第 2～4 日 100～150mg。

上述两药在体内半衰期短，作用不持久，疗程结束后要改用其他抗疟药治疗，以防在近期内复燃。

（5）二盐酸奎宁注射液：能杀灭裂殖体，制止发作。一般静脉滴注，3日一疗程，首日1.5g，第2、3日1.0～1.5g，溶于生理盐水或5%葡萄糖液中，浓度不超过1～1.5mg/ml，滴速40～50滴/min，用药过程中应密切注意血压。儿童剂量40～50mg/kg，分3日静滴。有肾功能损害者日总量不超过0.6g，清醒后改口服。本品不宜静脉推注或肌注，孕妇忌用。

2. 对症及支持疗法

（1）皮质激素：有减轻毛细血管渗透性及抗炎、退热、解毒、抗脑水肿等作用，对脑型疟疾，如早期与抗疟药一同应用，常有较好疗效。一般给地塞米松20～30mg/d或氢化可的松100～300mg/d，静脉滴注。

（2）低分子右旋糖酐：可减低血液粘滞度，防止红细胞凝集和血栓形成，改善血液循环。每日500ml，静脉滴注。

（3）输血：贫血严重者应酌情输血，成人每次输血不宜超过300ml，一般用新鲜血。

（4）其他：注意水盐及酸碱平衡，有高热者用物理降温，体温宜控制在38.5℃以下，酌情使用镇静、脱水、抗癫痫和抗生素等药物。

【疗效标准】

1. 治愈　临床神经症状、体征消失或仅遗留轻微体征，血片查疟原虫阴性。

2. 好转　症状、体征改善，或有程度不等后遗症，血片查疟原虫阴性。

九、脑囊虫病

【病因、病理及发病机制】

脑囊虫病是猪绦虫幼虫（囊尾蚴）寄生在脑部所致的一种疾病，约占人体囊虫病80%以上。国内以东北、华北、西北、内蒙古、云南等地发病率较高，近年来华东、中南地区的北部发病率亦有增加趋势。囊虫病的感染方式有3种：

①内源性自身感染，因呕吐时猪绦虫的妊娠节片或虫卵返流入胃；

②外源性自身感染，因患者手指受自身粪便污染，使虫卵经口入胃；

③异体感染，因摄入受猪绦虫病患者粪便污染的食物而感染。

囊虫病患者常常同时有猪绦虫病，猪绦虫在人体小肠内寄生时间越长，发生囊虫病的危险就越大。

猪绦虫虫卵入胃后，在十二指肠内孵化出六钩蚴钻入肠壁，随后进入肠系膜小静脉及淋巴而被输送至全身，虫卵发育变为囊尾蚴，寄生到皮下、肌肉和脑组织等部位。脑部病变以大脑皮质最多见，软脑膜、脑室、脑池和椎管内亦可受累。急性期以局部炎症、水肿为主，慢性期引起胶质增生、机化、结节性包囊，还可有钙化。包囊在软脑膜及大脑皮质内较多，有的还可位于脑池或脑室内，数量少者数个，多者可达数百个。囊虫的寿命为数年至数十年，死亡后遗留的钙化灶仍可引起癫痫发作。

【诊断】

1. 有在流行地区旅居、食用"米猪肉"或夹生猪肉史，或已确诊猪绦虫病。

2. 从摄入虫卵至形成脑组织包囊的潜伏期为 3 个月左右。神经症状常呈多灶性，且以刺激性症状占优势。癫痫发作较多见，大发作占半数以上，亦可为其他类型发作。颅底多数包囊引起炎性粘连，可致颅内高压，第四脑室内包囊阻塞正中孔造成脑脊液循环障碍可造成特异性 Brun 综合征，即因活瓣样作用，在体位改变时诱发急性颅内压增高，甚至猝死。其他还可有急性或亚急性脑膜脑炎、精神异常、脊髓压迫等表现。

3. 病原及免疫学检查　患者血清或/和脑脊液以囊虫抗原做间接血凝、补体结合、酶联免疫吸附试验等检测，抗体阳性，有助于诊断。

4. 头颅 X 线平片在病期较长的患者可见囊壁钙化；脑 CT 可见脑实质内低密度、大小不等的圆形囊腔；常为多发性，有时还可凸入脑室，囊腔中亦可见到高密度结节影；增强扫描时囊壁如有环形增强，诊断意义更大。

5. 如有皮下或肌肉结节，又经活检证实为囊尾蚴或眼底检查发现玻璃体内有囊虫，均为可靠的诊断依据。

【治疗】

1. 病原学治疗

（1）吡喹酮：有杀死囊虫的作用，目前主张每日给 20～40mg/kg，分 3 次口服，10～14d 一疗程，根据病情需要，每间隔 2～3 个月还可酌情重复 1～3 疗程。经此治疗后，多数患者癫痫发作减少或终止，其他症状亦缓解，但因囊尾蚴死亡、组织反应暂时性增强，可出现全身过敏反应，加重癫痫发作及脑水肿，故应同时加用降颅压药、皮质激素、抗惊厥药及其他对症处理。本品的优点是同时还可治疗全身绦虫病。

（2）丙硫咪唑：为高效广谱驱虫药，杀虫作用强，对幼虫及虫卵发育亦有显著抑制作用。近年来已证明为治疗脑囊虫病的有效药物，显效率达 80% 以上。推荐剂量为每日 15～20mg/kg，分 2 次口服，10d 一疗程，间隔 15～20d 后可用第 2 疗程，一般应用 2～4 疗程。本品副作用较吡喹酮轻，治疗过程中亦可产生类似吡喹酮的组织反应暂时增强，需做相应处理。

2. 抗绦虫病药物　彻底治疗肠绦虫病，才能阻止继续发生虫卵自身感染。

3. 手术治疗　脑室内囊虫多为单个，可考虑手术摘除，以免在囊虫死亡后引起脑水肿导致脑室系统梗阻，如已有阻塞性脑积水，酌情作脑脊液分流手术。颅内压甚高，药物疗效不佳者，可行减压手术。

4. 对症及支持疗法　酌情使用抗癫痫药、高渗脱水剂等，对于脑膜脑炎型患者可配合使用皮质激素。

【疗效标准】

1. 治愈　症状体征消失或有轻度后遗症状，粪便绦虫卵阴转，血和脑脊液免疫学检查恢复正常。

2. 好转　症状体征改善，有程度不等的后遗症，粪便绦虫卵阴转，血和脑脊液免疫学检查恢复正常。

（牡妮娜·依明）

第三节　自主神经系统疾病

一、神经原性直立性低血压

神经源性直立性低血压是由不同神经疾病所致的一种临床征象，在直立位时出现血压降低（收缩与舒张压均降低），同时伴有一系列植物神经功能失调的症状。

根据病因不同可分为以下不同类型。

【临床类型】

1. 特发性直立性低血压（Shy-Drager 综合征，SDS）　Shy 1960 年首次提出。病理所见主要是交感神经节、基底节、延髓橄榄核、脑桥、小脑以及脊髓侧角细胞的变性。好发于中年男性，病程呈缓慢进展。主要表现为：

①直立性低血压，从卧位起立时收缩压下降 2.67kPa（20mmHg）或降至 6.67kPa（50mmHg）以下；

②其他植物神经症状（Homer 征、无汗、阳萎及排便障碍）；

③各种神经症状（震颤、肌张力增高、小脑症状及锥体束征）。

2. 颈动脉窦过敏综合征　发病原因与颈动脉硬化或炎症、颈动脉窦周围病变（淋巴结肿大或炎症、肿瘤、疤痕等）、颈动脉体瘤等有关，偶见原发性病例。中、老年人多见。主要表现为：

①从卧位起立时血压下降；

②伴有头晕、耳鸣、四肢无力、出冷汗；

③严重者短暂意识丧失和抽搐。

3. 急性全自主神经障碍　病因不明，可能系病毒感染或免疫反应引起的周围性自主神经疾病，病变最明显的是后根神经节。自主神经功能障碍包括交感神经和副交感神经两方面。

临床表现为：

①急性或亚急性起病的直立性低血压；

②泪液、唾液、汗液分泌消失；

③肠蠕动减慢，排便障碍；

④皮肤血管舒缩功能障碍。

4. 家族性植物神经功能不全症（Riley-Day 综合征）　Riley-Day 于 1949 年报道，是一种罕见的遗传病。病检见交感神经和副交感神经节细胞数目减少及神经脱髓鞘。儿童期发病。主要表现为：

①直立性低血压；

②泪液分泌减少或丧失；

③体温调节障碍，手足发冷，排汗增加；

④面肩颈阵发性对称性皮肤红斑；

⑤情绪不稳定等。

5. 排尿性晕厥　是一种原因不明的疾患，在排尿后出现低血压性晕厥，多见于男性青壮年，常在直立位发生，发作时血压下降，晕厥发生在排尿之末，短暂意识丧失后迅速恢复。

6. 其他　如 Parkinson 病、颈段脊髓空洞症、交感神经切除术后、橄榄脑桥小脑萎缩症、多发性硬化症以及糖尿病的神经并发症等均可引起直立性低血压。此外，某些药物，如左旋多巴、交感神经阻滞剂、大剂量血管扩张剂及镇静剂也常继发直立性低血压。

【诊断】

1. 从卧位起立时收缩压下降 2.67 ~ 5.33kPa（20 ~ 40mmHg）或降至 6.67kPa（50mmHg）以下，同时出现低血压症状。

2. 伴有多种植物神经功能障碍的表现。

3. 有植物神经功能障碍以外的神经症状。

凡具上述特点者，即可作出诊断。

4. 临床诊断困难者可行植物神经药物试验，以辅助诊断。

【治疗】

直立性低血压是多种疾病共有的临床征象，故寻找病因并针对原发疾病进行病因治疗是其原则。对直立性低血压本身的治疗包括急性发作期治疗和非发作期预发性治疗。

1. 急性发作期治疗　立即头低位平卧，松开衣领，保持呼吸道通畅，以保证脑部和重要器官的血液供应。增加血容量是改善血液循环的方法。病情严重者可在输液中加入氢化考的松 100 ~ 200mg，每日一次，液体以钠盐为主，适当补充血浆蛋白成分。

2. 非发作期预防性治疗

（1）睡眠时将床头抬高 25 ~ 30cm，可减少或减轻直立性低血压的发生。起床时宜缓慢坐起，下肢下垂时先稍稍活动后再缓慢站起，可预防发作。

（2）用弹性绷带绑扎双下肢，或穿弹力衣袜，可减少下肢静脉血淤滞，增进血液循环，有助于预防发作。

（3）注意营养，加强体育锻炼，增强体质，可做保健按摩和气功治疗。

（4）避免夜间站立排尿，可防止排尿性晕厥。

（5）避免使用交感神经阻滞剂、镇静剂及其他降血压药物。

（6）可选用消炎痛每次 25 ~ 50mg，每日 1 ~ 2 次，能抑制前列腺素合成，改善血管张力，防止直立性低血压发生；麻黄素 25mg，每日 3 次；利他林 10 ~ 20mg，每日 2 次。

（7）可试用生物反馈疗法。

【疗效标准】

1. 治愈　症状消失，半年内无复发。

2. 好转　症状改善。

二、红斑性肢痛症

【概述】

红斑性肢痛症是一少见的阵发性血管扩张性疾病，以肢体远端灼痛、潮红、皮温升高为特征。

本症可分为原发性和继发性二种类型。原发者病因未明，可能是中枢神经功能紊乱，末梢血管运动功能失调，血流增加，亦有认为是皮肤毛细血管对温度反应过敏所致。本症可见于任何年龄、性别，但以青壮年男性多见。主要表现是肢端，尤其是足底及足跟，发作性发红、灼热、剧痛、皮温增高。夜间入睡时足部温暖而发作者多见，患处多汗、轻度水肿和皮肤过敏，双足暴露被外可缓解，呈阵发性发作，可持续数分钟，甚至数日。病程可长达数年，预后良好。近年来有在 12～17 岁的青少年中暴发流行有趋势。继发性者可伴有多发性硬化、系统性红斑狼疮、类风湿性关节炎、真性红细胞增多症、血小板增多症、糖尿病等。

【诊断】

1. 本病多见于青年男女。

2. 发病与寒冷和潮湿有关。

3. 温暖、肢体下垂和长久站立后疼痛加剧，冷水浸泡足部可减轻疼痛。

4. 肢端可有感觉过敏。

5. 血清循环免疫复合物可升高。

6. 排除继发性者后，可确定为原发病例。

【治疗】

1. 注意营养　防止可以使足部血管扩张的任何因素，如足部受热、久站、行走过多及下肢下垂等。

2. 发作时应休息，将患肢抬高，患足暴露于冷处，或用冷敷、微温水浴双足等可使灼痛减轻。

3. 阿司匹林片　0.3～0.6g，每日 3 次，一般可以控制疼痛。其他镇痛剂亦可选用，严重者可用可待因片 30mg，即服。

4. 血管收缩剂　如麻黄素片 25mg，每日 3 次；甲基麦角酸丁醇酰胺 1～4mg；苯噻啶片 0.5mg，每日 3 次。

5. 血管扩张剂　心得安片 90mg，每日 3 次，亦有效，机理不明。

6. 肾上腺皮质激素　短程大剂量冲击疗法对控制症状有效。一般采用 ACTH 100 单位肌注或静脉滴注，每日一次，10d 为一疗程。然后每周注射一次巩固疗效。本法可以试用，但要谨防副作用。

7. 患处局部封闭　可用 0.5%～1% 普鲁卡因注射液行环状封闭。骶管硬膜外封闭疗法和腰交感神经节阻滞也有一定效果。

8. 反复发作，内科治疗无效者可行交感神经切除术。

【疗效标准】

1. 治愈　症状和体征消失或基本消失。

2. 好转　临床症状和体征改善。

（牡妮娜·依明）

第四节　脊髓疾病

一、急性脊髓炎

急性脊髓炎系脊髓非特异性急性炎症，病因未明，可能与病毒感染或疫苗接种后引起自身免疫反应或其他中毒、过敏等因素有关。多见于青壮年，呈散在性发病。胸段脊髓最常受累。少数患者病变范围可迅速向上扩展，症状及体征也相应迅速上升，可达颈髓和延髓而危及生命，常因呼吸肌麻痹致死亡，称为上升性脊髓炎。

【诊断】

1. 病前数天或 1～2 周常有发热、全身不适、上呼吸道感染等症状，或有疫苗接种史。

2. 起病急骤，先有背痛、腹痛或束带感等神经根刺激症状，数小时或数天内发展成脊髓完全横贯性损害，症状及体征视受损脊髓节段而定。初期瘫痪肢体肌张力降低，腱反射减弱或消失，并尿潴留、大便失禁，无病理反射，称为脊髓休克期，持续时间 2～3 周，亦可长达数月。病变水平以下深浅感觉减退或消失，在感觉消失区上缘出现一感觉过敏带，受损平面以下并有植物神经功能障碍、少汗或无汗、皮肤干燥、脱屑、趾甲松脆、趾端苍白等。

3. 康复期　病变水平以下的肢体逐渐出现上运动神经元瘫痪，表现为不同程度的肌力减退，肌张力增高，腱反射亢进，病理反射阳性。感觉障碍平面逐渐下降和恢复，但常遗留不同程度的感觉异常，易发生尿失禁。通常于发病后 3～6 个月可基本恢复，少数患者有程度不等的后遗症。恢复的时间越晚，程度愈差，完全恢复的可能性便越少。

4. 辅助检查

（1）急性期周围血白细胞正常或稍高。

（2）脑脊液压力正常，一般无阻塞现象，白细胞数正常或稍高，以淋巴细胞为主，蛋白含量可轻度增高，糖与氯化物正常。

（3）临床需与脊髓压迫症、脊髓出血、脊椎转移癌或脱髓鞘性脊髓病鉴别时，可选择做脊髓 CT、MRI、肌电图及脊髓诱发电位等检查。

【治疗】

1. 急性期处理

（1）肾上腺皮质激素：目前认为急性脊髓炎为自身免疫性疾病，治疗以激素为主，可用地塞米松 10～15mg，或氢化考的松 100～300mg，加至 5%～10% 葡萄糖液 500ml，静脉滴注，每日一次，连用 10～14d 后逐渐减量，改用强的松口服，同时口服钾盐。为预防肺部或泌尿系感染，可选用适当抗生素合并使用。病情发展迅速，估计脊髓肿胀压迫明显者，加用 20% 甘露醇 250ml，每 8～12h 一次。

（2）神经营养药及血管扩张药：给予大剂量维生素 B_1、维生素 B_{12} 肌内注射或口服；甲钴胺（商品名弥可保）500μg，每日 3 次，或 500μg 肌内注射，隔日一次，并用 ATP、辅酶 A、地巴唑等药作辅助治疗。若肌肉松弛，肌张力明显低下者，可用加兰他敏 2.5～5mg，肌内注射，每日一次，20d 为一疗程。

（3）血浆交换疗法：通过血细胞分离机把患者血浆中含有自身循环抗体和免疫复合物等有害物质分离出来，弃除后再选用健康人血浆、白蛋白、6% 羟乙基淀粉、林格液或生理盐水等替换液给予补充，以促进神经功能恢复，亦可用滤膜分离法，每日一次，7 次为一疗程。

（4）其他：紫外线照射充氧自血回输疗法、高压氧治疗、大剂量丙种球蛋白静脉滴注等，可按具体情况选用。对于疱疹后脊髓炎，应早期用抗病毒药，如阿昔洛韦（无环鸟苷，Acyclovir）0.2g，每日 4 次，注射剂 5～10mg/kg，加入输液中静脉滴注，每 8h 一次，连用 7～10d。三氮唑核苷（病毒唑）0.1～0.2g，每日 3 次，或 200～300mg，加至 5% 葡萄糖 500ml 静滴，每日 1～2 次，10～14d 为一疗程。

（5）护理重点应包括：

①勤翻身，床垫柔软平整，在骨骼突起处（如骶尾部、踝部、肩部等）加用气圈或软垫，严防褥疮形成；

②有尿潴留者应定期间歇性导尿，放置保留导尿管时，每 4～6h 开放引流管一次，不宜持续引流，防止膀胱挛缩，同时定期作闭合式膀胱冲洗，常用 3% 硼酸或 1:1 000 呋喃西林溶液，每次 250ml 灌注冲洗，停留半小时后放出，每日 1～2 次；

③鼓励患者将痰咳出，适时变换体位，经常保持呼吸道通畅；

④使瘫痪肢体处于功能位置，防止挛缩和畸形。

2. 康复期处理　加强肢体功能锻炼，促进肌力恢复，可用针灸、推拿、按摩、理疗及瘫痪肢体被动运动等措施，有利于早日康复。若遗留有痉挛性截瘫，肌张力明显增高者，可用妙纳 50mg，每日 3 次；或巴氯芬 5mg，每日 3 次，根据病情需要可逐渐增加至每日 60～80mg。

【疗效标准】

1. 治愈　症状基本消失，瘫痪肢体肌力达Ⅳ度以上，生活自理，能参加部分工作或操持家务，脑脊液正常。

2. 好转　症状及体征改善。患肢肌力恢复至Ⅲ度左右，能在别人搀扶下行走，大小便功能基本正常。

3. 无效　症状、体征无改善，或患者病情恶化、甚至死亡。

二、脊髓蛛网膜炎

脊髓蛛网膜炎系继发于某种致病因素的反应性炎症，隐袭起病，部分患者有感染、外伤、脊椎疾病、椎管内注射药物或造影剂等病史。病因不明者多系病毒感染或非特异性炎症所致。病变区蛛网膜增厚，与脊髓、脊神经根粘连或形成囊肿，可出现不同的临床表现，病变多见于胸段脊髓。

【诊断】

1. 病程进展缓慢，迁延数月或数年，常有起伏，有时病情缓解后，可因受凉、外伤或感染后又迅速恶化。

2. 临床表现复杂，受累范围广泛且不规则，可分为两型：

（1）粘连型：病变范围广，脊髓受损程度不一，有根型及传导束型感觉障碍，分布凌乱，运动障碍亦轻重不一，以痉挛性瘫痪为主或有肌肉萎缩，括约肌功能受损较晚。

（2）囊肿型：较少见，临床表现类似椎管内肿瘤，可有神经根痛，病变平面以下出现感觉、运动及植物神经功能障碍。

3. 辅助诊断

（1）脑脊液初压较低，可呈淡黄色，蛋白含量增高，细胞数正常或轻度增高，动力试验显示部分性或完全性阻塞。

（2）脊髓腔碘油或碘水造影：脊髓腔呈不规则受阻，造影剂流动缓慢，分散成点状，串珠状或烛泪状。囊肿型则在阻塞平面呈杯口状。

（3）有条件者可做脊髓 CT、MRI 或脊髓诱发电位检查，有助于诊断、鉴别诊断及疗效观察。

【治疗】

1. 药物

（1）肾上腺皮质激素：地塞米松 15～20mg，或氢化可的松 100～200mg，加至 5%～10% 葡萄糖液 500ml，静脉滴注，每日一次，连用 10～14d 后逐渐减量，改用强的松口服，同时补充钾盐。

（2）预防感染药：有感染史或为了预防感染，可酌情选用适宜的抗生素，亦可用大蒜素 90～150mg，加至 5% 葡萄糖液 500～1 000ml，稀释后缓慢滴注，连用 10～15 日，或 40% 乌洛托品加 25% 葡萄糖液 40ml，静脉注射，每日一次，连用 7～14d。

（3）神经营养代谢药：如细胞色素 C，辅酶 A、ATP、谷氨酸、γ-酪氨酸、维生素 B_1、维生素 B_{12} 等，选择 1～2 种使用。

（4）血管扩张药：如烟酸片 50 ~ 100mg，每日 3 次；地巴唑 10 ~ 20mg，每日 3 次；654-210mg，肌内注射，每日一次；妥拉苏林 25mg，每日 3 次，或 25mg 肌内注射，每日一次；血管舒缓素 10 ~ 20U，肌肉注射，每日一次等，酌情选用。

2. 减少粘连及疤痕形成　可采用脊髓部位碘离子透入或透热疗法，超短波照射，每日一次，10 次为一疗程。口服碘化钾 1g，每日 3 次；蛛网膜下腔注入灭菌空气或氧气，每次 10 ~ 20ml，或蛛网膜下腔注入地塞米松 3 ~ 5mg，每周 1 ~ 2 次，4 ~ 6 次为一疗程，对早期患者分离粘连，减少疤痕形成有一定疗效。

3. 手术治疗　囊肿型或局限粘连型蛛网膜炎，可作囊肿切除或粘连分解术，如为弥漫性粘连，则不宜手术治疗。

4. 预防并发症　加强护理，预防褥疮、泌尿系或肺部感染。瘫痪肢体应尽早进行功能锻炼，防止患肢挛缩和畸形，并积极配合理疗、针灸、推拿、按摩、中药等措施，促进神经功能恢复。

【疗效评价】

1. 治愈　症状基本消失，患肢肌力达Ⅳ度以上，生活自理，脑脊液检查恢复正常。

2. 好转　临床症状改善，患肢肌力已达Ⅲ度或较治疗前上升Ⅰ ~ Ⅱ度，遗留不同程度肌萎缩，病理反射阳性，脑脊液仍有轻度异常。

3. 无效　临床症状、体征及辅助检查无改善。

三、脊髓亚急性联合变性

脊髓亚急性联合变性是神经系统的一种变性疾病，主要病变在脊髓后索和侧索，不同程度地累及大脑白质、视神经和周围神经，先发生脱髓鞘改变，然后出现轴突变性。其病因与维生素 B_{12} 缺乏密切相关，临床特征为深感觉缺失、感觉性共济失调、痉挛性截瘫，并伴有肢体远端感觉异常等表现。

【诊断】

1. 多在中年发病，呈亚急性或慢性隐袭进展，早期症状为四肢感觉异常，如刺痛、麻木或烧灼感，多为持续性和对称性，下肢重于上肢，渐出现双下肢无力，步态不稳，深感觉缺失和感觉性共济失调。侧索受损时出现上运动神经元瘫痪，肌张力增高，腱反射亢进，病理反射阳性。

周围神经受损时表现为腱反射减弱或消失，四肢远端呈末梢型感觉障碍，少数患者有视力障碍，亦可有痴呆、易激动、多疑、记忆力减退、情绪不稳等精神症状。

2. 多数患者伴有贫血及消化道症状，如头昏、乏力、肤色苍白、舌炎、腹泻等，部分病例有慢性萎缩性胃炎、胃大部切除术或营养性巨细胞性贫血史。

3. 辅助检查

（1）周围血及骨髓检查，呈巨幼红细胞性贫血改变。

（2）脑脊液多数正常，少数患者蛋白含量轻度增高。

（3）胃液分析可见胃酸减少，缺乏游离酸，注射组胺后胃液分析，可发现抗组胺性胃酸缺乏。

（4）血清中维生素 B_{12} 含量降低，做 Schilling 试验（口服放射性核素[57]钴标记的维生素 B_{12}，测定其尿、粪中的排出量）可发现维生素 B_{12} 吸收缺陷。

（5）临床与脊髓压迫症、周围神经炎、多发性硬化等疾病鉴别困难时，可做脊髓 CT 扫描、MRI、肌电图及诱发电位等检查。

【治疗】

1. 本病作出诊断后，如尽快进行治疗，一般预后良好。若轴突已发生严重破坏，则疗效甚差。可用维生素 B_{12} 500～1 000μg，肌内注射，每日一次，连续 2 周，以后改为 500μg，每周注射 2～3 次，3 个月后用小剂量维持，每月至少注射 100μg，需终身用药。同时加用维生素 B_1、C、B_6，给予营养丰富的饮食，效果更佳。叶酸虽能改善贫血，但有可能使神经症状加重，故不宜单独使用，与维生素 B_{12} 合用能共同促进红细胞的生成和成熟，对恶性贫血患者更适宜，常用量为 5mg，每日 3 次。

2. 胃酸缺乏者，可口服胃蛋白酶合剂或 10% 稀盐酸，每次 10ml，每日 3 次，并用硫酸亚铁 0.15～0.3g，每日 3 次，或 10% 枸橼酸铁胺糖浆 10ml，每日 3 次。

3. 加强瘫痪肢体的功能锻炼，进行理疗、针灸、推拿、按摩、医疗体育等措施，促进患肢功能恢复。

【疗效评价】

1. 治愈　患肢肌力达Ⅳ度以上，生活自理，精神症状完全恢复，遗留轻度感觉异常或视力障碍，能参加部分工作。

2. 好转　症状改善，患肢肌力较治疗前改善Ⅰ～Ⅱ度，遗留不同程度的感觉异常、视力障碍，病理反射阳性，生活不能完全自理。

3. 无效　症状及体征均无改善。

四、脊髓压迫症

脊髓压迫症是由于脊椎或椎管内占位性病变，使脊髓、神经根或供应脊髓的血管受压而产生的脊椎功能障碍综合征。其病因有肿瘤、结核、炎症、外伤、血液病、寄生虫病及先天性疾病等，其中以肿瘤最为多见。

【诊断】

1. 发病方式　起病缓急、症状出现的先后及病程长短取决于病变的性质、部位及发展速度，多数起病缓慢，逐渐加重，如系急性炎症、外伤或血肿等致病，则起病急骤。

2. 神经根症状　受损平面后根分布区自发性刺痛，或刀割、烧灼及电击样痛，夜间加剧，咳嗽、喷嚏、用力或转体时可诱发，相应区皮肤感觉过敏、麻木或束带感，前根受累时出现节段性肌萎缩、肌束震颤。

3. 感觉障碍　当脊髓上行的脊髓丘脑束受压时，损害平面以下对侧身体痛觉，温觉减退或消失。髓外病变的感觉障碍自下而上到达受压脊髓节段水平；而髓内病变，则感觉障碍自受损平面开始自上而下伸延；后索受损则出现损害平面以下同侧深感觉障碍。随着病程发展，脊髓从部分受损最后成为完全横贯性损害。

4. 运动障碍　较感觉障碍明显，前角、前根受压时，出现肢体弛缓性瘫痪，锥体束受损则出现痉挛性瘫痪。急性脊髓损伤早期呈脊髓休克，病变以下弛缓性瘫痪，随着病情恢复转变为痉挛性瘫痪。

5. 反射异常　前根、前角或后根受损，出现相应节段的腱反射减弱或消失，如锥体束受压，则出现受压水平以下同侧腱反射亢进，病理反射阳性。

6. 植物神经功能障碍　常见排尿及排便功能障碍，皮肤干燥、脱屑、肢端苍白或紫绀，多汗或少汗，趾甲松脆等。

7. 辅助检查

（1）腰穿及脑脊液动力试验可发现椎管部分阻塞或完全阻塞，脑脊液蛋白含量明显增高，细胞数多正常。

（2）X线平片、脊髓腔造影、脊髓 CT 及 MRI 检查最终可确定脊髓病变的部位和性质。

【治疗】

1. 病因治疗　有手术适应症者及早进行手术，尽可能切除压迫物，或做椎板减压手术。

硬脊膜外脓肿应紧急手术，并给予足量适宜的抗生素治疗。脊椎结核可行手术同时给予抗痨治疗。

2. 对症治疗　酌情给予镇静、镇痛药、B 族维生素及神经营养药。病情进展迅速，脊髓肿胀压迫明显者加用脱水剂，如 20% 甘露醇 250ml，快速静脉滴注，每 8～12h 一次；复方甘油注射液 500ml，或甘油果糖注射液 500ml，静脉滴注，每日 1～2 次。

3. 康复治疗　瘫痪肢体进行针灸、理疗、推拿、按摩，积极进行功能锻炼，防止并发症。

【疗效评价】

1. 治愈　症状基本消失，患肢肌力Ⅳ度以上，生活自理，能恢复部分工作或操持家务。

2. 好转　症状改善，患肢肌力已达Ⅲ度，或较治疗前提高Ⅰ～Ⅱ度以上，有不同程度后遗症。

3. 无效　症状、体征均无改善。

五、脊髓血管病

脊髓血管病与脑血管病相似，可分为缺血性与出血性两大类，但其发病率远比脑血管病少见。由于脊髓的体积小，结构紧密，一旦发生病变后，就可出现明显症状。缺血性脊髓血管病多由节段性动脉闭塞引起，动脉硬化为主要原因，而且病变往往在远端动脉而非病灶局部。青年人常与感染或脊髓血管畸形有关，颈椎病、椎间盘突出、脊椎骨折或脱位、椎管内注射药物等亦可导致脊髓动脉血管缺血。出血性脊髓血管病包括硬膜外、硬膜下、蛛网膜下腔和脊髓内出血。病因多为血管畸形，亦可由外伤、血液病、急性感染和中毒性疾病引起。

【诊断】

1. 缺血性脊髓血管病　易发生在脊髓前动脉分布区，以中胸段和下胸段较多见，亦可发生在脊髓后动脉分布区，根据其闭塞程度及部位不同，有以下几种表现。

（1）脊髓间歇性跛行：走路时双下肢无力、沉重、麻木、疼痛，短暂性出现下肢轻度锥体束征，休息后能缓解，再次行走时又容易复发。

（2）脊髓前动脉闭塞综合征：病变节段水平出现急性根痛，短时间内发生截瘫，损害平面以下由脊髓丘脑束传导的痛、温觉丧失，而后束传导的深感觉保留。

（3）脊髓后动脉闭塞综合征：脊髓后动脉左、右各一支，闭塞时出现急性根痛，病变水平以下同侧肢体的深感觉缺失，而脊髓丘脑束和皮质脊髓束的功能不受损，故痛、温觉及肢体的肌力均保留。

（4）延髓段脊髓前动脉闭塞时，则出现四肢瘫痪，深感觉障碍，舌肌瘫痪并有萎缩。

2. 出血性脊髓血管病

（1）脊髓出血：起病急骤，剧烈背痛，沿神经根放射，随后出现部分或完全横贯性脊髓损害，由于出血常位于脊髓中央，故可出现数个节段的分离性感觉障碍，合并蛛网膜下腔出血者，有颈痛、背痛和脑膜刺激征。

（2）脊髓蛛网膜下腔出血：因脊髓表面血管破裂所致，以腰背痛为主，合并一侧或双侧下肢痛，出血量较大时，血液进入蛛网膜下腔，可出现头痛、颈项强直、克匿格征阳性，无脊髓受压症状。

（3）脊髓硬膜外血肿：背部骤起剧烈疼痛，常在数小时内发展为完全横贯性脊髓损害。

3. 辅助检查　脊髓血管病的诊断比较困难，除根据病史、神经系统定位体征外，可按具体情况及是否手术治疗选择下列检查。

（1）脑脊液：通畅试验、常规及生化检查，对鉴别缺血性或出血性脊髓血管病以及椎管有无阻塞等有重要价值。

（2）脊髓腔造影、脊髓 CT 及磁共振检查：对脊髓内出血、血肿及血管畸形有重要价值。

（3）脊髓动脉和椎静脉造影：对确定血管畸形以及血管闭塞的部位和程度有较高价值，有利于选择治疗方案。

【治疗】

1. 缺血性脊髓血管病的治疗　可用血管扩张药、脱水药、皮质激素和促进神经功能恢复的药物。加强护理，防止褥疮、肺炎及泌尿系感染，明确病因后其治疗原则可参照本书缺血性脑血管病的治疗。

2. 出血性脊髓血管病的治疗

（1）急性期可用 20% 甘露醇 250ml，快速静脉滴注，每 8～12 小时一次；或地塞米松每日 10～15mg，稀释后静脉滴注，以控制脊髓水肿。

（2）脊髓出血的治疗原则与脑出血治疗基本相同。

（3）明确诊断后针对不同病因治疗，如脊髓出血或脊髓硬膜外血肿应尽早手术解除脊髓压迫。脊髓血管畸形则根据其范围及部位不同，做椎板减压术，供养血管结扎术、畸形血管切除术、人工栓塞畸形血管术或深度 X 线照射畸形血管等。

【疗效评价】

1. 治愈　基本症状消失，患肢肌力Ⅳ度以上，生活自理，能恢复部分工作或操持家务。

2. 好转　症状改善，患肢肌力Ⅲ度，或较治疗前提高Ⅰ～Ⅱ度以上，有不同程度后遗症。

3. 无效　症状、体征均无改善。

（阎燕）

第五节　脑血管疾病

脑血管疾病（又称脑卒中、中风）是由各种病因引起的脑部血管疾病的总称。是神经科临床的常见病、多发病。与癌症、心血管病同为当今人类死亡率最高的三大疾病。按其病因及发病机制不同，临床可分为两大类：

①缺血性脑血管病：包括短暂性脑缺血发作、脑血栓形成、脑栓塞、腔隙性梗塞；

②出血性脑血管病：脑出血、蛛网膜下腔出血。

一、短暂性脑缺血发作

短暂性脑缺血发作（TIA）指在脑血管已有病变的基础上，出现短暂性缺血所引起的局灶性脑功能障碍。病因绝大多数是动脉粥样硬化和高血压，其发病机制有微栓塞、血液动力学改变、颈部动脉受压、盗血、脑血管痉挛、血液高凝状态等多种学说，而以微栓塞学说受大多数学者所支持。

【诊断】

1. 发病迅速，消失亦快，发作时间通常持续数秒钟、数分钟或数小时，最长不超过 24h，容易反复，不遗留后遗症，常在同一区域发作。

2. 根据缺血部位不同分类：

（1）颈内动脉系统 TIA：病变对侧出现一过性轻偏瘫、失语、肢体麻木、单眼黑矇、视力模糊或晕厥等。

（2）椎基底动脉系统 TIA：以眩晕最多见，伴呕吐、步态不稳、眼球震颤，其他如黑矇、暗点、复视、交替性轻瘫、肢体麻木、吞咽困难及猝倒发作等。

3. 仅在发作期或发作后短时间内可见神经系统异常体征，发作间歇期无特殊表现。

（1）颈内动脉系统 TIA：可有病变对侧偏身感觉障碍、轻偏瘫、中枢性面瘫和舌下神经瘫痪。

（2）椎基底动脉系统 TIA：可出现眼球震颤。交叉瘫或交叉性感觉障碍及共济失调等体征。

4. 实验检查　包括血常规、血小板计数、总胆固醇、三酸甘油脂、脂蛋白电泳、血液流变指数测定（全血粘度、血浆粘度、红细胞电泳时间、纤维蛋白原含量）等。

5. 有条件者酌情检查脑诱发电位，脑电图、脑电地形图、颈部大血管多普勒及经颅多普勒超声检查、单光子发射计算机断层显像（SPECT）、局部脑血流量检测（γ-CBF）。必要时作脑血管造影以确定血管病变的部位和程度，选择性进行头颅 CT 或 MRI 检查，以判断是否已有脑梗塞或其他脑部病损。

【治疗】

1. 病因治疗　积极治疗动脉粥样硬化，去除诱发 TIA 发作的各种危险因素，调整血压，改善心脏功能，纠正贫血。

2. 改善脑部血流循环，抑制脑血管痉挛，增进脑血流量，可选用下列治疗药物。

（1）血小板聚集抑制剂：常用阿司匹林，因阿司匹林属环氧化酶抑制剂，抑制血小板内花生四烯酸转化为血栓烷 A_2（TXA_2），后者能促进血小板聚集、血管收缩。其最佳剂量尚未取得一致意见，多数主张用小剂量，每日服 50 ~ 300mg，长期连续应用，定期查血小板及出、凝血时间，防止副反应。阿司匹林用量过大会抑制血管内皮细胞中前列环素（PGI_2）的合成，不利于对血栓烷素 A_2 的拮抗与平衡，副反应亦明显增加。此外，尚可用双嘧达莫 25 ~ 75mg，每日 3 次；或亚磺吡唑酮 0.1 ~ 0.2g，每日 3 次，可单独或联合用药，但确切效果尚未肯定。文献报道，四组大规模脑卒中预防研究中，两组显示阿司匹林对女性无效，另两组是男女效果相同，故暂建议两性均可用阿司匹林。

新型的血小板聚集抑制剂噻氯吡啶商品名力抗栓（抵克力得），通过阻断血小板上纤维蛋白原的受体，使所有与聚集作用有关的物质都同时失活，作用持久，疗效显著，优于阿司匹林，服阿司匹林或抗凝治疗无效者，用本品后仍能发挥作用，常用量为 250mg，1 ~ 2 次/d，进餐时服用。

（2）低分子右旋糖酐有稀释血液和扩充血容量作用，尚可降低红细胞及血小板聚集性，有利于改善微循环及抗血栓形成。常用 250 ~ 500ml 静脉滴注，每日一次，连用 7 ~ 14 日。亦可用羟甲基淀粉钠 500ml，静脉滴注，每日一次，7 ~ 14d 为一疗程。

（3）脑血管扩张药及钙通道阻滞剂：常用的脑血管扩张药有罂粟碱 60 ~ 90mg 加至 10% 葡萄糖液 500ml，静脉滴注，每日一次，或 30mg 肌内注射，每日 2 次，连用 10 ~

14d；其他如地巴唑10～20mg，每日3次；烟酸片50～100mg，每日3次；环扁桃酯0.3g，每日3次；长春胺10mg，每日3次；丹参注射液2ml，肌内注射，每日2次等，可酌情选择1～2种应用。

钙离子通道阻滞剂能选择性地抑制钙离子流入血管平滑肌细胞，解除血管痉挛，增加红细胞变形能力，对缺氧脑细胞有保护作用。常用尼莫地平片口服，20～30mg，每日3次；肉桂苯哌嗪（脑嗌嗪）25mg，每日3次；氟桂嗪（西比林）5～10mg，每晚一次。若伴有头昏、眩晕、耳鸣者可用培他啶4mg，每日2～4次；眩晕停25mg，每日3次；或敏使朗片6mg，每日3次。

3. 抗凝治疗　由于控制药物的剂量较困难，并发症较多，使用时应取得患者的合作。有可靠的实验监测，且熟悉抗凝治疗的方法。有严重高血压、出血倾向、严重肝、肾疾病和年龄过大者禁用。方法：普通肝素首次4 000～6 000U加入10%葡萄糖500ml静脉滴注，每分钟20滴，需要时每隔4～6h重复一次，总量可达25 000U/d，使凝血时间延长到20～30min为度，亦可改用低分子量肝素，肝素使用3～5d后可同时开始选用一种口服抗凝药，如双香豆素片，第一日200～300mg，分2～3次口服；第二日用100～200mg，分1～2次口服，以后用维持量每日50～100mg；华法林（苄丙酮香豆素）开始用量每日10mg，维持量2.5～5mg/d；新抗凝（硝苄香豆素）片，第每日8～10mg，第二日4～8mg，维持量1～4mg/d。肝素与口服抗凝药重叠使用2～3d后，即停用肝素改为单独使用口服抗凝药，由于个体对抗凝药的耐受性差异很大，抗凝治疗开始时应每日检查凝血时间和凝血酶原时间，要求凝血酶原时间为正常对照的1.5～2.5倍，凝血时间（试管法）延长到20～30min。每一疗程3～6个月，病情稳定后逐渐减量，减药过程约4～6周。治疗期间经常注意皮肤、粘膜是否有出血倾向，有无血尿及粪便有无隐血，如发现异常应及时停药，注射硫酸鱼精蛋白（肝素引起的出血）或维生素K（双香豆素引起的出血）。疗程结束时，应逐步减少药物剂量直至停药，使凝血酶原逐渐回升至正常。传统抗凝治疗存在许多问题，过去主张用于进展性非出血性脑梗塞，可有一定疗效，但近年来对肝素抗凝疗法的评价已趋向否定态度，缺乏良好医疗条件者不宜使用。而一些新型抗凝及溶栓药物，如水蛭素、t－PA等，由于选择性好，副反应少，其应用已日趋广泛。

4. 中医药　多用活血化瘀，通经活络的治则，酌情用补阳还伍汤加减、丹参片、川芎嗪注射液等药。

当前国内各厂家还相继生产许多中成药制剂，如脑安胶囊、血栓心脉宁胶囊、利脑心胶囊、脑心通胶囊、华陀再造丸等，对各种缺血性脑血管病具有一定疗效，副反应少，服用简便，是中西医结合的重要创举，为脑血管疾病的防治开辟了一条新途径。

5. 外科治疗

适应症：

①经脑血管造影，证实有颈部大血管狭窄，动脉硬化斑块；

②颈内动脉有扭曲、盘绕或扭结等异常现象；

③经内科治疗无效，一般情况良好允许手术者。

手术方法可采用颈内动脉剥离修补术，血管重建术，如作动脉切除移植术，动脉搭桥短路术以消除微栓子来源，防止 TIA 反复发作及预防脑梗塞，但亦有学者认为，其临床疗效与对照组相比较并无统计学的差异，有待继续深入研究。

【疗效评价】

1. 治愈　症状消失，未遗留阳性体征，超过半年以上未复发。

2. 好转　症状消失，未遗留阳性体征，发作次数较治疗前明显减少。

3. 无效　症状、体征及特殊检查无明显改善。

二、脑血栓形成

颅内外供应脑部的动脉血管壁在发生病理改变的基础上，发生管腔狭窄、痉挛、扭曲，最终完全闭塞，导致某一血管供血区发生脑梗塞性坏死、软化，称为脑血栓形成。最多见的病因为脑动脉粥样硬化，常伴有高血压、高脂血症或糖尿病，其次为钩端螺旋体病、梅毒、血栓闭塞性脑动脉炎等。胶原系统疾病、先天性血管畸形、肿瘤、血液高凝状态等病变亦可导致本病，但较罕见。

【诊断】

1. 多见于 50 岁以上的中老年人，有脑动脉硬化、TIA、高血压、冠心病或糖尿病等病史。也可见于脑动脉炎、某些血液病等。

2. 常在安静状态下发病，大多数患者无明显头痛和呕吐，可有眩晕。

3. 发病较缓慢，多逐渐进展，或呈阶段性发展，一般在发病后 2～3d 内达高峰，意识清楚或轻度障碍。

4. 体征因病变部位不同而异，常有脑动脉闭塞后的局灶体征：

（1）颈内动脉：病灶对侧偏瘫、偏身感觉障碍；病灶侧失明或视网膜中心动脉压降低，霍纳（Horner）征阳性，颈动脉搏动减弱或消失，有时颈部可闻及血管杂音。

（2）大脑中动脉：病灶对侧偏瘫，偏身感觉障碍和同向偏盲，面部及上肢较下肢重；主侧半球受累时可伴有失语、失读及失写。

（3）大脑前动脉：远端闭塞时出现病灶对侧偏瘫，下肢重于上肢，可伴有感觉障碍、精神异常，智能和行为的改变，强握和吸吮反射阳性，因旁中央小叶受累排尿不易控制。

（4）椎基底动脉：以脑干及小脑体征为主，可出现交叉瘫、多颅神经受损、交叉性感觉障碍及共济失调，如主干闭塞，可出现高热、昏迷、瞳孔针尖样缩小、四肢瘫、抽搐、去大脑强直等体征。

（5）小脑后下动脉：眩晕、眼球震颤、交叉性感觉障碍、同侧软腭及声带麻痹、共济失调、霍纳征阳性，或有外展神经、面神经麻痹。

5. 实验及特殊检查

（1）腰穿脑脊液常规及生化多数正常，一般不含红细胞，若有红细胞可考虑出血性脑梗塞。缺血范围广泛并发脑水肿者，脑脊液压力增高。

（2）脑诱发电位、脑电图、脑电地形图能反映脑功能状况，有辅助诊断价值，特别对CT 脑扫描尚无改变的病例，能早期发现异常。单光子发射计算机断层显像（SPECT），局部脑血流量检测（γ-CBF），经颅多普勒超声波检查（TCD）除有助于病变部位诊断外，尚可了解脑部各个区域血流分布状态。

（3）头颅 CT 扫描或 MRI 检查对诊断及鉴别诊断各类型脑血管病、脑肿瘤等有重要价值。脑梗塞起病 24h 内 CT 图像可能无改变，24~48h 后可见低密度病灶。MRI 可较早发现脑梗塞，特别是显示脑干和小脑的病灶，较 CT 更清晰。

（4）脑血管造影或数字减影血管造影（DSA），能直接显示脑血管的形态、明确闭塞血管及侧支循环情况，并可借此排除颅内动脉瘤、动静脉畸形等需作鉴别的疾病。

【治疗】

1. 一般处理　卧床休息，保持体液和电解质平衡，必须保持呼吸道通畅，使肺功能良好和有足够的心排出量。加强皮肤、口腔、呼吸道及排便护理，防止并发症。

2. 控制血压　使血压保持比平日稍高水平，如发现低血压时，可使用血浆或低分子右旋糖酐等扩容剂，使血压恢复并维持正常。

3. 处理脑水肿　起病急骤或梗塞范围较大，有头痛、呕吐、意识障碍或腰穿检查显示颅内压增高者，应给予适当降颅压治疗，常用 20% 甘露醇 250ml，每 8~12 小时一次；或地塞米松 10mg 加至 10% 葡萄糖液 500ml 静脉滴注，每日 1~2 次，连用 3~5d。新近研究表明，脑缺血后产生的自由基及其脂质过氧化物参与了脑组织的损伤。脑梗塞早期使用甘露醇，地塞米松可阻止脑缺血、水肿的产生和加重，也有防止细胞膜过氧化作用。此外，维生素 E 及 C 等也有消除自由基作用，但疗效尚未肯定。

4. 改善脑微循环，扩充血容量　目前仍较普遍采用血液高容积稀释疗法，常用低分子右旋糖酐（分子量 4 万以下）500ml 静脉滴注，每日一次，2 周为一疗程。首次给药前应作皮试，有颅内压增高或心机能不全者禁用。

5. 脑血管扩张药　适用于无颅内高压或脑血栓形成发病后一周以上的患者，可根据病情选用下列药物：

（1）罂粟碱 60~90mg，加至 5%~10% 葡萄糖液 500ml 静脉滴注，每日一次，或 30ml 肌肉注射，每日 2 次，2 周为一疗程。

（2）4% 或 5% 碳酸氢钠溶液 300ml，静脉滴注，每日一次，连用 2 周。

（3）1% 普鲁卡因（静脉注射用）60~80ml，加入 10% 葡萄糖 250~500ml，静脉滴注，每日一次，2 周为一疗程。

（4）川芎嗪 80~120mg，加入 10% 葡萄糖液 500ml，静脉滴注，每日一次，10~14d 为一疗程。

（5）其他：如地巴唑、血管舒缓素、维脑路通、复方丹参注射液、环扁桃酯、盐酸陪他啶、己酮可可碱、卡兰片等，酌情选用。

6. 溶血栓药　能提高纤维蛋白溶解活性，使已形成的血栓溶解，但其疗效仍有争议。用于脑梗塞极早期或缓慢进展性脑卒中效果较好。目前主要来用尿激酶。常用 1～2 万 U 溶于生理盐水 20ml，静脉注射，每日一次，7～10d 为一疗程，或 2～10 万 U 用生理盐水溶解后加入 5% 葡萄糖 500ml 中静滴，每日一次，连用 7～14d。蝮蛇抗栓酶，每支含 0.25 酶活力单位，用生理盐水 250～400ml 稀释后静脉滴注，速度每分钟 45 滴，每日一次，每次一支，首次半量，极量 2 支，3～4 周为一疗程，或用抗栓酶－3 号，每支含量 100usp，用生理盐水稀释后静脉滴注，每日一次，首次 1 支，而后可按 8usp/kg 计算（3～5 支），极量 6～8 支，3 周为一疗程，以上药物用药前均需做过敏试验，用药期间血小板降至 8 万/mm^3 以下需停药。新近引进的巴曲酶（Batroxobin，DF521）或国产的精纯抗栓酶，降纤酶，对缺血性脑血管病急性期疗效显著，首次用 10BU 加至生理盐水 250ml 中，缓慢滴注（45 滴/min），隔日后再用 5BU，方法同上，共 3 次为一疗程。

7. 抗凝药　既往主张用于进展性非出血性梗塞，以限制梗塞继续发展，对完全性脑梗塞作用不大。常用的抗凝药，如肝素、双香豆素、新抗凝片等，由于个体对这些药物的敏感性、耐受性差异很大，治疗期间必须经常监测凝血酶原时间和凝血时间，近年来，国外对肝素抗凝疗法的评价已趋于否定，认为对减轻急性缺血性损害的程度无效。

8. 抗血小板聚集药　用于脑血栓形成的康复期作为巩固疗效和预防复发用，详见 TIA 节。

9. 脑代谢功能活化剂　如细胞色素 C、三磷酸腺苷、辅酶 A、胞二磷胆碱、γ-氨酪酸、乙酰谷酰胺等，目前均在临床广泛使用，对有意识障碍者，可能发挥一定效果。其他如脑复新、都可喜、脑活素、喜得镇、舒脑宁、脑通、脑多肽注射液、爱维治、神经节苷脂 GM_1 等药，均可酌情选用。脑代谢功能活化剂应当用于脑梗塞的稳定期或康复期较适宜，也有作者认为这些药物未被证实确切有效，使用不妥还可能有害。

10. 钙通道阻滞剂　脑组织在缺血、缺氧状态下，可使钙离子大量流入细胞内引起钙超载，导致血管持续性收缩，从而激活脂酶和蛋白酶，使神经细胞膜受损，运转功能发生障碍，最终形成神经元坏死。钙通道阻滞剂能选择性地抑制钙离子流入血管平滑肌细胞，解除血管的痉挛收缩，增加红细胞变形能力，对缺氧脑细胞起保护作用。常用制剂有尼莫地平 20～30mg，每日 3 次；尼卡地平 10～20mg，每日 3 次；脑嗌嗪 25mg，每日 3 次；或氟桂嗪（西比灵）5～10mg，每晚一次等。

11. 病因治疗　如针对高血压、动脉粥样硬化及糖尿病的防治。用青霉素治疗钩体病脑动脉炎，肾上腺皮质激素治疗胶原系统疾病等。

12. 其他　如高压氧疗法、头部超声波治疗、中医药疗法、体外反搏、量子血疗法等。

13. 外科治疗　主要用于大脑中动脉近端、颈内动脉颅内或颅外段、椎动脉闭塞或严重狭窄，根据病情作动脉内膜剥离术或颅外－颅内动脉吻合术。近年来，由于介入放射学的进展，应用导管疏通或扩张脑梗塞区的供血大动脉管，作为治疗脑梗塞的一种手段已进入临床试用阶段，其疗效和利弊有待总结。

14. 康复期治疗　早期进行肢体被动运动、推拿、按摩、理疗、针灸。防止瘫痪肢体畸形，加强功能锻炼，有失语者坚持言语训练。

【疗效标准】

1. 治愈　意识清晰，瘫痪肢体运动功能恢复正常，精细动作稍差，生活自理，能参加工作或操持家务。

2. 显著进步　意识恢复正常，患肢运动功能达治疗前 3 级以上，基本能独立生活，小部分需人帮助。

3. 进步　意识正常或接近正常，患肢运动功能恢复至治疗前 1～2 级，可站立，但尚需搀扶才能行走，生活不能自理。

4. 无效　症状、体征及特检无改善。

三、脑栓塞

来自身体各部位的血栓栓子，经颈动脉或椎动脉进入颅内，栓塞脑部血管，引起脑功能障碍。多发于颈内动脉系统，特别是大脑中动脉，左侧多于右侧。

【诊断】

1. 好发年龄以 20～40 岁的青壮年，有风湿性心脏病、心房纤颤、感染性心内膜炎、心肌梗死、二尖瓣脱垂、左心房粘液瘤、心脏手术或全身其他疾病史。

2. 起病急骤，重者数秒钟或数分钟内达高峰，轻者为时数日至数周的脑部症状。较大动脉阻塞时可突然昏迷，全身抽搐，因脑水肿或颅内出血可导致颅内高压综合征，甚至脑疝而死亡。

3. 神经系统体征　临床表现常与栓子数量有关。单个血栓者症状较轻，常有局限性定位体征。多发性栓塞则症状重，体征显示病灶弥散。

4. 原发疾病表现　如心悸、心脏扩大、心脏杂音、动脉硬化征等。若同时发生脑外栓塞，如肺、肠粘膜栓塞等则可出现急性胸痛、咯血、呼吸困难、腹痛、皮肤出血点及肢端紫绀等表现。

5. 实验检查

（1）腰穿：脑脊液检查结果与脑血栓形成基本相似。

（2）血象：正常或白细胞轻度增高。

（3）脑诱发电位、脑电图、TCD 及单光子发射计算机断层显像等有辅助诊断价值。

（4）头部 CT、MRI 检查及脑血管造影：能确定梗塞区的部位和范围，对诊断和鉴别诊断有重要作用。

【治疗】

1. 治疗要点参照脑血栓形成有关内容。

2. 原发疾病治疗　目的在于根除栓子来源，防止脑栓塞复发，如心脏疾患的手术治疗，对细菌性心内膜炎采用最敏感的大剂量抗生素治疗等。

3. 对症治疗　如有癫痫发作给予抗癫痫药。使用 ATP、辅酶 A、细胞色素 C 及肌苷等药保护脑及心肌细胞。有脑水肿及颅内压增高症者，给予利尿药、脱水药及地塞米松等降颅压措施。有心房纤颤、心功能不全者，选用毛花甙丙或地高辛等洋地黄制剂及其他相应治疗。

4. 溶栓疗法　宜在发病后 24h 内进行。

5. 介入治疗

6. 康复治疗　由心脏病引起的脑栓塞应卧床休息，不宜过早起床活动，行功能锻炼也应注意心脏情况。其他原因所致脑栓塞，只要情况允许，可早期做患肢功能锻炼，针灸，理疗等康复措施。

【疗效评价】

治愈、显著、进步及无效标准同脑血栓形成。

四、脑出血

脑出血是指非外伤性脑实质内的出血，绝大多数是由高血压和脑动脉硬化使脑内小动脉破裂所致，少数病因为脑血管畸形、脑动脉瘤、脑动脉炎或血液病并发脑内出血，其发病率和死亡率均甚高。

【诊断】

1. 50 岁以上的中、老年居多，多有高血压及脑动脉硬化史。

2. 常在活动状态下发病，与情绪激动、兴奋、饱餐、饮酒、过劳或用力排便等有关。

3. 起病急骤，常出现剧烈头痛、呕吐伴意识障碍，重者昏迷、鼾声呼吸、脉缓而有力、血压升高、后期血压下降，大小便失禁或潴留。

4. 神经系统体征

（1）内囊（基底节）出血：病灶对侧偏瘫，中枢性面瘫和舌下神经瘫痪，偏身感觉障碍，偏盲。头眼向病灶侧偏斜，优势半球出血常有失语。

（2）脑桥出血：病灶侧面瘫和对侧上下肢瘫，当出血波及双侧时则出现双侧面瘫和四肢瘫，瞳孔缩小至针尖样，体温升高，伴呼吸、循环衰竭，少数呈去大脑强直。

（3）小脑出血：突起后枕部疼痛、眩晕、呕吐、复视、步态不稳。可有眼球震颤，颈强直，四肢肌张力低，脑干受压时呈去大脑强直，伴颅内压急剧升高。

（4）脑室出血：多为脑内大量出血流入脑室所致，重者呈深昏迷、高热，频繁呕吐，四肢弛缓性瘫痪或强直性抽搐，颈强直，脑膜刺激征阳性，生命体征常不稳定。

5. 辅助检查

（1）血白细胞总数可增高，血糖增高，尿蛋白阳性。

（2）腰穿：脑脊液压力增高，多为血性，若血液未进入蛛网膜下腔，脑脊液仍为无色、透明。腰穿必须谨慎，按高颅压操作，以免诱发脑疝，诊断较明确者不作腰穿。

（3）脑超声波：大脑半球出血患者，可出现中线波移位。

（4）脑诱发电位、脑电图、脑血管造影，可根据需要选择检查。脑血管造影只限于需排除脑部其他病变（如脑血管畸形，颅底异常血管网形成）或查明出血原因后有手术可能者。

（5）颅脑 CT、MRI 检查：具有安全、快速、无痛苦、准确率高等特点，可根据条件选择一项作检查，对诊断及鉴别诊断有重要价值。

【治疗】

1. 一般治疗　绝对卧床休息，尽量减少搬动，严格限制探视，间歇给氧，有头痛及烦躁者，适当给予止痛、镇静药。

2. 保持呼吸道通畅　及时清除口腔、气管、支气管内分泌物或呕吐物，改善呼吸功能。足量供氧。每日输液量以 1 500 ~ 2 000ml 为宜，注意体液和电解质平衡。

3. 控制脑水肿，防止脑疝可选用下列药物：

（1）20% 甘露醇 250ml 静脉快速滴注，每 6 ~ 8 小时一次，必要时静脉推注。

（2）速尿 20 ~ 40mg 或利尿酸钠 20mg 加至 50% 葡萄糖液 40 ~ 60ml 静脉注射，必要时每 4 ~ 6h 后重复注射。

（3）10% 复方甘油或甘油果糖注射液 500ml 静脉滴注，每日 1 ~ 2 次，滴注速度以每分钟 2ml 为宜。

（4）地塞米松 5mg，加入脱水剂内静脉滴注，每 6 ~ 8 小时一次，一般用 3 ~ 5d 后逐渐减量然后停药。使用激素时，可同时合并用甲氰咪呱 0.2g，以生理盐水或 5% 葡萄糖 100ml 稀释后静脉滴注，每 6 小时一次；或口服雷尼替丁 150mg，每日 2 次。近年来，有些学者对皮质激素应用持否定态度，认为未能降低脑出血的病死率，而并发上消化道出血及继发感染的发生率增加，不宜作为常规使用。

4. 调整血压　降低过高的血压是防止进一步脑出血的重要措施，但血压下降过快、过低也会严重影响脑部血液供应，导致脑缺氧加重。降压的合理目标，是将血压维持在 19.93 ~ 21.28/11.97 ~ 13.3kPa（150 ~ 160/90 ~ 100mmHg）左右。急性期治疗可选用下列 1 ~ 2 种药物。

①利血平 0.5 ~ 1mg，肌内注射；

②汉防己甲素 0.12 ~ 0.18g 加 25% 葡萄糖 40ml 静脉注射；

③硝普钠 50mg 溶于 5% 葡萄糖液 1 000ml，缓慢静脉滴注，10 ~ 30 滴/min，开始时速度稍快，血压下降后可逐渐减慢；

④其他，如苄胺唑啉，或 25% 硫酸镁 10 ~ 20ml，肌肉注射等。

用药过程必须严密观察血压及脉搏，达到治疗目的后可逐渐减量直至停药。

5. 止血及促凝药　一般认为对脑出血的疗效差，但对点状出血、渗血，特别是合并消化道出血或有凝血障碍时，可能有一定疗效。也有认为脑出血早期纤维蛋白溶解系统功能亢进，血小板粘附聚集降低，可用抗纤溶药，常用 6 - 氨基己酸（EACA）首次 4 ~ 6g 加至 10% 葡萄糖 500ml 静脉滴注，以后每日用量 12 ~ 24g；抗血纤溶芳酸（PAMBA）400 ~

600mg 加至 10% 葡萄糖 500ml，静脉滴注，每日 2~3 次，连续用 2~3 周。其他如止血环酸（AMCHA）、新凝灵、安络血、止血敏等也可酌情使用。

6. 保护脑组织的功能　急性期使用冰帽、头部冷敷等物理降温措施，配合吸氧及药物治疗，可降低脑组织的代谢，使脑细胞对缺氧的耐受力增高，从而改善脑缺氧状态，减轻脑水肿，降低颅内压。脑代谢功能活化剂，如细胞色素 C、辅酶 A、乙酰谷酰胺、胞二磷胆碱、脑活素等，可促进脑组织代谢，有助于预防或减轻后遗症，现多主张在康复阶段使用。

7. 预防并发症　保持床单干燥，定时翻身，防止褥疮，注意呼吸通畅，必要时做气管切开，防止肺部或泌尿系感染，及时处理上消化道出血。

8. 手术治疗　大脑半球出血患者在起病 7~10d 后，仍有明显颅内压增高，经 CT 扫描或脑血管造影证实有脑内血肿；或治疗过程中病情一度稳定，后又逐渐恶化者，可考虑外科手术，包括 CT 立体定向脑内血肿清除术，小骨窗开颅及大骨瓣开颅血肿清除术。小脑出血，如经确诊，应积极采用手术治疗。

9. 康复治疗　早期进行肢体被动运动、推拿、按摩、针灸、理疗等，防止瘫痪肢体畸形，加强功能锻炼，有失语者应坚持语言训练。酌情用止痛、镇静、抗高血压、抗高血脂药，亦可合用中成药、中医辨证施治等综合措施。

【疗效评价】

1. 治愈　意识清晰，瘫痪肢体运动功能恢复正常，精细动作稍差，生活自理，能参加工作或操持家务。

2. 显著进步　意识恢复正常，患肢运动功能提高至治疗前 3 级以上，基本能独立生活，小部分需人帮助。

3. 进步　意识正常或接近正常，患肢运动功能提高至治疗前 1~2 级，可站立，但尚需搀扶才能行走，生活不能自理。

4. 无效　神经功能缺损恢复程度达不到以上标准。

五、蛛网膜下腔出血

脑底部或脑表面的血管破裂，血液直接流入蛛网膜下腔，称为原发性蛛网膜下腔出血，最常见的病因是颅内动脉瘤、动静脉畸形和高血压脑动脉粥样硬化，较少见的病因有脑动脉炎、肿瘤破坏血管、血液病等，如系脑实质内出血、血液穿破脑组织而流入脑室及蛛网膜下腔者，称为继发性蛛网膜下腔出血。

【诊断】

1. 各年龄均可发病，青少年以颅内动脉瘤、动静脉畸形破裂出血居多，中老年则以脑动脉硬化、高血压合并出血多见。

2. 常有情绪激动、兴奋、用力排便及剧烈活动等诱因。

3. 发病前可有先兆，如剧烈枕部或眼眶后部痛，伴眩晕、恶心、呕吐症状；或偏头痛伴动眼神经麻痹、复视等。

4. 起病急骤，头痛剧烈，常伴恶心、呕吐，严重者有不同程度意识障碍。

5. 神经系统体征

（1）绝大多数均有脑膜刺激征。

（2）眼底检查可见视网膜或玻璃体膜下片状出血，少数患者出现视乳头水肿。

（3）颅神经Ⅲ、Ⅳ、Ⅴ、Ⅵ均可受累，以动眼神经受损最多见。合并脑实质轻度受损时，可出现轻偏瘫、单瘫等；部分患者出现癫痫发作。

（4）大多数患者意识清醒，亦可有躁动、谵妄、意识模糊，严重者导致昏迷。

（5）精神症状：可有欣快，记忆力丧失，虚构或幻觉等症。

（6）临床表现不典型者，可表现为低热、腰背痛或下肢痛；老年患者头痛较轻，意识障碍重，病后1~6d才出现脑膜刺激征，伴血压升高。

6. 辅助检查

（1）腰穿：脑脊液压力明显增高，肉眼观呈均匀血性，不凝固，3~4d内渐呈黄色。发病后1~2周，可有反应性脑脊液白细胞增多。

（2）颅脑CT或MRI检查：能提供出血部位的线索，有时还可确定出血的原因。CT脑扫描时，脑池及蛛网膜下腔呈现高密度影。

（3）脑血管造影：可根据具体情况选择性作颈动脉造影、椎动脉造影、全脑血管造影或数字减影血管造影（DSA），对确定动脉瘤、脑血管畸形、脑动脉炎及血管痉挛等诊断有重要价值。一般在出血停止后1~2周进行。

（4）经颅多普勒超声检查（TCD）：有助于诊断动静脉畸形、脑血管痉挛等。无创伤、无痛苦、安全、实用。

（5）脑电生理检查：如诱发电位、脑电图、脑地形图等，可酌情选查。

【治疗】

1. 绝对卧床至少3~4周，严格限制探视，避免激动，保持大便通畅。

2. 药物治疗原则与脑出血治疗基本相同，对症治疗包括降低颅内压、镇静、止痛、抗抽搐、便秘及尿潴留的处理等。

3. 抗纤维蛋白溶解剂目的在于防止凝血块溶解，避免早期再出血。本病急性期，脑脊液中的纤溶活性亢进，抗纤溶疗法能有效防止再出血，常用药物有：

①6-氨基己酸（EACA）每日用量12~24g，加入10%葡萄糖500ml稀释后静脉滴注，连用2~3周；

②对羧基苄胺（抗血纤溶芳酸，PAMBA）每日用量600~800mg，以生理盐水或5%葡萄糖液稀释后静脉滴注，2~3周后逐渐减量停药；

③止血环酸（AMCHA）每日0.25~1g，加入葡萄糖稀释后静脉滴注。

4. 其他止血药物

（1）安络血10~20mg，肌内注射，每日2~3次。

（2）止血敏500～750mg加入5%葡萄糖或生理盐水稀释后静脉滴注，每日2～3次，以上药物可根据条件选择一种使用。

5. 脑血管造影或经颅多普勒检查，发现有继发性脑动脉痉挛者，可应用钙通道阻滞剂尼莫地平20mg，每日3次，首次剂量加倍，连用3周，或用尼莫通注射液，开始2h用0.5～1mg/h，如耐受良好，血压无明显下降，可增至每小时2mg，每日用量24～48mg，用药5～14d后改口服。

6. 手术治疗　经特检证实的颅内动脉瘤、脑血管畸形、有条件者均应争取手术，目的在于根治病因，防止再次破裂出血的危险。

【疗效评价】

1. 治愈　头痛，呕吐，颈项强直等主要症状消失，意识或精神障碍恢复正常，脑脊液检查正常。

2. 好转　意识恢复正常或接近正常，主要症状明显减轻，遗留肢体轻瘫或轻度精神障碍，脑脊液检查基本正常。

3. 无效　临床症状、体征无改善，脑脊液检查无好转或患者死亡。

六、腔隙性梗塞

由于持续性高血压小动脉硬化，使脑动脉深穿支闭塞后发生微小脑梗塞。这种微梗塞所致的软化灶内坏死组织被清除后呈小囊腔，故称为腔隙性梗塞。腔隙的直径多在10mm以下，亦可达15～20mm。病变位置常在大脑深部，如基底节、内囊、丘脑、脑桥基底部或侧脑室旁等部位。

【诊断】

1. 病因多由于高血压动脉硬化引起，呈急性或亚急性起病。

2. 多无意识障碍。

3. 腰穿脑脊液无异常。

4. 临床表现较轻，由于病变部位不同，可出现多种综合征。

（1）纯运动障碍：轻偏瘫而无感觉或语言障碍，病灶多在内囊、辐射冠、脑桥基底部或皮质运动区。

（2）纯感觉障碍：表现为偏身感觉异常或消失，病变在丘脑腹后外侧核。

（3）感觉运动障碍型：轻偏瘫同时伴有感觉异常或减退，病灶在内囊。

（4）构音障碍-手笨拙综合征：突起构音不清，饮水呛咳，病变对侧中枢性面瘫和舌瘫，手动作笨拙，灵巧性差，有的出现锥体束征。病灶在脑桥基底部，或内囊前肢及膝部。

（5）共济失调性轻偏瘫：一侧肢体轻偏瘫，下肢重于上肢，并同侧肢体共济失调，病灶在辐射冠或脑桥基底部皮质脑桥束。反复发作多发性腔隙性梗塞，可出现假性延髓麻痹、帕金森综合征或痴呆。

5. CT 脑扫描及 MRI 检查是确诊本病最有价值的方法，甚至可发现无任何症状的脑部病灶。

【治疗】

本病的治疗措施基本上与脑栓塞相同。积极治疗高血压、动脉粥样硬化和心脏病，防止其进展、恶化，对腔隙性梗塞的预防有重要意义。合并有高血压的患者禁用抗凝疗法，长期应用阿司匹林等血小板聚集抑制剂亦应慎重，以免诱发脑出血的可能。酌情用尼莫地平、氟桂嗪等钙通道阻滞剂。

七、脑基底异常血管网

双侧颈内动脉虹吸部以及大脑前、中动脉起始部渐进性狭窄和闭塞后，在脑底部出现代偿性侧支循环，形成异常增生的毛细血管网。脑血管造影时呈现烟雾样许多密集成堆的毛细血管阴影，故又称为烟雾病。其病因有一部分属先天性颈内动脉虹吸部血管发育异常，但亦可能与结核性或钩端螺旋体脑动脉炎、动脉粥样硬化及外伤等因素有关。

【诊断】

1. 多见于儿童及青少年，病史中应注意有无结核病、钩端螺旋体病及颅脑外伤史。

2. 患儿常表现为左右交替性、发作性轻偏瘫、智能减退、癫痫、头痛及晕厥等。也可无症状而突发脑梗塞、脑出血或蛛网膜下腔出血。

3. 脑血管造影或数字减影血管造影（DSA），双侧颈内动脉虹吸部和大脑前、大脑中动脉起始部有明显狭窄和闭塞；脑基底部有密集成团的异常血管网；可有代偿性血管增粗或脑部其他部位的侧支循环出现。经颅多普勒超声检查（TCD）有重要辅助诊断价值。

4. 若病因是由钩端螺旋体脑动脉炎所引起者，可有周围血白细胞增高、血沉增快、血清凝溶试验滴定效价在 1:100 以上；补体结合试验滴定效价在 1:20 以上。

【治疗】

主要是对症治疗及病因治疗。

1. 以缺血性脑血管病为主要表现者

（1）低分子右旋糖酐 500ml 静脉滴注，每日一次，10～14d 为一疗程。

（2）酌情用罂粟碱、川芎嗪、地巴唑、维脑路通、复方丹参注射液等血管扩张药，也可用钙通道阻滞剂。

（3）针对癫痫发作、智能减退等进行治疗，有颅内压增高者采用降颅压措施。

2. 并发颅内出血或蛛网膜下腔出血者　按相应疾病治疗。

3. 病因治疗　病因如能确定，应针对不同病因进行处理，如以青霉素和肾上腺皮质激素等治疗钩端螺旋体病；用抗痨药治疗结核性脑动脉炎等。

4. 手术治疗　颅内、颅外血管吻合术，有助于改善脑供血不足，对部分患者有效。

八、颞动脉炎

颞动脉炎是一种亚急性或慢性起病的动脉炎，目前认为它是全身血管病变的一部分，最常侵犯颞动脉和眼动脉，其他如颈动脉、冠状动脉、主动脉及肢体动脉均可同时受损。病理表现为全动脉炎，以中层及内膜最显著，有变性、坏死及巨噬细胞浸润。最后导致管腔狭窄、闭塞及血栓形成。

【诊断】

1. 多见于 50 岁以上中老年人，女性为甚，主要症状是一侧颈颞部持续性剧痛，亦可侵犯对侧，有时同侧枕部、颈、面颊等处亦可有疼痛，头皮痛觉过敏。颞动脉变粗、弯曲呈条索状，有压痛，搏动减弱或消失。

2. 眼动脉和视网膜中央动脉受损害时，出现视力障碍，严重者可至失明。眼底检查可见视乳头水肿，视网膜有渗出及出血，晚期继发视神经乳头萎缩。

3. 常伴有低热、乏力、消瘦、盗汗、肌肉疼痛等全身症状，肌痛和僵硬以肩胛带及颈项部最明显，局部有压痛。

4. 血沉增快，血清蛋白电泳 γ-球蛋白增高，抗核抗体及类风湿因子阳性，颞浅动脉活体组织检查有助于确诊。

【治疗】

1. 肾上腺皮质激素　能缓解症状，缩短病程，疗效较佳。常用强的松片 10～20mg，每日 3 次口服或顿服；或地塞米松 10～20mg 加至 5% 葡萄糖 500ml 静脉滴注，每日一次，连用 3 周，症状缓解后逐渐减量，维持半年至 1 年，亦有主张用药 1.5～2 年。眼部动脉受累者，早期应用肾上腺皮质激素对改善视力，防止失明有效。应坚持系统治疗，停药过早易复发。

2. 止痛及镇静药　对暂时缓解疼痛、改善症状有一定疗效。可根据情况选用去痛片 0.5g，每日 3 次；芬必得 0.3g，每日 2 次；泰必利 0.1g，每日 3 次；曲马多 50mg，每日 2～3 次，短时使用或必要时用。

3. 其他　酌情给予维生素 B_1、维生素 B_{12} 肌内注射或口服；施尔康每日 1 片等。

九、海绵窦血栓形成

海绵窦位于蝶鞍两侧，其内部结构为结缔组织，呈海绵状，并有颈内动脉和动眼、滑车、外展及三叉神经眼支在窦内穿行。它接收眼静脉、蝶顶窦、大脑中静脉和下静脉的血液，与上、下岩窦相接，将血液导入颈内静脉。两侧海绵窦借助垂体周围的环窦相沟通，因此炎性病变很容易从一侧扩展至对侧。海绵窦血栓形成的病因包括炎症性和非炎症性两大类，前者多继发于眼眶周围、颜面部，中耳、乳突及副鼻窦等处化脓性感染；后者常见于消耗性疾病、颅脑外伤、产褥期、心脏病及血液病等。

【诊断】

1. 全身症状　炎性患者常有寒颤、高热、乏力、头痛、全身酸痛及某些受累部位的红、肿热、痛功能障碍等全身或局部感染表现。非炎性者则可见各有关疾病的临床征象。

2. 静脉回流障碍　眼球突出，眼睑、眶周及球结膜充血、水肿，并可见视网膜静脉瘀血、视力减退、视神经乳头水肿。

3. 颅神经症状及体征　动眼神经、滑车神经、外展神经及三叉神经1、2支受损，患侧眼睑下垂，眼球各方向活动受限或固定，瞳孔散大，对光反射消失，三叉神经眼支分布区痛觉过敏或消失，角膜反射消失。可有视神经受损，Horner征阳性。

4. 以上症状和体征局限于一侧，亦可经环窦扩展至对侧，尚可并发脑膜炎、脑脓肿及败血症等。

5. 辅助检查

（1）血及脑脊液检查呈炎性改变，细菌培养可能阳性。

（2）多数脑静脉和/或静脉窦闭塞，CT检查有阳性发现，"带征"和"8"征具有诊断价值，尚可见广泛脑水肿、脑室变小、出血性和缺血性脑梗塞灶等改变，脑动脉造影或静脉窦造影可准确显示闭塞血管的确切部位和范围，有条件者可做MRI。

【治疗】

1. 及时治疗原发病　原发感染灶和面部疖肿、副鼻窦炎、乳突炎等，能手术根治的疾病，力争尽早手术治疗。

2. 全身情况的处理及对症治疗　如供给营养丰富的饮食，保持水电解质平衡，纠正贫血，预防肺炎、褥疮及泌尿系感染。用眼罩或抗生素眼膏保护眼睛，使角膜及球结膜免受损害。有头痛者给予止痛、镇静药、高热者采用降温措施等。

3. 抗感染　根据病原菌不同，有针对性地使用抗生素，应用要及时、足量，连续用2～3周，待局部及全身症状、体征消失后继续用药2～4周，防止复发。为了明确病原菌，必须作局部病灶脓液培养、血培养、脑脊液培养，以便鉴定致病菌的种类并作药敏试验，如菌种在短时间内尚不明确，病情又较严重可选用广谱抗生素，或两种以上联合使用。常用青霉素每日1 000～1 500万单位稀释后静脉滴注，或氨苄青霉素每日6～12g，分次肌内注射或静脉滴注；或二代或三代头孢菌素2～4g/d，静脉滴注，如先锋必、复达欣等，其他如优立新（青霉烷砜加氨苄青霉素）、多粘菌素等，可按致病细菌种类及药物敏感试验结果选择应用。

4. 对症处理　有颅内压增高症状者，积极采用降颅压措施，如使用甘露醇、山梨醇、复方甘油注射液、速尿、利尿酸钠等。在应用大剂量抗生素的情况下可加用激素，地塞米松每日15～20mg，或氢化考的松每日200～400mg稀释后静脉滴注。

5. 神经细胞活化剂　三磷酸腺苷、辅酶A、γ-氨酪酸、胞二磷胆碱等药，补充足量的维生素 B_1、B_{12}、C有利于促进神经功能恢复。

【疗效评价】

1. 治愈　主要症状及体征消失，血及脑脊液检查正常，生活自理，能恢复日常工作。

2. 好转　症状控制，遗留程度不同的颅神经麻痹，血及脑脊液检查接近正常。

3. 无效　症状、体征及辅助检查无改善或患者病情恶化、死亡。

（阎燕）

第六节　锥体外系疾病

一、震颤麻痹

震颤麻痹又名帕金森病，是一种颇为常见的锥体外系疾病。大多在 50 岁之后发病。男稍多于女，有家族遗传史者约占 20%。

本病病因至今不清，已明病因者临床谓之震颤麻痹综合征（如药物中毒、一氧化碳中毒、脑血管病、脑外伤、脑肿瘤等）。近几年来发现一种阿片类镇痛剂的衍生物 MPTP（1-甲基 4-苯基 −1，2，3，6-四氢吡啶），对人脑中黑质细胞具有特异性毒性作用，并可产生酷似震颤麻痹的临床症状，从而提高了环境中毒的可能性。

本病主要的生化改变为酪氨酸羟化酶减少，晚期则多巴脱羧酶也减少，从而导致人体内多巴胺含量降低，使得多巴胺-乙酰胆碱作用失去平衡，出现锥体外系功能失调。

【诊断】

1. 发病多在 50 岁以上，病情进展缓慢。

2. 至少具备以下四种典型症状和体征中的两种表现即静止性震颤、少动、僵直和位置性反射障碍。

3. 不具备以下有否定震颤麻痹诊断价值的不典型症状和体征，如锥体束征、失调性步态障碍、小脑症状、意向性震颤、凝视麻痹，严重的植物神经功能障碍，明显痴呆伴有轻度锥体外系症状。

4. 实验检查脑脊液中高香草酸减少，对震颤麻痹的早期诊断和特发性震颤、药物性震颤麻痹综合征与震颤麻痹的鉴别有一定的帮助。

【治疗】

至今尚无根治办法，目前的治疗只能不同程度地减轻症状，保持一定的工作和生活能力，减少并发症和延长生命。

1. 药物治疗

（1）左旋多巴：本世纪 60 年代应用于临床并取得显著疗效，被认为是神经病学领域内一个重要进展。左旋多巴为多巴胺先驱物，本身并无药理性活性，进入人体后，被肠壁细胞、血液和脑组织中的多巴脱羧酶脱去羧基后转化成多巴胺，其进入脑内部分则起着补充递质作用，使乙酰胆碱与多巴胺恢复平衡，从而达到治疗目的。

治疗从小剂量开始，最初每次 125mg 口服，每日 3 次。一般隔 4～5 日可增量 250mg，同时逐步增加每日服药次数达 4～5 次。取得最大疗效后减少用量，维持量一般为 1.5～4g/d。左旋多巴治疗本病虽疗效较好，但也存在不少缺点：

①用量过大，因体内广泛存在多巴脱羧酶，故口服左旋多巴大多都在脑外脱羧成多巴胺而被消耗掉，只有极少部分能进入脑组织；

②副作用较多，包括胃肠道、心血管及泌尿系统反应，如食欲不振、恶心、呕吐、直立性低血压、心律失常、尿潴留、尿失禁等。中枢方面的副作用有烦躁、失眠、精神障碍（幻觉、妄想、轻躁狂），尤其长期应用会出现运动障碍，如："开-关"现象，剂末不能运动和"耗尽"效应等。青光眼与前列腺肥大者禁用。用药过程中禁用维生素 B_6。

（2）脑外多巴脱羧酶抑制剂：脑外多巴脱羧酶抑制剂的特点是不易透过血脑屏障。故在小剂量时，只抑制外周左旋多巴的脱羧作用，对中枢则无影响，故小量多巴脱羧酶抑制剂与左旋多巴合用时，能阻止外周多巴脱羧成多巴胺。这样既可减少左旋多巴用量又可同时减轻其外扁副作用。目前较常用的含此两药的制剂主要有：美多巴（Madopar）和 Sinemet 两种。开始剂量为 125mg，口服，每日 2 次。每隔 2～5 日增量 125mg/d。常用量375～100mg/d，每日 3～5 次。服用多巴脱羧酶抑制剂时主张合用维生素 B_6，因后者为脱羧过程中的辅酶，可促进左旋多巴在脑内脱羧转化成多巴胺。

（3）多巴胺能受体直接激动剂：部分患者可能因黑质变性，缺乏多巴脱羧酶，故不能将外源性左旋多巴转变成多巴胺，因而左旋多巴无效，或因长期应用左旋多巴产生不同程度的运动障碍和药效减退等，对这部分病例应用受体直接激动剂可以奏效。因为受体直接激动剂能在多巴胺能神经元突触点直接激动受体，不需多巴脱羧酶参与作用。最常用的是溴隐亭，是一种麦角生物碱衍生物，具有多巴胺样作用，能选择性作用于 D_2 受体的突触后膜，使其对多巴胺敏感性增加，1974 年首先用于治疗震颤麻痹，其优点在于：与左旋多巴合用可加强左旋多巴的疗效，减轻不良反应，如多动症、精神症状等。一般自小剂量开始。每日用量 1.0～2.5mg，缓慢增加。常用维持量为 10～20mg/d。对震颤疗效较好，其副作用类似左旋多巴。

（4）金刚烷胺：本药奏效快，失效也快，用药后 1～10d 可见效，4～8 周疗效开始减退，故在左旋多巴治疗初期，合用本药最为合适。常用量为 100～150mg 口服，每日 2 次。副作用有恶心、失眠、下肢皮肤网状青斑及踝部与小腿水肿、精神错乱等。有癫痫史者禁用。主要的药理作用是加强突触前合成与释放多巴胺，并减少多巴胺的再摄取，从而使症状得以减轻。

（5）抗胆碱能药物：应用较广泛者为安坦，口服 2～5mg，每日 3 次；苯甲托品，口服 1～2mg，每日 2～3 次。此类药物早期使用对震颤和强直可获得部分改善。其主要药理作用是协助维持纹状体内的递质平衡。常见的副作用有视物模糊、瞳孔扩大、便秘、尿潴留等。有时可出现幻觉、妄想、精神错乱甚至意识改变。停药或减少剂量后上述症状可迅速消失。有青光眼或前列腺肥大者禁用。

（6）抗组胺药物：常用苯海拉明，口服 12.5～25mg，每日 3 次。一般只作为辅助性药物，可轻度抑制震颤，对兴奋不安和失眠者具有镇静效果。副作用为乏力和嗜睡。

2. 物理治疗　包括按摩、针灸、理疗和运动训练，通过被动和主动运动肢体，可使强直好转。可缓解疼痛，并可防止肌肉萎缩，起到辅助治疗作用。

3. 脑内移植治疗

（1）肾上腺髓质细胞移植：把患者自身肾上腺髓质细胞直接植入患者的纹状体或尾状核头端，由此细胞产生多巴胺以补充脑内多巴胺的不足，结果发现患者的双侧强直、震颤得到缓解，左旋多巴的维持量减少，但确切的临床疗效尚未肯定，近年来多主张将神经生长因子与肾上腺髓质细胞共同移植，以提高移植物存活能力。

（2）胚胎黑质细胞移植：一般将 8~9 周胎儿中脑多巴胺神经元立体定向植入成年原发性震颤麻痹的单侧壳核中，术后患者的肌强直及运动迟缓明显好转，"开-关"现象减少。

（3）遗传修饰细胞移植：酪氨酸羟化酶（HT）是多巴胺合成的限速酶，它可将酪氨酸转化为左旋多巴，后者经脱羧后成为多巴胺。由于本病患者脑内 HT 活性降低，使得多巴胺含量降低。因此，目前的基因治疗是在体外向靶细胞转染 HT 的表达载体，使之能产生多巴胺，这是一种颇有希望治疗本病的方法，目前仅处于实验阶段。

【疗效评价】

1. 治愈　临床症状改善，能自理生活，并能从事一般活动。

2. 好转　一般临床症状及体征改善。

二、小舞蹈病

小舞蹈病是风湿热在神经系统中最常见的表现，常见于儿童，以 5~15 岁发病最多，女性发病多于男性。精神刺激、妊娠等可为发病诱因。

【诊断】

1. 亚急性起病，发病初期表现情绪不稳，易激惹。

2. 典型舞蹈样不自主运动。其多动可累及身体各个部位，状如挤眉弄眼、歪嘴吐舌、躯干翻扭、手足舞动等。本病病程不长，能自发缓解，但易复发。

3. 肌张力明显降低。

4. 风湿热病史及有关临床表现。

【治疗】

1. 一般治疗　急性期必须卧床休息，尽可能避免外界光、声刺激，使其安静。对不自主动作频繁者，为避免跌伤，床旁可加护栏。饮食应富于营养，如吞咽困难者则给予鼻饲或静脉输液，适当补充维生素。

2. 抗风湿治疗　首选阿司匹林，3~5 岁，每次 210~300mg，每日 3~4 次；成人 1~1.5g，每日 3~4 次。强的松口服，每日 30~60mg；塞米松每日 1.5~3mg，如静脉给药氢化可的松，每日 100~300mg 或地塞米松 5~15mg，以上药物均按正常抗风湿热正规疗程给药。儿童用量应根据年龄与体重酌减。此外，青霉素肌内注射，80 万单位，每日 2~3 次，共用 1~2 周，以清除可能存在的灶性感染。

3. 抗多动治疗　一般选用氟哌啶醇口服，每次 1~2mg，每日 2~3 次或氯丙嗪 12.5~

25mg，每日 3 次，儿童酌减，大多可在几日或 1~2 周内显效；泰必利 100mg/次，每日 3 次。对部分症状较轻者，可口服安定 2.5mg，每日 3 次，可使症状好转。

【疗效标准】

1. 治愈 舞蹈样动作及精神症状消失或基本消失，风湿症状基本改善。

2. 好转 舞蹈样动作及精神症状减轻，风湿症状有改善。

三、慢性进行性舞蹈病

慢性进行性舞蹈病也称 Huntington 舞蹈病，是一种常染色体显性遗传性疾病。大多在 30 岁后发病，偶见于儿童。病理改变主要为脑灰白质普遍性萎缩，尤以额叶、枕叶尾状核头部和苍白球受累严重。主要的生化改变为新纹状体 GABA、谷氨酸脱羧酶、胆碱乙基转移酶、P 物质明显减少。

【诊断】

1. 隐袭性起病，早期主要为精神方面改变，突出症状是全身性舞蹈 – 手足徐动性不自主动作。多动往往以面部和上肢为重，迅速而剧烈，晚期常导致言语障碍和卧床不起。

2. 进行性痴呆。

3. 阳性家族史。

4. 脑电图显示轻、中度的慢波活动改变，头部 CT 或磁共振检查提示侧脑室扩大等对诊断也有一定的帮助。

【治疗】

1. 一般治疗 生活照顾护理极为重要，注意患者的饮食起居，鼓励参加适当活动，使之与环境保持一定接触等，可减缓精神及智力减退。

2. 抗多动治疗 可供选择的药物有：

①氟哌啶醇，每日 2~3 次，每次 2~4mg；

②氯丙嗪，每日 2~3 次，每次 50mg；

③奋乃静，每日 2~3 次，每次 2~4mg；

④泰必利，每日 2~3 次，每次 100mg。此外，有人应用异烟肼作为 7-氨基丁酸转氨酶的抑制剂治疗本病有效，剂量为每日 10~20mg/kg，同时给予维生素 B_6，其副作用较小。

3. 改善脑功能 改善认知功能和脑部缺氧状态的药物种类繁多，诸如氯酯醒、γ-氨酪酸、脑复新、都可喜、弟哥静、舒脑宁、脑活素、核糖核酸及胆碱前体二甲氨乙醇等可有帮助，但疗效尚无肯定的结论。

【疗效标准】

1. 治愈 临床症状和体征消失或基本消失。

2. 好转 临床症状与体征好转。

四、肝豆状核变性

肝豆状核变性又称 Wilson 病，是一种常染色体隐性遗传铜代谢障碍疾病，由于铜沉积于豆状核、肝、角膜、肾等而引起。

正常人每日自肠道摄入少量的铜进入血液，先与白蛋白松散结合，然后和 α_2 球蛋白紧密结合成为铜蓝蛋白，并具有氧化酶的作用。本病代谢障碍可能为致病因子造成铜蓝蛋白的合成障碍，铜的吸收增加及铜在胆道中的排泄障碍。由于铜蓝蛋白减少，使得铜在肝中大量沉积，导致肝硬化。当铜的摄入超过肝的容纳限度时，铜则通过血流渗入全身各个器官并沉积，产生相应临床表现。由于基底节神经元对无机铜的毒性尤为敏感，故症状、体征特别突出。同时肝硬化的形成往往导致门静脉高压而发生一系列相应表现。

【诊断】

1. 发病多在 7～25 岁之间，男多于女。

2. 多数先出现神经精神症状，少数病例以肝损害为首发症状。精神症状可见记忆力减退，学习能力低下，情绪不稳，强哭傻笑，后期呈现明显痴呆。常见的神经症状儿童以舞蹈，手足徐动和张力不全性动作为主，如面部怪容，张口流涎，言语讷吃等，成人多以肌强直、动作减少和慌张步态为主。

3. 角膜上或下缘可见铜盐沉积引起的绿褐色环。

4. 肾损害主要表现为氨基酸尿、蛋白尿。

5. 肝硬化严重者可出现脾肿大，并发消化道出血。

6. 可有骨质疏松、关节损害等。

7. 血清铜蓝蛋白减少（正常值 150～400mg/L），血清总铜降低（成人低于 70mg/L），血清游离铜升高，血清铜氧化酶降低，尿铜增多。

【治疗】

自从应用青霉胺治疗以来，本病的预后大为改观，如能及早诊断（特别是症状前诊断）及治疗，则可阻止或减慢疾病的进展。其治疗目的旨在防止铜盐蓄积和促进体内铜盐的排泄，以维持铜代谢负平衡。

1. 减少铜摄入

（1）避免食用含铜量高的食物，如豆类、坚果类、蕈类、软体动物、甲壳类动物、各种动物的肝和血、巧克力、可可、蜜糖等，勿用铜制品用具。

（2）减少铜吸收，可服用羧基阳离子交换树脂或餐后服用硫化钾 20mg，每日 1～2 次，使肠道铜形成不溶性硫化铜，以阻止肠道吸收。

2. 促进铜排泄　应用目的在于增加尿铜排出，减少体内铜盐，但并不能使铜代谢的根本缺陷得以纠正，必须长期反复使用。

（1）青霉胺：开始剂量 250mg/d，口服，每隔数日增加 250mg/d，直到 2～3g/d，一个月后减至 1g/d，长期服用。首次服用时（必须作青霉素过敏试验），以住院治疗为宜，便于观察其不良反应，包括发热、皮疹、淋巴腺病、白细胞减少甚至再生障碍性贫血等，上述不良反应停药即可恢复。青霉胺长期治疗可因抑制免疫球蛋白合成而导致人体免疫功能紊乱，需予重视。此外，青霉胺为一种抗维生素 B_6 代谢制剂，可引起维生素 B_6 缺乏，在治疗中应加服维生素 B_6，以免引起癫痫和视神经炎等。

（2）二巯丙醇：是一种抗神经毒气化合物，可促进尿铜排泄。一般 250～300mg/d，分 1～2 次注射，10～15d 为一疗程。对慢性震颤初期疗效较好，但长期肌注，易引起局部疼痛、硬结成脓肿等，且不易维持铜的负平衡，往往用其他药物取代。

3. 其他药物　硫酸锌200mg/次，每日 3 次，此剂可加强铜的代谢，促进沉积铜的排泄，三乙基四胺，每日 1.2g，对不能耐受青霉胺的患者，可获得效果。此外，对锥外系症状尚可用安坦、东莨菪碱、氟哌啶醇等药物治疗，但不宜使用对肝有损害的药物。无论肝功能正常与否，均应采用护肝治疗。

4. 肝移植　由于本病主要系铜代谢障碍所致，其遗传缺陷在肝似乎已经肯定，因此当本病极为严重时可考虑肝移植。

【疗效标准】

1. 治愈　临床症状及体征基本消失，生活可自理，能从事一般活动。血清铜及铜蓝蛋白水平恢复正常。

2. 好转　临床症状和体征改善。

五、痉挛性斜颈

痉挛性斜颈是指颈部肌肉阵发性、紧张性收缩而造成头部旋转性异常姿势而得名。临床上一般分为器质性和精神性两大类。器质性病变多见于脑炎、先天性变异、纹状体变性等，精神性病变即所谓功能性或癔病性斜颈。亦有相当一部分患者病因不清楚。

【诊断】

1. 本病大多成年发病，男女无别。

2. 一般隐袭发病，临床主要表现为头向一侧旋转，有时向后仰，阵发性加剧，历时数分钟不等。

【治疗】

1. 癔病性斜颈　主要是对症治疗，包括暗示疗法、药物、理疗等。暗示疗法分直接与间接两种。轻症患者可通过坚定有力的语气，嘱患者按医生的提示，进行训练可获得缓解。必要时语言暗示可在催眠状态下进行。间接暗示需借助于理疗或药物，如静脉注射10%葡萄糖酸钙10ml，佐以言语强化，促进恢复。对病期长症状重者常需进行持久的精神治疗，并配合适当安定剂，如注射安定10mg、利眠宁10mg，也可口服安定2.5mg，每日 3 次，辅以其它心理治疗等。

2. 器质性斜颈

（1）药物治疗：可选用：

①氟哌啶醇，每日 3 次，每次 2～4mg；

②泰必利，每日 3 次，每次 100mg；

③金刚烷胺，每日 3 次，每次 0.1g。有时可获得较满意疗效。

上述药物不宜长期服用，因易引起锥体外系并发症。

（2）手术治疗：目前采用单侧或双侧头颊肌切断术，疗效较为满意。此外，如副神经切断术，前斜角肌切断术等也可选用。

【疗效标准】

1. 治愈　临床症状和体征消失或基本消失。

2. 好转　临床症状和体征改善。

（阎燕）

第七节　脱髓鞘疾病

一、多发性硬化

多发性硬化是一种典型的中枢神经系统脱髓鞘疾病。病因至今未明，但认为与病毒感染及自身免疫关系密切。病理改变为不规则脱髓鞘斑散见于中枢神经的白质内。由此而出现多处受累的症状、体征。多在 20～40 岁之间发病，以急性或亚急性发病常见。

【诊断】

1. 临床上同时或相继发生多病灶性中枢神经系统白质损害的症状和体征，表现复杂多变，不能以一处病灶作出定位诊断。

2. 病情缓解与复发交替，两次发作间隔至少 1 个月，每次持续 24h 以上；或呈慢性进展，病程至少 6 个月以上。

3. 发病年龄在 10～50 岁之间。

4. 可排除其他病因。

5. 运动诱发电位、视觉诱发电位，听觉诱发电位或体感诱发电位异常。

6. CT 或 MRI 显示白质内有多处损害。

7. 脑脊液电泳显示球蛋白区有多条单克隆带。

如符合 1～7 项者为确诊。符合 1～4 项者为临床确诊。符合 1、3、4 项而只有一次发作者，或临床上只有 1 处损害而第 6 项显示另一损害者，或符合 2、4 两项而病变仅限于多发性硬化常见部位的一个病灶者为近于确诊。

【治疗】

1. 免疫疗法

（1）皮质激素：先用大剂量冲击，当症状开始改善后逐渐减至维持量治疗较长时间。急性期用强的松 60mg/d，病情严重者可增至 80～120mg/d，连用 5～7d。获明显改善后减量，维持量通常为 5～15mg/d，或 10～30mg/隔日。有报道用甲基强的松龙 1 000mg 稀释于 5% 葡萄糖 500ml 静脉滴注 3h 以上，每日一次，3 次为一疗程。对急性期疗效显著。治疗期间应低盐饮食，服抗酸剂，每日量血压及体重等，以防止并发症的发生。

（2）环磷酰胺：大多主张用短程大剂量冲击疗法，400mg/d，静脉注射，连用 20d 为一疗程。常见副作用是治疗终止后 3~5d 出现白细胞减少，1 周后可恢复到正常。此外还可出现胃肠道症状及出血性膀胱炎等不良反应。

（3）全淋巴放疗（TLI）：每次 15 拉德，每周 2 次的全身放疗，5 周为一疗程。治疗有效者淋巴细胞绝对计数降低。

（4）血浆置换：可去掉血中循环抗体和其蛋白。每周 1 次血浆交换，持续 5 个月并配合环磷酰胺（1~1.5mg/（kg·d）和强的松（1mg/kg，隔日服）口服，在最后 1 次血浆交换后再持续口服上述两种药 1 个月，以防抗体回升。

2. 对症治疗

（1）尿失禁：对膀胱痉挛性尿失禁者用抗胆碱能药物，如阿托品 0.3mg~0.6mg 口服，每日 3 次；或普鲁苯辛 30mg 口服，每日睡前 1 次。对膀胱弛缓性尿失禁者给胆碱能药物，如新斯的明 0.5mg~1mg 皮下注射。

（2）痉挛状态：安定 5mg~10mg，每日 3 次。氯苯氨丁酸，每个患者所用剂量应个别化，以防副作用。

（3）痛性痉挛或三叉神经痛：卡马西平 0.1~0.2g，每日 3 次。

（4）震颤：心得安 10mg，每日 3 次。

3. 其他　患者一旦获悉身患此症，会有深深的忧恐，故应加强精神治疗。康复期应配合理疗加强功能恢复。应避免感染、怀孕等诱发因素，减少复发。

【疗效标准】

1. 治愈　症状和体征消失或基本消失。

2. 好转　症状和体征改善。

3. 无效　症状、体征无好转或病情恶化。

二、视神经脊髓炎

视神经脊髓炎被认为是多发性硬化的一个变异型。病理改变除视神经和脊髓的大块髓鞘脱失外，部分患者中枢神经白质的许多区域内，有与多发性硬化斑块毫无区别的斑块。多见青少年发病。

【诊断】

1. 发病前数日或数周内常有呼吸道或消化道感染史。

2. 急性或亚急性发病，病情中常有缓解和复发交替现象。

3. 有视神经及脊髓损害症状及体征，两者可同时或先后出现。

4. 视觉和体感诱发电位可示早期异常。MRI 可见脊髓白质病灶。

5. 脑脊液免疫球蛋白等常增高。

6. 当分别出现视神经和脊髓损害时，应排除有关疾病，如视神经炎、急性脊髓炎等。

【治疗】

同多发性硬化。

【疗效标准】

同多发性硬化。

三、急性播散性脑脊髓炎

急性播散性脑脊髓炎是一种广泛累及脑和脊髓，尤其是白质的脱髓鞘疾病。本病可以是原发的，称特发性脑脊髓炎；亦可发生于牛痘接种或狂犬疫苗接种后，称接种后脑脊髓炎；甚常见于儿童期某些传染病后（如流行性感冒、麻疹、风疹、水痘、百日咳等），称感染后脑脊髓炎。

【诊断】

1. 以儿童及青少年多见，急性或亚急性发病。

2. 发病前常有出疹性病毒感染或疫苗接种史。

3. 原发疾病或接种后数日或数周出现播散性脑和脊髓损害的症状和体征，如意识障碍、感觉障碍、瘫痪及运动障碍等，由于病灶呈播散性，故定位体征可不易确定。

4. 脑脊液免疫球蛋白增高。

【治疗】

1. 肾上腺皮质激素　如果在发病48h以内用药，半数以上的患者在数小时内即可产生明显效果。其作用在于抑制自身免疫反应，减轻脑水肿。用量为氢化考的松100～300mg（或地塞米松10～30mg）加入5%葡萄糖液500ml中静脉滴注，每日一次，7～10d后逐渐减量并改口服维持2～4周。用药期间应注意皮质激素副作用的处理。

2. 对症治疗　包括脱水剂的应用；抽搐的控制；意识障碍的处理。

3. 其他　积极预防前述感染性疾病。婴儿期牛痘接种可避免或减少接种后脑脊髓炎的发生。疫苗接种前行皮试，必要时先行脱敏，狂犬疫苗接种更应慎重，尽可能用最新制剂。此外，还应重视康复期治疗，以降低病残率。

【疗效标准】

1. 治愈　症状及体征基本消失，脑脊液检查恢复正常。

2. 好转　症状、体征及脑脊液检查改善。

3. 无效　症状、体征及脑脊液均无改善。

四、脑白质营养不良

脑白质营养不良是一大类以髓鞘形成异常为特征的家族遗传性疾病，主要发生于婴儿期和儿童期。主要病理改变为脑白质内对称性弥漫性髓鞘脱失，大多有某种脂类物质的异常沉积。故认为是由于先天的代谢异常或某种酶缺乏所致的神经鞘磷脂的代谢缺陷。这类疾病中可分为：异染性脑白质营养不良（MLD）、球样细胞脑白质营养不良（GLD）、嗜苏丹脑白质营养不良（SLD）、肾上腺脑白质营养不良（ALD）、中枢神经系统海绵状变性等。其临床表现虽各具特色，但多有发育停滞、智力进行性减退、惊厥或肌阵挛、进行性瘫痪、肌张力改变、共济失调、视听障碍等。

【诊断】

1. 婴儿和儿童期发病，发育停滞，可有阳性家族史。

2. 神经系统症状和体征呈对称性。

3. 典型神经精神症状，如进行性智力减退、惊厥及肌阵挛、进行性瘫痪、肌张力异常、共济失调及视听障碍等，并呈进行性恶化。

4. CT、MRI 见脑白质对称性异常密度病灶。

5. 病理和生化酶学异常。

【治疗】

本病目前尚无特殊疗法，主要为对症及支持治疗。预后不良，病程呈进行性恶化，多在数月至数年内死亡。

（阎燕）

第八节　神经系统变性疾病

一、运动神经元病

运动神经元病是一组以侵犯运动神经元为主的慢性变性疾病，病变范围广泛，包括皮质锥体细胞、锥体束、脑干运动神经元、脊髓前角细胞。

本病病因至今未明，新近的研究表明，大约半数遗传型运动神经元病患者的缺陷是第21号染色体，过氧化物歧化酶编码基因突变，致此酶缺失或功能障碍，神经细胞活动过程中，产生的氧自由基增多而破坏神经元。此外，有人提出慢病毒感染学说、环境因素学说、免疫疾患学说等，但均无定论。

【诊断】

1. 中年以后发病，病情进展较缓慢。

2. 进行性肌萎缩、无力和锥体束征，如仅表现为对称性肌萎缩、无力而无锥体束损害者为之进行性脊髓性肌萎缩；如病变以延髓运动神经元为主而表现为咽喉部肌肉麻痹、舌肌萎缩、构音障碍、吞咽困难则称为进行性延髓（球）麻痹；如既有上运动神经元损害，也有下运动神经元损害，表现肌萎缩、肌束颤动和锥体束征者称为肌萎缩性侧索硬化；只表现为上运动神经元损害者，称为原发性侧索硬化。临床以肌萎缩性侧索硬化较为多见。

3. 通常无感觉障碍。

4. 疾病早期应注意与颈椎病、脊髓空洞症、延髓空洞症、肌病、糖尿病性肌萎缩以及某些金属中毒所致的周围神经病鉴别。

【治疗】

本病尚无特效治疗。

1. 一般治疗　如肢体肌无力有垂足者，可采用足支架和腕部夹板，使手足处于正常位置。运动障碍明显者，最好有专人帮助保持适当的活动，避免发生挛缩。

2. 止痉与镇静　已发生痉挛者，可选用安定 2.5～5mg，每日 2～3 次，并依据具体情况隔日增量 5mg，至痉挛缓解或发生镇静作用为止。

3. 其他治疗

（1）晚期应保证饮食入量，如进食困难，应进行鼻饲，必要时可采用胃切开术的方法维持营养。

（2）某些药物可以试用，如变构蛇毒素、神经营养药物、各种维生素、肌生等，但对本病可能有一定辅助治疗作用。

（3）加强护理及并发症的防治。

二、早老性痴呆

早老性痴呆又称阿尔茨海默病，是一种慢性进行性退化性疾病，以进行性痴呆为主要临床表现。以往认为 65 岁以前起病者，称为早老性或老年前期痴呆，65 岁以后起病者，称为老年性痴呆。近来的研究倾向于将二者合为一个疾病单元，称阿尔茨海默病老年前期型和老年型。

本病病因未明，有人提出遗传在本病的发生上有一定作用，可能为常染色体显性遗传所致。最近通过基因定位研究，发现脑内淀粉样蛋白的病理基因位于第 21 号染色体。其他有关病因的研究认为，本病的发生可能与神经递质的生物合成酶活性降低有关，主要是胆碱乙酰转移酶、乙酰胆碱合成酶缺陷以及免疫系统衰竭、慢病毒感染等。此外，丧偶、独居、生活颠沛者等易患本病。

【诊断】

1. 多呈隐袭起病，无性别差异。

2. 遗忘为早期突出的症状，尤以近记忆力丧失更为明显。随后智力衰退逐渐加重，表现为反应迟钝，判断力和理解力下降，言语啰嗦而重复，缺乏羞耻及道德感，不能料理生活。

3. 后期发展为严重痴呆，终日卧床，多死于并发症。

4. 神经系统无明显局灶性体征。

5. 脑部 CT 可见弥漫性脑萎缩和脑室扩大。

6. 排除其他导致痴呆的可能原因。

【治疗】

1. 一般治疗　生活上的照顾与护理十分重要，包括生活环境的安定，尽可能避免情绪上的波动，注意营养、饮食，适当进行体育锻炼，使之与周围环境保持一定接触，以减慢精神衰退。

2. 对症处理

（1）对有精神紧张、焦虑、失眠、行为紊乱、难以管理者，予以安定 2.5～5mg，口服，或氟哌啶醇 2～6mg，口服，每日 2～3 次，但需严密观察其副作用，症状改善后，应及时停药。

（2）对于智能障碍，尤其是在疾病的早期，可选用氯酯醒 100～200mg，口服，每日 2～3 次；γ-氨酪酸 0.5～1.0g，口服，每次 2～3 次；脑复新 100～200mg，口服，每日 2～3 次；三磷酸腺苷 20～40mg，口服，每日 2～3 次；或辅酶 A 50～100u 静滴，每日一次；核糖核酸 30～50mg，静注，每日一次；都可喜 5mg，口服，每日 3 次，或 10mg，肌注，每日一次；胞二磷胆碱 200mg，静滴或肌注，每日一次；脑活素 10～30ml，静注，每日一次等可能有一定的帮助。

另外在药物治疗方面也可选用各种常规维生素制剂、安妥明、烟酸肌醇酯、烟酸、地巴唑、尼莫地平等。

（3）有报道，乙酰胆碱在维持智能方面起一定作用，故选用抗胆碱酯酶制剂，如毒扁豆碱等，对改善认识和记忆功能可能有一定价值。

（4）部分早期病例采用高压氧舱治疗有一定帮助。

三、皮克病

皮克病也是一种老年性痴呆，临床较阿尔茨海默病少见。二者不同点在于，前者仅累及额叶和颞叶，主要是大脑皮质最重要的叶性萎缩，故有所谓"叶性萎缩"之称。

后者则表现为弥漫性大脑萎缩，累及额、顶、枕、颞各叶。

【诊断】

1. 额叶综合征，如欣快、情感迟钝、意志和人格改变，早期智能减退不明显。

2. 躯体方面可见明显苍老，皮肤干燥多皱，毛发苍白，牙齿脱落，吐词不清，听觉障碍，手舌颤动等。

3. 晚期发展至精神衰退，严重痴呆，常死于并发症或全身衰竭状态。

4. 神经系统检查常无明显阳性体征。脑电图检查早期可见 a 节律减慢，晚期呈弥漫性慢波，头部 CT 检查可见额叶及颞叶等皮质局限性萎缩，脑室扩大。

【治疗】

基本同老年性痴呆。

（阎燕）

第五章　血液及造血系统疾病

第一节　贫　血

一、缺铁性贫血

缺铁是由于人体对铁的摄入、吸收、丢失和需求量增加等因素之间失去平衡之后产生的一种临床综合征。根据缺铁的程度不同可表现为单纯缺铁、缺铁性红细胞生成或缺铁性贫血。

缺铁和缺铁性贫血是发展中国家普遍存在的问题，在我国，成年女性（非妊娠期）缺铁性贫血发生率30%～40%，而妊娠期女性则为50%左右，小儿缺铁性贫血发生率为20%～50%。

【病因和发病机制】

铁元素是人体血红蛋白中血红素的核心组成部分，另外它也是其他组织中许多重要酶的组成部分。一个正常成人每日丢失约1mg的铁（主要从粪便中），为了保持铁的平衡，每日至少需从食物中吸收同等量的铁。在我国普通居民的饮食中，平均每日约有10～20mg的铁，但只有约10%可被吸收，如果铁代谢出现了负平衡，即可出现铁的缺乏。其病因归纳起来有以下几种：

1. 食物中缺少足够的铁。

2. 铁的吸收不良。

3. 慢性失血。

4. 铁的生理需求量增加　如妊娠、哺乳、青少年生长发育期等。

5. 其他途径失铁，如血管内溶血和血红蛋白尿时从尿中排泄铁增加。

当组织缺铁时，除产生贫血外，尚有其他含铁酶活性减退，出现其他一些病理变化，如食道、胃粘膜萎缩引起消化不良和吞咽困难（Plummer-Vinson 综合征），严重者有神经系统功能紊乱。

【临床表现】

缺铁性贫血患者最明显的症状多与贫血有关，如面色苍白、头昏、耳鸣、乏力、心悸等。除贫血症状外，许多患者常伴有组织缺铁的症状及体征，如口炎、舌萎缩、吞咽困难、食欲减退、消化不良，皮肤、毛发干燥、指（趾）甲易碎裂及"反甲"等征象，少数患者有躯体感觉障碍等神经系统症状，在儿童可有"异食癖"。

缺铁性贫血常伴有原发疾病的表现。

【诊断】

1. 贫血的诊断（WHO，1972年） 在海平面地区，成年男性静脉血的血红蛋白<130g/L，非妊娠女性<120g/L，妊娠女性<110g/L。

如以红细胞压积为标准则成年男性HCT<0.41，成年女性HCT<0.37。

目前国内尚无统一的标准，一般认为成年男性Hb<120g/L，非妊娠女性Hb<110g/L，妊娠女性<100g/L。

2. 缺铁的诊断（WHO，1972年）

（1）血清铁<0.895μmol/L。

（2）运铁蛋白饱和度<0.15。

（3）血清铁蛋白<12μg/L。

（4）红细胞原卟啉>1.26μmol/L。

国内有关缺铁性贫血的诊断标准除以上4条外尚有以下4条：（共8条）

（1）小细胞低色素性贫血。

（2）有缺铁的病因和临床表现。

（3）骨髓铁染色示小粒可染铁消失，铁粒幼细胞<15%。

（4）铁剂治疗有效。

如符合小细胞低色素性贫血和其他7条中任何2条即可诊断缺铁性贫血。

【治疗】

缺铁性贫血的治疗原则应包括纠正贫血、补充体内储存铁和根治引起缺铁性贫血的原因。常用的补充铁剂方法是口服铁剂治疗，有时需要注射铁剂，少数情况下需输注红细胞以迅速提高血红蛋白。

1. 口服铁剂 缺铁性贫血患者首选的铁剂是口服铁剂，它具有疗效确切、方便、经济、安全等优点。常用的口服铁剂有硫酸亚铁、葡萄糖酸亚铁、琥珀酸亚铁和富马铁等。一个好的口服铁剂必须具备：

①属二价铁离子；

②溶解度好，在胃和小肠上端溶解以便十二指肠和空肠吸收；

③成分单一，一般不含其他造血成分，如叶酸、维生素B_{12}等以免掩盖存在的疾病。

常用口服铁剂及其剂量：

（1）硫酸亚铁：为最常用铁剂，每次0.3~0.6g，每日2~3次。

为促进铁吸收及减轻其胃肠刺激作用，近有一些改进剂型：

①福乃德：为硫酸亚铁与维生素C及维生素B之复合物控释片，每次1片，每日一次；

②健脾生血颗粒：为硫酸亚铁与数种中药的混合制剂，可明显减少硫酸亚铁之副反应，每次3~4g，每日2~3次。

（2）10%枸橼酸铁铵：10～20ml，每日2～3次。

（3）葡萄糖酸亚铁：每次0.3～0.6g，每日2～3次。

（4）富马铁：每次0.2～0.4g，每日2～3次。

（5）琥珀酸亚铁（速力菲）：每次0.1～0.2g，每日1～2次，此外还有一种蛋白琥珀酸铁0.5g，每日1～2次。

（6）力蜚能：为一种多糖铁复合物，每次0.15g，每日1～2次。

以上各种铁剂，可根据患者具体情况选用，一般认为，有机铁较无机铁吸收率高，胃肠不良反应较轻。

口服铁剂在大多数患者的疗效迅速且明显。在治疗剂量时，每日血红蛋白上升相当于1～2g/L，而网织红细胞则在用药5～10d开始上升，约于2周后达峰值，随后渐降至正常。通常血红蛋白升至正常需4～6周，然后继续口服铁剂4～6个月以补充体内储存铁。

口服铁剂后可有胃肠道反应，包括恶心、胃部不适或疼痛、腹泻或便秘等。大多数上消化道症状与铁剂有直接关系，当改为餐后服用时可明显减轻，也可改用其他口服铁剂，如富马铁，对胃的刺激明显小于其他口服铁剂；同时也可减小药物剂量。经对症处理后上述症状可以减轻，而不致响治疗。至于肠溶性铁剂，由于在肠道溶解，肠道为碱性环境，溶解度小，铁离子减少对上消化道的刺激，但同时吸收的铁离子相应减少，其效果与减少口服铁剂的剂量相同，因此一般不主张使用，如果经过正规的口服铁剂治疗，贫血得不到纠正时应考虑以下几个可能：

1）缺铁性贫血的诊断有误，如海洋性贫血、慢性炎症或肿瘤等都可表现为小细胞低色素性贫血。

2）有其他因素，如慢性病存在或同时缺乏叶酸、维生素B_{12}等影响疗效。

3）患者未按医嘱服药或患者所服铁剂的剂型不适合，如肠溶铁剂，以致剂量不足。

4）病因未获控制：铁剂虽然有效，因导致缺铁的疾病未能得到有效治疗，故补铁疗效不明显。

5）铁剂的吸收不良：胃全切除术、广泛肠切除、慢性肠病、腹泻等因素都可影响铁的吸收。

2. 注射铁剂　注射铁剂的适应症有：

①因副作用不能耐受口服铁剂；

②铁剂吸收不良；

③患者需短期内补充大量铁剂。

常用的注射铁剂有右旋糖酐铁和山梨醇铁，一般作肌肉注射，总量要事先计算出来，不可超量，否则可致急性铁中毒。铁的总量以使血红蛋白升高至15g/dl及储存铁500mg，所需补铁量按下列公式计算：

$$补铁量（g）=\frac{(15-Hbg/dl)}{100}×体重（kg）×65×0.0034$$

注射铁剂要作深部肌内注射，首次25～50mg，以后每次100mg，每日或隔日使用。右旋糖酐铁亦可作静脉注射，但甚少使用。注射铁剂副作用较多，肌注部位常有疼痛，局部淋巴结肿大，少数患者有过敏反应，表现为颜面潮红、恶心、呕吐、发热和关节疼痛，静脉注射有过敏性休克致死的报道。

3. 输血　由于在多数情况下贫血发生缓慢，患者能逐渐适应，不需输血；但如果在慢性缺铁性贫血的基础上出现急性失血，而且循环血量不足影响器官功能，危及生命时应考虑输血；另外，当缺铁性贫血患者有紧急外科手术指征时，纠正贫血时可适当输血以提高机体的耐受性；当患者贫血严重而持续时间较长，脏器功能受损，特别当有心功能不全时，输血可加重容量负荷应特别谨慎。

4. 原发疾病的治疗。

【疗效标准】

1. 治愈

（1）Hb 恢复正常，即男性≥120g/L，女性≥110g/L，孕妇≥100g/L。

（2）血清铁蛋白或红细胞游离原卟啉（FEP）恢复正常，即血清铁蛋白≥20μg/L，FEP＞0.9μmol/L。

（3）缺铁的病因消除。

2. 好转　上述三项指标均有改善，但未达到痊愈标准。

3. 无效　上述指标均无改善。

二、铁粒幼细胞性贫血

铁粒幼细胞性贫血是由于多种原因引起的一类小细胞性贫血，由于铁的利用不良和血红素合成障碍，骨髓幼红细胞中存在特征性的"铁粒环"。根据其病因不同，铁粒幼细胞性贫血可分为遗传性和获得性两类，获得性铁粒幼细胞性贫血又包括原发性和继发性两种主要类型。

【病因和发病机制】

1. 遗传性铁粒幼细胞性贫血　大多为 X 染色体伴性遗传，绝大多数为男性发病，偶有女性纯合子发病的报道，极少数病例通过常染色体隐性遗传。

遗传性铁粒幼细胞贫血基本缺陷在红细胞内血红素合成障碍，与血红素合成有关的多种酶或辅酶缺陷均，可致线粒体内铁的利用障碍，这些酶或辅酶包括磷酸吡哆醇（即维生素 B_6）δ 氨基-γ-酮戊酸氧化酶（δ-ALA 氧化酶）、δ-ALA 合成酶、粪卟啉原氧化酶等，当以上酶活性缺乏致代谢障碍时，铁在红细胞线粒体内沉积，形成环形铁粒幼细胞。

2. 原发性获得性铁粒幼细胞贫血　FAB 协作组将此病划归骨髓增生异常综合征的一个临床亚型，伴铁粒幼细胞增多的难治性贫血，即 MDS-RAS。其病因和发病机制不甚清楚，患者机体在血红素合成中有关酶的活性缺陷种类不尽一致，可能有缺陷的部位是吡哆醇转化为磷酸吡哆醛的过程，或尿卟啉脱羧酶缺少。由于一部分患者可转变成急性白血病或伴发于慢性粒细胞性白血病，有人认为，它是一种造血干细胞的克隆性疾病。

3. 继发性铁粒幼细胞性贫血　引起继发性铁粒幼细胞性贫血的原因如下：

（1）药物因素：异烟肼、吡嗪酰胺等抗结核药物和氯霉素等，异烟肼主要拮抗维生素 B_6，干扰吡哆醇代谢，用药 4～6 周即可发生铁粒幼细胞性贫血；氯霉素主要损伤线粒体，抑制 δ-ALA 合成酶。

（2）铅中毒：主要抑制铁络合酶，δ-ALA 脱氢酶。

（3）酒精中毒：酒精可抑制吡哆醇转化为活性磷酸吡哆醛，同时伴有叶酸的缺乏。

（4）其他疾病：可继发于恶性肿瘤、慢性炎性疾病、自身免疫性疾病，如类风湿性关节炎等，发病机制不明。

【诊断】

1. 临床表现　遗传性铁粒幼细胞性贫血为男性，多在青少年期发病，有家族史，以贫血为主要表现，以后可伴有铁负荷过重的症状，如含铁血黄素沉积症、肝、脾肿大、心功能不全等；原发性获得性铁粒幼细胞贫血患者多见于 50 岁以上之患者，男女均可发病，无明显家族史，以难治性贫血为主要表现，部分患者可转变成急性白血病；继发性铁粒幼细胞性贫血者多有明确的原发病的表现或发病诱因。

2. 实验室检查　血象：轻至中度贫血，以小细胞低色素性贫血为主，如同时伴有叶酸缺乏，则可出现大细胞的改变，网织红细胞计数常轻度升高或正常。骨髓象：骨髓红系增生明显活跃，少数出现原幼红细胞比例增高，铁染色示外铁增加，铁粒幼细胞显著增多，以环形铁粒细胞为主，约 >30%。铁代谢指标：血清铁和转铁蛋白饱和度显著升高。酶活性测定：可直接测定血红素合成中的相关的酶的活性，对诊断及亚型的确定有一定价值。

【治疗】

1. 大剂量吡哆醇（维生素 B_6）　每日 100～600mg 维生素 B_6，静滴，对部分遗传性铁粒幼细胞贫血患者有效，对其他类型患者仅少数有效；疗效表现为贫血改善、网织红细胞升高，血清铁下降，但骨髓中环形铁粒幼细胞可继续存在。当血红蛋白正常后，可用小剂量维持治疗。

2. 磷酸吡哆醇　部分维生素 B_6 无效者可试用本药，可能有效。

3. 叶酸　对部分伴有叶酸代谢障碍患者有一定作用。常用剂量 10mg，口服，每日 3 次。

4. 雄性激素　主要用于原发性获得性铁粒幼细胞贫血患者，常用药物种类、剂量、用法参阅本章再障治疗，需用药 3 个月以上。近年认为，由于疗效不甚肯定，且有肝脏损害之副作用，应慎用。

5. 输血　主要用于有严重贫血，危及生命，且对维生素 B_6 无效者，由于输血可加重铁负荷，引起含铁血黄素沉着，加重心衰，应特别谨慎并严格控制。

6. 铁螯合剂　铁螯合剂可用于预防和治疗含铁血黄素沉积症，其预防效果好于治疗；如去铁草酰胺每日 1g，或按每公斤体重每小时 15mg 持续静脉滴注，亦可皮下注射或肌内注射，同时监测尿铁，以尿铁排泄量 20～40mg/d 为宜，如需输血，则每次输血后立即给予 2g 去铁草酰胺，同时加维生素 C 500mg，增强去铁效果。

7. 骨髓移植　对遗传性铁粒幼细胞性贫血，或肯定为造血干细胞克隆性疾病，或伴有急性、慢性白血病患者，权衡利弊后可以考虑作异基因骨髓移植。

8. 原发疾病治疗　是治疗继发性铁粒幼细胞性贫血的主要方法，如停用抗结核药物、驱铅、禁酒等。

目前尚无铁粒幼细胞性贫血的疗效标准，一般认为，对维生素 B_6 有效者应大剂量使用，三个月后改用维持量治疗；贫血改善有效者骨髓"铁粒环"细胞并无明显减少。

三、巨幼细胞性贫血

巨幼细胞性贫血是由于叶酸或维生素 B_{12} 缺乏或代谢异常引起的贫血。过去认为本病在我国相对少见，但近年的资料表明，在我国山西、陕西等地，由于居民的饮食结构、生活习惯等因素所引起的叶酸和维生素 B_{12} 缺乏，从而引发的巨幼细胞性贫血发病率甚高。

【病因和发病机制】

1. 与叶酸代谢障碍有关的原因

（1）叶酸摄入不足：主要与偏食、饮食结构不合理和烹调不当有关。

（2）叶酸吸收不良：胃肠大部切除和吸收不良综合征、慢性酒精中毒和脂肪性腹泻等。

（3）叶酸需求量增加：见于妊娠、哺乳期妇女、生长发育期婴幼儿及某些疾病，如甲状腺机能亢进、恶性肿瘤、溶血性贫血等。

（4）叶酸拮抗剂：氨基喋呤、甲氨喋呤、乙胺嘧啶等与叶酸还原酶和二氢叶酸还原酶结合阻止四氢叶酸的形成，而苯妥英钠可抑制叶酸在肠道吸收。

（5）叶酸代谢障碍：包括：

①先天性叶酸代谢障碍：5-甲基四氢叶酸转移酶缺乏；

②乳清酸尿症；

③维生素 C 缺乏症；

④严重肝脏疾患。

2. 与维生素 B_{12} 代谢障碍有关的原因

（1）维生素 B_{12} 吸收不良：见于长期素食者及慢性胃肠道疾病，如慢性萎缩性胃炎、吸收不良综合征、盲端综合征、某些肠道寄生虫病。

（2）恶性贫血：由于有内因子抗体或壁细胞抗体，维生素 B_{12} 不能从肠道吸收。

（3）遗传性运钴胺素Ⅱ缺乏症：由于维生素 B_{12} 的转运和在肝脏、组织中利用发生障碍所引起。

当叶酸缺乏或代谢障碍时，dUMP 甲基化为 dTMP 单碳基传递障碍，DNA 合成受到抑制。维生素 B_{12} 是甲基转移酶的辅酶，参与四氢叶酸的合成，间接影响 DNA 合成，维生素 B_{12} 亦参与甲基丙二酸辅酶 A 转化为琥珀酸辅酶 A，维生素 B_{12} 缺乏时，甲基丙二酸积聚，其代谢分解产物增加使神经磷脂合成障碍，可引起各种神经系统症状。

【临床表现】

1. 贫血 起病缓慢，为大细胞性贫血，严重者可伴有白细胞减少及血小板减少。

2. 消化系统症状多较明显，如口炎、舌炎、吞咽障碍、食欲减退、慢性腹泻等，有些伴有原发疾病的表现。

3. 神经系统症状 主要见于维生素 B_{12} 缺乏者特别是恶性贫血患者，早期为感觉障碍、手足麻木和刺痛等，以后可有肢体震颤及步态不稳，严重者可有瘫痪，少数患者表现为精神异常。

【诊断要点】

1. 血象 血红蛋白及红细胞计数减少，红细胞为大细胞性，$MCV > 100fl$，中性粒细胞可见分叶过多（≥5 叶），严重者白细胞及血小板减少。

2. 骨髓 红细胞增生活跃，出现较多原幼红细胞是本病特征，原粒细胞亦可发生巨幼变。

叶酸和维生素 B_{12} 缺乏时其血象、骨髓象表现相同，鉴别二者需依靠叶酸缺乏或维生素缺乏的特异性诊断。

3. 叶酸缺乏的诊断

（1）血清及红细胞内叶酸测定：血清叶酸 $<3ng/ml$，或红细胞内叶酸 $<100\mu g/L$ 时有诊断意义。

（2）亚胺甲基谷氨酸排泄试验。

（3）叶酸吸收试验：原理同 schilling 试验。

（4）叶酸治疗性试验：用小剂量叶酸 0.2mg/d 治疗 7～10d，如叶酸缺乏时可观察到贫血改善及骨髓巨幼红细胞减少或消失。

4. 维生素 B_{12} 缺乏的诊断

（1）血清维生素 B_{12} 测定。

（2）尿甲基丙二酸测定。

（3）schilling 试验。

（4）抗内因子抗体和抗壁细胞抗体：用于诊断恶性贫血。

（5）维生素 B_{12} 治疗性试验：$1\mu g/d$ 肌注 7～10d。

【治疗】

1. 病因治疗 尽可能查明各种引起巨幼细胞性贫血的原因，并针对病因治疗，对营养性巨幼细胞性贫血患者应改变饮食习惯，调整饮食结构，补充新鲜蔬菜、水果、奶制品及肉类食品，积极治疗慢性胃肠疾病，停用叶酸拮抗剂。

2. 补充叶酸 一般每日 5～10mg 即可满足生理需求，如有吸收不良时，需要注射叶酸即甲酰四氢叶酸钙 3～6mg/d，直至症状消失、血象正常时再维持治疗。

3. 补充维生素 B_{12} 注射氰钴胺或羟钴胺，根据不同病情，其治疗剂量不同，国内多用氰钴胺。对食物中缺乏维生素 B_{12} 者（如素食者）每日补充 $25\mu g$，或每半年一次 1 000μg，对已行全胃切除术者，每月 $100\mu g$，对恶性贫血患者则需终身替代治疗，在开始时特别是伴神经系统表现时，先注射羟钴胺 $500 \sim 1\,000\mu g/d$，四周后维持治疗 $500\mu g/$次，每 3 个月一次。

4. 对症治疗　有严重贫血伴紧急状态时，如贫血诱发心绞痛、心衰或须急诊手术时可考虑输注红细胞，应控制输注速度以避免加重心衰，有精神症状时可采取相应对症治疗。

【疗效标准】

1. 痊愈

（1）临床症状、异常体征消失。

（2）外周血象恢复正常。

2. 好转　上述指标有改善，但未达痊愈标准。

四、再生障碍性贫血

再生障碍性贫血简称再障（AA），是因理化生物因素或不明原因引起骨髓造血损伤，以血中全血细胞减少为特征的一组疾病。在我国发病率为 2/10 万左右，以中青年多见，男性多于女性。

【病因与发病机制】

1. 病因

（1）原发性：超过半数的再障找不到明确病因，称原发性再障。

（2）继发性：可继发于药物，如保泰松、氯霉素、阿的平；化学物质，如苯类、四氯化碳、某些杀虫剂；放射线；感染，如病毒性肝炎、其他病毒感染、结核病；妊娠；阵发性睡眠性血红蛋白尿等。

（3）遗传性因素：Fanconi 贫血，家族性再障。

2. 发病机制　再障的发病机制是多方面的，每个患者的发病中有一个或几个机制的参与。

（1）造血干细胞质或量异常，即所谓"种子"学说。

（2）体液、细胞免疫异常等对造血的抑制作用，即"病虫害"学说。

（3）造血微环境缺陷，即"土地"学说。

【临床表现】

1. 出血　为血小板减少的结果，可表现为皮肤出血点、紫癜、鼻出血、牙龈出血、月经过多，甚至更严重的出血情况，如消化道出血、血尿等。出血的程度与血小板减少程度有关。当血小板数低于 $20 \times 10^9/L$ 时，有颅内出血的可能，此为再障患者死亡的主要原因。

2. 贫血　可表现为疲乏、无力。体检可见面色苍白、心率增快等。

3. 感染　因中性粒细胞减少或缺乏，易发生各种部位感染，常见有呼吸道、泌尿道感染。感染细菌多为革兰氏阴性细菌。在长期应用抗生素及免疫抑制剂患者容易发生真菌感染。

4. 肝脾及淋巴结肿大少见，如有肿大，应积极寻找相关原因并慎重考虑再障的诊断。

【诊断】

1. 1987年第四届全国再障学术会议修订的诊断标准

（1）全血细胞减少，网织红细胞绝对值减少。

（2）一般无脾肿大。

（3）骨髓至少一个部位增生减低或重度减低（如增生活跃，须有巨核细胞明显减少），骨髓小粒中非造血细胞增多（有条件者应作骨髓活检等检查）。

（4）能排除引起全血细胞减少的其他疾病，如阵发性睡眠性血红蛋白尿症、骨髓增生异常综合征中的难治性贫血、急性造血功能停滞、骨髓纤维化、急性白血病、恶性组织细胞病等。

（5）一般抗贫血药物治疗无效，诊断为再障后，再按下列标准进一步分为急性再障或慢性再障。

2. 急性再障（亦称重型再障 - Ⅰ型）的诊断标准

（1）临床：发病急，贫血呈进行性加剧，常伴严重感染、内脏出血。

（2）血象：除血红蛋白下降较快外，需具备下列各项中之2项：

1）网织红细胞 <1%，绝对值 $<15 \times 10^9/L$。

2）白细胞明显减少，中性粒细胞绝对值 $<0.5 \times 10^9/L$。

3）血小板 $<20 \times 10^9/L$。

（3）骨髓象：

1）多部位增生减低，三系造血细胞明显减少，非造血细胞增多，如增生活跃，需有淋巴细胞增多。

2）骨髓小粒中非造血细胞及脂肪细胞增多。

3. 慢性再障的诊断标准

（1）临床：发病缓慢，贫血、感染、出血均较轻。

（2）血象：血红蛋白下降速度较慢，网织红细胞、白细胞、中性粒细胞及血小板值常较急性再障为高。

（3）骨髓象：

1）三系或二系减少，至少一个部位增生不良，如增生良好，红系中常有晚幼红细胞（炭核）比例增多，巨核细胞明显减少。

2）骨髓小粒中非造血细胞及脂肪细胞增加。

（4）病程中，如病情恶化，临床表现、血象及骨髓象与急性再障相同，称为重型再障 - Ⅱ型。

【治疗】

1. 一般治疗

（1）去除病因：对能找到病因的继发性再障，应尽快去除病因。

（2）预防感染：清洁皮肤，可用洗必泰擦洗；保持肛门清洁，女性患者保持外阴清洁；注意口腔卫生，选用软毛牙刷或用棉签轻刷牙齿，用朵贝液漱口；消毒肠道可口服氟哌酸、制霉菌素；各种操作要注意消毒；减少探视时间及人次；当存在中性粒细胞缺乏时，应进入层流病房。

（3）治疗感染：患者出现发热或其他感染症状时，应在积极寻找感染部位及进行细菌培养与药敏试验的同时，应用广谱抗生素，待培养结果出来后换用针对性强的抗生素。一般采用半合成青霉素类或头孢霉素，与氨基糖甙类抗生素联合应用，如氧哌嗪青霉素与乙基西梭霉素联合，头孢唑啉与丁胺卡拉霉素联合。为维持血浆浓度，部分药物可一日内分2次持续滴注。严重和广泛感染时，可选用第三代头孢霉素，如头孢噻甲羧肟即复达欣，1～2g，肌注或静注，每8～12小时一次。在长期应用抗生素与免疫抑制剂治疗时，注意并发真菌感染。需抗真菌治疗时，可选用咪康唑（达克宁）、氟康唑即大扶康，后者因抗真菌谱广，副作用小而受到推荐。给药途径和剂量选择视感染部位及菌种而定。传统的两性霉素 B 在治疗深部真菌感染仍常采用。应用以上抗生素时，应注意其副作用，特别是肾脏损害的情况。

（4）防治出血：出血的主要原因为血小板减少，但除采取升高血小板措施外，其他一些措施对防治出血也有一定效果。

①应用止血敏、安络血、维生素 C；

②强的松每日 10～20mg；

③口服避孕药每日 1～2 片，可使月经出血减少；

④对月经明显过多患者应用雄激素丙酸睾丸酮 100mg，肌肉注射，每日一次；

⑤此外应避免外伤，避免进食较硬的食物，尽量减少肌肉注射次数。

2. 输血

（1）红细胞：输全血可补充红细胞，但为纠正再障贫血，输注红细胞制品更合适。一般认为在血红蛋白低于 60g/L 时，可考虑输注红细胞。慢性再障患者，因长期输血，可致含铁血黄素沉着症（血色病），此时可应用去铁胺治疗。

（2）血小板：在血小板低于 20×10^9/L 时，或在患者存在因血小板减少而致难以控制危及生命的出血时，可输单采血小板，每次输注 4～8 个单位，持续 3～5d。颅内出血患者需更大剂量的输入，反复输注血小板后，患者可产生抗血小板或 HLA 抗体，此后输血小板效果不佳，因此应慎重选择血小板输注。

（3）粒细胞：在严重感染而抗生素治疗无效时，有粒细胞缺乏症者输注粒细胞有一定帮助。

因为同样存在 HLA 抗体，粒细胞寿命短，较难以获得足量粒细胞，加之输白细胞可能成为将来进行骨髓移植不利等因素,故需慎重使用。应用时,每日输 1×10^{10} 粒细胞,连续 4~7d。

3. 雄激素

尽管单用雄激素,或与其他方法合并应用治疗再障,其有效率各家报道不一,但均认为长期、大剂量雄激素对病情较轻的慢性再障有较好疗效,对重症再障无效,连续用药应达 3~6 个月,如有效,在血红蛋白升至 90g/L 时,可逐渐减量至小剂量维持 2 年。部分患者停药后可复发。

雄激素治疗有效时,常于治疗后 3 个月左右网织红细胞计数上升,继之出现红细胞或血红蛋白升高,粒细胞升高也较好,血小板上升出现晚且不理想。长期应用雄激素时,应注意其副作用,如肝功能损害、黄疸、水钠潴留痤疮、毛发增多、女性停经及男性化、男性性欲亢进、儿童骨骺愈合加速、促发或加重老年人前列腺肥大等。雄激素类治疗再障的原理可能是:

①使内源红细胞生成素增加;

②直接作用于造血祖细胞,对三系生成均有刺激作用;

③促进核酸及蛋白质合成。

4. 免疫抑制剂

(1)抗胸腺球蛋白(ATG)或抗淋巴细胞球蛋白:大多数治疗方法对重症再障(SAA)效果不佳,选用免疫抑制剂治疗可取得一定疗效。应用 ATG 或 ALG 有下述优点:

①对各型再障均有较高的有效率,可达 50% 左右,其他治疗无效时,重症再障及肝炎后再障可能对 ATG/ALG 有效;

②它与骨髓移植相比,有更宽的选择性,甚至在面临严重感染时亦能应用;

③剂量及疗程适当时,毒性较小。

一般推荐剂量为马 ATG10~20mg/(kg·d),兔 ATG 2.5~5mg/(kg·d),或猪 ATG15~20mg/(kg·d),共用 5d。一般在应用 ATG/ALG 前 1h 服抗组胺药,并进行所用 ATG/ALG 的皮试,备好肾上腺素。应用 ATG/ALG 同时应用皮质激素,如氢化可的松 100mg/d,停用 ATG/ALG 后仍继续使用皮质激素并逐渐减量。不良反应包括:寒颤、发热、红斑、瘙痒性皮疹、血小板降低、中性粒细胞降低、过敏反应、血清病等。禁忌症为:ATG/ALG 过敏、急性活动性感染等。

(2)肾上腺皮质激素:对 SAA 应用大剂量甲基强的松龙冲击疗法有一定效果。推荐方案为:甲基强的松龙第 1~3d 剂量为 20mg/(kg·d),第 4、5、6、7 天剂量分别为 10mg/(kg·d),5mg/(kg·d),100mg/d,50mg/d;第 8~14 天剂量均为 30mg/d。常规剂量的强的松对再障无效,一般不主张使用。

(3)环孢素 A:对 SAA 有一定疗效,可单独,或与 ATG 或雄激素联合应用,一般推荐剂量为 5~10mg,/(kg·d),10d 为一疗程,间隔 1 个月,重复 2~3 疗程,静脉滴注或口服。副作用有肾毒性、多毛症、手震颤、肝功能受损等。在使用过程中应密切观察患者征象。

5. 骨髓移植　对有适合供体，年龄＜20 岁，中性粒细胞＜0.5×10^9/L 的 SAA 患者进行异基因骨髓移植，疗效明显优于其他治疗，应优先选择。对其他有条件的再障患者亦可积极选择骨髓移植。

6. 其他治疗

（1）胎肝细胞输注：有报道认为胎肝细胞（或裂解）悬液输注对治疗慢性再障有一定效果。

（2）一叶秋碱：对慢性再障患者可与雄激素一并应用，8～16mg，肌肉注射，连续使用 3 个月。

（3）654-2：可与其他药物合并应用以治疗慢性再障。

（4）细胞因子：目前促红细胞生长素（EPO）已应用于再障，治疗取得一定疗效（升高血红蛋白）的报道，G-CSF、GM-CSF、IL-3 对提升再障患者白细胞（粒、单细胞）有帮助。

（5）中医中药：以补肾为本进行辨证施治。常见中药有：鹿角胶、阿胶、熟地、首乌、当归、枸杞等。具体应用可参照有关书籍，本文从略。

【疗效标准】

1987 年全国第四届再障学术会议制定的疗效标准。

1. 基本治愈　贫血和出血症状消失，血红蛋白男 120g/L，女 100g/L，白细胞 4×10^9/L，血小板 80×10^9/L，随访 1 年以上未复发。

2. 缓解　贫血和出血症状消失，血红蛋白男 120g/L，女 100g/L，白细胞 3.5×10^9/L 左右，血小板也有一定程度增长，随访 3 个月病情稳定或继续进步者。

3. 明显进步　贫血和出血症状明显好转，不输血，血红蛋白较治疗前 1 个月内常见值增长 30g/L 以上，并能维持 3 个月以上者。

判定以上三项疗效，均应 3 个月内不输血。

4. 无效　经充分治疗后，症状、血象未达明显进步者。

五、纯红细胞再生障碍性贫血

纯红细胞再生障碍性贫血简称纯红再障（PRCA）是一组因骨髓红细胞生成障碍，致各阶段红细胞减少，而白细胞及血小板生成及数量不受影响的一组正细胞正色素贫血。

【病因与发病机制】

纯红再障可为先天性或获得性，前者见于 Diamond – Blackfan 综合征，为常染色体隐性遗传，多在幼儿时发病。获得性大部分为特发性，原因不明，其发生多与自身免疫失调有关，患者血中存在通过免疫介导损伤红系祖细胞的因子，少部分患者与胸腺瘤有密切关系，亦有继发于其他自身免疫性疾病，如 SLE、CLL、淋巴瘤等。

【临床表现】

临床上主要表现为贫血所致相应症状体征，可发生在感染之后或继发、伴发于胸腺瘤及某些自身免疫疾病。实验室检查呈正细胞正色素贫血，网织红细胞明显减少，白细胞及血小板正常。骨髓象中有核细胞增生基本正常，幼红细胞明显减少，在有核细胞中一般低于5%，粒红比例显著增高，粒系及巨核系正常。

【诊断】

临床上有贫血症状体征，无感染及出血表现，无肝脾肿大。实验检查中血红蛋白（或红细胞压积）减少，网织红细胞<0.001，绝对值减少，白细胞、血小板数正常，骨髓红细胞各阶段明显减少，能排除其他贫血情况下诊断可确立。为进一步明确先天性或获得性，需做深入检查分析。

【治疗】

1. 肾上腺皮质激素　疗效好，可作首选药物。强的松 1mg/（kg·d），连续使用 4~6 周后减量至维持量，用药不少于半年。治疗有效，最初反应为网织红细胞升高。

2. 细胞毒免疫抑制剂　对强的松治疗无效或疗效欠佳者可考虑选用，如环磷酰胺 150mg/d，或硫唑嘌呤 100mg/d，用 3~4 周，亦可与强的松合并使用。

3. 抗胸腺球蛋白（ATG）或抗淋巴细胞球蛋白（ALG）、环孢菌素 A 参考再障治疗方法。

4. 红细胞输注。

5. 原发病的治疗　合并胸腺瘤者进行手术切除后，可能使 PCRA 获得缓解。其他获得性纯红再障也应积极加强对原发病的治疗。

【疗效标准】

1. 基本治愈　贫血症状消失，血红蛋白上升至男 120g/L，女 100g/L，白细胞、血小板正常，骨髓象恢复正常，停药随访 1 年以上未见复发。

2. 缓解　症状消失，血红蛋白达到男 120g/L，女 100g/L，白细胞、血小板正常，骨髓象恢复正常，停药随访 3 个月稳定或继续进步。

3. 明显进步　症状好转，不输血，血红蛋白较治疗前增加 30g/L 以上，维持 3 个月不下降。

4. 无效　治疗后血红蛋白不增加，或增加不到 30g/L。

六、遗传性球形细胞增多症

遗传性球形细胞增多症（HS）是一种红细胞膜有先天性缺陷的溶血性贫血，其特点是慢性溶血，血液中出现大量小型球形红细胞，红细胞渗透脆性增高，肝脾肿大。

【病因和发病机制】

HS 是一种遗传性疾病，患者在出生后一天即可发病。本病大部分为常染色体显性遗传，其致病基因定位于 12 号染色体。最近研究表明，球形细胞形成的机理主要是红细胞膜骨架蛋白异常所致，这些异常包括：

1. 收缩蛋白数量减少，主要是 spectrin 的 β 链，约占 HS 的 10%。

2. 收缩蛋白 spectrin β 链的结构异常，占 HS 的 90%，包括区带蛋白 SP-4.1（即血型糖蛋白 C）、SR-2.1（锚蛋白）、SP-3.1（阴离子转运蛋白）等的结合部位结构异常。由于红细胞结构异常不仅使其形态发生改变，且对阳离子（Na^+）的转运发生障碍，Na^+ 的渗透性增加，红细胞容积增加，脆性也增加，对 ATP 消耗增多，pH 值下降，红细胞韧性下降，易在脾脏滞留、破坏，造成溶血。

【诊断】

1. 临床表现　慢性血管外溶血，表现为黄疸、贫血、肝脾肿大，在感染等诱因作用下可出现溶血危象或再障危象，少数可伴有胆结石或下肢踝部溃疡。

2. 有家族史，呈常染色体显性遗传。

3. 红细胞渗透脆性增高。

4. 外周血及骨髓球形红细胞增多，网织红细胞 15% ~ 30% 或更高。

5. 脾切除疗效好。

【治疗】

脾切除术是治疗 HS 的主要方法，对绝大部分患者有效，由于幼儿脾切除后，可致重症感染，应慎重，最好在 12 岁以后施行，如合并胆囊结石，做脾切除同时可做胆囊切除；对轻型患者不需做特殊治疗，切脾后贫血显著改善，溶血减轻，但红细胞形态并无改变。

【疗效标准】

1. 完全缓解　脾切除后贫血及溶血症状消失，血红蛋白达 120g/L，网织红细胞计数 <3%。

2. 部分缓解　术后临床及血象有改善但未达到完全缓解标准。

3. 无效　术后临床症状和血象无任何改善。

4. 复发　指术后一段时间又出现先前的贫血。

七、遗传性椭圆形细胞增多症

【病因与病理】

遗传性椭圆形细胞增多症（HE）属红细胞膜遗传性缺陷所致，它包括一组异质性的疾病，其基本特征是外周血中出现大量椭圆形红细胞，可分为以下 4 类。

1. 普通型 HE　多见于黑人和马来人，为常染色体显性遗传，大部分无溶血表现，红细胞渗透脆性多正常，外周血椭圆细胞 >25%。

2. 伴球形细胞增多的 HE　外周血中同时有球形红细胞和椭圆形红细胞存在，可能系 HSHE 杂合子，红细胞渗透脆性升高。

3. 伴口形细胞增多的 HE　外周血中兼有口形红细胞，多见于地中海人群，红细胞渗透脆性升高。

4. 遗传性热变形红细胞增多症　可能系 HE 的纯合子或双重杂合子，常染色体隐性遗传，红细胞对热和机械具有不稳定性，在 45℃ ~46℃时即有溶血。红细胞脆性增加，伴其他形态异常的细胞存在。

有关 HE 的发病机理和 HS 类似，其红细胞膜骨架蛋白的缺陷目前发现有十余种，主要涉及 spectrinα、spectrinβ、SP-4.1、SP-2.1、血型糖蛋白等的数量减少、缺乏或结构异常。

【诊断】

HE 的临床表现与 HS 相似，但病情较轻，少数患者有溶血表现，诊断主要有赖于外周血片细胞形态（椭圆形红细胞 >25%），但需排除其他可能引起外周血椭圆细胞增多的疾病，如缺铁性贫血、骨髓纤维化、丙酮酸激酶缺乏等。

【治疗】

轻症 HE 患者不需治疗，有溶血者脾切除效果肯定，脾切除后外周血红细胞形态异常更加明显。

【疗效标准】

1. 临床缓解　贫血及溶血症状消失，血红蛋白达到男 120g/L，女 100g/L 以上，网织红细胞降至 3% 以下，随访 1 年以上无复发。

2. 明显进步　溶血及贫血较前显著改善，血红蛋白保持 70g/L 以上，网织红细胞降至 8% 以下，不再输血，随访 1 年以上病情稳定。

3. 无效　临床症状及血象未能达到明显进步标准。

4. 复发　指原有效，以后血象又复恶化。

八、红细胞葡萄糖 6-磷酸脱氢酶

红细胞葡萄糖 6-磷酸脱氢酶（G-6-PD 缺乏症）缺乏症是红细胞的酶遗传性缺陷中最常见的一类。G-6-PD 缺乏症发病遍布全世界，但民族及地区差异甚大，在我国主要见于东南及西南，如广东、广西、福建及四川等地区。

【病理和发病机制】

G-6-PD 缺乏症属性联不完全显性遗传，控制 G-6-PD 的基因定位于 X 染色体的长臂 2 区 8 带（Xq^{28}），它具有复杂的多态性，目前已发现的 G-6-PD 异型已达 250 多种。

由于 G-6-PD 的活性或稳定性减弱，红细胞内磷酸己糖旁路代谢减弱，还原型辅酶。NADPH 减少，谷胱甘肽（GSH）还原减少，而 GSH 是维持红细胞膜和血红蛋白稳定的重要物质；当红细胞在感染、药物、蚕豆等诱因下产生过多的 H_2O_2 时，由于 GSH 减少，H_2O_2 不能被还原，血红蛋白被氧化变性成变性珠蛋白小体（Heinz 小体），红细胞膜变形性降低，在肝、脾滞留，破坏而产生溶血，红细胞亦可在氧化剂的作用下在血管内直接破坏。

由于其遗传特征，G-6-PD 缺乏症男女均可患病，男性患者为半合子，显示 G-6-PD 缺乏明显，女性患者多为杂合子，纯合子少见。

【诊断】

1. G-6-PD 缺乏实验诊断　国内常用的 G-6-PD 活性筛选试验

（1）高铁血红蛋白还原试验：正常人还原率＞75%，杂合子 31% ~ 74%，而纯合子（或男性半合子）＜30%。

（2）荧光斑点试验：NADPH 经长波紫外线照射能显示荧光，G-6-PD 这类患者红细胞内 NADPH 不足，所以荧光显示延迟。正常人 10min 内红细胞出现荧光，杂合子为 10 ~ 30min，纯合子 ＞30min。

（3）硝基四氮唑蓝纸片法：G-6-PD 活性，正常者为紫蓝色，纯合子为红色，杂合子为淡紫蓝色。

WHO 推荐的 G-6-PD 活性 Zinkham 法正常值为 12.1 ± 2.09 IU/g。

2. G-6-PD 缺乏所致的溶血性贫血

（1）药物性溶血：

①2 天内有服用可疑药物史；这些药物包括解热镇痛药、磺胺药、抗疟药和砜类药物；

②有急性溶血的证据；

③符合 G-6-PD 缺乏的实验室诊断。

（2）蚕豆病：

①半个月内有食用蚕豆史；

②急性溶血证据；

③符合 G-6-PD 缺乏的实验室证据。

（3）感染诱发的溶血：

①有感染诱因；

②有急性溶血证据；

③符合 G-6-PD 缺乏的实验室诊断。

（4）新生儿溶血性黄疸：

①出生后 1 周内发生的黄疸，以间接胆红素为主，其血清胆红素 ＞200μmol/L；

②有溶血的证据；

③符合 G-6-PD 缺乏的实验室诊断；

④排除其他原因的新生儿溶血性黄疸，如免疫性溶血、ABO、Rh 血型不合等。

（5）慢性非球形红细胞溶血性贫血 I 型：

①有慢性血管外溶血表现、贫血、黄疸和脾肿大；

②G-6-PD 严重缺乏。

【治疗】

由于输血疗法和其他治疗方法的应用，G-6-PD 缺乏急性溶血患者预后大为改善。

1. 去除诱因　停服可疑的药物，禁食蚕豆，治疗诱发溶血的感染及其他疾病。

2. 输血　是治疗严重溶血和重度溶血的主要措施，当 Hb < 70g/L 或 Hb 在 70 ~ 90g/L，但有血红蛋白尿时应立即输血，以输压积红细胞为好，按正常血红蛋白 120g/L 计算，输入压积红细胞数为（ml）=（120 - 患者 Hb）× 体重（公斤）× 3；输血的疗效迅速而确切，但在 G-6-PD 缺乏症的高发区，应注意选择正常的献血员（G-6-PD 正常）以免引起再次溶血。

3. 防治酸中毒和急性肾功能衰竭。

4. 新生儿溶血性黄疸的治疗　积极控制急性溶血的诱因，当血清胆红素达 > 200μmol/L，或其上升速度为每日 80μmol/L 时，应采取蓝光治疗（波长 440 ~ 470nm），使间接胆红素氧化分解为水溶性的光-氧化胆红素，而不能进入脑组织，照射过程中应不断监测血清胆红素，当血清胆红素 < 140μmol/L 时可停止照射。如患者的血清胆红素 > 330μmol/L 时，应采取换血治疗。

5. 脾切除术　主要适用于 G-6-PD 缺乏伴慢性非球形红细胞溶血的患者，切脾术的指征为有脾功能亢进或巨脾。

【疗效标准】

完全缓解：贫血纠正，各种溶血症状、体征消失。

九、丙酮酸激酶缺乏症

丙酮酸激酶缺乏症是红细胞内糖酵解途径中丙酮酸激酶遗传性缺陷所致的溶血性贫血。此病发病率甚低，以往发现的病例多在北欧，其表现为慢性非球形细胞溶血性贫血（Ⅱ型）和新生儿溶血性黄疸。

【病因和发病机制】

丙酮酸激酶缺乏是一种常染色体隐性遗传性疾病，男女均可患病。它仅累及红细胞，纯合子的红细胞丙酮酸激酶活性仅为正常的 5% ~ 25%。

由于红细胞主要靠糖酵解提供 ATP，而丙酮酸激酶是糖酵解的关键酶。当丙酮酸缺乏时，红细胞内 ATP 产生明显减少，影响红细胞的代谢和稳定性，致其寿命缩短，且易破坏产生溶血。

【诊断】

1. 临床表现　杂合子多无症状，而纯合子常表现为慢性溶血或新生儿溶血性黄疸，但多无明显诱因。

2. 丙酮酸激酶活性测定　是诊断丙酮酸激酶缺乏症的最直接的依据。筛选试验用荧光斑点法，正常人荧光在 20min 以内消失，杂合子在 20 ~ 60min 消失，而纯合子在 60min 内不消失；丙酮酸激酶定量法采用国际血液学标准化委员会（ICSH）推荐的 Blume 法，纯合子丙酮酸激酶活性 < 正常人的 25%，杂合子则是正常人的 25% ~ 50%。有条件者可作中间代谢产物的检测，如 ATP 减少、23-DPG 升高等。

3. 排除继发性丙酮酸激酶缺乏和 G-6-PD 缺乏症。

【治疗】

丙酮酸激酶缺乏症无特殊治疗方法，对有严重溶血和重度贫血患者应输血，如有新生儿溶血性黄疸时应作换血治疗。治疗原则同 G-6-PD 缺乏症，如有慢性溶血，特别是伴有明显的脾肿大时可考虑做脾切除术。

【疗效标准】

好转　贫血改善；溶血症状、体征及实验指标好转；网织红细胞比例降低。

十、海洋性贫血

海洋性贫血是由于珠蛋白的基因缺失或缺陷使某种或某些珠蛋白肽链合成减少，正常血红蛋白合成障碍及异常珠蛋白肽链多聚体形成，造成无效性红细胞生成而产生的溶血性贫血。海洋性贫血最初发现于地中海沿岸国家，近年，世界各地及我国南方各省报道此病例甚多。

【病因和发病机制】

海洋性贫血属常染色体显性或半显性遗传性疾病。正常血红蛋白分子中的珠蛋白由 2 个 α 和 2 个 β 多肽链组成即 HbA（$\alpha_2\beta_2$），α 链由位于 16 号染色体上两个紧密连锁的 α 基因控制，而 β 链由 11 号染色体的 β 珠蛋白基因簇控制。

α 海洋性贫血主要由于 α 基因的缺失，α 链合成抑制，β 链或 γ 链过多聚积，形成血红蛋白 H（β_4）或血红蛋白 Bart's（γ_4）（分别缺乏 3 个和 4 个 α 基因），杂合子仅缺失 1～2 个 α 基因，一般无贫血表现。

由于 β 海洋性贫血是由于多种 β 珠蛋白基因突变所致，故其遗传基础要复杂得多；由于过多的 α 链形成 α 链包涵体，形成溶血性贫血，同时 HbA_2（$\alpha_2\delta_2$）和 HbF（$\alpha_2\gamma_2$）代偿性增多。

【诊断】

1. 血红蛋白 H 病

（1）临床表现：贫血、黄疸、肝脾肿大。

（2）血液学：小细胞低色素性贫血，血片中可见靶形红细胞，网织红细胞升高，骨髓红系统增生活跃。

（3）生化检查：血红蛋白电泳出现 HbH 带。

（4）分子生物学检查：患者和家系中某些成员血红蛋白基因分析异常。

2. 血红蛋白 Bart 胎儿水肿综合征

（1）临床表现：胎儿在宫内死亡或早产后死亡，胎儿发育差、皮肤苍白、黄疸、肝脾肿大。可伴器官发育不良或畸形，孕妇可有妊娠高血压综合征。

（2）实验检查：贫血明显，有溶血性贫血表现，血红蛋白电泳，Hb Bart >80%。

（3）分子生物学检查：胎儿或家系成员中发现 α、β 珠蛋白链比率及基因异常。

3. β海洋性贫血 重型β地中海贫血为纯合子，轻型多为杂合子。

（1）重型β海洋性贫血：

①婴儿时期出现重度溶血性贫血，伴黄疸、发育不良和典型骨骼改变（颧骨隆起、鼻梁低平、眼距增宽等）；

②Hb <60g/L，外周血见有核红细胞和靶形红细胞，网织红细胞升高，骨髓红系增生活跃；

③血红蛋白电泳 HbF >30% ；

④分子生物学检查：患者或家系成员中β珠蛋白基因突变。

（2）轻型β海洋性贫血：

①无或仅有轻度贫血，肝脾肿大不明显；

②实验室检查：轻度贫血，$HbA_2 >3.5\%$ ，HbF 正常或轻度升高；

③遗传学特征：双亲之一为β海洋性贫血的杂合子。

（3）中间型β海洋性贫血：临床症状和实验室检查均介于轻型和重型之间，诊断有赖于血红蛋白结构和基因分析。

【治疗】

海洋性贫血根治有赖于异基因骨髓移植或基因治疗，由于受条件限制，目前尚不能广泛开展，因此遗传咨询和产前诊断对减少本病的发生就显得更为重要。

1. 输血 输血是治疗重症患者的主要方法，亦应尽早进行以纠正贫血。近年，主张使用高输血疗法和超高输血疗法，使患儿血红蛋白维持在正常水平，减少各种并发症发生，维持正常生活。由于贫血纠正较好，肠道铁的吸收减少，血色病并不提前出现。高输血疗法的输血量为 15ml/kg，2 ~3 周一次，维持红细胞压积在 27% 以上，而超高输血疗法使红细胞压积维持在 35% 以上，如果用新生的红细胞，则输血间期可延长。

2. 铁螯合剂 由于长期反复输血，患儿多在 12 岁左右即出现铁负荷加重，相继出现皮肤、肝脏、胰腺、心脏等铁质沉积，并引起相应并发症，铁螯合剂主要用于预防和治疗血色病，目前应用多是去铁草酰胺，用法见本章"铁粒幼细胞贫血"。

3. 并发症的治疗 发现糖尿病时应用胰岛素作替代治疗，出现心衰、心律失常时给予相应处理；反复输血后出现的免疫性血小板减少或其他免疫反应可适当使用皮质激素。

4. 脾切除术 脾切除术适用于巨脾或伴脾功能亢进症时。

5. 增加血红蛋白 F 的药物 这类药物主要是化疗药物，如羟基脲、马利兰或 5 - 氮杂胞苷（5-AZa-C），其作用机理是增加γ珠蛋白链合成，用药后 HbF 可升高 10% ，血红蛋白平均升高 2g/L，可减少输血；羟基脲剂量为 30 ~40mg/kg。由于这些药物均有骨髓抑制的作用，其剂量和用药时间根据骨髓象或外周血象调整，如结合促红细胞生成素（EPO）使用则效果更好，EPO 的用量是 2 000 ~4 000IU，im 或 iv，每周 2 ~3 次。

近年发现一类丁酸盐制剂或丁酸盐类的极平面化合物，有促进 HbF 合成的作用，由于这类药物没有骨髓抑制的副作用，其应用前景受到广泛关注，有关其最佳剂量、用药方法及毒副作用有待评价。

6. 异基因骨髓移植 对有合适供体的患儿可施行异基因骨髓移植，由于杂合子型同胞多无贫血的表现，可作为供髓者。预处理最好选用含马利兰的方案，如考虑做骨髓移植时，应尽量减少输血。

【疗效标准】

1. 缓解 治疗前血红蛋白 <50g/L，需经常输血，治疗后不再输血，Hb > 100g/L，维持 1 年以上。

2. 显效 治疗前 Hb < 50g/L，需经常输血，治疗后不再输血或输血间隔延长，Hb > 80g/L，维持 1 年。

3. 有效 Hb 有上升，输血次数减少。

4. 无效 无变化。

十一、自身免疫性溶血性贫血

自身免疫性溶血性贫血（AIHA）是由于体内抗红细胞膜成分的自身抗体产生而引起的获得性溶血性贫血，其中约50%以上患者有明确的病因，称为继发性自身免疫性溶血性贫血。少部分患者无明确发病原因，称为特发性自身免疫性溶血性贫血。AIHA 根据其产生溶血的自身抗体的特点分为温抗体型和冷抗体型。

（一）温抗体型 AIHA

【病因和发病机制】

1. 结缔组织病 如系统性红斑狼疮、类风湿性关节炎、重症肌无力、硬皮病等。

2. 造血系统恶性肿瘤 如慢性淋巴细胞白血病、非霍奇金淋巴瘤、急性淋巴细胞白血病、多发性骨髓瘤等。

3. 实体瘤 如小细胞肺癌、卵巢癌等。

4. 药物 如甲基多巴、青霉素等。

5. 其他 如恶性贫血等。

6. 特发性 目前病因不明，可能与机体免疫功能紊乱有关。

温抗体型 AIHA 的自身抗体绝大多数为 IgG，IgG 亚型为 IgG_1，其次为 IgG_3、IgG_2，IgG_4 亦可混合存在。IgG 为不完全抗体，温度在35℃～40℃时，溶血反应最强，此抗体多与 Rh 抗原相关，附在红细胞表面，其 Fc 片段可被脾脏巨噬细胞 Fc 受体结合吞噬，产生溶血，因此，温抗体型 AIHA 多为血管外溶血。在少数情况下，可因红细胞表面补体激活，产生血管内溶血。

【临床表现】

特发性 AIHA 多为女性，临床表现有溶血和贫血，可伴有黄疸或/和肝脾肿大，继发性 AIHA 者多伴有原发疾病的表现或有明确的用药史。

【诊断】

贫血轻重不一，周围血网织红细胞计数明显升高，骨髓见幼红细胞增生明显，coombs 试验直接或间接阳性。

如 coombs 试验阳性，有溶血性贫血的临床表现，近 3 个月内未输血可诊断温抗体型 AIHA，如 coombs 试验阴性，有溶血性贫血的临床表现，脾肿大，皮质激素或脾切除有效，可诊断为 AIHA，但需排除其他的溶血性贫血。

【治疗】

1. 皮质激素　一般用强的松每日 1~2mg/kg，10~14d 后开始减量，每周递减 5mg/d。维持剂量每日 10mg 左右，持续 3~6 个月或更长。其主要作用机理是抑制巨噬细胞的溶酶体酶，减少对红细胞的破坏。

2. 脾切除术　脾切除术主要用于：

①皮质激素初治或复治无效的患者；

②皮质激素维持剂量 >30mg/d 的患者；

③有使用皮质激素的禁忌症的患者，如糖尿病和活动性消化性溃疡；

④脾脏巨大、压迫症状显著或并发脾梗塞患者。

3. 免疫抑制剂　用于对皮质激素和脾切除无效的患者，可使用硫唑嘌呤每日 1~1.5mg/kg，其远期副作用较大。近来使用的特异的免疫抑制剂环孢霉素 A 对难治性 AIHA 有一定效果，按每日 2.5~3mg/kg，分次口服，持续 6 个月左右。

4. 血浆置换　血浆置换可消除出血浆中的自身抗体，在短期内可减轻溶血，但需反复进行和与皮质激素或免疫抑制剂联合使用。

5. 大剂量静脉注射免疫球蛋白（IVIG）　其作用机制不清，可能系封闭巨噬细胞的 Fc 受体，减少溶血，但其疗效不，如在 ITP 患者好，用量差异较大，400~500mg/kg，每周 2~3 次。

6. 输血　对有严重贫血的患者可考虑输血，但对 AIHA 患者输血时应特别谨慎，要考虑患者和供血者的所有的血型抗原，并去除补体，最好输洗涤红细胞，输血时可使用大剂量皮质激素，同时注意观察尿的颜色和患者一般状态，防止溶血和急性肾功能衰竭。

7. 原发病的治疗。

【疗效标准】

1. 缓解　临床症状、体征消失，血红蛋白及网织红细胞计数恢复正常，coombs 试验阴性。

2. 部分缓解　临床症状、体征基本消失，血红蛋白在 80g/L 以上，网织红细胞计数 <5%，coombs 试验阴性或其效价较治疗前下降。

3. 无效　治疗后仍有不同程度的溶血或贫血，实验室检查未达到部分缓解的标准。

（二）冷抗体型 AIHA

【病因和发病机制】

冷抗体型 AIHA 是指自身抗体在低于 30℃ 时破坏红细胞发生溶血的疾病，可分为冷凝集素病和阵发性冷性血红蛋白尿，前者系 IgM 冷凝集素所致，在温度为 4℃ 时作用最强，后者系 IgG 冷溶血素致病，当温度低于 20℃（0~4℃）时，IgG 冷溶血素与红细胞结合并激活补体，当温度再次升高至 37℃ 时，补体依次激活产生溶血反应。

冷凝集素病可继发于各种结缔组织病和淋巴系统肿瘤，支原体或病素感染也可能为发病因素。继发性冷性血红蛋白尿患者多伴发于某种病毒感染，如麻疹、腮腺炎、水痘或传染性单核细胞增多症等。

冷抗体型 AIHA 主要与补体激活有关。

【诊断】

1. 冷凝集素病

（1）寒冷环境中出现人体暴露部位末端紫绀，如手指、鼻尖、耳廓等，温度升高后消失，部分患者有贫血及黄疸、肝脾肿大。

（2）实验检查：贫血轻至中度，冷凝集素试验阳性，4℃ 时效价 >1:1 000，coombs 试验阳性（为 C_3 型）。

2. 阵发性冷性血红蛋白尿

（1）临床表现：受寒后急性溶血发作，有血红蛋白尿。

（2）实验检查：贫血可轻可重，冷热溶血试验阳性，coombs 试验阳性（为 C_3 型）。

【治疗】

1. 保暖 是预防和治疗冷抗体型 AIHA 的主要方法。

2. 免疫抑制剂 苯丙酸氮芥或环磷酰胺等免疫抑制剂可用于伴有副球蛋白血症的冷凝集素患者。苯丙酸氮芥 2~4mg/d，环磷酰胺 100mg/d，至少 3 个月才能评价疗效。

3. 血浆置换 用于慢性冷凝集素病患者。

4. 干扰素 – α 用于原发性冷凝集素病和 Waldenstrom 病。干扰素用法：300~600 万 U 肌肉注射，3 次/周，至少半年。

5. 激素 一般无效。

6. 输血 应尽量避免，在冷凝集病患者必须输血时可考虑输 ii 型红细胞，在阵发性冷性血红蛋白尿时，如能证实抗体为抗红细胞 P 抗原时，应输 PP 型红细胞。

7. 原发疾病的治疗。

【疗效标准】

1. 治愈 继发于支原体肺炎，传染性单核细胞增多症者，原发病治愈后，冷凝集素综合征亦治愈，此时症状、体征消失，无贫血，抗人球蛋白试验直接反应 C_3 型阴性，冷凝集素效价正常（<1:40）。

2. 完全缓解 原发性及继发于目前尚不能治愈而能缓解的疾病者，原发病缓解，CAS

亦缓解。症状、体征消失，无贫血，抗人球蛋白试验直接阴性，冷凝集素效价正常。

3. 显效　症状、体征基本消失，血红蛋白未恢复正常，但较治疗前上升至少 20g/L，冷凝集素效价仍高于正常，但较治疗前下降 50% 以上。

4. 进步　有所好转，但达不到显效指标。

5. 无效　临床表现及实验检查无好转或加重。

十二、阵发性睡眠性血红蛋白尿

阵发性睡眠性血红蛋白尿（PNH）是一种获得性的溶血性贫血，在慢性血管内溶血的基础上常有阵发性的急性发作，多发生在睡眠时。血红蛋白尿或含铁血黄素尿是本病的特征。

【病因和发病机制】

目前认为 PNH 是一种造血干细胞的良性克隆性疾病，可伴有骨髓再生不良，或与再生障碍性贫血相互转化，其本质是突变造血干细胞所生成的红细胞膜有缺陷，这种缺陷与红细胞膜的乙酰胆碱酯酶明显减少有关，这类有缺陷的红细胞膜容易遭激活的补体攻击而致血管内溶血。睡眠发作的机制可能是睡眠时酸性代谢产物堆积，pH 下降，补体作用更为适宜。

【临床表现】

有慢性贫血，部分患者可有频繁的"酱油色"尿发作，少数患者有发作性剧烈腹痛，可能与门静脉系统的小分支静脉血栓形成有关，在我国多数患者表现为肢体静脉血栓。

【诊断】

1. 程度不等的贫血。

2. 黄疸，多不明显。

3. 含铁血黄素尿，Rous 试验阳性。

4. 酸溶血试验或糖水溶血试验阳性。

5. 急性发作时可有血红蛋白尿。

6. 合并再障时，即所谓 PNH – 再障综合征时可有血小板、白细胞减少、骨髓增生低下等。

【治疗】

1. 输血　严重贫血时应输入红细胞，由于输入供血者血中补体可加重溶血，应输洗涤去补体的红细胞或冷冻红细胞。

2. 异基因骨髓移植　由于 PNH 系造血干细胞克隆性疾病，如患者条件允许，且有 HIA 配型相符的供体时，可考虑作异基因骨髓移植治疗。

3. 其他　皮质激素可能使溶血减轻，一般每日 20～40mg，病情缓解后减量并维持 2～3 个月；维生素 E 可加强红细胞膜稳定性，抑制溶血，一般每日 50～100mg。

（阎燕）

第二节　类白血病反应

类白血病反应亦称白血病样反应，系指机体由于各种不同病因的强烈作用，导致造血组织发生一种类似白血病的血象改变而得名，其与白血病有着本质的区别。白血病为肿瘤性增生，而类白血病反应仅仅是一种暂时性的反应性增生，所增生的血细胞系骨髓中一些正常的细胞成分，并无细胞本质的异常，如基因突变等的参与。因此，当原发病治愈时，所增生的细胞也迅即随之消失，不残留任何改变，不损害身体其他脏器和功能。尸体解剖亦没有发现白血病所特有的病理变化。预后良好。

【分类】

由于病因的不同，所导致类白血病反应的细胞量和细胞成分亦可不同，临床上有三种分类：

（一）按病程和发病缓急分型

可分为急性和慢性。急、慢性的确切发病率没有文献统一记载，但它们至少占所有确诊为白血病的 1/10 到 1/5，一般以急性多见。

（二）按血细胞类型分型

依次分粒细胞型、单核细胞型、淋巴细胞型、嗜酸细胞型、红白细胞型。其中以粒细胞型多见，按顺序依次为中性粒细胞型、嗜酸细胞型和嗜碱细胞型。此外，尚有罕见的血管内皮细胞型及组织细胞型类白血病反应等。

（三）按周围血白细胞数量分型

分白细胞增多性（其白细胞计数可达 $50 \times 10^9/L$ 到 $100 \times 10^9/L$，但超过 $100 \times 10^9/L$ 者极为罕见）、白细胞正常和白细胞减少性。此二类均可有不同程度的未成熟白细胞在周围血中出现，此现象被认为是类白血病反应的特征性改变。

临床上多见的是白细胞轻度至中度增多，伴有未成熟的中晚幼粒细胞出现在周围血象中（粒细胞型类白血病反应），少数情况是白细胞高度增生而无幼稚细胞出现，或白细胞正常或减少，而有不同程度的幼稚细胞出现。前者严格地说不属于类白血病的范畴，因只有细胞数量的增加，并无牵涉到骨髓释放功能的异常。

文献上报道，急性类白血病反应有与白血病相类似的血象和骨髓象改变，原粒细胞高达 50% 以上被误诊为白血病，最终经尸检证实为类白血病反应，似此情况更应与白血病鉴别。

【病因及发病机制】

（一）病因

1. 感染

（1）细菌感染：最多见于结核菌感染，占所有感染的第一位，尤多见于结核溶解播散和粟粒性结核，肺外结核，其次为败血症（包括输血、输液的污染反应）、骨髓炎、脓胸、腹膜炎、流脑、亚急性感染性心内膜炎、百日咳、中毒性痢疾等。

（2）病毒感染：如传染性单核细胞增多症、传染性淋巴细胞增多症、乙型脑炎、水痘、麻疹、风疹等。

（3）寄生虫感染：如血吸虫、丝虫、旋毛虫、肺吸虫、包囊虫、疟疾等。

（4）其他：霉菌感染、立克次体感染等。

2. 恶性肿瘤　国内报道，引起类白血病反应较感染更多见，并且往往提示有骨髓转移，但肿瘤无骨髓转移亦可有类白血病反应。其中以肺癌最多见，次为乳腺癌、前列腺癌、甲状腺癌、喉癌、肾癌、肝癌、胃癌、多发性骨髓瘤、骨髓纤维化等。国外报道以胃癌、支气管肺癌、胰头癌多见。

3. 中毒或某些药物的毒性作用　如汞、有机磷、CO、苯中毒及子痫等；药物，如磺胺、四环素和异烟肼等的毒性作用。

4. 大出血和急性咯血　如上消化道大出血、严重创伤大出血、血型不符的输血导致的急性溶血反应、溶血性疾患者发生溶血危象时以及微血管病性溶血性贫血等。

5. 其他　药物诱发的粒细胞缺乏症的恢复期，类白血病反应可持续一周或更长时间，巨幼细胞性贫血经叶酸、维生素 B_{12} 治疗后可发生显著的类白血病反应。此外，大面积烧伤、过敏反应、剥脱性皮炎、外伤性休克、颅脑外伤、结缔组织病等，伴有代谢紊乱，如惊厥、氮质血症、肝坏死、糖尿病酮症酸中毒、急性甲状腺危象或痛风的组织坏死，可能有中和重度的嗜中性类白血病反应。各种骨髓增殖紊乱，如真性红细胞增多症、骨髓纤维化症，白血病前期等均可有类白血病反应。

少见情况，如患有慢性特发性白细胞增生的患者，其白细胞计数常在 $11 \times 10^9 \sim 15 \times 10^9/L$ 范围内，极少超过 $40 \times 10^9/L$，伴有绝对性粒细胞增生，并可能持续 20 年或更长。慢性遗传性嗜中性类白血病反应常呈染色体显性遗传，其特征是脾大、染色体畸变和移位，成熟中性粒细胞碱性磷酸酶升高，粒细胞计数通常在 $15 \times 10^9 \sim 35 \times 10^9/L$ 范围内，而轻微的嗜中性粒细胞增生在脾切除后可能为永久性。

（二）发病机制

发病机制尚未完全阐明，各种毒素、缺氧、免疫反应和理化因素对机体的损害，使机体处于高度应激状态，促使骨髓血细胞过度增生，并异常释放以适应机体的需求。释放异常可能是通过神经、体液调节机制所产生的防御反应，也可能是上述因素损伤骨髓血管内皮细胞，在细胞大量增生的状态下，髓腔内压力增高，促使大量幼稚细胞通过损伤的毛细血管壁而进入血循环。

由肿瘤所致的类白血病反应已认识 50 多年，并有大量的文献报道。当骨髓受肿瘤细胞侵犯时（如多发性骨髓瘤或恶性肿瘤晚期的骨髓转移），机体的代偿造血反应是发生髓外造血，一些胎儿时期的造血器官重新恢复造血，如肝、脾、淋巴结，由此而产生和释放的血细胞不受骨髓屏障的约束，而自由地释放入血中，同样可出现幼稚细胞，但一般多伴有幼稚红细胞出现，而类似红白血病的外周血象。

总之，肿瘤所引起的类白血病反应可能由以下三种机制所引起：

①肿瘤转移到骨髓腔导致直接刺激或由生成的髓样化产物所替代；

②肿瘤的坏死、炎症或感染导致白细胞增生；

③从肿瘤所合成的一种或多种物质能增加骨髓细胞的生成。

【诊断】

由于导致类白血病反应的病因各异，因此所反应的细胞类型亦不相同，下面叙述各种类型的临床特点及诊断依据。

（一）中性粒细胞型

1. 多见于重症感染和化脓性感染。

2. 白细胞一般在 $50 \times 10^9 \sim 100 \times 10^9/L$，罕见超过 $120 \times 10^9/L$，亦有白细胞正常或减少，后者更多见于革兰氏阴性杆菌败血症。

3. 外周血出现不同程度的早、中、晚幼粒细胞。文献报道，亦有以原粒细胞为主的血象改变，类似急性白血病。中性粒细胞可见中毒性颗粒、空泡变性、核固缩等中毒性改变。

4. 骨髓粒系统显著增生、左移，但一般原粒细胞很少超过 5%，少数有超过 30% 者，但无核浆发育失衡等白血病细胞的畸变改变。值得提出的是，早幼粒细胞类白血病反应，骨髓中早幼粒可高达 30% 以上，类似 M_3 型白血病，但应仔细鉴别。前者一般无早幼粒细胞的畸形性改变，无 Auer's 小体及染色体无异常，NAP 增高。

中性粒细胞类白血病反应与慢性粒细胞白血病的鉴别见下表。

表 5-1　中性粒细胞类白血病反应与慢性粒细胞白血病的鉴别

鉴别要点	病名	
	慢　粒	类白血病反应
原发病因	无	有　如感染、炎症、急性溶血恶性肿瘤等
临床表现	低热、贫血多、肝脾明显肿大	原发病症状与体征
白细胞计数	多 $>100 \times 10^9/L$	多在 $50 \sim 100 \times 10^9/L$ 之间
中性粒细胞中毒颗粒空泡	无	有
嗜酸嗜碱粒细胞	增多	不增多
组织中白细胞浸润	可有	无
中性粒细胞碱性磷酶积分	降低	增多
染色体组分析	pH 染色体 +（75%）	pH 染色体（-）
预后及转归	多不能恢复	可完全恢复

（二）淋巴细胞型

1. 多见于百日咳、麻疹、水痘、传染性单核细胞增多症、传染性淋巴细胞增多症等。

2. 白细胞数常在 $30 \times 10^9 \sim 50 \times 10^9/L$，淋巴细胞常在 50% 以上，大部分成熟型，可见少数幼稚细胞和异形淋巴细胞。

3. 骨髓中淋巴细胞增多，一般以成熟为主，幼稚淋巴细胞不增多。

（三）单核细胞型

1. 多见于结核、药物所致白细胞减少的恢复期，SBE、败血症、放射病。

2. 外周血单核细胞常在 30% 以上，偶可见幼稚单核细胞。

3. 骨髓单核细胞比例增加，以成熟型为主。

（四）嗜酸性粒细胞型

1. 常见于变态反应性疾病，如寄生虫病、皮肤病、药物反应，结缔组织病。

2. 外周血嗜酸粒细胞绝对值增多。

3. 骨髓粒系增生，嗜酸细胞比例增高，以成熟型为主。

（五）红白血病型

1. 此类最多见于肿瘤骨髓转移，急性出血和溶血以及骨髓增殖性疾病。

2. 外周血可见幼稚粒细胞，并有幼稚红细胞出现。

3. 骨髓红系及粒系细胞增加，以中晚幼细胞为主，可有原始、早幼粒、红细胞轻度增加。

类白血病反应一般均由一定的原因引起，因此临床上仔细询问病史，全面的体格检查及详细的实验室检查，诊断并不困难，但当原发病隐蔽时，更应仔细观察，综合分析资料才能避免误诊。

【治疗】

类白血病反应本身并不需要治疗，而主要是治疗其原发病。故对患者应积极寻找其病因，针对病因给予积极的治疗，随着原发病的治愈，类白血病反应亦会迅即消失。而对一些原发病隐蔽者，一时无法与白血病鉴别者，应耐心加以观察，不可随意给予抗白血病治疗。

【疗效标准】

1. 痊愈

（1）病因去除。

（2）与嗜酸性粒细胞相关的症状、体征消失。

（3）嗜酸性粒细胞比例及绝对计数恢复正常。

2. 好转　痊愈三项中有一项未达痊愈标准。

3. 无效　病情无好转或恶化。

（樊贞玉）

第三节　急性白血病

白血病是起源于造血系统的恶性肿瘤,其特点是骨髓中产生和积聚大量幼稚及异常的白细胞,并浸润其他器官,导致正常造血功能的抑制和衰竭。

该病为我国十大高发恶性肿瘤之一,在我国儿童和青少年的恶性肿瘤中占首位,我国的发病率 3/10 万 ~ 4/10 万,比欧美国家的发病率 6/10 万 ~ 9/10 万略低。

各类白血病中急性白血病(AL)的发病高于慢性白血病,占 70% 以上。急性白血病中又以急性非淋巴细胞白血病(ANLL)的发病占各种白血病之首,约 40%,其次是急性淋巴细胞白血病(ALL),占 24% 左右。

许多统计资料均表明,男性白血病患者多于女性。

【病因】

白血病的病因目前尚未完全清楚,但公认是由多种因素相互作用的结果。病毒可能是主要的致病因素,在有或无其他致病因素的影响下,引起细胞遗传学的改变,产生异常的细胞克隆。

(一)病毒

白血病能自发出现于许多种动物,包括鸟类和哺乳动物,并可互相传染。在特定条件下进行的动物实验中已获证实,但至今仍无足够证据说明在自然条件下白血病与病毒间的直接关系。

近年来,由于肿瘤分子生物学的开展和深入,证实了病毒可引起基因构造的改变,使得对白血病病毒的致病学说有了突破。可以在鸡中产生肿瘤的 Rous 肉瘤病毒是一种 RNA 病毒,亦称逆转录病毒,当它进入细胞,在逆转录酶的作用下,将其 RNA 基因组转录成 DNA,这种 DNA 复制品即为前病毒,此 DNA 随后被插入宿主染色体的 DNA 中。逆转录病毒主要通过两种方式引起细胞的恶性增殖:

①病毒性 DNA 被整合入宿主基因内后,可引起邻近宿主细胞基因在表达水平上发生变化,这一过程称为插入性诱变。现已证实,许多肿瘤病毒携带一种或数种特异性基因,称为瘤基因,它们具有引起细胞恶变的性能,因而被称之为病毒性瘤基因(V-onc),近年来已发现数 10 种瘤基因;

②V-onc 通过细胞性瘤基因诱发恶变,细胞性瘤基因是细胞基因组内与病毒性瘤基因同源的基因,可能是细胞正常遗传结构的一部分,与细胞的增殖、分化和发育调控有关。当这种基因表达过多或发生突变,或不适当的表达时,就能介入致癌过程。现认为逆转录病毒的感染可在适当的条件下激活 C-one,使之成为细胞恶变的基因,导致靶细胞恶变,被激活的形式主要有:突变、易位、扩增三种。

白血病的发生是细胞改变逐步加深、积累的结果,在对各种危险因素的重复接触后,可使这种改变加速。这些危险因素,如电离辐射、化学毒物、药物、免疫功能的降低等。

（二）电离辐射

在人类及动物中都有足够的证据证实,电离辐射有潜在的致癌作用。最典型的例子,即1945年日本广岛和长崎遭原子弹袭击后,幸存者中白血病的发病率比未经辐射者高数十倍,所发生的白血病几乎都是急性或慢性。

电离辐射所致白血病发生,在对类风湿性脊柱炎患者接受放射治疗后白血病的发生也得以证实,这些患者白血病的发生率高出普通人群的13倍,曾经接触过X线的胎儿出生后发生白血病的发生率亦高于一般人。

（三）化学物质

凡能造成干细胞损害的化学物质都有致白血病的作用,其中最重要的是苯及其衍生物。其他可能还有保泰松、氯霉素、某些细胞毒药物,前二者能造成干细胞的损害,虽有引起白血病的可能,尚不能完全肯定,而化疗药物,尤其是烷化剂诱发白血病已有报道。

（四）遗传因素

与白血病的发生关系较为明显,白血病患者的双卵性孪生兄弟姐妹中的发病率比普通人群高出约5倍之多,白血病患者的兄弟姊妹中白血病的发病率亦比普通人群高4倍。

某些有染色体异常的遗传性疾病也伴有高发的急性白血病,如有第21号染色体三体性的Down综合征、Fanconi综合征、Bloom综合征、Klinefelter综合征等患者发病率也比较高。

（五）其他血液病

许多血液病最终发展成急性白血病,如CML骨髓纤维化症、原发性血小板增多症、真性红细胞增多症、阵发性睡眠性血红蛋白尿、多发性骨髓瘤等。其中有的与接受过烷化剂的治疗有关,但亦不能完全排除两病之间的内存联系。

总之,病毒与人类白血病的发生关系密切,但白血病的发生是遗传、环境等众多因素共同作用的结果。

【发病机制】

（一）免疫机制

白血病细胞起源于一个发生恶性变的细胞,克隆性扩增后,细胞数增多,终于发展为骨髓中的主要成分,并造成正常造血细胞增生的抑制。一般认为,只有当宿主的免疫功能有缺陷时,才使得白血病细胞形成生长优势。现已确认,白血病患者常有免疫功能的缺陷,使患者对白血病病毒易感性增加。白血病细胞克隆一旦形成,即十分容易地逃避有缺陷的免疫系统的监护而得以增殖。

（二）干细胞克隆异常

白血病已被公认为是一种克隆性的恶性疾病,恶性转变可发生在造血干细胞的不同分化阶段,因此可累及不同的细胞系列,如果这种恶性变发生在未分化的多能干细胞阶段,则可导致多系列的血细胞异常。如病变发生在相对成熟的干细胞时,血细胞的异常则发生在某一系列。

白血病的恶性变首先起源于一个细胞,其潜在生存力十分强大,可不受正常调节功能的影响,而大量繁殖成为白血病细胞克隆。经过一段相当时间的增殖,逐渐替代了正常的造血组织,但对于白血病干细胞具有这种生长优势的机制还不十分清楚。

（三）细胞动力学

研究显示,白血病原始细胞中有很大一部分处于休眠期（即 C0 期）,这些细胞中部分仍保留了干细胞的潜在能力,可由休眠期转入增殖期。这对于化疗的作用有意义,因为绝大多数化疗药物对于处在非增殖周期的白血病细胞不起作用。

处于增殖中的细胞,其增殖周期是正常的,或略长。急性白血病时大量增生的细胞处于所谓"成熟障碍"状态,不分化成具有正常功能的白细胞,趋化反应差,吞噬功能缺陷,因此患者对各种病原菌的入侵特别易感。

（四）细胞遗传学

现已发现约 80% ~85% 的 AL 可有染色体的异常,某些特异的异常与白血病的一个特定类型有关,如 t(8;14)(q24;q34) 出现于 B-ALL,t(15;17)(q22;q12) 出现于早幼粒细胞白血病,几近 85% 的 CML 病例中可见到特异性的异常染色体,即 ph 染色体 t(9;22)(q34;q11)。

这些染色体的易位与白血病的发生直接相关。在某些白血病,当病变的细胞克隆发生变化时,常出现新的染色体异常,典型的,如 CML 中 t(9;22) 异常。当发生急变时约有 75% 的病例可出现新的染色体异常,因此染色体的检查对白血病的诊断及疗效观察均有意义。

三、急性白血病的分类

传统的白血病分类方法,首先是由法、美、英三国的血液学专家组成的协作组（FAB 协作组）于 1976 年提出的,诊断依据于光镜下白血病细胞形态及细胞化学染色反应,此后又进行了多次修改。按 FAB 分类,AL 分为急性淋巴细胞白血病（ALL）与急性非淋巴细胞白血病（ANLL）。

（一）ANLL（FAB 分类,Benneff 等）

1. 急性粒细胞白血病未分化型（M_1）　骨髓原始细胞（Ⅰ型＋Ⅱ型）占非红系有核细胞（NEC）的比例≥90%,原始细胞过氧化酶或苏丹黑染色阳性率≥于 3%,早幼粒及以下阶段粒细胞、单核细胞 <10%。

2. 急性粒细胞白血病部分分化型（M_2）　骨髓 NEC 中,原始细胞占（Ⅰ型＋Ⅱ型）30% ~89%,早幼粒及以下阶段粒细胞 >10%,单核细胞 <20%。

3. 急性早幼粒细胞白血病（M_3）　骨髓及血中含大量的异常早幼粒细胞,在骨髓 NEC 中所占比例大于 30%。有些异常早幼粒细胞的胞浆充满灰尘样细小颗粒,典型的细胞含束状的 Auer 小体,散乱分布在胞浆中。

变异型急性早幼粒细胞白血病（M_{3v}）骨髓细胞形态具典型 M_3 的特征,与典型 M_{3v} 不同,M_{3v} 的白细胞计数常明显升高（可达 200×10^9/L）,而典型 M_3 的白细胞计数常略高于正常或低于正常。与典型 M_3 一样,M_{3v} 易出现 DIC 并发症,染色体多有 t(15;17) 异常。

4. 急性粒单核细胞白血病(M_4)　符合下列条件之一

（1）骨髓 NEC 中，原始细胞≥30%，骨髓原粒及原粒以下阶段的粒细胞≥30%至小于80%；不同分化程度的单核细胞>20%；周围血单核细胞≥5×10^9/L。

（2）骨髓检查同上，血单核细胞系<5×10^9/L，但血或尿溶菌酶高于正常值3倍以上，或单核细胞酯酶染色证实单核细胞系>20%。

（3）骨髓细胞形态检查符合 M_2，但有下列条件之一：

①血单核细胞≥5×10^9/L；

②血或尿溶菌酶大于正常值3倍；

③单核细胞酯酶染色证实骨髓 NEC 中，单核细胞大于20%。

伴嗜酸性粒细胞增多的粒单核细胞白血病(M_4E_0)符合上述 M_4 的条件，但骨髓异常嗜酸性粒细胞增多，常≥5%（NEC）。

异常嗜酸性粒细胞的特点是：除含大的特异性嗜酸性颗粒外，尚含大的嗜碱性颗粒，可为单个未分叶核，与正常嗜酸性粒细胞不一样，异常嗜酸性粒细胞的氯醋酸酯酶染色及糖原染色强阳性，电镜下更易区分此种细胞。

5. 急性单核细胞白血病(M_5)　骨髓 NEC 中，单核系细胞（原单、幼单或单核）≥80%。

M_{5a}：骨髓原单核细胞占单核系细胞的≥80%。

M_{5b}：骨髓原单核细胞占单核细胞的<80%。

6. 急性红白血病(M_6)　骨髓有核红系细胞≥50%，骨髓 NEC 中原始细胞≥30%。

7. 急性巨核细胞性白血病(M_7)　骨髓原巨核细胞≥30%（ANC），原巨核细胞经电镜下血小板过氧化酶（PPO）染色阳性或经血小板特异性单克隆或多克隆抗体检查证实。

（二）ALL

FAB 分类方法简单，对大多数病例能作出分类。它诊断的各亚型与临床治疗、疗效，预后间有较重要的关系，但它也存在着重复性较差、部分白血病细胞难以识别的不足之处。尽管如此，FAB 分类仍是白血病诊断的基础分类法。

1. L_1 型　原始和幼淋巴细胞以小细胞（直径≤12μm）为主。

2. L_2 型　原始和幼淋巴细胞以大细胞（直径>12μm）为主。

3. L_3 型　原始和幼淋巴细胞以大细胞为主，大小较一致，细胞内有明显空泡，胞浆嗜碱性，染色深。

ALL 之 FAB 分类的形态学特点见表5-2。

表5-2　急性淋巴细胞白血病的 FAB 分类（Bennett 等，1976）

细胞学特征	第1型(L_1)	第2型(L_2)	第3型(L_3)
细胞大小	小细胞为主	大细胞为主，大小不一致	大细胞为主，大小较一致
染色质	较粗，每例结构较一致	较疏松，每例结构较不一致	呈细点状均匀
核型	规划，偶有凹陷或折叠	不规则，凹陷和折叠常见	较规则
核仁	小而不清楚、少或不见	清楚，1个或多个	明显，一个或多个，呈小泡状

细胞学特征	第 1 型(L_1)	第 2 型(L_2)	第 3 型(L_3)
胞浆量	少	不定,常较多	较多
胞浆嗜碱性	轻或中度	不定,有些细胞深染	深蓝
胞浆空泡	不定	不定	常明显,呈蜂窝状

单克隆抗体（MicAlb）免疫分型诊断发展较快，它是针对细胞表面标志的不同，在分子水平上对各亚类、亚群的细胞所进行的识别，弥补了传统的 FAB 分型因直观检测主观性强，重复性差等缺点。诊断准确率可提高到 90% ~ 99%。

分化抗原的表达与急性髓细胞白血病（AML）的细胞分化特征密切相关，如急性早幼粒细胞白血病（APL）细胞缺乏 HLA-DR 的表达，单核细胞白血病（M_4、M_5）多有 CD_{14} 抗原表达。

尤为重要的是，免疫标记有助于低分化型原始粒细胞白血病的 M_0 和 M_1 诊断。这类细胞可表现为 CD13、CD33 阳性，以此而鉴别。巨核细胞白血病（M_7）的诊断较为困难，免疫标记诊断以有血小板膜糖蛋白 CD41、CD42、CD61 阳性为依据。红白血病（M_6）细胞可出现 Glycophorin A 阳性标记。某些免疫标记的出现则可提示愈后不良，如淋巴细胞标志 CD7 在某些 AML 细胞表面表达，则提示愈后较差。

通过免疫标记所识别的细胞起源，将急性淋巴细胞白血病（ALL）分成 5 个主要的亚型：普通型（C-ALL）、前 B 细胞型（Pre-B-ALL）、无标记型（N-ALL）、T 细胞型（T-ALL）、B 细胞型（BALL）。免疫分型与临床表现、缓解率、生存期、治疗反应等密切相关。在成人 ALL 中，预后由优到劣依次排列为 T-ALL > G-ALL > Pre-B-ALL > N-ALL > B-ALL。

AL 特异性染色体异常与白血病的病因、形态、疗效、预后关系密切。90% 的 APL 有特异性的 t（15；17）异常核型。M_{3v} 的患者中如伴有 -7，$7q^-$，$5q^-$ 异常者，病史中均有药物毒物的接触史，且预后差。伴 t（8；16）（P11；P13）的 AML 占全部 AML 的 0.6%，这部分患者的 CR 相当低，几乎无长期存活，并且在诊断时常有 CNS 的累及，或在治疗中出现中枢神经系统白血病。

ph 阳性也可见于部分 ALL 患者，治疗颇为困难。检测出 t（4；11）或 t（1；19）异常核型的 ALL 预后均不良。出现超二倍体核型（> 50 个染色体）的 ALL，免疫标志诊断多为 C-ALL，预后较佳。

基于以上的发现，1986 年的比利时国际会议提出了白血病的形态学（M）、免疫学（I）、细胞遗传学（C）三者结合的 MIC 分类，应用电子显微技术与细胞化学结合，或与免疫学结合构成超微结构细胞化学和超微结构免疫学的诊断。光镜下某些染色反应阴性的细胞在电镜下观察实为阳性，例如所谓低分化性 AML 中的 M。AMLM7 的诊断，同样要求有超微结构细胞化学提供血小板过氧化酶（PPO）阳性反应的依据。电镜还观察到，不同系列原始细胞的超微结构染色反应不同，因而还可以用于鉴别诊断。

酶学的改变与白血病的不同类型也密切相关,腺苷脱氨酶(ADA)的水平在 ALL 中高于 AML。即使在 ALL 中,ADA 水平的增高亦有差异,以 T-ALL 的 ADA 最高。嘌呤核苷磷酸化酶(PNP)水平在 AML 中高于 ALL,ALL 中 T-ALL、B-ALL 两亚型的 PNP 明显降低。此外,通过分子水平上对许多基因的表达、转录、翻译等的研究,也有助于 AL 的诊断分型。因此可以预言,白血病的分类将发展成为能揭示其多种生物学、临床特征并指导治疗与预后的综合分类方法。

【临床表现】

白血病的起病各异,主要与正常细胞受白血病细胞抑制而减少和白血病细胞浸润有关。

(一)贫血

最常见的症状,多为正细胞正色素性贫血,并随疾病进展加重。造成贫血的原因主要是正常幼红细胞的增殖被白血病细胞的增殖排斥,幼红细胞对促红细胞生成素的反应减低,急性、慢性的失血,红细胞寿命缩短等,都可导致贫血。

(二)发热

感染是引起发热的主要原因,约66%左右的白血病发热与感染有关。在慢性粒细胞白血病(CML)患者,发热与白血病细胞致热原的释放和代谢亢进有关。

感染的部位以呼吸道最为常见,其次为肠道、尿道。部分白血病患者因粒细胞缺乏,无感染的局部症状,仅表现为高热。而常见的感染病原菌为革兰氏阴性杆菌,如绿脓杆菌、大肠杆菌等,常见革兰氏阳性菌有表皮葡萄球菌、金黄色葡萄球菌、棒状杆菌、绿色溶血性链球菌,霉菌感染以白色念珠菌、曲霉菌、毛霉菌等较为常见。

(三)出血

各种急性白血病均可有不同程度的出血症状,尤以急性早幼粒细胞白血病(APL)最严重,可表现为皮肤、粘膜的出血,严重者可有消化道、呼吸道、颅内出血,成为致死的主要原因之一。

(四)骨骼疼痛

由于白血病细胞的浸润,患者可出现胸骨的压痛,叩痛、关节的疼痛。

(五)中枢神经系统白血病(CNSL)

白血病细胞直接浸润所致。ALL 更易发生 CNSL,约为26%~80%,而在 ANLL 则为7%~38%。尸检发现 CNSL 的发生率更高,可达90%,部分病例无任何临床症状。CNSL 可发生在 AL 病程中的任一阶段,但绝大多数发生在 AL 的 CR 期。

CNSL 的临床表现,因白血病细胞的浸润不同而各异,可出现颅神经的受损,颅内高压的症状及体征。

(六)肝、脾、淋巴结肿大

浅表及深部淋巴结均可肿大,深部淋巴结肿大能引起脏器及组织的压迫症状。ALL 的肝、脾、淋巴结肿大发生率更高。

（七）皮肤粘膜变化

特异性皮肤损害由白血病细胞浸润所致，以急性粒单细胞白血病（M_4）和急性单核细胞白血病（M_5）皮肤、粘膜的浸润更为多见。

（八）呼吸系统

呼吸道及肺部常可发生白血病细胞的浸润，患者可有咳嗽、咳痰、胸疼等表现。

（九）泌尿系统

肾脏浸润的 AL 患者，可有浮肿、蛋白尿、管型尿，严重者有肾功能改变。

（十）生殖系统

女性的卵巢、男性的睾丸常为 AL 髓外浸润的好发部位，女性患者发病时可有月经周期紊乱，阴道出血，男性的睾丸肿大、压痛症状。

（十一）消化系统

口腔炎、食道炎、小肠粘膜炎。

（十二）循环系统

可发生心肌受损、除与细胞浸润有关外、贫血、感染、化疗药物均可导致心肌受损，但临床可无症状。尸检病例心肌受损的发生率并不少见。

【诊断】

50% 的 AL 患者外周血白细胞升高，一般为 $30 \times 10^9 \sim 50 \times 10^9/L$。白细胞分类中，可见比例不同的异常原始及幼稚细胞（至少在 5% 以上）。

血色素、红细胞、血小板计数常降低。

骨髓增生多呈极度或明显活跃，少数可呈增生低下。按 Bennet 等的标准，原始细胞（包括 I 型、II 型）达到 30% 即可诊断白血病。

化学染色：细胞化学染色对 AL 类型的类型鉴别有重要意义，使 AL 分型的准确率提高到 80% 以上。常用的化学染色有苏丹黑（SB）、过氧化物酶（POX）、糖原（PAS）、非特异性酯酶（AE）、特异性酯酶（CE）、丁酸萘酯酶（BE）、碱性磷酸酶（ALP）、酸性磷酸酶（ACP）、酸性非特异性酯酶（ANAE）氟化钠抑制等（见表 5-3）。这些试验对 ALL 与 ANLL 及其亚型之间的鉴别均有一定意义。目前，化学染色的检测技术也有了较大发展，如在同一张标本上的双标记染色，提高了分型的准确率。

表 5-3　常用化学染色

方　法	ALL	急性粒细胞白血病	急性单核细胞白血病
PCX	-	+	± 或 +
SB	-	+	±
PAS	+	-	- 或 ±
AE	-	±	+
CE	-	+	±
ANAE	-	±	+ 、NaF 抑制

方　法	ALL	急性粒细胞白血病	急性单核细胞白血病
NAP 积分	增高	减低	不定

"－"为阴性反应；"±"为阳性或阴性反应；"＋"为阳性反应

染色体检查：采用染色体分带技术，特别是高分辨技术，发现白血病患者所伴有的染色体异常。

1. 急性非淋巴细胞白血病（ANLL）

M₁ 型有：5q⁻／－5、7q⁻／－7、－17、t（9；22）（q34；q11）/del3p、t（3）、t21、t8。

M₂ 型有：t（S；21）（q22；q22）、5q⁻／－5、5q⁻／－7、del（3p）、inv（3）、t（6；9）（p22；q34）、t（9；22）（q34；q11）及＋8。

M₃ 型有：t（15；17）（q22；q12）、：（17q）；M₄ 型有：5q⁻／－5、7q⁻／－7、inv（16）或16q～或 t（16）、t（6；9）（p22；q34）、＋8、t（9；22）、＋4。

M₅ 型有：t（q；11）、＋8。

M₆ 型有：5q⁻／－5、7q⁻／－7、－3、dup（1）、＋8。

M₇ 型有：inv（3）或 del（3）、＋8、＋21。

2. 急性淋巴细胞白血病（ALL）

L₁ 型有：t（q；22）、qp－、t（1；19）、t（14）。

L₂ 型有：t（4；11）（q21；q23）、t（9；22）（q34；q11）、6q、＋21、＋8、i（17q⁻）、7q⁻、11q⁻、t（14 q）、t（11 q）。

L₃ 型有：t（8；14）（q24；q32）、t（8；22）（q24；q11 或 q12）、t（2；8）（p12；q24）、6q⁻（q⁺或＋8/＋8、14 q⁺）。

【治疗】

急性白血病的治疗是一种综合治疗，它主要包括联合化疗、支持治疗、生物治疗、干细胞移植。近年来，在上述各方面均取得了显著的进步，极大地提高了白血病完全缓解（CR）率，延长了缓解时间，部分患者甚至获得了治愈的机会。其中联合化疗又是治疗AL 的最重要手段，也是干细胞移植的治疗基础。

（一）AML 的化疗

联合化疗策略的日趋完善，使 AML 的 CR 由40% 上升到70%，自80 年代后，AML 的CR 虽无明显改善，但长期无病存活（DFS）提高到20% ~40%。治疗的总原则应是早期、足量、联合、个体化。治疗策略包括诱导缓解治疗、缓解后的巩固治疗、维持治疗。

表5－4 中列举了常用的化疗药物及主要毒副作用，其具体的用法将在有关段落中叙述。

表5－4　常用急性白血病化疗药物

药　物	作用机制	主要副作用
强的松 prednisone（pred）	溶解淋巴细胞 CCSA	库兴综合征，钠水潴留、溃疡

药　物	作用机制	主要副作用
		病、糖尿病
长春新碱 Vincristine（VCR）	抑制 RNA 合成,干扰仿锤体生成 CCSA	末梢神经炎,局部静脉炎、脱发、恶心、呕吐
甲氨喋呤 Methrotrexate（MTX）	抗叶酸代谢、抑制叶酸辅酶、抑制 DNA 合成,CCSA	口腔、胃肠道粘膜溃疡、恶心呕吐、骨髓抑制、肝脏受损
6-巯嘌呤 6-Mercaptopurine（6-MP）	抗嘌呤代谢物抑制嘌呤合成 CCSA	骨髓抑制,肝脏受损
6-巯代鸟嘌呤 6-Thioguanine（6-TG）	抗嘌呤代谢物与 DNA 合生成异常 DNA、CCSA	结骨髓抑制,肝脏受损
环磷酰胺 Endoxan（CTX）	与 DNA 交联、影响 RNA 和蛋白质的合成、CCSA	骨髓抑制、出血性膀胱炎、脱发、恶心、呕吐
阿糖胞苷 Cytarabin（Ara-C）	嘧啶抗代谢物、抑制 DNA 聚合、CESA	骨髓抑制、脱发、口腔溃疡、恶心、呕吐
柔红霉素 Daunorubicin（DNR）	抑制 RNA、DNA 的合成、CCNSA	骨髓抑制、心肌损害、恶心呕吐、静脉炎、脱发
阿霉素 Adriamycin（ADM）	同 DNR	同 DNR
阿克拉霉素 Aclarubicin（ACR）	同 DNR	同 DNR,但心脏毒副作用轻
去甲氧基柔红霉素 Idarubidn（IDA）	同 DNR	过敏反应、肝脏损害、凝血因子合成障碍,出血性胰腺炎、恶心
左旋门冬酰胺酶 L-Asparaginase（L-ASP）	消耗内源性门冬酰胺、CCSA	呕吐、同 DNR、但心脏毒副作用轻
米托蒽醌 Novantrone（NVT）	抑制 DNA 合成	CCNSA 骨髓抑制、粘膜炎症、脱发、心脏毒性作用
鬼臼乙叉甙 Etoposide（V$_P$16）	抑制 DNA 合成	骨髓抑制、脱发、肝脏受损、恶心呕吐
鬼臼噻吩甙 Teniposide（VM26）	同 V$_P$16	同 V$_P$16
高三尖杉酯碱 Harringtonin（Hr）	影响 DNA 聚合酶抑制蛋白质合成	骨髓抑制、心肌损害
安苯吖啶 Amsacrine（AMSA）	抑制 DNA 合成	聚合酶及 DNA 骨髓抑制、肝脏受损

　　CCSA：细胞周期特异性；CCNSA：细胞周期非特异性

　　1. 诱导治疗　此为 AL 治疗最为主要的开端,它决定着患者是否能达 CR,关系到 CR 后的治疗,影响其长期存活率。

　　目前,在全世界范围内运用最多且疗效可靠的方案为由红比霉素（DNR）、阿糖胞苷

（Ara-C）、6-硫鸟嘌呤（6-TG）组成的 DAT 方案。表 5 - 5 中小结了先进国家使用 DAT 作为诱导方案治疗初治 AML 的疗效。

表 5 - 5　DA/DAT 诱导治疗 AML 之疗效比较

观察组	病例	诱导治疗	CR	MRD (m)	DFS	时间
AMLCG	272	DAT × 2	69%	28	22%	1990
			77%	18	（3 年）	
EDRTC	515	D. A.（C）	67%	12	23%	1990
					（4 年）	
GIMEMA	450	DA 3 + 7	68%	12	23%	1990
					（5 年）	
ECOG	439	DAT3 + 5	67%	9	40% ~ 47%	1990
					（2 年）	

有学者认为，DNR 每日 $45mg/m^2$（第 1 ~ 3d），Ara-C 每日 $200ng/m^2$，分二次持续静脉点滴（第 1 ~ 7d），6-TG $100mg/m^2$，每 12h 口服一次（第 1 ~ 7d），即所谓 DAT3 + 7 方案，其疗效明显优于 DA 2 + 5（即 DNR 2 天，Ara-C 5 天）方案。曾有学者延长 Ara-C 的使用至 10d，以期提高疗效，其结论是，CR 并无明显提高，但化疗药的副作用却要严重的多。

DAT 的疗效与年龄相关。据 1992 年 SWDG 及 ECOG 两个大协助组的报道，CR 达 65% ~ 80%，5 年生存率 15% ~ 30%，但在不同的年龄组 CR 的区别很大，小于 20 岁组 CR 70% ~ 85%；20 ~ 40 岁组 60% ~ 75%；40 ~ 60 岁组 40% ~ 50%；大于 60 岁组仅 25% ~ 40%。

蒽环类抗生素 DNR，阿霉素（ADM）的疗效是公认的，但因其对心脏的毒性作用，使他们的使用累积总量受到影响。DNR 为 $550mg/m^2$，ADM $450mg/m^2$，他们可导致心肌受损、心律紊乱，严重者可发生猝死，造血系统毒副作用是骨髓受抑。

以高三尖杉酯碱（Hr）为主的联合化疗方案是我国首选的诱导方案之一。Hr 对 AML 白血病细胞有良好的杀灭作用，且价格便宜，易在基层医院广泛使用，m 联合 Ara-C 治疗初治 AML CR 27% ~ 68%，与 DAT 相比，达到 CR 所需的时间较长，缓解持续时间也短。具体使用方法是 Hr 每日 $4mg/m^2$，第 1 ~ 3d；Ara-C 每日 $200mg/m^2$，分 2 次静注，第 1 ~ 5d 或第 1 ~ 7d。该药的主要副作用是骨髓受抑及心肌受损。

米托蒽醌（MVT）、胺苯吖啶（AMSA）、阿克拉霉素（ACR）、去甲柔红霉素（IDA）等也作为初治病例的诱导方案，但更多的是用于难治或复发 AML 的治疗，本文将在后面的章节中介绍。令人瞩目的是 IDA 的疗效，它作为新一代蒽环类抗生素，具有心脏毒副作用小，杀灭白血病细胞作用强的特点。Berman 等以 IDA 加上 Ara-C 与经典的 DA 方案进行比较，IDA 组 CR80%，DA 组 58%，P=0.005，他们认为 IDA 加上 Ara-C 的疗效远较 DA 好。同样的研究，Wiernik 及 Vogler 都得出了另外的结论，IDA 加上 Ara-C 与 DA 疗效无差异，但三组共同的结论是，IDA 加上 Ara-C 一个疗程所达到的 CR 率远较 DA 为高。

2. 缓解后治疗 巩固治疗的目的在于最大限度地消灭体内残存的白血病细胞。因为此时患者虽已达 CR，但体内仍有 $10^8 \sim 10^9$ 个白血病细胞，目前的巩固治疗主要有两种方式，一种是以与诱导治疗完全相同的方案，作 2～3 次的巩固。因此，有学者把这种巩固治疗称为诱导治疗的延续。第二种方式则是以新的联合方案或以中等或大剂量 Ara-C（ID/HDAra-C）作巩固。1992 年 ECOG 及 CALGB 分别进行了以 HD Ara-C 作为巩固治疗的疗效对比与追踪观察，长期 CR 率高于非 HD Ara-C 组，与 UCLA1990 年的观察结果大致相同（见表 5-6）。

表 5-6

作 者	诱导治疗	CR	巩固治疗	长期缓解率	P 值
ECDG 1992	DAT	68%	HDAra-C AMSA	4 年缓解 28%	P=0.047
			Ara-C 6-TC	15%	
CALGB 1992	DAT (3+7)	64%	HD Ara-C	3 年后 CR 44%	P=0.0043
			Ara-C 400mg/m²	38%	
			Ara-C100mg/m²	24%	
LICLA 1990	DAT	63%	HDAra-C DNR	5 年后 CR 32%	

维持治疗的目的是防止复发。使患者有机会获得长期生存。该阶段的治疗常持续 3～5 年。化疗间歇期随患者 CR 持续时间的延长而逐渐延长。尽管有人对维持治疗的作用提出了异议，部分观察也证实了维持治疗组并不优于非维持治疗组，但从多年及绝大多数病例的观察结果，证实了维持治疗组的优势。然而以何种方案治疗，尚有待不断地完善，患者的个体化差异性极大。

鉴于 AL 的复发率极高，复发后的治疗颇为困难，许多学者建议在维持治疗中使用间断化治疗，所选用的强化方案，应能真正达到使骨髓受抑的目的。

3. APL 化疗 急性早幼粒细胞白血病（APL）因异常早幼粒细胞浆内含有大量的促凝颗粒，细胞破坏后这些促凝颗粒释放出来，导致 DIC。因此，APL 并发致命性出血的发生率可达 9%～39% 以上。由于在体外实验中证实了维甲酸（ATRA）有诱导分化 HL-60 细胞及早幼粒白血病细胞的作用，所以自 1983 年始，以维甲酸治疗 APL 陆续有了报道。现在诱导分化已成为治疗 APL 的首选方案，不论对初治还是复发的患者，都可用 ATRA 治疗。单用 ATRA 治疗，CR 88.2%，复治或复发的 APL 疗效极佳，国内王振义等报道 CR

为92.3%，总的疗效达83.9%。国外以 Roche 药厂的 ATRA 治疗，单用 ATRA 获71%的 CR 率。ATRA 的具体用法是每日45~80mg/m²，分3次口服，直至达 CR。亦有 ATRA 联合其他药物治疗 APL 的报道，如联合小剂量 Hr、Ara-C、ACR 等。

使用 ATRA 治疗达 CR 后，缓解期较短，再以 ATRA 治疗常常无效。国内孙关林等将 APL，CR 后的患者分成三组，A 组单用 ATRA 继续治疗；B 组单用联合化疗，如 HA、DA 治疗；C 组 ATRA 与化疗交替使用，结果显示 C 组的缓解持续时间最长11.5个月（中位缓解期），A 组最短为5.0个月，P<0.05。

ATRA 的副作用有皮肤、口唇干燥、骨痛、头痛、肝功能受损可高达30%以上。治疗中应做好有关方面的监护。

4. 复发及难治性 AML 的治疗　30%~40%的初治 AML 一开始即对常规的化疗耐药，60%~80%的患者在 CR 后复发，再治的 CR 仅30%左右。复发及难治性白血病的治疗是当前迫切需要解决的难题。

难治性白血病的定义认为是：

①初治 AL 对标准诱导缓解方案二个疗程无效；

②首次 CR 后，于6个月内复发；

③首次 CR 后虽在6个月后复发，但以原诱导方案治疗无效；

④2次或2次以上的复发病例。

这部分病例治疗原则应该是：

①以无交叉耐药的二线药物组成新的联合化疗方案；

②加大常规化疗药物之剂量，如 ID 或 HDAra-C，既可单独又可与其他药物联合使用，不足30%的病例可达 CR。因此有条件者应争取做异基因骨髓移植（Allo-BMT）。

（二）ALL 化疗

成人 ALL 的首次 CR 达70%~90%，5年无病生存在国外医学发达国家可达30%~50%，一般约30%左右。这其中蒽环类抗生素有着重要的作用。联合化疗中加入任何一种蒽环类药物，都可使 CR 提高到70%~80%。现代治疗的总体策略依然是运用强有力的联合化疗达到 CR，其后可运用 BMT、生物学治疗等手段达到长期无病生存，甚或治愈。

1. 诱导治疗　近年来，首选的化疗方案为 DNR、VCR、强的松、左旋门冬酰胺酶（L-ASP）4种或4种以上的联合。1989年我国在贵阳召开了白血病年会，推荐使用4周疗程的 DVPL 方案，作为治疗成人 ALL 的首选方案。具体用法是 VCR 2mg/次，静注第1、8、15、21日；DNR30~40mg/m² 静注第1、2、3、15、16、17日；Pred 30~40mg/m² 口服第1~28日，L-ASP6 000U/m² 静注第19~28日，并于第28日作骨穿，评价疗效，疗效不理想者，可再适当增加 DNR 的用药次数。美、英、德、意等先进国家，均在此基础上加入更多的药物，如 MTX、Ara-C、CTX、6-MP、6-TG 等。由于联合药物的种类增加，骨髓的抑制作用也更加严重。诱导期死亡的病例增多，但 CR 率却没有明显增加。因此大多数学者主张，对低危组 ALL 的患者首选 DVPL 方案。高危组患者，即在诊断时 WBC 高，或 ph 阳性，或免疫分型为 N－ALL、T-ALL、BALL，或有 CNSL 的患者，采用多种药物联合的强烈化疗，以期改善高危患者的预后。

2. 巩固强化和维持治疗　巩固强化治疗应在 ALL 达 CR 后立即进行。早在 70 年代，就开始采用 CR 后的巩固强化治疗，并显示了该治疗对 ALL 患者长期 CR 的重要性。L-2 方案巩固治疗阶段持续 2 个月，使用 Ara-C 和 6-TG；L-10 方案达 3 个月之久，运用 MTX 巩固治疗；L－17M 方案联合使用 Ara-C、MTX、6-TG 进行巩固治疗。SWOG 协作组巩固强化治疗使中位缓解期长达 23 个月，7 年的无病生存率 30%。

我国许多医院采用的是贵阳白血病会议推荐的巩固强化方案。即在 ALL 获 CR 后 2 周开始巩固强化治疗，第 1、4 疗程以 DVPL 方案治疗；第 2、5 疗程接受 Ara-C（100～150mg/m^2，第 1～7 日）联合 VP-16（75mg/m^2 第 1 日）方案；第 3、6 疗程的方案是 HDMTX（1～1.5g/m^2）加四氢叶酸钙解救，也取得了明显的疗效。

近年来，以 VM26、VP16、m－AMSA、Mito、IDA、HDAra－C、IDMTX、HDMTX 巩固强化的方案不断报道。其中以 VM26 联合 Ara-C 的疗效最为突出。GMALL 协作组对高危患者进行 4 个疗程的 VM26 联合 Ara－C，50 岁以下的患者 5 年无病生存达 42%。

维持治疗尚无统一方案，多采用较低剂量药物维持，常适用的药物有 6MP、MTX、CTX，部分学者认为，维持时间不能少于 1 年，部分认为应达 3～5 年以上。

3. CNSL 防治　ALL 合并 CNSL 较 AML 高，发病率在 26%～80% 不等。且绝大多数发生在 ALL 的 CR 期，造成髓外复发。因此 CNSL 的防治成为 ALL 总体治疗策略中重要的一环。防治方法：

①鞘内（IT）注射 MTX 或 Ara-C；

②头颅放射治疗。

（1）鞘内注射

1）MTX：预防性治疗在患者 CR 后早期开始，许多作者认为应在 CR 后 10 天之内进行常用剂量 8～12mg/（m^2·次），每周 1～2 次，连用 4～6 次。CNSL 治疗时可用 MTX8～12mg/（m^2·次）每周 2 次，直至脑脊液细胞学及生化指标达到正常，然后给予维持治疗，每 4～6 周鞘内注射一次，持续到全身化疗结束。

2）Ara－C：主要用于 AML、高危型 ALL、使用 MTx 发生蛛网膜炎或过敏、无效的患者，常用剂量 30～50mg/（m^2·次），使用方法与 MTX 相同。

3）Har 或 HHar：一般 0.3～0.5mg/次，每周 2 次，至脑脊液正常后每 4～6 周/次维持。

4）地塞米松（Dex）：与上述抗白血病药联用以减轻其毒副作用。

5）联合用药：联合应用 MTX、Ara－C、Dex 有协同作用。一般以 MTX 15mg/（m^2/次），Ara-C 50mg/（m^2·次）、Dex 10mg/（m^2·次）联合鞘内注射，每周 1 次共 6 次，之后改为每 8 周 1 次鞘内用药。治疗时以相同方法至脑脊液细胞学及生化指标达到正常，然后每 4～6 周 1 次维持治疗。

（2）颅脑照射：

①预防性治疗：脑脊髓放疗剂量 2 400cGy 或全脑放疗 2 400cGy 同时作 5 次 MTX 鞘内注射，可使 CNSL 发病率从 60% 降至 4% ～10%。我国推荐的 AL 治疗方案中规定，经巩固治疗后，全脑放疗剂量可降至 1 800cGy；或高危组全脑照射 2 000cGy，一般组照射 1 800cGy；

②CNSL 治疗：确诊 CNSL 后，鞘内注射 MTX 8～12mg/（m²·次），每周 2 次，直至脑脊液正常，立即予以全颅 2 400～3 000eGy 照射，分 14～18 次，在 3 周内完成；脊髓照射 1 200～1 800 cGy，分 6～12 次完成。对未做过 CNSL 预防放疗患者，可单用全 CNSL 颅 +脊髓放疗，方法同上。

4. 难治与复发 ALL 的治疗 部分 ALL 患者对常规化疗方案治疗无效，相当部分的患者最终复发。复发可以发生在骨髓，也可发生在髓外，如 CNS、睾丸、卵巢、腮腺等。复发病例再治的疗效，主要取决于第一次 CR 持续的时间。CRl 时间愈长，达到 CR2 的机遇就越大，但 CR2 患者的长期存活率仍小于 5%。对这些患者治疗仍以运用新的药物或 ID/HD 的 MTX 或 Ara-C 为主。下面分别作一简要介绍。

（1）新药物的选择：首次诱导缓解无效的病例，多由于原发性耐药的存在。应当机立断地选择可能无交又耐药的新药。目前使用较多且疗效颇佳的有 VP-16、VM26、ACR、IDA、AM－SA 等。Petti（1989）以 IDA 5mg/m² 第 1～6 日联合 Ara－C 1g/m² 第 1～6 日治疗难治性 ALL，其中成人 ALL 14 例，儿童 17 例。分别获 50% 及 82% 的第二次 CR 率。Rowe 等以 VP－16100mg/m²×5d，ACR 60mg/m²×5d，CR2 达 33%。同济医大附属协和医院以 ACR 联合 VCR、强的松等治疗，CR2 33%，近期以 IDAAra－C 1～2g/d×3 联合 VM26，疗效较为令人满意。其中包括短期内复发及第二次复发的 ALL。

（2）ID/HD MTX 或 Ara-C：ID/HD MTX 或 Ara－C 对复发或难治 ALL 的 CR2 达到了 30%～70%。这种剂量的化疗，药物还能透过血脑屏障，对 CNSL 细胞有一定的杀灭作用。MTX 的剂量可从 200mg/m² 开始，采取逐步增加剂量的方法。亦可在四氢叶酸的解救下，使用大剂量（1 000mg/（m²·d））。CR2 率 33%～75% 不等。HD Ara－C（3.0/日）的再次 CR 率 30% 左右，但如联合新的化疗药物，可提高疗效。

不论上述二种常用的方法疗效如何，如果 ALL 达 CR2 后应争取做异基因骨髓移植。

【合并症的治疗】

（一）感染

迄今为止，感染仍旧是白血病患者最常见的合并症及死亡原因之一。发生的主要原因包括化疗药物导致的粒细胞减少甚或缺乏，免疫功能低下，皮肤粘膜屏障破坏等，感染的病原微生物包括细菌、霉菌、病毒等。感染的类型和严重程度与患者白血病所处状态有关。

1. 病原微生物

（1）细菌感染：细菌感染占各种感染的首位，粒细胞减少的程度越严重，持续时间越长，并发感染的机会越高，威胁也越大。细菌中以革兰氏阴性杆菌居多，如绿脓杆菌、肺炎克雷伯氏杆菌、大肠杆菌、变形杆菌等。革兰氏阳性菌，如金葡菌、表皮葡萄球菌、棒状杆菌、绿色溶血性链球菌较为多见。感染部位可发生在口咽部、肺、肛周、皮肤，既使发生败血症，亦可因机体对炎症的反应性差，感染的定位不明显，细菌培养常为阴性，给感染的诊断造成困难。

（2）真菌感染：由于皮质激素及广谱抗生素的广泛应用，患者白细胞长期减少，霉菌感染并不少见。有人报道，真菌感染占 AL 患者致死性感染的 20% ~ 30%，常见的有白色念珠菌、曲霉菌、毛霉菌、隐球菌等。鉴于目前诊断真菌感染的可靠方法尚不足，因此有学者建议以下应列为真菌感染的危险性因素：

①长期应用广谱抗生素；

②长期使用激素；

③中性粒细胞减少；

④化疗引起口腔、胃肠道粘膜溃烂甚或造成溃疡；

⑤留置尿管；

⑥T 淋巴细胞功能障碍。

（3）病毒感染：皮质激素的使用、放疗、化疗造成免疫缺陷，病毒的感染也可时常发生。水痘、带状疱疹病毒（VIV）、单纯疱疹病毒（HSV）、巨细胞病毒（CMV）等，此外还有卡氏肺囊虫的感染。

（4）其他：由于患者经常需要输注血液制品及血液，常发生乙型肝炎及丙型肝炎。目前乙型肝炎的抗原检测已很普遍，输血引起的乙型肝炎发病率呈下降趋势，而丙型肝炎的发病率渐多。据报道，丙型肝炎的发病率占诱导缓解治疗达 CR 的急性白血病肝炎的 2/3，其中半数感染严重，临床可表现出黄疸及其他肝细胞受损的症状。

结核病在免疫功能低下患者中发病率较一般人群高，目前尚无详尽的统计数据。免疫功能低下合并结核感染时临床表现不典型，X 光片难以鉴别，结核菌素试验在结核病活动时亦可呈阴性。

2. 感染的预防　患者白细胞减少时，可住进层流病室中。据北京医科大学血研所观察，层流病室中患者的感染发生率与感染所持续的时间均较普通病室中减少。

应用集落刺激因子，加快粒、单核巨噬细胞系统的恢复，缩短和减少造血受抑和粒细胞减少的时间和程度已成为近年来预防感染的重要措施。常用的有 GM-CSF、G – CSF，已可由 DNA 重组技术生产。

感染的预防中，护理工作应及时、切实的安排好，尤其是口腔、肛周的护理。

3. 感染的治疗　化疗后的患者，一旦白细胞减少，体温升高，即应在排除输液反应后，取各种标本作细菌学、霉菌学的培养，以获取准确的感染细菌等的资料，指导临床用药。在细菌学检查未果之前，可经验性地选择广谱抗生素。由于粒细胞减少的患者绝大多数合并革兰氏阴性杆菌的感染，因此在选择抗生素时，应该有所侧重。抗生素使用的原则

应是:

①用药及时;

②以杀菌性抗生素为主;

③联合用药;

④疗程足够。

既往主张联合使用抗生素,常以羧噻吩青霉素或氧哌嗪青霉素联合氨基糖苷类抗生素,以发挥协同抗菌作用,并可减少耐药菌株的出现。近年来,众多新的、广谱高效抗生素的问世,也可单一使用抗菌药物,如头孢噻甲羧肟(复达欣)或亚胺硫霉素(伊米配能、西司他丁钠、泰能)。这些药物的单用疗效并不亚于既往的联合用药,且可避免联合用氨基糖苷类药物所造成的耳、肾毒性作用。

抗真菌药物有两性霉素 B、咪康唑、酮康唑、氟康唑、埃他康唑。后二者为第三代唑类抗真菌药物,毒性作用小,抗真菌谱广,组织渗透性好。尤其是氟康唑,有口服及静脉注射二种剂型,并可透过血脑屏障,已作为粒细胞低下患者预防及治疗真菌感染用药,部分临床观察证实,疗效较佳。

病毒感染可选择无环鸟苷、大蒜制剂、干扰素等。

(二) 出血

出血是 AL 的常见的合并症之一,化疗造成的暂时性骨髓再生低下,是有效化疗诱导缓解的必经过程,但由此引起的出血占 AL 死亡病例的 50% 左右。导致出血的原因极为复杂,涉及到血小板功能、数量、凝血因子、血管诸方面。因此在控制出血时,应针对不同的病因各有所异。

血小板输注的临床使用,在 AL 患者预防和治疗出血方面起了重要的作用,使一部分患者免于出血导致的死亡。

(三) 高尿酸血症

白血病细胞溶解释放大量尿酸,排泄量可较正常人增加 3 倍,引起结晶堵塞远端肾小管,尤其当尿液 pH 值 <5.5 时。因此在化疗前应采取碱化尿液、大量输液等措施,并口服别嘌呤醇以消耗嘌呤氧物酶,抑制尿酸形成。经上述综合防治后,尿酸性肾功衰发病率由原来的 10% 下降至 1%。

【疗效标准】

1987 年,国内制定疗效标准如下:

1. 完全缓解(CR)

(1) 骨髓象:原粒细胞 I 型 + II 型(原单 + 幼稚单核细胞或原淋 + 幼稚淋巴细胞)≤5%,红细胞及巨核细胞系正常。

M_{2b} 型 - 原粒 I 型 + II 型≤5%,中性中幼粒细胞比例在正常范围。

M_3 型 - 原粒 + 早幼粒≤5%。

M_4 型 - 原粒 I 型、II 型 + 原单及幼稚单核细胞≤5%。

M_6 型 - 原粒Ⅰ型、Ⅱ型≤5%，原红+幼红以及红系细胞比例基本正常。

M_7 型 - 粒、红二系比例正常，原巨+幼稚巨核细胞基本消失。

（2）血象：Hb≥100g/L（男）或≥90g/L（女及儿童），中性粒细胞绝对值≥1.5×10^9/L，血小板≥100×10^9/L，外周血分类中无白血病细胞。

（3）临床无白血病浸润所致的症状和体征，生活正常或接近正常。

2. 部分缓解（PR）　骨髓原粒细胞Ⅰ型+Ⅱ型（原单+幼单或原淋+幼淋）>5%又≤20%；或临床、血象2项中有1项未达完全缓解标准者。

3. 未缓解（NR）　骨髓象、血象及临床3项均未达上述标准者。

4. 白血病复发　有下列三者之一者称为复发：

（1）骨髓原粒细胞Ⅰ型+Ⅱ型（原单+幼单或原淋+幼淋）>5%又<20%，经过有效抗白血病治疗1个疗程仍未能达到骨髓完全缓解标准者。

（2）骨髓原粒细胞Ⅰ型+Ⅱ型（原单+幼单或原淋+幼淋）>20%者。

（3）骨髓外白血病细胞浸润者。

5. 持续完全缓解（CCR）　指从治疗后完全缓解之日起计算，其间无白血病复发达3~5年者。

6. 长期存活　白血病自确诊之日起，存活时间（包括无病或带病生存）达5年或5年以上者。

7. 临床治愈　指停止化学治疗5年或无病生存达10年者。

（樊贞玉）

第四节　慢性白血病

一、慢性髓细胞白血病

慢性髓细胞白血病（CML）起源于骨髓多能干细胞，是一种恶性克隆性髓性增殖性疾病，有典型的临床和血液学表现，90%以上的病例伴细胞遗传学 ph 染色体阳性（ph^+ CML）。

全球 CML 年发病率约 1/10 万，我国约为 0.36/10 万（1991），仅次于急粒白血病和急淋白血病，居第三位，男性略多于女性（1.4:1）。其发病率随年龄增长，逐步上升，50~59 岁年龄组形成一发病小高峰。

CML 和慢性粒细胞白血病（CGL）常等同使用。近来许多学者建议两种名称的定义应有所区别，CGL 应该用于髓细胞具有 ph 染色体且临床上和血液学表现典型的患者。

【病因及发病原理】

CML 的病因至今仍未完全明了，其发生可能与电离辐射及化学物质等有关。

由于 CML 的特殊染色体改变和细胞遗传学特征，使其成为研究肿瘤病因和致病机制的极好模型。自 1960 年 Nowell 和 Hungerbord 在 CML 患者白血病细胞中发现 ph 染色体以来，人们对 ph 染色体进行了深入的研究。尤其是 80 年代以来，分子生物学的进展更加深了对其的认识。1982 年 Swan 等证实，C-abl 癌基因定位于第 9 号染色体 3 区 4 带，C-sis 癌基因定位于第 22 号染色体 1 区 2 带 3 区带与 1 区 3 带 1 区带之间。在此基础上，Deklein 研究证实，ph 染色体形成过程中伴有两个癌基因 C-abl、C-sis 的易位，这种认识使得人们开始从分子水平研究 CML 发病机制。C-sis 距 22 号染色体断裂区有相当距离，白血病细胞中没有发现 C-sis 表达的依据，故 C-sis 不是 CML 发病机理中的关键。第 9 号染色体断裂点变化较大，多位于第 1 个内含子，也可在第 2 个内含子或 Ib 外显子的 5^1 端。因此多数患者第 9 号染色体 Ia 及下游所有顺序均被转移到第 22 号染色体上。22 号染色体断裂点相对限制在 1 个 5.8kb 的区域，称为主要断裂点集中区（M-bcr），位于 BCR 基因的第 2、3 内含子内。研究表明，9、22 两个染色体易位形成 - 新的异常的杂交基因即 bcr/abl，其活化转录成 8.5kb mRNA，翻译产物是具有酪氨酸蛋白激酶活性的 P210 蛋白质，在体外培养中能使造血多能干细胞发生转化。

正常情况下，C-abl 低水平表达，翻译产物是 P145 蛋白质，具备弱酪氨酸蛋白激酶活性。目前一致认为 bcr/abl 嵌合基因的形成及 P210 蛋白质的产生是 CML 发病的关键环节。

绝大多数 CML 晚期均要发生急性病变，随着疾病的进展，80% 患者出现其他的染色体畸形，这种疾病的转化与那些基因有关尚不清楚。有报道称，急变时往往与再发生 ras 癌基因或抗癌基因 p[53] 基因重排有关。

【临床表现】

CML 临床上通常分为三个阶段，即慢性期、加速期和急变期。慢性期的时间长短不一，约 1 年至 10 年以上，通常为 3.5 年。急变后的中位生存期为 4~6 个月，生存期超过 1 年者少见。

CML 早期可无症状，患者自觉一般情况良好，往往是在偶然情况下，或因其他疾病检查血象而发现。多数病例在疾病已存在一段时间后，出现症状时才就诊。慢性期的主要症状是由于脾肿大、贫血和基础代谢增高所引起的，脾肿大使患者感觉左上腹不适，有饱胀和牵引感，贫血以面色苍白、头晕、乏力、心悸为主，代谢亢进症状有盗汗、怕热、体重减轻和低热等。后期患者可有鼻衄、皮下及齿龈出血等。脾肿大是本病最突出的体征，肝脾肿大可占 50% 以上，通常在白细胞数为 $50 \times 10^9/L$ 时，脾脏可被触及。肿大程度视病程长短和白细胞数的高低而不同。胸骨压痛也是 CML 的特征，淋巴结一般不肿大。

加速期患者常有发热、消瘦、贫血、疲乏、脾脏再度肿大、淋巴结肿大、骨痛等症状。对原来有效的化疗出现耐药，对其他化疗药也仅暂时有效，甚或无效。加速期可历时数月乃至一年以上，随即进入一个类似急性白血病的时期，少数患者径直进入原始细胞期而无加速期的临床过程。

田立身等根据临床表现形式，建议将急变分为三种类型：

①急激型：在 4~10d 内，原粒细胞急剧增加，骨髓为幼稚细胞充斥；

②徐缓型：与怠倦、体重减轻等全身症状发展的同时，原始细胞数缓慢增加；

③肿瘤形成型：较少见，由原始细胞的髓外浸润所形成。

【实验室检查】

CML 最特征的实验室改变是极高的白细胞数，通常确诊时白细胞数在 $100 \sim 300 \times 10^9/$L，偶尔达到 $500 \times 10^9/$L 以上。外周血象特殊改变具有诊断意义，中性粒细胞的各阶段均可见，占白细胞总数 90% 以上；以中、晚幼粒细胞为主，分别占 15% ~ 40% 及 20% ~ 40%；原粒细胞一般低于 5%，原粒细胞加早幼粒细胞通常不超过 10%；嗜酸及嗜碱粒细胞通常增加。中性粒细胞的碱性磷酸酶（NAP）活性显著降低，甚至阴性。究其原因可能与 GM-CSF 的外周低水平有关。早期红细胞计数及血红蛋白正常，后随病情发展而逐渐降低。当白细胞数超过 $150 \times 10^9/$L 时几乎均有贫血。血小板数通常中度增高，在 $300 \sim 700 \times 10^9/$L 之间，晚期减少。

骨髓象：示有核细胞极度增多，绝大部分为粒系细胞，红系细胞相对减少，粒/红增至 $10_1 \sim 50/1$（正常 $3_1 \sim 5/1$）；粒系细胞分类与外周血情况相似，但更幼稚化，细胞形态可不正常，核分裂象多见；巨核细胞增多；骨髓活检示骨髓组织全为血细胞所见而无脂肪组织；网硬蛋白纤维常有不同程度增加。

其他检查：85% 左右的 CMLph 染色体呈阳性；血清维生素 B_{12} 和 B_{12} 结合蛋白明显增高，与髓细胞生成转钴铵素 I 增加有关；血清乳酸脱氢酶、碱性磷酸酶及尿酸亦有中度增高。

加速期和急变期的血象、骨髓象变化见分期诊断标准。

【诊断】

根据白细胞数增多、脾肿大、外周血可见各阶段幼稚粒细胞、嗜酸及嗜碱粒细胞增多、骨髓有核细胞极度增加、粒系中幼粒以后阶段为主、NAP 积分减低、ph 染色体阳性进行诊断。诊断 CML 并不困难。

值得指出的是约 10% 左右的 CML 患者细胞遗传学检查不能证实 ph 染色体，传统上称为 ph 染色体阴性 CML（ph⁻ CML）。经回顾性诊断，其中部分可重新分类为 MDS 或慢性骨髓增殖性疾病，真正属于 ph⁻ CML 只占所有 CML 的 5%。根据在分子水平有无 bcr，重组分为 ph⁻bcr⁺ CML 和 ph⁻bcr⁻ CML 两个亚型，前者有与 ph⁺ CML 相同的临床和血液学改变，并以同样的方式急变；后者可能存在其他目前仍未明确的基因重组。通常这类病例对化疗反应差，平均生存期较 ph⁺ CML 短 3~4 年。

【鉴别诊断】

诊断 CML 需与下列疾病加以鉴别：

1. 类白血病反应 类白血病反应是其他疾病引起反应性白细胞增高，外周血可见幼稚细胞。常继发于严重感染、中毒、肿瘤、大出血、急性溶血、休克、药物反应等原因，以下几点可供鉴别：

①血片 NAP 积分明显增高；

②无 ph 染色体；

③嗜碱性粒细胞一般不高；

④原发病控制后血象可恢复正常。

2. 其他骨髓增殖性疾病　如真性红细胞增多症、骨髓纤维化、原发性血小板增多症。这组疾病均可有白细胞增多、外周血出现中幼粒、晚幼粒细胞、肝脾肿大、酷似 CML，但这组疾病各有其临床特点，如真性红细胞增多症以红细胞增多为突出表现，原发性血小板增多症以血小板增多为主要特点，白细胞数虽然增多，但大部分在 $50 \times 10^9/L$ 以下。嗜酸嗜碱粒细胞不增高。慢性骨髓纤维化者多有贫血，白细胞数也很少超过 $50 \times 10^9/L$。这三种疾病的 NAP 活性增加或正常，ph 染色体阴性。CML 晚期常合并骨髓纤维化，这类患者先有 CML 的临床表现，以后贫血加重，白细胞数下降，骨髓活检可见纤维化病变，X 线检查骨质密度增加。

3. 其他白血病

（1）慢性中性粒细胞白血病（CNL）：此病少见，特点是起病隐匿，患者年龄多在 60 岁以上；白细胞总数高，以成熟中性粒细胞为主；嗜酸嗜碱粒细胞不增加；NAP 活性正常或增高；无 ph 染色体；预后良好，很少发生急性变。以上可与 CML 区别。

（2）ph 阳性急性白血病：约 20% 成人 ALL 与 5% 儿童 ALL 及 2% 成人 AML 有 t（9；22）异常核型。这部分患者临床大多预后很差。分子生物学分析的结果显示 50% 成人 ALL 患者 bet 部位的断裂点发生在 bcr 基因的第 1 个内显子，bcr 基因的第 1 个外显子与 abl 相接，由此产生 7.5kb 的 mRNA，转译出 190KD 的蛋白质（P190）。由此证实，ph⁺ALL 是一种独立的白血病，与 ph⁺CML 无关。此外，CML 急变时 ph 染色体中 bcr 的分子结构并没有改变，80% 病例尚可出现新的染色体畸变。

临床上确立了 CML 的诊断后，应进一步分期，这与临床治疗密切有关。国内于 1989 年 11 月在第 2 届全国白血病治疗讨论会上制订了具体分期标准，如下：

1. 慢性期

（1）临床表现：无症状或有低热、乏力、多汗、体重减轻等症状。

（2）血象：白细胞计数增高，主要为中性中、晚幼和杆状核粒细胞，原始细胞（Ⅰ型 + Ⅱ型）≤5%～10%，嗜酸粒细胞和嗜碱粒细胞增多，可有少量有核红细胞。

（3）骨髓象：增生极度活跃，以粒系增生为主，中、晚幼粒和杆状核粒细胞增多，原始细胞（Ⅰ型 + Ⅱ型）≤10%。

（4）染色体：ph 染色体。

（5）CFU-GM 培养：集落或集簇较正常明显增加。

2. 加速期　具下列之 2 者，应考虑本期。

（1）不明原因的发热、贫血、出血加重和/或骨骼疼痛。

（2）脾脏进行性肿大。

（3）不是因药物引起的血小板进行性降低或增高。

（4）原始细胞（Ⅰ型＋Ⅱ型）在血中及/或骨髓中＞10％。

（5）外周血嗜碱粒细胞＞20％。

（6）骨髓中有显著的胶原纤维增生。

（7）出现 ph 以外的其他染色体异常。

（8）对既往的化疗无效。

（9）CFU－GM 增殖和分化缺陷，集簇增多，集簇和集落的比值增高。

3. 急变期　具下列之一者可诊断为本期。

（1）原始细胞（Ⅰ型＋Ⅱ型）或原淋＋幼淋，或原单＋幼单在外周血或骨髓中≥20％。

（2）外周血中原始粒＋早幼粒细胞≥30％。

（3）骨髓中原始粒＋早幼粒≥50％。

（4）有髓外原始细胞浸润。

此期临床症状、体征比加速期更恶化，CFU－GM 培养呈小簇生长或不生长。

【治疗】

1. 慢性期治疗　白细胞数达 $50 \times 10^9 \sim 100 \times 10^9$/L，血小板数超过 500×10^9/L 或症状明显是治疗的指征。本期治疗的目的是迅速降低骨髓增生的细胞群，减轻由白细胞、血小板过多及脾肿大所引起的有关症状，改善贫血。最初通常用单剂治疗，包括马利兰、羟基脲、靛玉红等。上述药物并不能治愈和防止疾病的急变，但可以缓解症状。经过治疗的患者平均生存期为 40 个月，而未治者为 19 个月。此外，尚可采用急性白血病的联合化疗和干扰素治疗。

（1）单剂治疗

1）马利兰（BU）：是传统的治疗 CML 慢性期的首选药。它价格较低廉，有效率达98％，缓解时间较长。通常开始剂量为每日 $3mg/m^2$，很少超过 $8mg/d$。马利兰的作用主要是针对干细胞水平，因此血细胞数的变化发生较慢，可在用药 $10 \sim 14d$ 后才下降，停药后继续下降。

因此白细胞数降至 20×10^9/L 即应调整或中止治疗，如白细胞数稳定在 $5 \times 10^9 \sim 10 \times 10^9$/L 时，停用 BU 观察。血小板和血红蛋白浓度需待白细胞控制后 $2 \sim 6$ 周才会正常。脾脏缩小所需时间更长。在慢性期，经间断治疗即可有效。出现对 BU 的抵抗往往是急变的最早信号。

主要毒性作用是骨髓抑制，诱导或加重骨髓纤维化，1％ 患者可出现肺纤维化，其他副作用包括皮肤色素沉着、性腺机能减退、白内障及临床类似于 Addison 氏病样的消耗症状。本药近年来已渐少用。

2）羟基脲（HU）：近年来，有取代马利兰作为慢性期首选药的趋势，尤其是拟做骨髓移植的患者应优先考虑使用。HU 是周期特异性抑制 DNA 合成的药物，降低白细胞作用迅速，常在 24h 以内见效，对血小板作用不明显，无长期骨髓抑制副作用，即使过量骨髓也能得到迅速恢复。最初剂量通常是 1.0g，每日 2 次。用药期间每周测血象一次，将剂量调整到维持白细胞数在 $10 \times 10^9 \sim 20 \times 10^9/L$。稳定后继续用 HU 维持治疗（$1 \sim 1.5g/d$）。

有部分观察表明，HU 治疗的患者生存期比 BU 治疗的患者长。德国 CML 研究组自 1983～1991 年收集 622 例 CML 患者，其中 226 例用 BU 治疗，232 例以 HU 治疗，结果前者中生存期为 3.7 年，后者为 4.7 年（Hehlrnann 1993）。HU 的缺点在于价格较高，需要频繁地监测血象调整剂量，但副作用较少，有恶心、口炎、舌炎、骨髓巨幼样改变、皮肤红疹、肝功能损害等。

3）靛玉红及其衍生物异靛甲：是我国在 CML 治疗研究中的一项创造性成果，属吲哚类药。靛玉红的有效率为 87%，缓解率为 59%。常规剂量 150～300mg/d，分次口服。降白细胞作用较马利兰稍缓，平均在 29 天左右开始下降。缩脾作用较 BU 快，约 2 周即开始使脾脏缩小，但血象和骨髓象的缓解不如 BU。主要副作用是胃肠道反应。

异靛甲是靛玉红的衍生物，较后者胃肠道副反应明显减低，吸收迅速而安全。75～150mg/d，分 3 次日服，有效率达 94%，缓解率为 80%。主要副作用为不同程度的骨关节疼痛，多在服药后 1 个月左右出现，疼痛发生与剂量有关，减量或加用止痛药后可好转。

4）干扰素（IFN）：IFN 是一组在病毒感染或其他刺激物诱导下细胞产生的糖蛋白。分子量为 19 000D，有抗病毒、抑制细胞增殖、免疫调节及诱导分化作用。大体上分为 α、β、γ 三大类。血液病常用的为 α 干扰素。

1983 年 Talpaz 等确证 IFN 对于 CML 有明确的治疗效果。十余年来，以 IFN 治疗 CML，50%～80% 患者达到完全血液学缓解，15%～25% 患者细胞遗传学上 ph 染色体阴转。目前，有学者认为，此种细胞遗传学缓解可延长患者生存期，为 CML 治疗开辟了一个新途径。

尽管近年来进行了深入的研究，但 IFN 治疗 CML 的确切机制仍不清楚，有三种可能的解释：

①IFN 有抗白血病克隆的选择性毒性作用（Lee M 1989）；

②增强免疫调节作用。CML 祖细胞表达异常低的 LAF-3 水平，IFN 可诱导 CML 祖细胞上 LAF-3 抗原的再现，使 T 细胞通过 CD-2-LFA-3 系统与 CML 细胞连接，起着负性调节作用（Deisseroth 等 1990）；

③调节骨髓的造血微环境。IFN-α 可增加 CML 祖细胞对基质细胞的粘附，从而恢复基质细胞的造血调节机制，促使 ph 阳性克隆细胞分化成熟。

IFN 治疗 CML 常规剂量为 $2 \times 10^6 \sim 5 \times 10^6 U/m^2$，肌注或皮下注射。当白细胞数降至 $3 \times 10^9 \sim 4 \times 10^9/L$ 时给予维持量，治疗通常要维持一年以上。IFN 的疗效与 CML 分期、预后及 IFN 剂量有关。在 CML 的慢性期早、晚期、加速期、急变期应用 IFN-α 治疗的血液学完全缓解率分别为 60%～80%、50%～60%、30%～40%、20%～30%，其中 ph（+）克隆受抑者分别为 40%～50%、10%～12%、<10%、<1%；低、中、高危患者用 IFN-α 治疗后的血液学完全缓解率分别为 80%～90%、50%～60%、20%～60%；ph（+）

克隆受抑者分别为 60%、40%、10% ~20%。疗效常随剂量增加和疗程延长而增加。通常以每日 $5 \times 106U/m^2$ 时反应最佳。

IFN-γ 与 IFN-α 有不同的细胞受体，前者疗效比后者差。用 IFN – γ 治疗 36 例，血液学缓解仅 22%，ph（+）克隆受抑者也很少，13 例用 IFN-α 无效者改用。IFN-γ 后 5 例取得血液学缓解，其中 3 例 ph（+）克隆受抑，表明 IFN-α 与 IFN-γ 无交叉耐药，联合 IFN-γ 及 IFN-α 并不优于单用 IFN-α。

大多数患者出现流感样症状，发热、全身不适、肌肉及关节疼痛。减量或加用解热镇痛剂可减轻症状。流感样症状常在数天至数周内消失。其他副作用包括肝功损害、全血细胞减少、骨骼肌肉疼痛等。

总之，IFN 治疗 CML 是一有前途的治疗手段。目前研究正进一步提高其疗效，如 IFN 与化疗合用，IFN 与骨髓移植合用等。IFN 治疗的缺点在于：

①价格昂贵；

②少部分患者不能耐受副作用；

③其他单剂：许多药物都对 CML 有效，如马法兰、环磷酰胺、氮芥、二溴甘露醇、巯基嘌呤、硫鸟嘌呤等，但都不优于 BU 或 HU。

（2）脾区照射：在 50 年代 BU 问世以前是 CML 慢性期的标准治疗。通常剂量为 15Gy，2 ~6 周照射一次，可控制病情数月，以后可重复。较之 BU，价格较高，骨髓抑制时间长，生存期明显缩短，因而目前脾区放疗只用于妊娠期间以避免化疗对胎儿的毒性和顽固性脾亢而切脾又受到争议者身上。

（3）脾切除：以往主张切脾的理论依据主要在于脾脏是 ph 染色体阳性细胞之积聚场所，脾脏对于恶性克隆有生长促进作用，但实际表明，脾切除并不能改变对治疗的反应或延长生存期。因此目前认为，脾切除仅有助于去除巨脾的压迫症状及脾功能亢进。现切脾的死亡率已从 1972 年前的 26% 降至 3% 以下。

（4）联合化疗：近年来，有采用强烈联合化疗治疗 CML，目的是试图消灭 ph 染色体阳性的细胞克隆，以期延迟急变的发生和延长生存时间，如选用 DAT、COAP、DOAP 等。尽管少部分患者获得细胞遗传学的缓解，但并不显示生存期的明显延长，因此认为其并不比单剂化疗更具优势。

（5）骨髓移植：是目前能够使 CML 患者达到治愈的唯一有效方法。以大剂量放疗与化疗以清除白血病细胞，再输入骨髓或造血干细胞使其造血功能重建。

同种异基因骨髓移植（Allo-BMT）是根治 CML 首选的治疗手段。慢性期、加速期、急变期行 Allo-BMT 复发率分别为 20%、50% 和 75%。Goldman（1990）统计 CML 慢性期患者 980 例行 Alio-BMT，其 5 年无病生存率为 50%，复发率为 20%，也就是说有 50% 病例可获治愈。Allo-BMT 失败的原因主要为移植物抗宿主病（GVHD）和间质性肺炎。

现将 CML 慢性期治疗方法综合于下表。

2. 加速期治疗　此期患者病情常不稳定，对慢性期常规治疗有效之药物不再发生疗效。

治疗的选择比较困难，一般都主张在 Bu 治疗无效时，改用 HU，如患者已使用 HU，可改成巯基嘌呤或硫鸟嘌呤。除此以外，治疗要因人而异的针对处理。至于强烈化疗治疗加速期的经验还很少，有报道，小剂量 Ara – C 可使某些患者的症状和白细胞数得到改善，但即使这种温和的治疗也可引起严重的全血减少，如伴有骨髓纤维化时，化疗效果极差，不宜选用强烈的化疗。

表 5 – 7　CML 慢性期的治疗

首选 BMT：
·具有 HLA 匹配的同胞供体，年龄 <40 岁。所有其他患者，IFN-α 每日皮下注射
出现下列反应，继续用 IFN 治疗：
·3 个月内出现白细胞下降
·6 个月后完全血液学缓解
·1 年后达到部分或完全细胞学缓解
如未出现上述反应，重新考虑 BMT
·HLA 匹配的同胞供体，受体年龄在 40 ~ 50 岁之间
·HLA 匹配的相关供体或 mA 匹配的无关供体
无条件作 BMT 的所有其他患者：
·HU 或其他单剂治疗

3. 急变期治疗　CML 终末期约有 70% 病例呈急变。急变后预后甚差，至今尚无理想的治疗方法，目前多采用急性白血病的治疗方案，延长患者生存期有限。急变中约 30% 患者发生急淋变，其中 80% 患者对长春新碱和强的松有反应，中数生存时间 6 ~ 12 个月。缓解后可采用 MTX 或巯基嘌呤维持，发生急粒变者化疗效果很差，急非淋的诱导缓解方案在 30% 患者身上暂时有效，通常治与不治生存期不超过 5 个月。

【疗效标准】

1. 完全缓解

（1）白细胞计数 $<10 \times 10^9/L$，分类正常，无幼稚粒细胞（原始、早、中、晚幼粒细胞）。

（2）血小板计数正常或不超过 $450 \times 10^9/L$。

（3）此病的临床症状、体征消失（脾脏缩小至正常）。

2. 部分缓解

（1）白细胞计数降至治疗前的 50%，及至少 $<20 \times 10^9/L$。

（2）血白细胞计数正常，但仍存在幼稚细胞及脾大。

3. 无效　未达到部分缓解者。

二、慢性淋巴细胞白血病

慢性淋巴细胞白血病（CLL）是造血组织的原发性恶性肿瘤。主要病理特征是淋巴细胞在淋巴组织及外周血中过度的增生与积蓄。本病主要侵犯淋巴结、脾脏、骨髓，常伴有免疫球蛋白缺乏。本病在欧美多见，发病率与CML相似，占全部白血病的30%左右，亚洲地区及我国则较为少见，占1%~3%。发病者以中老年多见，男性多于女性。

近年来，西欧学者从免疫学观点出发，将CLL、免疫细胞瘤（IC）、中心细胞瘤（CC）均归入Kiel分类的低度恶性非霍奇金淋巴瘤。

【病因与发病机制】

CLL的发病原因不明。与其他白血病的发病不同，CLL的发生与放射线无关，部分病例似与某些化学物质的接触有关。值得注意的是，CLL的发病有较明显的家族倾向性，但未能证实到明确的遗传模式。另有学者观察到，CLL患者的家族成员中常有免疫球蛋白异常性疾病及自身免疫性疾病的发生。

CLL的细胞遗传学检查十分困难。据可供分析的有丝分裂中期的核型检测，常见的结构异常是12-三倍体，其次为13q异常，占13%。尤其是（13q；14），即视网膜母细胞瘤基因。14q占9%。通过原位杂交技术检测，12-三倍体的检出率比分带技术高出1.5~2倍。

病态细胞克隆增殖的原因不明了，仅少部分CLL患者可证实原癌基因BCL-1、BCL-2的重排。

【免疫学改变】

CLL患者的免疫功能可有多种异常，增殖的淋巴细胞为异常克隆，具有功能的缺陷。细胞表面的球蛋白密度减低。虽仍有DR抗原的表达，但在混合淋巴细胞培养（MLC）呈现出紊乱。体外的细胞培养发现，有致B细胞有丝分裂的PWM、脂多糖等，CLL的B细胞反应低下。基于上述原因，目前认为，CLL的细胞虽形态学上呈成熟状，实际上是不成熟的细胞。正常情况下，这种细胞存在于淋巴结和扁桃体中而绝非外周血中。

90%的CLL是B细胞性，细胞表面标记以成熟B细胞标记CD19、CD20、CD24，活化淋巴细胞标记CD25，以及T细胞表面标记CD5阳性为特征。有学者建议，将CD19$^+$/CD5$^+$或CD20$^+$/CD5$^+$列为B-CLL的诊断依据，CLL中仅2%~5%为T细胞型。

恶性B淋巴细胞分泌免疫球蛋白减少，因而患者常发生感染。约有半数的患者在初诊时就伴有低7球蛋白血症，并随病程进展而加重。患者抗体缺乏的症状与T抑制细胞的过度增殖有关，从而抑制了B淋巴细胞的成熟。

部分CLL患者体内可产生自身抗体，作用于体内的组织、细胞，如甲状腺、胃粘膜、红细胞、血小板。因此，临床上可发现约有5%~20%的CLL患者，伴有coombs试验阳性的自身免疫性溶血性贫血。极少数病例，因为有抗祖细胞的抗体产生，因此可并发纯红细胞再生障碍性贫血。

CLL 患者可发生副蛋白血症，大多数是 IgM，电泳上可出现清晰的单克隆峰球蛋白带即 M 蛋白带。

【临床表现】

CLL 起病缓慢，许多患者在体检时发现异常，全身症状可有乏力、盗汗、体重减轻。

淋巴结肿大是常见的体征，占 80% 以上。最常见的部位是颈部、锁骨上、腋下、腹股沟淋巴结的肿大。腹膜后淋巴结及纵膈淋巴结肿大较为少见，分别占 2% 及 5%。结外浸润常见部位是扁桃体、皮肤，肾脏受累较少见，肝脾肿大可见。

发热的原因多因为粒细胞减少及免疫球蛋白减少而致的感染，常反复发作。

骨髓受累后，可出现造血功能的受抑，贫血，粒细胞及血小板减少。

【诊断】

1. 外周血检查　WBC 增高，可高至 $20 \times 10^9 \sim 600 \times 10^9/L$，淋巴细胞绝对值升高。形态学上观察，95% 为成熟小淋巴细胞。血片上可见较多损坏的核，称为 Gumpreeht 影形。外周血片可见幼稚淋巴细胞，但少于 10%。T-CLL 的白血病细胞核形扭曲，不规则，细胞表现多形性，部分患者可有贫血、血小板减少。

2. 免疫标记检查　对 CLL 的诊断至关重要。主要特征为细胞表面单克隆免疫球蛋白阳性，而细胞内免疫球蛋白仅少部分呈弱阳性。大多数为一个重链，少部分可有二个重链。B 细胞表面相关抗原 CD19、CD20、CD21、CD24 阳性。最具特征的是 B 细胞抗原 CD19 或 CD20 与 T 细胞相关抗原 CD5 同时呈阳性。DR 抗原及部分患者的 IL-2 受体标记 CD25 及 CD11 亦可呈阳性。

3. 骨髓细胞学　增生极度活跃，并被 CLL 细胞浸润，红细胞及巨核细胞系受抑。

4. 其他　γ 球蛋白减少，约 5% ~ 10% 患者可有直接 Coombs 试验阳性。3% ~ 5% 的患者血浆蛋白电泳可见 M 蛋白。

【诊断】

外周血白细胞总数 $>10 \times 10^9/L$，成熟淋巴细胞 $\geqslant 60\%$，或淋巴细胞绝对值 $>6 \times 10^9/L$，持续增高时间 $\geqslant 3$ 个月。骨髓增生活跃，淋巴细胞 $\geqslant 40\%$。免疫标记 B 细胞系阳性，CD5 阳性。

【鉴别诊断】

与其他淋巴增殖性疾病相鉴别，幼稚淋巴细胞白血病、毛细胞白血病、淋巴瘤。

【临床分期】

本病常用的临床分期为 Rai（1975）及 Binet（1981）的方法，主要依据临床症状、实验检查特点，便于对疾病的预后作出评价，但是 CLL 病程长短差异很大，因此新的分期方法也不断地被提出。表 5-8 中列举的是 Rai 及 Binet 的分期标准。

表5-8　慢性淋巴细胞白血病分期标准

Rai		Binet	
分期	标　　准	分期	标　　准
0期	血液淋巴细胞绝对值大于 15 000/mm³，骨髓	A期	无贫血及血小板减少
	片淋巴细胞增多		累及下述 5 个部位中 3 个以下：
Ⅰ期	0 期加淋巴结肿大		腋窝、腹肌沟（单侧或/双侧）淋巴结、肝、脾
Ⅱ期	0 期加脾和/或肝肿大，有或无淋巴结肿大	B期	无贫血及血小板减少
			累及 3 个及 3 个以上部位
Ⅲ期	淋巴细胞增多，并有贫血；可出现或不出现淋巴结、肝、脾肿大	C期	有贫血（Hb < 100g/L）和/或血小板减少（血小板 < 100×10^9/L）
Ⅳ期	淋巴细胞增多，并有血小板减少，可出现或不出现贫血和器官肿大		

【治疗】

CLL 一经诊断，并非均需要立即治疗，约有 10% 的患者为隐匿型 CLL。患者体内仅有较少负荷的单克隆淋巴细胞，预后较好。隐匿型 CLL 的患者可有正常的生存期，疾病进展的危险只有 10%。这种隐匿型 CLL 处于 Binet 分期的 A 阶段，并且淋巴细胞的倍增时间长于 12 个月，Hb 高于 130g/L，骨髓没有发生弥漫性的浸润。据法国 CLL 治疗协作组进行的观察，将 CLL 患者随机分成早期治疗组及等待追踪观察组，早期治疗组在诊断后立即接受瘤可宁的治疗，然而患者的生存期并未延长；相反，长期追踪的结果显示，接受瘤可宁长期治疗的患者有上皮肿瘤的高发倾向。因此建议，Binet A 期的患者无立即治疗的适应症，但对于那些虽处 Binet 分期 A，但又有与分期无关的不利因素存在时，则应给予治疗。Binet B、C 期的患者则应立刻接受治疗。

1. 化疗

（1）瘤可宁：是最常用于治疗 CLL 的烷化剂。常规用量为每日 0.1～0.2mg/kg，口服，总有效率为 50%。也有临床工作者以瘤可宁作冲击治疗的，剂量为 0.4～0.7mg/kg，每 2～4 周给药一次，总有效率为 60%。冲击治疗的优点在于，可在短期内减少淋巴细胞的浸润，改善压迫症状。

（2）环磷酰胺（CTX）：对 CBL 无效者可选用。40%～50% 的患者可获得症状的改善。常规剂量为每日 1～2mg/kg，口服。随白细胞总数调整治疗。

（3）皮质激素：强的松 30～60mg/m²，常与 CBL、CTX 联合使用。对合并自身免疫性溶血性贫血或免疫性血小板减少的 CLL 尤为有效。

（4）联合化疗：常选用 COP（CTX、VCR、Pred）及 CHOP（ADM、CTX、VCR、Pred）方案。前者多用于 Binet A 及 B 期患者，初治病例有效率 40%～80%，其中 CR 率 10%～20%。BinetC 期多采用 CHOP 方案。

（5）新的药物：已被广泛地用于临床治疗淋巴增殖性疾病。

①去氧助间霉素（DCF）：对腺苷脱氨酶（ADA）有强大的抑制作用。ADA 为嘌呤代谢中的一种主要酶，以淋巴组织中含量最丰富。DCF 在体内代谢成 ATP 脱氧腺苷，抑制 DNA 合成。

主要用于复发或耐药的 CLL 的治疗。

②氯去氧腺苷（CDA）：在体内经脱氧胞啶激酶作成，而形成三磷酸氯去氧腺苷，可抑制核苷酸还原酶、DNA 聚合酶等，使 DNA 链断裂。Saven（1993）报道了 CDA 治疗 90 例 CLL 的疗效，82 例为 Binet C 期患者，CR 4%，PR 40%，中位数缓解时间 4 个月。每日剂量每日 0.1mg/kg，静脉给药，连续使用 7d，或者每日 0.14 ~ 0.28mg/kg，连续 5d 治疗。

③Fludarabine phosphate（FAMP）：一种新型的腺嘌呤核苷类药物，结构与 DCF 及 α - CDA 相似，通过抑制腺苷脱氨酶而发挥作用。

2. 放疗

（1）全身放疗：主要适应症为活动的病例。每日剂量 10 ~ 20cGy，总剂量 1 000 ~ 2 000cGy，80% 的患者病情可以改善。

（2）局部放疗：用于局部淋巴结肿大并产生压迫症状的病例。

（3）脾区放疗：脾脏中有大量淋巴细胞，放疗后脾脏缩小，外周血细胞减少。

3. BMT　至今仅有少部分 CLL 患者接受了 Allo - 或 Auto - BMT。原因之一是因为 CLL 患者年龄在 50 岁以下者仅占 10%。据 EBM 及 IBMTR 的资料报道，他们对 47 例 CLL 患者施行了 Allo - BMT 的治疗，70% 达 CR，5 年无病生存率 40%，这组患者的主要死亡原因是 GVHD。Auto - BMT 的病例报道较少，最多的一组病例是由波士顿 Dana - Farber 肿瘤研究所报道，32 例 CLL 患者，接受了经体外净化处理的 Auto - BMT 治疗，18 个月无病生存率 74%。Rabinowe 及合作者报道了 12 例 Auto - BMT 对 CLL 的疗效，这组患者的中位数年龄为 45 岁，病期处 Binet B、C 或 Rai Ⅲ、Ⅳ 阶段。骨髓在回输前经过净化处理。疗效与波士顿的观察相一致。目前还不能客观地评价 Auto-Allo-BMT 的疗效，因为缺乏长时间的疗效观察及更多病例的收集。

4. 单克隆抗体治疗已有少数的导向治疗 CLL 的病例报道。将 McAb CD5 或抗 B 细胞抗体作为导向物质，偶联化疗药物后输注给患者，可暂时降低患者血液中的白血病细胞数，症状可得以改善。副作用亦较轻微。近年来，有学者报道利用抗独特型抗体（anti-idiotype）作为导向物质治疗 CLL，此抗体作用于白血病细胞上的免疫球蛋白，有较强的特异性。

5. 其他生物调节剂　包括干扰素、IL-2 的治疗，均因临床应用的病例少，尚不能客观地评价。

6. 并发症治疗　感染是 CLL 的主要致死原因。造成感染的原因是多方面的，如低 γ 球蛋白血病、中性粒细胞减少或缺乏、T 细胞缺陷等。因此应积极地预防性地纠正低 γ 球蛋白血病。临床观察到，静脉输注免疫球蛋白，每3周输注0.4/（kg·次），可以显著地减少感染的发生。

对于中性粒细胞减少的患者，可以使用 G – CSF 或 GM-CSF。

部分 CLL 患者贫血的发生是促红素的水平相对不足，推测与 TNF 有关。因此可以用 EPO 治疗。Coombs 阳性的溶贫患者，应联合使用强的松。纯红再障可以选择环孢菌素 A 治疗。因脾功能亢进造成的严重血小板减少及贫血，可以行脾切除。

【预后及转归】

CLL 是当今并不能治愈的恶性疾病。临床治疗各异，无论如何治疗，该疾病都将不断地发展，原因是骨髓的不断衰竭，主要死亡原因是感染，另外少见的是出血。约有 1/3 的患者死于非造血系统疾病的原因。

据报道，少部分 CLL 患者可发生临床或形态学上可识别的疾病转变。3% ~ 10% 的发展为弥散性淋巴瘤，即 Richter 综合征。这是一种高恶性度弥散性、免疫母细胞性的淋巴瘤，进展迅速。临床上富有特征性的症状有：迅速生长的腹腔内淋巴瘤、发热、一般状况的迅速恶化。中位数生存时间为 4 个月。

另外一个转归是发展成幼稚淋巴细胞白血病。外周血中的幼稚淋巴细胞增多，并迅速发展到骨髓的浸润，治疗往往无效。另有极少部分患者可发展成浆细胞瘤、ALL 或 AML。长期接受烷化剂治疗的患者，可发生其他肿瘤。

该病最重要的预后因素是疾病的分期。除此之外，与分期无关的不利预后因素有 12 个月内淋巴细胞增长 1 倍，骨髓的弥漫性浸润，异常的核型、淋巴细胞高于 $60 \times 10^9/L$，幼稚淋巴细胞数高于 $5 \times 10^9/L$，以及 β_3-Integrin 的表达等。

【疗效标准】

1. 完全缓解（CR） 外周血 WBC≤$10 \times 10^9/L$，淋巴细胞比例正常（或 <40%），骨髓中淋巴细胞比例正常（或 <30%），临床症状消失，受累淋巴结和肝脾大小正常。

2. 部分缓解（PR） 外周血 WBC、淋巴细胞数和骨髓中淋巴细胞比例降至治疗前的 50% 以下，症状减轻，累及淋巴结、脾肝的区域数或/和肿大体积比治疗前减少 50% 以上。

3. 无效 临床及实验检查未达到上述标准，或反而恶化。

（樊贞玉）

第五节 淋 巴 瘤

淋巴瘤是一组起源于淋巴结或其他淋巴组织的恶性肿瘤，可分为霍奇金病（HD）和非霍奇金淋巴瘤（NHL）两大类。淋巴瘤在国内的发病率约为 4.52/10 万，死亡率占恶性肿瘤的第 11 位，发病男女之比为 1.4 ~ 3.7∶1，发病龄最小为 3 个月，最大为 82 岁，以 20 ~ 40 岁最多，占 50% 左右。据 1983 年全国淋巴瘤协作组的统计，NHL 约占 95.1%，HD 发病率较欧美显著为低，与日本相似。

【病因与发病机制】

（一）病毒学说

Epstein-Barr 病毒，已在非洲儿童 Burkitt 淋巴瘤组织培养中分离获得。注射髓病毒可在白色毛绒中引起淋巴瘤。成人 T 细胞白血病/淋巴瘤病毒亦从人类 T 细胞淋巴组织中分离出。

（二）癌基因学说

滤泡型淋巴瘤具有染色体 t（14；18），在 18 号染色体 q21 处有 bcl-2 原癌基因，此基因产生的 bcl-2 蛋白有阻滞肿瘤细胞凋亡之作用。14 号染色体 q32 上有 IgH 基因，IgH 基因易位于 3′端的 bcl-2 基因，形成头尾结构。bcl-2/JH 融合基因引起的 bcl-2 蛋白的超表达是 B 淋巴细胞淋巴瘤的分子生物学病因。bcl-2/JH 融合基因在欧美人种中发生率较高，占滤泡型淋巴瘤的 89%。而在亚洲人种其发生率较低，仅占滤泡型淋巴瘤的 30% 左右。

（三）免疫缺陷学说

宿主的免疫功能决定对淋巴瘤的易感性，有遗传性或获得性免疫缺陷伴发淋巴瘤者较正常人为多，器官移植长期使用免疫抑制剂患者，亦易患淋巴瘤，这是由于抑制性 T 细胞的缺失或功能障碍，淋巴细胞对抗原刺激的增殖反应，缺少自动调节的反馈控制，因而出现无限增殖的结果。

【病理分型】

淋巴瘤的典型淋巴结病理学特征为：

1. 正常滤泡型结构为大量的异常的淋巴细胞样组织细胞破坏。

2. 被膜周围组织同样有上述大量细胞浸润。

3. 被膜及被膜下窦也被破坏。

淋巴瘤的病理分型见表 5－9，表 5－10，表 5－11，表 5－12。

表 5－9　霍奇金病的组织学分型

类　型	里-斯细胞	病理组织学特点	临床特点
1. 淋巴细胞为主型	极少见	结节性浸润，主要为成熟淋巴细胞，坏死少见	诊断时病变常局限，预后相对好
2. 结节硬化型	明显少见	交织的结缔带索将浸润细胞分隔成明显的结节	
3. 混合细胞型	大量存在	纤维化伴局限性坏死浸润细胞大多为中性，嗜酸粒细胞和浆细胞	有播散倾向，预后相对差
4. 淋巴细胞耗竭型	数量不等	主要为组织细胞浸润，弥漫性纤维化及坏死	多为老年，预后较差

表 5－10　非霍奇金淋巴瘤的组织学分型

结节性淋巴瘤	弥漫性淋巴瘤
1. 淋巴细胞分化良好型	1. 淋巴细胞分化良好型

结节性淋巴瘤	弥漫性淋巴瘤
2. 淋巴细胞分化不良型	2. 淋巴细胞分化不良型
3. 混合(淋巴细胞-组织细胞)细胞	3. 混合细胞型
4. 组织细胞型	4. 组织细胞型
	5. 未分化细胞型,包括 Burkirt 淋巴瘤
	6. 原淋巴细胞型

表 5 – 11   NHL 的病理组织学分型（洛阳，1992）

一、滤泡型淋巴瘤

1. 小裂细胞

2. 混合细胞

3. 大裂或无裂细胞

二、弥漫性淋巴瘤

1. 小淋巴细胞

2. 淋巴浆细胞样

3. （小及/或大）

4. 混合细胞（裂或无裂）

5. 无裂细胞

6. 原免疫细胞

7. 透明细胞

8. 多形细胞

9. 原淋巴细胞（曲核，非曲核或中圆细胞）

10. 浆细胞

11. 覃样肉芽肿

12. 伯基特淋巴瘤

13. 组织细胞

14. 混合性淋巴瘤

15. 未定性

表 5 – 12   国际淋巴瘤协作组关于淋巴瘤分类的新建议（1994 年）

一、前体 B 细胞肿瘤：前体 B 淋巴细胞白血病/淋巴瘤

二、外周 B 细胞肿瘤：

1. B 细胞慢淋/幼淋白血病/小淋巴细胞淋巴瘤

2. 淋巴浆细胞性淋巴瘤/免疫细胞瘤

3. 外套细胞淋巴瘤

4. 滤泡中心淋巴瘤

5. 边缘区 B 细胞淋巴瘤

6. 脾性边缘区淋巴瘤

7. 毛细胞白血病

8. 浆细胞瘤/浆细胞骨髓瘤

9. 播散性大 B 细胞淋巴瘤

10. Burkirt's 淋巴瘤

11. 暂定：高度 B 细胞淋巴瘤，Burkitt's 样

三、前体 T 细胞肿瘤：前体 T 淋巴细胞淋巴瘤/白血病

四、外周 T 细胞肿瘤

1. T 细胞慢性淋巴细胞白血病/T 幼淋细胞白血病

2. 大颗粒淋巴细胞白血病

3. 覃样肉芽肿

4. 外周 T 细胞淋巴瘤

5. 血管免疫母细胞型 T 细胞淋巴瘤

6. 血管中心性淋巴瘤

7. 肠 T 细胞淋巴瘤

8. 成人 T 细胞白血病/淋巴瘤

9. 退行发育的大细胞（CD30 + ）淋巴瘤（T 和 Null 细胞型）

10. 暂定退行发育的大细胞淋巴瘤，霍奇金样

五、霍奇金病

1. 淋巴细胞为主型（副肉芽肿）

2. 结节硬化型

3. 混合细胞型

4. 淋巴细胞耗竭型

【临床表现】

由于病变部位及范围的不同，淋巴瘤的临床表现变化多端。原发病可见于淋巴结以外的组织器官，如扁桃体、鼻咽部、胃肠道、脾脏、骨骼及皮肤等处。

（一）淋巴结肿大

淋巴结肿大为本病特征。浅表淋巴结的无痛性、进行性肿大是首发症状，尤其以颈部淋巴结多见，其次为腋下。首发于腹股沟或滑车上的很少。霍奇金病首发于颈淋巴结者占 60% ~70%，左多于右。锁骨上淋巴结肿大提示病灶已有播散，右侧自纵隔或两肺而来，左侧常自腹膜后而来。非霍奇金淋巴瘤以淋巴结肿大起病者占 56%，半数好发于颈部，但更常累及口咽环、肠系膜和腹股沟淋巴结，有关部位的深部淋巴结肿大可引起咳嗽、胸闷、气促、肺不张、颈交感神经麻痹综合征、上、下腔静脉综合征、肝肿大、背痛、下肢、会阴部水肿及肾盂积水等症状、体征。

（二）发热

热型多不规则，可呈持续高热，也可呈间歇热，少数有周期热（Pel-Ebstein fever），其特征为：热度渐趋升高，间期逐渐缩短，最后演变为持续性高热。

（三）皮肤瘙痒

局灶性瘙痒发生于病变部淋巴引流的区域，全身瘙痒大多发生在纵隔或腹部有病变的患者。

（四）酒精疼痛

常在饮酒后 20min，病变局部发生疼痛，其机制不明。

（五）结外病变的临床表现

胃肠道：临床表现有食欲减退、腹痛、腹泻、腹块、肠梗阻和出血。侵及部位以小肠为多，其中半数以上为回肠，其次为胃，结肠受累少见。

肝脾：肝实质受侵可引起肿大、肝区疼痛及压痛。肝内弥漫浸润或肿大淋巴结压迫总胆管时可发生黄疸。脾肿大多见于非霍奇金淋巴瘤。

呼吸道：可发生胸腔积液。

骨骼：有局部骨骼疼痛、按压痛、病理性骨折、骨肿瘤及继发性神经压迫症状。

皮肤：特异性皮肤损害多见于蕈样肉芽肿，表现多样化，包括肿块、皮下结节、浸润性斑块、溃疡、丘疹、皮疹等。

扁桃体和口、鼻、咽部：发生部位多在软腭、扁桃体；其次为鼻腔及鼻窦、鼻咽部，临床有吞咽困难、鼻塞、鼻衄及颌下淋巴结肿大。

肾：有肾肿大、高血压及尿潴留，其他有肾盂肾炎、肾盂积水、肾梗塞、淀粉样变。

神经系统：腹膜后淋巴瘤可通过神经旁淋巴管或椎间孔侵犯脊椎及骨髓，产生脊髓压迫征，引起截瘫和尿潴留。

【实验室检查】

（一）血象

淋巴瘤的血象变化多为非特异性，各种类型及各病例之间的差异较大。

霍奇金病血象变化较早，常有轻和中度贫血，少数患者伴有抗人球蛋白试验阳性的溶血性贫血。

非霍奇金淋巴瘤白细胞数多正常，伴有相对或绝对性淋巴细胞增多，形态正常。自身免疫性溶贫或血小板减少均较罕见。约有 20% 弥漫性原淋巴细胞型淋巴瘤患者晚期可转化为白血病，血象酷似急性淋巴细胞白血病。

（二）骨髓象

大都为非特异性，对诊断意义不大，但如做骨髓活检，在霍奇金病中可发现里斯细胞。里斯细胞的大小不一，直径为 $20 \sim 60\mu m$，形态极不规则，胞质嗜酸色性，核外形不规则，如相互联结呈镜影状最为典型，核染质呈网状，粗细不匀，核仁可达核的 1/3。当非霍奇金淋巴瘤转化为白血病期，骨髓可呈典型的白血病血象。

（三）染色体

在伯基特淋巴瘤中有 t（8；14）、t（2；8）、t（8；22），滤泡型淋巴瘤有 t（14；18），弥漫性小淋巴细胞型 12 号染色体三体（t12），原免疫细胞型有 t（8；14）。

（四）分子生物学

在 B 细胞淋巴瘤中有 IgM，Ig 轻链基因重排，在滤泡型淋巴瘤中有 bcl-2 基因重排，在伯基特淋巴瘤中 30% 患者亦有 bcl-2 基因重排。在 T 细胞淋巴瘤中有 TCR 受体基因重排。

（五）淋巴结穿刺及活检

为本病确诊的主要手段。其主要特征见本节病理分型。

【诊断】

（一）定性诊断

通过淋巴结活检及穿刺，确定是否为淋巴瘤及组织、细胞类型。

近年还要求通过免疫组化等确定其为 B 细胞抑或 T 细胞等。

（二）定位诊断

通过 B 超、X 线、CT、放射性核素扫描等确定淋巴结肿的部位、大小、范围及数目等，以助于淋巴瘤的分期。

（三）细胞形态学诊断

疾病分期，主要适用于霍奇金病，非霍奇金淋巴瘤亦可参考。

Ⅰ期：病变仅限于一个淋巴结区（Ⅰ）或单一淋巴外器官或部位（ⅠE）。

Ⅱ期：病变累及横膈同一侧两个或更多淋巴结区（Ⅱ）；或局限性累及一个淋巴外器官或部位并同时伴有一或更多淋巴结区病变（ⅡE），但都在横膈同一侧。

Ⅲ期：横膈上下都已有淋巴结病变（Ⅲ），可以同时伴有脾累及（ⅢS），或同时伴有淋巴结外器官或部位累及（ⅢE），或两者均存在（ⅢSE）。

Ⅳ期：病变呈弥漫性，累及一个或更多淋巴器官或组织（骨髓、肝、骨骼、肺、胸膜、胃肠道、皮肤、肾脏等），淋巴结可有或可无累及。

所有各期又可按患者有无全身症状（主要指发热、盗汗以及 6 个月内体重减轻 10% 或更多），分成 A 和 B，A 表示无全身症状。

【治疗】

放疗与化学治疗是当前治疗恶性淋巴瘤的主要措施，而且已获得显著疗效，合理的治疗方案有赖于正确的病理分型和临床分期。

（一）放射治疗

霍奇金病ⅠA、ⅠB、ⅡA、ⅡB 及ⅢA 首先考虑放疗。非霍奇金淋巴瘤Ⅰ期及Ⅱ期对放疗也敏感，但复发率高。

用 ^{60}Co 治疗机或直线加速器均可，照射方法有局部、不全及全淋巴结照射三种。不全淋巴照射除照射受累淋巴结及肿瘤组织外，尚需包括附近可能侵及的淋巴结区，例如病变在横膈上采用"斗篷"式，横膈下置倒"Y"式或以"斗篷"加腹主动脉旁区，并包括脾区。"斗篷"式照射部位包括两侧从乳突端至锁骨上下、腋下、肺门、纵隔和纵隔的淋巴结，但要保护肱骨头，喉部及肺部免受照射。倒"Y"式照射应包括从横膈下淋巴结至腹主动脉旁，盆腔及腹股沟淋巴结，同时照射脾及脾门。全淋巴照射即膈上为"Y篷"式，加照膈下倒"Y"式，肝肾（尤其是左侧）、左肺底、生殖器官、髂骨处骨髓及股骨头皆应保护。剂量为35～40Gy，3～4周为一疗程。当上颌部淋巴结有侵犯，须加用双颈部野，包括韦氏环及耳前淋巴区。

霍奇金病ⅠA患者，如原发病在膈上，可只用"斗篷"野照射，如在膈下，用倒"Y"野照射。ⅠB、ⅡA、ⅡB及ⅢA均需用全淋巴结区照射。非霍奇金淋巴瘤，由于病变蔓延的途径不是沿淋巴区，因此"斗篷"和倒"Y"大面积不规则照射的重要性远较霍奇金病差，而且剂量比其大，所以仅恶性度较低的Ⅰ～Ⅱ期非霍奇金淋巴瘤可单独使用放疗。

（二）化疗

1. 适应症

（1）不适于放射治疗者，即第Ⅲ、Ⅳ期患者。

（2）在紧急情况下需迅速解除压迫症状者，如脊髓压迫症、心包积液、上腔静脉受压、气管受压窒息等。

（3）对局部淋巴瘤患者可作为放射治疗的辅助疗法，因化学疗法可能消灭照射范围以外的肿瘤隐匿灶，以弥补局部放射的不足。

2. 霍奇金病化疗　化疗方案见表5-13 使用化疗使晚期霍奇金病的预后大有改观。初治者的完全缓解率（MOPP方案）已由65%增至85%，66%已可存活5～10年。MOPP方案至少用6个疗程或一直用至完全缓解，再额外给2个疗程。霍奇金病对MOPP有耐药者，文献推荐不同治疗方案，其中以ABVD方案较成熟。该方案的完全缓解率为62%，且方案中无烷化剂。也可在MOPP方案的基础上加博莱霉素或阿霉素。近年推荐CAVe方案。ⅢB及Ⅳ期在上述联合化疗方案使用后，局部（明显原发肿瘤部位）再加用25～30GY（2 500～3 000rad）的放疗。

表5-13　三个主要的霍奇金病化疗方案

方案简称	药　物	一般剂量用法	说　明
MOPP	（M）氮芥	$4mg/m^2$ 静注第1天及第8天	如氮芥改用环磷酰胺 $600mg/m^2$ 静注，即为COPP方案；强的松仅用于第1及第4疗程；两疗程间可间歇1周
	（O）长春新碱	1～2mg 静注第1天及第8天	
	（P）甲基苄肼	$70mg/(m^2 \cdot d)$ 口服第1～14天	
	（P）强的松	40mg/d 口服第1～14天	
ABVD	（A）阿霉素	$25mg/m^2$	每4周重复一次
	（B）莱霉素	$10mg/m^2$	均在第1及
	（V）长春花碱	$6mg/m^2$	第15天静脉
	（D）甲氮咪胺	$375mg/m^2$	用药一次

方案简称	药　物	一般剂量用法	说　明
CAVe	(C)环己亚硝脲	100mg/m² 口服,第1天	每6周重复一次,共9次
	(A)阿霉素	60mg/m² 静注,第1天	
	(Ve)长春花碱	5mg/m² 静注。第1天	

3. 非霍奇金淋巴瘤化疗　方案迄今已有三代，70 年代化疗，如 CHOP、C-MOPP 和 BACOP 等方案为第一代，缓解率（CR）达 40% ~60%，80 年代初的化疗方案，如 GOP-BLAM、Pro-MACE-MOPP 和 M/M-BACOD 称为第二代，CR 达 70%，80 年代末的化疗方案，如 B-MACOP、Pro-MACE-CytaBOM、COP-BLAM Ⅲ 称为第三代，CR >80%。

最近 Salles 将目前治疗进展性 NHL 现代化治疗方案分为四类：第一类是 CHOP 或类似 CHOP 方案；第二类是以 CHOP 为框架的补充方案；它包括了上述第二代及第三代方案；第三类是交替化疗方案；第四类是序贯性方案。

非霍奇金淋巴瘤常用化疗方案见表5 – 14。

表5 – 14

方案及药物	剂量和用法
COP 方案：	
环磷酰胺	600mg/m²,静注,第1天
长春新碱	1.4mg/m²,静注,第1天
强的松	100mg/m²,每日口服,第1~5d
	（每三周为一周期）
CHOP 方案：	
环磷酰胺	750mg/m²,静注,第1天
阿霉素	50mg/m²,静注,第1天
长春新碱	1.4mg/m²,静注,第1天
强的松	100mg,每日口服
	（每三周为一周期）
ProMACE/MOPP	
强的松	60mg/(m²·d)口服,第1~5d
甲氨喋呤	1.5g/m²,静注,第14天
四氢甲叶酸	50mg/m²,静注,每6h1次,共5次,在甲氨喋呤注射后24h起始
阿霉素	25mg/m²,静注,第1天及第8天
环磷酰胺	650mg/ m²,静注,第1天及第8天
表鬼臼素	120mg/m²,静注,第1天及第8天
（VP16）	
	每28天为一周期,直至肿瘤显著缩小,然后

方案及药物	剂量和用法
	接着用 MOPP 与 ProMACE 同样疗程
COP－BLAMⅢ方案	
环磷酰胺	350mg/m², 静注第 1 天
长春新碱	1.0mg/m², 静脉滴注第 1 天及第 2 天。
	或 1.0mg/m², 静注, 每隔疗程注射
强的松	40mg/m², 口服, 第 1~5d
博莱霉素	7.5mg/m², 每日静脉滴注,
	第 1~5d, 每隔疗程注射
阿霉素	35mg/m², 静注, 第 1 天
甲基苄肼	100mg/m², 口服, 第 1~5d
	每 3 周为一周期
m-BACOD 方案	
博莱霉素	4mg/m², 静注, 第 1 天
阿霉素	45mg/m², 静注, 第 1 天
环磷酰胺	600mg/m², 静注, 第 1 天
长春新碱	1.4mg/m², 静注, 第 1 天
地塞米松	6mg/m², 口服, 第 1~5d
甲氨喋呤	200mg/m², 静注, 第 8 天及第 15 天
四氢叶酸	10mg/m², 口服, 每 6 小时一次, 共 8 次, 在甲氨喋呤注射后 24h 开始每 3 周为一周期
MACOP－B 方案	
甲氨蝶呤	400mg/m², 静注, 第 8 天
四氢叶酸	15mg 口服, 每 6 小时一次, 共 6 次, 在甲氨喋呤注射后 24h 开始
阿霉素	50mg/m², 静注, 第 1 天及第 15 天
环磷酰胺	350mg/m², 静注, 第 1 天及第 15 天
长春新碱	1.4mg/m², 静注, 第 8 天及第 22 天
强的松	75mg/d, 每日口服, 共 4 周或 12 周
博莱霉素	10mg/m², 静注, 第 22 天每 4 周为一周期, 共 3 周期或连续应用 12 周

其中 C（CTX）环磷酰胺, H（ADM）阿霉素, O（VCR）长春新碱, P（Pred）强的松, M（MTX 或 mustard）甲氨喋呤或氮芥, P（PCE）甲基苄肼, B（Bleo）博莱霉素, D（Dex）地塞米松, VP-16 鬼臼乙叉甙, Ara-C 阿糖胞苷。

化疗方案的选定取决于 NHL 的恶性度：

（1）低度恶性组：滤泡性小裂细胞为主型，滤泡性小裂与大细胞混合型及弥漫性小细胞型，上述各型 I 期及 II 期，约半数患者放疗后可无复发存活达 10 年，但Ⅲ、Ⅳ期患者，无论放疗或化疗，一般都未能取得痊愈。

（2）中度恶性组：滤泡性大细胞为主，弥漫性小裂细胞型，弥漫性混合细胞型与弥漫性大细胞型，上述各型在Ⅱ、Ⅲ、Ⅳ期均予以联合化疗，联合化疗的成功关键在于：

①避免过长的无治疗间歇期；

②短时间的强化治疗；

③中枢神经系统的防治。

（3）高度恶性组：原免疫细胞肉瘤、弥漫性原淋巴细胞及弥漫性未分化小细胞型，应予强烈联合化疗。

三代化疗方案的疗效比较见表 5 – 15。由此可见第二、三代化疗方案虽比第一代 CHOP 化疗方案提高了缓解率，但具有更强的毒性反应，并提高了治疗的费用。

表 5 – 15　CHOP 与第二、三代化疗方案比较

方　案	3 年无病存活率（%）	3 年存活率（%）	毒副反应（%）	费用（万）
CHOP	43	55	1	1.0
m-BACOD	43	51	5	2.26
ProMACE-CytaBOM	44	53	3	1.44
MACOP-B	40	49	6	1.13

目前化疗中的新动态为：

①化疗方案一般只由 3～4 种药物组成，如 CHOP、CNOP、VMP、PEN、NOVP、MINE 及 ESHAP 等，强调剂量强度比药物数量更重要；

②化疗药物中倾向于多使用米托蒽醌（NVT）、鬼臼乙叉甙（VP-16）、异环磷酰胺（IFO）、强龙苯丁芥（PM）、顺铂（Plat-inum）、阿糖胞苷（Ara-C）和 Solu-Medrol 等；

③在方案组成时应十分注意患者的耐受能力和毒副反应。

对晚期复发或难治性 NHL 的治疗采用 MINE 方案：Mesna 500rag/d 口服，1～3d；IFO1.33g/（$m^2 \cdot d$），静注 1～3d；NVT8mg/m^2，静脉滴注，第 1 天，VP-16 65mg/m^2，静脉滴注，1～3d。3 周后重复一次，或采取 ESHAP 方案：VP-16 60mg/m^2，静脉滴注 1～4d，Solu. Medrol 500mg 静脉滴注 1～4d，Ara-C 2.0g/m^2 静脉滴注 2h；第 5 天，顺铂 25mg/m^2，静脉滴注 1～4d，25 天重复一次。总有效率可达 60%。

（三）骨髓移植

对 60 岁以下患者，能耐受大剂量化疗药可考虑全淋巴结放疗及大剂量联合化疗，结合异基因或自身骨髓移植，以期取得较长时间缓解期和无病存活期。经骨髓移植后，40% ～50%以上获得肿瘤负荷缩小，18% ～25%复发病例被治愈。

（四）手术治疗

由于局部放疗较手术切除有更高的缓解率，故手术仅限于活组织检查。

（五）其他

干扰素已试用于淋巴瘤治疗，对蕈样肉芽肿、滤泡型小裂细胞及弥漫性大细胞型有部分缓解作用。对晚期 HD 及 NHL 患者，与化疗联合应用，可提高疗效。

白细胞介素 2（IL-2）尝试治疗低度恶性淋巴瘤，但效果不令人满意。

【疗效标准】

（一）肿瘤客观疗效

1. 完全缓解　可见的肿瘤完全消失超过 1 个月。

2. 部分缓解　病灶的最大直径及其最大垂直直径的乘积减少 50% 以上，其他病灶无增大，持续超过 1 个月。

3. 稳定　病灶两径乘积缩小不足 50% 或增大不超过 25%，持续超过 1 个月。

4. 进展　病灶两径乘积增大 25% 以上或出现新病灶。

（二）缓解时间

1. 完全缓解　自获得完全缓解起，至肿瘤复发的时间。

2. 部分缓解　自获得部分缓解起至肿瘤两径乘积增大到治疗前 1/2 以上的时间。

（三）生存时间

无病生存时间：完全缓解患者从开始化疗直至复发或死亡的时间（未取得完全缓解者无此项指标）。

（杜鸿昱）

第六节　骨髓增生异常综合征

【概念】

骨髓增生异常综合征（MDS）亦称白血病前期，是一组造血干细胞克隆性疾病，由此而引起红细胞、白细胞、血小板及其前体细胞质和量的异常。临床上有贫血和/或白细胞减少、血小板减少，而骨髓细胞多系增生亢进，伴有不同程度的病态造血。此综合征临床表现多样化，可以从慢性贫血伴有低度血细胞异常至严重的血液学紊乱，并具有易向白血病转化的预后特征。处理上年老组主要是支持治疗，某些亚型可考虑特殊疗法。

医学史上很早就有人描述了白血病发病前有关的血液学异常。至 1949 年 Hamilton 和 Paterson 提出白血病前期贫血的名称。以后，又有一些不同的名称来描述这一组造血异常疾病。直至 1953 年 Block 等提出白血病前期性急性白血病的名称，认为某些患者确定为白血病之前有一段时间的血液学异常，但又不能确诊为白血病，需经过一段时间后才能确诊，这一阶段即称为白血病前期，认为只能是回顾性诊断。由于认识仅处于萌芽状态，因此文献上 MDS 的命名亦较紊乱，有许多名称用来描述这样一组造血异常，诸如"低百分比白血病"、"冒烟性白血病"、"老年性白血病"、"难治性贫血"、"低增生性白血病"等。至 1976 年 FAB 协作组建议称为骨髓增生异常综合征。而国内直至 1986 年天津会议以后，才正式宣布取消所有过去的命名，统称为 MDS，从此结束了过去命名的紊乱状态。目前，人们对此均有统一的认识，并认为根据其临床表现特点和实验检查，尤其是骨髓活检形态学和免疫学的检查，染色体核型分析可以作出前瞻性的诊断。

据国外资料，MDS 发病年龄多在 60 岁以上，认为是老年组的疾病，而国内 40 岁以下的青壮年，甚至儿童亦不少见。男性发病青年多，男：女 = 3：1。分原发和继发，继发者多见于化疗、放疗后、大量免疫抑制剂应用以后，以及某些先天性异常伴血液学异常者，如 Fanconi syndrome，认为与细胞基因发生突变有关。

【临床表现】

MDS 不具有特征性的临床症状和体征，但几乎 100% 的患者均有不同程度的贫血或可伴有轻度的皮肤、粘膜出血和发热。淋巴结一般不大，脾偶有增大，约占 20%，胸骨少有压痛者。

【实验室检查】

（一）血象

可以是红细胞、白细胞和血小板均减少，但亦可仅有白细胞或血小板少，而主要是红细胞少，兼有白细胞或血小板少或仅唯一有红细胞少。血片多为正细胞性贫血，红细胞大小不均，可见巨大红细胞，突出的是出现较多的有核红细胞，且有核细胞多呈巨幼样改变，Saarni 组中 88% 病例有巨幼样异常，类似维生素 B_{12} 和叶酸缺乏，但实际测定维生素。B_{12} 和叶酸并不低，以此治疗亦无效。网织红细胞没有规律性变化，多数正常或减少，白细胞其核形异常较显著，有假性 Pelger Huet 畸形，颗粒增粗、增多或减少，甚至颗粒脱失，可出现幼稚粒细胞，单核细胞增多，淋巴细胞相对减少，血小板少，可有巨大血小板等。

（二）骨髓

骨髓象多呈增生性活跃，同济医大协和医院统计一组 MDS 组织学表现，增生低下仅占 10%，以红系增生最突出，粒红比值可倒置，随着病情进展，粒系增生亢进，并有成熟障碍，出现较多的原粒细胞，红系增生受抑，意味着向白血病转化。红粒细胞形态异常同血象。巨核系数量可增加，正常或减少，重要的是形态异常，特殊表现是出现类似淋巴细胞样的小巨核细胞，胞浆天蓝色，周围呈云雾状泡状突起，核染质粗糙、浓染、核仁不清或无核仁，亦可有单圆核或多圆核、多分叶核巨核细胞。

（三）特殊检查

1. 骨髓组织学改变对诊断有着重要的意义，主要特征是幼红细胞岛、未成熟前体细胞异常定位（ALIP）和巨核细胞形态异常，同济医大协和医院统计一组 MDS，发现在 MDS 早期以幼红细胞增生为主，随着病情恶化，ALIP 逐渐增多，幼红细胞逐渐减少，意味着转向白血病的可能性。

2. 染色体　Nowell 首先提出 MDS 有与急性白血病类似的染色体异常。目前认为，约 30%～50%患者有染色体异常，有染色体异常者预后差，生存期短，易于转化为急性白血病。

常见异常有 5、7、8 号染色体，尤其是 5q⁻综合征。而白血病多见的染色体异常，如 t（15；17），t（9；22），t（8；21）则少见于 MDS。

5q⁻综合征的特征是难治性贫血和具有小的低分叶的巨核细胞，病情进展缓慢，向白血病的转化率低，预后相对较好。

3. 血红蛋白电泳　抗碱血红蛋白增高。同济医科大学协和医院统计一组 MDS 34 例，有抗碱血红蛋白增高者占 62.5%。此外有 2 例示有 HbA 增高，这与文献报道的白血病可有获得性 HbA 增高类似，表明其恶性肿瘤的性质。

4. 免疫功能检测　MDS 骨髓肥大细胞增多，表明机体对白血病前期细胞克隆的免疫反应，肥大细胞进行性减少时，可能预示将转为白血病，亦表示机体免疫功能的崩溃。MDS 时 NK 细胞活性显著降低，而 SIL-2R 增高，两者有否内在联系尚不清楚，高水平的 SIL-2R 可能与其配体 IL-2 结合，因而封闭 IL-2 调节的重要生物学反应。

5. 细胞培养　骨髓细胞培养，CFU-GM 集落生长正常者有较高的存活率，而集落生长异常的患者则有较高转变为白血病的可能性，一组报道 MDS 20 例，用维甲酸治疗 40% 有效，其 CFU-GM 大多是正常的，而 CFU-GM 减少者多无效，故培养对预后的判断有一定的价值。

【分型及其演变】

FAB 协作组将 MDS 分为五型，各型血象、骨髓象中原始细胞百分率见表 5－16。

MDS 的病程转归悬殊甚大，短者仅 1 个月，长者可达 20 年，一般单纯贫血可持续很长时间。Boggs 报道了 21 例 MDS 的持续时间为 3～39 个月，Sarrni 34 例中有 10 例持续不到 6 个月，而 Cnforsky 报道 1 例难治性贫血长达 20 年，但一般多在 2 年内转化为急性白血病。国内一组病例 2 年内转变为急性白血病占全部病例 71.9%，与国外资料相符。大部分患者转为急性非淋巴细胞白血病，其中以红白血病和急性粒细胞白血病最多见，急性单核细胞和急性粒单核细胞白血病次之，少数可转化为急性淋巴细胞白血病，国内此类报道较国外为多。

表 5－16　MDS 的临床分型

型　别	原始细胞(%)	
	血　象	骨髓象
1. 难治性贫血(RA)	<1	<5
2. RA 伴环形铁粒幼细胞增多(RAS)	<1	<5
		环形铁粒幼细胞 >15%
3. RA 伴原始细胞增多(RAEB)	<5	5～20
4. RAEB 在转变中(RAEB-t)	≥5	10%～30%,可有 Auer 小体
5. 慢性粒单细胞白血病(CMML)	同上,单核细胞 >1 000/mm³	同上或伴幼单细胞增生

【诊断】

1. 临床以贫血为主要症状，或兼有发热或出血。

2. 有或无肝、脾、淋巴结肿大或胸骨压痛。

3. 血象　全血细胞减少或任一、二系血细胞减少，并有形态异常。

4. 骨髓　有三系血细胞或任何二系血细胞的病态造血，原始Ⅰ型加Ⅱ型<30%。

5. 除外再生障碍性贫血、巨幼细胞性贫血、溶血性贫血及其他继发性贫血。

6. 正规的生血素治疗无效。

诊断为 MDS 后再进行分型（分期）。

在诊断标准中以骨髓两系列细胞的病态造血最重要，由于病态造血没有一个量的概念，难免发生误诊，因此在有能力进行骨髓活检的单位应进行骨髓活检，从组织学角度来观察有无 MDS 的三个特征性改变，此特征性改变根据 TrJcot 等研究以及本院 100 多例 MDS 的临床观察，认为比形态学有更可靠的诊断价值。

【治疗】

（一）一般治疗

无特殊，MDS 处于 RA、RAS 亚型而无症状者可不需治疗。形态学检查有明显巨幼变者，可试用维生素 B_{12} 和叶酸，但除非测定血清 B_{12} 或叶酸有减少，否则一般无效。有显著的环形铁粒幼细胞增多者可试用维生素 B_6，每日 200mg，静脉滴注，共 6~8 周，此对继发性维生素 B_6 缺乏者可能有效，原发者则疗效不佳。铁剂治疗不仅无效，相反还会加重铁在各组织脏器的沉着。雄性激素（包括丙酸睾丸酮和同化激素）在再生障碍性贫血和骨髓纤维化患者可刺激干细胞生长，促进造血，但对 MDS 无效，因其不可能消除病态造血，经临床试验和本院的多年观察，对所有 FAB 亚型均无效，仅偶有血红蛋白轻微升高的报道。糖皮质激素对本病无治疗效果，甚至可进一步导致免疫抑制而加重病情，仅少数患者以出血作为主要表现者可试用，或是与溶血性贫血暂时无法区分者可试用，每日 40~60mg，用 4~6 周以观察疗效。

（二）成分输血

RA、RAS 患者临床上有一相对长的存活时间而无任何症状表现，因而可不接受血细胞的输注。然而，患者如有较显著的贫血，（Hb<70~80g/L），尤其是有疲乏、头昏症状时，则应接受红细胞输注，以维持血红蛋白在 90~100g/L 以上，如果患者伴有周围血管或冠状动脉疾病而有缺血症状者，应接受红细胞输注的指标以缓解其临床症状。压积红细胞输注过多的一个问题（当输注超过 80~100 单位红细胞）是招致含铁血黄素在脏器的沉着-血色病，导致心脏或内分泌（胰腺多见）疾病而加重病情恶化，但这不是一个主要的问题，因为 MDS 多数发病在老年人，病情发展缓慢，其死亡的原因主要是伴发疾病和其他合并症，如感染、出血或转化为急性白血病，但在年轻患者则应及时检查血清铁，总铁结合力和血清铁蛋白，以了解铁的蓄积情况，必要时给予去铁铵以延缓血色病的发生。

MDS 患者因多有白细胞减少，并伴有白细胞功能的异常，所以间发感染很常见，重者甚至威胁患者的生命。因此，无论是局灶感染或全身感染，即使没有明显的原发病灶和阳性血培养的结果，亦应常规给予广谱抗生素，其疗程应适当延长，一般为7～10d，甚至达2周，如果发热持续而抗生素治疗无效，应怀疑霉菌感染的可能。抗霉菌药，如酮康唑0.1～0.2 Bid 或氟康唑100ml（1ml＝2mg），静脉滴注，每日一次，或其他抗真菌药应开始应用。对此种患者应考虑使用 GM－CSF 或 G－CSF 治疗，但白细胞输注的疗效近来渐被怀疑。

患者如有血小板减少，血小板输注也不应常规给予，亦不作为预防性输注，主要原因是可导致异体免疫反应的产生，影响将来治疗的疗效。只有当患者出血严重，甚至威胁生命，或接受外科手术时，才给予血小板输注，以单一供血者或 HLA 相符的血小板较好。在治疗过程中，注意避免应用干扰血小板功能的药物，如阿司匹林、阿司匹林复合物、双嘧达莫和其他非甾体类消炎药。

（三）细胞毒化学制剂

细胞毒制剂对多数 MDS 患者不适用，原因是：

①细胞毒制剂对增殖期细胞作用最强，而对 MDS 低增殖状态则无效；

②绝大多数 MDS 患者是老年人，很少能接受攻击性化学毒剂的治疗；

③MDS 患者少数正常干细胞呈再生状态，随着治疗有可能导致增生不良，发生造血功能衰竭。强烈化疗其疗效仅 10%～30%，缓解时间＜1 年。在老年人，由于治疗的毒性反应是骨髓受抑所致的血细胞减少，有可能使患者的寿命缩短。因此，细胞毒剂仅应用于一些青年人（约占 MDS 的 10%），进展型的 MIXS，如 RAEB、RAEB-t、继发性 MDS 和已发展成的急性白血病。

1. 促分化剂　是目前治疗 MDS 的主要药物，因为大多数患者不能接受猛烈的化疗和骨髓移植，尤其是老年人，MDS 的 RA 和 RAN 亚型，这些患者采用细胞诱导分化剂，可减慢细胞的增殖和恢复成正常成熟的细胞，并具有一定的功能。目前临床常用的促分化剂有：低剂量阿糖胞苷 10mg/（m² · d），肌肉注射或皮下注射，或持续静脉滴注，14～21d 为一疗程。用药后，少数患者周围血象有改善，并减少成分输血的需要。有一组报道 170 例用低剂量阿糖胞苷，37% 有效。平均有效时间 10.5 个月，但有些开始发挥作用较慢，仅少数可达完全缓解。表示小剂量阿糖胞苷确能延缓 MDS 向白血病转化，尤其是 RAEB、RAEB－t 亚型更合适。一般对有效反应的患者可重复用药 2～3 疗程或更多，但所有被治疗的患者，其存活率并无满意的改善。

小剂量阿糖胞苷治疗毒副反应轻，特别是老年患者，偶有导致血小板、白细胞减少，停药后可恢复。治疗相关死亡率有报道大约 15%。亦有认为，阿糖胞苷治疗主要机制是细胞毒作用而不是诱导分化，因为有部分患者造成骨髓抑制，部分患者治疗后发生细胞遗传学的改变，另一部分治疗后始终疗效不佳，因此不能作为首选的治疗方案。

2. 维甲酸　全反式维甲酸、13-顺式维甲酸和其他的维甲酸类药物，其治疗 MDS 的机制尚不明确，但许多研究表明具有抑制某些肿瘤细胞生长，并有较强诱导肿瘤细胞的分化作用，该诱导分化作用可能也参与了治疗 MDS 的机制。

维甲酸可以用于各种类型 MIXS 的治疗，但主要用于 RA 和 RAS，每日 20～40mg；分次口服，连服 1～2 周，无不良反应后增加剂量至每日 60～80mg，分 3～4 次服用，连续服用至血象改善或恢复正常后改为维持量，每日 20～30mg，直至骨髓恢复正常后停药，如治疗 10～12 周无效可考虑改药。一组用全反式维甲酸治疗 MDS 20 例，（计 RA14 例，RAS 1 例，RAEB 2 例，RAEB－t 3 例）有效率为 40%，其有效率与 CFU－GM 培养有关，集落正常或增高者疗效好，否则疗效差。另一组 10 例，（计 RAEB 7 例，RAEB－t 3 例）总有效率 70%，疗效维持时间 2～9 个月，中位数 6 个月。

目前，RAEB 和 RAEB－t 治疗主要采用小剂量阿糖胞苷和三尖杉酯碱，有效率也仅 46.8%～50%，治疗中易致骨髓抑制或病情恶化，而维甲酸（RA）治疗具有一定优越性：

①无骨髓抑制作用；

②治疗过程中性粒细胞升高，较少出现感染症状；

③毒副反应轻，服用方便，无效病例改用其他诱导分化剂仍然有效，延缓了向白血病转化的进程，但主要问题是疗效维持时间短。

维甲酸副反应有：

①口干、唇皲裂、皮肤角化过度；

②关节、肌肉酸痛；

③头痛、嗜睡（可能与颅内压增高有关，停药或剂量改小可好转，降低颅内压的处理可有效）；

④肝功能损害（主要是 GPT 升高），与剂量呈正相关。

3. 25-$(OH)_2D_3$（罗钙全）　系维生素 D 的活性部分，亦是一种促分化剂，能抑制正常骨髓细胞 CFU-GM 的生长，抑制白血病细胞的增殖，促进其分化。每日 2～4μg，疗程 8～28 周，个别患者对周围血象有改善作用。主要副反应是高钙血症，多在剂量大于 4μg 时发生，停药后可缓解。

4. 干扰素　α 或 γ 干扰素，推荐较好的是 α－2b 干扰素，系人工基因重组干扰素，经实验对小鼠粒系造血祖细胞有抑制作用，促进细胞分化。用量初始时可每日 100 万 U，皮下或肌肉注射，如果没有大的反应，可增量至 300 万 U，隔日 1 次，连续用药 3 个月或更长。

副反应：所有患者在最初应用干扰素时，都有不同程度的发热，其热度与用药剂量和个体耐受性有关，随着治疗的进行，发热逐渐减轻，少数患者不再发热，其他副反应有流感样症状，全身肌肉、关节酸痛、脱发和食欲减退等，多能逐渐减轻，但对周围血白细胞和血小板影响较大，多有不同程度下降，当其减量或停药后恢复。少数可有骨髓抑制而致重度全血细胞减少，多发性神经炎、心律不齐、转氨酶升高等。

5. 造血生长因子　有推荐应用造血生长因子治疗临床各种造血功能衰竭，包括 MDS，此因子能刺激多种血细胞增加，促进中性粒细胞成熟，并能增强其功能，又能抑制恶性克隆，故对 MDS 有一定作用。临床上应用的有人粒单集落刺激因子（GM-CSF）和粒细胞集落刺激因子（G-CSF）。经实验证实，CM-CSF 3μg/（kg·d），静脉滴注或每日皮下注射，能升高周围血白细胞计数，可增高至 $5 \times 10^9 \sim 10 \times 10^9/L$，并增高嗜酸细胞和单核细胞。G-CSF、的应用范围大约 $1 \sim 3\mu g/$（kg·d），重复投予可产生中和抗体，另一方面 GM-CSF 或任何髓系生长因子确有加速进展为急性白血病的发生率，特别是高原始细胞百分率者。尽管如此，其应用价值有待于在临床上进一步验证和评价。

其他重组生长因子具有多系刺激性能，如 IL-3 和 IL-2，也已进入临床试用。

6. 促红细胞生成素　MDS 患者其贫血虽重，但具有正常肾功能，有较高的内源性红细胞生成素，目前尚无资料表明附加的红细胞生成素在药理剂量能产生临床效应，但也有主张应用者，认为在高浓度的条件下，有可能促进细胞增殖分化的作用，此有待于临床进一步证实。

7. 骨髓移植（BMT）　是唯一能治愈本病的方法，文献报道，至今利用 BMT 治疗 MDS 已有 210 余例，主要是 RAEB、RAEB-t 亚型，只有 20% 患者在 BMT 时处于 CR。

适应症：一般认为年龄小于 50 岁，中性粒细胞计数 $< 1 \times 10^9/L$，BPC $< 40 \times 10^9/L$，骨髓原始细胞 >0.05，有异常核型或复合型异常，若有合适供髓者应考虑早期进行 BMT。

疗效与存在问题：疗效与急性白血病第一次 CR 期 BMT 的疗效相当，长期无病生存率可达 50%，BMT 前复发或难治的患者，BMT 后 2 年无 1 例存活。

BMT 治疗 MDS 已成为当今世界的潮流，可以预测，随着国际骨髓供体库的不断发展和完善，越来越多的 MIXS 患者将有希望进行 BMT，但 MDS 进行骨髓移植尚有几个问题值得商榷：

①MDS 亚型的选择，是否只适合于 RAEB 和 RAEB－t；

②在什么时期进行移植最合适；

③由于多数患者年龄偏大，其预处理方案如何，能否相同于白血病；

④自体移植时是否需进行体外净化。

【疗效标准】

1. 缓解　贫血、出血症状消失，血红蛋白达 100g/L，白细胞达 $4 \times 10^9/L$，血小板达 $80 \times 10^9/L$。骨髓病态造血现象显著减轻，骨髓中原、幼细胞 <5%，维持至少半年。

2. 进步　贫血及出血症状好转，不输血，血红蛋白较治疗前一个月内的常见值增加 30g/L，原、幼细胞数减少。

3. 无效　经充分治疗不能达进步者。

（杜鸿昱）

第七节 出血性疾病

一、过敏性紫癜

过敏性紫癜是一种血管变态反应性疾病，又称出血性毛细血管中毒症或 Schonlein-Henoch 综合征。本病冬、春季好发，儿童多见，男女发病无明显差异。症状出现前 1～3 周常有上呼吸道感染史。

【病因与发病机制】

1. 病因　本病致敏原可有多种：病毒、细菌、寄生虫感染、药物、毒物、外伤及食物因素等，其中，尤以病毒、细菌感染较为多见，国内报道占 45.1%，然而，仍有许多患者难于查出明确过敏原。

2. 发病机理　可有二类：Ⅰ型（速发型）及Ⅲ型（免疫复合物型）变态反应。资料显示，急性期约 50% 患者血清 IgA 明显增高，在肾脏受累患者，肾小球的基底膜上可见到 IgA 及 C_3 的沉着。

【诊断】

本病诊断依据为：

①四肢对称分布，分批出现的紫癜，尤以下肢伸侧面为甚，可伴有血管神经性水肿；

②可有腹痛、黑便、关节痛、血尿及浮肿等表现；

③血小板计数及功能、凝血因子、骨髓检查均正常、毛细血管脆性试验阳性；

④病理检查见受累皮肤或组织呈较均一的过敏性血管炎表现。对于某些不典型患者应与急腹症、关节炎及肾炎鉴别。依据临床特点，可将本病分为 5 种主要类型：即单纯型（皮肤型）、腹型、关节型、肾型及混合型。

【治疗】

1. 病因治疗　控制感染，消除致敏原是治疗本病的关键，治疗中应控制全身或局灶性感染，驱除寄生虫，避免过敏食物及药物等。

2. 肾上腺皮质激素　皮质激素有抗过敏及降低毛细血管通透性的作用，对于皮肤型、关节型及腹型疗效肯定，剂量：每日 1～2mg/kg，重者可静滴氢化考的松：100～200mg/d，或地塞米松 5～15mg/d，显效后改口服治疗。激素疗程不宜过长，症状控制后应逐渐减量停药，总疗程一般不超过 4～12 周。肾型紫癜等用药时间应适当延长。

3. 免疫抑制剂　免疫抑制剂多用于治疗过敏性紫癜（肾炎型）及疾病迁延不愈者，常与激素联合使用。常用药物有：

①硫唑嘌呤：每日 2～3mg/kg，分 2～3 次口服，显效后减量至每日 0.5～1mg/kg 维持；

②环磷酰胺：每次 2～3mg/kg，静注，每日或隔日一次，显效后口服维持。免疫抑制

剂多需持续用药 1~3 个月，停药后激素仍可继续使用。

4. 其他治疗

（1）抗组胺药物：息斯敏、苯海拉明、扑尔敏等，可减轻过敏反应。

（2）安络血、维生素 C 及路丁等可降低毛细血管通透性，减轻出血倾向。

（3）手术治疗，小儿腹型紫癜出现肠套叠者可考虑手术治疗。

【疗效标准】

1. 痊愈

（1）临床症状、体征消失。

（2）毛细血管脆性试验阴性。

（3）尿常规正常。

2. 好转　上述指标 1~2 项未达痊愈标准。

3. 无效　临床及实验检查均无改善。

二、非过敏性血管性紫癜

（一）单纯性紫癜

单纯性紫癜是一种轻微的皮肤出血点、紫癜及瘀斑而无其他异常的良性出血倾向。因紫癜多出现于下肢或身体易于受损伤部位，故又称为"易碰伤综合征"。本病青春期女性多见。某些患者发病有家族性，也多累及女性，称遗传性单纯性紫癜。本病发病机制尚未阐明，可能与血管壁异常和血小板功能异常有关。

诊断本病时应注意充分排除其他类型紫癜。由于疾病进展良好，故多勿需治疗。

（二）感染性紫癜

感染性紫癜见于多种感染性疾病。因病原体及其毒素和免疫复合物造成了血管及血小板损害。感染包括：

①细菌感染：流行性脑脊髓膜炎、伤寒、副伤寒、感染性心内膜炎、某些败血症、结核病等；

②病毒感染：麻疹、风疹、水痘、病毒性肝炎、流行性出血热等；

③其他感染：疟疾、钩端螺旋体病、布鲁菌病、鼠疫、白喉等。感染性血管性紫癜与血小板减少性紫癜及 DIC 不同，前者血小板计数在正常范围。

感染性紫癜的治疗应以治疗原发病为主。在强有力抗感染治疗前提下，肾上腺皮质激素可考虑使用。常用剂量强的松 40~60mg/d，至紫癜消失，但应注意激素，可致感染播散，导致病情加重。

（三）老年性紫癜

老年性紫癜是因老年人皮下结缔组织中的胶原、弹性蛋白及血管相应支持组织萎缩及血管脆性增加而造成的皮肤紫癜。常见部位有颜面、颈部、手背、腕部及下肢。老年性紫癜的皮下出血吸收缓慢，可持续数周不退，消退后多留下棕褐色色素沉着。

本病无特殊治疗，通常情况下也勿需治疗。

（四）药物性紫癜

药物性紫癜与某些药物的使用密切相关。这些药物有碘化物、普鲁卡因、奎宁、青霉素、阿司匹林、氨基比林、磺胺类药物、口服避孕药及双香豆素类抗凝剂等。临床多见四肢紫癜，停药后可消失。实验检查毛细血管脆性试验可呈阳性，而血小板计数、骨髓象及凝血象正常。

药物性紫癜呈良性经过，停药后紫癜多逐渐消退，临床勿需特殊处理。

（五）维生素 C 缺乏性紫癜

维生素 C 缺乏而引起的全身性疾病称为坏血病（scurvy）。由于维生素 C 是胶原中赖氨酸及脯氨酸羟化过程中所需羟化酶中不可缺少的辅因子，故维生素 C 的缺乏将导致胶原合成障碍，血管壁的脆性增加，引起出血。

疾病早期临床表现为牙龈及皮肤毛囊周围的出血，伴毛囊的过度角化，多在大腿后部，上臂前部及腹部。严重病例可有多肌群触痛，骨膜下出血和骨质疏松。实验检查除毛细血管脆性试验阳性外，其他凝血功能一般正常。

治疗：应给予维生素 C，成人每日 1g，通常于 1 周后有关临床表现可以消失。

三、遗传性毛细血管扩张症

遗传性出血性毛细血管扩张症（HHT）又称为 Renduosier-Weber 病，是一种常染色体显性遗传性疾病。其特征为毛细血管和小血管壁先天性结构和功能异常，导致局部血管扩张及同一部位反复出血。常见的出血部位包括鼻粘膜、唇、齿龈、口腔粘膜、腭、舌两侧、面部、躯干、手背及足底等处，偶见于胃壁等内脏。检查发现，某些部位异常的血管壁仅由一层内皮细胞组成，缺乏弹力层及平滑肌，使病变处血管对交感神经和血管活性物质的刺激缺乏正常的舒缩功能，在血流冲击下，毛细血管迂曲成团形成结节状、瘤样或蜘蛛状扩张。

【诊断】

典型病例诊断不难，依据有以下几点：

①常染色体显性遗传的家族史；

②同一部位反复出血；

③皮肤及粘膜的毛细血管扩张、迂曲成团及结构异常；

④少数患者毛细血管脆性试验阳性，其他实验检查正常。某些非典型病例，尤其是内脏出血型，需与胃肠道、呼吸道及泌尿生殖器等疾病所致出血相鉴别。

【治疗】

1. 局部压迫　对可见部位的出血，首先采用压迫止血。本法属暂时性的，局部加用止血剂可提高疗效，有时电凝或激光止血可有显著效果。

2. 药物止血

（1）垂体后叶素注射液，每次 10U，加入 25% 葡萄糖溶液，静注，或加入 5%～10% 葡萄糖溶液 500ml 静滴，疗效较好。

（2）安络血、维生素 C 及维生素 K 也可使用，但疗效不肯定。

（3）因女性患者绝经后及卵巢切除后有出血加重趋势，故雌激素可用于治疗本病。女性口服炔雌醇（乙炔雌二醇），每日 0.25～1.0mg，分次口服，男性使用时可加用甲基睾丸素，每日 2.5～5mg，以减轻副作用。

3. 纠正贫血　急性失血者可输血治疗，慢性失血者以补充铁剂为主，详见本书缺铁性贫血之治疗。

4. 手术疗法　手术可切除异常迂曲、扩张的毛细血管团，故可达到局部性根治，能有效控制固定部位的反复或活动性出血，但手术本身可能损伤扩张的血管而造成新的出血，故应严格控制手术适应症。对于不能控制的内脏出血或动静脉瘘患者，应考虑手术治疗。

【疗效标准】

本病属遗传性疾病，目前尚无根治方法，因而，出血及贫血情况是评价疗效的主要依据。

1. 痊愈

（1）局部异常毛细血管团经激光、电凝及手术治疗后消失。

（2）出血症状控制。

（3）贫血纠正。

2. 好转　上述 1～2 项未达痊愈标准。

尽管本病具有潜在严重出血的危险性，但患者预后相对较好，很少因出血不止而危及生命。

四、原发性血小板减少性紫癜

原发性血小板减少性紫癜（ITP）是一种较常见的出血性疾病。因患者循环血液中存在血小板抗体，引起免疫性血小板破坏而发病。故又称免疫性血小板减少性紫癜，本病多见于儿童及青年女性，常有反复发作倾向。

【病因与发病机制】

病因尚未完全阐明，多数患者认为，急性 ITP 与病毒急性感染后免疫反应有关，慢性 ITP 则为一种自身免疫性疾病。研究表明，疾病免疫反应中血小板相关抗原多为血小板膜糖蛋白，其中，血小板膜糖蛋白 Ⅱb/Ⅲa 或糖蛋白 Ⅰb/Ⅸ 为免疫抗原者约占 75% 以上。抗体主要为 IgG（95%），也有 IgM 及 IgA 者，当抗体 Fab 段与血小板相关抗原特异结合后，即成为血小板抗体（PAIgG，PAIgM，PAIgA）。

本病发病机制可有多种：

①脾脏内巨噬细胞存在低亲和力 Fc 受体，该受体不被血浆中 IgG 所封闭，而与血小

板相关抗体 PAIG 等的 Fc 段结合，使巨噬细胞发挥其吞噬或破坏血小板的作用；

②血小板表面也有低亲和力的 Fc 受体，它能与免疫复合物中 IgG 的 Fc 段结合，激活血小板，巨噬细胞参与血小板的破坏作用；

③与血小板结合的抗体或免疫复合物均有激活补体的作用，约 50% 的慢性患者血小板膜补体 C_3 含量增高，其裂解产物 C_{3b} 与巨噬细胞 C_{3b} 受体结合，导致血小板破坏；

④某些 ITP 患者血小板生成减少，这可能与抗巨核细胞抗体存在有关。因此，ITP 的病情进展与血小板相关抗体的水平，血小板生成速度，巨噬细胞表面 Fc 受体及 Gb 受体活性有关，三者决定着 ITP 的发展与转归。

【临床表现】

本病主要症状为程度不等的出血，轻者仅表现为全身性出血点、紫癜及瘀斑，重者可有齿龈出血、鼻出血、月经过多、咯血、尿血、消化道出血及危及生命的颅内出血。急性型多数发病急骤而严重，发病前 15 日左右曾有呼吸道等感染史，发病时可伴发热及贫血；慢性型起病隐袭，常以皮肤紫癜及月经过多为主要甚至唯一症状。两者之鉴别见表 5 – 17。

表 5 – 17　急、慢性 ITP 临床特点

	急性型	慢性型
发病高峰年龄（岁）	2～6	20～30
性别（男：女）	1:1	1:3
起病情况	急骤	隐袭
前驱感染史	常见	少见
血小板计数（ $\times 10^9$ /L）	多 <20	30～80
自然缓解率	>80%	<20%
病程	2～6 周	数月或数年
骨髓巨核细胞	正常或增多可见幼稚型细胞	数量常增多成熟障碍

【诊断】

1986 年全国首届血栓与止血学术会议推荐诊断标准如下：

①范围及程度不等的出血，脾不增大或仅轻度肿大；

②反复检查血小板数减少，可伴形态异常；

③骨髓巨核细胞增多或正常，可有成熟障碍及血小板生成减少；

④具备下列 5 项中任何一项：A. 血小板生存时间缩短；B. 血小板相关 IgG、IgM 增高；C. 血小板相关 C_3 增多；D. 强的松治疗有效；E. 切脾治疗有效。

【治疗】

1. 肾上腺皮质激素（简称皮质激素）　皮质激素是慢性 ITP 患者首选治疗方法，其作用机制为：

①减少异常 PAIgG 抗体的产生；

②抑制巨噬细胞 Fc 受体及 C3b 受体的激活；

③抑制血小板抗体与血小板膜的结合，减少其免疫性破坏；

④降低毛细血管通透性。激素用于急性 ITP 患者的治疗，意见不一致，但大剂量甲基强的松龙（HDMP）治疗急性 ITP，尤其出血严重者多可获得一定效果。

资料表明，不同剂量强的松对血小板上升速率无明显影响，但目前仍因人而异给予不同激素量治疗。静注甲基强的松龙适于病情进展快，出血严重的患者，疗程 3d，剂量为 1g/d，4～8 日后改口服强的松继续治疗。强的松起始剂量为每日 1～1.5mg/kg 可用至 60～100mg/d。若经 4 周正规治疗后血小板仍低于 $50 \times 10^9/L$。则完全缓解可能性不大，应加用其他治疗。若出血症状与血小板计数改善，应持续数周治疗后减量。减量方式不一，一般可开始减量 10～20mg，以后每周 5mg 递减。维持量每日 5～10mg，总疗程达 6～12 个月后停药。对于激素治疗复发者，可重复治疗或改用其他治疗方法。

2. 脾切除　诸多资料显示，ITP 患者脾切除疗效达 80%，且儿童缓解率高于成人，女性高于男性。其适应症有：

①年龄在 5 岁以上的中、重度 ITP 患者，经 3～6 个月正规内科治疗无效或激素依赖者（即强的松维持量 >30mg/d 者）；

②有强的松等使用禁忌症者；

③出血症状严重或存在危及生命的出血，如颅内出血等；

④骨髓巨核细胞正常者；

⑤同位素测定脾内血小板破坏率 4 倍于肝脏者。下列情况，脾切治疗应视为禁忌：

①儿童首次发作（多可自行缓解）；

②2 岁以下患儿术后易暴发感染；

③大多数妊娠期妇女；

④不能承受大手术者。

由于脾切疗法去除了抗体产生及血小板破坏的主要场所，故疗效好，显效快，多数患者术后 2 周血小板数接近或恢复正常。术后 1～3 个月内，血小板数超过 $100 \times 10^9/L$。血小板峰值在 $400 \times 10^9/L$ 以上者疗效满意。若 7～10d 血小板仍不升，则疗效较差。某些疗效较差的患者可能体内尚存产生血小板抗体的其他器官（肝、骨髓等），或有副脾存在。目前，临床尚无法预测脾切除疗效，且脾切除后血栓形成及感染有增多趋势，应予以重视。

3. 免疫抑制剂　免疫抑制剂多为二线 ITP 治疗药物，其适应症为：

①皮质激素、脾切治疗无效或复发者；

②皮质激素维持量 >30mg/d 难以耐受者；

③严重出血危及生命时可与激素联合使用以加强疗效；

④有使用皮质激素及脾切除禁忌症；

⑤与皮质激素联合用药，以减后者用量。

临床常用免疫抑制剂有：

（1）长春碱类：用长春新碱（VCR）或长春花碱（VLB）静脉注射，有46.6%的患者可获得一定疗效。VCR是当前最常用药物，其机制可能与其抑制单核—巨噬细胞Fc受体表达有关。近来研究表明，它还可能有诱导巨核细胞成熟及血小板释放之作用。每周静注或静滴一次，剂量1~2mg，用4周或显效后停药。因VLB毒性较大，临床较少使用，用法为每周一次，剂量0.125mg/kg，每次总量不超过10mg。近来报道用长春花碱-血小板复合物治疗难治性ITP患者，方法是将患者血小板与VLB共同温育形成复合物，注入患者血液中，此法可破坏巨噬细胞，从而减少血小板之破坏。类似VLB作用的药物还有秋水仙碱及表鬼臼毒素类生物碱等。其治疗机理为：药物可与单核—巨噬细胞系统的微管蛋白结合，抑制吞噬功能。

（2）环磷酰胺（CTX）：资料显示，有30%~40% ITP患者可用CTX达完全缓解，但不持久。剂量：口服，每日1~2mg/kg，静注，每3周一次，每次300~600mg/m^2。副作用有骨髓抑制、脱发、出血性膀胱炎、肝功能不良及继发肿瘤等。

（3）硫唑嘌呤（AIA）：每日剂量为1~3mg/kg，口服4周以上方可见效，缓解率为10%~40%，需根据白细胞数来调整治疗剂量。副作用有骨髓受抑、厌食及继发性肿瘤等。

4. 静注丙种球蛋白　静注丙种球蛋白治疗ITP机制为：

①IgG对单核—巨噬细胞的免疫廓清作用；

②增强抑制性T细胞的免疫调节功能，逆转T辅助细胞/T抑制细胞（T$_4$/T$_8$）比例，降低B细胞的异常免疫功能，并能清除体内存在的慢性病毒感染。用量：每日400mg/kg，连用5d为一疗程，必要时剂量可用至每日1 000mg/kg。资料表明，75%的难治性ITP患者使用此法有效，血小板多在用药1~4d迅速上升。研究显示，34%的患者一疗程治疗后血小板可持续增高1个月以上，约40%首次有效者可反复输注维持疗效，有1/3初治有效患者发生耐药。目前，静注丙种球蛋白主要用于治疗急性ITP患者，对慢性ITP患者，以难治性者使用较多，因该制剂使用费用较高，限制了其应用。

5. 其他治疗

（1）达那唑：该制剂为一种人工合成男性蛋白同化激素，其雄性激素作用甚微。该药与糖皮质激素有协同作用，合用时可降低激素用量。开始用量：200mg，每日3~4次，持续口服1~3个月，显效后减量至50~200mg/d。有报道认为，近60%患者用达那唑治疗有效，但年龄、性别及脾脏情况影响其疗效。

（2）氨肽素：本药由猪蹄爪甲中提取，含多种氨基酸、多肽及微量元素，有促进造血细胞分化、增殖成熟及分化之作用。成人用量每日3次，每次1g，连用2个月，无效可停药，显效后可继续使用，该药无明显毒副作用。

（3）血浆置换（简称"换浆"）：换浆治疗可清除患者血浆中血小板抗体，减少血小板破坏，迅速控制出血，缓解病性。因疗效不持久，故多用于病情严重患者的紧急处理。

用法：1~3L/d，持续3~5d。

（4）输血及血小板：本方法因有增加产生抗同种血小板抗体的危险性，故不主张常规使用。

目前仅用于血小板低于$20 \times 10^9/L$或有致命性出血之严重患者。由于患者体内有较多抗血小板抗体，故血小板输注量应大。每次至少应在8U以上（1U = 500ml血液分离出血小板）。

（5）干扰素（IFN）或环孢菌素（（LSA）：有报道认为，IFN或CSA治疗难治性ITP有效，但尚需临床进一步观察证实。Proctor等用短疗程IFN，300万U/次，每日或隔日一次，共12次。治疗13例，11例血小板明显升高，3例完全缓解（血小板 $>200 \times 10^9/L$，持续3个月以上）。CSA使用剂量为每日6~12mg/kg，可用于难治性ITP患者治疗。

6. 治疗方案的选择选用药物治疗ITP应考虑以下因素：

①年龄；

②血小板数；

③用药简单方便；

④毒性；

⑤费用；

⑥疗效出现时间。

（1）急性ITP：患者病程多呈自限性，近80%患者可自行缓解。当出血严重时，应考虑使用大剂量强的松龙或静注丙种球蛋白治疗，有条件可行换浆治疗，脾切除多用于严重脏器出血者及难治性病例，儿童患者应慎用。

（2）慢性ITP：皮质激素为首选药物。无效或不能耐受者，可行脾切除治疗；免疫抑制剂多用于激素无效而又不能行脾切除者。对难治性ITP患者可考虑给予免疫抑制剂、静注丙种球蛋白等治疗，其他治疗亦可酌情考虑。近来，干扰素和环孢菌素A也用于难治ITP治疗，唯疗效有待进一步证实。慢性ITP治疗方法见表5-18。

表5-18　慢性型ITP疗效比较表（Berchtold and McMillan）

治疗方法	病例数	疗效			追踪观察（年）
		显效	有效	无效	
肾上腺皮质激素	1422	418(29.5)	216(15.2)	788(55.5)	0.5~20
脾切除	669	401(59.9)	82(12.3)	186(27.8)	0.5~20
长春新碱(VCR)					
长春花碱(VLB)					
静脉注射	88	10(11.4)	31(35.2)	47(53.4)	0.5~6
温育回输法	51	11(21.5)	21(41.1)	19(37.2)	0.6~5
静脉滴注	50	15(30.0)	26(52.0)	9(18.0)	0.5~2
达那唑	120	30(25.0)	22(18.3)	68(56.7)	0.1~1.2

治疗方法	病例数	疗效			追踪观察（年）
		显效	有效	无效	
环磷酰胺	132	38(28.7)		94(71.3)	1.0～9
硫唑嘌呤	133	16(12.0)	53(39.8)	64(48.1)	0.5～4

（3）紧急处理：当血小板过低（$<5 \times 10^9$/L），出血严重，并有重要脏器出血之可能者，应选择如下紧急治疗措施：

①足量，多次输注血小板悬液；

②甲基强的松龙冲击治疗；

③丙种球蛋白输注；

④血浆置换治疗；

⑤紧急脾切除术；

⑥有关脏器出血的治疗。

【疗效标准】

第二届全国血液学学术会议（1984）制定的标准如下：

1. 显效

（1）出血症状消失。

（2）血小板数恢复正常，持续 3 个月以上，维持 2 年以上无复发者为基本痊愈。

2. 良效　基本无出血症状，血小板数超过 50×10^9/L 或较原水平升高 30×10^9/L 以上，持续 2 个月以上。

3. 进步　血小板有所上升，出血症状改善，持续 2 周以上。

4. 无效　临床无改善，血小板计数无上升。

五、血栓性血小板减少性紫癜

血栓性血小板减少性紫癜（TTP）是一种罕见的微血管血栓—出血综合征，多见于青壮年。临床以血小板减少性紫癜、微血管病性溶血性贫血、一系列变化不定的神经、精神异常、肾功能障碍及发热为特征（五联征）。实验检查见贫血，外周血大量红细胞碎片，血小板减少伴寿命缩短，纤维蛋白降解产物增多伴相对正常的纤维蛋白降解率，病理检查在毛细血管及动脉内可发现血小板血栓。

【病因及发病机制】

TTP 病因尚未阐明，可能与药物（避孕药、丝裂霉素、环孢菌素 A 等）、中毒、感染及结缔组织病（SLE、类风湿性关节炎等）有关，但几乎所有病例均未找出明确病因。本病发病机制可能与下列因素有关：

①内皮细胞产生前列腺素 I_2（PGI_2）减少或 PGI_2 降解加速；

②内皮细胞产生组织纤溶酶原激活物（tPA）减少，纤溶活力降低；

③血浆中存在血小板活化因子(PAF);

④实验表明 PAF 活性可被健康人血浆 IgG 抑制,而 TTP 患者血浆无此作用,提示患者血浆中缺乏健康人所具有之 PAF 抑制剂(PAFT)。

【诊断】

典型病例诊断并不困难,主要依据为:

①临床五联征,其中血小板减少性出血、微血管病性溶血性贫血及神经、精神异常为必备;

②实验检查血小板减少($<100 \times 10^9$/L)及血管内红细胞破坏过多证据(乳酸脱氢酶升高等);

③病检见毛细血管及动脉内血小板血栓;

④排除类似疾病:DIC、溶血性尿毒综合征(HUS)、SLE、Evan's 综合征等。

【治疗】

1. 血浆输注及血浆置换治疗 换浆疗法的目的在于迅速清除 TTP 患者血中的 PAF,抑制血小板的活化及聚集,及时应用,可致 TTP 缓解率高达 60%～80%,故诊断确定后应尽早使用。若不能及时进行换浆治疗,可先输新鲜冰冻血浆,治疗作用在于输入正常血浆中所存在之 PAFI,抑制血小板聚集。国外报道,48h 内血浆入量可以 30mg/kg 输注。慢性 TTP 患者,定期输入冰冻新鲜血浆有一定预防作用。血浆输注后仍应尽快进行换浆治疗。换浆量及频度差异较大,一般按每日 30～40mg/kg,每日或隔日一次,至临床缓解。有人认为,换浆疗法于临床缓解后持续应用 5d 以上,疗效更为可靠。

2. 皮质激素 皮质激素适用于 TTP 基础疾病与自身免疫或变态反应有关之患者,或证实存在抗自身内皮细胞抗体。单独使用部分患者有效。与其他治疗合用可提高疗效。强的松用量:60～80mg/d,必要时可加量至 100～200mg/d,显效后逐渐减量至停药。不能口服者可使用等剂量的氢化考的松或地塞米松静注。

3. 免疫抑制剂 TTP 患者在治疗 5d 内疗效欠佳,或治疗 3d 病情仍恶化时,需给予长春新碱(VCR)治疗,首次剂量 1.4mg/m²,但不超过 2mg,随后于 4、7、10 天各静注 1mg,4 次为一疗程。本治疗对 PAIgG 增高者尤为适宜。有报道认为 VCR 与换浆疗法合用可作为 TTP 的首选治疗。其他免疫抑制剂(硫唑嘌呤及环磷酰胺等)也可酌情使用。

4. 抗血小板药物 阿司匹林及双嘧达莫用于治疗 TTP 仍存争议。有学者报道,54% 的 TTP 患者单用抗血小板药物或与其他治疗合用可获得缓解。阿司匹林用量:600～2 400mg/d,双嘧达莫:200～600mg/d,右旋糖酐 500ml,每日 1～2 次,共 14d 为一疗程。某些难治性病例可试用前列腺素 I_2(PGI_2),PGI2 起始剂量为 4ng/(kg·min),静脉滴注,维持 24h,以后渐加量,可用 3 周,剂量偏大时应密切监测血压和心率等情况。有反复复发倾向者,可用抗血小板药物 6～12d,以防复发。

5. 脾切除 疗效不肯定,但脾切除可减少血小板破坏并清除部分异常存在于脾脏的免疫细胞。

6. 联合治疗　抗血小板制剂常与糖皮质激素、免疫抑制剂与血浆置换疗法合用,而少与脾切除联合使用。联合治疗可从不同环节上阻断 TTP 病理过程,提高治疗效果。

近来,针对巨大 vWF 多聚物的一种解聚酶及一种称为 ATA 的化合物正在研制之中,初步研究显示出较好疗效,这为今后 TTP 的治疗提供了新的手段。

【疗效标准】

1. 完全缓解

(1)临床症状、体征消失。

(2)血小板 $>100 \times 10^9/L$。

(3)血红蛋白升至 100g/L 以上。

(4)血清 LDH 水平恢复正常。

部分缓解:上述(1)、(2)项指标未达完全缓解标准。

未缓解:临床及实验检查无改善或患者死亡。

六、血小板无力症

血小板无力症(GT)是一种少见的常染色体隐性遗传性疾病,因血小板功能缺陷而引起患者出血时间延长及血小板对多种诱聚剂无反应(对瑞斯托霉素反应正常)。杂合子型出血倾向较轻,纯合子型则病情较为严重。

资料表明,患者血小板膜糖蛋白Ⅱb/Ⅲa 复合物(GPⅡb/Ⅲa)异常,可表现为量的减少,或表现为质的异常(变异型)。GPⅡb/Ⅲa 复合物是钙依赖性多聚体,其中 GPⅡa 分子量为 136 000,GPⅢa 分子量为 95 000。静止状态下,血小板膜表面 GPⅡb/Ⅲa 复合物有 50 000,在血小板膜开放管道及 α 颗粒内也含有 GPⅡb/Ⅲa 复合物。由于 GPⅡb/Ⅲa 具有纤维蛋白原在血小板膜上的受体功能,故 GPⅡb/Ⅲa 缺陷将直接导致血小板对多种诱聚剂的聚集反应缺陷。

GPⅡb/Ⅲa 是强免疫原,含有血小板主要的特异同种抗原糖蛋白Ⅱb/Baka(Lea8)和糖蛋白Ⅲa/PLA₁、PLA₂ 及 Pena,故本病患者血小板膜上这些抗原减少或缺少。本病根据实验检查结果分为二型:Ⅰ型患者临床症状严重,血小板内纤维蛋白原缺如,血块无收缩反应,其 GPⅡb/Ⅲa 含量为正常人的 5% 以下;Ⅱ型患者症状较轻,血小板内纤维蛋白原低下,血块收缩反应减低,GPⅡb/Ⅲa 含量为正常人的 10% ~20% 。

【诊断】

全国首届血栓与止血学术会议(1986,西安)制定了本病诊断标准:

①自幼出血,表现为中度或重度皮肤粘膜出血,可有月经过多、外伤后出血不止、常染色体隐性遗传;

②出血时间延长;

③血小板计数正常,涂片上血小板离散,不聚集;

④血块收缩不良或正常;

⑤患者血小板对 ADP、肾上腺素、胶原、凝血酶、花生四烯酸等诱聚剂均无聚集反应,对瑞斯托霉素聚集反应正常或轻度降低;

⑥血小板在血内滞留时间减低;

⑦血小板膜 GPⅡb/Ⅲa 减少或有质的异常。

国外该病诊断标准如下:

(1)临床表现:

①常染色体特征性遗传;

②纯合子及双重杂合子(两种 GPⅡb/Ⅲa 遗传异常联合发生)才有临床表现;

③自幼有轻度至重度皮肤、粘膜出血。

(2)实验检查:

①血小板计数、形态正常;

②出血时间明显延长;

③血小板聚集试验加 ADP、胶原、凝血酶、肾上腺素均不聚集,加瑞斯托霉素及牛 vWF 则有聚集。

【治疗】

本病系遗传性疾病,迄今尚无根治方法。唯一有效的治疗方法是输注正常人血小板悬液,但多次输注可导致产生 GPⅡb/Ⅲa 复合物抗体。因此有人认为,应尽可能输注 HLA 相符的血小板,若已出现抗 GPⅡb/Ⅲa 抗体,糖皮质激素或免疫抑制剂可有一定疗效,但对疾病本身无效。此外,月经过多者口服避孕激素有一定疗效。有报道用杂合体型患者为供体,为 HLA 相合之出血严重的纯合体型患者行骨髓移植,症状可明显改善。

七、原发性血小板分泌功能缺陷

(一)血小板贮存池病

血小板贮存池病是血小板内容物减少或缺乏所致释放反应异常的一组出血性疾病,属先天性血小板功能缺陷,临床分为以下几种疾病。

1. 致密颗粒缺陷症 致密体缺陷称 δ 颗粒贮存池病(δ-SPD),为常染色体显性遗传。本病发病机理为血小板致密体减少,颗粒内生物活性物质,如 ADF、ATP 和钙离子均降低,尤以 ADP 为著。正常血小板 ADP 含量高于 ATP,约为 3:2,而本病患者 ADP 含量少于 ATP,两者比例为 1:5~10,由于血小板内源性 ADP 含量及释放量不足,从而表现出血小板第二相聚集反应缺失。出血时间延长,易有出血倾向。

本病诊断依据有:

①血小板计数正常或轻度减少,形态无异常;

②出血时间延长;

③血小板对玻珠柱的粘附能力减低;

④血小板聚集反应异常,缺乏第二相聚集反应。

2. α 颗粒缺乏症　α 颗粒缺乏症(α‐SPD)又称为灰色血小板综合征,为常染色体显性遗传性疾病。特点为皮肤瘀点、瘀斑,伴粘膜出血,出血时间延长和血小板计数正常或中度减少。研究表明,本病 α 颗粒仅为正常人的 15% 以下,相应内含物 PF_4、βFG、纤维蛋白原、白蛋白、血小板衍生生长因子(PDGF)及 vWF:Ag 等均减少,血小板对胶原的粘附率正常,其花生四烯酸—血栓烷 A_2 代谢途径也正常,但患者血小板对胶原、凝血酶和肾上腺素不发生聚集反应,释放反应也呈异常。

本病诊断依据为:

①自幼出血,为轻、中度皮肤粘膜出血;

②血小板正常或减少,在美蓝. 伊红染色下显特殊的灰蓝色;

③出血时间延长,血块收缩不良;

④骨髓巨核细胞中缺乏颗粒;

⑤血小板超微结构见线粒体、致密体、溶酶体数目正常,而 a 颗粒减少至正常对照的 15% 左右;

⑥血小板对胶原、凝血酶、肾上腺素无聚集反应。

3. α 颗粒和致密颗粒联合缺乏症该类患者血小板 α 颗粒和致密颗粒同时缺乏,称 α,δ‐SPD,其特点既有 αSPD 临床特征,又具有 δ‐SPD 的某些特点,然而其出血症状并不严重。

(二)血小板花生四烯酸代谢缺陷症

血小板花生四烯酸代谢缺乏症是一类罕见先天性血小板功能缺陷症。正常时,血小板膜磷脂可转化为花生四烯酸,经环过氧化物酶作用可生成环过氧化物(PGH_2、PGG_2),在血栓素 A_2 合成酶催化下,环过氧化物可转变为血栓素 A(TXA_2),既而 TXA_2 迅速生成稳定无生物活性的代谢产物 TXB_2。本类疾病包括以下几种。

1. 血小板环过氧化酶缺乏症　本症因环过氧化物酶缺乏,使环过氧化物合成障碍,阿司匹林具有抑制环过氧化物酶的作用,可进一步影响 TXA_2 的合成。本病患者对花生四烯酸诱导不聚集,其临床表现自幼牙龈出血及鼻出血等,女性可有月经过多。实验检查出血时间延长,血小板数正常,血块收缩正常,血小板对花生四烯酸、ADP 及肾上腺素无聚集及释放反应。

2. 血栓素合成酶缺陷症　本病因缺乏血栓素合成酶,使血小板环过氧化物不能转变为 TXA_2 及 TXB_2。血中 PGH_2 及 PGD_2 等含量正常或增高,而 TXA_2 及 TXB_2 缺乏或显著减少。本病临床罕见,为常染色体显性遗传,临床可有明显出血症状。

3. 血栓素反应缺乏症　本病花生四烯酸-TXA_2 代谢正常。血小板可产生正常量 TXA_2,但血小板对血栓素 A_2 诱导的聚集反应和/或释放反应缺乏。对钙离子载体 A 23187 有不同程度异常反应。临床可见患者自动出血,多见于皮肤和粘膜等部位。

【治疗】

原发性血小板分泌功能缺陷的治疗主要为对症处理,目前尚无根治方法。多数患者临床出血症状轻微,多数无需治疗。

1. 一般处理　禁止使用影响血小板功能的药物,如阿司匹林。尽量避免外伤、手术,若必须手术时,可术前输注新鲜全血,或浓缩血小板悬液,以避免或减轻出血。

2. 局部治疗　局部出血常在全身治疗基础上,加用填塞、压迫等处理措施。

3. 全身治疗

(1)输注血小板浓缩制剂:当出血严重,尤其在外伤、手术出现严重出血不易止血时,可输注浓缩血小板悬液,输注时应注意:

①因患者可能需反复输注血液制品史,应尽量采用单一献血员之浓缩血小板,最好以HLA相合之亲属为血小板供体;

②每次应予足量血小板制剂(5~10U),以达到迅速止血目的。

(2)皮质激素:疗效不肯定,多不常规使用,但激素可改善毛细血管渗透性,减轻出血,强的松用量为40~60mg/d,持续15~30d。

(3)1-去氨基-8-右旋-精氨酸加压素(DDAVP):据报道DDAVP对于该类疾病有较明显疗效,该制剂可使出血时间缩短,止血效果明显。使用剂量为0.3~0.5μg/kg,溶于30~40ml盐水中静脉注射,12h后可重复使用。副作用有轻微心率加快,颜面潮红,但多不影响治疗。

八、血友病甲

血友病甲是血浆中凝血因子Ⅷ活性减低所致的遗传性出血性疾病。遗传方式为性联隐性遗传。因此其一般遗传特征为女性传递,男性患病,男性患者远多于女性,患者系隔代遗传。另少数无家族史者可能与基因突变有关。

【诊断】

1. 男性患者(女性纯合子型极少见),有或无家族史,有家族史者符合性联隐性遗传规律。

2. 有关节腔、肌肉、深部组织或创伤、术后(包括小手术)出血史等。

3. 实验检查:

①凝血时间(试管法)延长,轻型或亚临床型者可正常;

②白陶土部分凝血活酶生成时间(APTT)延长,亚临床型者正常或稍延长;

③血小板计数、出血时间、血块收缩和凝血酶原时间正常;

④简易凝血活酶生成试验(STGT)、Biggs凝血活酶生成试验(TGT)示缺乏因子Ⅷ,或因子Ⅷ促凝活性(Ⅷ:C)减低或缺乏;

⑤vWF:Ag(即ⅧR:Ag)正常或稍高;

⑥应排除继发性Ⅷ:C减低。

【治疗】

1. 一般处理　应避免创伤,尽量避免肌内注射和手术,如需手术则应在术前术后输入血浆或因子Ⅷ制剂预防出血。应忌用抑制血小板功能的药物如阿司匹林、消炎痛等,以免加重出血倾向。

2. 替代治疗 适用于严重出血、手术前后及伴有抑制因子的血友病患者。

剂量:1U 因子Ⅷ相当于 1ml 正常血浆中因子Ⅷ的含量,一般每公斤体重输入 1U 因子Ⅷ可提高浓度约 2%。因此可按下述公式计算治疗所需剂量:因子Ⅷ剂量(U) = 体重(kg) × 所需提高浓度(%) × 0.5。一般认为:

①轻度出血如软组织血肿,需提高血液中因子Ⅷ浓度 20% ~ 30%,维持 3d;

②中度出血如关节腔出血,甚至颅内出血则需提高浓度 30% ~ 50%,维持 7 ~ 14d;

③外科手术则需根据手术大小给予不同剂量并维持一定时间,较大手术如颅脑手术等需提高浓度达 100%,并维持 14 ~ 21d。

由于Ⅷ:C 半衰期为 8 ~ 12h,故维持治疗应每隔 8 ~ 12 小时一次。剂量为初次量的 1/2。当患者发热持续出血时,还应加大剂量。

常用制剂:因子Ⅷ制品根据其活性(U/mg 蛋白质)不同可分为三种:

①粗制品:其活性 0.1 ~ 1U/mg 蛋白质,如冷沉淀物,其活性较纸,目前国外已不再生产;

②中纯制品:比活性 1 ~ 10U/mg 蛋白质,如柱层析和沉淀法制备的因子Ⅷ浓缩制剂;

③高纯制品:其活性 > 10U/mg 蛋白质,如单克隆免疫亲和层析法纯化和 S/D 灭活病毒的因子Ⅷ制剂,其不仅活性高,而且还防止了病毒感染的传播。目前国外高基因重组纯制品有 KoateHP、Hemofit M 等。

另外还有因子Ⅷ旁路活性浓缩物及抗抑制凝血复合物(FEIBA)可用于治疗有因子Ⅷ抑制制抗体的血友病。

本病在静止期可给予预防性治疗。因子Ⅷ12U/kg,隔日一次静滴或凝血酶原复合物(PPSB)10 ~ 12u/kg,每周 2 次,静滴,可防止自发性出血,外伤时出血也很轻。

3. 其他治疗

(1)局部止血:关节腔出血时加压包扎、固定于功能位,血肿严重时可在输注因子Ⅷ之后作关节腔穿刺抽出积血。

(2)肾上腺皮质激素:在关节或肾脏出血时应用可减轻关节炎症及减少血尿。强的松每日 0.5 ~ 1mg/kg。

(3)DDAVP:即 1-脱氨基-8D-精氨酸加压素。静脉滴注(0.3μg/kg 溶于 20 ~ 30mL 生理盐水中)或鼻腔喷雾给药,可提高因子Ⅷ活性。用于轻、中型患者。

(4)抗纤溶制剂:如 6-氨基己酸、止血环酸等可防止已形成的血栓溶解,有助于止血。轻症患者还可以长期口服血宁片,每日 3 次,每次 2g。

九、血友病乙

血友病乙又称 christmas 病,是一种 X 连锁隐性遗传性出血性疾病。凝血功能障碍是位于 X 染色体长臂的因子Ⅸ基因发生异常改变所致。遗传特征及临床表现与血友病甲相似。

出血症状轻重不一,但一般较血友病甲轻。

【诊断】

1. 遗传规律与血友病甲相似。

2. 临床表现以不同程度出血为主,但中、轻型多见。

3. 实验检查结果与血友病甲基本相同;仅凝血异常可被库存血浆、血清所纠正,而不能被硫酸钡吸附的血浆、血清纠正;Ⅸ:C 活性降低。

【治疗】

1. 替代治疗 一般每公斤体重输入 1U 因子Ⅸ可提高其活性 1%。因此替代治疗时因子Ⅸ的剂量(U) = 所需提高浓度(%) × 体重(kg)。

因子Ⅸ的生物半衰期约 18～30h,维持治疗可每 24h 输注初次治疗量的 1/2。有条件时可在负荷量使用后 15min,或维持量治疗前测定因子Ⅸ浓度,以调整剂量维持适当浓度。

常用制品有:

①血浆:适用于轻、中型患者。由于Ⅸ因子浓度相对较低且可能传播病毒性疾病如病毒性肝炎、AIDS 等,一般不作为首选;

②因子Ⅸ浓缩制品:常用的有纤维蛋白原复合物(PCCS),除含有因子Ⅸ以外还有其他维生素 K 依赖因子。国外有些经过处理的 PCC 如 Konyne 80 及 Bebulin VH 等已完全灭活了病毒,但 PCC 中因子Ⅱ含量较高可激活其他维生素依赖因子如 Xa,而形成静脉血栓,甚至DIC 等;

③高纯度因子Ⅸ浓缩制品,在国外有 Alpha-Nine 及 Mononine,基本去除了其他维生素 K 依赖因子,使用比较安全,也不会导致抑制因子产生。

2. 基因治疗 对血友病乙已开始进行基因治疗,并取得一定疗效。

3. 其他治疗 局部处理,预防手术出血等处理同血友病甲。

十、血管性血友病

血管性血友病(vWD)是一组止血功能异常的遗传性出血性疾病。遗传方式包括常染色体显性及隐性遗传两种。因此有杂合子及纯合子患者存在,其临床表现轻重不一。本病的基本缺陷是因子Ⅷ/vW 因子(vWF)复合物质减少和/或质的异常,同时还有Ⅷ:C 的降低,使血小板粘附性降低,出血时间延长。

【诊断】

1. 有或无家族史,有家族史者符合常染色体显性或隐性遗传规律。

2. 有粘膜、皮肤、内脏出血或月经过多史,创伤、手术时有或无异常出血史,少数患者可有关节腔、肌肉或其他部位出血征象。

3. 实验检查:

①血小板计数、形态正常;

②APIT 延长或正常;

③出血时间(IVy 法)延长或阿司匹林耐量试验阳性;

④Ⅷ:C 减少或正常;

⑤vWF:Ag 减低或正常(正常者必须进一步检测以确定是否变异型);

⑥必须排除血小板功能缺陷性疾病;

⑦条件许可进行 Ristocetin 诱导的血小板聚集反应,交叉免疫电泳及血浆和血小板中 vWF 多聚体的测定以确定本病的变异型。

【治疗】

1. 替代治疗　首选富含因子Ⅷ/vWF 的冷沉淀物,可按 1U/kg 或Ⅷ:C30～50U/kg 输入。每 12h 重复一次可使出血时间维持正常。替代治疗时还可输注新鲜血或血浆,每日 10ml/kg,可使 AHG 维持在 30% 以上。长期使用血液制品替代疗法容易导致病毒感染,及出现抗因子Ⅷ/vWF 抗体。

2. DDAVP　可使 vWF 从组织贮存部位释放入血浆,对轻型患者有效,但对重型及变异型无效,不宜使用。

3. 纤溶抑制剂　止血环酸、6-氨基己酸或对羧基苄胺等可减轻粘膜出血,轻症患者做拔牙等小手术时也可使用。

4. 复方炔诺酮　1 片/次,每日 2 次,连续服用 25d,停药 5d,对月经过多或持续时间过长有显著疗效。

5. 局部止血　局部止血如鼻出血或皮肤粘膜创伤性出血,应局部填塞、缝合或压迫止血。新鲜全血、血浆滴入出血局部或浸有新鲜全血、血浆的纱布填塞局部效果更好。

6. 手术问题　术前数小时输注新鲜血或血浆。术后每日或隔天输血浆 5ml/kg,可防止出血过多,根据手术情况可输 4～5 次。

7. 预防出血　禁用影响血小板功能及作用于因子Ⅷ/vWF 复合物的药物,如阿司匹林、双嘧达莫、保泰松、消炎痛、前列腺素 E_1 及右旋糖酐等。

十一、弥散性血管内凝血

弥散性血管内凝血(DIC)是一种在多种较严重疾病的基础上发生的临床综合征,以弥散性毛细血管微血栓形成及继发性纤维蛋白溶解亢进为主要病理变化,广泛出血、微循环衰竭及多脏器功能不全为临床特征。多数发病突然进展迅猛,表现复杂,预后凶险。

【病因与发病机制】

1. 易致 DIC 的基础疾病　临床各科的多种疾病都可导致 DIC 的发生。主要见于感染性疾病、恶性肿瘤、病理产科、手术及创伤、医源性因素等五大类(详见表 5-19)。

表 5-19　易于导致 DIC 之基础疾病

疾病类型	主　要　病　种	发生率%
感染性疾病	重症病毒性肝炎、流行性出血热、感染性休克、败血症、胆道感染、流行性脑脊髓膜炎、弥漫性结核病、恶性疟疾、真菌感染等	31～43

疾病类型	主 要 病 种	发生率%
恶性肿瘤	急性白血病(急性早幼粒细胞性白血病)、恶性淋巴瘤、胰腺癌、肝癌、前列腺癌、绒癌、肾癌、肺癌、脑肿瘤、血管内皮瘤等	24~34
病理产科	感染性流产、羊水栓塞、过期妊娠、胎盘卒中、严重妊娠中毒症等	4~12
手术创伤	大面积烧伤、肢体挤压综合征、胆道手术、器官移植、颅脑手术、麻醉意外等	1~5
医源性疾病	药物(苯妥英钠、某些解热镇痛药、抗肿瘤药、孕激素、某些生物酶制剂、纤溶抑制剂、血液制品、某些磺胺及抗生素等)	4~8

其他如心血管疾病、胶原性及变态反应性疾病、肺心病等,亦是易致 DIC 常见的基础疾病。

还有许多因素有诱发或加重 DIC 病情的作用,如休克、酸中毒、缺氧、单核巨噬细胞系统功能低下及长期使用肾上腺皮质激素等。

2. 发病机制　发病机制甚为复杂,但主要与两种基本病理变化关系密切,即凝血及纤溶过程的激活,这两种过程既能互相促进又可互相制约。

【临床表现】

基础疾病的症状与体征。

多发性出血倾向,发生率85%~100%,症状表现为:

①皮肤、粘膜出血;

②内脏出血,可为咯血、呕血或便血、血尿、阴道出血及颅内出血等;

③手术、外伤及注射部位出血,上述部位不明原因的持续性渗血是 DIC 的重要先兆及特征性表现。

微循环衰竭、低血压及休克,发生率50%~80%。

微血管栓塞:发生率50%~75%表现为:

①表浅部位栓塞:表现为肢端紫绀、皮肤灶状栓塞性坏死、粘膜的斑片状坏死、脱落及溃疡形成;

②深部组织及脏器栓塞:主要表现为程度不等的脏器功能不全,发生程度依次为肾(54%)、肺(35%)、脑(24%)、肝、心脏、肾上腺、脑垂体等。

微血管病性溶血:发生率约为25%,以进展迅速的贫血为主要表现,部分病例可见黄疸。

【实验室检查】

1. 血小板

(1)血小板减少,计数低于正常或是进行性减少,后者意义更为重要,发生率约为95%~100%。

(2)血小板功能异常,由于 FDP 包围血小板等原因,其功能受损发生率可达50%~90%。

血小板聚集功能、血小板释放及代谢产物,如血小板因子4(PF-4)、血栓球蛋白(β-

FG)及血栓烷 B_2(TXB_2)等测定,对疑难病例甚有价值。

2. 凝血因子 DIC 时主体趋势是各种凝血因子呈消耗性及降解性(纤溶酶作用)减少。但不同类型及病期变化有所不同,DIC 早期凝血因子减少可不明显,甚或呈应激性增高,中、晚期则减低甚著,而慢性 DIC 可呈代偿性。常用检查项目及异常率见表5-20。

3. 纤维蛋白单体 主要检测项目有:

(1)鱼精蛋白副凝试验(3P):既往为最常用的 DIC 实验项目之一,阳性率为 35% ~ 75%,但近年来其重要性已有所降低。

(2)乙醇胶试验:阳性率为 50% 左右。本实验与 3P 意义一致,虽阳性率较低,但特异性较高。

表5-20 DIC 凝血因子检测结果及意义

项目	结果	异常率(%)	意义	备注
纤维蛋白原	减少	50~75	纤维蛋白原降低	慢性 DIC 可升高
凝血酶原时间	延长	60~80	因子Ⅱ、Ⅴ、Ⅶ、Ⅸ降低	
凝血酶凝固时间	延长	60~80	纤维蛋白原降低 FDP 增加,肝素增多	
APTT	延长	50~70	因子Ⅶ、Ⅺ、Ⅴ、Ⅸ、Ⅷ减少	
因子Ⅷ活性	降低		因子Ⅷ活性降低	慢性 DIC 可升高
因子Ⅴ活性	降低		因子Ⅴ活性降低	慢性 DIC 可升高
因子Ⅶ活性	降低		因子Ⅶ活性降低	慢性 DIC 可升高

4. 纤溶指标 常用者有以下三项:

(1)优球蛋白溶解试验:阳性率 28% ~ 38%,纤维蛋白凝块溶解短于 90min 有诊断价值。

(2)纤溶酶原(Plg),阳性率 20% 左右,正常值 5~10U/ml。

(3)纤维蛋白降解产物(FDP):为 DIC 最重要常用实验项目之一,阳性率达 75% ~ 95%,正常健康人血 FDP 低于 10mg/L,高于 20mg/L 有诊断价值。

5. 分子标记物 随着对血栓与止血研究的深入,近年来已发展了一些敏感性更高、特异性较强的 DIC 分子标记物实验项目。详见表5-21。

表5-21 近年发展的有关 DIC 实验项目及其意义

项 目	正常值	DIC 时改变	异常率(%)	备 注
凝血酶-抗凝血酶复合物(TAT)	0.85-3.0U/ml	升高	92~100	为当前最敏感之凝血活酶指标
D-二聚体(D-D)	<200μg/ml	升高	90~98	为胶联纤维蛋白特异性降解产物
纤维蛋白肽 A(FPA)	<2μg/ml	升高	85~95	纤维蛋白形成的最早标记物之一

项　目	正常值	DIC 时改变	异常率(%)	备　注
抗凝血酶Ⅲ （AT-Ⅲ）	活性 >85%	降低	80~90	有效治疗可使其迅速 恢复为重要指标监测
凝血酶原碎片$_{1+2}$ （F_{1+2},PTF）	0~3nM	升高	90~100	凝血激活早期标志

应当指出,近五年来 DIC 实验诊断内容已发生了很大变化。许多传统项目已逐渐被新的实验项目所取代,目前急性 DIC 的常用实验项目如下:

①TAT;

②D-D;

③FPA;

④FDF;

⑤PT;

⑥AT-Ⅲ;

⑦F_{1+2}。

而慢性 DIC 的实验诊断项目主要为:

①TAT;

②D-D;

③FPA;

④FDP;

⑤血小板功能;

⑥外周血中破碎红细胞 >2%。

【诊断】

1. 国内标准　1994 年全国第五届血栓与止血会议制定诊断标准如下:

(1)存在易致 DIC 的基本疾病。

(2)有下列两项以上临床表现:

①多发性出血倾向;

②不易用原发病解释之微循环衰竭或休克;

③多发性微血管栓塞之症状、体征,如皮肤、皮下、粘膜栓塞性坏死及早期出现的肾、肺、脑功能不全;

④抗凝治疗有效。

(3)实验检查同时有下列三项以上异常:

①血小板低于 $100 \times 10^9/L$ 或呈进行性下降(肝病及白血病低于 $50 \times 10^9/L$),或有二项以上血小板活化产物升高 A. βTG;B. PF-4;C. TXB$_2$;D. GMP-140;

②纤维蛋白原 <1.5g/L 或呈进行性下降(白血病及其他恶性肿瘤 <1.8g/L,肝病低于

1.0g/L);

③3P 试验阳性或 FDP 高于 20mg/L(肝病或肾脏疾病 DIC 高于 40mg/L),或 D-二聚体水平升高(阳性);

④凝血酶原时间延长 3s 以上或呈动态性变化(肝病 DIC 延长 5s 以上);

⑤血浆纤溶酶原含量及活性降低;

⑥AT-Ⅲ含量及活性降低(不适于肝病);

⑦血浆因子Ⅷ:C 活性 <50%(肝病必备)。

(4)疑难、特殊病例应有下列一项以上异常:

①因子Ⅷ:C 降低,vWF 升高,Ⅷ:C/vWF 比值降低;

②血浆 TAT 浓度升高或 F_{1+2} 水平升高;

③血浆纤溶酶及纤溶酶抑制物或 TXB_2 升高;

④FDP 升高或 Fbg 转换率加速;

⑤复合物(PIC)浓度升高;

⑥血(尿)纤维蛋白肽 A 水平增高。

2. 日本学者计分诊断标准详见表 5 –22。

表 5 – 22　计分内容及标准

项　目		计分
出血现象		1
器官功能衰竭(血栓性)		1
FDP(mg/ml)	>10	1
	>20	2
	>40	3
血小板计数($\times 10^4$/ml)	<12	1
	<8	2
	<5	3
纤维蛋白原(mg/dl)	<150	1
	<100	2
凝血酶原时间(s)	>15	1
	>20	2

诊断注意事项:

(1)非白血病患者,计分≥7 分,确诊 DIC;6 分,可疑 DIC;≤5 分,排除 DIC。

(2)白血病患者,计分≥4 分,诊断 DIC;3 分,可疑 DIC;≤2 分,排除 DIC。

(3)DIC 可疑者,如有下面 2 项以上异常可确诊 DIC:

①D-二聚体升高;

②可溶性纤维蛋白单体复合物阳性;

③AT-Ⅲ降低；

④数日内血小板进行性下降或 FDP 进行性升高；

⑤抗凝治疗有效。

【治疗】

DIC 治疗原则是序贯性、及时性、个体性及动态性。主要的治疗包括基础疾病处理及诱因清除、抗凝治疗、凝血因子补充、抗纤溶疗法、溶栓治疗及对症处理等。除对症治疗外，既往多主张其他治疗，可酌情同时进行，但近年倾向按序贯方式治疗。即按上述顺序，各种治疗逐项进行，只在前一项治疗未获满意疗效时再行下一步治疗。

1. 基础疾病治疗及诱因消除如感染控制、肿瘤治疗、产科及外伤处理、休克、缺氧、酸中毒纠正等。

2. 抗凝疗法抗凝治疗迄今仍是终止 DIC 病理过程、减轻器官功能损伤、重建凝血抗凝平衡的重要措施。

（1）肝素治疗：

适应症：目前比较一致的认识是肝素仍是目前 DIC 抗凝治疗的最重要药物。下列情况下的患者可考虑尽早进行肝素治疗：

①不合血型的输血；

②羊水栓塞；

③急性白血病或其他肿瘤；

④感染性流产；

⑤暴发性紫癜、中暑；

⑥存在高凝状态之基础疾病如子痫、肾病、肺心病及糖尿病等；

⑦亚急性或慢性 DIC；

⑧许多急性 DIC 的早期；

⑨其他如早产儿、腹水自体静脉输液及巨大海绵状血管瘤等。

感染性 DIC，重危肝病 DIC 及新生儿 DIC 等，肝素使用尚存在争论。

禁忌症：

①有手术或损伤创面未经良好止血者；

②近期有大咯血之结核病或有大量出血之活动性溃疡；

③蛇毒所致 DIC；

④DIC 晚期患者有多种凝血因子缺乏及明显纤溶亢进等。

剂量：既往强调"足量"，如普通肝素在急性 DIC 可每日用药 30 000～60 000U。近年来，随着对肝素作用认识的深入及制剂的改进，综合性治疗措施的应用等，已趋于小剂量用药。常规或大剂量使用易增加或加重出血并发症的发生。

常规肝素用量：急性 DIC 每日 10 000～30 000U，一般 15 000U/d 左右，每6h 用量不超过 5 000U。根据病情可连续使用 3～5d。

小剂量低分子肝素与常规肝素相比,具有可直接抑制因子 X,对凝血酶原的抑制作用较弱,抗凝作用较缓和而出血并发症较少,较少依赖 AT – Ⅲ,较少导致血小板减少等优点。近来得到广泛应用。常用剂量为每日每公斤体重 0.75 ~ 1.5mg,连用 5d。据日本学者观察,以 0.75mg/(kg · d)更为安全有效。

用法:既往强调持续静脉滴注,认为可维持稳定而安全的血浆抗凝浓度。近年多主张每 6h 一次皮下注射。

低分子量肝素目前仍用持续静脉滴注给药。

肝素治疗的血液学监护、不良反应及处理,详见本书第二十章抗凝与溶栓疗法。

(2)其他抗凝及抗血小板药物:丹参或复方丹参注射液:实验及临床研究表明,丹参具有一定的抗凝及抗血小板作用。在 DIC 治疗中,本药具有疗效肯定、安全、无须严密血液学监护、无明显不良反应等优点。既可与肝素合用以减少后者之剂量,亦可在慢性 DIC 疑难病例及缺乏确诊及血液学监测实验条件下作为主要抗凝剂单独使用。剂量:100% 复方丹参注射液 20 ~ 40ml,加入 100 ~ 200ml 葡萄糖溶液内快速静脉滴注,每日 2 ~ 4 次,可连用 3 ~ 5d。

低分子右旋糖酐:本药有抗血小板聚集、补充血容量及疏通微循环作用,对 DIC 有一定辅助性治疗价值。常用剂量每次 500ml,静脉注射,每日不超过 1 000ml,可连用 3 ~ 5d。

双嘧达莫:通过抑制血小板内 LAMP 之代谢而抑制血小板聚集,有一定抗血栓作用,每次用量 200 ~ 500mg,置 100 ~ 200ml 液体内滴注,每日 2 ~ 3 次,滴注速度宜缓,以避免局部血管刺激。

AT – Ⅲ:近年研究表明,AT – Ⅲ 是人体内最重要的生理性抗凝物质,占生理抗凝活性的 80% 以上。AT – Ⅲ 水平的消耗性降低约见于 80% 左右的急性 DIC 患者。这既可降低人体抗凝活性,加速、加重 DIC 病理过程,也导致肝素治疗效果不佳及出血并发症增多。因此,适时适量补充 AT – Ⅲ,是 DIC 治疗中的关键性措施之一。AT-Ⅲ 与肝素合用,既可减少肝素用量,增强肝素疗效,还能减少肝素停用后的反弹性血栓形成倾向。DIC 患者,AT – Ⅲ 每次用量 1 500 ~ 3 000U,持续静脉滴注,每日 2 ~ 3 次。根据病情可连用 5 ~ 7d。暂无 AT – Ⅲ 制剂时,可以全血或新鲜血浆替代,一般以每毫升全血或血浆分别含 AT – Ⅲ1U 及 2U 计算。

阿司匹林:通过抑制前列腺素代谢而发挥抗血小板作用。主要用于慢性或亚急性 DIC,每次 50 ~ 250mg,每日 2 ~ 3 次,可持续使用 5 ~ 10d 或更长时间。

其他中草药:国内文献报道,川芎、三七、红花、桃仁、穿心莲等多种活血化瘀药物,均有强度不等的抗凝或抗血小板作用,单独或联合应用于 DIC 的辅助性治疗,可获得较好疗效,其中川芎已有静脉滴注制剂,每次 20 ~ 30ml,每日 1 ~ 2 次,可连续使用 1 周以上时间。

3. 血小板及凝血因子补充

适应症:

①患者有较严重血小板或凝血因子消耗性减少之确定证据;

②明确的病因及抗凝治疗,DIC 未能得到良好控制;

③近有学者认为,某些基础疾病易于迅速消除的 DIC 患者,如病理产科及外伤等,或不

宜使用肝素等抗凝治疗之患者,可在积极处理原发病的前提下,通过补充血小板或凝血因子而使 DIC 得到有效控制。

主要制剂:

(1)新鲜全血:可提供血小板及除组织因子以外之全部凝血因子。为了迅速纠正急性 DIC 的低血小板及凝血因子状态,在患者心功能允许的条件下,可一次输血 800 ~ 1 500ml,或按 20 ~ 30ml/kg 输入以使血小板升至 50×10^9/L 以上,各种凝血因子活性升至 50% 以上。为了避免因输入血小板及凝血因子而再次诱发或加重 DIC,可在输血同时按每毫升血中(其他血液制品亦然)加入 5 ~ 10U 肝素同时输注(我们称此为肝素化血液制品输注)。据笔者 10 余年经验,此种方法既可避解 DIC 复发之忧,亦无诱发出血并发症之危险。

(2)新鲜血浆:除红细胞外,其他均与新鲜全血相同,唯浓度约提高 1 倍。血浆可减少患者输入液体总量,避免心脏负荷过重,还可避免红细胞大量注入所致的血液粘滞度增高及因红细胞破坏、膜磷脂(具组织因子样促凝功能)释放而出现的不利于 DIC 之因素。有学者发现 45min 内输入新鲜血浆 1 000ml,可使患者因子ⅧC 活性由 20% 提高到 100%,纤维蛋白原提高到 1.0/L 以上,血小板升至 50×10^9/L 以上。

(3)血小板悬液:在血小板计数低于 20×10^9/L 疑有颅内出血或脏器出血广泛而严重的 DIC 患者,需紧急输入血小板悬液。习惯上将 500ml 正常全血中分离出的血小板称为 1U。血小板输入剂量是以使患者血小板计数升至 50×10^9/L 以上为宜。为达此目的,24h 内输入血小板不得少于 10U,或按每 5kg 体重输入 1U,或每平方米体表面积输入血小板 1×10^{11} 计算输入。

(4)纤维蛋白原:急性 DIC 有明显低纤维蛋白原症或出血极为严重者,可予纤维蛋白原输注,首次剂量 2.0 ~ 4.0g,静脉滴注。随后视病情可重复使用,以使血浆纤维蛋白原升至 1.0/L 以上为准,24h 总量为 8.0 ~ 12.0g。由于纤维蛋白原半寿期长达 100h 左右,在无明显纤溶亢进之患者,24h 以后,一般不再需使用本制剂。

(5)因子Ⅷ及凝血酶原复合物:在 DIC 治疗实践中,极少需要使用上述制剂,但严重肝病并 DIC 患者,偶有使用适应症。

4. 纤溶抑制剂

适应症:按现代观点,此类药物在 DIC 不宜常规使用。其主要适应症有:

①有明确纤溶亢进之临床及实验证据之 DIC 患者;

②DIC 晚期,继发性纤溶亢进已成为引起迟发性出血的主要原因。

主要制剂:

(1)6 - 氨基己酸:每日 2.0 ~ 10.0g,分次静脉缓慢注射或滴注,有休克者禁用。

(2)对羧基苄胺:每日 0.2 ~ 1.0g,分次静脉注射或滴注。

(3)止血环酸:每日 0.5 ~ 2.0g,分次静脉注射或滴注。

(4)抑肽酶:系广谱蛋白酶抑制剂,兼有抑制纤溶酶及因子 X 等激活的作用,呈纤溶、凝血双相阻断,从理论上最适于 DIC 治疗,首剂 5 万 U,随后以每小时 1 万 U 持续静脉滴注,或每日总量 10 万 ~ 20 万 U,分次静脉滴注。

5. 溶血栓疗法

适应症:由于 DIC 中、晚期多伴有继发性纤溶亢进,故溶栓治疗在本病使用较少,仅用以下情况:

①脏器功能不全表现突出,经前述治疗未能有效纠正;

②DIC 末期,凝血及纤溶过程均已终止,而脏器功能恢复缓慢或欠佳;

③有明显血栓栓塞的临床及实验室检查证据。

主要药物:

(1)尿激酶(uk):常用剂量首剂 4 000U/kg,静脉注射,以后以 4 000U/h 持续滴注。由于本药作用不具选择性,注入后可致全身性纤溶激活及纤维蛋白原降解,故目前已渐少用。近年,国外已研制出一种单纯尿激酶,其激活纤溶之作用有赖于纤维蛋白之存在。特异性较强疗效较好,不良反应较少。

(2)组织型纤溶活化剂(t-PA):为近年研制之高效特异性纤溶活化剂。在纤维蛋白存在的条件下,具有较强激活纤溶酶原作用。常用剂量 90 ~ 150 万 U,于 30 ~ 60min 内静脉滴注,或以每小时 5 000U/kg 持续静脉滴注。

6. 其他治疗

(1)皮质激素:DIC 患者不宜常规使用本药,但下列条件下可考虑应用:

①基础疾病需皮质激素治疗者,如各种变态反应性疾病所致 DIC;

②感染 – 中毒性休克并 DIC 已未取强力抗感措施者;

③并发肾上腺皮质功能不全者。

(2)山莨菪碱:本药可解除血管痉挛,有助于微循环改善及休克纠正,DIC 早、中、晚可予应用。剂量每次 10 ~ 20mg,静脉注射或静脉滴注,每日 2 ~ 3 次。

(3)1-去氨基-8-D 精氨酸加压素(DDAVP):DDAVP 是一种在结构上与天然垂体后叶素—精氨酸加压素类似的新型止血药物。由于可提高Ⅷ:C 水平和组织纤溶酶原活化素(t – PA)等水平,故 DDAVP 时。DIC 伴广泛微血栓形成和凝血因子大量消耗患者具有一定疗效。该药可多途径给药,在 DIC 时以静脉注射或静脉滴注为主,一般每次按 0.3μg/kg 给药(成人每次 16μg),加入 50 ~ 100ml 生理盐水中,15 ~ 30min 内静滴。可重复输注,1 ~ 2 次/d,间隔时间 6 ~ 12h。

【疗效与预后】

1. 疗效标准

(1)痊愈:

①基础疾病及诱因消除或控制;

②DIC 症状与体征消失;

③实验指标恢复正常。

(2)好转:上述三项指标中一项未达标准或二项未能完全达到标准。

（3）无效：上述指标均不能达标或患者因 DIC 死亡。

2. 预后　据资料统计，DIC 治愈率 50% ~80%，好转率 20% ~30%，死亡率 20% ~40%。

（杜鸿昱）

第八节　脾功能亢进

脾功能亢进是指由各种不同的疾病所引起的脾脏肿大，伴有一种或多种外周血细胞减少，而骨髓造血细胞则相应增生的一种综合征。临床上颇常见。

【病因及发病机制】

（一）病因

脾亢可分为原发性和继发性两大类。

1. 原发性脾亢　指基本病因不明，但临床上却具有脾功能亢进的一系列表现及体征。包括原发性脾性中性粒细胞减少症、原发性脾性全血细胞减少症、单纯性脾增生、脾性贫血等。有学者将其均归入非热带性特发性脾肿大或 Dacie 综合征，但因病因不明，很难确定这组疾病是否为同一病因引起的不同结果，或为互相无关的独立疾病。

2. 继发性脾亢　指由于脾及脾以外的疾病导致的脾功能亢进，其原发疾病多数已诊断明确。包括：

①脾囊肿和肿瘤：非寄生虫性囊肿、血管瘤、淋巴管瘤等；

②急慢性感染：感染性心内膜炎、传染性单核细胞增多症、结核、疟疾等；

③霍奇金病、非霍奇金淋巴瘤；

④浸润性疾病：戈谢病、结节病、淀粉样变性等；

⑤自身免疫性疾病：如系统性红斑狼疮、Felty 综合征等；

⑥血液病巨脾征：慢性白血病、髓样造血等；

⑦门脉高压：肝硬化、闭塞性肝静脉内膜炎、脾和门静脉血栓形成和栓塞等；

⑧其他：脾亢还可发生于肾移植血液透析患者，发生率在 15% ~25%。以前曾将遗传性球形红细胞增多症和免疫性血小板减少症包括在继发性脾亢中，现已被排除。

（二）发病机制

脾功能亢进时一般都有脾肿大，但并非所有的脾肿大均有脾亢的表现，脾亢时脾肿大的病因与周围血细胞减少的发病机制可不相同，概括如下几点：

1. 过分滞留吞噬作用　脾脏的结构及微循环具有其组织学特点，中央小动脉的分支多数通向由巨噬细胞覆盖的脾索，血液由脾索流向脾窦必须通过直径仅为 $3\mu m$ 的极狭窄的髓窦小孔，只有变形性未受损的红细胞才能通过。在脾索中，血液浓缩，局部因血淤滞而产生缺氧、酸度增加及各种能量代谢障碍，使红细胞处于十分不利的环境中。同时红细胞在此可与窦壁和脾索内的巨噬细胞充分接触。脾亢时由于脾脏增大，脾索的容量增加，使更多的红细胞更长久地滞留在脾脏内,正常情况下30%的血小板被阻留在脾脏,脾脏病理性增大时,约有50%~90%的血小板及30%以上的红细胞在脾内滞留。在代谢不利的条件下,使血细胞的损伤逐渐变成不可逆,并被脾索及脾窦的过度活跃的巨噬细胞破坏。

2. 免疫学说　认为脾功能亢进是自身免疫性疾病的一种类型。脾脏内的单核巨噬系统由于各种不同的原因发生了异常的免疫反应,产生自身抗体,结果导致一种或多种血细胞减少。在部分原发性脾亢患者中,红细胞抗人球蛋白试验直接阳性。脾性中性粒细胞减少症也是因为机体产生了自身抗体而致的免疫性中性粒细胞减少。另有报道,淀粉样变性也与免疫异常有关。

3. 体液因素学说　认为脾功能亢进是因脾脏产生液递性因素,可以抑制骨髓造血细胞的成熟和释放,但此学说迄今尚缺乏有力的佐证。

4. 血液稀释作用　当脾脏肿大时,血浆的总容量明显增多,可使血液稀释产生贫血。这种稀释作用在存在巨脾的患者中更为明显。

【临床表现】

临床上,所见的脾功能亢进多为继发性,症状和体征取决于引起脾亢的基本病因,但脾脏肿大是本病的特征之一,可为轻度、中度或重度。血细胞减少与脾肿大有一定关系,但不是呈绝对的平行关系。血细胞减少导致贫血、感染和出血。有的患者虽然白细胞或血小板数量很低,但感染及出血的症状和体征不一定明显或很轻微。

【诊断】

以前三条最为重要:

1. 脾脏肿大　脾亢时几乎均有不同程度的脾肿大,脾肿大的程度除依据一般体检测量外,对轻度肿大,肋缘下未能触及者可以通过超声波、放射性核素显像或CT等手段测定。

2. 外周血细胞减少　可为单一系列细胞减少,亦可全血细胞减少。

3. 骨髓造血细胞增生骨髓增生活跃或明显活跃,部分病例可出现成熟障碍表现(因外周血细胞大量被破坏、骨髓中成熟细胞释放造成类似成熟障碍的现象)。

4. 脾切除后可使外周血象接近或恢复正常。

5. ^{51}Cr标记的红细胞或血小板注入体内后,作体表放射性测定,可发现脾区体表放射性比率大于肝脏2~3倍。此提示标记的红细胞在脾内过度破坏或滞留。

【鉴别诊断】

许多疾病的血细胞减少由其他障碍所致,如淋巴瘤骨髓浸润所致骨髓衰竭、非白血性白血病,此时的血细胞减少,为白血病的骨髓浸润所致,此时可有脾肿大,亦为肿瘤细胞侵犯的结果。

【治疗】

(一)病因治疗

对继发性脾亢患者首先应治疗原发病。随着原发病的好转,脾功能亢进减轻,甚至消失。

如原发病一时无法治愈,可先行脾切除术,而术后仍应继续原发病的治疗。

（二）对症治疗

大多数由脾亢引起的周围血细胞减少是轻度的,无需治疗,如出现严重的贫血可输血或输红细胞。并发感染者给予有效的抗生素治疗。血小板减少有出血者可给予肾上腺皮质激素治疗,多种维生素及止血药物治疗。血小板计数极低或有危及生命的出血者可考虑血小板输注。

（三）手术疗法

脾切除术仍是重症脾功能亢进的有效治疗方法,可减轻症状,改善周围血象。有门脉高压的患者切脾后可降低门脉循环的血流量,减轻腹水,见效食道静脉曲张破裂出血的危险。对某些病例如原发于脾的淋巴瘤,切脾后可除去体内的主要病灶。

脾切除手术指征有：

①脾脏显著肿大,产生明显的压迫症状,并有脾破裂的危险;

②贫血、粒细胞减少或血小板显著减少,而骨髓功能正常的患者;但由于切脾后可能出现血小板增多甚至发生血栓,所以血小板正常或轻度减少者不宜切脾;

③原发性脾功能亢进者,手术疗效较佳,有些学者认为对年轻的原发性脾亢患者,手术可推迟进行,但对疑为原发于脾的恶性淋巴瘤患者,做诊断性脾切除是必要的;

④经检测证实,血细胞在脾内过度破坏或滞留者有切脾的参考价值。

一般切脾后短期内即可见到血象的改善,但须经过一段时间方能使血象趋于稳定。临床疗效的观察也以稳定后的血象作为判定标准,但部分原发性脾亢,切脾的效果欠佳。近年来发现伴有棘红细胞贫血的肝硬化脾亢患者,切脾后不能改善贫血。另一方面切脾可有不少并发症,尤其是术后的感染问题。其发生率高于对照10余倍,特别是可发生严重的暴发性全身感染。其中以肺炎球菌、脑膜炎奈瑟菌、流感杆菌常见,对儿童的威胁甚大,死亡率颇高。从脾切除至暴发性感染,间隔时间不等,一般不在术后即时发生,大多数出现在2年以后,文献报道,约42%的患者严重感染发生于手术后5年。患者切脾的年龄越小,暴发性感染的间隔期越短。其他并发症还有血栓栓塞,如静脉血栓形成、肺栓塞、脑血栓形成等。有些疾病如戈谢病患者,切脾后可能导致原发病的恶化,故应慎重选择病例,严格掌握适应症,并充分做好术前准备。

（四）脾栓塞治疗

由于脾切除后存在着严重感染的危险,而且有患者因严重的出血倾向,肝脏疾患引起的低蛋白血症、腹水等使手术受到了限制,人们力图探讨一种新的治疗方法,既能改善脾功能亢进状态,又能保留一部分脾的功能。近年来国内外学者开展了以脾栓塞代替脾切除的研究,特别是部分脾栓塞术倍受推荐。

部分脾栓塞术即栓塞脾脏的25%～95%不等,以50%～70%为宜,保留30%～50%的正常脾组织即可降低感染的发生率。部分脾栓塞术最早应用于肾移植血液透析后脾亢的治疗,栓塞术后可改善脾亢,使白细胞和血小板明显增高,同时保留了部分脾功能,减少了严重感染的可能性。对门脉高压性脾亢,术后还可使门脉压降低,脾亢减轻,并增加肝血流量,改善肝功能。部分脾栓塞也存在着一些并发症,如脾脓肿、脾囊肿、胰腺炎等,尚需进一步完善。不过部分脾栓塞术作为一种脾保留方法,在对脾亢及某些血液病方面已取得明显的疗效,具有广阔的前景。

【疗效标准】

疗效的判断应以治疗后一段时间的稳定血象为标准,同时要考虑原发疾病对脾亢治疗效果的影响。

1. 治愈 血象恢复正常。
2. 好转 血象较治疗前有明显改善。
3. 无效 血象较治疗前无明显改善。

(高建荣)

第六章　内分泌疾病

第一节　甲状腺疾病

一、单纯性甲状腺肿

【病因与发病机制】

单纯性甲状腺肿是一种因甲状腺激素合成障碍而引起的疾病,由于甲状腺激素分泌减少,可引起:

①垂体促甲状腺素(TSH)反馈性增加;

②TSH 不增加,但甲状腺组织对 TSH 反应增强。上述两种原因导致甲状腺代偿性肥大、增生,从而使其分泌的甲状腺激素满足机体代谢的基本需要,此时原已增高的 TSH 亦可由于反馈性分泌抑制而回落至正常。

本病可呈地方性分布,也可散发。

1. 碘缺乏　是地方性甲状腺肿的常见原因,如人体每日摄碘低于 $100\mu g$,尤其是在生长发育和妊娠哺乳等情况下,可影响甲状腺激素的合成,但近年发现长期摄碘过多也可影响碘的有机化而引起甲状腺肿。

2. 致甲状腺肿物质　这类物质可阻滞甲状腺激素的合成,从而引起甲状腺肿。

(1)药物:硫氰酸盐、保泰松、对氨基水杨酸、磺胺类、锂盐及长期大量服用硫脲类药物等。

(2)食物:萝卜、卷心菜、洋葱及大豆类食品。

3. 先天性甲状腺激素合成障碍　由于某些遗传缺陷,包括酶缺陷(过氧化物酶、碘化酪氨酸脱碘酶等)和甲状腺激素合成时某个环节障碍(如碘化酪氨酸偶联、甲状腺球蛋白水解等)均可导致甲状腺肿。

【诊断】

1. 临床表现　以甲状腺肿大为主要表现,可呈弥漫型或结节型,大小不等,早期无症状,随着甲状腺逐渐增大,可引起压迫症状。压迫食管可引起吞咽困难,压迫气管可引起咳嗽与呼吸困难,压迫喉返神经可引起声音嘶哑。少数患者为胸骨后甲状腺肿大,可因颈部静脉受压回流受阻,致面部淤血、水肿,颈胸部浅表静脉扩张等。

2. 实验检查

(1)血清 T_3、T_4 多数正常,少数患者 T_4 偏低。

（2）TSH 测定基本正常。

（3）甲状腺摄^{131}碘率多数增高,但无高峰提前,并可被 T_3 所抑制。

3. 甲状腺 B 超检查可发现甲状腺肿大或呈结节性甲状腺肿。

【治疗】

1. 病因治疗　因进食含影响甲状腺素合成食物或药物者,应停止有关药物及食物。

2. 甲状腺激素　一般从小剂量开始,每 2 周左右增加一次剂量,常用药物及剂量见表 6-1。

表 6-1　常用甲状腺激素制剂及剂量

制剂种类	相当剂量	T_4 含量	T_3 含量	开始剂量/日	维持量/日
干甲状腺片	40mg	不稳定	不稳定	20mg	60~120mg
左旋甲状腺素	100μg	100μg	0	50μg	100~200μg
三碘甲状腺原氨酸 T_4、T_3 混合制剂	25μg	0	25μg	12.5μg	50μg
正常甲状腺片	1 片	60μg	15μg	1/2 片	1~2 片
Thyrolar	1 片	50μg	12.5μg	1/2 片	1~2 片

3. 碘治疗　主要在地方性甲状腺肿流行区应用,可采用 1∶10 000~1∶50 000 碘盐进行防治;也可给予碘油肌肉注射,以发挥长效作用;还可用 0.1% 碘化钾溶液,每日 3 次,每次 2 滴;复方碘化钾或饱和碘化钾溶液,每日 1~2 滴。结节性甲状腺肿慎用碘剂,以防诱发性甲亢,高碘所致的甲状腺肿忌用碘剂治疗。

4. 手术治疗　手术指征:

①巨大甲状腺肿有明显压迫症状,经药物治疗无效者;

②中度甲状腺肿药物治疗无效或疑有恶变者;

③有功能自主性结节合并甲亢者。

【疗效标准】

1. 治愈　肿大甲状腺恢复正常,实验检查正常。

2. 好转　治疗后甲状腺较前缩小,但未完全恢复,实验检查基本正常。

3. 无效　临床及实验检查均无改善。

二、甲状腺机能亢进症

甲状腺机能亢进症简称甲亢,是因甲状腺机能增高,分泌过多甲状腺激素,包括四碘酪氨酸（T_4）、三碘酪氨酸（T_3）或各种原因致血循环中甲状腺激素水平过高而引起的一组内分泌紊乱症状群。本病甚为常见,多见于 20~40 岁之青年女性,男女之比约为 1∶4~6。

【病因与发病机制】

病因与发病机制尚未完全明了,目前认为本病的发病主要是在遗传基础上因精神刺激等应激因素而诱发的自身免疫反应所致。约 95% 患者的体内可检出针对 TSH 受体的甲状腺刺激抗体(TSAb),或称甲状腺刺激性免疫球蛋白(TSI)。常见病因分类见表6-2。

表6-2 甲亢病因分类

一、甲状腺性甲亢:甲状腺自身功能亢进,伴甲亢症群

    1. 弥漫性甲状腺肿伴甲亢症(Graves 病,突眼性甲状腺肿等)

    2. 多结节性甲状腺肿

    3. 自主性高功能性甲状腺腺瘤

    4. 新生儿甲亢

    5. 碘诱导性甲亢

    6. 滤泡性甲状腺癌

二、垂体性甲亢

三、异源 TSH 综合征

四、卵巢甲状腺肿

五、医源性甲亢

六、一过性甲亢

    1. 亚急性甲状腺炎

    2. 放谢性甲状腺炎

【诊断】

1. 临床表现　约75%患者有下列典型临床表现:

(1)高代谢综合征:食欲亢进但体重减轻,怕热、多汗、皮肤湿热、疲乏、无力、低热。

(2)神经及心血管系统兴奋性增强:患者神经过敏、性情急躁、多言好动、失眠多梦,β 肾上腺素能神经兴奋时出现心悸气急、心动过速、休息或睡眠时脉搏仍快为本病特征;收缩压升高而舒张压下降,脉压增大,双手平伸时可见震颤。

(3)运动生殖系统改变:女性表现为月经紊乱、不孕;男性有阳萎、不育;约 10% 男性患者易发生周期性麻痹,少数可见杵状指伴骨关节病以及胫骨前粘液性水肿。

(4)甲状腺肿大:可呈弥漫性或结节性,多数伴血管杂音。

(5)突眼:单侧或双侧,见于约50%的患者,分非浸润性突眼与浸润性突眼,其发病机制及临床表现详见本章内分泌性眼病。

2. 不典型及特殊类型甲亢

(1)不典型甲亢:

①甲亢性心脏病:约占甲亢的20%,表现为原因不明的阵发性心房纤维颤动、心绞痛、高输出量性心功能不全等;

②甲亢性神经病变:包括甲亢性周期性麻痹、重症肌无力;慢性甲亢性肌病(肌萎缩为主)等;

③原因不明的慢性腹泻或肝功能损害;

④胫骨前粘液性水肿,约见于 5% 甲亢患者,多伴有突眼,可无其他甲亢表现;

⑤甲亢性肢端病:杵状指伴骨关节病。

（2）淡漠型甲亢:多见于老年患者,起病隐袭,神志淡漠,嗜睡乏力,食欲减退,消瘦明显。常有甲亢性肌萎缩、心率紊乱、心功能不全等。甲状腺轻度肿大,本型易发生危象,死亡率较高。

（3）T_3 型甲亢:见于弥漫性、结节性或混合性甲状腺肿患者的早期治疗过程中,或复发早期患者。总 T_3（TT_3）及游离 T_3（FT_3）升高而总 T_4（TT_4）及游离 T_4（FT_4）正常或稍低。

（4）T_4 型甲亢:多见于老年人及伴有其他系统性疾病的患者,可能因 T_4 在外周组织中不易脱碘转变为 T_3 所致。T_4 增高,T_3 正常。

（5）碘诱发性甲亢:

①有服用含碘药物史,如乙胺碘肤酮、复方碘液等;

②甲亢症状明显但无突眼及甲状腺血管杂音;

③T_4 增高明显;

④停用碘剂后半年内可恢复。

（6）妊娠期甲亢:正常妊娠可有甲状腺代偿性增大,但一般不致甲亢,如增生过度,可因甲状腺结合球蛋白（TBG）合成增多致使 TT_4、TT_3、反 T_3（rT_3）均增高而发生甲亢。因此妊娠期甲亢主要依据为:

①高代谢症状群表现;

②FT_4、FT_3 与游离 T_4 指数（FT_4I）增高。

3. 实验检查

（1）血清游离 T_3、T_4（FT_3、FT_4）增高,为诊断本病的可靠依据,因其不受碘和 TBG 的影响。正常参考值:FT_3 0.24 ~ 0.62ng/dl,FT_4 0.9 ~ 2.5ng/dl。

（2）血清总 T_3、T_4（TT_3、TT_4）和反 T_3（rT_3）均增高,但疾病早期或甲亢复发有时以 T_3 升高为主,如仅有 Tr4 升高,应注意排除引起 TBG 升高或 T_4 转化为 T_3 的 5 脱碘酶活性降低的疾病,如某些急性疾病或严重肝病等。正常参考值 TT_3 100 ~ 200ng/dl,TT_4 ~ 12μg/dl,rT_3 47 ± 10ng/dl。

（3）游离 T_4 指数（FT_4I）:甲亢时增高,甲减时降低。正常参考值:2.6 ~ 11.3。

（4）TSH 测定:甲亢时 TSH 分泌明显受抑,即使给予促甲状腺激素释放激素（TRH）兴奋试验,TSH 仍处于极低水平或不能测出。

（5）三碘甲状腺原氨酸抑制试验（T_3 抑制试验）:正常人及单纯性甲状腺肿患者投用 T_3 后,因 TSH 分泌受抑,摄 ^{131} 碘率明显下降（降低 50% 以上）,甲亢患者及浸润性突眼患者因 TSH 已被 T_3、T_4 抑制,故摄碘率无明显降低或抑制率 < 50%。禁用于有冠心病或甲亢性心脏病患者,禁做此试验。

（6）甲状腺吸 ^{131} 碘率:甲亢时增高且峰值提前,孕妇禁做此试验。

【治疗】

1. 一般治疗　治疗初期应适当卧床休息,加强对症及支持疗法,补充足够热量和营养。

尽可能消除诱发或加重本病的精神、神经等因素。

2. 药物治疗

(1)甲状腺素生成抑制药:目前常用的有四种:丙基硫氧嘧啶(PTU)、甲基硫氧嘧啶(MTU)、他巴唑、甲亢平。上述药物的抗甲状腺作用是抑制过氧化物酶,阻止碘的有机化及碘化酪氨酸缩合成 T_3 和 T_4。最近研究发现,抗甲状腺药物还有抑制 TSAb 形成的作用。PTU 还可抑制 T_4 在周围组织中转化为 T_3。约60%患者经药物治疗后可获痊愈。

适应症:

①病情轻且甲状腺较小;

②孕妇或 20 岁以下患者或年迈体弱合并严重心、肝、肾疾病不宜手术者;

③甲亢手术前准备;

④术后复发不宜[131]碘治疗者;

⑤[131]碘治疗后的辅助治疗。

剂量与疗程:根据病情轻重决定用药剂量,疗程约 1~2 年,一般约 4~8 周可使临床症状得以控制,此时应逐渐减量至维持量,减量期视病情稳定程度而定,一般持续 6 周左右。见表 6-3。

表 6-3　常用甲状腺激素合成抑制药及其治疗剂量

药　名	每片剂量(mg)	开始剂量(mg)	维持剂量(mg)	不良反应频度
丙基硫氧嘧啶	50	200~400	50~100	较少见
甲基硫氧嘧啶	50	200~400	50~100	较多见
他巴唑	5	20~40	5~10	中等
甲亢平	5	20~40	5~10	中等

最近有人提出,每日给予他巴唑 15mg 和 30mg 的治疗作用相似,但前者不良作用明显低于后者。近有报道将他巴唑等药物经甲状腺局部离子导入治疗,可收到较好疗效,而用药量可减少。研究表明妊娠中晚期与哺乳期患者,可在密切观察下限制性使用上述药物。

不良反应及注意事项:

①粒细胞减少或粒细胞缺乏症为最严重之不良反应,常突然发生,一般于用药最初数周或数月内出现。故用药头 3 个月内,应定期(每周 1~2 次)作血白细胞计数,如白细胞 $<3.5 \times 10^9/L$ 或中性粒细胞绝对值 $<2.0 \times 10^9/L$,应停药并及时给予升白细胞药物;

②皮疹、剥脱性皮炎、药物热,一旦出现应停药并积极对症处理,如给予强的松等抗过敏类药物;

③其他如关节痛、肝功损害等,通常无需停药,可更换药物或减量,一般能在用药过程中恢复。

停药指征:临床甲亢症状消失,甲状腺血管杂音消失,腺体缩小;实验检查 T_3、T_4 恢复正常,TRH 兴奋试验恢复正常,TSI 转阴。

（2）阻滞甲状腺激素释放的药物主要为碘剂：碘化物对碘的有机化有急性抑制效应，并可阻止甲状腺素的释放，可使甲状腺充血减轻、腺体缩小。

适应症：

①甲状腺手术前准备；

②甲亢危象；

③甲亢患者[131]碘放射治疗后2周加用小剂量碘剂有助于预防永久性甲减；

④重症甲亢需迅速控制症状时可与硫脲类药物同时使用，通常7～14d即可。

剂量与疗程：常用复方碘溶液，甲亢危象时5～10滴，每6～8h给药一次，首剂可加大剂量至30～50滴。重症甲亢时剂量可缩小，每次2～5滴，每日2～3次，或碘化钠每日0.5～1.0g加入液体中静滴。均为短期治疗，症状减轻后即减量至停用。

注意事项：碘剂治疗疗程不宜超过2周，过长用药可出现"脱逸"现象，即用碘后由于甲状腺对碘化物的主动转移减弱而使碘的抑制作用失效。

（3）β肾上腺素受体阻滞剂：此类药物可拮抗儿茶酚胺的作用而发挥疗效，最常用者为心得安及倍它乐克。通过拮抗甲状腺激素的外周作用，阻止 T_4 转变为活性 T_3 从而减轻症状。

适应症：

①手术前准备；

②[131]碘治疗前后以控制甲亢症状；

③甲亢常规治疗初期与硫脲类同用，可较快控制症状；

④甲亢危象。

剂量与疗程：常规剂量心得安10～30mg，每日3次，症状控制后逐渐减量至停用。甲亢危象时剂量可增大至40～80mg，每6～8h给药1次。

禁忌症：非甲亢性心功能不全，Ⅱ度以上房室传导阻滞，支气管哮喘。

（4）甲状腺激素：最近的研究显示，不论是在他巴唑治疗期间还是停用之后，甲状腺素均可降低TRAb水平，同时降低甲亢的复发率。其机制可能为：

①在未用甲状腺素的他巴唑治疗期间，TSH增高可促使甲状腺抗原包括TSH受体的释放，后者可促使TRAb的持续产生，而甲状腺素对此有抑制作用；

②甲状腺素可能直接作用于能产生TRAb的B淋巴细胞，抑制其TRAb生成；

③甲状腺素可能直接抑制甲状腺抗原物质的产生。一般在甲状腺功能经抗甲亢药物治疗部分恢复或正常时开始用药。常用甲状腺片20～40mg，每日一次；或 L-甲状腺素50～100μg，每日一次。

3. 放射性[131]碘治疗　利用甲状腺高度摄碘能力和[131]碘能放出β射线的生物效应，将适量[131]碘注入体内，随后聚集于甲状腺组织而发挥放射性杀伤作用。因其在组织内射程仅2mm左右，故电离辐射只限于甲状腺局部而对周围组织影响甚少，用药后甲状腺腺泡上皮破坏萎缩，甲状腺激素分泌减少。同时腺内淋巴细胞亦受杀伤，TRAb生成减少而发挥治疗作用。

适应症：

①手术后复发或有手术禁忌症者；

②有硫脲类药物过敏或正规治疗效果欠佳者；

③毒性结节性甲状腺肿者；

④年龄超过40岁而又不愿接受其他治疗者。

禁忌症：

①妊娠及哺乳期患者；

②年龄＜20岁；

③有重度心、肝、肾功能不全或活动性肺结核；

④甲亢危象。

剂量与疗效：根据腺体大小及甲亢病因而定，一般每克甲状腺给予50～100μci。治疗后约2～4周症状开始减轻、甲状腺缩小。约60%患者3个月后病情可获控制，如半年后仍无改善，可进行第二次治疗。

并发症及注意事项：

①重症甲亢用[131]碘治疗前后可给予β受体阻滞剂或硫脲类药物控制症状，以防放射性甲状腺炎产生一过性甲亢加重，甚至发生危象；

②甲减是[131]碘治疗的主要远期并发症，约见于20%～50%的患者，故治疗后应长期随访观察。

4. 手术治疗

（1）适应症：

①甲状腺Ⅲ度以上肿大伴压迫症状；

②胸骨后甲状腺肿伴甲亢者；

③多结节性甲状腺肿，尤其高功能自主性腺瘤所致之甲亢；

④长期反复药物治疗无效及不宜[131]碘治疗患者；

⑤妊娠期甲亢药物治疗无效者，可于妊娠中期择期手术。

（2）术前准备：术前准备是否充分是决定手术成功及预防甲亢危象的关键。

①术前用抗甲状腺药物治疗控制甲亢症状后，加用复方碘液每日一次，每次1滴，随后每日每次增加1滴至每日10～15滴减量，以使甲状腺充血减轻，腺体缩小，以便于手术及减少术中出血；

②对抗甲状腺药物过敏者，可给予心得安，每次30～60mg，6～8小时一次，直到静息状态时心率＜80～90次/min，即可考虑手术。术后维持用药1周。甲状腺肿大及充血明显者，术前仍需同时给予复方碘液治疗。

（3）并发症：包括伤口出血、术后感染、甲状腺危象、喉上及喉返神经损伤、甲状旁腺机能减退和甲状腺功能低下等。少数患者可有突眼加重。

【疗效标准】

1. 治愈

（1）甲亢的高代谢症群等症和眼征消失。

（2）甲状腺大小恢复正常，无震颤及血管杂音。

（3）实验检查恢复正常且停药后3~6个月无复发。

2. 好转

（1）治疗后症状大部分消失，但仍有突眼或轻度甲状腺肿大。

（2）实验检查基本正常。

（3）有时仍需小剂量抗甲状腺药物维持。

3. 无效　症状、体征及实验检查均无改善。

三、甲状腺机能减退症

【病因与发病机制】

甲状腺机能减退症简称甲减，系一组由多种原因引起的、以甲状腺激素合成、分泌或生物效应不足，机体代谢率降低为主要特征的疾病。成年人由于全身代谢减慢、基础代谢率降低、耗氧与产热均减少，引起一系列临床表现，病情轻重与激素减少程度以及持续时间有关；初生儿或婴幼儿期则由于神经系与骨骼系生长发育受阻，除全身代谢降低症群外，患者往往出现身材矮小、智力低下等临床症群。

本病主要见于中年女性，发病男女之比为1:5，偶有儿童发病者，称幼年型甲减。婴儿期发病者称克汀病或呆小症，后两种情况在地方性甲状腺肿流行区发病率较高，病因如下：

1. 原发性　指由于甲状腺自身疾病所致者，常见于：

①甲状腺大部或全切除术后；

②炎症（慢性淋巴细胞性甲状腺炎或亚急性甲状腺炎）；

③甲亢经^{131}碘治疗后；

④抗甲状腺药物使用过量；

⑤长期碘缺乏；

⑥甲状腺癌（甲状腺组织被破坏）；

⑦先天性甲状腺激素合成障碍；

⑧原因不明，可能与甲状腺免疫性破坏有关。

2. 继发性或散发性

（1）继发性甲减：主要因脑垂体肿瘤、手术、放疗或产后血栓性坏死等原因，致TSH合成与释放减少或缺乏而发病。

（2）散发性甲减：是指因下丘脑病变，如肿瘤、放疗或炎症等损害TRH的分泌，从而使TSH和甲状腺素因失去正常刺激而分泌减少致病。

3. 受体性甲减　较少见，属家族遗传性疾病，因甲状腺素靶细胞表面受体或受体后某些异常,使 T_4、T_3 虽高于正常甚至升高,但不能发挥正常生理功能。

【诊断】

1. 临床表现

(1)一般表现:起病缓慢;畏冷、无汗、体温低、皮肤蜡黄、干燥、粗厚并脱屑;颜面浮肿、表情呆滞、声音低沉、嘶哑,头发及眉毛、阴腋毛脱落;下肢及全身非凹陷性水肿。

(2)理解力、记忆力及反应性降低;有嗜睡懒言、听力下降;少数患者有幻觉、妄想等精神异常。

(3)心率缓慢、心界扩大、心音低弱,偶伴心包积液。

(4)腹胀、厌食及便秘。

(5)性欲减退或性功能障碍、女性月经过多或失调,可有闭经、溢乳。

(6)肌张力低,可有肌肉痛、关节积液或强直。

(7)严重时发生甲减性心脏病或甲减危象。

2. 实验检查

(1)血清 TSH 升高,是原发性甲减的早期表现,如仅有 TSH 升高而 T_3、T_4 正常,为亚临床型甲减。下丘脑垂体性甲减 TSH 正常或低于正常。

(2)血清 TT_4、TT_3 减低,TT_4 减低更明显。

(3)rT_3 明显低于正常(正常参考值 $0.47 \pm 0.1 \mu g/L$)。

(4)TRH 兴奋试验:静脉注射 TRH300μg 后,TSH 明显升高,支持原发性甲减;无变化提示垂体性;延迟性升高则提示下丘脑性甲减。

(5)血胆固醇、甘油三酯和 β 脂蛋白升高。

(6)空腹血糖低于正常,糖耐量试验呈低平曲线。

(7)约半数患者血甲状腺微粒体抗体和甲状腺球蛋白抗体升高。

【治疗】

1. 替代治疗　各种类型的甲减主要采用替代治疗,用药 2 ~ 4 周后可见临床症状改善。

左旋甲状腺素:小剂量开始,每日 50μg,口服,每 10 天左右增加 50μg 常用维持量每日 100 ~ 200μg。本药吸收稳定,虽起效稍慢,但在体内约 40% 的 T_4 脱碘变为 T_3,较符合生理状况。其半减期 7 天左右,一般每 3 天服药一次亦可,是治疗甲减的首选药物。本病需终身治疗,如中断用药,症状可在 3 个月左右复发。有心血管病变、精神症状或老年患者开始替代治疗的剂量应更小(25μg 开始),以不发生心绞痛及精神症状为宜。

其他替代治疗药物的剂量及用法详见表 6 – 4。

表 6 – 4　其他甲状腺激素替代治疗药物

药　物	每片剂量	开始剂量/日	维持量/日
干甲状腺片	40mg	20 ~ 40	80 ~ 200mg
三碘甲状腺原氨酸 T_4、T_3 混合制剂	25μg	12.5μg	50μg
正常甲状腺片	1 片	1/2 片	1 ~ 3 片
Thyrolar	1 片	1/2 片	1 ~ 3 片

2. 甲状腺移植胎 儿甲状腺体外培养后移植日前处于实验和临床研究阶段。

3. 中医中药 以温肾健脾、补益气血为主,可提高替代治疗的效果。

4. 对症治疗 有贫血者应补充铁剂、维生素 B_{12} 和叶酸;胃酸低者可口服稀盐酸。

【疗效标准】

1. 治愈

(1)在有效替代治疗下临床症状、体征消失。

(2)T_3、T_4 及 TSH 等实验检查恢复正常。

(3)能参加正常工作。

2. 好转

(1)临床症状、体征大部分消失。

(2)甲状腺功能检查基本正常。

(2)可参加轻工作。

3. 无效

症状、体征及实验检查均无改善。

四、甲状腺结节与肿瘤

【病因与发病机制】

各种原因引起甲状腺组织的异常增生,均可导致甲状腺结节性病变。成人中的发病率约5%,幼年时颈部或胸腺多次接触放射线照射或从事放射线工作的人群发生率可高达20%,女性较男性多发。甲状腺功能检查可正常,亢进或减退。常见病因有:

良性肿瘤:

①毒性结节性甲状腺肿;

②局限性甲状腺炎;

③甲状腺囊肿;

④甲状旁腺腺瘤;

⑤结节性甲状腺肿。

恶性肿瘤:

①甲状腺乳头状癌(60%);

②甲状腺滤泡状癌(18%);

③甲状腺未分化癌(15%);

④甲状腺髓样癌(5%);

⑤淋巴瘤和转移性肿瘤。

【诊断】

本病的主要表现为甲状腺区出现大小、性状、硬度各异的结节,如肿瘤体积较大或位置特殊,可产生相应压迫症状及体征,诊断的关键是鉴别其为良性或恶性。详见表 6 – 5。

表 6 – 5　甲状腺结节性质的鉴别

项　目	良性可能	恶性可能
病史	甲状腺肿家族史;地甲肿流行区居住史	有头、颈、胸部放射治疗史
性别及年龄	老年女性、儿童、青少年	成年女性多见,偶见男性儿童及成人
增长速度	较慢,但囊肿出血时可快速增大并伴疼痛	较快
结节数量	多结节	单结节
结节性状	软、规则、无粘连	硬,可呈分叶状,常有粘连
转移灶	无	有,常伴淋巴结肿大
血清学	抗甲状腺抗体升高	降钙素或甲状腺球蛋白升高
^{131}I 扫描	温、热结节(5% 为恶性)	凉、冷结节(25% 为恶性)
B 超	囊肿、实质性	单结节或混合性
L-T_4 治疗	200mg/d,6 个月后缩小	继续增大
细针穿刺细胞学	良性细胞	恶性细胞

【治疗】

1. 毒性结节性甲状腺肿　抗甲状腺药物控制症状后采用^{131}碘放射或手术治疗。

2. 局限性甲状腺炎　西医治疗以观察为主,当患者出现甲状腺功能减退,服用激素药物治疗。

3. 甲状旁腺腺瘤　手术切除。

4. 多结节性甲状腺肿　有压迫症状时应予手术治疗。

5. 甲状腺癌或可疑甲状腺癌　尽早手术切除,并给予适量甲状腺素替代治疗,以维持甲状腺正常功能,并防止预防复发。有癌转移之患者,应进行局部放射治疗。

【疗效标准】

1. 治愈　病因去除,甲状腺功能恢复正常。

2. 好转　病因去除,甲状腺功能基本维持正常,或病因未去除,治疗后肿瘤较前明显缩小。

五、亚急性甲状腺炎

【病因与发病机制】

亚急性甲状腺炎又称 de Quervain 甲状腺炎,巨细胞甲状腺炎,约占甲状腺疾病的 4% 左右,多见于 20 ~ 50 岁女性。目前认为,本病可能与病毒感染后引起的变态反应有关。由于淋巴细胞和中性粒细胞浸润,使甲状腺滤泡上皮细胞破坏,T_3、T_4 释放入血中,引起一过性甲亢表现。

【诊断】

1. 临床表现

(1) 发病前数日或数周有上呼吸道感染史。

（2）起病较急，多数突然出现颈前区疼痛，可放射到下颌角、牙床、耳部或枕后部。

（3）多数有轻、中度甲状腺肿大及触痛，可限于一侧或波及双侧。

（4）约50%的患者有甲亢临床表现，部分患者同时伴有肌肉或关节疼痛、发热、无力等表现。

2. 实验检查

（1）T_3、T_4增高约见于100%的患者，持续约2~4周，如患者甲状腺病变广泛而严重，甲状腺激素消耗而其合成功能又未恢复时，可出现一过性T_3、T_4降低。

（2）^{131}碘摄取率明显降低，与血甲状腺激素升高分离。

（3）血沉明显增快，血α_2球蛋白升高。

【治疗】

1. 轻症患者口服水杨酸钠或阿司匹林，每日3~4克，分次服。可获消炎止痛效果。

2. 上述治疗3天效果不明显或不能耐受水杨酸制剂者，可给予强的松口服，剂量每日20~40mg，上午8时顿服。病情缓解后（约2周）逐渐减量，疗程4~8周，血沉和甲状腺功能正常后停药。

3. 有甲亢表现患者用抗甲状腺药物一般无效。可给予心得安10~20mg，每日3~4次口服。

4. 暂时性甲状腺功能减退者一般不需治疗，可自行恢复，少数病情较重者，可给予甲状腺素短时替代治疗。

【疗效标准】

1. 治愈 临床症状及甲状腺肿大消失，实验检查恢复正常。

2. 好转 临床症状及甲状腺肿大明显好转，实验检查基本恢复正常。

六、慢性淋巴细胞性甲状腺炎

【病因与发病机制】

慢性淋巴细胞性甲状腺炎又称桥本甲状腺炎，起病隐袭，多发于30~50岁的女性多发，男女之比为1:18左右。目前认为本病病因为自体免疫反应，患者甲状腺组织中有大量淋巴细胞和浆细胞浸润，血清中可检出高滴度抗甲状腺球蛋白和微粒体抗体。由于抗原抗体复合物在组织基底膜上沉积，激活天然杀伤细胞（NK细胞），引起自体甲状腺细胞的免疫性破坏。

【诊断】

1. 临床表现

（1）甲状腺肿为主要临床表现，无痛，质硬韧如橡皮，可呈弥漫性或结节性，能随吞咽而上下活动，部分患者可出现吞咽困难等压迫症状。

（2）少部分患者在疾病早期可因破坏之甲状腺细胞释放过量T_3、T_4而伴甲亢表现，出现相应症状、体征甚至有突眼表现。

（3）甲状腺功能减退是多数患者的远期临床表现，此时可出现甲减有关症状、体征。

（4）可伴发其他自身免疫性疾病，如萎缩性胃炎、艾迪生病及重症肌无力等。

2. 实验检查

（1）95%以上患者血清抗甲状腺微粒体抗体明显增高，半数患者血清甲状腺球蛋白抗体增高。

（2）早期伴甲亢之患者血 T_3、T_4 升高，多数伴甲减者，T_3、T_4 减低，且可有 TSH 升高。

（3）甲状腺 B 超示回声稀疏且或分布不均匀，[131]碘扫描为冷性结节。

（4）少数患者可有血沉增快。

【治疗】

1. 轻度甲状腺肿大无明显临床症状者可不治疗，随访观察。

2. 有甲减和颈部压迫症状者用甲状腺素治疗，可使甲状腺功能恢复正常。约25%患者甲状腺可恢复正常大小；50%患者可较治疗前缩小一半；20%左右腺体大小无变化。常用左旋甲状腺素或甲状腺片，用法及用量参见本节甲状腺机能减退症。

3. 伴明显甲亢症状者可短期小量给予抗甲状腺药物治疗（如他巴唑 15mg/d，口服）。少数患者对此类药物甚敏感，用药数天或数周即可出现甲减症状，应注意及时减量或停药。甲亢症状复发者，再次治疗仍有效。

4. 少数起病较急者，如甲状腺迅速肿大、疼痛，可短期给予强的松治疗，以改善临床症状和使抗体滴度下降，但停药后易复发。

5. 对疑有恶变或明显压迫症状者应手术治疗，术后长期用甲状腺激素替代治疗。

【疗效标准】

1. 治愈 甲状腺恢复正常大小，甲状腺功能正常，工作能力恢复正常。

2. 好转 甲状腺较前缩小，替代治疗下甲状腺功能基本正常，可参加正常工作。

七、内分泌性眼病

【病因与发病机制】

内分泌性眼病又称 Graves 眼病、浸润性突眼或恶性突眼症，是一种危及视力并影响外貌的自身免疫性疾病。本病还受环境与遗传因素影响，常伴发于甲亢，发病机制不清，可能与下列因素有关。

1. 眼眶肌肉内沉积甲状腺球蛋白－抗甲状腺球蛋白免疫复合物，引起免疫复合物炎症反应。

2. 眼球肌、眶内结缔组织等呈抗原性，与辅助 T 细胞之间相互作用，引起自身免疫性反应。

【诊断】

1. 临床表现

（1）主要特征为眶周水肿，结膜充血、眼球突出与眼外肌麻痹，重症患者可发生暴露性角膜炎及视神经萎缩。其分度及相应临床表现见表6-6。

表6-6 突眼分级

级别	表现
0级	正常
Ⅰ级	瞬目减少，眼裂开大，上睑挛缩，巩膜外露，辐辏不全
Ⅱ级	结缔组织受累，眼周水肿，异物感，眼球疼痛，畏光
Ⅲ级	单侧或双侧突眼、突眼度>19mm
Ⅳ级	眼肌麻痹复视，眼外肌炎，表现为上、外斜视
Ⅴ级	角膜受损、混浊、溃疡、穿孔
Ⅵ级	视神经受累（30%），视力下降、黑蒙甚至失明

（2）多数同时伴有甲状腺肿大和甲亢症状，约5%患者为甲状腺功能正常性内分泌眼病。

2. 实验检查

（1）血清T_3、T_4增高见于90%以上患者。

（2）血清抗甲状腺微粒体抗体、抗甲状腺球蛋白抗体升高。

（3）突眼度一般>19mm，重者可达30mm。

3. 影像学检查 眼眶超声显像或CT扫描可检出浸润性病变。

【治疗】

1. 一般治疗 包括低盐饮食、利尿剂使用和眼局部处理，有充血、水肿者可滴含皮质激素的眼药水；有异物感者滴含甲基纤维素眼药水以引起人工眼泪；上睑挛缩、凝视者滴5%胍乙啶眼药水，眼的局部保护包括戴茶色眼镜或戴眼罩。

2. 甲亢治疗 选择甲亢治疗方案时应注意预防突眼恶化，严重突眼患者一般不宜作甲状腺手术治疗或^{131}碘治疗。抗甲状腺药物治疗时应注意及时加用甲状腺素治疗，以防因药物性甲减使TSH分泌增加，加重突眼。

3. 肾上腺皮质激素 早期应用，可迅速改善眶周水肿及球结膜刺激症状，治疗机理在于抑制自身免疫反应。首选强的松，每日30~120mg，分2~3次口服，症状好转后逐渐减量。维持量5~10mg/d，可隔日给予最小维持量，病情稳定，抗体滴度正常后停药，疗程3~6个月左右。停药后约半数患者一年内复发。不能大剂量用药突然停药，因可加重突眼。对复发患者，给予强的松治疗仍有效，但起效较慢。

4. 二联疗法 严重眼病者，单一皮质激素难于有效，此时可试用激素+^{60}钴、或X线或高电压行眶部放射联合治疗。高电压眶照射剂量以2周内给2 000rads为宜。联合疗法远期疗效优于单纯清素治疗，早期治疗效果较好。

5. 三段疗法 即皮质激素、眶部放疗及经窦眶减压术三位一体的分段疗法。

（1）患者先接受强的松治疗，每日1~2mg/kg，重者可给予强的松龙80~120mg/d，静注或肌注，常规用药 3 个月。80% 的患者治疗两周后症状改善。

（2）眶部放疗为第二阶段，与激素治疗有协同作用，并可缩短激素使用时间和减少复发。

方法见前述。

（3）经窦眶减压术

6. 血浆置换疗法　主要适用于严重急性进展期的患者，目的在于清除尽可能多的自身抗体，对慢性者无效。方法：在 5～8d 内进行 4 次血浆置换，总置换量为 10L。为避免反跳在末次置换后加用强的松龙每日 40mg 及硫唑嘌呤每日 100mg，总疗程 3～6 个月。皮质激素在用药 3～4 周后可逐渐减量至每日 7.5～15mg，3 个月停用。

7. 免疫抑制剂　环磷酰胺、硫唑嘌呤、MTX、6MP 和环孢素 A 等可与强的松交替使用或用于强的松治疗无效者，剂量以中等偏小为宜，一般不宜两种药物同时应用。此类药物可致白细胞减少甚至粒细胞缺乏，且发病突然，常无明显先兆，故用药过程中应严密观察。

【疗效标准】

1. 治愈　突眼及其他眼征消失，甲状腺功能和血清抗甲状腺微粒体及球蛋白抗体滴度恢复正常。

2. 好转　突眼较前减轻，大部分其他眼征消失，甲状腺功能和上述抗体基本恢复正常。

3. 无效　症状、体征及实验检查均无改善。

（阎燕）

第二节　甲状旁腺疾病与代谢性骨疾病

人的甲状旁腺通常有 4 个，上下两对，位于甲状腺侧叶背面，其主要成分是主细胞，分泌甲状旁腺激素（PTH）。其主要作用是通过促进骨质吸收、促进肠道对钙的吸收、促进肾小管对钙的重吸收而抑制对磷的重吸收，从而调节细胞外液钙、磷浓度，维持血钙、血磷水平正常，使肌体神经、肌肉组织的正常兴奋性得以维持。PTH 分泌异常，则导致一系列有关钙、磷代谢异常的临床表现。

一、原发性甲状旁腺机能亢进症

【病因与发病机制】

原发性甲状旁腺机能亢进症简称甲旁亢，是由于甲状旁腺自身病变致甲状旁腺激素（PTH）合成与分泌过多而引起的疾病。PTH 增强破骨细胞活性，促进骨质溶解，使钙磷释放入血循环增加，并通过促进肾脏 $1, 25-(OH)_2D_3$ 生成间接增加肠道钙吸收。体内磷排泄增加，导致高钙与低磷血症和一系列相应临床表现。本病多见于 20～50 岁女性。常见病因包括甲状旁腺腺瘤（83%）、增生（15%）及腺癌（2%）。

【诊断】

1. 临床表现

（1）起病缓慢，病程长，早期可无症状，仅于普查时发现血钙偏高。

（2）高血钙、低血磷表现：

①神经肌肉应激性下降，肌肉软弱无力，尤以近端下肢肌肉明显；

②胃肠蠕动迟缓、纳差、便秘、重者发生恶心、呕吐和消化性溃疡；

③情绪不稳、失眠、抑郁，甚至出现精神病症状。

（3）肾脏表现：

①尿钙排出增加致多尿、口渴、多饮、重者出现脱水和体重减轻；

②泌尿系结石，约见于30%的甲旁亢患者，可有血尿、泌尿系感染和肾绞痛发作，多为磷酸钙或草酸钙结石。反复发作可有肾实质钙化和肾功能不全。

（4）骨骼表现：

①全身骨骼脱钙引起局部骨痛或压痛，以指骨、颅骨、脊椎、骨盆最常见；

②病程达5年以上者，常有全身性纤维囊性骨炎的发生，严重者可发生多发性自发性骨折。

（5）颈前部包块：约见于15%患者。3%左右患者可出现多发性内分泌腺瘤综合征。

2. 实验检查

（1）高血钙、低血磷：

①正常血钙 2.13～2.63mmol/L，如血浆蛋白及 pH 正常时，多次血钙高于 2.65mmol/L（10.6mg/dl）以上，则为偏高，如 >2.75mmol/L，可确诊为高钙血症；

②固定钙磷饮食 3～5d 后，成人空腹血磷 0.97～1.45mmol/L，本病时常 <0.37mmol/L。

（2）高尿钙、高尿磷：普通饮食下尿钙排出 >7.5mmol/24h 有诊断意义；尿磷多数偏高，正常值 22～48mmol/24h。

（3）血清甲状旁腺激素（PTH）测定：PTH 升高与肿瘤大小、病情严重程度及血钙浓度平行。羧基端 PTH 正常值为 100～500ng/L。

（4）尿 CAMP：PTH 可使靶细胞—肾小管上皮细胞的 CAMP 增高，测其尿中水平可间接反映 PTH 是否异常。放免法正常值为 5.10±0.25μmol/24h。

3. 影像学检查

（1）X 线检查：

①骨骼脱钙，骨质疏松，以脊椎为重；

②纤维性骨炎或囊样变，颌骨"棕色瘤"；

③长骨骨膜下吸收，指端更甚；

④骨折及畸形；

⑤肾结石发生率约30%，肾实质钙化发生率<10%。

（2）定位诊断：

①CT检查或MRI检查有助于腺瘤的定位诊断；

②选择性静脉插管采血测PTH，甲状旁腺腺瘤时颈甲状腺静脉血中PTH升高。

【治疗】

1. 手术治疗

（1）适应症：

①确诊甲状旁腺腺瘤或疑有恶变者；

②合并骨骼病变、肾结石或肾实质钙化者；

③反复发作久治不愈的消化性溃疡。

（2）注意事项：

①腺瘤切除前应纠正高钙血症；

②术中应快速切片确定有无恶变；

③注意探查每个腺体，增生患者应切除3.5个腺体；

④术后注意防治低钙血症，钙剂与维生素治疗最少持续6~12个月，以利骨质重新矿化。

2. 内科治疗　用于有手术禁忌症或拒绝接受手术疗法的患者或术前准备。

（1）甲氰咪胍：可以阻滞PTH合成及分泌，每次300mg/次，每日3次，口服，停药后可有反跳现象。

（2）心得安：可能有抑制PTH的作用，常用30~120mg/d，分次口服。

（3）磷酸盐：能增加骨钙结合，提高血磷，降低血钙，常用Na_2HPO_4口服液，每次10ml，每日3次，注意防止高血磷和肾功能受损。

【疗效标准】

1. 痊愈　病因去除，血钙及血磷、PTH等水平正常，骨骼及肾脏病变消失。

2. 好转　病因未去除，临床好转，血钙、血磷及PTH水平接近正常。

二、继发性甲状旁腺机能亢进症

【病因与发病机制】

继发性甲旁亢是因甲状旁腺以外之各种疾病引起血钙降低反馈性甲状旁腺PTH分泌增多而引起的疾病。常见病因有：

1. 慢性肾功能不全，引起低血钙的原因：一方面由于肾脏磷排泄障碍，使血磷酸盐增高；另一方面则由于$1.25-(OH)_2D_3$合成障碍使肠钙吸收减少。

2. 维生素D抗药或缺乏。

3. 吸收不良综合征，钙、镁及维生素D等吸收障碍，使血钙降低。

4. 肾小管性酸中毒，使体内失碱伴钙排出增加而引起低血钙。

5. 散发性甲旁亢，由于长期低血钙症引起继发性甲状旁腺增生，而使血钙恢复正常甚或高于正常，但高血钙已不能反馈调节甲状旁腺的自主分泌功能，称为三发性甲旁亢。多伴有严重肾性骨营养不良。

6. 假性甲旁减，为遗传性疾病，因骨或肾的 PTH 受体缺陷或 CAMP 异常，引起甲状旁腺代谢性增生，分泌更多的 PTH，以满足机体之需要。

7. 各种原因所致长期磷酸盐缺乏。

本病的临床表现及实验检查基本同原发性甲旁亢。

【诊断】

1. 存在上述的一种或多种病因表现、实验异常。

2. 有前述甲旁亢症状、体征，特别是肾脏及骨骼改变。

3. 血 PTH 升高。

4. 血钙低于正常。

【治疗】

1. 治疗原发病。

2. 手术治疗　有主张对长期透析的肾功能不全患者，在无条件做肾移植手术时，切除甲状旁腺；有条件接受肾移植者，可行甲旁腺大部切除术（仅保留 0.5 个腺体）。

3. 药物治疗　详见本节相关章节。

【疗效标准】

基本同原发性甲旁亢。

三、甲状旁腺机能减退症

【病因与发病机制】

甲旁减（Hp）为甲状旁腺自身或效应器官及组织异常所引起，导致钙、磷代谢障碍而表现以低血钙和高血磷为特征的一组疾病。常见病因：

1. 手术性　甲状腺切除术中将甲状旁腺误切或甲状旁腺切除术切除过多，或术中严重缺血、损伤等，此为最常见的病因。

2. 特发性　可能与甲状旁腺自身免疫或放射性损伤有关，部分伴存其他内分泌疾病，如阿狄森氏病等。少数为癌症转移破坏甲状旁腺致病。

3. 先天性　甲状旁腺发育异常（常伴胸腺发育不良）。

4. 假性甲旁减（PHP）为遗传缺陷性疾病（PTH 受体缺陷或受体后异常或 CAMP 缺陷），血生化改变与甲旁减相同，但甲状旁腺增生，血中 PTH 增高。

【临床表现】

1. 主要由低血钙和高血磷所致：低钙时神经肌肉兴奋性增高，典型表现为低钙搐搦，隐匿性搐搦可表现为 Chvostek 征阳性（手指弹击耳前面神经引起同侧口角或鼻翼抽搐）和 Trousseau 征阳性（上肢脉压带维持血压于收缩压和舒张压之间 3min，引起同侧手及臂搐搦）。当血钙低于 1.62mmol/L 时，可发生喉痉挛或癫痫样发作，部分患者有牙钙化不良或白内障。

2. 假性甲旁减多在儿童期发病，有前述低钙临床表现并伴特殊体型（矮胖、圆脸、短颈和短指畸形），部分患者伴智力发育和骨骼发育障碍。

【诊断】

1. 血钙降低、血磷升高。

2. 尿钙减少，尿磷减少。

3. 血 PTH 降低（PHP 血 PTH 可正常或增高）。

4. 影像学检查　头部 X 线片可见基底节钙化、骨质密度增强。

【治疗】

1. 低钙搐溺时的急诊处理

（1）保持呼吸道通畅，必要时给氧。

（2）钙剂静脉注射：10% 葡萄糖酸钙或氯化钙 10～20ml 缓慢静注或加入 5% 葡萄糖液 50～100ml 内静脉滴注；也可将 10% 葡萄糖酸钙 50ml 加入 5% 葡萄糖液 1 000ml 中静滴。病情缓解后改为口服制剂，如病情需要 6～8h 后可重复上述剂量。

（3）维生素 D：见下述。

注意事项：

①钙剂静注宜慢（5～10min）；

②钙剂不可注射到血管外，以免引起组织坏死；

③服用洋地黄的患者切忌注射钙剂；

④避免发生高钙血症。

2. 维持治疗

（1）补钙：以口服为主，一般维持血钙在 2.12～2.25mmol/L 之间为妥，以防高钙或维生素 D 中毒所致肾损害。常用制剂和用量见表 6-7。

表 6-7　常用剂量与用法

药　物	常用剂量与用法
葡萄糖酸钙	1～2g/次，每日 3 次，口服或 0.4～2g/次，每日 1～2 次静注
乳酸钙	1～2g/次，每日 2～3 次，口服
门冬氨酸钙	0.5～1g/次，每日 1～3 次，静注
活性钙	0.5～1g/次，每日 1～2 次，口服
盖天力	1～4 片/次，每日 1～2 次，口服
真珠钙	1～3 片/次，每日 1～2 次，口服

（2）维生素 D：与补钙同时使用，以促进钙的吸收和利用。常用药物和剂量见表 6-8。

表 6-8　常用维生素 D 制剂及用量

药　　物	常用剂量与用法	备　　注
$1_a(OH)D_2$	$0.5 \sim 1.0\mu g/$次，每日 1~2 次，口服	定期查血钙
$1,25(OH)_2D_3$	$0.25 \sim 0.5\mu g/$次，每日 1~2 次，口服	定期查血钙
维生素 D_2 或 D_3	4 000~8 000IU/次，每日 1~2 次，口服	定期查血钙
D_2	50 000IU/次，每日 1~2 次，肌注	定期查血钙

（3）镁剂：本病患者多伴有低镁血症，及时补充镁剂有助于病情恢复。50% 硫酸镁 10~20ml 加入 5% 葡萄糖盐水 500~1 000ml 中静脉滴注，或以 50% 硫酸镁溶液肌肉注射，剂量常为 4~8g/d，应根据血镁过低程度而定。

【疗效标准】

1. 痊愈　病因去除或甲状旁腺移植术后临床表现消失，实验检查正常，工作能力恢复。

2. 好转　在药物替代治疗下，临床症状、体征基本消失，实验检查基本正常，能参加一般工作。

四、抗维生素 D 佝偻病

1937 年 Albright 发现一组用维生素 D 治疗无效的佝偻病，称为抗维生素 D 佝偻病，亦称遗传性或家族性低血磷性佝偻病。

【病因与发病机制】

本病可能为性联显性遗传，也有报道为常染色体隐性遗传。发病机制为肾近曲小管功能缺陷，磷再吸收障碍，大量磷随尿排出，血磷降低，尿磷增加，血钙磷乘积下降，影响骨钙或身体发育。此外，由于细胞内磷减少，致 1α 羟化酶活性降低，$1,25$-羟基维生素 D_3 合成减少，引起肠管钙、磷吸收不良，加重骨病变，故甲状旁腺素正常或稍增，红细胞可因缺磷而使 $2,3$-二磷酸甘油酸合成减少，氧合力降低而致组织缺氧。

【临床表现】

1. 出生后 6~12 个月即可因低磷血症而发病，出现 O 或 X 型腿，小儿下肢偏短，并可有颜面、头骨或牙齿发育障碍及变形。

2. 成人可合并软骨病，引起股、肩、或肘等关节运动障碍，或脊髓压迫。

3. 口服常规剂量维生素 D 及磷酸盐，难以阻止上述骨质病变。

【诊断】

1. 符合性联显性遗传规律之阳性家族史；男、女均可遗传，发病，男性一般病情较重，女性病情较轻，男性患者仅能传递给女儿，女性患者可传递给子女。

2. 以成骨障碍为主的上述临床表现，口服常规剂量维生素 D 及磷酸盐疗效不显。

3. 尿磷排出量增加，血磷水平降低，血钙正常或略高，血钙、磷乘积低于 30。

4. 甲状旁腺素正常或轻度升高。

5. 排除维生素 D 缺乏性佝偻病等。

本病与维生素 D 缺乏性佝偻病的鉴别要点在于后者有显著高血钙及高甲状旁腺素血症，尿中 CAMP 增加，且常伴氨基酸尿。

【治疗】

1. 大剂量磷酸盐　1.0 ~ 4.0g/d，口服，有一定效果，但长期口服磷，可致血钙减少，并引起继发性甲状旁腺功能亢进。

2. 大剂量维生素 D　5 ~ 20 万 U/d，对佝偻病有效，但 1, 25-羟基维生素 D_3 口服无效，静注或有一定效果，长期大量使用维生素 D，可致高血钙，可通过尿钙监测。

3. 大剂量维生素 C 及钙　可加强肾对磷的再吸收。维生素 C 3.0 ~ 5.0g/d，口服或静脉注射葡萄糖酸钙 3.0 ~ 6.0g/d，口服。

（阎燕）

第三节　肾上腺疾病

一、皮质醇增多症

【病因与发病机制】

皮质醇增多症亦称库欣综合征，能导致体内肾上腺糖皮质激素持续增高的各种原因均可引起本病，多发于 20 ~ 40 岁的女性。常见病因：

1. 库欣病　占皮质醇增多症的 70%。由于下丘脑 - 垂体机能紊乱、ACTH 分泌过多所致的双侧肾上腺皮质增生，其中约 10% ~ 20% 为双侧肾上腺皮质结节性增生。本组约 75% 的患者有垂体微腺瘤。

2. 肾上腺腺瘤或癌　分别占皮质醇增多症的 25% 和 5%，皮质醇不依赖 ACTH 而呈自主性分泌，腺瘤多为单侧，腺瘤以外的肾上腺组织常萎缩。

3. 异位 ACTH 综合征　占皮质醇增多症 5%，因垂体或肾上腺以外的恶性肿瘤如支气管燕麦细胞癌、胸腺瘤或胰腺癌分泌 ACTH 或 ACTH 类似物过多所致。近年有报道异位 CRF 引起皮质醇增多症。

4. 医源性皮质醇增多症　因长期大剂量应用糖皮质激素治疗某种疾病所致，临床上较多见，患者自身垂体 - 肾上腺轴因长期受抑制而萎缩。

【诊断】

1. 临床表现　因病因、病程长短及年龄性别而有一定差异。

（1）向心性肥胖（79% ~ 97%）：腹壁肥厚，四肢相对瘦小；满月脸（60% ~ 94%）；水牛背（颈背部脂肪堆积）；皮肤菲薄；可见腹部及臀部紫纹（55% ~ 75%）；多毛（65% ~ 85%）；痤疮（55% ~ 80%）。

（2）高血压（70% ～84%）：月经紊乱或阳萎（55% ～80%）；其他还有骨质疏松或自发性骨折，水肿，多饮，多尿，乏力，皮肤色素沉着等。少数患者有情绪不稳、易激动甚至幻觉等精神症状。

2. 实验检查

（1）功能诊断：确定是否有皮质醇增多症：

①血浆皮质醇：本病患者昼夜节律变化消失，晨8时皮质醇高于正常，午夜12时也高于正常；

②尿游离皮质醇：测定24h尿皮质醇正常值为220 ～276nmol/24h（80 ～100μg/24h）。高于此值有助于皮质醇增多症诊断；

③尿17 – 羟、17 – 酮类固醇：对于尚不能开展尿游离皮质醇测定的医院仍不失为有效参考指标，17 – 羟 >69μmol/24h（25mg/24h）或77mmol/24h（22mg/24h）有诊断价值；

④午夜单次地塞米松抑制试验（于睡前23:30服地塞米松1mg）和标准小剂量地塞米松抑制试验（0.5mg，6h 1次，连服2日）阳性有助于皮质醇增多症的诊断；

⑤血淋巴细胞和嗜酸性细胞降低，血钾减低。

（2）病因与定位诊断：

①大剂量地塞米松抑制试验（2mg ×2 日法）：有助于鉴别库欣病和肾上腺皮质腺瘤或异位 ACTH 综合征，库欣病患者服药后约90%血、尿皮质醇可受抑制而后二者则无明显受抑改变；

②血 ACTH 放免测定：库欣病和异位 ACTH 综合征时升高而肾上腺腺瘤或腺癌时降低或测不出，近年静脉插管分段抽血检测法对定位诊断更有意义；

③ACTH 兴奋试验：分传统8h 滴注法和一次性静脉注射法。肾上腺皮质增生患者反应比正常人强，腺瘤患者反应弱；腺癌患者不受影响；

④甲吡酮试验（每4h 口服甲吡酮500 ～750mg ×1 日）：库欣病患者反应增强而腺瘤或异位 ACTH 综合征则不受影响；

⑤肾上腺 B 超、CT 或 MRI 检查对鉴别增生或肿瘤有帮助，尤其是 MRI，可确定病变性质、大小及与周围组织的关系；

⑥蝶鞍拍片、CT 或 MRI 检查，有助于发现垂体腺瘤。

【治疗】

1. 肾上腺腺瘤或腺癌应尽早手术切除，腺癌患者应行根治术，术后需用皮质激素替代治疗6 ～12 个月左右。有转移时可用双氯苯二氯乙烷（O，P-DDD），甲吡酮或氨基导眠能治疗，用法见下。

2. 垂体性库欣病的手术及相关治疗

（1）垂体腺瘤经蝶选择性切除术为最佳式式，适用于微腺瘤，并发症少，可保留垂体前叶功能，治愈率约80%，术后多数不需激素永久性替代治疗，如不能摘除腺瘤可做经蝶垂体切除术。肿瘤过大患者或有视交叉压迫时应行经额垂体切除术。

围手术期糖皮质激素替代治疗方法：手术时给予氢化考的松 200～300mg 静注或肌注，术后维持同等剂量 1～2d，第 3 天开始减少所用剂量的 1/2，第 4 天再减少 1/2，逐渐达到维持量。也可采用开始时每 6h 给药 1 次的方法，每次 50mg，以后逐渐变为每 8h 50mg 和每 12h 50mg，直至减到有效维持量。停药时间取决于不同的手术方法和垂体－肾上腺轴功能恢复的情况。

（2）双侧肾上腺大部切除或大部切除术与自体，肾上腺移植术，以往较多采用此二种方法，但手术成功率和远期疗效与术者的经验和移植物是否存活关系密切，以前采取的双侧肾上腺全切除术因死亡率高和术后发生 Nelson 综合征（10%～20%）近年已不提倡。

（3）垂体瘤放射治疗：有手术禁忌症或风险较大者可用 ^{60} 钴照射，也可采用垂体内植入照射治疗，疗效并非十分理想。

3. 药物治疗　适应症：

①不能手术切除或放疗生效前的辅助治疗；

②术前准备；

③肾上腺皮质腺癌已有转移者，以下药物可供选择：

（1）双氯苯二氯乙烷：可使肾上腺皮质束状带及网状带萎缩，抑制皮质醇的生物合成，用药剂量 6～12g/d，分次口服。本药起效慢，停药后易复发，副作用较大，如厌食、呕吐等。应注意可能发生肾上腺皮质功能不足。

（2）氨基导眠能：本药抑制胆固醇转变为孕烯醇酮，阻断皮质醇生成。用量 0.75～2g/d，分次口服，副作用为嗜睡和皮疹。疗效出现较快，但不持久。长期用药可出现类固醇撤药后综合征样表现，应给予氢化考的松替代治疗，因氨基导眠能可加速其代谢，也有服药后引起甲状腺肿性甲减。

（3）甲吡酮：为 11β 羟化酶抑制剂，开始用量 1～2g/d，分 4 次口服，可逐渐增至 4～6g/d。副作用有恶心、呕吐、皮疹、痤疮等。本药与氨基导眠能各 1g 联合治疗疗效优于单独治疗，少数患者长期应用已获缓解。

（4）溴隐亭：为多巴胺促效剂，通过减少 CRF 分泌有助于改善临床症状，常用剂量 7.5～10g/d，分次口服。

（5）赛庚啶：为 5-羟色胺拮抗剂，能抑制下丘脑 CRF 释放，减少 ACTH 和皮质醇的生物合成，适用于下丘脑功能紊乱引起的皮质醇增多症。常用剂量每日 24mg，分次口服，最少用药 2 个月以上。约半数患者疗效较好，但停药后易复发，副作用为嗜睡与食欲亢进和体重增加。

（6）酮康唑：近年发现可抑制皮质醇的合成。本药常用剂量开始 800～1 000mg/d，有效后减为维持量 600～800mg/d，可用于垂体性皮质醇增多症及异位 ACTH 综合征，副作用主要为肝功能受损。

【疗效标准】

1. 治愈　病因去除，临床症状和实验检查恢复正常，或病因未去除，但治疗后临床症状和实验检查正常，停药后不复发亦无肾上腺皮质功能减退。

2. 好转　经各种治疗后临床症状和实验检查较前明显好转。

【预后】

肾上腺皮质良性腺瘤切除后预后好，无永久性皮质功能减退，腺癌则预后较差；垂体微腺瘤显微手术切除的预后优于巨大腺瘤经颅切除，后者常导致永久性全垂体功能减退；肾上腺全切除术的死亡率高且易发生 Nelson 综合征。

二、原发性醛固酮增多症

【病因与发病机制】

原发性醛固酮增多症简称原醛，又称 Conns' syndrome，主要由于肾上腺皮质肿瘤或增生，醛固酮分泌增多，导致钠水潴留，使肾素 - 血管紧张素系统受抑制，以高血压和低血钾为特征。本病好发年龄 30 ~ 50 岁，女性较男性多发。本病应与继发性醛固酮增多症相鉴别（由于有效血容量减少而刺激肾素-血管紧张素-醛固酮系统，使其功能亢进）。原醛常见病因：

1. 醛固酮瘤　占本病的 60% ~ 90%，主要为单侧肾上腺皮质球状带腺瘤。

2. 醛固酮癌　为肾上腺皮质球状带癌，临床少见。

3. 特发性醛固酮增多症（特醛症）　占成人的 10% ~ 40%，表现为双侧肾上腺球状带增生，偶伴结节，病因尚不甚明了，可能因存在促进醛固酮分泌或加强其作用的某些因子而致病。

4. 糖皮质激素可抑制性醛固酮增多症　多见于青少年男性，可能与遗传或垂体机能异常有关。

【诊断】

1. 临床表现

（1）高血压和头痛是早期症状并随病情进展而加剧，多数为 22.6/13.3kPa（170/100mmHg）左右，也可更高。

（2）多尿，尤其夜尿增多明显，主要因失钾使肾小管上皮细胞变性致浓缩功能减退所致；继发口渴、多饮；女性泌尿系感染多见。

（3）肌无力以至发生周期性麻痹，以下肢为主，血钾愈低，病情愈重，甚至可有呼吸和吞咽障碍。补钾治疗后部分患者可出现肢端麻木或手足搐搦。

2. 实验检查

（1）血尿生化检查：

①低血钾：见于 80% 以上的患者；

②高血钠：轻度增高；

③碱血症：细胞内 pH 下降，细胞外 pH 升高；

④尿钾高：与低血钾不成比例；

⑤尿比重及尿渗透压降低。

（2）醛固酮测定：

①血醛固醇基础值明显升高，常＞554pmol/L（20μg/dl），正常人普食条件（含 Na 160mmol/L，K60mmol/L）下平衡 7 天后晨八时卧位血浆醛固酮为 139～277pmol/L（5～10μg/dl）；

②尿醛固酮排泄增加，常大于42nmol/24h（15μg/24h），正常人放免法为14～28nmol/24h（5～10μg/d）。

（3）血浆肾素活性（PRA）测定：血浆醛固酮与肾素活性比值＞400，即可诊断为醛固酮瘤，其比值 = $\dfrac{血浆醛固酮\ pg/ml}{PRA\ ng/ml/h}$

（4）安体舒通试验：因本药可拮抗醛固酮对肾小管的作用，80～100mg，每6h口服1～2周，可使本病患者的血压下降、血钾回升。

（5）低钠试验：用以鉴别肾脏病变所致的高血压和低血钾，本病患者低钠（每日＜20mmol）试验数日后高血压和低血钾表现可明显改善，而肾病患者则无变化。

（6）高钠试验：用于轻症无明显低钾患者。每日给钠240mmol，数日后可使本病患者低血钾更为加重。

3. 影像学检查

（1）肾上腺 B 超、CT 和 MRI 检查，对腺瘤的定位诊断有价值。

（2）肾上腺血管造影和分侧检测肾上腺静脉采血测醛固酮为更灵敏诊断方法。

（3）EKG：低钾心电图改变。

【治疗】

1. 肾上腺腺瘤和腺癌的患者应作病侧肾上腺切除术，术前给予低钠饮食和安体舒通治疗，120～240mg/d，分次口服，以纠正高血压和低血钾，并有助于术后肾素－血管紧张素－醛固酮轴的功能恢复。

2. 药物治疗

（1）适应症：

①特发性原醛；

②有手术禁忌症或术后复发者；

③肿瘤转移无法根治者；

④术前准备。

（2）常用药物：

①安体舒通：为首选，120～280mg/d，分3～4次口服，约1～3个月可使血压和血钾恢复正常。其作用主要是阻断醛固酮与盐皮质激素受体结合，副作用为男子乳房发育、阳萎或月经失调，一般于用药数月后发生；

②氨苯喋啶或氨氯吡咪：降压作用不及安体舒通，主要用于安体舒通副作用较大时的替换治疗，100～200mg/d，分2～3次口服；需同时给予一般降压药，如心痛定等；

③糖皮质激素：原发性醛固酮增多症的治疗必须长期服用替代量的地塞米松，0.75mg，每日晨1次口服，多数患者需同时补充钾盐和服小量降压药，如心痛定等。

【疗效标准】

1. 治愈　病因去除，高血压、低血钾及相应的临床表现消失，实验检查恢复正常，能恢复正常工作。

2. 好转　治疗后临床症状较前明显好转，实验检查亦明显改善，但未完全恢复正常。

【预后】

约2/3的患者治疗后高血压可恢复正常，1/3的患者尽管手术治疗但高血压不能完全缓解，早期诊断和治疗预后较好。

三、肾上腺性变态综合征

【病因与发病机制】

广义的肾上腺性变态综合征（AGS）包括各种类型肾上腺疾病所致的女性男性化以及较少见的分泌雄激素的肿瘤。狭义的 AGS 指由于肾上腺皮质某些酶的缺陷或缺乏，伴有相对性皮质醇缺乏或减少，从而导致 CRH、ACTH 和雄激素分泌增多，刺激肾上腺皮质增生，引起性早熟、男性化及性分化异常。常见病因：

① 21-羟化酶缺陷；

② 11β 羟化酶缺陷；

③ 17α 羟化酶缺乏；

④ 3β 脱氢酶缺陷；

⑤ 肾上腺腺瘤或腺癌。

【诊断】

上述各种病因中，以 21-羟化酶缺陷症最为多见，约占先天性肾上腺皮质增生症的90%，故以下主要介绍由 21-羟化酶缺陷所致的肾上腺性变态综合征的诊断要点。

1. 临床表现　分三种类型：

（1）单纯男性化型：为部分性 21-羟化酶缺陷、雄激素生成过多，特征为女性假两性畸形，外生殖器及外貌似男性，青春发育期无月经来潮。

（2）失盐型：本型 21-羟化酶严重缺乏，雄激素明显增多，醛固酮及皮质醇缺乏，表现为肾上腺皮质功能低下，色素沉着，低血压，低血钠、高血钾，重者可发生肾上腺危象，女婴生殖器明显异常，男婴则不明显。

（3）轻型：生化改变明显而临床表现较轻，ACTH 兴奋后 17-羟孕酮升高显著，仅表现为青春期后多毛和月经不规则。

2. 实验检查

（1）血 ACTH 显著升高，血皮质醇正常或减低。

（2）尿孕三醇和孕三醇酮显著增加，为特异性检查指标，尿 17-酮显著增高，血 17α

－羟孕酮增高。

（3）ACTH 兴奋试验：注射 ACTH 后皮质醇不增加，而 17α－羟孕酮显著升高。

（4）地塞米松抑制试验：可使 ACTH 和肾上腺皮质激素分泌受抑制。

【治疗】

1. 肾上腺皮质激素　适用于先天性肾上腺皮质增生症的治疗，一旦确诊，尽早开始治疗，以抑制 ACTH 的分泌而使肾上腺皮质合成雄激素减少，控制雄性化进展。一般剂量为生理分泌量的 1.5～2 倍，开始剂量应较大，以使增生的肾上腺皮质较快退缩。药物剂量与给药方法：

（1）强的松 10mg，每日 3 次，口服，1 个月后改为维持量，每日 6～7mg。也可给予醋酸考的松每日 30～45mg 维持。

（2）地塞米松 0.125～0.75mg，每晚一次，口服，氢化考的松 5～15mg，每日晨 1 次口服。

（3）去氧皮质酮 1～4mg/d，分 1～2 次，口服，用于失盐明显患者。较大儿童可用氟氢皮质素每日 0.05～1mg，口服，注意补充钠盐。

注意事项：

①剂量应个体化，并根据病情轻重和年龄调整；

②开始治疗后每月检查尿 17-酮和皮质醇及生长情况，以后每 3～6 个月复查一次；维持量以使尿 17～酮达到正常高限或稍高于正常为宜；

③遇应激情况如手术、感染等应加大剂量；

④女性患者妊娠后仍需继续服药。

2. 肾上腺腺瘤和癌应尽早手术切除。

3. 有女性假两性畸形如尿道下裂、阴唇阴囊裂、阴蒂肥大等畸形者，可于 2～4 岁时行修补或成形手术，手术过迟影响儿童心理。

【疗效标准】

1. 治愈　经治疗后恢复正常生育能力和维持正常性功能，恢复正常工作能力，实验检查恢复正常。

2. 好转　经治疗后男性化较前好转，实验检查基本恢复。

【预后】

本病替代治疗合理可正常生存，女性患者部分可有生育能力。

四、慢性肾上腺皮质机能减退症

【病因与发病机制】

慢性肾上腺皮质机能减退症包括原发于肾上腺本身的疾病（艾迪生病，Addison's disease）和继发于下丘脑－垂体的疾病以及继发于长期应用糖皮质激素类药物等三种情况。

1. 原发性肾上腺皮质机能减退症　目前常见的病因为自身免疫所致的肾上腺皮质萎缩（60%~80%），约60%患者体内抗肾上腺微粒体抗体阳性，或同时伴发其他自身免疫性疾病。肾上腺结核已由以往的主要病因降至第二位（20%）。此外，肾上腺转移性病灶、肾上腺切除和先天性肾上腺发育不全也可引起本病。

2. 继发性肾上腺皮质机能减退症　见于下丘脑－垂体的疾病如肿瘤、颅脑损伤、头部放射治疗、或产后大出血所致的垂体栓塞、坏死等。

3. 继发于外源性糖皮质激素治疗所致肾上腺皮质机能减退症（外源性）　较为常见，给予药理剂量的糖皮质激素数月后，对下丘脑－垂体－肾上腺轴的抑制作用可持续到停药后一年以上。

【诊断】

1. 临床表现　一般肾上腺皮质破坏达90%时才表现出相应症状和体征：

（1）疲乏无力进行性加重伴体重减轻和神经衰弱综合征。

（2）皮肤粘膜色素沉着只见于原发性肾上腺皮质机能减退症，在暴露和易磨擦部位如面部、牙龈及腰带部等处最为明显。

（3）低血压是本病的突出症状，严重者血压为10.64/6.65kPa（80/50mmHg）或更低，伴晕厥和直立性低血压表现。

（4）胃肠功能紊乱：厌食、恶心甚至呕吐，腹胀、腹泻或腹痛。

（5）低血糖以及阴腋毛脱落甚常见。

（6）应激状态如感染、创伤、手术及剧烈精神刺激等情况下易诱发肾上腺危象。

2. 实验检查

（1）血浆皮质醇降低，昼夜节律消失。

（2）24h尿17－羟和17－酮类固醇或24h尿游离皮质醇排量降低。

（3）血ACTH测定：原发性患者常高于正常人数倍或数十倍，继发性患者则降低或测不出。

（4）ACTH兴奋试验：是诊断本病的主要试验。①快速ACTH兴奋试验：用人工合成的cortrosyn（或cosyntropin）0.25mg，肌注或静注，注射前和注射后30、60min取血测皮质醇。本病用药后血皮质醇无升高或升高水平低于健康人，方法简便，无副反应；

②三日法ACTH兴奋试验：每日肌注长效cosyntropin 1mg，连续3日。注射前，第每日与第三日注射后6h各测血皮质醇1次，原发性患者无反应，继发性者仅在第三天才有升高反应，也可给予ACTH5U加入5%葡萄糖500ml中静滴，每日一次滴注8h，连续3日，意义同上。

（5）皮质素水负荷试验阳性。

【治疗】

1. 治疗原则

（1）原发性肾上腺皮质功能减退症确诊后必须用皮质激素终身替代治疗。

（2）继发性者应去除病因并给予糖皮质激素替代治疗，治疗时间依病情恢复情况而定。

2. 常用药物及剂量见表6-9。

如无氢化可的松或醋酸可的松，可以选用相当剂量的其他糖皮质激素，如强的松或地塞米松，但因储钠作用小，效果不及前二种药物。

表6-9　肾上腺激素常用药物及剂量

药　物	常用剂量	需加量征象	需减量征象
糖皮质激素		色素沉着加深	失眠，欣快
①氢化可的松	上午8：00	体重减轻	食量过度
（皮质醇）	20mg	厌食、忧郁	体重迅速增加
（20mg/片）	下午3：00		
	10mg		
②醋酸可的松	上午8：00		
（20mg/片）	25mg		
	下午3：00		
	12.5mg		
盐皮质激素		直立性低血压	高血压
①氟氢可的松	上午8：00	心动过速	低血钾
（0.1mg/片）	0.05～0.1mg	高血钾	浮肿
②甘草流浸膏	上午8：00	肌痉挛	体重迅速增加
	20～40ml		
同化激素	上午8：00	乏力	多毛
氟羟甲基睾酮	2～4mg	性欲减退	性欲亢进
（2mg/片）	（女性慎用少量）	阴、腋毛脱落	脱发

3. 注意事项

（1）需终身服药，剂量因病情因人而异。

（2）应激状态如手术、创伤、感染发热等应加量2～5倍。

（3）给予高盐饮食（每日10g以上）。

（4）患者随身自备疾病诊断与治疗记录卡，以备昏迷和休克等意外情况下及时救治。

（5）合并糖尿病、溃疡病或精神病的患者糖皮质激素剂量酌减1/3～1/4。

4. 肾上腺危象的抢救。

5. 肾上腺移植术。

【疗效标准】

1. 治愈　经移植术后患者临床症状和实验检查恢复正常，能胜任正常工作。

2. 好转　合理替代治疗下临床症状和实验检查基本正常，能胜任一般性工作。

【预后】

原发性者除成功地肾上腺移植外，需终身替代治疗，继发性者若能去除病因则有可能完全恢复。

五、嗜铬细胞瘤

【病因与发病机制】

嗜铬细胞瘤是发生于肾上腺髓质嗜铬细胞（占90%）和交感神经节残余嗜铬组织的肿瘤。肿瘤细胞分泌大量儿茶酚胺类物质（去甲肾上腺素、肾上腺素、多巴胺等），引起发作性高血压等一系列复杂的临床表现。本病约占高血压因的1%，以20~50岁的男性多见。有学者概括本病10%发生在肾上腺外；10%为恶性；10%为多发性；10%发生在双侧肾上腺；10%发生在儿童；10%为家族性。肾上腺髓质嗜铬细胞增生也可引起与嗜铬细胞瘤相似的临床表现，但增生的病因尚不明了。

【诊断】

1. 临床表现

（1）阵发性高血压型：约占45%，为本病的特征性表现：

①平时血压正常，发作时血压骤升，持续时间数秒至数小时不等，一般15min左右。可达26.6~34kPa/17~24kPa（200~300/130~180mmHg），患者突发剧烈头痛，面色苍白，大汗，伴心动过速与其他心律失常、恐惧感或濒死感，视力模糊或复视，恶心，呕吐，腹胀、腹痛等。发作特别严重者可并发脑血管意外或急性左心功能不全；

②发作停止后出现颜面及皮肤潮红、发热、流涎及瞳孔缩小等迷走神经兴奋症状；

③情绪激动或体位变动，创伤，大、小便用力，灌肠，按压肿瘤部位，麻醉或手术，药物（组织胺、胰高血糖素、灭吐灵等）等是高血压发作的主要诱因。

（2）持续性高血压阵发加剧型：由于肿瘤不停地分泌激素，并伴有阵发性分泌增加，所以患者在阵发性血压增高时有上述典型发作的表现，发作后血压仍高于正常。本型见于80%左右的儿童患者及约55%的成年患者。

（3）代谢紊乱型：以代谢率增高所致之发热为主要表现，血糖升高或糖耐量异常，游离脂肪酸增高，本型可伴有或不伴有持续性高血压。

以上三种情况可互相交错出现，部分患者临床表现不典型，因此遇下列情况应疑及本病：

①所有儿童和青少年高血压；

②所有阵发性高血压患者；

③高血压患者伴有糖代谢障碍，或代谢率增高及消瘦者；

④挤压或按摩腹部后血压增高；

⑤有嗜铬细胞瘤家族史者。

2. 实验检查

（1）生化检查：血及尿中儿茶酚胺及其代谢产物明显升高，血浆儿茶酚胺测定较尿甲氧基肾上腺素及香草基杏仁酸（VMA）诊断价值大，尿儿茶酚胺测定对分泌肾上腺素占优势者诊断意义较大。

（2）冷压试验：最高血压低于发作时和激发试验时。

（3）药理激发试验：阵发性高血压型非发作期可行此检查。目前主要用胰高糖素（1mg）静脉注射法。试验过程中血压上升度较冷压试验时高 2.7/2.0kPa（20/15mmHg）以上。

（4）药理阻滞试验：

①酚妥拉明（苄胺唑啉）试验，本药可阻滞儿茶酚胺类的 α 受体效应使血压下降，本病患者为阳性反应；

②可乐定（氯压定，可乐宁）试验，本药能抑制神经源介导的儿茶酚胺释放，但不能抑制患者肿瘤自主性释放儿茶酚胺。

3. 影像学定位诊断

（1）B 超与 CT 检查：对肿瘤定位诊断的准确性达 80% ~90% 。

（2）^{131}碘 - 甲碘苄胍（^{131}I - MIBG）内烁扫描：有定位和定性作用，对 CT 不能显示的小肿瘤、多发性嗜铬细胞瘤；转移性病灶和嗜铬细胞增生症等可显示其病变。

（3）选择性血管造影及在不同水平静脉导管采血测儿茶酚胺，定位诊断准确性较高。

（4）腹膜后充气造影因患者痛苦较大及有一定危险性，近年已较少应用。

【治疗】

1. 手术治疗　本病一旦定位确诊，无论良性恶性，均应手术切除。术前应服 α - 受体阻滞剂充分准备，以防止或减少术中发生危象。术中应严密观察，血压骤升时可静脉注射酚妥拉明。手术治疗成功者术后一周血压可稳定恢复正常，如不能恢复正常，应考虑体内还有病灶存在。恶性嗜铬细胞瘤因对化疗药物不敏感，应尽可能争取手术治疗。

2. 药物治疗

（1）适应症：

①术前准备用药；

②恶性肿瘤广泛转移不能切除或大部切除术后；

③药理试验诊断用药，如哌唑嗪。

（2）常用药物：

①哌唑嗪：相对选择性 α_1-受体阻滞剂，无明显副作用且嗜铬细胞瘤患者对其很敏感。开始剂量 0.5 ~1mg/d，分 2 ~3 次口服，观察血压变化，依降压效果和敏感程度逐渐增加剂量，多数患者 6 ~10mg/d 即可，少数患者用量可更大；

②苯苄胺：α 受体阻滞剂，半衰期较长约 36h，开始剂量 10mg/次，每日 2 次口服，逐渐增加剂量，直到血压控制稳定，常用至 30 ~50mg/d。副作用有直立性低血压、鼻塞、恶心等，因 p 受体活动相对增强可出现心动过速和其他心律失常；

③α 甲基-L - 酪氨酸：为酪氨酸羟化酶抑制剂，可抑制儿茶酚胺的生物合成。常用剂

量 0.25～1g/次，每 3～4 次日服，副作用主要为椎体外系症状、嗜睡、腹泻、溢乳等，不适宜长期使用；

④^{131}碘-甲碘苄胍（^{131}I - MIBG）：为神经元阻滞剂，有报道对恶性嗜铬瘤患者有效；

⑤硝苯吡啶：钙离子拮抗剂，钙离子进入瘤细胞内可使儿茶酚胺释放增加，本药可阻断这一作用，使临床症状减轻。常用量 10mg/次，每日 3～4 次口服，逐渐加量至有效剂量；

⑥β 受体阻滞剂：用于经 α 受体阻滞剂治疗，血压有所下降但心动过速或其他心律失常未能纠正之患者，常用剂量每次 10mg/次，每日 3 次，口服。

【疗效标准】

1. 治愈　手术切除腺瘤或腺癌后血压恢复正常，临床症状消失，实验检查恢复正常，持续至少一年以上。

2. 好转　手术切除治疗后血压较前明显下降，临床症状和实验检查改善；但不能恢复正常或经药物治疗后血压下降，实验检查较治疗前好转。

【预后】

本病预后取决于是否早期发现和早期治疗，小腺瘤早期手术切除，临床和实验检查可完全恢复正常如术前准备充分，手术医师技术熟练，术中死亡率仅 3%，恶性肿瘤有转移者预后不良。

（阎燕）

第七章 传染性疾病

第一节 病毒性肝炎

【临床提要】

（一）病毒性肝炎的主要特点

病毒性肝炎依据病原的不同至少可分5型：甲、乙、丙、丁及戊型。其中除乙型肝炎病毒为DNA病毒外，其余4型均为RNA病毒，且此4型之间也有较大的差异。5型肝炎从流行病学、临床经过和预后等均完全不相同，基本可分为两类：一类包括甲型和戊型，主要经肠道传播，有季节性，可引起暴发流行，多可自限，不变成慢性；另一类包括乙型、丙型和丁型，主要经肠道外传播，无季节性，多为散发，常呈慢性化，部分病例甚至发展成肝硬化或肝癌。5型肝炎临床表现相似，均可表现为无黄疸型或黄疸型。肝炎病毒在肝细胞的存在和复制，病毒蛋白在肝细胞膜的表达，引起宿主细胞免疫和体液免疫应答，并激发自身免疫反应及免疫调节功能紊乱。免疫反应清除病毒的同时亦造成肝细胞坏死性炎症性免疫损伤。急性肝炎患者，机体免疫状态多为正常，随着病毒被清除，上述免疫反应呈一过性。慢性肝炎患者免疫机能紊乱，病毒和引起肝细胞损伤的免疫反应持续存在，致使病情迁延不愈，甚至发展成肝硬化或发生免疫复合物疾病的肝外表现，如关节炎、结节性多动脉炎及膜性肾小球肾炎等。重型肝炎患者免疫机能亢进，除较强的特异性免疫应答致肝细胞大量坏死外，非特异性因素和继发因素如内毒素血症、微循环障碍和内环境失衡等可加重细胞损伤和器官功能衰竭。免疫机能低下或免疫耐受者难于激起免疫应答，则表现为HBsAg携带者。另外，除丁型肝炎病毒（HDV）是一种依赖HBV的缺陷病毒并与HBV同时或重叠感染外，可发生5型病毒间两型或两型以上的重叠感染，使临床过程复杂化，其病情可能慢性化或无症状携带者，也可能病情加重或急剧恶化。分子生物学研究还表明，免疫的压力可促使病毒发生变异，如乙型肝炎病毒（HBV）基因的前c编码区突变可导致HBeAg阴转而病毒继续复制，甚至可使其致病力增强而导致病情迅速恶化引起暴发性肝炎；S编码区a决定簇的突变可导致HBsAg抗原性改变而脱逃包括疫苗接种在内的抗HBs免疫攻击，使HBV潜伏、复制及病情迁延不愈。仅依靠临床表现来鉴别各型肝炎较困难，只有通过各型肝炎病毒感染的特异性标志物检测，特别是聚合酶链反应（PCR），并结合临床表现和肝功能指标综合分析，才能对诊断、病情、传染性、预后和治疗等作出准确合理的判断。

（二）临床与病原学分型的诊断依据

1. 急性病毒性肝炎

（1）急性无黄疸型肝炎：

①有与确诊病毒性肝炎患者密切接触史，或半年内曾接受输血、血液制品及消毒不严的注射、针刺和手术等；

②急性起病，出现无其他原因可解释的乏力、食欲减退、恶心、呕吐、腹胀、便溏、肝区痛等；

③肝肿大并有压痛，部分患者可有轻度脾肿大；

④血清谷丙转氨酶（ALT）活力增高；

⑤病原学检测：A. 甲型肝炎血清抗 HAV IgM 阳性；急性期和恢复期双份血清抗 HAV 总抗体滴度≥4 倍；急性期粪便经免疫电镜找到 HAV 颗粒或用 ELISA 法检出 HAV - Ag；血清或粪便检出 HAV - RNA，以上任何一项阳性均可确诊 HAV 近期感染。B. 乙型肝炎血清 HBsAg、HBeAg、抗 HBe - IgM、HBcAg、抗 HBc - IgM、HBV - DNA 及 DNAP 等任何一项阳性均可诊断为现症 HBV 感染。急性乙型肝炎与慢性乙型肝炎急性发作相区别可参考下列动态指标：HBsAg 滴度由高到低，消失后抗 HBs 阳转；急性期抗 HBc - IgM 滴度高水平而抗 HBc IgG 阴性或低水平，其中一项即可诊断为急性乙型肝炎。C. 丙型肝炎血清抗 HCV - IgM 或 HCV - RNA 阳性。D. 丁型肝炎血清 HDAg、抗 HDV - IgM、HDV - RNA 等任何一项阳性。E. 戊型肝炎血清抗 HEV - IgM 或 HEV - RNA 阳性，或急性期患者粪便经免疫电镜找到 HEV 颗粒。

（2）急性黄疸型肝炎：凡符合急性无黄疸型肝炎诊断，且血清胆红素 >17.1 μmol/L，尿胆红素阳性，并排除其他疾病引起的黄疸者。

2. 慢性病毒性肝炎

（1）慢性迁延性肝炎（CPH）：

①有确诊或可疑的急性乙型或丙型肝炎病史，病程超过半年尚未痊愈；

②病情较轻，有乏力和肝区痛，轻度肝功损害或血清 ALT 升高；

③不够诊断为慢性活动性肝炎或经肝活检符合 CPH 的组织学变化者。

（2）慢性活动性肝炎（CAH）：

①既往有肝炎病史或急性肝炎病程迁延超过半年而有较明显肝炎症状如乏力、纳差、腹胀、便溏等；

②肝肿大，质地中等硬度以上，可有蜘蛛痣，肝病面容，肝掌或脾肿大而排除其他原因者；

③血清 ALT 活力反复或持续升高，血浆白蛋白减低，白/球蛋白比例异常，丙种球蛋白增高，血清胆红素长期或反复增高；

④免疫学检测如抗 HBC - IgG、IgM 均阳性，抗核抗体、抗平滑肌抗体、抗细胞膜脂蛋白抗体、类风湿因子、循环免疫复合物等阳性均有助 CAH 诊断；

⑤肝外器官表现如关节炎、肾炎、脉管炎、皮疹或干燥综合征等；

⑥肝活体组织检查符合 CAH 的组织学改变者。

3. 重型病毒性肝炎

（1）急性重型病毒性肝炎：急性黄疸型肝炎起病 10 天内迅速出现：

①精神神经症状，早期表现行为异常、性格改变、意识障碍、精神反常。后期表现昏迷 Ⅱ 度以上或肝功能损害基础上 Ⅰ 度昏迷、抽搐、脑水肿等而无其他原因可解释者；

②黄疸迅速加深（血清胆红素 >171μmol/L 或每日上升 17.1μmol/L 以上），肝功能异常（凝血酶原时间延长、凝血酶原活动度 <40%、可出现胆酶分离现象）；

③严重消化道症状（食欲缺乏、频繁呕吐、中毒性鼓肠和呃逆），肝脏迅速缩小，可出现腹水；

④出血倾向；

⑤急性肾功能衰竭（肝肾综合征）；

⑥部分病例虽未达上述指标，但出现精神异常，经活检证实为急性大块肝坏死者。

（2）亚急性重型病毒性肝炎：急性黄疸型肝炎起病 10 天以上 8 周以内，出现类似急性重型肝炎的临床特点，早期不一定出现精神神经症状，多以深度黄疸和重度腹胀及腹水为主。肝性脑病多出现于病程后期。

（3）慢性重型病毒性肝炎：临床表现同亚急性重型肝炎，但有慢性活动性肝炎或肝炎后肝硬化病史、体征及重度肝功能损伤。

4. 淤胆型病毒性肝炎

（1）急性淤胆型肝炎：

①临床符合急性病毒性肝炎诊断，肝炎病毒有关抗原抗体检测阳性；

②以直接胆红素为主的黄疸（血清直接胆红素占总胆红素 60% 以上），持续 3 周以上。常伴皮肤瘙痒，大便颜色变浅或灰白。血清胆汁酸、AKP、r－GT、T－ch、Lp－x 以及尿胆红素等增高和尿胆原减少等梗阻性黄疸特征；

③黄疸"三分离"特征：A. 黄疸与消化道症状分离，即消化道症状较轻且不随黄疸加深而加重；B. 胆酶分离，即发病初期 ALT 轻度或中度升高，但黄疸加深后 ALT 反而下降；C. 黄疸与凝血酶原活动度分离，即黄疸重而凝血酶原时间延长或凝血酶原活动度下降不明显；

④B 型超声、CT 及/或 PTC、ERCP 等检查均无肝内外胆管扩张等肝内外胆管梗阻和肝胆道肿瘤证据，并排除药物性肝内胆汁淤积；

⑤肝组织活检符合急性淤胆型肝炎。

（2）慢性淤胆型肝炎：

①临床符合 CAH 或 CPH 的诊断，多有 HBV 及/或 HCV 感染血清学证据；

②梗阻性黄疸持续 3 周以上，并排除肝内外其他原因所致的梗阻性黄疸；

③肝活检符合 CAH 或 CPH 的组织学改变并有肝内胆汁淤积特征。

【治疗】

（一）急性病毒性肝炎的治疗

甲、乙、丙、丁、戊5型肝炎均可发生急性肝炎，且多具有自限性，多在2～4个月可康复，各型急性肝炎治疗方法大致相同。在目前尚缺乏特效疗法情况下，主要是适当休息、防止过劳，忌酒，适当药物对症治疗，避免使用损伤肝脏药物，防治水电解质紊乱和继发感染等整体基础治疗。

1. 适当休息　急性期症状明显，不论有无黄疸，均须卧床休息至症状和黄疸明显消退，以后根据症状好转和体力增进情况，逐渐扩大活动范围和时间，活动量以活动后不觉疲乏为度。肝功能恢复正常后仍需休息1～2个月，肝功能持续正常可恢复半天工作，并逐步过渡到全天工作，但在一年内免重体力劳动和剧烈运动。卧床休息可增加肝脏血流量，减轻体力和热量消耗，且可减少糖元和蛋白质分解及乳酸形成而加重肝脏的负担，但不能过份强调卧床休息，以免导致精神负担，影响大脑和内脏机能调节，防止过度营养和活动太少而形成脂肪肝。

2. 合理营养　急性期以适合患者胃口的清淡易消化饮食为主，纳差、恶心呕吐明显者给予葡萄糖静滴，以保证热量需要为度。蛋白质按1.5～1.8g/kg·d补充，同时给予维生素B、C、B_6等，黄疸较重者静滴维生素K_1 10～20mg/d。不必片面强调长时间三高一低（高蛋白、高糖、高维生素、低脂肪），以免影响食欲恢复，防止医源性糖尿病和脂肪肝形成。

3. 对症治疗　病毒性肝炎迄今尚无特效药物，所谓"保肝药"大都未能证实其疗效，多数可不用或少用。急性期重点在于对症治疗；纳差给予补液维持水电解质平衡，并口服多酶片、胰酶、酵母片等；恶心、呕吐和腹胀给予胃复安（灭吐灵）口服或肌注10mg，或吗丁啉或西沙必利10mg，每日2～3次；有黄疸者给予门冬氨酸钾镁20～30ml置10%葡萄糖液250ml静滴，甘利欣30～40ml置葡萄糖液静滴；如有深度黄疸疑为急性肝内淤胆，则按淤胆型肝炎进一步鉴别诊断和处理，但不宜首选肾上腺皮质激素治疗，以免造成持续抗原血症导致病情反复及演变成慢性肝炎。急性期ALT升高，一般大都在自然病程2～3个月恢复正常；联苯双酯、垂盆草、肝炎灵、水飞蓟素等降酶药物虽有肯定的降酶效果，但对肝脏免疫损伤病理无作用，故仅可作为一种非特异辅助对症疗法。

4. 抗病毒疗法　急性肝炎特别是甲型及戊型肝炎，自限性强，预后良好，无需使用价高、毒副反应大的抗病毒药物，以免在药物清除病毒的同时导致肝细胞损伤加剧。除非病情加重，有急性重症肝炎倾向或病情迁延反复超过8周者可采用病毒唑一类抗病毒药。急性丙型肝炎不经抗病毒治疗可有40%～70%转慢性，早期采用干扰素抗病毒治疗，可防止急性丙型肝炎进展为慢性。急性乙型、丙型、丁型肝炎迁延反复，病毒标志物持续阳性，预示有转慢性趋势时，可采用干扰素抗病毒治疗，以防止肝炎慢性化。

（二）慢性病毒性肝炎的治疗

病毒性肝炎的慢性化与病毒的持续存在、病毒复制及宿主免疫功能失调密切相关。治疗的重点首先要清除病毒在肝脏组织的存在及干扰其复制（抗病毒疗法），同时调节宿主免疫功能，促进细胞毒性作用（免疫调节疗法），以加速病毒的清除，促使肝功能的自然恢复。经历了本世纪 70 年代以来各种中、西药物抗病毒疗法或免疫调节疗法后，本世纪 90 年代的总趋势是以干扰素为基础，配合其他抗病毒或调节免疫药物，或试用某些新药。现有抗病毒药物治疗慢性肝炎的疗效评价标准尚有待统一，国外对抗病毒药物疗效评价均依据 merigan 标准，并追踪观察 1 年，把治疗反应规定为三种类型：

①暂时反应：一旦疗程结束停止治疗，已降低的血清 HBV - DNA 及 DNA 聚合酶（DNAP）又恢复到治疗前水平；

②部分反应：血清 HBV - DNA 及 DNAP 被清除，并伴有 HBeAg 清除及肝病减轻，但 HBsAg 仍然阳性；

③完全反应：血清 HBV - DNA、DNAP、HBeAg 和 HBsAg 均消除，并伴血清 ALT 恢复正常，肝病改善。

虽然抗病毒及调节免疫疗法研究有较大进展，但尚难在所有患者中完全清除病毒，大多数仅获暂时或部分治疗反应，而且药物作用缓慢，需较长时间才能判断疗效。肝炎病毒的持续存在和复制并通过宿主免疫反应造成的程度不等的肝脏病理损伤，出现轻重不一的临床症状和肝功能障碍，及时采取相应的支持和对症疗法对缓解症状，缩短病程，减少并发症亦属重要。

1. 抗病毒药物治疗

（1）干扰素（IFN）是对病毒感染和其他抗原刺激应答所产生的一组抗病毒活性高的宿主蛋白。根据抗原性和产生的细胞不同，分为 α（白细胞）、β（纤维母细胞）、γ（免疫）干扰素三个型别。其中 α 型又分为 α_1 和 α_2 两个主要亚型，按其核苷酸序列的个别差异，α_2 型又分为 α_{2a}、α_{2b} 和 α_x 三种。不同的亚型的生物学意义、抗病毒活性和对病毒的敏感性也不同。自 1976 年学者首次用天然白细胞干扰素治疗慢性乙型肝炎获一定疗效以来，近年随着基因工程技术和单克隆抗体技术的发展，各种基因工程干扰素制备不断涌现。临床应用主要是 α - IFN 和 β - IFN，如国产重组人 α_{a1} 型及人 α_{2a} 型 IFN，国外产品如类淋巴母细胞干扰素、干扰能（$IFN_{\alpha2b}$）、罗扰素（$IFN_{\alpha2a}$）和合成干扰素（IFN - conl）等。

1）作用机理：IFN 抗病毒作用具有广谱性、间接性、种属特异性及受体依赖性，其抗病毒作用并非直接进入宿主细胞杀灭病毒，而是与靶细胞膜特异性受体结合，激活细胞内抗病毒蛋白基因，生成抗病毒蛋白 mRNA 并编码产生三种抗病毒蛋白（AVPS）：2′- 5′寡腺苷合成酶，能选择性地降解病毒的 mRNA；蛋白激酶，使多肽键合成起始受阻，导致蛋白质抑制；磷酸二酯酶，使病毒蛋白翻译受阻，抑制病毒蛋白的合成。IFN 还可抑制病毒的穿入、脱壳及装配；具有抗细胞分裂活性；能增强细胞膜 HLA - 1（人白细胞抗原）表达，从而增强 T 细胞识别和攻击靶细胞的能力，同时增强巨噬细胞活性并通过增强 K 细胞及 NK 细胞的细胞毒活性来调节机体免疫功能，以清除病毒感染的靶细胞，但 INF 仅作用于复制型 HBV – DNA，可抑制 HBV 的复制，而不能作用于 HBV 复制循环中形成的闭环超螺旋结构的 CCCDNA。一旦停止治疗，CCCDNA 又重新复制，肝病又复发。

2）治疗方案：IFN 的各亚型的剂量和疗效相似，常用剂量 3~5Mu/d 肌注，起始一周每日一次，然后隔日一次或每周 3 次。疗程：慢性乙型肝炎多采用 3~6 个月；丙型肝炎为 6~12 个月。两者疗程结束时分别有 40%~50%、50% 左右的患者可获完全或部分反应，但仅其中一半能巩固疗效而不复发。

3）治疗病例选择：

①CPH 急性发作和 CAH 抗 HBC – IgM 阳性，血清 HBV – DNA 或 DNAP 持续低水平阳性，ALT 持续升高或肝组织学有活动性病变者，是采用 IFN 最佳时机，可获较好疗效；

②丙型肝炎急性期末 ALT 升高者开始 IFN 治疗可明显降低转为慢性的速率；

③已有大量肝细胞溶解坏死的暴发性肝炎，IFN 增强的毒性 T 细胞毒活性可能加重病情，但亦有学者认为暴发性肝炎如能耐受 IFN 毒副作用，可因抗病毒作用而阻断其进行性肝坏死；

④已纤维化或失代偿的活动性肝硬化的治疗反应则很差，亦难于耐受有效治疗剂量；

⑤新生儿期免疫系统不成熟，IFN 产生 T 细胞增殖应答及其细胞毒性低下，感染 HBV 后对其病毒蛋白形成免疫耐受状态，IFN 难于激起免疫应答；

⑥母婴垂直传播及婴幼儿时期水平传播并在成长后复发形成的慢性乙型肝炎患者，其 HBV – DNA 多已和宿主肝细胞基因整合，IFN 治疗难于完全清除病毒；

⑦HBsAg 无症状携带者、HBV – CCCD – NA 形成或产生干扰素抗体的疗效较差或无效。

4）IFN 的副反应：首次接受 IFN 治疗时，可在第 1 周发生流感样综合征如高热、战傈、头痛、肌痛、关节痛、倦怠和纳差等，少数可出现低血压、秃发、粒细胞减少、血小板减少及贫血等。发热多发生在注射后 4~8h 内，可持续 4~12h。可给予预防性服用消炎镇痛解热药如扑热息痛或消炎痛等。大多数在继续用 IFN 过程中，上述反应逐渐减轻，约 7~10d 消失。亦有主张外周血白细胞在 4.0×10^9/L 以下、血小板低于 50×10^9/L 者为相对禁忌症。

5）提高治疗反应率方法及方向：

①IFN 的剂量及疗程与治疗反应密切相关，剂量不足（<3Mu/d）和疗程 <3 个月，疗效较差；过高剂量（>10Mu）不易耐受亦不增加疗效；

②IFN 与其他抗病毒药如 Ara – Amp 或无环鸟苷等联合应用或交替治疗，可获较好反应；

③IFN 与免疫调节药物联合应用如短疗程大剂量肾上腺皮质激素撤除后继用 IFN；IFN + IL – 2；IFN + 自体 LAK 细胞回输疗法等，疗效均有所提高；

④IFN 与肝细胞导向剂结合可减少剂量及副作用并可提高疗效。即用少量抗病毒药物，借助嗜肝脂质体或乳糖胺化人血清白蛋白（L – HSA）作为载体导向，并由受体介导

的细胞内摄作用而选择性集中穿入肝细胞。经国内外动物和临床试验可抑制慢性乙型肝炎患者的病毒复制。国内用脂质体接合 IFN_α 1Mu/d 治疗慢性乙型肝炎，良好反应率 60%，对照组为 20%；

⑤现代研究肝炎治疗已进入分子水平阶段，利用分子生物学及基因工程方法，不仅为治疗复制型 HBV-DNA，而且能治疗细胞内 CCC 型 HBV-DNA 提供可观的前景。国外已从多方面研究基因治疗新途径，如应用外源性基因 HBV 特异性反义寡脱氧核苷（ATC-40）转导于肝细胞能够封闭病毒基因的表达及复制；用嗜肝病毒作载体进行基因治疗；用复制缺陷的逆转录病毒携带治疗基因并整合到肝细胞的基因组，以达到基因修饰或修复；抑制细胞内 DNA 螺旋酶可减少 CCC 型 HBV-DNA 等。

（2）其他抗病毒药物

1）阿糖腺苷（Ara-A）及单磷酸阿糖腺苷（Ara-AMP）为人工合成嘌呤核苷，可抑制 DNA 聚合酶和核苷酸还原酶活性，从而抑制 HBV-DNA 合成。Ara-A 由于水溶性差，需用大量葡萄糖溶液溶解后静滴，且可发生神经肌肉毒性反应，在美国已从临床试验中撤除此药。Ara-AMP 水溶性比 Ara-A 大 400 倍以上，抗病毒活性相似，国内使用小剂量（10mg/kg×6 天，然后改为 5mg/kg）肌注或静滴，疗程可延至 3~6 个月。停药后易复发。与免疫调节药物如胸腺肽或每两周注射 1 次乙型肝炎疫苗联合应用，有望提高疗效。

2）无环鸟苷（ACV）是合成的无环嘌呤核苷，抗疱疹病毒作用较强。它在细胞内转变为抗病毒活性的三磷酸无环鸟苷，对病毒 DNAP 抑制能力强于抑制宿主细胞 DNAP，并能渗入到正在延伸的病毒 DNA 链中，能够终止 DNA 链的延伸，具有抗 HBV 的作用。其临床疗效单用时不甚显著，与 IFN 联合应用可提高疗效，常用量 15mg/kg·d 静滴。未发现严重的毒副作用。

3）病毒唑（三氮唑核苷）是人工合成的核苷，能选择性抑制病毒 DNA 和 RNA 而不影响宿主细胞蛋白合成。它在肝脏内浓度较高，对 HCV-RNA 有暂时抑制作用，对 HBV 复制无明显抑制作用，对慢性乙型肝炎病程无影响，常用量 0.8~1.2g/d，连用 14~30 天，静滴或肌注。

4）聚肌胞苷（Poly I：C）是聚次黄嘌呤核苷酸与聚胞嘧啶核苷酸的人工合成的双链多聚核苷酸，能诱生干扰素，降解病毒 mRNA 而发挥抗病毒作用，且能刺激吞噬细胞，增强抗体形成。常用量 4~6mg/次，肌注，最高不超过 10mg/次，每周 2 次，疗程 3~6 个月。北京、上海等 7 家医院多中心双盲试验 79 例慢性乙型肝炎，除 DNA-P 转阴率与对照组有显著差异外，HBsAg、HBeAg、抗 HBc、HBV-DNA 等均无显著差异，对慢性乙型肝炎作用不甚显著，与其他抗病毒药联合应用可望提高疗效。

5）其他正在研究中的核苷类似药如磷甲酸（PFA）、叠氮胸苷（AZT）、苏拉明、2′，3二脱氧胞苷（DDC）、5-氟-2′，3二脱氧胞苷（TTC）、氟-碘-阿拉伯呋喃糖-脲嘧啶（氟碘脲苷，FIAU）等在动物试验和临床初试中证明可抑制病毒 DNA-P 和 DNA，疗效尚有待进一步判定，PFA 尚因其可在骨组织中蓄积致中毒，临床研究因此受阻。

2. 免疫调节药物治疗

（1）短程肾上腺皮质激素撤除后继用 IFN 治疗短程皮质激素可促使慢性乙型肝炎患者体内病毒复制活跃，呈急性发作状态，HBeAg、HBV – DNA、DNAP 阳性，ALT 升高，撤除激素后继用 IFN 能增强抗病毒疗效。先用强的松 40 ~ 60mg/d，每 2 周减量 10 ~ 20mg/d，6 周后停药继用 IFN3 ~ 5Mu/d，连续 3 ~ 6 个月，有效率约 50% ~ 60%，但停药后复发率达 40%。

（2）甘草甜素 日本产强力新、国产强力宁或其换代产品甘利欣，均由甘草甜素、半胱氨酸和甘氨酸组成。对肝脏类固醇代谢酶有较强的亲和性，能阻碍可的松和醛固酮灭活而发挥类固醇样作用，还具有刺激网状内皮系统功能，诱生干扰素，增强 NK 细胞，抗过敏和抑制抗原抗体复合物形成，减轻肝细胞坏死、脂肪变和纤维增生。常用量强力宁 80 ~ 120ml 或甘利欣 30 ~ 40ml 置葡萄糖溶液中静滴，每日一次，疗程 3 个月。临床症状改善与 ALT 下降优于对病毒抑制。一般无副作用，偶可引起浮肿、血清钾降低、低血压，对症治疗或停药后可消失。

（3）细胞因子

1）白细胞介素 α（IL – 2）及自体 LAK 细胞回输疗法：IL – 2 是 T_H 细胞在有丝分裂原的刺激下产生的免疫活性物质，现可由基因重组生产，具有调节免疫、抗病毒和抗肿瘤作用。目前已知慢性肝炎患者 IL – 2 水平降低，以外源性 IL – 2 治疗可使 HBV 复制标志一过性转阴，确切疗效尚需进一步评价。另 IL – 2 肌注局部疼痛及发热，难于坚持治疗。LAK 细胞又称淋巴因子活化性杀伤细胞。慢性肝炎患者 IL – 2 功能低下，同时伴有 NK 细胞活性及 LAK 现象下降。国内用基因工程 IL – 25 000 ~ 10 000U 与采用患者的全血 50 ~ 100ml 经分离的淋巴细胞在体外孵育，以激活 LAK 细胞，再回输治疗，可提高自身 NK 细胞活性，增强 NK 细胞产生 LAK 能力和细胞毒 T 细胞功能，以抑制 HBV 复制。自体 LAK 细胞回输每周 2 次，12 次为一疗程，近期 HBeAg 阴转率 40% ~ 60%，与 IFN 联合应用可望提高疗效。

2）胸腺素：为小牛或猪的胸腺提取的多肽，主要作用是诱导 T 细胞分化成熟，增强抗体形成，恢复 T_s 细胞功能，增加 MIF 及干扰素和淋巴毒素的生成。剂量 5 ~ 10mg/d，疗程 3 ~ 6 个月，疗效尚待进一步观察。

3）免疫核糖核酸（iRNA）：系用纯化的 HBsAg 免疫马或羊，提取其脾脏和淋巴结中的核糖核酸，可在体外和体内把特异性免疫信息传递给非免疫动物。临床应用每周 2 次，每次 2ml，皮下或淋巴结注射，3 个月 1 疗程。目前疗效尚难肯定，且作用机理尚待进一步阐明。对无症状的 HBsAg 携带者由于免疫耐受而难于接受过继免疫信息。

4）转移因子（TF）：是存在于正常人白细胞中的一种可溶性低分子量多肽物质，分正常人 TF 和乙型肝炎特异性 TF 两种，前者传递非特异性的细胞免疫，后者将乙型肝炎特异性细胞免疫功能由供体传递给受体，能过继或增强对特异性抗原的细胞介导免疫。剂量每次 2~4ml，每周 2 次，皮下或淋巴结注射，3 个月一疗程，疗效报道不一，评价未能肯定。

（4）左旋咪唑是一种影响细胞内环核苷酸的化合物。能增强人体体液免疫及细胞免疫反应，对慢性乙型肝炎治疗可起免疫调节辅助作用，但对降低乙型肝炎病毒指标疗效尚未确定。

（5）特异性或非特异性抗原或抗体疗法

1）高效价抗 HBs 抗体血清或免疫球蛋白（HBIG）疗法：是一种被动免疫疗法，仅能暂时降低 HBsAg 滴度，尚无报道可导致对乙型肝炎有持久的疗效，且有发生免疫复合物相关的合并症的潜在危险。

2）卡介苗联合潘生丁、卡介苗多糖及草分枝菌多糖等疗法：可增强细胞免疫力，但仅作为一种恢复免疫反应性的手段，其机制和疗效尚待阐明。

（6）从中草药研制的免疫调节和抗病毒药物：这类药物国内研究广泛，方法多样，主要是通过宿主免疫功能的调节和增强，促进抗 HBs 产生，减轻肝脏损伤和促进肝功能恢复，间接起抗病毒作用，只能对免疫功能较好的成人期感染有一定疗效，对 HBV 感染后产生的免疫耐受状态的 HBsAg 携带者不能取得显著疗效，且其确切机制尚待阐明，疗效有待进一步验证。常用的有：

①猪苓多糖联合乙型肝炎疫苗猪苓多糖注射液 40mg/d，肌注，每日一次，连续 20d 后，停 10d 再用，反复使用 3 个月。乙型肝炎疫苗 30μg 皮下注射，每 2 周 1 次，6 次为一疗程；

②苦参碱注射液 100~150mg 置 10% 葡萄糖液 500ml 静滴，每日一次，2~3 个月为 1 疗程，对 HBV 的复制、退黄和降酶有一定疗效，优于茵栀黄注射液；

③肝炎灵注射液（广西山豆根）2 支，肌注，每日 1~2 次；

④小柴胡汤冲剂每次 1~2 包，每日 3 次，疗效优于垂盆草冲剂；

⑤其他如香菇菌多糖、云芝多糖、水飞蓟素（利肝素、西利宾胺和益肝灵）、苦味叶下珠等各地报道的中西医结合药物均可作为调节免疫的替代方案一试。

3. 肝细胞生长因子（HGF）疗法及人胎肝细胞（FLC）悬液输注疗法见重型病毒性肝炎。

4. 对症疗法　慢性肝炎对症疗法与急性肝炎原则相同，主要是应用促进黄疸消退和改善肝细胞功能的药物，黄疸持续不退可参考淤胆型肝炎治疗原则处理。改善肝功能常用药物有：

①改善血浆蛋白及氨基酸谱，低蛋白血症者给予人新鲜血浆、白蛋白或支链氨基酸静滴。马洛替酯、阿卡明、乌鸡白凤丸及乌鸡精等亦可能有一定好处；

②丹参和冬虫夏草菌丝似有一定减少肝纤维化的作用；

③1.6 二磷酸果糖（FDP）为高能量细胞促进剂，能促进细胞内 ATP 合成增加，加强细胞钠泵作用，有利于细胞内外钾、钠离子交换，使肝细胞浊肿、水肿病变修复。每次 5

~10g 加于 10% 葡萄糖液或缓冲液（100ml）静滴，每日一次；

④ALT 反复升高者可选用下列 1~2 种降酶药：A. 联苯双酯具有保护肝细胞内质网膜结构和功能完整性；增强肝细胞膜流动性而对抗因膜脂质过氧化导致的膜流动性异常降低；维持红细胞可塑性、变形性和膜屏障功能，改善血液流变性而有利于肝细胞供血、供氧和正常物质交换，还可对肝脏微粒体酶有诱导作用而增强肝脏的解毒功能等，从而减轻肝细胞损伤和恢复肝细胞功能，是目前降 ALT 作用最显著而又无副作用的药物。常用量滴丸 10 粒/次，每日 3 次，或片剂 2 片，每日 3 次，ALT 恢复正常后维持原剂量再服 1~2 个月，然后逐渐减量，以 5 粒或 1 片/d 维持 6~12 个月。亦有人认为，联苯双酯对肝炎病毒所致肝损伤无明显修复作用，不能改变肝病的进程。B. 其他降酶药，如垂盆草冲剂、齐墩果酸、氧代赖酸、甘草甜素片、水飞蓟素、肝炎灵等，各地报道的中西医结合药物均可一试。

（三）重型病毒性肝炎的治疗

重型病毒性肝炎发病机制复杂，病死率高，目前尚无满意的特殊治疗，治疗的关键是早期诊断，加强整体支持疗法，采取综合治疗措施，维持机体内环境平衡，防止肝细胞坏死，促进肝细胞再生和积极防治并发症。

1. 整体支持疗法

（1）患者应绝对卧床休息，严格消毒隔离，防止院内感染；饮食以清淡低脂流质为主，肝昏迷前期低蛋白饮食；补充足量维生素 B、C、K。进食不足者静滴 10%~25% 葡萄糖液 1 000~1 500ml，维持热量在 6 994~8 368KJ/d；早期给予人新鲜血浆 200~400ml/d 或白蛋白 10~20g/d，每日或隔天或两者交替酌情应用，以纠正低蛋白血症、维持血浆渗透压、补充凝血因子和补体及提高血清调理素水平，对减轻腹水、脑水肿和促进肝细胞再生均属重要。

（2）维持氨基酸平衡　重型肝炎常有支链氨基酸（BCAA）与芳香族氨基酸（AAA）比例失调，可从正常的 3~3.5 下降至 2 以下。输注以支链氨基酸为主的溶液，除补充氨基酸的不足外，可使 BCAA/AAA 比例恢复正常，亦可使 BCAA 竞争地通过血脑屏障而减少 AAA 进入脑内，有利于解除 NH3 中毒，促进神志改善和肝功能修复。国产氨基酸注射液中主要有 14AA-800、6AA、肝安及肝脑清等，每日静滴 250~500ml 为宜。

（3）维持电解质和酸碱平衡　重症肝炎酸碱失衡与病情变化及电解质紊乱密切相关，早期以低 Cl^- 或低 K^+ 生代谢性碱中毒或呼吸性碱中毒合并代谢性碱中毒为多见，危重者晚期始有代谢性酸中毒发生，且多为复合型（双重或三重）酸碱失衡，应及时以血气分析结果和电解质变化情况为根据判定或调整治疗方案。

1）单纯呼吸性碱中毒：主要是对原发疾病和诱因治疗，如减轻腹水或胸水，治疗脑水肿及肝昏迷等。

2）代谢性碱中毒：

①25% 盐酸精氨酸 40~80ml/d 静滴，可直接补充 H^+、Cl^- 和降低血氨，促使肝昏迷

患者苏醒；

②15%氯化钾溶液（每g含K^+、Cl^-各为13.4μmol）3~6g/d；若血钾低于正常值，已发生代谢性碱中毒，可增至7~9g/d，分别从胃肠道及静脉各进入一半。静脉补钾常规维持0.3%浓度；若严重缺钾伴心律失常，只要肾功能良好，尿量>20ml/h，静滴氯化钾浓度可增大至0.6~0.9%，在心电图监护下滴速10μmol（0.75g）/h。同时酌情补充镁离子以利于纠正低血钾；

③代谢性碱中毒伴低血钙"手足抽搦"者给予5%氯化钙30~60ml/d置于500~1000ml液体滴注；

④重型肝炎不宜过早使用谷氨酸钠和碳酸氢钠，不能仅凭CO_2CP降低而误判为代谢性酸中毒（实际上是呼吸性碱中毒），误用碱性药物导致或加重碱中毒，使透过血脑屏障的NH_3增加，造成或加重肝昏迷。

3）代谢性酸中毒：pH正常或接近正常时不必用碱性药物，pH<7.25时始考虑用计算值的1/3~1/2碱性液纠正。失代偿性酸中毒，pH急剧下降，乳酸浓度>2.2μmol/L，pH每降低0.1血清钾可比原水平增高30%，可导致致命性高钾血症，必须及时按计算值输注碱性药物。肝昏迷且有代谢性酸中毒者，可用谷氨酸钠23g/d静滴，若有低氯、低钠者则用碳酸氢钠较妥。

（4）低钠血症：无水肿的低钠血症，血Na^+<120~135μmol/L，给予口服钠盐或静滴生理盐水；血Na^+<120μmol/L，可用3%~5%NaCl液静滴200~300ml/d，给药后立即静注速尿一次。伴水肿型低血钠者，应限制入水量，使用襻利尿药再合用高渗盐水静滴。

2. 抗病毒治疗　抗病毒药物用于重型肝炎，文献报告较少，尚难得出肯定的结论。病毒的复制，尤其是病毒的重叠或混合感染在重型肝炎发病中具有重要意义。已知重型肝炎患者IFN水平明显低于正常人，故有人主张早期应用大剂量IFN（3~5Mu/d×14d肌注）或磷甲酸钠（0.16mg/kg，每日一次，肌注，共14d）等治疗，可因抗病毒作用而阻断进行性肝细胞坏死，减轻急性重型肝炎的病程和提高其存活率。然而IFN等增强的细胞毒活性，清除病毒的同时必伴免疫应答的加强而导致肝细胞破坏的加剧。故对于已有大量肝细胞坏死的急性重症肝炎，IFN等增强的细胞毒性作用可能加重病情，而已有明显肝硬化或纤维化的慢重肝炎则治疗反应很差。因此抗病毒药物用于重型肝炎的利弊还有待进一步探讨。

3. 免疫调节治疗　重型肝炎常伴抑制T细胞功能低下，胸腺素、强力宁（甘利欣）、猪苓多糖、肝炎灵和前列腺素E_1（PGE_1）等能调节和提高细胞免疫功能，增强抗感染能力，可酌情选用。

肾上腺皮质激素在重型肝炎中的应用一直存在不同的意见。近年来大多数国内外随机对照资料表明，激素并不能降低重症肝炎病死率，且常致继发感染和消化道出血，病死率反而有增高倾向，但国内仍有报道对50例急性重型肝炎早期应用大剂量短疗程（5~7d）琥珀酸氢化可的松300~500mg/d加于10%葡萄糖液静滴，结果激素组治愈率（76.5%）

优于对照组（45.5%），而出血、继发感染及肝肾综合征等发生率两组无差异。一般认为，若急性重型肝炎早期病情发展迅猛，有较强的细胞免疫和体液免疫反应且凝血酶原活动度（PTA）>40%，可酌情选用肾上腺皮质激素疗法，以抑制各种免疫反应和炎症介质而减轻非特异性和免疫性炎症损伤，且可抗中毒及减轻脑水肿，扼止病情向中、晚期转化。若病情发展较缓和已出现Ⅳ度肝性脑病或腹水，特别是亚急重型和慢重型的中晚期病例，PTA<40%者，则不宜使用或列为禁忌。目前国外有主张以强力选择性细胞免疫抑制剂环胞素A和FK506取代肾上腺皮质激素的动向。

4. 防止肝细胞坏死，促进肝细胞再生

（1）胰高血糖素-胰岛素（GI）疗法：胰高血糖素是胰岛α细胞分泌的一种多肽激素，能激活肝细胞膜腺苷酸环化酶而增加环磷酸腺苷（cAMP），增加DNA及蛋白质合成；促进线粒体产生ATP；诱导尿素循环酶加速尿素结合而降低血氨；增加肝动脉及门静脉和肝脏血流量，并通过刺激K^+-Na^+-ATP酶而促进胆汁排泄；与血浆或白蛋白共用有利于改善和纠正氨基酸代谢紊乱。胰岛素是胰腺β细胞分泌的一个亲肝因子，一定比例的胰高血糖素与胰岛素配合可防止肝细胞坏死，促进肝细胞再生。常用量胰高血糖素1~2mg、胰岛素8~16U置于10%葡萄糖液250~500ml静脉缓滴，1~2次/d，疗程2~4周。注意滴速快时可有恶心、呕吐、心悸、低血糖或低血钾。有报道在传统疗法基础上加用GI疗法，可提高重症肝炎患者的存活率，但国外有研究认为重型肝炎血浆胰高血糖素和胰岛素水平相伴升高，血氨能通过胰高血糖素升高而加重氨基酸代谢紊乱，故GI疗法治疗重症肝炎疗效和是否合理尚待进一步验证。

（2）前列腺素E_1（PGE_1）疗法：重型肝炎血清内毒素（LPS）和肿瘤坏死因子（TNF）水平明显升高，TNF在LPS损伤基础上可引起肝细胞坏死。PGE_1能降低TNF水平，抑制LPS激发的TNF的作用；稳定细胞膜与溶酶体膜；扩张血管，改善微循环等。早期应用PGE_1对防止肝细胞坏死，改善肝功能和降低病死率有一定帮助，常用量$PGE_1$200μg/d，置于葡萄糖液中缓慢滴注，10~15d一疗程。主要副作用有头痛、发热、及无菌性静脉炎，本药疗效尚待进一步观察。

（3）肝细胞生长因子（HGF）疗法：HGF系从乳猪新鲜肝脏提取的低分子多肽类物质，是一种特异性肝细胞再生因子，有如下作用：

①刺激肝细胞DNA合成，促进肝细胞再生；

②阻断内毒素诱生TNF的过程，抑制TNF活性，减少肝细胞破坏；

③增强枯否细胞功能，提高清除内源性及外源性内毒素能力；

④抗肝纤维化；

⑤提高血清雌二醇水平，促进肝细胞再生；

⑥减轻肝性脑病血清对鼠脑Na^+-K^+-ATP酶活性的抑制。用法：HGF80~120mg加入10%葡萄糖液250ml静滴，1次/d，30d为1疗程。副反应有发热、皮疹等。

研究发现暴发性肝衰竭患者血清的HGF较正常人高30倍，且能强烈地刺激体外培养的鼠肝细胞 DNA 合成，认为这是一种自我防御机制，因此临床有无必要应用大剂量 HGF 尚需进一步探索。

（4）人胎肝细胞（FLC）悬液输注疗法：FLC 悬液系选择 4~6 个月健康孕妇，经水囊引产，取其胎肝，于娩出 6h 内无菌制成肝细胞悬液，肝细胞数 $1~5×10^9$，胎肝细胞活率 80%~90%，立即输注给患者，每周 2~3 次，2~3 周为 1 疗程。在理论上 FLC 可能对肝衰竭有临床支持和代偿作用，用以渡过难关；同时 FLC 裂解后可能释放有利于促进肝细胞再生的某些因子，有利于促进肝细胞修复和再生。研究者（1987）报道用 FLC 输注治疗重型肝炎获较满意疗效，此后许多学者重复验证，FLC 对重型肝炎、慢性肝炎及肝硬化均有一定疗效。治疗后精神改善、食欲增加、ALT 和胆红质下降、腹水减轻、凝血酶原活动度上升，副作用可有畏寒发热、胸闷气促等。此疗法很少出现移植物抗宿主病，亦无须考虑供受体血型相符问题，使用前不用免疫抑制剂，有过敏史者可口服扑尔敏 4mg，但人胎肝来源少，制作严格，保存时间短且有一定不良反应，临床应用受限制。

（5）活跃微循环疗法：重型肝炎伴有不同程度的微循环障碍，甲皱微循环表现为血管痉挛、管襻扭曲、血细胞聚集、血流缓慢及渗血，且与肝细胞坏死的程度和预后关系一致。活跃微循环对防止肝细胞坏死，促进肝细胞再生，恢复肝功能，减少肝肾综合征发生和提高存活率有重要意义。常用方法有：

①山莨菪碱 30~80mg，或早期狂躁者用东莨菪碱 0.3~0.9mg，每日 1~2 次置补液中滴注或分次静注；

②肝素每日 1mg/kg 加入葡萄糖液 100~250ml 滴注或分 2 次静滴；

③酚妥拉明 10~20mg/次，置 250~500ml 补液中缓慢静滴，每日 1~2 次；

④PGE_1 200μg 加入葡萄糖液缓慢滴注，每日一次。

（6）防止反应氧中间物（ROI）破坏肝细胞：维生素 E 乳化剂和乙酰半胱氨酸具有强大的抗氧化作用；还原型谷胱甘肽（TAD）注射液既可助肝脏解毒又具抗氧化作用，均可防止肝细胞膜脂质过氧化反应而保护肝细胞，亦可试用。

5. 防治肝性脑病和脑水肿

（1）防治氨中毒

1）减少氨的产生和吸收：

①严格限制动物蛋白饮食，可用植物蛋白 30~45g/d；

②抑制肠道细菌以减少其分解肠内蛋白产生氨，可选用氟哌酸、灭滴灵、卡那霉素或氨苄青霉素等口服；双歧枝菌（回春生）制剂亦有一定效果；

③50% 乳果糖浆 30~50ml，3 次/d，口服或鼻饲、或加灭滴灵或卡那霉素置 100ml 生理盐水保留灌肠，3 次/d。食醋 30~50ml 置生理盐水保留灌肠可作为替代方案。乳果糖作用：酸化肠道使 $NH_3 + H^+ → NH_4$，减少肠道氨的吸收；肠道 pH < 5.0 时能抑制嗜碱性腐败菌，并使其产生内毒素减少；有轻泻作用而促使肠道内容、胺类及内毒素排空加快，从而减轻内毒素血症和使血氨下降；

④及时纠正碱中毒有利于降低血氨及 NH_3 吸收入血脑屏障的浓度。

2）祛氨药物应用：

①精氨酸在重型肝炎因鸟氨酸氨基甲酰转换酶缺陷而不易发挥脱氨效果，但它呈酸性反应能纠正低氯性代谢性碱中毒而降低血氨及 NH_3 进入血脑屏障的浓度，对肝昏迷合并碱中毒者应用较为合理；

②谷氨酸钠系碱性药物，用药后可加重已存在的碱中毒。只在晚期出现代谢性酸中毒时可用谷氨酸钠与乙酰谷酰胺 500~1 000mg/d 共置葡萄糖液 500ml 静滴。前者与氨结合为谷氨酰胺，起降 NH_3 作用，但不能透过血脑屏障；后者作为载体使谷氨酸钠易透过血脑屏障（脱氨药物剂量见本节维持电解质和酸碱平衡节段）；

③10% 门冬氨酸钾镁可通过鸟氨酸循环中与氨结合形成门冬酰胺，将氨运至肾脏进行脱氨。常用量 20~40ml 置葡萄糖液静滴，1~2 次/d。

（2）取代假神经传递介质：

①应用左旋多巴进入脑细胞内经多巴脱羧酶作用转化为多巴胺，可取代假神经递质（羟苯乙醇胺），直至清醒为止。左旋多巴 0.2~0.6g/d，静滴，或左旋多巴 100mg 及卡比多巴（多巴脱羧酶抑制剂）20mg，静滴，2~3 次/d，可减少左旋多巴剂量和减少恶心呕吐、心律失常、体位性低血压及不自主动作等副作用。左旋多巴不宜与作为多巴脱羧酶辅基的维生素 B_6 同用；

②氟马西尼系 γ-氨基丁酸（GABA）受体拮抗剂，能拮抗肝功能衰竭时大脑原位合成苯二氮卓受体的配体或其他内源性物质，对 GABA/苯二氮卓抑制性神经递质相关脑病有持久的作用和较好效果。剂量为 2.0mg 溶于 20ml 生理盐水中于 5min 内静注。

（3）纠正氨基酸平衡失调：见本节维持氨基酸平衡节段。

（4）防治脑水肿：重型肝炎肝性脑病有时与脑水肿直接相关，可采用以下防治措施：

①以 20% 甘露醇脱水疗法为主，常用量 1g/kg 于 30min 内静注完，根据脑水肿程度每 4~6h 1 次，情况好转后改为半量并逐步停药。伴心功能不全者宜先给西地兰 0.2~0.4mg 和速尿 40~80mg 静注，后再用高渗脱水剂；

②头部抬高 10°~30°，可使颅内压下降 0.8kPa；

③保持 $PaCO_2$ 在 2.0~4.0kPa，PaO_2 在 13.3kPa；

④限制液量和钠盐，及时补充 K^+ 和 Ca^{++} 缓解脑细胞钠潴留，给予人血白蛋白或新鲜血浆以提高胶体渗透压；

⑤戊巴比妥可通过活跃 Na^+-K^+-ATP 酶泵而达到治疗脑水肿的目的。对顽固性脑水肿可加用戊巴比妥钠 100~150mg，每 15min 静注 1 次，共 1h 4 次，然后静滴每 h 1~3mg/kg，如引起血压降低应及时用升压药，以确保脑血流灌注压。

（5）血浆置换、体外肝灌流、吸附剂灌流和聚丙烯脂膜血液透析等暂时性肝支持疗法及"培养肝细胞-血浆交换-血液透析过滤三合一"生物人工肝支持系统，可减轻内毒素血症，降低芳香族氨基酸水平、清除中分子物质、补充凝血因子和改善肝功能，可能暂时使患者清醒。此法作为重型肝炎肝功能衰竭的疗法，其疗效及开发前景有待以后临床应用做出实际评价。

6. 出血的防治

（1）肝细胞合成凝血因子减少所致出血：

①凝血酶原复合物（PPSB）每次 10u/kg·d 置于葡萄糖液 250ml 静滴，每周 3~4 次，尿少时减量或停用；

②新鲜血浆 300~400ml，每周补充 3~4 次，或按失血情况酌情补充新鲜全血；

③维生素 K_1 20~30mg/d 静滴。

（2）胃粘膜糜烂或溃疡出血：

①质子泵抑制剂奥美拉唑（洛赛克）20mg，1~2 次/d，口服，或 40mg 静注，1~2 次/d；兰索拉唑 30mg，1 次/d 次；

②H_2 受体拮抗剂甲氰咪胍 0.2~0.4g，3 次/d，口服，或倍量静注 3 次/d；雷尼替丁 0.15 早晚各 1 次，口服，或 50mg 静注继之 400mg/d 静滴；

③口服凝血酶 2 000~10 000U/次，30~60min1 次，血止后减量。

（3）门脉高压致食道或胃底静脉破裂出血①心得安 30~60mg/d，分 3 次口服，以心率减少 25% 左右为度；

②无冠心病史及妊娠者用垂体后叶素 5~10u 置葡萄糖液 40ml 缓慢静注，继之用 10~20U 静滴，止血后逐渐减量维持 24h。亦有主张大剂量 75~150U 置于葡萄糖液 500ml，以 0.5U/min 速度静滴，止血后每 12h 减 0.1U/min；

③酚妥拉明 5~10mg 加入 10% 葡萄糖液 250ml 静脉缓滴，每日 1~2 次，可降低门脉血流量而有利消化道出血的预防，但胃炎、胃及十二指肠溃疡慎用；

④生长抑素系合成的具有 14 个氨基酸的肽类激素。它不仅能抑制胃酸、胃分泌素、胃蛋白酶及胰泌素，还能选择性收缩内脏血管，降低门脉、肝静脉压力和脾血流量，减少脐静脉、食管和胃底曲张静脉血流量。还具有松弛 Oddi 括约肌，刺激肝胆和网状内皮系统的活性，保护肝、胃、胰细胞作用。用法：1~2min 内给予 250μg 冲击量静注，紧接连续滴注 3mg（250μg/h），共用 3~5d。由于 Stilamin 半衰期短，任何超过 1min 的间断，应重新静注 250μg 冲击量再继续滴注 250μg/h 的注入率给药；

⑤善得定 0.1mg 加入 25% 葡萄糖 20ml 静注，以后 0.6mg 置 10% 葡萄糖 1 000ml 静滴维持；

⑥上消化道出血活动不止，可急诊胃镜硬化剂治疗，或经皮经肝曲张静脉栓塞术治疗。

（4）防治 DIC：补充凝血因子、纤维蛋白原、新鲜全血或血浆。辅用潘生丁 150~200mg/d，低分子右旋糖酐 500ml 静滴。早期应用肝素 0.5~1mg/kg 静滴或静注，维持试管法凝血时间在 20~30min、必要时重复应用至 DIC 完全控制。继发纤溶可在肝素抗凝基础上并用 6-氨基己酸或对羧基苄胺等。

7. 防治急性肾功能衰竭　以预防为主，关键是针对导致肝肾综合征的诱因如血容量不足、中毒性鼓肠、大出血或大量放腹水等致肾血流量不足；革兰氏阴性杆菌感染及内毒素血症致肾血管痉挛；低血钾致肾曲管坏死；重度黄疸导致胆汁性肾病以及乙型肝炎相关性肾炎等导致肾功能不全等的治疗。注意避免使用损害肾脏的药物，停用凝血酶原复合物。一旦发生少尿或无尿应早期应用：

①20%甘露醇1.0g/kg快速静注，如无效则停用；

②酚妥拉明10~20mg/次，多巴胺20~40mg/次，速尿80~240mg/次，单独或联合置于葡萄糖液250ml缓慢静滴，1~2次/日；

③防治高钾血症限制钾盐，纠正低钠、低钙及酸中毒；静滴高渗糖和胰岛素；同时使用利尿剂；

④有条件可早期行聚丙烯脂膜血液透析或血浆置换疗法等。

8. 防治继发感染　重型肝炎继发感染不一定有典型的临床和实验室特征，一旦出现体温升高或不升、黄疸加深、腹水增加、中毒性肠麻痹、肝昏迷加深或原因不明的腹泻、休克、白细胞升高及体液鲎溶解试验阳性等，均应全面体检，及时进行血、尿、粪、痰和胸、腹水标本检查。有细菌感染征象者,应选择对革兰氏阴性和阳性菌、厌氧或需氧菌均有效且对肝肾毒性小的抗菌药物联合应用，如氧哌嗪青霉素10~16g/d，菌必治2~4g/d，头孢他定2~4g/d或伊米配能（泰能）1~2g/d。消化道真菌感染可口服制霉菌素500~1000U，6小时一次；全身或局部真菌感染均可酌情选用氟康唑0.2~0.4g分2次静滴或口服。若已知明确病原菌者，则按药敏选用抗菌药物。

（四）淤胆型病毒性肝炎的治疗

1. 病因治疗　淤胆型病毒性肝炎尚无特效病因治疗，丙型肝炎、乙型慢性活动性肝炎或乙型急性肝炎病情超过3个月，病毒复制标志仍明显，ALT升高不显著者，可考虑采用以干扰素为首选的抗病毒治疗。

2. 支持疗法　卧床休息，合理饮食，适当补充A、D、C、K₁等多种维生素，注意水、电解质及酸碱平衡，并酌情输注新鲜血浆、全血或白蛋白。

3. 退黄疗法

（1）肾上腺皮质激素：系治疗淤胆型肝炎的传统常用药，主要作用于毛细胆管，减轻其非特异性炎症，增加胆汁流量和促进胆汁排泄。常用量强的松30~40mg/d，1周后若总胆红素下降≥治疗前40%者认为有效，第2周起隔5~7d按5mg逐渐减量至胆红素恢复正常。若用药1周总胆红素下降＜治疗前40%，应停药，有效率约60%~70%。文献认为激素治疗禁忌症多；长期使用有副作用；抑制免疫机能造成持续抗原血症致病情迁延；减量或停药后有复发可能；能增加细胞色素酶P450消耗使微粒体混合功能氧化酶（MMFO）下降而加重胆汁淤积；还可抑制枯否氏细胞吞噬功能使来自肠道内毒素不易消除而加重肝损害。因此目前多主张皮质激素不宜作为首选药物，只有在胆红素以每日＞17.1~34.2μmol/L上升，短期内用其他方法治疗无效；抗原血症阴性的自身免疫性肝内胆汁淤积；肝内胆汁淤积伴有明显病毒复制指标拟用短程皮质激素撤除后继用抗病毒药物疗法等情况方，宜选用皮质激素。

（2）苯巴比妥：系一种酶诱导剂，能诱生肝细胞 Y 蛋白及脲嘧啶二磷酸葡萄糖转移酶，提高肝细胞摄取间接胆红素和排泄直接胆红素能力；提高肝细胞内滑面内质网的酶活力和毛细胆管膜上 $Na^+ - K^+ - ATP$ 酶的活力，促进胆汁及胆酸的排泄，增加胆汁流量；同时有减轻皮肤瘙痒作用。常用量 30～60mg，3～4 次/d，1 周后若胆红素下降 ≥ 治疗前 40%，第 2 周起减半量或 30mg 1～2 次/d，加晚上睡前 60～90mg，直至胆红素恢复正常。据研究用此疗法治疗淤胆型肝炎有效率达 85%，其中急性肝炎 92.86% 有效，慢性活动性肝炎在加强综合治疗基础上 66.6% 亦有效，与强的松组对照疗效无显著差异。作者认为苯巴比妥退黄疗效与强的松基本相同，且无强的松上述弊端，故治疗淤胆型肝炎时值得首选。本药一般剂量短期内无明显毒副作用，用药初 3～5d 可出现困倦、多睡或嗜睡，继续用药或减量可缓解消失，个别出现皮疹、发热者应停药。对重型肝炎及肝炎后肝硬化等肝实质炎症、坏死较重，ALT 持续高水平或肝纤维化胆汁淤积等患者应慎用或不用。

（3）胰高血糖素 - 胰岛素（GI）疗法：本疗法既有保护肝细胞，促进肝细胞再生，又有增加胆汁流量，促进胆汁排泌作用。研究者对外科梗阻性黄疸总胆管引流术后静注胰高血糖素 1mg，注射后 30min 胆汁流量增加 186%，至 120min 仍在增加，胆汁中胆红素比注射前增加 23.9%，因而确认其有利胆作用，剂量与用法同重型肝炎的用法。用于治疗淤胆型肝炎，疗效报道不一。对慢性活动性肝炎、肝硬化伴有高乳酸血症者，G - I 与葡萄糖并用有增加血中乳酸的可能，可同时用碳酸氢钠纠正。

（4）门冬氨酸钾镁：系门冬氨酸钾盐与镁盐等量的混合剂。门冬氨酸是草酰乙酸的前体，能促进三羧酸循环，并参与鸟氨酸循环，促使氨与二氧化碳生成尿素。钾离子是细胞生存所必需，也是高能磷酸化合物成分与分解的催化剂。镁离子则为生成糖原及高能磷酸不可缺少的物质，是多种酶的激活剂，也是钾离子重返细胞内所必需的金属辅酶的重要成份。常用量：10% 门冬氨酸钾镁注射液 20～30ml 置 10% 葡萄糖液 250ml 静滴。无明显不良反应。高血钾者忌用。

（5）活跃微循环：酚妥拉明 10～20mg 置 10% 葡萄糖液或低分子右旋糖酐 250～500ml 缓慢静滴，1～2 次/d，可改善肝肾微循环，降低门脉压，减少肝内微血栓形成，或用酚妥拉明联合甘利欣 30～40ml（强力宁 100～120ml）置 10% 葡萄糖液静滴，既改善肝肾微循环又减轻肝细胞的炎症坏死反应，促使肝肾功能改善。

（6）熊去氧胆酸（UDCA）：本品可在肝内蓄积，因而称为分泌型利胆剂。它在肝中替代部分胆汁池，减轻忌水性胆汁酸的损肝作用，并能抑制小肠吸收毒性胆汁酸，从而保护肝细胞；可增加毛细胆管碳酸盐的分泌，从而促进胆汁排泄，增加胆汁流量，有利于冲洗胆道和排除胆道小结石特别是泥砂样胆固醇结石。150～200mg，3 次/d，对肝内胆汁淤积有一定疗效，对完全性胆系梗阻则应慎用。

（7）丙谷胺：系胆囊收缩素（CCK）的受体拮抗剂，可抑制内生性 CCK 的促胆囊收缩作用而使胆囊容量增加与胆汁稀释；使胆汁中的 Na^+、HCO_3^- 和胆汁酸成分排泌增加；使血浆中胰多肽增加，神经降化素降低等而有强力利胆作用。剂量为 1.2～1.8g/d，分 2～3 次服，可作退黄辅助治疗。适时增用 33% 硫酸镁 30～45ml/d，有使 Oddi 括约肌松弛及胆囊收缩作用，可促进胆汁排出。亦有人用 20% 甘露醇 125～250ml/d，口服，可使胆囊收缩加强，胆汁排泌增加而获利胆退黄疗效。

（8）其他：参三七注射液 10ml 置 10% 葡萄糖液 500ml 静滴，每日一次；苦参碱注射液 100～150mg 置 10% 葡萄糖液 500ml 静滴，1 次/d；重用赤芍，以赤芍、大黄、栀子、葛根、茜草、丹皮、生地、当归等为主药中医辨证治疗等，均对淤胆型肝炎有一定疗效。此外，血浆置换疗法亦有用于顽固性肝内淤胆而获显著退黄疗效者，但此法需特殊设备、需血量大、费用昂贵及难于克服的副作用等，应用和普及受限制。

（曹晓凤）

第二节　细菌性痢疾

【临床提要】

细菌性痢疾简称菌痢，是由革兰氏阴性兼性菌、痢疾杆菌引起的，以结肠化脓性炎症为主要病变，伴全身中毒症状，腹痛、腹泻、排脓血便、里急后重等临床表现的急性肠道传染病。此病最常见，终年都有发生，但多见于夏、秋季。根据痢疾杆菌的生化反应及抗原组成可分为：志贺氏、弗氏、鲍氏、宋氏等四群。目前以弗氏、宋氏最常见，但我国某些地区仍有志贺氏菌群流行。病后免疫力短暂，且不同菌群与血清型之间无交叉免疫，故易复发或再感染。潜伏期数小时至 7 天，大多 1～3d。绝大多数菌痢患者都有与菌痢患者接触史或不洁饮食史。主要通过染菌的食物，饮水等，故传播途径包括：食物型、水型（污染水源）、日常生活接触及蟑螂、苍蝇的传播。患者和带菌者是主要传染源。

具有侵袭力的菌株入侵结肠粘膜上皮细胞和固有层，引起肠粘膜的炎症反应，导致粘膜破坏、坏死和溃疡，因而产生腹痛、腹泻、脓血便和里急后重。部分特殊体质的儿童对细菌内毒素的强烈反应，引起急性微循环障碍为主的病理过程，以致出现感染性休克、播散性血管内凝血，导致微血管麻痹及重要脏器功能衰竭、脑水肿、脑疝和呼吸衰竭。

（一）菌痢的临床分期

1. 急性期

（1）急性普通型（典型）：患者起病急骤，畏寒、寒颤伴高热，继而腹痛、腹泻和里急后重，粘液脓血便，大便次数多达 10～20 次/d，量少。1～2 周内逐渐恢复或转为慢性。

（2）轻型（非典型）：全身毒血症症状及肠道症状表现均较轻，有如肠炎，可无里急后重，病程可自限。

（3）中毒型：多见于体质较好的儿童，全身毒血症症状较重而肠道症状较轻。24h 内始出现典型症状的大便。常需直肠拭子或生理盐水灌肠采集大便才发现粘液便，镜检可见大量脓细胞和红细胞。临床表现可分为：

①休克型（周围循环衰竭型）以感染性休克为主要表现，血压下降，早期为微循环血管痉挛，后期出现微循环瘀血缺氧，唇、指紫绀，皮肤花纹明显；

②脑型（呼吸衰竭型）出现脑水肿、颅内高压，甚至发生脑疝等脑部症状。临床主要表现为惊厥，昏迷和呼吸衰竭；

③混合型：具有周围循环和呼吸衰竭两种表现，病死率高。

2. 慢性期　病程超过 2 个月以上即称慢性菌痢，常因急性菌痢未能及时积极抗菌治疗或耐药性痢疾菌感染，患者常因营养不良、肠寄生虫症、胃酸低及慢性胆囊炎等因素而演变成慢性。临床上常见以下几型：

①慢性迁延型长期不同程度的肠道症状伴乏力、贫血；

②慢性急性发作型因劳累、受凉、饮食无度而诱致慢性菌痢的急性发作；

③慢性隐匿型有菌痢史，无明显临床症状，但偶尔大便培养呈阳性或乙状结肠镜检查有异常发现。

（二）诊断

凡流行季节有腹痛、腹泻及脓血样便者应考虑菌痢的诊断。急性期多有发热，且多出现于消化道症状之前；慢性期患者的过去发作史甚为重要。患者血象表现：急性病例白细胞总数及中性粒细胞数有中等升高；慢性患者可有轻度贫血。典型的痢疾粪便中无粪质，呈鲜红粘冻胶状，无臭味，量少。镜检可见大量脓细胞及红细胞，若见巨噬细胞更利于诊断。粪便培养阳性是确诊的依据。采集标本应注意：尽量在抗菌药物治疗前采样；挑选粘液脓血部分的便样；标本必须新鲜，如若培养阳性应做细菌药敏试验以指导临床上合理用药。乙状结肠镜检查及 X 线钡餐检查对鉴别慢性菌痢和其他肠道疾患有一定价值。因此，凡突然发热、惊厥而无其他症状的患儿，必须考虑到中毒性菌痢的可能，应尽早用肛拭取标本或以盐水灌肠取样涂片镜检和细菌培养，从而尽快确诊和治疗。

【治疗】

（一）一般治法和护理

1. 隔离　按消化道传染病隔离，隔离期以临床症状消失、大便连续培养 2 次阴性方可解除隔离。

2. 休息　患病期间要求卧床休息，对软弱无力，严重腹泻，高热者更应卧床休息。

3. 饮食　急性期以少渣、忌油腻、易消化的流质或半流质饮食为宜，补充足量维生素，鼓励多饮水，不宜饮牛奶（以免腹胀），病情好转后给普食。

4. 补液及补充电解质　严重腹泻可引起脱水及电解质紊乱，造成代谢性酸中毒及低钾血症，应及时按失水情况快速静脉补液及补充电解质，改善微循环，纠正酸中毒，防止休克发生。

5. 密切观察病情　观察大便次数、性状，隔日留取大便作常规检查及做细菌培养和药物敏感试验，以便及时了解药物的疗效和病情的恢复情况。

6. 对症处理　腹痛剧烈者可给予针灸、热敷或阿托品解痉治疗，对里急后重者可给予解痉剂或适当用氯丙嗪或异丙嗪等药物。

（二）抗菌治疗

由于抗菌药物的广泛使用，耐药菌株日渐增多，且可以呈多重耐药。近年来，细菌对氯霉素、链霉素、四环素族的耐药率甚高，用药时最好参考当前菌株耐药情况选择用药。在抵抗疾病过程中机体也起作用，尤其是肠道局部免疫的防御机能，因而临床疗效未必与药敏试验一致。通过联合用药、应用新药种治疗菌痢还是能获得满意的效果。一般应用足量，72h 后仍无效时才考虑改用其它药物，切勿过早更换药物或滥用药物。

1. 磺胺类药 磺胺药对痢疾杆菌有抗菌活性，但如与甲氧苄氨嘧啶（TMP）合用则有协同效果。联合用药还可以减少磺胺剂量及其副作用，常用的是 SMZco（复方新诺明，百炎净），2 次/d，2 片/次，疗程 1 周，有严重肝病、肾病、磺胺过敏及白细胞减少症患者忌用，其它磺胺药如磺胺嘧啶（SD），首剂量 1g，以后每 12h 1g，需要与碳酸氢钠同服，周效磺胺（SDM），首剂 1g，以后每周 0.5g。

2. 抗生素 尽量口服给药，可选用氯霉素、四环素，但其耐药菌株正日趋增多。平时常用抗生素或上述药物疗效不佳或不能口服者，可用庆大霉素 12 ~ 24 万 U/d，分 3 次肌注，小儿每日 3 ~ 5mg/kg，分 2 次肌肉注射。重症者可用氨苄青霉素，2 ~ 6g/d，小儿为每日 30 ~ 100mg/kg，必要时加用抗菌增效剂 TMP 0.1g，2 次/d，疗程 5 ~ 7d。有人主张短程快速疗法，以四环素片 0.25g，单剂顿服；卡那霉素剂量为 1 ~ 1.5g/d，小儿为每日 20 ~ 30mg/kg。亦有人主张用磷霉素钙，剂量为 2 ~ 4g/d，分 3 次口服，儿童剂量为每日 50 ~ 100mg/kg；磷霉素钠盐 1g/瓶，成人剂量为 6 ~ 12g/d，儿童为每日 200 ~ 300mg/kg，分 2 ~ 4 次给予。肌肉注射局部较剧痛，一般较少用。

3. 喹诺酮类药物 喹诺酮类属化学合成抗菌药物，其优点在于抗菌谱广，细菌对其产生突变的耐药发生率低，无质粒介导的耐药性发生；在体内分布广，大多品种系口服制剂。在抗菌痢治疗中选用吡哌酸，成人用量为 2g/d，分 4 次口服；诺氟沙星（氟哌酸）1.2g，分 4 次口服；依诺沙星（氟啶酸）成人 400mg/次，2 次/d，口服，5 ~ 7d 为 1 疗程；环丙沙星（环丙氟哌酸）0.25/片，2 ~ 3 次/d 口服，静脉滴注 0.2g，每日 2 次。

志贺氏菌对新喹诺酮类药物（氟哌酸，环丙氟哌酸，氟啶酸，氟嗪酸）已显示出高度敏感性，持续 5 天标准治疗对肠道病原菌临床有效。主要依据是：

①口服 400mg 氟哌酸后粪便中 24h 药物浓度高（200 ~ 2700μg/g 粪便），并维持至服药后 3 天；

②氟哌酸可经肠肝再循环，继续发生药效；

③氟哌酸对 90% 肠道病原菌菌株 MIC 低，对志贺氏菌则小于 0.1μg/ml。

故试用单剂氟哌酸治疗可以 800mg/次顿服，疗效则与 SMZco 的 5 天疗法相当，且可减少那些长疗程药物的副作用，治疗费也低，患者也乐意接受。由于试用例数不多尚须进一步临床验证。喹诺酮类在动物实验中若给予 6 倍人用的剂量则可引起软骨损害，故儿童、孕妇不宜使用，除非是暂停哺乳，否则哺乳期妇女亦忌用。

4. 中草药　黄连素（小檗碱），0.3～0.4g/次，4 次/d；一见喜，4g/次，4 次/d，疗程 7 天。

一、慢性菌痢的治疗

1. 一般治疗及护理　与急性菌痢基本相同，主要采取消除感染、提高机体抵抗力和调理肠道功能紊乱相结合的综合措施。

2. 抗菌药物治疗法　致病菌的分离、鉴定和药敏检测最重要，应同时联合两种不同类的敏感抗菌药物，剂量要充足，疗程宜较长并重复 1～3 疗程。选用药物如磺胺类药合用甲氧苄嘧啶（TMP），即 SMZco，2 次/d，2 片/次，疗程 1 周，儿童酌减。口服氯霉素、红霉素、四环素等效果欠佳。静脉用药：常用庆大霉素 12 万～24 万 U/d，分 2 次，同时亦用氨苄青霉素，2～6g/d，静脉滴注。必要时加用抗菌增效剂（TMP）0.1g，2 次/d 口服。喹诺酮类药物：氟哌酸 0.3～0.4g，4 次/d 口服。氟啶酸成人 0.4g/d，分 2 次口服。氟嗪酸 0.2g～0.4g，单剂口服。

3. 药物保留灌肠治疗法　为消除感染及调理肠道功能紊乱，可选用如下药物：0.5% 卡那霉素、1%～2% 新霉素、0.3% 黄连素、5% 大蒜液等，每次用量为 100～200ml，每晚一次，连用 10～14 天为 1 疗程。灌肠中可加少量肾上腺皮质激素以增加其渗透作用。

4. 肠道功能紊乱的处理　酌情使用镇静、解痉或收敛剂。长期应用抗生素治疗后的肠道功能紊乱，可口服乳酶生或小剂量异丙嗪，也可试用 0.25% 普鲁卡因溶液 100～200ml，保留灌肠每晚 1 次，疗程 10～14 天。对肠道菌群失调时如大肠杆菌数量减少时可给乳果糖和维生素 C；肠球菌减少可服乳酶生（含厌氧乳酸杆菌）或桔草杆菌片或丽珠肠乐胶囊（含桔草杆菌活菌 0.5 亿个），以促进厌氧菌生长，重新恢复肠道菌态平衡。

二、中毒性菌痢的处理

中毒性菌痢（简称毒痢），是夏秋季节常见的急性重症肠道传染病，多发于 2～7 岁身体较健康的儿童，成人亦可发生。本病来势迅猛，病情变化快，若治疗不及时，则可危及生命。应及时针对病情采取综合性措施抢救。

1. 抗菌治疗　合适的抗菌药物可以缩短发热、腹泻和排菌时间。可采用庆大霉素 12～24 万 U/d，小儿每日 3～5mg/kg，静脉滴注或肌肉注射；也可用第二代的喹诺酮类药物如氟喹诺酮（FQNS）、环丙沙星，口服 600mg/d，静脉用药剂量一般为 200mg，每 12h 1 次，偶可加至 400mg，每 12h 1 次。中毒症状好转后，按一般急性菌痢治疗或口服 SMZco、氟哌酸等，总疗程 7～10d。

2. 高热和惊厥的治疗　毒痢患者常有高热，高热可致惊厥而加重脑缺氧和脑水肿，甚至引起呼吸衰竭。因此对于应用退热药及物理降温无效或伴躁动不安反复惊厥或惊跳者，目前较常用方法是亚冬眠疗法。即应用复方氯丙嗪（氯丙嗪和异丙嗪各 25mg），每次各 1mg/kg，肌肉注射，一般 2～4h 1 次，其 3～4 次/d，务必使体温保持在 37℃ 左右。反复惊厥还可给予安定 10mg/次，静脉推注（或肌肉注射），或苯巴比妥钠 0.1g/次，肌肉注射，或水合氯醛灌肠。对体温持续不降者，除物理降温外，加用 10% 温热盐水 1 000ml 作流动灌肠也可使体温下降。

3. 循环衰竭的处理

（1）扩充血容量，纠正酸中毒：首先用 2:1 溶液（2 份生理盐水，1 份 1.4% 碳酸氢钠溶液），儿童每次 10 ~ 20ml/kg，成人每次 300 ~ 500ml，快速静脉滴注或静注。纠正酸中毒可先用 5% 碳酸氢钠溶液，儿童每次 5ml/kg，成人每次 250 ~ 300ml，静脉快速滴入或静注；后用 2:1 溶液，用量同上。其后用 6% 低分子右旋糖酐，儿童每次 10 ~ 20ml/kg，1 次最大量不超过 300ml，成人每次 500ml，静滴，以后根据患者的具体病情并参照血液生化测定结果补充碱性溶液。待患者循环改善及酸中毒纠正后，改用生理盐水维持液量补给，同时注意补充钾盐，其浓度为 0.3%，补液的总量及速度根据患者具体病情及尿量而定。

（2）血管扩张剂的应用：解除微血管痉挛是抢救"毒痢"患者的一项重要措施，根据患者面色苍白、四肢末梢发凉、惊厥、呼吸节律不整、肌张力增强、血压升高、口唇发绀、皮肤呈现花纹症、脉压差小于 2.7kPa（20mmHg）或血压下降等症状时均为及时使用下列药物的指征。

1）山莨菪碱（654 - 2）：应用剂量宜从小剂量开始，儿童每次 1 ~ 2mg/kg，成人 10 ~ 20mg/次，每 10 ~ 15min 静脉注射 1 次。病情危重时剂量可加大，儿童 3 ~ 4mg/次，成人 60mg/次，每 5 ~ 10min 静脉注射 1 次。待四肢转暖，面色微红，脉搏有力，血压回升及呼吸改善时停用，如病情再度恶化可再重复上述治疗措施。

2）阿托品：主要通过其具有拮抗乙酰胆碱、儿茶酚胺、5 - 羟色胺等活性物质对微小动脉的致痉作用而达到改善微循环的目的。儿童每次 0.03 ~ 0.05mg/kg，成人 1 ~ 2mg/次，每 10 ~ 15min 注射 1 次。其用药指征及停药指征均与山莨菪碱相同。一般用 3 ~ 6 次，如有高热、兴奋、尿潴留、心动过速等中毒反应症状，可考虑暂不使用。

（3）血管活性药物的应用：毒痢休克早期应用缩血管药物可加重微循环障碍，减少组织的灌注量，弊多利少，因此严格掌握应用指征对器官的恢复尤为重要。在休克晚期或经积极地扩容纠正酸中毒后，并应用相当量的血管扩张药及强心药物等综合措施后，休克并无明显改善反趋恶化时，或血压不稳定处于低水平时，周围循环不见好转，可考虑用多巴胺及酚妥拉明（苄胺唑啉，Regitin）等药，以增强心肌收缩力和降低外周阻力，改善重要器官的血流灌注。

（4）强心药物的使用：由于血管痉挛，心肌缺血、缺氧，同时内毒素直接作用于心肌，易致心功能损害，出现左心衰竭和肺水肿等情况，因此在治疗过程中使用毛花苷丙或毒毛旋花子苷 K 以强心，加强心肌收缩力，增加心排血量。毛花苷丙用量，儿童为每次 10 ~ 15μg/kg，成人 400μg 加入 20ml 葡萄糖中静脉注射。毒毛旋花子苷 K 儿童用量每次 7 ~ 10μg/kg，成人 250μg/次稀释于 10% 20ml 葡萄糖中缓慢静注，必要时 8 ~ 12h 重复应用。

（5）肾上腺皮质激素的应用：使用激素能缓解感染中的中毒症状，防止病情进一步加重，并有抗休克作用。常用氢化可的松或地塞米松。氢化可的松用量，儿童 20～50mg/次，成人 100mg/次，加入葡萄糖或生理盐水中静滴。地塞米松用量，儿童为每次 0.5～1mg/kg，成人 10～20mg/次，加于 20ml 10%～25% 葡萄糖液或生理盐水中静脉注入。必要时 6h 后重复使用。

4. 防治呼吸衰竭　毒痢休克由于脑微血管痉挛，致使脑组织缺氧、缺血和水肿，从而导致呼吸衰竭的发生。为防治呼吸衰竭的发生，早期使用血管扩张药、采用亚冬眠疗法可预防呼吸衰竭，如已出现呼吸衰竭应立即应用 654-2，剂量宜大（儿童每次 3～4mg/kg，成人 60mg/次），短间隔（5～10min/次），反复静脉注射。在应用扩张血管药的同时，快速静脉推注 20% 甘露醇，每次 1～2g/kg，每 4～6h 1 次，或与 50% 葡萄糖液交替应用。必要时可用 30% 尿素，每次 0.5～1g/kg，静脉注射直到脑水肿消失。此外，给予吸氧、吸痰，保持呼吸道畅通，应用呼吸兴奋药等，如呼吸停止，立即行气管插管或气管切开，进行机械通气。

5. 中药治疗　中药生脉散（人参，麦冬，五味子）具有升压，抗休克和改善微循环等作用，国内已制成注射针剂，可供静脉注射或静脉滴注。中药枳实注射液的有效成份：对羟福林与 N-甲基酪胺用于治疗感染性休克，已获较满意效果。剂量为每次 0.3～0.5g/kg，用 10% 葡萄糖液 10ral 稀释后静脉注射，1～2 次后改为静脉滴注维持，待血压回升后再维持用药 8～12h，以后逐渐减药至停药。

6. 其他措施　（1）出血治疗：当患者出现 DIC 时可考虑用肝素治疗。当 DIC 与纤维蛋白溶解同时存在时，肝素与抗纤维蛋白溶解药物，如氨甲苯酸，6-氨基己酸等合用。必要时可输新鲜血。

（2）脑水肿的治疗：因颅内压升高，脑水肿和脑疝而导致呼吸衰竭，抢救重要的是要及早用血管扩张剂，同时采用亚冬眠疗法。脱水剂的应用：在应用血管扩张剂的同时，尽快静脉注入甘露醇 5～10ml/kg，或 25% 山梨醇 4～8ml/kg。其它的措施如及早吸氧、吸痰、保持呼吸道畅通等，使用呼吸中枢兴奋药如山梗菜碱、洛贝林和回苏灵等药物。必要时行气管插管、气管切开和机械通气；注意做好保温和口腔护理，注意解决冬眠时可能出现的呼吸道分泌物增多引起的阻塞和尿潴留等。做好护理工作，防止躁动不安或谵妄所致的外伤，密切观察病情变化包括：瞳孔、呼吸、体温、脉搏、血压、尿量、输入量及排出量等，并做好记录。

【预防】

本病预防在于：

①管理传染源，发现患者及带菌者应及时隔离与治疗，接触者应观察 7 天；

②做好粪便管理、水源管理、食物管理以及饮食卫生，灭蝇、灭蛹。养成饭前便后洗手等个人卫生习惯，不食生冷不洁食物；

③口服多价痢疾菌活菌苗或于流行期间口服依赖链霉素菌株的口服活菌苗，其保护率

高达 85% ~ 100%，国内尚在试用阶段。

（曹晓凤）

第三节　流行性出血热

【临床提要】

流行性出血热（EHF）是由病毒引起以鼠类为主要传染源的自然疫源性疾病，1982年世界卫生组织将本病定名为"肾综合征出血热"（HFRS）。EHF 病毒（EHFV）属布尼亚病毒科的一个新属，称汉坦病毒属。近年来已报道有 50 余种宿主动物，但鼠类，尤其是黑线姬鼠、褐家鼠、小家鼠等仍为各疫区的优势鼠种和主要传染源。已证明除多种革螨可传播 EHFV 外，小盾纤恙螨也具有作为传播媒介的条件。研究还表明，EHFV 可经气溶胶、口腔粘膜、消化道、不显皮损处、眼结膜及胎盘垂直感染。本病的主要病理改变是全身小血管和毛细血管广泛性损害。临床上以发热、低血压、出血、肾脏损害等为特征。

（一）发病机理

EHF 的发病机理是近年来本病研究比较活跃的领域，但迄今尚未完全阐明，近年来，关于 EHF 发病的机制研究进展主要有下面几个方面：

①病毒对人体组织的直接损伤作用；

②变态反应参与发病过程，多数学者支持Ⅲ型变态反应的发病学说，还有资料提示Ⅰ、Ⅱ型变态反应和红细胞免疫系统也参与；

③体液因子的变化和弥漫性血管内凝血（DIC）是发病的中间环节。体液因子中以血管紧张素Ⅱ、血栓素 A_2 与前列环素比例、β－内啡肽、组胺、血小板活化因子、氧自由基等与急性肾功能衰竭、内毒素、出血性休克及 DIC 关系密切，以上三种因素常有重叠现象，使内环境发生严重的紊乱，造成一系列的病理过程。

（二）诊断要点

主要临床表现有发热、出血、低血压及肾脏损害。

1. 流行地区、流行季节，发病前 1 周至 2 个月曾在疫区居住或逗留过，有与鼠类接触或曾吃过鼠类污染的食物史。

2. 发热、中毒症状及外渗现象显著，出血现象严重、明显休克、重度肾损害，少尿或尿闭。典型病例有 5 期经过：发热期、低血压休克期、少尿期、多尿期、恢复期。轻型病例 5 期经过不典型，出现越期现象；重型者病情凶险，发热、休克、少尿期可互相重叠。严重者出现内脏出血、心源性肺水肿或呼吸窘迫综合征、肝脏损害、DIC、中枢神经并发症等多脏器损害和继发感染等。

3. 实验室检查　①血象白细胞总数增高，淋巴细胞增多，并有异常淋巴细胞。血小板明显减少，尿液检查有蛋白、红细胞、白细胞、管型等；

②特异性检查血清学方法检测特异性 IgM 阳性或早期和恢复期 2 次血清特异性 IgG 抗

体效价递增 4 倍以上，均有确诊价值。从血液或尿中分离到病毒或检出病毒抗原亦可确诊。近年来采用聚合酶链反应（PCR）直接检测病毒抗原。

【治疗】

维持水、电解质和酸碱平衡，早期行抗病毒治疗控制病毒血症和对症处理。

（一）发热期的治疗

1. 卧床休息，给予高热量、高维生素半流饮食。

2. 维持水、电解质及酸碱平衡　早期每日补液量 1 000～2 000ml，以等渗或盐液为主，常用平衡液、葡萄糖盐水等。发热后期补液量应据体温、血液浓缩程度及血压、尿量情况而定。

3. 抗病毒治疗　基于 EHFV 的直接损害和免疫病理损伤学说，而免疫病理损伤的始动因子是病毒，且病程早期有病毒血症，因此抗病毒治疗已提到一个重要的地位，国内外已有大量报道，其中较为肯定的药物是病毒唑，其次为干扰素。治疗原则上应早期应用。

（1）病毒唑：病毒唑为一种广谱的抗病毒药物，对多种 DNA 和 RNA 病毒有抑制作用，而对本病毒最为敏感。其主要通过抑制肌苷酸单磷酸脱氢酶，阻断肌苷酸转变为乌苷酸，从而抑制病毒核酸的合成，减少免疫复合物的形成，减轻或缓解病毒及免疫复合物对组织器官的损伤。临床研究已证明，病毒唑治疗 EHF 必须早期应用，病程≥5 日应用无效。用法：病毒唑 1 000mg 溶于葡萄糖液中静脉滴注，每日一次，疗程 3～7d。

（2）干扰素：干扰素是一类高活性、多效应的诱生蛋白剂，具有广谱的抗病毒作用，既能控制急性感染又能减轻由抗原抗体复合物引起的组织损伤，并增强杀伤性 T 细胞的细胞毒作用，激活巨噬细胞，增强其吞噬功能。干扰素能改善 EHF 的病理性凝血和继发性纤溶。临床研究也提示干扰素的应用宜早不宜迟，建议在 3～4 病日内用药，用法：1.0×10^6U 加入 10% 葡萄糖液 250ml 中静脉滴注，每日一次，3 天为 1 疗程。

4. 肾上腺皮质激素（激素）治疗　激素具有抗炎、保护血管壁的作用，并能稳定溶酶体膜、降低体温中枢对内源性致热原的敏感性等。早期短期应用，对降热、减轻中毒症状、缩短病程有一定效果。用法：氢化可的松 100～200mg 加入葡萄糖液作静脉滴注，每日一次，也可用相应剂量的地塞米松等，疗程 3～4 日。

5. 免疫药物治疗　EHF 是病原体通过免疫反应机制介导的病理损伤已被肯定，细胞免疫功能紊乱与其发病重要关系得到证实，因此在 EHF 抗体及 CIC 形成之前使用免疫调整剂进行早期阻断反应，可以减轻免疫病理损伤，但 EHF 患者免疫功能紊乱或达高峰多在临床病理损伤出现之后，CIC 在疾病过程结束或疾病治愈后较长时期存在，故早期应用免疫抑制剂如环磷酰胺，联合抗过敏的阿糖胞苷或大量糖皮质激素治疗并未得到疗效，反而会加重机体进一步衰竭，促进并发症的发生。

（1）植物血凝素（PHA）：为免疫增强剂，能增强 T 细胞功能，促进淋巴母细胞转化。用法：PHA20mg 溶于葡萄糖液静脉滴注，1 次/d，疗程 3～4 日。

（2）转移因子（TF）、特异性转移因子（STF）：TF 是一种免疫触发剂，具有提高细胞免疫，促进淋巴细胞转化、增殖、诱发生产干扰素等作用，也有认为能提高单核细胞吞噬 CIC 作用。而 STF 在缩短热程、减轻渗出、出血及炎症反应、保护肾功能、促进血小板恢复、提高细胞免疫、抑制抗体和免疫复合物形成等方面均较 TF 疗效显著。

用法：TF、STF 每次均用 4ml，轮流注射左右腋窝淋巴结，2 次/d，连续 3 天。其他如特异性免疫核糖核酸、强力宁（甘草甜素、L - 半脱氨酸和甘氨酸）等免疫调节药物也有一定的疗效。

6. 抗过敏疗法　根据 I 型变态反应在 EHF 免疫学发病机制中的重要作用，应用抗过敏疗法治疗具有退热快、尿蛋白消失早、BUN 水平上升低、血小板回升快、越期率高等优点。同时有明显降低血清 IgE 和组织胺含量、以及纠正 cAMP 和 cGMP 失调的作用，以阻止 I 型变态反应的各环节，进而切断或减轻 III 型变态反应的发病过程。可选用下列药物（或联合应用）。

（1）阿糖胞苷：具有抗病毒和免疫抑制的双重作用，较大剂量时能减少抗体的产生和复合物的形成。用法：第 1 天 300mg，第 2、3 天为 200mg，加于平衡液中静注，共 3 天。

（2）山莨菪碱（654 - 2）：具有良好的调整改善微血管的灌注，同时能旺盛地调正细胞内环核苷酸（CAMP，CGMP）代谢失衡，稳定细胞膜抑制组织胺等血管活性物质的释放。用法：60mg/d 分 2 次静脉滴注或肌肉注射，共 3 天。

（3）肠溶性阿司匹林：能抑制抗原抗体结合，并有抗凝解聚调正前列腺素和血栓素失衡。用法：0.6g 每日 3 次，口服，共 3 天。

（4）噻庚啶：其为组胺 H_1 受体竞争剂，使组胺不能发挥其生物学效应。用法：4mg 每日 3 次，口服，共 3 天。

（二）低血压休克期的治疗

EHF 休克的发生机制多数认为由于病毒及其毒素的直接作用和全身小血管及毛细毛管广泛性免疫损伤致血管通透性增加，血浆大量外渗，血液浓缩，组织细胞缺血、缺氧和微循环障碍，发生急性中毒性失血浆性休克。一旦发生休克，关键是迅速补充血容量，调整血浆胶体渗透压，纠正酸中毒，调节血管舒缩功能，防止 DIC 形成等。

1. 补充血容量　强调一早、二快、三适量。

（1）力争在低血压倾向时即开始扩容。

（2）扩溶速度：为在单位时间内使扩容量超过血管渗出量，必须强调开始时的扩容速度，以 600 ~ 900ml/h，双管或三管同时输注，力争 1 ~ 2h 血压回升，2 ~ 4h 血压稳定。待血压回升后，密切监护，继续扩容至血压稳定、休克纠正为止。

（3）晶胶体比例：多年来抢救 EHF 休克多采取以平衡盐液为主的液体疗法，有人主张扩容液的晶胶比例为"晶 3 胶 1，胶不过千"。近年来经研究发现胶体渗透压自发热期就开始下降，低血压期更为显著，因此，在大量补充晶体液的同时必须适量补充胶体液，如低分子右旋糖酐、血浆、白蛋白等，如输入过量晶体液，可使胶体渗透压明显下降，加重或延长休克，并可诱发心力衰竭、肺水肿，因此晶、胶体液之比以 2：1 为宜。扩容时晶、胶液同时输入或交叉输入为妥。

（4）扩容液量：一般每日补液总量不超过 2 500 ~ 3 000ml。扩容要求达到以下 5 项指标：

①收缩压 >12 ~ 13.3kPa（90 ~ 100mmHg）；

②脉压差 >3.5 ~ 4kPa（26 ~ 30mmHg）；

③心率在 100 次/min 左右；

④患者四肢转温、安静；

⑤红细胞、血红蛋白及红细胞压积接近正常。

2. 纠正酸中毒　休克时常伴有代谢性酸中毒，后者可降低心肌收缩力和血管张力，并影响儿茶酚胺的敏感性，因此纠正酸中毒是一项重要措施。一般选用 5% 碳酸氢钠，用量不宜大，24h 内用量不超过 800ml，可根据血气分析结果决定。

3. 血管活性药物应用　EHF 休克是血管损伤，大量血浆外渗，微循环障碍，如在扩容前应用缩血管药物，可加重小血管痉挛，虽血压回升，但最终因循环障碍，灌注不足，回心血量减少，使血压不能维持并加重肾缺血及损伤，如用舒血管药物，血管扩张后血容量更不足，使血压下降或升而复降。因此一般不宜早期应用。经充分扩容、纠正酸中毒、强心等处理后血压回升仍不满意者，可根据休克类型酌情选用血管活性药。

（1）血管收缩药物：适用于血管张力降低者，EHF 休克以小血管扩张为主的温暖型休克为多见，一般采用缩血管如去甲肾上腺素、间羟胺、麻黄碱等。用法：去甲肾上腺素 0.5 ~ 1mg 加于 100ml 液体中静脉滴注；或间羟胺（阿拉明）10mg 加于 100ml 液体中静滴；或麻黄碱 10 ~ 20mg 加于 100ml 液体中静滴。

（2）血管扩张药：适用于冷休克患者，应在补足血容量的基础上给予，常用有多巴胺、苄胺唑啉等。用法：多巴胺 10 ~ 20mg 加于 100ml 液体中静滴，滴速为每分钟 2 ~ 5μg/kg，或苄胺唑啉 0.1 ~ 0.2mg/kg 加于 100ml 液体中以 20 ~ 80μg/min 静滴。

（3）血管活性药联合应用：一种血管活性药物的效果不明显时，可考虑联合应用，如去甲肾上腺素 + 苄胺唑啉，间羟胺 + 多巴胺等。

4. 强心药物的应用　适用于心功能不全而休克持续者，常用西地兰 0.4mg 加于葡萄糖液 40ml 稀释后静脉缓慢推注，观察 1 ~ 2h，考虑是否需要给 0.2mg1 ~ 2 次。

难治性休克据临床表现可分为 4 个类型：

①严重外渗型；

②极度烦躁型；

③末梢紫绀型；

④腔道出血型；

③、④型少见，但预后极差。难治性休克治疗除上述处理外应注意各型特点。严重外渗型以血浆大量外渗为特征，治疗应同时用晶体和胶体扩容；极度烦躁型应改善脑部微循环；紫绀型应注意成人呼吸窘迫综合征（ARDS）的防治；出血型应着重处理 DIC，因血

小板和血红蛋白呈进行性下降，此型采用扩容稀释疗法应慎重。此外，应注意急性肾功能衰竭、出血及感染所致继发性休克的治疗。

（三）少尿期的治疗

患者出现少尿时，必须严格区别是肾前性抑或肾性少尿，确定肾性少尿后，按急性肾功能衰竭处理。

1. 限制液体入量　在机能性少尿阶段，每日可补充液体 500～1 000ml，同时应用利尿剂，使尿量维持在 50ml/h 以上；若进入器质性少尿阶段则应严格限制入量。传统的方法是入量 = 出量 +400ml，但传统的少尿期入水量的估算方法未考虑到原在发热期及/或低血压期外渗到组织间隙的液体在少尿期已回吸收到血管内。若将前 1 日的出量再补上，则不利于减轻高血容量。目前输液量多倾向于每日不超 500ml。经口服摄入液量限制应 < 100ml/d。

2. 促进利尿

（1）利尿剂的应用：选用高效利尿剂，常用速尿 20～200mg/次静脉推注；利尿酸钠 25～50mg/次，肌注或静脉推注。

（2）血管扩张剂的应用：苄胺唑啉 20～50mg/d，加入 10% 葡萄糖液 250～500ml 内缓慢静滴，从少尿期开始即用，在尿量 ≥500ml/d，2～3 日后停药，或同时加用多巴胺 20～40mg/d，心得安 20mg 口服，3 次/d（心率 <60 次/min 时暂停用）。

3. 导泻疗法　本法可使体内液体、电解质和尿素氮等通过肠道排出体外，使用方法简便，副作用小，是目前治疗少尿的常用方法之一。

（1）20% 甘露醇 250～350ml 一次口服，效果不明显时，可加用 50% 硫酸镁 40ml 同服。

（2）大黄 30g，芒硝 15g，将前者水煎后冲后者服用。

4. 透析疗法　通过透析清除血中尿素氮和过多水分，为肾脏修复和再生争取时间。应用指征：

①无尿 2 日或少尿 >5 天，经静注速尿或用甘露醇静滴无利尿反应者；

②高钾血症；

③高血容量综合征；

④严重出血倾向；

⑤尿素氮上升速度快，>56.8mmol/L，可采用腹膜透析或血液透析。

5. 出血的治疗　输鲜血为主要措施，可以补回失血量，尚可提供正常血小板和凝血因子，针对出血原因可用维生素 C、维生素 K、安络血等。若 DIC 出现可用肝素，继发纤维蛋白溶解亢进，可在用肝素的基础上加用 6 - 氨基己酸等；腔道出血，可按消化道出血等治疗。

6. 其他　有继发感染者根据病原体选用敏感抗生素，抽搐者应针对原因（如尿毒症、中枢神经系统并发症等）治疗，并可用安定、苯妥英钠、冬眠灵等。

（四）多尿期的治疗

治疗原则为调节水、电解质平衡及防治继发感染。

1. 调节水、电解质平衡 应补足液体和钾盐，补液量约为排尿量的75%，以维持出入量平衡。以口服为主，静脉补给为辅。过多静脉补液易延长多尿期，此外，少数病例中外渗血浆回吸收可延到多尿期，应予充分重视。

2. 防治感染 经各期损害造成免疫功能低下，补体大量消耗，防御能力减退，当中性粒细胞与单核—吞噬细胞系统功能削弱时，细菌可暂时或持久大量地进入门脉血流，进而扩散到体循环，导致脓毒血症与多脏器感染，因此防治继发感染很重要。早期发现感染病灶，合并细菌感染时，可据病原体选用抗菌药物。注意不用对肾脏有损害的药物。二重感染，可据菌株种别进行治疗。

（曹晓凤）

第四节　流行性乙型脑炎

流行性乙型脑炎又称日本乙型脑炎，简称乙脑，是由乙型脑炎病毒引起的以脑实质损害为主要表现的急性传染病，经蚊传播，故主要发生在夏秋季。临床主要表现为高热、意识障碍、抽搐、病理反射及脑膜刺激征，严重者出现呼吸衰竭，病死率高，易遗留后遗症。

【病原特点】

乙脑病毒属黄病毒科、黄病毒属，为球形单股正链RNA病毒，此病毒能在乳鼠脑组织、鸡胚、猴肾细胞等传代。病毒抗原稳定，人与动物感染后可产生补体结合抗体血凝抑制抗体和中和抗体，可用于诊断及流行病学调查，在外界抵抗力弱，对热和消毒剂敏感。

【流行病学】

（一）传染源

人和动物均可感染乙脑病毒发生病毒血症而成为传染源。人感染后病毒血症期短暂，病毒含量低，而不是主要传染源。动物包括牛、羊、猪及鸡、鸭等，尤其是猪感染率高、更新率快、血病毒含量高，而成为主要传染源。

（二）传播途径

蚊是其主要传播媒介。我国传播乙脑病毒的是库蚊、伊蚊和按蚊，其中主要三代喙库蚊是主要传播媒介。其他蠛蠓、蝙蝠也是乙脑病毒的储存宿主。

（三）人群易感性

人群普遍易感，隐性感染率高，乙脑患者与隐性感染者之比为1:1 000~2 000，感染后可获得较持久的免疫力。乙脑患者主要为儿童，尤以2~6岁儿童发病率最高。近年来由于儿童普遍接种乙脑疫苗，发病率明显下降，成人发病率有所上升。

（四）流行特征

主要发生在亚洲，我国除东北北部、新疆、青海、西藏外，均有乙脑流行。我国主要发生在 7、8、9 月，呈高度散发。

【临床表现】

潜伏期 4~21 天，多为 10~14 天。

（一）典型乙脑可分为四期

1. 初期　起病后 1~3d，起病急，体温 1~2d 内高达 39~40℃，伴头痛、恶心呕吐，可有精神萎靡或嗜睡。

2. 极期　病程第 4~10d，上述症状加重。

（1）高热：体温可高达 40℃以上，一般持续 4~10d，严重者可达 3 周，体温越高、热程越长、病情越重。

（2）意识障碍：程度不等，可有嗜睡、谵妄、昏迷等，可发生于第 1~2d，多发生于第 3~8d，多持续一周左右，严重者可长达 4 周以上，昏迷越深、时间越长、病情越重。

（3）惊厥或抽搐：多见于病程第 2~5d；可先有面部、口唇等局部抽搐，继之为肢体阵挛性抽搐，甚至全身抽搐，多持续数分钟，均伴有意识障碍。严重者可导致发绀、呼吸衰竭。

（4）呼吸衰竭：多见于重症患者，主要为中枢性呼吸衰竭，表现为呼吸节律不规则，如呼吸表浅、双吸气、叹息样呼吸、潮氏呼吸等，最后呼吸停止。亦可发生外周性呼吸衰竭，表现为呼吸先快后慢，胸式或腹式呼吸减弱、发绀，呼吸节律整齐。患者多伴有脑水肿及脑疝，表现为意识障碍加重、反复、持续性惊厥、抽搐，瞳孔忽大忽小、大小不一，对光放射消失。

（5）其他神经系统表现：可有浅反射减弱或消失，腱反射先亢进后消失。出现病理性锥体征如巴氏征阳性、脑膜刺激征，大小便失禁或潴留，并可出现肌张力增高及肢体强直性瘫痪。此期病情最严重，高热、持续抽搐及呼吸衰竭是其严重症状。

3. 恢复期　体温逐渐下降，精神神经症状逐日好转，多于 2 周左右逐渐恢复。严重病例的神志障碍、痴呆、失语、吞咽困难、瘫痪或精神失常等症状恢复较慢。

4. 后遗症期　上述精神神经症状 6 个月仍未恢复则称为后遗症，发生率约 5%~20%，有的持续终生。

（二）临床类型

按病情轻重如发热、精神神经症状、呼吸衰竭情况分以下类型。

1. 轻型　体温 38~39℃，神志清楚，无抽搐，病程 5~7d；易误、漏诊。

2. 普通型　最常见，体温 39~40℃，嗜睡或浅昏迷，偶有抽搐或病理反射，病程约 7~10d，预后良好。

3. 重型　体温 40℃以上，昏迷、反复或持续性抽搐，浅反射消失，深反射先亢进后消失，病理反射阳性，可有肢体瘫痪或呼吸衰竭，病程多在 2 周以上。恢复期可有精神神经症状，少数留有后遗症。

4. 极重型　又称暴发型，起病急骤，进展迅速，体温 1~2d 内可升至 400℃ 以上，反复或持续性强烈抽搐，深度昏迷，迅速出现脑疝及中枢性呼吸衰竭，多在极期死亡或留有严重后遗症。

（三）并发症

发生率约 10%，常见继发感染，可有肺炎、肺不张、泌尿系感染、褥疮、败血症等；因应激性溃疡引起的上消化道出血。

【诊断】

1. 流行病学史　夏秋季发病。当地流行乙脑，有蚊虫叮咬史。

2. 实验室检查　血白细胞轻度升高，脑脊液检查压力升高，外观无色透明，白细胞数轻度升高，早期多核细胞为主，以后单核细胞占多数；蛋白轻度升高，糖、氯化物正常。检测特异性 IgM 阳性为确诊依据。

【治疗】

目前无有效抗病毒治疗。应采取一般支持及对症治疗的综合措施，积极治疗高热、抽搐及呼吸衰竭是降低病死率的关键。

（一）一般支持治疗

住院治疗，做好皮肤、呼吸道护理，保证水、电解质、酸碱平衡，但注意液体量不宜过多。

（二）对症治疗

1. 高热　积极采用物理及药物降温，同时降低室温。

2. 抽搐　包括去除病因和镇静止抽。针对脑水肿应用 20% 甘露醇快速静滴，可同时应用肾上腺皮质激素、呋塞米及 50% 葡萄糖静滴。保持呼吸道通畅，吸痰、吸氧，必要时行气管切开及应用呼吸机。应用安定、水合氯醛等镇静剂。

3. 呼吸衰竭　保持呼吸道通畅及应用脱水药，早期可应用呼吸兴奋剂，呼吸道明显阻塞或呼吸衰竭明显缺氧者，应及时行气管切开及应用高频呼吸器治疗。

4. 积极防治继发感染。

【预防】

采取灭蚊、防蚊及疫苗接种为主的综合措施。疫苗接种应在乙脑流行前一个月完成。

（曹晓凤）

第五节　流行性脑脊髓膜炎

【病原学】

病原体为脑膜炎球菌，属奈瑟菌属，为革兰氏阴性双球菌。该菌按其表面特异性多糖抗原的不同，分为 13 个群，我国流行菌株为 A 群，占 90% 以上，B 及 C 群为散发菌株，但近年来某些地区 B 群流行有上升趋势。非洲地区有 W135 群的流行。本菌裂解释放内毒素，为致病的重要因素，并可产生自溶酶，在体外易自溶。

【流行病学】

（一）传染源

带菌者和流脑患者是本病的传染源，患者在潜伏期末和急性期均有传染性，治疗后细菌很快消失，流行期间人群带菌率可达 50% 以上，故带菌者作为传染源比患者更重要。

（二）传播途径

经呼吸道传播，病原菌主要是通过咳嗽、喷嚏等经飞沫直接从空气中传播。

（三）人群易感性

人群普遍易感，但 6 个月以内的婴儿可自母体获得免疫而很少发病；成人则已在多次流行过程中经隐性感染而获得免疫，故儿童发病率高，以 5 岁以下尤其是 6 个月至 2 岁的婴幼儿发病率最高。人感染后可对本群病原菌发生持久免疫力，各群间有交叉免疫但不持久。人群感染后多数为无症状带菌者，仅 1% 为典型流脑表现。

【发病机制】

细菌侵入人体后，如机体免疫力低下或细菌毒力较强，细菌可从鼻咽部进入血循环，形成短暂菌血症，少数患者发展为败血症。病原菌可通过血脑脊液屏障进入脑脊髓膜引起化脓性炎症。败血症期间，细菌侵袭皮肤血管内皮细胞，迅速繁殖并释放内毒素，作用于小血管和毛细血管，引起局部出血、坏死、细胞浸润及栓塞，临床可出现皮肤黏膜瘀点。细菌在血循环中大量繁殖，并释放内毒素，使全身小血管痉挛，引起微循环障碍，导致感染性休克及酸中毒，重者出现 DIC。

脑膜炎期间，脑脊髓膜化脓性炎症及脑实质受累，出现炎症、水肿及出血，临床上出现惊厥、昏迷等症状，严重者可出现脑疝，导致呼吸衰竭而死亡。

【临床表现】

潜伏期 2~3 日。

（一）普通型

最常见，占全部病例的 90% 以上。临床上可分四期

1. 前驱期（上呼吸道感染期）　多数患者可无此期表现，有低热、咽痛、咳嗽及鼻炎等上呼吸道感染症状，持续 1~2 日。

2. 败血症期　起病急、高热寒颤，体温 39℃~40℃，伴头痛、全身不适及精神萎靡

等毒血症症状，可有皮肤黏膜瘀点或瘀斑，病情严重者瘀斑迅速扩大，中央可呈紫黑色、坏死或大疱，少数患者脾大，持续 1~2 日。

3. 脑膜炎期　此期症状多与败血症期症状同时出现，表现为剧烈头痛、频繁呕吐、烦躁不安，可出现颈项强直、克氏征及布氏征阳性等脑膜刺激征，患者可有谵妄、神志不清及抽搐，常在 2~5 日进入恢复期。

4. 恢复期　体温逐渐下降至正常，皮肤瘀点及瘀斑消失，症状逐渐好转，神经系统检查正常，约 10% 患者可出现口唇疱疹，一般在 1~3 周内可痊愈。

（二）暴发型

少数患者发生，病势凶险，病死率高，分以下 3 型

1. 休克型　为脑膜炎球菌败血症引起，高热寒颤或体温不升，伴严重中毒症状，精神萎靡烦躁不安及意识障碍，皮肤大片瘀斑伴中央坏死，可有循环衰竭及休克，脑膜刺激征常缺如。

2. 脑膜脑炎型　为脑实质损害，高热、昏迷抽搐，有脑水肿，可发生脑疝死亡。

3. 混合型　上二型表现同时或先后出现，病死率最高。

【诊断】

（一）诊断要点

1. 普通型流脑的诊断

（1）流行季节多为冬春季，儿童多见，当地有本病发生及流行。

（2）临床表现：突发高热、剧烈头痛、频繁呕吐、皮肤黏膜瘀点、瘀斑及脑膜刺激征。

（3）实验室检查：血白细胞总数及中性粒细胞明显增高；脑脊液检查显示颅内压升高及化脓性改变；细菌学检查阳性。

2. 暴发型流脑的诊断　同普通型，但具有上述暴发型临床表现，休克型脑脊液变化不明显。

（二）鉴别诊断

1. 普通型　须与其他细菌引起的化脓性脑膜炎鉴别。

2. 暴发型　须与其他病原引起的败血症及脑膜脑炎鉴别。

【治疗】

（一）普通型流脑的治疗

1. 病原治疗　尽早足量应用细菌敏感并能透过血脑脊液屏障的抗菌药物。

（1）青霉素：目前仍为脑膜炎球菌高度敏感的杀菌药物，尚未出现明显的耐药。加大药物剂量则可在脑脊液中达到有效浓度。剂量：成人 20 万 U/kg 每日，儿童 20~40 万 IU/kg 每日，分次静滴，疗程 5~7 日。

（2）其他亦可应用磺胺、氯霉素或三代头孢菌素等治疗。

2. 对症治疗　高热时物理降温及应用退热药，如有颅压升高，用甘露醇降颅压。

（二）暴发型治疗

1. 尽早应用有效抗生素，如青霉素 G 每日 20 万 ~40 万 IU/kg 分次静滴。

2. 短期应用肾上腺皮质激素治疗。

3. 休克型　积极纠正休克及防治 DIC。

4. 脑膜脑炎型　甘露醇脱水及防治脑疝，呼吸衰竭可适时应用人工呼吸机。

【预防】

（一）管理传染源

早期发现患者，并就地隔离治疗，隔离至症状消失后 3 日，密切接触者医学观察 7 日。

（二）切断传播途径

搞好环境卫生，保持室内通风。

（三）提高人群免疫力

1. 菌苗预防注射　脑膜炎球菌 A 群多糖菌苗，剂量 0.5ml 皮下注射一次，保护率达 90% 以上。

2. 药物预防　密切接触者服用复方磺胺甲噁唑或利福平，连服 3 日。

（曹晓凤）

第六节　伤　寒

【病原学】

伤寒杆菌为本病病原，属于沙门菌属中的 D 群，菌体裂解时释放出内毒素，在发病过程中起重要作用。本菌具有菌体"O"抗原与"H"鞭毛抗原，检测血清标本中的"O"与"H"抗体即肥达反应，有助于本病的诊断。

【流行病学】

（一）传染源

患者与带菌者均是传染源，患者从潜伏期即可由粪便排菌，起病后 2 ~4 周排菌量最多，传染性最大，排菌期限 3 个月以上者称慢性带菌者，是本病不断传播或流行的主要传染源。

（二）传播途径

可通过污染的水或食物、日常生活接触、苍蝇与蟑螂等传递病原菌而传播，水源污染是本病的重要传播途径，也是暴发流行的主要原因。

（三）人群易感性

人对本病普遍易感，病后免疫力持久。

【病理特点】

伤寒的病理特点是全身性单核-巨噬细胞系统的增生性反应，回肠下段集合淋巴结与孤立淋巴滤泡的病变最具特征性。病程第 1 周，淋巴组织增生肿胀；第 2 周肿大的淋巴结发生坏死；第 3 周坏死组织脱落，形成溃疡，若波及病灶血管可引起肠出血，若侵入肌层与浆膜层可导致肠穿孔；第 4 周后溃疡逐渐愈合，不留瘢痕。

【临床表现】

潜伏期 7 ~ 23 日，一般 10 ~ 14 日。典型的临床经过可分为 4 期

（一）初期（侵袭期）

病程的第 1 周。起病缓慢，发热，常伴全身不适、食欲减退、咽痛和咳嗽等。病情逐渐加重，体温呈阶梯样上升，可在 5 ~ 7 日内达 39℃ ~ 40℃，发热前可有畏寒，少有寒颤，出汗不明显。

（二）极期

病程第 2 ~ 3 周，并发症多出现在本期。

1. 高热　稽留热为主要热型，少数可呈弛张热或不规则热型，发热持续 10 ~ 14 日。

2. 消化道症状　明显食欲缺乏，腹部不适，腹胀，多有便秘，少数以腹泻为主，右下腹可有轻压痛。

3. 神经系统症状　与病情轻重密切相关，表现精神恍惚、表情淡漠、呆滞、反应迟钝、听力减退。重者可出现谵妄、昏迷或出现脑膜刺激征（虚性脑膜炎）。

4. 循环系统症状　常有相对缓脉或重脉，如并发心肌炎则相对缓脉不明显。

5. 肝脾大　病程 1 周末可有脾大，质软有压痛，肝亦可见肿大、质软，可有压痛。并发中毒性肝炎时，可出现黄疸或肝功能异常（ALT 升高等）。

6. 皮疹　部分患者皮肤出现淡红色小斑丘疹（玫瑰疹），多见于病程 7 ~ 13 日，皮疹直径约 2 ~ 3mm，压之褪色，多在 10 个以下，多见于胸腹，亦可见于背部与四肢，多在 2 ~ 4 日内消退，出汗较多者，可见水晶型汗疹（白痱）。

（三）缓解期

病程第 3 ~ 4 周。体温出现波动，并逐渐下降，食欲渐好，腹胀逐渐消失，脾脏开始回缩，如不注意饮食及休息治疗，本期仍可出现各种并发症。

（四）恢复期

一病程第 5 周。体温恢复正常，食欲转好，通常在 1 个月左右完全康复，体弱，原有慢性病患者，或有并发症者病程较长。

主要并发症：肠出血、肠穿孔、支气管炎或支气管肺炎、中毒性肝炎、中毒性心肌炎。

【诊断】

（一）诊断要点

确诊的依据是检出伤寒杆菌，早期以血培养为主，后期则可考虑做骨髓培养。

（二）鉴别诊断

需要与病毒感染、疟疾、钩端螺旋体病、流行性斑疹伤寒、粟粒性结核、革兰氏阴性杆菌败血症、恶性组织细胞病等鉴别。

【治疗】

（一）病原治疗

1. 氟喹诺酮类　该药对伤寒杆菌有强大的抗菌作用，临床疗效较满意，为首选药物。副作用有胃肠不适、失眠等。孕妇、哺乳期妇女及儿童禁用。

2. 氯霉素　对氯霉素敏感的非耐药伤寒杆菌株所致病例，氯霉素仍为有效药物。

治疗期间应密切观察血象的变化，尤其粒细胞减少症的发生，可见血小板减少、再障等发生。

3. 头孢菌素　第二、三代头孢菌素用于伤寒治疗也有良好的效果，但由于需静脉给药，而且价格昂贵，少数患者疗效不佳，不作为首选药。

4. 复方磺胺甲噁唑　对非耐药菌株有一定疗效，但对磺胺过敏、肝肾功能不良、贫血、粒细胞减少者忌用。

5. 阿莫西林　对非耐药菌株有一定疗效。

（二）并发症治疗

1. 肠出血　卧床休息，禁食或少量流食；严密观察血压、脉搏、神志变化及便血情况；注意水、电解质平衡；可使用一般止血剂，根据出血量多少适当输入新鲜血液；患者烦躁不安时，可适当使用地西泮。大量出血经积极的内科治疗无效时，可考虑手术处理。

2. 肠穿孔　禁食，胃肠减压，静脉输液维持水、电解质平衡与热量供应，加强抗菌药物治疗，控制腹膜炎，根据具体情况及时手术治疗。

3. 中毒性心肌炎　在足量有效的抗菌药物治疗下，应用糖皮质激素、改善心肌营养的药物，如出现心力衰竭时，可在严密观察下应用小剂量洋地黄制剂。

（曹晓凤）

第七节　肾综合征出血热

肾综合征出血热（HFRS）又称流行性出血热（EHF），为一种自然疫源性疾病，鼠为主要传染源。临床上以发热、休克、充血出血和急性肾损害为主要表现；典型患者可有发热期、低血压休克期、少尿期、多尿期和恢复期5期经过。

【病原学】

流行性出血热病毒（EHFV）又称汉坦病毒，属布尼亚病毒科的汉坦病毒属，其核蛋白有较强的免疫原性和稳定的抗原决定簇，宿主感染后核蛋白抗体出现最早，可用于早期诊断。膜蛋白中含中和抗原和血凝抗原，其诱导宿主产生的中和抗体具有保护作用。

根据血清学检查，汉坦病毒属至少可分为13型，其中Ⅰ型汉滩病毒（野鼠型）、Ⅱ型汉城病毒（家鼠型）、Ⅲ型普马拿病毒（棕背鼠平型）和Ⅳ型希望山病毒（田鼠型），已经被WHO汉坦病毒参考中心认定。其余包括辛诺贝病毒，贝尔格莱德—多布拉格病毒、泰国病毒、索拖帕拉雅病毒和莫尔托卡尼翁病毒等。我国所流行的主要是Ⅰ型和Ⅱ型病毒。目前认为Ⅰ型病毒感染者病情重于Ⅱ型病毒感染者，可能与病毒毒力较强有关。

【流行病学】

（一）宿主动物与传染源

我国发现53种动物携带本病病毒，主要是啮齿类如黑线姬鼠、大林姬鼠、褐家鼠等，人不是主要传染源。

（二）传播途径

本病传播途径有5种，包括呼吸道传播、消化道传播、接触传播、母婴传播和虫媒传播。

【发病机制】

本病的发病机制至今仍未完全清楚。

（一）病毒直接作用

主要依据是：

①临床上患者有病毒血症期，且有相应的中毒症状；

②不同血清型的病毒，所引起的临床症状轻重也不同；

③EHF患者几乎所有的脏器组织中，均能检出EHF病毒抗原；

④体外培养正常人骨髓细胞和血管内皮细胞，感染EHFV后出现细胞膜和细胞器的损害，说明细胞损害是EHFV直接作用的结果。

（二）免疫作用

1. 免疫复合物引起损伤（Ⅲ型变态反应）　本病患者早期血清补体下降，血循环中存在特异性免疫复合物，故认为免疫复合物是本病血管和肾脏损害的原因。

2. 其他免疫应答　FHFV侵入人体后，可引起机体一系列免疫应答，目前发现

（1）本病早期特异性IgE抗体升高，提示存在着Ⅰ型变态反应。

（2）EHF患者血小板中存在免疫复合物，肾小管基底膜存在线状IgG沉积，提示临床上血小板的减少和肾小管的损害与Ⅱ型变态反应有关。

（3）电镜观察发现淋巴细胞攻击肾小管上皮细胞，认为病毒可以通过细胞毒T细胞的介导损伤机体细胞，提示存在Ⅳ型变态反应。

3. 各种细胞因子和介质的作用　EHFV能诱发机体的巨噬细胞和T细胞等释放各种细胞因子和介质，引起临床症状和损害。

（三）休克、出血及急性肾功能衰竭的发病机制

1. 休克　早期（3~7d）休克为原发性休克，主要因血浆外渗血容量不足引起，少尿期后发生的为继发性休克，主要因大出血、继发感染及多尿引起。

2. 出血　血管壁损伤、血小板减少及功能障碍及DIC。

3. 急性肾衰　肾血流不足，肾免疫性损伤、间质水肿、出血，肾小球微血栓形成和缺血性坏死，肾素－血管紧张素的激活等。

【临床表现】

潜伏期4~46日，一般为7~14日，以2周多见，典型患者病程中有发热期、低血压

休克期、少尿期、多尿期和恢复期的5期经过。非典型和轻型病例可以出现越期现象，而重型患者则可出现发热期、休克期和少尿期之间互相重叠。

（一）发热期

患者起病多急骤，发热常在39℃以上，以稽留热和弛张热多见，热程多为3~7日，亦有达10d以上者。一般体温越高，热程越长，则病情越重。轻型患者退热后症状缓解，重症患者热退后病情反而加重。

全身中毒症状：表现为全身酸痛、头痛和腰痛。少数患者出现头痛、腰痛和眼眶痛，一般称为"三痛"。

毛细血管损害：主要表现是充血、出血和渗出水肿征。皮肤充血主要见于颜面、颈、胸等部位潮红，重者呈酒醉貌。黏膜充血见于眼结膜、口腔软腭和咽部。皮肤出血多见于腋下和胸背部，常呈搔抓样或条索状。黏膜出血常见于软腭呈针尖样出血点。

（二）低血压休克期

一般发生于4~6病日。多数患者发热末期或热退同时出现血压下降，少数退热后发生。轻型患者可不发生低血压或休克。本期持续时间短者数小时，长者可达6日以上，一般为1~3日。

（三）少尿期

少尿期多继低血压休克期而出现，亦可与低血压休克期重叠或由发热期直接进入此期。与休克期重叠的少尿，应和肾前性少尿相区别。一般以24h尿量少于400ml为少尿，少于50ml为无尿。少数患者无明显少尿而存在氮质血症，称为无少尿型肾功能衰竭，这是肾小球受损而肾小管受损不严重所致。

少尿期一般发生于5~8病日。持续时间短者1日，长者可达10余日，一般为2~5日。少尿期的临床表现为尿毒症、酸中毒和水、电解质紊乱。严重患者可出现高血容量综合征和肺水肿。多数患者此期由于DIC、血小板功能障碍或肝素类物质增加而出血现象加重，表现为皮肤瘀斑增加、鼻衄、便血、呕血、咯血、血尿或阴道出血。少数患者出现颅内出血及其他内脏出血。

（四）多尿期

多尿期一般出现在病程9~10d。持续时间短者1日，长者可达数月以上。根据尿量和氮质血症情况可分以下三期

1. 移行期　每日尿量由500ml增加至2 000ml，此期虽尿量增加但血尿素氮（BUN）和肌酐（Cr）等反而上升，症状加重，不少患者因并发症而死于此期，宜特别注意观察病情。

2. 多尿早期　每日尿量超过2 000ml。氮质血症未见改善，症状仍重。

3. 多尿后期　尿量每日超过4 000~8 000ml，少数可达15 000ml以上。此期若水和电解质补充不足或继发感染，可发生继发性休克，亦可发生低钠、低钾症状。

（五）恢复期

一般需1~3个月，体力才能完全恢复，但有的患者肾功能恢复须更长时间。

根据发热高低、中毒症状轻重和出血、肾功能损害的严重程度，本病可分为5型：

①轻型；

②中型；

③重型；

④危重型；

⑤非典型。

【诊断】

主要依靠临床特征性症状，结合实验室检查，参考流行病学史进行诊断。

1. 临床特征　包括早期3种主要表现和病程的5期经过。前者为发热中毒症状，充血、出血、外渗征和肾损害。后者为发热期、低血压休克期、少尿期、多尿期和恢复期。不典型者可以越期或前三期之间重叠。患者热退后症状反而加重，有助于诊断。

2. 实验室检查　包括血液浓缩，异型淋巴细胞出现，血小板减少和尿蛋白大量出现等均有助于诊断。血清、血细胞和尿沉渣细胞中检出EHF病毒抗原和血清中检出特异性抗体IgM抗体和IgG抗体可以确诊。

3. 流行病学史　居住或近期到过本病疫区，居住地有鼠。

【治疗】

本病治疗以综合疗法为主，早期应用抗病毒治疗及液体疗法，中晚期则进行对症治疗。"三早一就"仍为本病治疗原则，即早期发现、早期诊断、早期治疗和就近治疗。

（一）发热期

1. 控制感染　发病4日以内患者可应用利巴韦林，每日1g，加入10%葡萄糖液中静滴，持续3～5日进行抗病毒治疗。

2. 减轻外渗　早期卧床休息，为降低血管通透性可给予路丁、维生素C等。每日输注平衡盐液和葡萄糖盐水1 000ml左右，高热、大汗或呕吐、腹泻者可适当增加。发热后期给予20%甘露醇125～250ml静滴，以提高血浆渗透压，减轻外渗和组织水肿。

3. 改善中毒症状　中毒症状重者可给予地塞米松5～10mg静滴，以降低血液黏滞性。

（二）低血压休克期

1. 补充血容量　宜早期、快速和适量，争取4h内血压稳定。液体应晶胶结合，以平衡盐为主，切忌单纯输入葡萄糖液。胶体溶液常用低分子右旋糖酐、甘露醇、血浆和白蛋白。由于本期存在血液浓缩，故不宜应用全血。补容期间应密切观察血压变化，血压正常后输液仍需维持24h以上。

2. 纠正酸中毒　主要用5%碳酸氢钠溶液，每次5ml/kg，根据病情每日给予1～4次。

3. 血管活性药物与肾上腺皮质激素的应用　经补液、纠正酸中毒后血红蛋白已恢复正常，但血压仍不稳定者可应用血管活性药物，如多巴胺10～20mg/100ml液体静滴，或山莨菪碱0.3～0.5mg/kg静脉注射。同时亦可用地塞米松10～20mg静滴。

（三）少尿期

1. 稳定内环境　若尿比重>1.020，尿钠<40mmol/L，尿尿素氮与血尿素氮之比>10

:1，应考虑肾前性少尿。可输注电解质溶液 500~1 000ml，并观察尿量是否增加，或用 20% 甘露醇 100~125ml 静注。观察 3h 尿量若少于 100ml，则为肾实质损害所致少尿，宜严格控制输入量，每日补液量为前每日尿量和呕吐量加 500~700ml。补液成分除纠正酸中毒所需 5% 碳酸氢钠溶液外，主要输入高渗葡萄糖液（含糖量 200~300g），以减少体内蛋白质分解，控制氮质血症。

2. 促进利尿 少尿初期可应用 20% 甘露醇 125ml 静注，以减轻肾间质水肿。用后利尿效果明显者可重复应用一次，但不宜长期大量应用。常用的利尿药物为呋塞米（速尿），可从小量开始，逐步加大剂量至 100~300mg/次，直接静注，4~6h 重复一次。

3. 导泻和放血疗法 防止高血容量综合征和高血钾，少尿期可进行导泻，常用甘露醇 25g，每日 2~3 次口服。亦可应用硫酸镁或中药大黄煎水口服。

4. 透析疗法 明显氮质血症、高血钾或高血容量综合征患者，可应用血液透析或腹膜透析。

（四）多尿期

1. 维持水与电解质平衡。

2. 防止继发感染本期易发生呼吸道和泌尿感染，发生感染后应及时诊断和治疗。

（五）恢复期

治疗原则为补充营养，逐步恢复工作。出院后应休息 1~2 个月。定期复查肾功能。

【预防】

1. 疫情监测

2. 防鼠灭鼠

3. 做好食品卫生和个人卫生

4. 疫苗注射

（曹晓凤）

第八节 传染病的预防与控制

一、传染病的流行状况

传染病肆虐人类的历史已有数千年。直到 20 世纪中叶，随着疫苗和抗生素的应用与推广以及人类生活与卫生条件的改善，长期以来危害人类生命与健康的一些急慢性传染病正在逐渐减少或得到控制。1978 年肆虐全球几千年的天花被消灭，消灭第二种或第三种传染病也指日可待，麻疹、白喉、百日咳、脊髓灰质炎等传染病的发病率明显下降。但是近 30 年来，世界部分地区一些古老传染病的发病率再度回升，更大范围内新发和再发传染病的暴发流行事件接连不断，极大地危害了公共卫生安全，全球传染病疫情形势仍十分严峻。尤其 2003 年传染性非典型肺炎（SARS）和 1997 年首次发现的高致病性禽流感病毒感染人的事件再次发出警告：人类和传染病的斗争没有终点，任何忽视传染病控制的观点都将十分危险。

（一）传染病的总体流行状况

传染病的流行状况体现在流行强度、时间分布、地区分布、人群分布等流行特征上。

1. 流行强度

流行强度是体现某一传染病在某地区一定时期内的某人群中发病率变化的指标，是根据某一具体传染病的发病情况与以往同时期、地区、人群的发病率比较而得出结果，通常用散发、暴发、流行、大流行等表示。

（1）散发：目前绝大部分传染病表现为散发。包括：

1）一些实施计划免疫的传染病及疫苗可预防传染病，当在人群普遍实施预防接种后，其发病常呈现散发状态，如 A 群流脑、乙脑、破伤风、白喉、甲肝、麻疹、乙肝等。

2）通过采取有效综合防制措施，或由于传染病本身的特点，使得其传播机制很难实现的一些虫媒传染病、自然疫源性传染病、人兽共患传染病、寄生虫病、肠道传染病等，如血吸虫病、流行性出血热、鼠疫、炭疽、狂犬病、流行性和地方性斑疹伤寒、丝虫病、感染性腹泻以及人感染高致病性禽流感在其病原体获得人际间传播能力前的发病等。

3）一些新发传染病或目前控制措施难以产生效果的传染病，其感染后免疫比较牢固且维持时间较长，在其流行期间内表现为散发。

4）一些以隐性感染为主，或潜伏期较长的传染病也常表现为散发，如乙型脑炎、麻风病等。

（2）暴发：如果一些传播途径容易实现、潜伏期较短、且显性感染率比较高的传染病的传染源在某一较小范围或局部地区免疫水平较低的人群中出现时，就会造成暴发。常见于：

1）纳入计划免疫控制的一些呼吸道传染病，如麻疹、流脑等。当某个地区出现大范围免疫空白或免疫失败（如接种了失效疫苗）人群时，容易造成相应传染病的暴发疫情。

2）某局部地区或集体单位由于集中式供水、所供食品等受到大范围的病原体污染后造成，如甲肝、痢疾、伤寒等肠道传染病的暴发。

3）一些呈地方性流行的传染病输入到对该传染病缺乏免疫力的地区或人群，或无免疫力的人群整体迁移至某传染病疫区，或有传染源输入从无或多年未发生过某种传染病流行的相对性的封闭地区，如果传播途径容易实现，极易造成暴发疫情。

（3）流行和大流行：表现为流行和大流行状态的传染病：

1）一些自然疫源性传染病及虫媒传染病 因为其储存宿主种类及数量繁多、传播机制易实现、不能形成有效的感染后免疫等原因，常在特定地区呈地方性流行状态，在流行地形成疫源地，如疟疾、登革热等。

2）一些传播途径容易实现，易形成感染后免疫的传染病，经一段时间的散发状态后，使易感人口数积累到一定程度时，又会出现流行，如水痘、风疹、流行性腮腺炎等。

3）一些传播途径容易实现，病程或病原体携带时间较长的传染病也常表现为流行，如肺结核病、乙型病毒性肝炎等。

4）一些新发传染病，或病原体极易发生突变的传染病，或感染后不能获得有效免疫的传染病，人群中普遍缺乏对它们的免疫力，如果其传播途径容易实现，常常能跨越国界、洲界，造成世界性的大流行。这些传染病如流感、霍乱、SARS 等。

2．时间分布

（1）长期趋势：随着科技的发展和人民生活水平的提高，人类对病原体特性的认识越来越深入，可采取的综合防制措施也会越来越有效和完善，大部分传染病的发病率还会继续下降并保持在较低水平，一些甚至可以得到彻底消灭。但一些传染病，由于病原体极易发生变异，或由于环境变化、人类生活行为方式的改变等原因使其传播机制得以实现，常会表现为周期性流行和再燃现象。一些新发传染病如 AIDS 病、人感染高致病性禽流感、疯牛病、SARS 等，或将来新发的传染病，一方面人们普遍缺乏对这些病原体的免疫力，另一方面人类对其病原体、致病机制的认识及采取有效预防控制措施需要一定时间，在很长时间内将会保持在较高发病水平或呈周期性流行现象。

（2）短期波动：传染病的发病率在较短时间内出现突然升高，且每次波动之间没有规律性。常见于某些传染病出现暴发流行疫情时，其发病率在短时间内快速升高后，在流行曲线上出现明显的波峰。如果采取的控制措施有效、及时，发病很快下降至原来水平；如果处理不及时，出现了二代、三代病例时，流行曲线在第一波出现后，还会再次出现几个较小的余波，然后恢复至原来的发病水平。传染病发病率呈短期波动时常有明确的原因，应及时查明，并采取有效的防治措施。

（3）季节性：有些传染病每年在一定季节里出现发病率升高现象。季节性特点可表现为严格的季节性和季节性升高现象。呈严格的季节性特点的传染病发病多集中在某一季节少数几个月中，主要是一些虫媒传染病，如乙脑等；呈季节性升高特点的传染病，其一年四季均可发病，但在一定月份明显升高，如肠道传染病在夏秋季发病升高，呼吸道传染病在冬春季发病升高，一些自然疫源性传染病如钩端螺旋体病、流行性出血热等由于职业性暴露在某些月份或季节发病升高等。传染病出现季节性发病升高的常见原因包括：病原体的生长、繁殖、在外界环境中的生存情况受气候条件影响；媒介昆虫的出现、活动情况、数量等随着季节消长；与动物宿主的生活习性及生长繁殖等因素有关；与人类风俗习惯、劳动条件、特定季节的职业性暴露等有关。

（4）周期性：一些传染病的发病情况在受到有效防治措施干预前常表现为周期性现象。其流行曲线表现为发病率经过一个相当规律的时间间隔后，呈现规律性变动情况。常跟人群免疫状况的变动、动物宿主及媒介昆虫的活动规律、病原体变异速度等有关。传染病的周期性特点并不是固定不变的，人类通过有效干预措施常能使其发生改变，如延长其发病时间间隔等，甚至能使周期性消失。

3．地区分布

有些传染病在全世界均有发生，但在不同地区分布不一。有些传染病有明显的地区聚集性，有些传染病仅仅限于在某些特殊地区发病。传染病的发病在地区分布上也有各自的特点。

（1）城乡分布：城市与农村由于生活条件、卫生状况、人口密度、医疗卫生保健、动物与媒介昆虫分布等情况不同，传染病的发病也出现明显差异。城市人口多、密度大、交通拥挤、人口流动性大，使得城市始终保持一定数量的某些传染病的易感人群，因此可使某些传染病常年流行，并可形成暴发和大流行，特别是一些呼吸道传染病。而城市生活饮用水采用集中式供水，微生物污染较少，肠道传染病发病率较低。同时，城市中自然疫源性传染病少见，虫媒传染病发病率也较农村低。农村人口密度低，空气清新，呼吸道传染病不易流行，但常能在中小学校、幼儿园引起暴发。由于卫生条件较差，不能保证安全生活饮用水，肠道传染病发病率常高于城市。因为接近自然环境，虫媒传染病及自然疫源性传染病发病主要在农村地区。

（2）地区聚集性和自然疫源性：有些传染病在某些地区的发病明显高于其他地区，表现为地区聚集性。地区聚集性可分为暂时地区聚集性和严格地区聚集性。造成传染病分布出现地区聚集性常有明确的原因。暂时地区聚集性常与该地区人群对某传染病的免疫水平、卫生条件及医疗保健状况、风俗习惯等有关。如麻疹等一些计划免疫针对传染病常在一些免疫工作开展薄弱地区流行；在改善供水及其他基础卫生设施后，一些原先高发地区的肠道传染病发病率很快降到较低水平；新几内亚富雷族食葬风俗被制止后，库鲁病就消失了。严格地区聚集性指某些传染病只局限在某些地区发病，常与该地区特殊的地理位置、地形、气候及自然环境有关。这些地区独特的环境为一些病原体、储存宿主、媒介昆虫的生存、繁殖等提供了适合的条件。呈严格地区聚集性的传染病主要是一些虫媒传染病和自然疫源性传染病。如我国血吸虫病发病仅限于南方一些有钉螺生长的省份，疟疾主要流行于热带、亚热带地区。自然疫源性指一些传染病的病原体在自然条件下，即使没有人类或家畜的参与，也可以通过传播媒介（主要是吸血节肢动物）感染宿主（主要是野生脊椎动物）造成流行，并且可以在自然界长期循环。人和家畜进入疫源地后会引起发病，并能造成人际间流行，但对病原体在自然界的保存来说是不必要的。自然疫源性传染病的发病常表现为严格地区聚集性。

4. 人群分布

传染病在人群特征如年龄、性别、种族、职业、民族等分布上也有很大差异。

大部分传染病在不同年龄阶段发病都是不一样的，主要与人群易感性和暴露机会等有关。对于感染后能获得保护性免疫且传播途径易实现、易暴露的传染病，如一些呼吸道传染病、病毒性虫媒传染病，在出生6个月内体内常有胚胎时期从母体获得的抗体，所以较少发病；在6个月后的婴幼儿、儿童中发病较高；在青年期及以后，机体因为获得了针对相应传染病的特异性免疫抗体，发病较少见。

对于感染后不能获得有效保护性免疫的传染病，各年龄段发病情况的差异主要与暴露机会有关。如1岁以内婴幼儿因为多为母乳喂养，难以接触到病原体，肠道传染病发病较低；在其他年龄组的发病情况主要与个人卫生习惯及生活环境卫生状况相关。一些自然疫源性传染病常高发于青壮年，与该年龄组的职业暴露有关。人类的有效防制措施能够干预传染病的年龄分布情况。如开展计划免疫后，麻疹有发病年龄提前及高发年龄向后推迟的现象。如果母亲是通过免疫接种获得的抗体，抗生水平常常较低，因此新生儿不能从母亲那儿获得足量的保护性抗体，导致其在6个月之内就发病。同样，婴幼儿时期接受预防接种获得的抗体，在没有病原体的刺激下，滴度常常会随着时间推移而降低，当体内滴度下降到一定水平时，接触到病原体时就会发病，导致高发年龄推迟。

传染病在性别、职业、种族、民族等人群特征上分布的不同主要与暴露机会、遗传特征、人体解剖结构等有关。如饲养员、屠宰工人、畜牧业者易患布氏杆菌病；乙肝、丙肝、艾滋病、结核病等传染病发病与不同种族人群存在疾病易感基因有关；由于解剖结构的原因，淋球菌更易引起男性发病等。

（二）再发传染病和新发传染病的流行状况

根据美国CDC定义：新出现传染病是指在过去20年中发病率增加或在不久的将来可能增加的人类传染病，包含了新发生的传染病（如SARS等）和"回潮"的老传染病（如结核病等）。前者是指由新种或新型病原微生物引发的传染病，归入此类者至少已有40余种，其病原体如埃博拉病毒、艾滋病病毒、丙型肝炎病毒、嗜肺军团菌、大肠杆菌O157：H7、霍乱弧菌O139及伯氏包柔螺旋体等。后者为重新出现的古老传染病，是指一些原已基本得到控制、病因已经明确，但过去发病数少而没有成为公共卫生问题，现在又重新出现或发病数量增多的古老传染病。如霍乱、登革热、脑膜炎球菌性脑膜炎等，又称再发传染病。

1. 再发传染病的流行状况

这些传染病包括结核病、性传播疾病、疟疾、流行性脑脊髓膜炎、霍乱、鼠疫等。

（1）结核病：结核病是一种古老的传染病。早在公元3世纪，我国医学书籍就有肺结核病的相关记载，"累年积月，渐就顿滞，以至于死，死后复转旁人，乃至灭门"。20世纪40年代，抗生素、卡介苗和化疗药物问世后，全球肺结核患者人数大幅减少。为此，美国在20世纪80年代初甚至乐观地认为20世纪末即可消灭肺结核。然而，20世纪90年代，WHO报告肺结核在全球各地死灰复燃。1995年全世界有300万人死于该病，大大超过了肺结核流行的1900年。为此，WHO宣布"全球处于结核病紧急状态"。《美国医学会杂志》的一篇报告指出，截至2003年，全球肺结核发病率仍以每年大约1%的速度增长。从总体上看，目前世界上有1/3的人口已感染结核杆菌。2005年全球新发结核病例880万，740万例在亚洲和撒哈拉以南的非洲，数量最多的新结核病例发生于东南亚，占全球发病病例的34%。2005年160万人死于结核，非洲死亡人数和人均死亡率最高。中国一直是结核病高流行国家，被WHO列入结核病高负担的22个国家中，仅次于印度，位列第二。据卫生部2004年调查，我国有近半数人口感染过结核杆菌，肺结核病人约450万，其中传染性肺结核病人约150万，结核病人数居全球第二位。每年约有145万新发病例，而每年因结核病死亡人数达 13 万，大大超过其他传染病死亡人数的总和。结核病疫情呈现出六个特点：第一，感染人数多。目前全国约有 5.5 亿人感染过结核菌，感染率达到 44.5%，高于全球 1/3 的感染率水平。第二，患病人数多。全国现有活动性肺结核病人约 450 万，患病人数居世界第二位。第三，新发患者多。全国每年新发生肺结核患者约 145 万，列我国法定甲、乙类传染病报告单病种发病率的首位。第四，死亡人数多。全国每年约有 13 万人死于结核病，是各种其他传染病和寄生虫病死亡人数总和的 2 倍。第五，农村患者多。全国约有 80% 的结核病患者集中在农村，而且主要在中西部地区。第六，耐药患者多。全国菌阳肺结核病人中耐药病人约占 1/4，而据 WHO 调查，全球每年新发生的耐药结核病人中，有 1/4 在我国。造成结核病在我国及全球重新流行的主要原因包括频繁的人口流动、结核杆菌耐多药菌株的产生、艾滋病的流行、政府和社会曾经对结核病重视不够等。

（2）性病：性传播疾病（sexualy transmited disease，STD），表示由性行为接触或类似性行为接触为主要传播途径、可引起泌尿生殖器官及附属淋巴系统病变的疾病，以及全身主要器官的病变。解放前，我国性病流行严重，全国估计有各类性病患者 1000 万例。建国后，政府通过采取制定全国性的性病防治策略和规划、关闭妓院和杜绝卖淫嫖娼等综合防治措施，性病发病率急剧下降，并在 1964 年向世界宣布基本消灭了梅毒。1978 年后，随着我国改革开放，国际交往增多，人口流动频繁，加之人们性观念和性态度的改变，性病在我国重新出现和流行，8 种监测性病（艾滋病、淋病、梅毒、软下疳、性病性淋巴肉芽肿、非淋菌性尿道炎、尖锐湿疣、生殖器疱疹）的报告数逐年增加。由于各地均存在着大量性病漏诊和漏报，实际性病患者要比报告数多。据专家估计，实际患病人数应是报告数的 6~8 倍或以上。列入我国法定甲、乙类传染病疫情报告系统的三种性病（艾滋病、淋病、梅毒）中，淋病、梅毒均是报告发病数居前 5 位的病种。性病感染者主要为性活跃人群，20~49 岁的青壮年占全部性病病例数的 90% 以上。各地性病发病均呈上升趋势，病例主要集中在经济发达地区的城市。高危人群为性工作者、同性恋者与嫖娼者。目前性病的传播正逐渐由高危人群向一般人群、由经济发达地区向不发达地区、从城市向农村扩散。性病的流行不仅造成经济损失和医药卫生方面的严重负担，还会引起家庭和社会的不稳定。而且患有性病可使感染艾滋病的风险增高。性病在我国的重新流行有很复杂的社会因素，包括改革开放后外来经济文化的冲击、地区与人群间贫富差距的扩大、人口流动的增加、我国性健康教育方面及疾病诊疗市场管理方面的缺陷等。

（3）疟疾：据 WHO2007 年度报告，全世界约有 40% 的人口处于罹患疟疾的危险之中，这些人大多数生活在最贫穷国家；每年有 5 亿多人罹患严重疟疾，100 多万人死于疟疾，主要是婴幼儿和孕妇；大多数病例和死亡发生在撒哈拉以南的非洲，仅在非洲，每年可造成估计 1 万名孕妇和多达 20 万名婴儿死亡，但是，亚洲、拉丁美洲、中东以及欧洲部分地区也受到影响。我国在解放初疟疾报告发病率很高，1970 年达到最高水平 2961/10 万，以后逐年下降，2000 年达到最低 2.02/10 万。但自 2002 年起疟疾发病报告呈上升态势，在局部地区出现暴发流行。由于漏报的原因，我国的疟疾实际流行情况可能远远高于疫情报告。据专家推算，2004 年疟疾发病人数约为 74 万。至 2005 年，全国有 21 个省、自治区、直辖市存在疟疾传播，其中，云南、海南两省的疟疾流行仍较为严重，中部地区的江苏、山东、河南、安徽、湖北 5 省疟疾流行尚未得到有效控制。由于感染后不能形成有效免疫、全球气候变暖和生态环境改变、人口流动频繁、疟原虫及其媒介昆虫广泛耐药性的产生、贫穷等原因，疟疾在目前及未来几十年时间内仍是对人类健康的一大挑战。

再发的传染病种类远远不止上述数种，而一些长期未能控制的传染病如流感、病毒性肝炎等也仍保持着其流行趋势，因此人类对再发传染病的控制，已再次成为传染病防治所面临的一个严峻问题。

2. 新发传染病的流行状况

目前所说的新发传染病实际上包括了人类新发现的传染病和新出现的传染病。新发现的传染病是指一些疾病或综合征早已在人间存在，但未被人们所认识或未被认为是传染病，如军团病、丙型肝炎、消化性溃疡、T 细胞淋巴瘤白血病等，由于现代医学科学技术的进步，人类发现和确认传染病及其病原体的能力有很大提高，才得以发现及认识。新出现的传染病指一些病原体在人群中过去可能不存在，确实是新出现的，并引起相应的传染病，如艾滋病、O139 霍乱、SARS 等，这些新出现的病原体主要有两个来源：一种是人类原有传染病病原微生物或环境非病原微生物发生变异，使得其致传染病能力增强或产生致传染病的能力；另一种是原来在自然环境野生动物之间流行的病原体，由于人类对自然的过度开采或生态环境的变化，使得其传入人群并造成广泛传播。

自 20 世纪 60 年代后期以来，人类在全球范围内发现和确认了 40 多种新发传染病。一些新发传染病的特点是：在疫情发生初期，临床医生不认识，不知应该采取何种治疗方案，病死率常常高居不下；病因不确定，不知应该采取何种特异性的预防和控制措施；政府得不到专业人员的明确意见，无法及时做出决策；大众得不到有效的宣传和教育，恐慌心理严重，容易造成社会不稳定。当前先进的交通工具、现代国际贸易和交流，可以迅速把传染病从一个国家或地区向全球播散，造成世界性大流行。新发传染病具有不确定性，依靠目前的科技水平，不能预测何时何地会发生何种新发传染病，无法作好特异性的准备。新发传染病已经成为全球性的重大公共卫生问题。

（1）人感染高致病性禽流感：禽流感（avian influenza）是一种由甲（A）型流感病毒引起的禽类烈性传染病。自从 1878 年意大利首次报道以来，禽流感在世界范围内出现过多次禽间暴发和流行。1997 年首次在香港发现人禽流感病例，2003 年以后，有 14 个国家报告了人禽流感病例，主要分布在亚洲。2005 年后人禽流感病例发病数、死亡数明显增多，波及范围有所扩大。至 2007 年全球共报告实验室确诊的人禽流感病例 346 例，死亡 213 例，主要分布在印尼、越南、埃及、中国和泰国，约占总病例数的 90%，中国共报告病例 27 例，死亡 17 例。甲（A）型流感病毒有 15 种血凝素（HA）亚型（H1 - H15）和 9 种神经氨酸酶（NA）亚型（N1 - N9）。感染人类的主要有 H5N1、H9N2、H7N7 型，以感染 H5N1 型者病情较重。病禽的流感病毒向人体传播的具体方式主要为经呼吸道飞沫与空气传播，亦可通过密切接触病禽及其分泌物、排泄物和受病禽污染的水等经口传播，皮肤损伤处和眼结膜亦可成为入侵部位。虽然目前尚无人传染人的证据，但由于禽流感病毒的高度变异性，不排除有人际间传播的可能性，2007 年 WHO、美国等研究发现，一些地区的禽流感发病很难排除人际间传播的可能。人类历史上 20 世纪发生的 4 次流感大流行中有 3 次与禽流感密切相关，如 1918 年大流行的西班牙流感病毒（HINI）就可能包含了鸟类来源的基因片段。发生流感大流行需要满足三个条件：出现新的流感病毒亚型；病毒能够感染人类，导致严重疾病；在人与人之间有效而持续的传播。H5N1 病毒显然满足了前两个条件，而最后一个条件一旦满足，人类又将面临一场灾难。WHO 及我国将流感大流行过程划为几个阶段，目前全球正处在预警期第三阶段。

（2）埃博拉出血热（Ebola hemorhagic fever，EBHF）：由埃博拉病毒（Ebolavirus，EBV）引起的急性出血性传染病，病死率为 50% ~ 90%，仅次于狂犬病。1976 年最先在非洲扎伊尔一村落发生暴发流行并造成数百人死亡。EBV 的疫源地主要是非洲大陆，但美国、英国、加拿大、泰国均已发现流行的血清学证据。1989 年 10 月自菲律宾运往美国的100 只猕猴发生 EBV 感染，在泰国雨林的猿猴中亦有 EBV 感染的证据，这提示东南亚也可能是疫源地。人主要通过接触污染的血液、分泌物和体液感染发病。从 1976 年 6 月至2007 年 9 月在非洲苏丹、刚果、加蓬、乌干达四国中曾发生过 10 余次 EBHF 大流行，造成 1850 例发病，1200 例死亡。研究者还发现在几内亚、刚果、苏丹等雨林草原地区，隐性感染者占 10%，当地医务人员中的隐性感染率为 1. 99%。我国目前尚未见发病报道。该病潜伏期 2 ~ 21d，发病初期为突然发生的发热、乏力、肌肉痛、头痛和咽喉痛，随后出现呕吐、腹泻、皮疹、肝功能和肾功能受损以及体表和内脏大范围出血的表现，重症患者多在 6 ~ 9d 内死于急性休克或多脏器功能衰竭。EBHF 的临床症状很难与其他病毒性出血热区别，必须从病人血样中检测到特异性抗原（或抗体）和（或）分离到病毒才能确诊。目前无特异性治疗方法。由于该病病死率极高，四季皆可发病，人群普遍易感，前苏联曾研究把 EBV 制成生物战剂。目前，世界范围内的恐怖活动仍频繁，不排除恐怖组织将该病毒制成生物战剂的可能。因此，我们应高度重视，着手于早期预防。

（3）出血性大肠杆菌 O157：H7 感染：肠出血性大肠杆菌 O157：H7 于 1975 年被首次分离，它对酸耐受性强，pH 在 3 ~ 5 条件下，可长期生存，产生致死性志贺毒素，1982 年被确认为严重致病菌。感染该菌后使人出现腹泻、出血性结肠炎症状，还可引发溶血性尿毒综合征及血栓性血小板减少性紫癜等严重并发症，病死率达 5% ~ 10%。抗生素治疗可促使 O157：H7 菌释放致死性志贺毒素，使患者并发溶血性尿毒综合征的危险性增加。该菌为食源性或水源性感染，人与人之间或人与家畜之间通过粪口途径传播。肠出血性大肠杆菌 O157：H7 感染在世界各地都有不同规模的暴发流行。美国自 1982 年以来，已有 40 个州发生 100 多起 O157 暴发疫情，估计其国内每年发病约 1 万人，死亡 250 人。1996 年 5 ~ 8月，在日本发生的 O157：H7 的暴发流行，历时 3 个月，波及 40 多个都府县，患者达 9000

余人，死亡 11 人。近年来，美国、日本、加拿大、英国等发达国家 O157：H7 发病呈上升趋势，许多国家已将其列为法定报告传染病。我国江苏、安徽两省曾在 1999 年暴发流行大肠杆菌 O157：H7 感染性腹泻，患者超过 2 万例，死亡 177 例，流行时间 7 个月。2000 年春夏两季上述地区又发生疫情，并且范围扩大到西部、中原地区，甚至在东北、华北及华东少数地区也发生散发病例。O157：H7 菌长期驻留于牛、羊、猪、鸡等家畜家禽的肠道中，造成动物的腹泻，并污染畜禽的肉奶蛋制品以及水源和农作物等，给农牧业生产造成巨大的损失，并对人类健康构成巨大威胁。该菌的感染已经成为一个全球性的公共卫生问题。

新发传染病出现和暴发的因素包括人口增长、国际贸易和旅游业迅速发展、食物供应全球化、生态环境变化、生物入侵、抗生素的广泛使用、微生物变异、医学进步和现代分子生物学技术的发展与应用等。

综上所述，近几十年来全球范围内的各种传染病流行状况表明：人类与传染病的艰苦斗争远远没有结束，也不可能结束。一旦对传染病防治有所懈怠，就会遭受到其疯狂的反扑，人们已经从全球 20 世纪末开始的传染病再次肆虐中得到了教训。1996 年，针对全球传染病疫情形势及各政府的防治态度，WHO 就曾发出警告："我们正处于一场传染性疾病全球危机的边缘，没有哪一个国家可以免受其害，也没有哪一个国家可以对此高枕无忧"。

二、预防与控制

传染病预防措施是在传染病未发病或暴发、流行前经常性的预防措施，通过落实这些措施，使得传染病不发生或少发生。控制措施是指传染病疫情发生后，为防止疫情扩散，或尽快平息疫情所采取的措施。传染病的预防、控制措施包括针对流行过程的三个基本环节，即传染源、传播途径、易感人群所采取的以某一环节为主的综合性措施。

（一）针对传染源的措施

第一，传染病监测。这是发现传染源的重要手段，通过灵敏准确的传染病监测系统能及时发现传染源和危险因素，及时采取各项控制措施，以防止传染病进一步蔓延。

第二，传染源的管理。病人应做到早发现、早诊断、早报告、早隔离、早治疗。病人一经诊断为传染病或可疑传染病，就应按传染病防治法规定进行隔离治疗，并实行分级管理。只有尽快管理传染源，才能防止传染病在人群中的传播蔓延。传染病疑似病人必须接受医学检查、随访和隔离措施，不得拒绝。对病原携带者应做好登记、管理和随访至其病原体检查 2~3 次阴性后。一些传染病，如乙肝、痢疾、伤寒、活动性肺结核等病原携带者不得从事饮食、公共场所服务行业，食品、化妆品、药品生产、托幼等岗位。艾滋病、乙型和丙型病毒性肝炎、疟疾病原携带者等严禁做献血员。凡与传染源有过接触并有受感染可能者都应接受检疫（检疫期为最后接触日至该病的最长潜伏期），并对其进行留验、医学观察、应急接种和药物预防。

留验：即隔离观察。甲类传染病接触者应留验，即在指定场所进行观察，限制活动范围，实施诊察、检验和治疗。

医学观察：乙类和丙类传染病接触者可正常工作、学习，但需接受体检、测量体温、病原学检查和必要的卫生处理等医学观察。

应急接种和药物预防：对潜伏期较长的传染病，如麻疹，可对接触者施行预防接种。此外还可采用药物预防，如服用青霉素预防猩红热，服用乙胺嘧啶或氯喹预防疟疾，服用敏感抗生素预防流脑等。

另外，要阻断动物传染源。对危害大的病畜或野生动物应予捕杀、焚烧或深埋，对危害不大且有经济价值的病畜可予以隔离治疗。此外还要做好家畜和宠物的预防接种和检疫。

（二）针对传播途径的措施

对病原体污染的环境，必须采取有效的措施予以杀灭和消除。根据传染病的传播途径不同，应采取不同的防控措施。如对肠道传染病作好床边隔离，吐泻物消毒、加强饮食卫生及个人卫生，作好水源及粪便管理。对呼吸道传染病，应加强室内开窗通风、空气流通、空气消毒。对虫媒传染病，应有防虫设备，并采用药物杀虫、防虫、驱虫。对经接触传播的传染病，强调建立良好的个人卫生习惯和健康的行为方式，对医源性传播的传染病，做好医院环境、医疗器械的消毒，生物制品及其他药品的管理等。

1. 消毒 消毒是为了杀灭和清除存留在各种传播因素上的病原体，以控制传染病的传播。消毒有疫源地消毒和预防性消毒两大类。

疫源地消毒包括随时消毒和终末消毒。随时消毒是当传染源还存在于疫源地时，对其排泄物、分泌物（如肺结核病人的痰、痢疾病人的大便等）及其他污染物品、环境等所进行的消毒。终末消毒是当传染源离开疫源地后，如当传染源痊愈、死亡或转移，对其居留场所环境及被污染的物品所作的一次性彻底消毒，从而完全清除传染源所播散、留下的病原微生物。只有对外界抵抗力较强的病原微生物才需要进行终末消毒，如霍乱、鼠疫、伤寒、病毒性肝炎、结核、炭疽、白喉等。对外界抵抗力较弱的病原体如水痘、流感、麻疹等传染病的病原体，一般不需要进行终末消毒。

预防性消毒是指对无明显传染源存在但有可能遭到病原体污染的场所和物品进行消毒以防止传染病发生，如饮水消毒、医疗器械的消毒以及公共场所的餐饮具消毒和环境消毒等。医疗机构对本单位内被传染病病原体污染或可能污染的场所、物品以及医疗废物，必须依照法律、法规的规定实施消毒和无害化处置。

2. 防虫（蝇）、杀虫（蝇） 对于一些经生物媒介传播的传染病，有效的防虫（蝇）、杀虫（蝇）是非常有效的预防控制措施，对一些传染源众多、缺乏有效易感人群保护手段的虫媒传染病和自然疫源性传染病，往往是唯一可行和有效的措施。如目前WHO在非洲对疟疾的防治中，对高危人群提供经长效杀虫剂处理的蚊帐和室内喷洒长效杀虫剂是控制疟疾的主要干预措施之一，也取得了明显的干预效果。消灭钉螺是血吸虫病最重要的预防控制措施之一。还有一些经蜱、虱等传播的自然疫源性传染病也是这样。

3. 改善居民生活、生产的卫生条件　改善居民生活、生产条件，完善基础公共卫生设施，能有效减少一些呼吸道传染病、肠道传染病、虫媒传染病等的发生和流行。管理水源、管理粪便、管理饮食和消灭苍蝇的"三管一灭"是我国多年提倡的，被实践证明非常有效的感染性腹泻预防措施。

4. 清理环境，开展爱国卫生运动　一些环境卫生死角常常是一些病原体、媒介生物、宿主动物生存繁殖的乐土。通过大力开展爱国卫生运动使全社会参与到净化生活环境、消灭媒介昆虫和老鼠、改水改厕、卫生创建等工作当中，从而得以比较全方位地阻断传染病的传播。

（三）针对易感人群的措施

1. 开展健康教育　通过开展健康教育，使群众了解传染病的防治知识，提高其传染病自我防护的能力，并采取健康的生活行为方式。

2. 进行预防接种　传染病的免疫预防包括主动免疫和被动免疫。主动免疫是将含抗原的生物制剂注入机体后，使机体自身的免疫系统产生的对于相关传染病的保护作用，从而不会感染相应传染病或即使能再感染，症状也会减轻。被动免疫是将含抗体的生物制剂注入机体，使机体立即获得抗体而受到保护，但维持时间不长。在传染病控制的历史上，免疫预防作出过巨大贡献。

3. 药物预防　药物预防常常作为一种应急措施来预防传染病的传播。但药物预防作用时间短、效果不巩固，易产生耐药性，因此其应用具有较大的局限性。

4. 个人防护　接触传染病的医务人员和实验室工作人员应严格遵守操作规程，配置和使用必要的个人防护用品。有可能暴露于传染病生物传播媒介的个人需穿戴防护用品，如口罩、手套、护腿、鞋套等。疟疾流行区可使用个人防护蚊帐。安全的性生活应使用安全套等。

（曹晓凤）